근육 및 감각 검사
(Muscle and Sensory Testing)

근육 및 감각 검사

Muscle and Sensory Testing

개정 3판

옮긴이 장수경 외

Nancy Berryman Reese, PhD, PT

Professor and Chairperson
Department of Physical Therapy
University of Central Arkansas
Conway, Arkansas

Adjunct Assistant Professor
Department of Anatomy
University of Arkansas for Medical Sciences
Little Rock, Arkansas

ELSEVIER

영 문 출 판 사

■ 옮긴이(가나다 순)

강정일 세한대학교 물리치료학과 교수
김명준 경동대학교 물리치료학과 교수
문성기 대전보건대학교 물리치료과 교수
박민철 부산가톨릭대학교 물리치료학과 교수
박형기 마산대학교 물리치료과 교수
서현규 대구보건대학교 물리치료과 교수
양영애 언제대학교 작업치료학과 교수
엄기매 여주대학교 물리치료과 교수
이경순 동주대학교 물리치료과 교수
이규리 김천대학교 물리치료학과 교수
장수경 안산대학교 물리치료과 교수
장정훈 원광보건대학교 물리치료과 교수
정형국 안산대학교 물리치료과 교수
주 민 안동과학대학교 물리치료과 교수

경고

이 분야의 지식과 최고의 직무는 지속적으로 변하고 있다. 새로운 지식과 경험이 우리들의 지식을 넓혀주고 있기 때문에, 연구방법, 전문적 직무 및 의학적 치료에서의 변화들이 필요하게 될 것이다.

임상가와 연구자들은 여기에 기술된 정보, 방법, 합성물 및 실험의 평가와 이용에 있어서 반드시 자신들의 경험과 지식에 의존해야 한다. 그들은 이런 정보나 방법들을 이용하여, 전문적 책임을 갖고 있는 단체로서 그들 자신의 안전과 다른 사람의 안전에 신경을 써야 한다.

약이나 약물 제품을 확인하는 관점에서, 독자들은 그 약물의 제조 절차나 제조사에 관한 정보를 체크할 필요가 있고, 권장 용량이나 처방, 복용의 방법과 기간, 금기증 등을 확인할 필요가 있다.

임상가의 의무는 자신들의 경험과 환자에 대한 지식을 토대로, 질병을 진단하고, 각 환자에 맞는 용량과 최상의 치료를 결정하고, 또 모든 안전상의 주의를 고려해야 한다.

법률적으로 봤을 때, 이 책의 출판사, 저자, 공헌자 및 편집자들은 사람의 손상이나 재산의 손해, 주의 태만 등으로 인한 손상이나 손해에 책임이 없고, 또 방법, 제품, 지시상황, 아이디어의 사용이나 조작으로 인한 손해에 책임이 없다.

근육 및 감각 검사 개정 3판

2013년 3월 15일 초판인쇄
2013년 3월 22일 초판발행

지은이 : Nancy Berryman Reese
옮긴이 : 장 수 경 외
발행인 : 박 병 조
발행처 : 도서출판 영문출판사
등 록 : 1987년 12월 21일 제 2-419호
주 소 : 서울시 강남구 삼성동 69-1
전 화 : (02)514-5590, 776-5590
팩 스 : (02)756-8943
홈페이지 : www.ymsbook.net
e-mail : yeongmunsa@empal.com
정 가 : 33,000원

ISBN 978-89-7224-321-2 93510

• 파본은 교환해 드립니다.

나의 어머니 Geneva Irene Haynes Berryman을 기리며!

그녀는 시도할 가치가 모든 있는 것은 잘 할 가치가 있는 것이라고 가르쳐 주셨다.

1922–2009

도와주신 분들

William D. Bandy, PhD, PT, SCS, ATC
Professor
Department of Physical Therapy
University of Central Arkansas
Conway, Arkansas

Loretta Knutson, PT, PhD
Guest Researcher
Karolinska Institute
Stockholm, Sweden

Venita Lovelace-Chandler, PhD, PT, PCS
Professor and Associate Director
School of Physical Therapy
Texas Womenís University
Dallas, Texas

Gary Soderberg, PT, PhD, FAPTA
Professor Emeritus
University of Iowa
Iowa City, Iowa

Reta J. Zabel, PhD, PT, GCS
Associate Professor
Department of Physical Therapy
Angelo State University
San Angelo, Texas

3판 머리말

건강관리전문가들은 거의 매일 신경근육 평가를 받고자 하는 사람을 만나게 된다. 근육 약증, 감각 소실, 균형 문제, 협응결핍, 보행장애 및 기타 문제를 가진 환자들은 신경근육 평가를 받아 보아야 한다. *근육 및 감각 검사(muscle and sensory testing)*는 건강관리원칙의 측면에서 근육과 신경계의 정확한 평가에 필요한 도구를 학생과 임상가들에게 제공하기 위해 집필되었다. 본 교재의 근력 평가에는 도수근력검사와 휴대용 동력계 검사는 물론, 근력을 스크린하는 기능적 근육검사 등이 포함되어 있다. 그리고 포괄적인 신경학적 검사도 포함되어 있어, 임상가들에게 신경계를 검사하는데 필요한 기법과 해석 방법을 제공하고 있다. 본 교재가 제시하는 각 기법들은 신경근육뼈대계 환자를 다루는 모든 전문가에게 꼭 필요한 검사 방법이다.

*근육 및 감각 검사*의 1장에서 7장까지는 아동의 근력 검사, 도수근력검사, 휴대용 동력계 검사 및 기능적 근육 검사를 다루고 있다. 1장은 도수근력검사의 역사, 성별과 연령에 따른 근력 차이, 근육검사의 신뢰도, 그리고 근육 검사 수행의 기본적 지침을 다루고 있다. 2장, 3장과 4장은 팔다리, 머리, 목 및 몸통의 도수근력검사를 다루고 있다. 활동적인 사람과 비활동적인 사람을 대상으로 하여 근력과 관련된 다양한 기능 검사가 5장에서 다루어진다. 6장은 발달적 검사 기법과 기능적 검사 기법을 이용하여 아동을 위한 근력평가의 기법을 설명하고 있다. 성인과 아동을 대상으로 한 휴대용 동력계를 이용한 검사 기법이 7장에서 다루어지고 있다. 본 교재의 나머지 3장은 신경학적 선별검사(8장과 9장)와 근육 검사의 선별도구로써 관찰적 보행분석(10장)을 다루고 있다.

근육 및 감각 검사의 1판은 근육과 신경계의 검사만을 다루었고, 2판은 1판의 내용에다 검사기법의 적용 능력과 임상적 사고를 육성시킬 목적으로 사례연구와 임상적 코멘트를 포함시켰다. 2장에서부터 9장에 이르는 모든 검사 기법을 촬영한 DVD가 2판에 동봉되었다.

근육 및 감각 검사의 3판은 본 교재의 많은 검사 기법에 대한 근거를 강조하고 있다. 여러 장에 들어 있는 많은 "검사법에 대한 근거" 상자는 검사 기법과 관련된 연구들을 요약하고 있다. 5장은 활동적인 사람의 기능적 검사를 설명하고 있고, 7장은 아동의 휴대용 동력계 적용과 관련된 내용을 다루고 있다. 그리고 8장은 다양한 감각검사 기법과 정량적인 감각검사 기법을 설명하고 있다. 부가적으로, 근육 및 감각 검사의 3판은 독자들이 쉽게 사용할 수 있도록 설계되어 있다. 검사 기법을 한 눈에 살펴볼 수 있도록 2쪽 이상 설명하지 않았다.

근육 및 감각 검사의 3판은 보다 명확하고, 잘 구성되고, 검사법에 대한 근거를 잘 제시하고 있다. 여기에 제시된 검사 기법들을 여러분이 마스터하면, 여러분은 신경근육뼈대계 검사를 완벽하게 수행할 수 있을 것이다.

Nancy Berryman Reese

감사의 글

이번 프로젝트의 크기 만큼, 많은 사람들이 본 교재의 출간에 참여했다. 나는 Elsevier Science 편집부 임직원에서 감사드린다: 본 교재의 출간에 귀중한 지지와 격려를 보내 주신 Kathy Falk와 Christie Hart. 본 교재의 몇 장을 집필하신 William D. Bandy, PhD, PT, SCS, ATC; Loretta M. Knutson, PhD. PT; Venita Lovelace-Chandler, PhD. PT.PCS; Gary L. Soderberg, PhD. PT. FAPTA; Reta J. Zabel, PT. PhD, GCS에게 감사드린다. 나는 이번 3판의 사진을 포함한 모든 프로젝트에 참여한 Michael Morris, FBCA와 함께 작업한 것을 무한한 커다란 행운으로 생각한다. Michael은 많은 재능을 가진 Dale Seidenschwarz와 함께 이 교재의 모든 사진과 DVD을 촬영했다. 비서업무와 연구보조 업무는 Allison Burba, Tegan Fischer, 그리고 Abby Wisnewski 등이 도와주었고, 그들의 도움은 매우 큰 도움이 되었다. 나는 특별히 나의 딸인 Elizabeth Reese에게 감사한다. 그녀는 내가 집필한 책을 교정하고 편집해 주었을 뿐 만 아니라, 나를 항상 일깨워 주었다. 나는 사진의 모델이 되어준 사람에게 감사드린다: Davis Allen, Joseph Beck, Nick Barnes, Richard Byrum, Tyler Hollingsworth, Ayana Rayanne Johnson, Kelly Kasserman, Laura LaMastus, Verdarhea Langrell, Mark Leon, Crystal Miller, Morgan Mourot, Martye Murphy, Katie Nicholson, Mackenzie Ann Powers, Frankie Pratt, Chaney Prock, Angela Raines, Elizabeth Reese, Nichole Reese, Sarah Runnells, David Smith, Robyn Smith, Cully Taylor, Ann Winston, Sherry Holmes. 그리고 책과 DVD에서 검사자 역할을 해준 Myla Quiben, PhD. DPT, PT, NCS, GCS와 David Taylor, PhD. PT에게 감사한다.

본의 아닌 실수로 이 프로젝트를 완성하는데 재정적 지지와 정서적 지지를 보내주신 사람들에게 감사의 말을 전하지 못한 분이 계시다면, 용서하시길 바라며, 그분들에게도 감사드린다. 나는 매일 University of Central Arkansas 물리치료학과에 근무하는 동료들로부터 격려와 도움을 받고 있다. 나를 지지해 주는 기관과 스탭들이 많이 있는데, 나는 그런 훌륭한 사람과 함께 일할 수 있고, 심지어 그들을 친구라고 부를 수 있다는데 감사한다. 나의 가족은 끝없는 인내와 관용, 그리고 사랑을 나에게 주었다. 좋을 때나 나쁠 때나 항상 내 뒤에서 나를 믿어주는 남편과 아이들, 나를 잘 가르쳐 주신 부모님, 그리고 항상 나를 지지해 주는 나의 가족에게 감사한다. 끝으로 나에게 주어진 놀라운 은총을 신에게 감사드린다.

Nancy Berryman Reese

역자 서문

수년에서 수십 년간 물리치료사로서 혹은 대학 교수로서 임상과 학교에서 근무해 왔던 번역자들이 공통으로 갖는 생각은 기본에 충실하자는 것이다. 새로운 기법의 치료법이나 검사법도 필요하지만, 가장 기본적인 해부학, 생리학, 임상운동학, 생체역학, 운동조절학 등의 기초 물리치료학과 운동치료, 전기치료, 수치료, 마사지 등의 실기 물리치료를 다시 한 번 정리해 보는 시간을 갖는 것이다. 그리고 많은 대학병원이나 종합병원에서 1년 과정으로 인턴사원을 운영하고 있지만, 안타까운 것은 학생 때 배웠던 물리치료 실기들을 임상에서 체계적으로 배울 수 없다는 점도 있다. "학교에서는 임상에서 배울 것이라고 말하고, 임상에서는 학생 때 배웠지?"라고 말한다. 가장 대표적인 것이 촉진법과 도수근력검사, 관절가동범위 측정이다. 물론 이것들은 학교에서 많이 배운다. 그러나 학교에서는 이것만 배우는 것이 아니라 국가고시라는 큰 문을 통과하기 위해, 이런 실기 과목 보다는 이론 과목에 더 많이 치우쳐 있고, 실기과목도 이론 과목처럼 배우고 있는 것이다. 단언하건데, 촉진, 도수근력검사 및 관절가동범위 검사는 물리치료사로서 매일 접하고 또 수행해야 할 분야이다. 만약 물리치료사로서 그렇지 않다면, 문제가 있는 것이고 이런 현상이 지속적되면 물리치료사로서의 발전을 기대할 수 없는 것이다. 많은 물리치료사들이 선호하는 정형물리치료나 신경계물리치료도 이들 검사의 숙련된 능력이 필요하다. 항상 갈고 닦아야 할 부분이다. 갑자기 중학교와 고등학교 때 열심히 배우고 공부했던 "수학"이 생각난다. 중요한 과목이지만 졸업 후에는 쓸모없는 과목이 된다. 그러나 반대로 이론적으로 시간적으로 덜 중요하게 여겨졌던 과목이 졸업 후에는 더 중요할 수 있는데, 바로 이것은 촉진법과 도수근력검사, 관절가동범위 검사 등의 기본 검사법이다.

본 교재는 이런 문제점을 잘 해결해 줄 수 있는 책으로 생각되며, 학생들은 물론 임상가들에게 매우 유용한 교재임을 보증한다. 본 교재는 도수근력검사, 기능적 근육검사, 신경학적 선별검사, 감각검사, 반사검사, 뇌신경 및 척수신경 손상 유무검사, 관찰적 보행분석 등 다양한 내용을 다루고 있다. 위의 검사들이 독립적으로 이루어져도 되겠지만, 혼합으로 수행되면 보다 좋은 검사 결과를 얻을 수 있을 것이다. 이 교재의 가장 큰 장점은 도수근력검사에 대한 자세한 내용과 휴대용 동력계를 적용하는 방법을 쉽게 다루고 있다는 점이다. 그리고 "검사법에 대한 근거' 상자와 "임상 코멘트" 상자를 제공하여, 왜 이런 검사들이 타당한지를 제대로 설명해 주고 있다. 학생이나 임상가들에게 많은 도움이 될 것으로 생각된다.

끝으로 이 책을 번역하고 출간하는데 많은 도움을 주신 영문사 박병조 사장님과 직원분들께 감사드린다.

2013년 2월 대표 역자 **장 수 경**

목차

1

근력 평가의 개요

Overview of Muscle Strength Assessment

사람의 근력을 정량화하려는 시도는 수백 년에 걸쳐 이루어져 왔지만,[35] 문헌적으로 *근력(muscle strength)*이 무엇인지에 대한 정의를 명확하게 내리지 못했다. 몇몇 학자들은 장력(tension)[106]이나 토크(torque)[25]를 생산하는 근육의 능력을 *근력(muscle strength)*[106]이라는 용어로 사용하였다. 어떤 학자들은 비가동성 저항[69]에 대항해 단일 근육이 발생하는 힘으로 제한시켜 정의했고, 다른 학자들은 여전히 근력 대신에 "근파워(muscle power)"라는 용어를 지지하고 있다.[103] 사람의 근육은 정적 자세는 물론, 움직이는 동안에도 힘을 발생할 수 있다는 사실 때문에, Knuttgen과 Kraemer[67]가 말했듯이, *근력(muscle strength)*은 "근육이나 근육군이 특정 속도에서 발생할 수 있는 최대의 힘으로 정의될 수 있다."

근력검사는 많고 다양한 이유 때문에 현재까지 계속 수행되고 있다. 근력은 고대 올림픽게임 이후 운동 수행력과 관련되어 검사될 수 있다. 건강관리시설에서, 근력의 관점은 종종 질병의 진단과 치료, 그리고 기능의 회복과 관련된다. 근력검사는 모든 사람(특히, 근육뼈대계 질환이나 신경근육 질환)에게 꼭 필요한 검사이다. 무수히 많은 그런 병리들은 환자의 근력이나 운동조절 능력을 나쁘게 만들기 때문에, 질병을 진단하는 실마리가 근력검사 동안에 발견될 수도 있다. 예를 들어, 근력검사는 병변의 수준이나 손상의 정도를 파악하기 위해 척수손상 환자에게도 적용된다. 근력 소실의 패턴은 감별진단하는데 도움을 줄 수 있다(예: C6 척수뿌리 병리인지 아니면, 정중신경 병변인지). 근력검사는 일상생활 동작에 대한 환자의 능력이나 운동 손상 후 경기 복귀 가능성을 결정하는데도 이용된다.

근력검사에 영향을 주는 요소들: 근력과 연령 및 성별의 관계 (Factors affecting muscle strength: relationship of muscle strength with age and sex)

사람의 일생 동안, 근력이 항상 똑같지는 않다. 즉, 아동기에서 청소년기로 갈 때는 근력이 점차 증가하고, 그 이후 점차 감소한다. 많은 연구자들은 아동의 근력 발달을 연구했다. 이들 연구자의 몇몇은 성장과 발달 동안 근육 크기의 증가와 근력의 증가 사이에 강한 상관관계가 있다고 보고했다. 양쪽 성별에 있어, 근력 예측 요소는 근육의 횡단면적(cross-sectional area),[34,61,62] 신장(height),[34,94,104,112,114] 체중(weight)[94,104,112,114,119] 및 연령(age)이다. 9~10세[114]에서부터 적어도 사춘기까지는 남아의 근력이 여아의 근력 보다 큰데, 그 이유는 체질량과 신장이 여아보다 남아가 더 크기 때문이다.[34,100] 그러나 장기적인 변화과정 연구에 따르면, 최대 신장 속도(peak height velocity)에서 남아의 근력 증가 비율은 신장과 체질량의 증가에 비례하지 않지만, 여아의 근력 증가 비율은 그들에 비례한다고 했다.[94,104] 남아의 근력이 그들에 비례하지 않은 이유는 최대 신장 속도에서 플라즈마 테스토스테론 수준이 빠르게 올라가기 때문이다.[104]

근력은 20~30세까지 계속 증가하고, 40~60세가 될 때까지 약간씩 감소되고, 감소되는 비율은 증가한다.[4,5,12,27,89] 근력의 감소는 근육군에 따라 다르고, 또 성별에 따라서도 다르게 나타난다. 20~80세 사이의 등척성 근력의 감소는 여성이 32%~52%,[27,59,89,99,136] 남성이 34%~60%[27,89] 된다고 했다.[60,89,98] 그리고 근력 감소는 남성 보다 여성에게서 먼저 일어난다.[27,75,118]

연령과 관련된 근력 감소의 원인들은 완전히 밝혀지지 않았고, 다양한 기전들이 존재한다. 비록 근질량의 감소가 신체 활동으로 개선된다 할지라도, 전체 근질량은 연령의 증가에 따라 감소되고, 감소되는 정도는 30~90세 사이에서 20%~40% 감소된다고 하였다.[10,66,86,126] 척수의 운동신경이 노화 과정, 특히 60세 이후에서 소실되는데, 이것이 근력 감소에 어느 정도 영향을 줄 것이다.[121] 부가적으로, 노화로 인해 근섬유의 숫자와 크기가 뚜렷하게 감소되고, 이것이 근육의 수축능력을 감소시킬 것이다.

근력검사 방법
(Approaches to muscle strength testing)

*근력*을 "근육이나 근육군이 특정 속도에서 발생할 수 있는 가장 큰 힘"으로 정의할 때, 우리는 운동의 속도와 저항의 종류에 따라 다양한 방법으로 근력을 측정할 수 있다. 비록 근력을 검사하는 방법이 여러 가지이지만, 임상이나 문헌적으로 설명되는 근력검사 방법은 기본적으로 3종류이다: 등장성(isotonic) 방법, 등속성(isokinetic) 방법 및 등척성(isometric) 방법.

등장성 근력검사는 전통적으로 일정한 외적 저항을 이용하는 근력검사 방법으로 정의되어 왔다.[21] 그러나 *등장성*(Gree, *isos*: "equal" and *tonos*: "straining")이란 용어는 이런 상황에 맞지 않는 용어인데, 그 이유는 등장성이란 말이 일정한 외적 저항을 의미하기 보다는, 근육에서 발생하는 동일한 *근육긴장*을 의미하고, 실제로 근육긴장은 항상 일정할 수 없기 때문이다. 이런 용어의 잘못된 사용에도 불구하고, 등장성 근력검사는 프리 웨이트나 저항 장비를 주로 이용하고, 1 RM과 같은 검사 기법을 이용한다. 많은 사람들은 1 RM을 근력 평가의 금본위제(gold standard)라고 생각한다.[68] 그러나 그런 검사는 환자에게 과하게 적용될 수도 있는데, 그 이유는 환자가 들어 올리거나 움직일 수 있는 최대 무게를 찾으려면, 반복 무게 들기 검사를 해야 하기 때문이다.[21] 부가적으로, 이런 반복 들기 검사는 시간적 소모가 많고, 다른 근력검사 방법에 비해 휴대성이 부족되고, 손상 위험이 많다. 그리고 개별 근육의 근력보다는 근육군의 근력 검사에 더 적합하다.[52]

등속성 근력검사는 1960년대에 개발되었고, 일정한 속도에서 저항을 전체 가동범위에 적용하여 근력을 측정하는 방법이다.[91] 등속성 근력검사 장비는 등속성 토크 곡선을 생성하고, 이 곡선의 가장 높은 점을 측정함으로써 근력을 결정한다.[33] 등속성 검사에서는 최대 토크를 이용해 근력을 정의하기 때문에, 근력은 전체 가동범위 중 한 지점에서만 측정되는 것이다(비록 등속성 동력계가 전체 가동범위에서 근력 데이터를 얻지만).[7,131] 검사 프로토콜을 엄격하게 지키면, 등속성 검사의 신뢰도는 높은 편이다.[24,36] 등장성 검사와 마찬가지로, 등속성 검사도 개별 근육을 검사하기 보다는 근육군의 대단위 근력을 검사하는 것이다. 등속성 검사 비용은 검사 장비의 가격이 4만 달러 이상이기 때문에, 비싼 편이고 비용 조절이 필요하다.

등척성 근력검사는 검사 내내 근육의 길이가 같고, 비가동성 저항에 대항해 근육이 힘을 발생하는 것이다. 그러므로 등척성(Greek, *isos*: "equal" and *metron*: "measure") 검사는 근육 길이와 관절 운동 속도의 다양성이 배제된다. 등척성 검사로서 가장 많이 이용되는 방법은 도수근력검사(MMT)와 휴대용 동력계 검사(HHD) 이고, 이들 방법은 휴대성이 좋고, 검사 비용이 적게 드는 편이다. 특히, MMT는 검사자의 손 이외에는 어떤 도구도 필요하지 않다. 등척성 근력검사의 단점은 근육 길이가 항상 일정하기 때문에, 관절가동범위 중 단지 한 지점의 근력 데이터만 제공한다.

적절한 검사도구의 선택
(Selection of the appropriate testing tool)

근력을 검사하는 방법은 상황에 따라 달라질 수 있다. 그러므로 검사자는 각 환자에게 맞는 적절한 도구를 선택하고 좋은 정보를 얻을 수 있도록 근육검사의 도구와 각 검사방법의 장점과 단점에 대한 지식을 가지고 있어야 한다. 어떤 경우에서는, 검사 방법의 선택이 환자의 상태, 이용 장비, 그리고 기타 요소들에 의해 제한되고, 수집된 데이터도 완벽하지 못할 수도 있다. 예를 들어, 3~4세 미만의 아동은 도수근력검사(MMT), 휴대용 동력계 검사(HHD) 및 등속성 검사[93]와 같은 복잡한 검사에 잘 협조할 수 없기 때문에, 이런 아동을 위한 근력검사는 기능적 근육검사가 가장 좋을 것이다(6장 참고). 그러나 기능적 근육검사의 데이터는 HHD 검사나 등속성 장비 검사만큼 정량화될 수 없다. 이것과 같은 타협은 종종 근력을 평가하는데 필수적이고, 검사자는 각 상황에 맞는 최상의 검사 방법을 판단해야 한다.

일반적으로 다음과 같은 지침은 검사자가 최상의 근력 평가 방법을 선택하는데 도움을 줄 것이다.

1. **환자의 근력 검사에 가장 적합한 도구를 선택한다.** 약증이 뚜렷한 환자는 MMT와 기능적 근육검사가 가장 적합할 것이다.[82,97] 비록 지속적 수동운동을 이용하

는 등속성 동력계가 매우 낮은 근력에서도 효과적이라는 증거들이 있지만, HHD나 도구를 이용하는 다른 검사는 근력이 낮은 경우에 민감성이 떨어진다.[120] 반대로, 등급 4 이상의 근력을 가진 환자는 MMT 보다 HHD나 다른 동력계 검사가 더 적합할 것이다. 그 이유는 MMT로는 등급 4 이상의 근력 차이[37,109,110,123]를 구분하기 어렵기 때문이다("도수근육검사의 타당도" 단락 참고).

2. **환자의 연령에 가장 알맞는 도구를 선택한다.** 앞에서 언급했듯이, 근력 평가는 복잡한 지시사항이나 환자의 집중이 요구되기 때문에, 검사받는 3~4세 아동이 높은 인지력과 집중력을 가지고 있다하더라도, 그 나이 아동에게는 도수근력검사가 적합하지 않는다. 부가적으로, 노인들은 검사 때 필요한 특정 자세를 오랫동안 유지하지 못하거나, 그 과제를 수행하는 운동조절과 균형력이 부족할 수 있다. 이런 제한점은 검사 방법을 선택할 때 고려되어야 한다.
3. **검사 환경에 맞는 도구를 선택한다.** 모든 상황에 복잡한 장비를 이용할 수 없다. 예를 들어, 집에서는 등속성 동력계를 이용할 수 없지만, HHD는 쉽게 이용될 수 있다.
4. **그 도구를 이용할 수 있는 검사 방법을 선택한다.** 이 법칙에 대해서는 따로 말할 필요가 없다. 등속성 동력계 장비를 이용할 수 없다면, 등속성 동력계 검사를 적용할 수 없다.
5. **2개 이상의 신뢰성 있는 검사 방법을 이용할 때, 정량화된 데이터를 제공할 수 있는 검사 방법을 선택한다.** 많은 근력검사 방법들은 커다란 주관적 요소를 포함하고 있다. 환자의 근력이나 환자 상태에 대한 간섭을 평가할 때, 객관적이고 정량화된 데이터가 선호된다. 정량화된 근력검사의 사용은 환자 근력 평가에 기초가 되는 신뢰성이 좋은 기준 데이터를 제공한다.

근력을 평가하는 방법들은 검사하는 이유만큼 무수히 많다. 본 교재는 손으로만 적용하는 검사 방법이나 도구를 최소로 이용하는 검사 방법에 대해서만 설명할 것이다. 이런 검사 방법은 휴대성이 좋고, 경제적이고, 환자에 맞게 쉽게 적용될 수 있다. 본 장에서는 거추장스럽고 복잡한 장비의 근력검사 방법에 대해 간단하게 설명하고 있지만, 본 교재는 이들 검사 방법을 다루지 않을 것이다. 독자들이 이런 검사방법에 대해 알고 싶으면, 본 장의 참고문헌을 참고하기 바란다.[54,68] 근력검사 기법의 복잡성과 많은 시간적 소요 때문에, 근력 선별검사가 근육의 약증을 찾는데 종종 이용된다. 5장과 6장에서 설명된 도수근육 선별검사와 몇 가지 기능적 근육검사들은 근력 선별검사의 좋은 예이다. 많은 경우, 근력 평가는 신경계 기능 평가의 일부이다. 이런 이유 때문에, 말초감각 검사, 반사검사, 뇌신경 손상 유무 검사 등과 같은, 기타 신경계 기능 평가 방법들이 8장과 9장에 포함되어 있다. 2장~4장뿐만 아니라, 본 장의 나머지 부분도 MMT에 대해 설명하고 있고, 7장은 휴대용 동력계(HHD) 검사에 대해 설명하고 있다.

도구를 이용하지 않는 근력검사: 도수근력검사 (Noninstrumented muscle strength testing: manual muscle testing)

미국에서 최초로 발간된 도수근력검사(MMT)는 정형외과의사인 Robert W. Lovett, M.D.의 조수역할을 했던 Wilhelmine Wright[135]에 의한 것으로 여기진다. Lovett는 도수근력검사를 최초 사용했고, 그런 후 20세기 초 회색질척수염 환자에게 스프링 밸런스 근육검사를 사용했다.[77,79,87] Wright[132]는 Lovett가 사용했던 MMT 기법을 개발하는데 주된 역할을 했다. Lovett가 사용한 최초의 근력등급 시스템은 3개의 분류로 이루어졌다: 정상, 부분 마비, 그리고 완전 마비. 나중에, 이런 근력 등급 시스템은 정상(normal), 우수(good), 보통(fair), 나쁨(poor), 매우 나쁨(trace), 완전 마비로 수정되었다.[78]

Lovett 시대 이후, 몇몇 연구자들이 Lovett에게 영향을 받았고, 또한 그의 근력검사 방법을 수정했다. 1927년 "*American Journal of Surgery*" 논문[80]에서, LeRoy Lowman, M.D.는 근육검사를 위한 등급 척도(숫자 척도 (0~9)와 +/- 표기의 사용)를 권장했다. 1930년대 Kendalls (Henry O.와 Florence P.)는 도수근육검사(MMT) 등급에 백분율의 개념을 적용했고, 근력검사에 대한 자신의 업적을 책으로 출간했다. 이 책은 현재 4판 까지 출간되었고, 미국뿐만 아니라, 전 세계에서 널리 사용되고 있다.[63] 1940년대에 중요한 도수근육검사 교재가 Daniels 등에 의해 출간되었다.[31] Daniels 등은 중력-저항 자세와 중력-제거 자세를 포함시켰고, Lovett가 사용했듯이, 근력 등급을 zero에서 noramal까지 표기했다. 가장 많이 알려진 Daniels와 Worthingham 검사 방법은 나중에

Hislop과 Montgomery에 의해 수정 출간되었다.[51]

몇몇 연구자들은 MMT의 신뢰도와 타당도를 평가했고, 그들은 근육검사 기법의 표준화를 향상시키는데 큰 공을 세웠다. MMT의 데이터가 정량화되어 있지 않았기 때문에, HHD 검사나 등속성 근력검사와 같은 그런 도구를 이용한 근력검사법이 개발되었다.[7,33,95] 이들 도구용 근력검사법은 임상적으로 널리 사용되고 있고, 특정 상황에 아주 유용하다[환자의 근력이 우수(good)에서 정상(normal) 범위까지]. 그러나 MMT는 환자의 근력 등급이 보통(fair) 미만일 때, 선택되는 검사 방법이고, 가장 편리하고 비용이 가장 싼 검사법이다. MMT는 국제 척수손상 신경학 분류 기준(International Standards for Neurological Classification of Spinal Cord Injury; ISCSCI)과 미국 척수손상 협회(American Spinal Injury Association; ASIA) 기준에 따라 척수손상 후 운동점수를 결정하고자 할 때 선호되는 근력검사이다.[19,41,108,117,134]

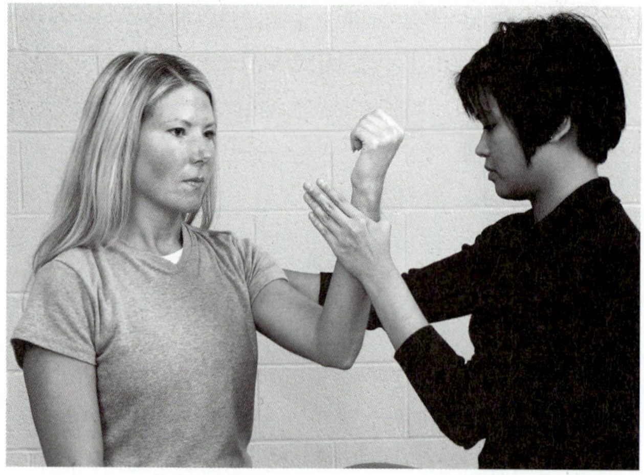

그림 1-1 위팔세갈래근의 도수근육 선별검사(manual muscle screening). 환자의 자세가 중력의 도움을 받는지를 체크한다.

도수근육검사와 도수근육 선별검사 (Manual muscle testing versus manual muscle screening)

얻어진 결과가 정확한 도수근육검사를 수행하려면, 많은 시간, 노력 및 집중이 요구된다. 도수근육검사 결과의 바이어스를 피하기 위해서는, 검사자의 기법과 함께 환자의 자세가 표준화되어야 한다. 포괄적 도수근육검사를 수행하는데 많은 시간과 노력이 필요하기 때문에, 개괄적으로나 환자 근력을 빠르게 평가하기 위해 자주 도수근육 선별검사를 이용한다. 얻어진 정보는 검사자가 근력 결핍의 잠재 영역을 확인하는데 도움을 줄 수 있다. 도수근력 선별검사는 근육이 중력에 저항하는 자세나 중력에 영향을 받지 않는 특별한 자세로 배치하기 보다는 환자를 편안한 자세로 배치하여 근력을 평가해야 한다. 그런 다음, 검사자는 최대 저항을 이용해 빠르게 근육군을 검사해야 한다. 근력의 선별검사는 팔다리 선별검사로 구성되고, 기능활동이나 일상활동에 이용되는 환자의 전반적인 근력을 평가하는데 이용된다.[81] 그림 1-2에서 그림 1-4는 위팔세갈래근(팔꿉관절 폄근)과 넙다리두갈래근(무릎관절 굽힘근)에 적용되는 도수근육 선별검사와 MMT의 차이점을 보여준다. 도수근육 선별검사는 빠르게 근력을 평가할 수 있는 귀중한 도구이지만, 신경근육계 질환의 진단이나 환자의 회복 정도를 평가하는데 필요한 정확한 데이터나 정량적인 데이터를 제공하지 못한

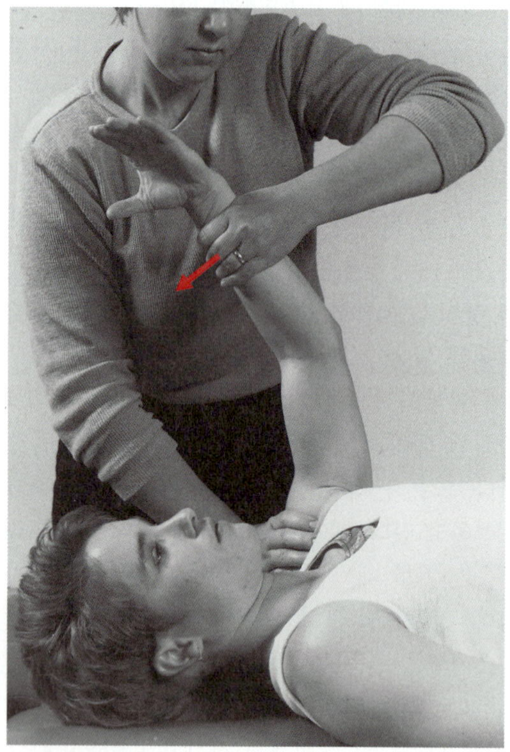

그림 1-2 위팔세갈래근의 도수근육검사(MMT). 환자의 자세가 중력을 이겨내고, 근육이 작용할 수 있는지를 체크한다.

다. 부가적으로, MMT가 높은 민감도를 가지고 있지 않기 때문에, MMT를 선별검사 도구로 이용할 때 근력 장애가 뚜렷하지 못하면, 근력 장애를 놓치기 쉽다.

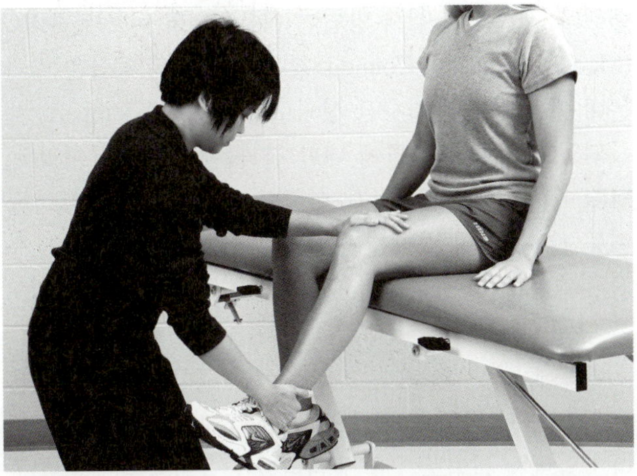

그림 1-3 넙다리두갈래근의 도수근육 선별검사. 환자의 자세가 중력의 도움을 받는지를 체크한다.

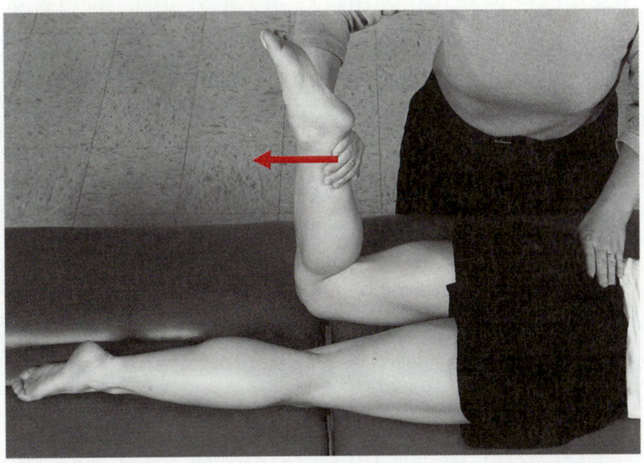

그림 1-4 넙다리두갈래근의 도수근육검사. 환자의 자세가 중력을 이겨내고 근육이 작용할 수 있는지를 체크한다.

근육뼈대성 통증이 수축성 조직의 문제인지 아니면 비수축성 조직의 문제인지를 감별할 때 이용하는 저항운동검사도 MMT의 일종이다. 저항운동검사는 환자의 관절을 중간 위치에 배치하고, 등척성 수축을 일으켜 근육의 약증이나 통증을 검사한다. 관절의 중간 위치에서 등척성 수축을 적용할 때 통증의 유무에 관계없이 근육 약증이 발생되면, 근육의 작용이 근육뼈대계 병리에 영향을 주는 것이다. 그러나 저항운동검사가 중력-저항 자세와 중력-제거 자세에 따라 큰 영향을 받지 않기 때문에, 저항운동검사의 근력에 대한 정보는 "강하다" 혹은 "약하다"로만 언급되고 등급화나 정량화되지는 않는다.

도수근육검사의 신뢰도 (Reliability of manual muscle testing)

MMT의 신뢰도에 대한 연구는 그리 많지 않고, 최초의 연구 중의 하나는 1952년 회색질척수염 치료를 위한 감마글로불린 분야에서 이루어졌다.[74] Lilienfeld 등[74]은 숙련된 임상가와 초보 임상가를 비교하여 MMT의 표준화된 프로토콜에 대한 검사자간 신뢰도를 보고했다. 단지 기술통계학만이 보고되었지만, 연구자들은 검사의 60%~66%에서 검사자간(동일한 MMT 등급을 할당함)에 완전한 동의가 있음을 발견했고, 또 도수근육검사의 91%~95%에서 +/- 완전 등급(one full grade) 내에 동의가 있었다. 비슷한 결과가 Blair[14]에 의해서도 보고되었다. 그러나 Lilienfeld 등[74]의 연구와 Blair[14]의 연구는 근육 크기에 가중치를 적용하여 MMT 점수를 수정하였기 때문에, 나중의 연구들과 비교하기는 어렵다.

Iddings 등[53]에 따르면, MMT의 검사자간 신뢰도와 검사간 신뢰도는 어느 정도 낮은 편이었다. 이들 연구자는 검사의 41%~51%에서 완전한 검사자간 신뢰도를 보고했고, 87%~93%에서 +/- 완전 등급내에 동의가 있었다. 검사간 동의는 어느 정도 높았고, 검사의 54%~65%에서 완전한 동의가 있었고, 반면 +/- 완전 등급 내의 동의는 검사의 96%~98%에서 보고되었다. Lilienfeld 등[74]의 연구나 Blair[14]의 연구와는 달리, Iddings 등[53]의 연구는 표준 MMT 프로토콜을 사용하지 않았다. 각 검사자들은 MMT 기법을 자신의 선택에 따라 사용했다. 근육 크기에 대한 가중치가 포함되지 않았고, MMT의 신뢰도에 대한 후속 보고가 이루어지지 않았다.

만성 신장병 환자에게 사용한 MMT의 표준화 향상 연구에서, Silver 등[113]은 Daniels 등[31]의 기법을 토대로 표준화 MMT 프로토콜의 검사자간 신뢰도를 연구했다. 앞의 연구자와 마찬가지로, Silver 등[113]도 기술 통계학의 입장에서만 결과를 보고했다. 그리고 수행된 근육검사의 67%에서 검사자간의 완전한 동의가 발견되었고, 검사된 근육의 97%에서 절반 등급(one-half grade) 내에 동의가 이루어졌다. 이 연구에 보고된 높은 신뢰도(초기 연구에서 보고된 절반 등급 내의 97% 동의와 완전 등급 내의 95% 동의)는 Silver 등[113]이 근육검사의 기법과 등급의 표준화에 대해 많은 강조를 주었기 때문이다.

적어도 3개의 그룹이 정상인을 대상으로 한 MMT의 신뢰도를 분석하기 위해 추리통계를 사용했다.
Wadsworth 등[129]은 다음과 같은 5개의 근육군의 MMT의 검사간 신뢰도를 측정했다: 어깨관절 벌림근, 팔꿉관절 폄근, 손목관절 폄근, 엉덩관절 굽힘근, 무릎관절 굽힘근. 근육검사 프로토콜은 표준화되었고, 검사를 수행하는 검사자는 8년의 임상 경험을 가졌다. 검사-재검사 상관계수는 무릎관절 굽힘근에서 0.63이고, 엉덩관절 굽힘근에서 0.74, 어깨관절 벌림근에서 0.98이었다. 손목관절 폄근과 팔꿉관절 폄근에 대한 검사와 재검사의 등급이 같았기 때문에, 이들 근육군에 대한 상관계수를 측정하지 않았다.

Frese 등[43]은 Wadsworth 등[129]의 논문과 같은 해에 발표된 논문에서, 중간볼기근과 중간등세모근을 대상으로 한 도수근육검사의 검사자간 신뢰도를 보고했다. 검사자간 신뢰도 상관계수는 0.04에서 0.66이었고, 근육검사 등급은 3(fair) 미만이었다. 비록 검사자간 신뢰도가 검사간 신뢰도 보다 낮을 것으로 예상했지만, Frese 등[43]이 보고한 신뢰도는 아주 나빴다. Wadsworth 등[129]의 연구와 Frese 등[43]의 연구 사이의 연구 설계 차이점은 보고된 신뢰도의 다양성을 얼마나 고려하고 있는가이다. Frese 등 연구의 검사자들은 표준화된 근육검사 기법을 사용하지 않았지만, 검사자들은 아주 편안하게 검사를 실시했다. Kendall 등[63]의 기법과 Daniels와 Worthingham[32]의 기법이 사용되었지만, 이들 두 기법은 환자의 자세와 근육의 저항방법에서 확연히 다르다. 특히, 중간등세모근에서 더욱 그러하다. 부가적으로 Frese 등[43]의 연구에 참여했던 검사자들은 평균 2.3년의 경험을 가졌고, Wadsworth 등[129]의 연구에 참여했던 검사자들은 평균 8년의 경험을 가졌다. Frese 등[43]의 연구는 검사자간 신뢰도를 연구하기 전에, 검사간 신뢰도에 대한 언급을 하지 않았다.

Brandsma 등[20]은 1995년에 건강한 사람을 대상으로 MMT의 검사간 신뢰도와 검사자간 신뢰도를 연구했다. 이들 연구자들은 손의 안근(intrinsic muscle of hand)의 MMT 신뢰도에 초점을 맞추었다. MMT 점수에 대한 검사간 신뢰도와 검사자간 신뢰도를 비교했다. 검사간 신뢰도와 검사자간 신뢰도는 Cohen의 가중 kappa로 계산되었고, 검사간 신뢰도는 0.71-0.96이고, 검사자간 신뢰도는 0.72-0.93이었다. 이들 결과는 Wadsworth 등[129]의 결과와 비슷했고, Frese 등[43]의 결과보다 좋게 나타났다.

근육뼈대계 병리와 신경근육계 병리를 가진 환자의 MMT 신뢰도가 연구되었다. Florence 등[42]의 연구에서, 16~20년 경험을 가진 물리치료사들이 Duchenne 형 근이상증을 가진 남성의 18개 근육군에 도수근육검사를 수행했다. 표준화된 검사 방법이 이용되었고, 수정된 MRC (Medical Research Council) 척도가 근력의 등급을 매기는데 이용되었다. 검사간 신뢰도는 Cohen의 kappa로 계산되었고, 개별 근육군에 대한 결과는 0.65-0.93이었다. MRC 등급 0-5의 검사간 신뢰도는 0.80-0.99 였고, 근력등급이 3 미만일 때 가장 높은 신뢰도가 나타났고, 등급 3+(0.80), 등급 4-(0.83), 등급 5-(0.83)에서 신뢰도가 낮게 나타났다.

나중에, 다른 연구자 그룹이 여러 종류의 근이상증을 가진 12명의 아동을 대상으로 MMT의 신뢰도를 연구했다.[39] 앞에서 신뢰도가 좋게 나타난 근육만을 대상으로 근육검사를 실시했다[42]: 어깨관절 벌림근, 팔꿉관절 굽힘근, 엉덩관절 굽힘근, 무릎관절 폄근, 발목관절 발등굽힘근. 모든 검사자(n = 12)는 경험있는 검사자로부터 3일간 훈련을 받았고, 근력을 등급하기 위해 수정된 MRC 척도를 이용했다.[39] 검사자간 신뢰도를 평가하기 위해, 한 그룹에 4명의 검사자를 배당해 검사자를 3 그룹으로 나누었다. 초기 3 그룹의 신뢰도가 0.62-0.76이었기 때문에, 검사자들을 부가적으로 훈련시켰다. 훈련 후, 검사자간 신뢰도(급내 상관계수[ICCs])는 평균 0.90 이었다. 검사간 신뢰도는 검사자의 3 그룹 중에서 1 그룹에서만 보고되었고, 평균 0.95(ICC) 였다.

Paternostro-Sluga 등[97]은 노신경이나 C6 척수뿌리 병변을 가진 31명을 대상으로 MMT의 신뢰도를 검사할 때, MRC 척도는 물론, 수정된 MRC 척도를 사용했다. 손목과 손가락 폄근에 대한 근력검사가 5명의 재활의학 전문가에 의해 이루어졌고, 표준 프로토콜을 엄격하게 적용했다. 검사간 신뢰도와 검사자간 신뢰도는 가중 kappa 수치를 이용하여 계산했고, kappa 수치가 0.61-0.80일 때, 실질적 동의인 것으로 간주되고, 수치가 0.80 이상일 때는 거의 완벽하게 동의된 것으로 간주된다. 검사간 신뢰도는 모든 kappa 수치가 0.80 이상으로써 거의 완벽하게 동의되었다. 검사자간 신뢰도는 0.77-0.81의 kappa 수치로 약간 낮은 편이었다.

다른 연구자 그룹은 소아형 특발성 염증성 근육병리(JIIM) 환자,[50,55] Charcot-Marie-Tooth 질환자[128]나 중환자실(ICU)에 있는 환자의 MMT 신뢰도를 연구했다. 모든 연구는 MMT의 검사간 신뢰도를 측정했다. 중환자실 환자에 대한 신뢰도는 매우 우수했고, Charcot-Marie-Tooth 질환자에 대한 신뢰도도 검사된 근육의 95%에서 완벽했다. 그리고 JIIM의 아동 환자에 대한 신뢰도는 "매

우 우수"에서부터 "가변성이 심한 것"까지 다양하게 나타났다.[50,55]

환자의 MMT 신뢰도를 연구한 몇몇 연구들은 쇠퇴된 근력 점수 방법을 이용했다. 연구자의 한 그룹은 MRC 합계를 사용했다. 여기에서, MRC *합계*는 MRC 점수에 따라 양쪽에 검사된 6개 근육군의 근력을 합한 것으로 정의된다.[65] 합계에 포함된 6개 근육군은 어깨관절 벌림근, 팔꿉관절 굽힘근, 손목관절 폄근, 엉덩관절 굽힘근, 무릎관절 폄근, 그리고 발목관절 발등굽힘근 등이다. 이들 6개 근육군에 대한 도수근력검사는 Guillain-Barré 증후군 환자에게 양측으로 적용했고, 모든 근육군에 대한 MRC 점수(0-5)를 덧셈하여 MRC 합계를 얻었다. 검사자간 신뢰도에 대한 ICCs의 계산은 경험이 많은 검사자나 경험이 적은 검사자 모두에서 높게 나타났고, 각기 0.98과 0.96이었다.

쇠퇴된 근력 점수는 척수손상을 당한 환자의 근력을 검사하는 연구에서 자주 이용된다. 몇몇 연구들은 ISNCSCI의 운동검사의 신뢰도를 측정했다. ISNCSCI는 10개의 팔 근육군과 10개의 다리 근육군의 근력을 검사하기 위해 MMT를 이용했고(좌우 각각 5개 근육), 각 근육군의 점수는 0-5으로 할당되었다.[2] 총 운동점수는 20개 근육군의 점수를 모두 합산하는 것이다. 팔 근육군 점수(UEMS)와 다리 근육군 점수(LEMS)는 따로 합산될 수도 있다. 총 운동점수와 팔 근육군 점수와 다리 근육군 점수 모두의 검사간 신뢰도와 검사자간 신뢰도가 훈련된 검사자 사이에서 매우 좋은 것으로 나타났다.[84,92,108]

대다수의 연구들은 MMT의 좋은 검사간 신뢰도를 보였다. 낮은 검사간 신뢰도가 보고된 경우를 살펴보면, 검사자는 MMT의 표준 프로토콜을 제대로 사용하지 못한 경우였다.[53] 비슷한 관찰이 검사자간 신뢰도에 대해 보고된 데이터에서 나타났다. 낮은 검사간 신뢰도를 보였던 연구들은 자신들만의 MMT 연구 프로토콜을 사용했다.[43,53] 모든 검사자들이 표준화된 MMT 방법을 사용했을 때 높은 검사자간 신뢰도가 측정되었다. 표준화된 MMT 방법을 사용하지 않으면, 높은 MMT 신뢰도를 얻지 못한다는 것을 임상가들은 깨달아야 한다.

도수근육검사의 타당도
(Validity of manual muscle testing)

*타당도*는 "어떤 측정도구가 측정하려고 의도하는 것을 적절하고 충실하게 측정하고 있는지에 대한 정도"로서 정의된다.[28] 타당도를 평가하는 하나의 방법은 같은 환자 그룹을 대상으로 다른 2가지 검사를 수행하여 그들의 상관관계를 연구하는 것이다.[90] 몇몇 연구자들은 HHD, 스트레인 게이지, 등속성 장비와 도수근력검사를 비교하여, 이들 근력검사 사이에 상관관계가 있는지를 결정했다. Beasley[11]는 최초로 MMT와 HHD 사이의 상관관계를 연구했다. 그는 9-12세의 정상 아동과 소아마비 아동의 무릎관절 폄근을 대상으로 두 가지 검사 방법을 비교했다. 무릎관절 폄근이 등급 3(fair) 이상인 아동만을 대상으로 한 Beasley[11]의 연구 결과에 따르면, MMT와 HHD 점수 사이에서 나쁜 상관관계가 나타났다. 특히 정상(normal) 등급과 우수(good) 등급에서 더욱 그러했다. Beasley 연구는 무릎관절 폄근의 근력이 50%까지 감소된 아동에게 "정상"의 MMT 등급을 할당했고, HHD로 측정된 근력에서 20%~25% 차이를 보이는 근육에 "정상" 등급을 할당했다.[11]

Beasley 연구[11]의 후속 연구들도 MMT 등급이 4 이상인 근육을 대상으로 했을 때, MMT와 HHD, MMT와 스트레인 게이지, 그리고 MMT와 등속성 근력검사 사이의 상관관계에서 비슷한 문제를 발견했다. 그러나, MMT 등급이 4 미만인 근육에서는, MMT와 HHD의 상관관계[15,17,49,96,111]와 MMT와 스트레인 게이지[1]의 상관관계만이 높게 나타났다. 또한 Schwartz 등[111]은 특정 MMT 등급(Poor-plus에서 Good 까지)이 마이오메터(myometry) 점수의 별개 범위에 해당한다는 것을 입증했고, 이것은 비록 MMT가 주관적 근력 측정이지만, 마이오메터 데이터가 나타내는 객관적 매개변수와 관련되어 있음을 의미한다.

등급 4 미만의 근육을 대상으로 한 MMT와 HHD 사이에 높은 상관관계가 나타났는데, 이것은 두 가지 근력 검사 방법이 모두 타당도가 좋음을 의미한다. MMT는 많은 연구에서 보고된 예측 타당도를 가지고 있다. 척수손상 72시간 이후의 MMT 점수는 손상 영역[22]의 기능적 근육 회복에 대한 좋은 예측 척도일 뿐만 아니라, 재활 퇴원 시 사지마비 환자의 기능적 상태를 예측하는 좋은 척도로 여겨져 왔다.[71] ASIA의 팔 운동 점수는 독립기능평가(Function Independence Measure; FIM)의 위쪽 코드 점수의 72%를 설명하고 있고, ASIA의 다리 운동 점수는 FIM의 아래쪽 코드 점수의 66%까지 설명할 수 있다.[83] 또한 운동 점수는 척수손상환자의 사지마비 기능지수 중 음식섭취능력 점수(feeding score)를 예측할 때도 이용될 수 있다.[85] 사지마비 환자와 관련된 다른 연구에서 보면, 6개 어깨 근육의 MMT 점수가 FIM 운동 점수나 FIM 이동 점수에 매우 강한 상관관계를 보였다(Spearman's rank 상관계수는 0.95).[46] Duchenne 형 근이상증 환자의 경우, MMT 점수와 FIM 점수 사이에서 강한 상관관계가 보고되었다.[125]

MMT의 특이 타당도는 특발성 염증성 근육병리 환자를 대상으로한 위약-통제 시도에서 실증되었다. 2개의 분리된 시도에서, 약물치료를 받았던 환자에서는 근력 증가가 MMT에 의해 감지되었지만, 위약 치료를 받았던 환자에서는 근력의 증가가 나타나지 않았다.[23,30]

요약하면, MMT는 몇몇 연구자들에 의해 확증되었듯이, 타당한 근력 측정 방법이다. MMT는 등급 0에서 등급 5까지 근력의 전체 범위를 측정하도록 고안되었다(등급 0은 근수축이 일어나지 않는 것이고, 등급 5는 중력과 최대 저항을 이기고 완전한 가동범위로 움직일 수 있는 경우). HHD 측정과 등속성 검사와 같은, 다른 형태의 근력검사는 낮은 근력 등급을 정확하게 측정하는데 제한이 있다. 그러나 MMT 점수가 4점 이상이면, MMT로 4점과 5점을 구분하기가 어려운 반면, HHD 검사와 등속성 검사는 이들 범위에서 그들의 민감도를 유지할 수 있다. MMT 등급 4 이상에서 근력 등급의 기록이 중요할 때, 도수근력검사 대신에, HHD 검사와 등속성 검사와 같은 다른 방법을 검사자에게 권장한다.[37]

도수근육검사 수행시의 고려사항 (Considerations in the performance of the manual muscle test)

MMT는 저항에 대항해 근육 긴장을 발생하는 근육의 능력인 근력을 측정하기 위해 고안되었다.[69,106] 주어진 상황에서 근육의 장력은 활성화된 운동단위의 숫자와 흥분빈도, 수축 시의 근육 길이, 근육의 횡단면, 저항의 작용점, 고정 기법, 대상자의 동기부여 상태 등에 따라 달라질 수 있다. 비록 근력에 영향을 주는 해부학적 요소와 생리적 요소가 검사 상황을 조절할 수 없지만, 환자 자세, 고정, 힘의 작용점, 동기부여 등과 같은 많은 요소들이 검사 상황을 조절할 수 있고, 또 조절되어야 한다. MMT의 타당도(validity)와 신뢰도(reliability)를 최적화하고 일관성을 유지하기 위해, 이들 요소는 각 근육 검사에 있어서 표준화되어야 한다.

환자 교육과 동기부여 (Instructing and motivation the patient)

검사자는 검사 기법(근력 검사 포함)을 수행하기 전에, 환자에게 명확한 지시사항을 제공해야 한다. 연구들에 따르면, 지시사항의 표준화로 근력검사 결과의 신뢰도가 향상될 수 있다고 했다.[25] 그런 검사 기법은 환자의 완전한 협조와 노력을 필요로 하고, 검사 목적에 대한 환자의 이해도가 증가할 때, 이들 요소가 강화되는 것 같다.

절차를 시작하기 전에, 환자에게 측정을 하는 이유와 무엇을 검사하는 지를 정확하게 설명해야 한다. 만약 검사할 때 도구를 이용해야 한다면, 환자에게 검사 도구를 보여 주고, 비전문가의 입장에서 도구 사용의 목적과 어떻게 사용할 것인지를 설명해 주어야 한다. 그리고 비전문가의 입장에서 환자가 취해야 할 자세를 교육한다. 즉, "*supine*" 혹은 "*prone*"과 같은 전문 용어를 사용해서는 안 된다. 검사자가 각 운동에 저항을 적용할 때, 의미있는 검사의 결과를 얻을 수 있도록 환자에게 최대 노력의 필요성을 설명해 준다. 처음에는 모든 절차 단계에 대해 자세한 설명이 필요없다. 오히려 자세한 설명은 환자를 더욱 혼란스럽게 만든다. 간단하고 일반적인 설명이 이 시기에 가장 좋고, 보다 자세한 설명은 절차가 진행될 때 제공하는 것이 낫다. 반드시 비전문가의 입장에서 환자에게 설명해 주어야 한다. 다음은 초기 환자의 교육에 대한 내용이다:

> Bates 씨! 나는 팔을 뻗는 당신의 근력을 측정해야 합니다. 측정된 정보는 나에게 당신의 근력이 얼마나 향상되었는지를 확인할 수 있게 하고, 또 당신의 관리를 어떻게 바꾸면 더 좋을 지를 알려줍니다. 검사의 특정 시점에서, 나는 굽힘된 당신의 팔을 펼 것이고, 당신은 내가 미는 힘에 저항하여 버티면 됩니다. 내가 당신의 팔을 펼 때, 당신은 최대한 팔의 자세를 유지하도록 노력해야 합니다. 이제 당신의 근육을 검사하기 위해 당신을 검사 테이블 위에 눕힐 것입니다.

환자 자세 (Patient positioning)

근력 검사 동안에, 적절한 근육을 검사하고 다른 근육의 방해를 받지 않는 환자의 자세가 필요하다. MMT에서 환자의 자세 선택은 몇 가지 기준에 근거된다. 환자의 자세가 적절한지를 판단할 때, 모든 기준이 충족되는지를 고려해야 한다. 이런 기준이 완벽한 리스트가 아니지만,

근력 평가 시 환자 자세를 선택하는 주요 기준은 다음과 같다:

1. **관절의 먼쪽분절은 중력의 당김을 고려하여 배치되어야 한다.** 중력은 MMT에서 중요한 역할을 한다. 환자가 중력을 이겨내고 움직일 수 있는 경우나 움직일 수 없는 경우에 따라 환자의 근육검사 자세가 결정된다. 관절의 먼쪽분절이 중력을 이겨내고 완전 가동범위로 움직일 수 있도록, 환자의 자세를 만들어 준다. 환자의 먼쪽분절이 중력을 이겨내고 완전 가동범위로 움직일 수 없다면, 환자의 자세를 중력-제거 검사 자세로 만든다(임상 코멘트: 중력-제거 검사 자세 참고).
2. **관절의 몸쪽분절이 쉽고 적절하게 고정될 수 있도록, 환자는 자세를 취해야 한다.** 몸쪽분절의 고정은 MMT에서 매우 중요하다. 고정은 견고한 검사 표면, 환자의 자세, 환자에 의한 근육의 작용, 검사자의 도수 고정 기법 등과 같은 여러 방법을 통해 얻어질 수 있다. 비록 근육의 힘살 부위가 고정되지 않아야 하겠지만, 최대 수축이 일어날 수 있도록 근육의 이는 곳을 견고하게 고정해야 한다. 고정이 잘 못 되면, 검사자가 근력을 제대로 측정할 수 없는데, 그 이유는 환자가 적절한 힘을 발휘하지 못하거나 다른 근육의 보상작용이 일어나기 때문이다. 근육검사를 수행할 때마다 검사자는 고정기법을 항상 일정하게 적용해야 한다.
3. **수행되는 움직임이 제한받지 않도록, 환자는 자세를 취해야 한다.** 움직임이 테이블과 같은, 외부 물체나 혹은 길항근의 긴장과 같은, 내적 힘에 의해 차단되어서는 안 된다.
4. **관절은 수행될 움직임의 시작 가동범위에 위치해야 한다.** 이런 자세는 완전 가동범위의 움직임을 관찰할 수 있게 하고, 또 정확한 근력 등급을 확인하는데 필수적이다.
5. **고정과 저항을 적용하는 동안 검사자의 신체역학이 최적화될 수 있도록, 환자는 자세를 취해야 한다.** 검사자가 몸쪽분절을 고정하거나 먼쪽분절에 저항을 줄 때(중력-저항 검사에서만), 환자는 지나친 스트레스를 받지 않아야 한다. 높이조절이 가능한 테이블, 스툴(의자) 및 기타 장비의 사용이 검사자의 최적 신체 역학을 촉진하는데 필요할 수 있다.

글상자 1-1. 임상 코멘트: 중력-제거 검사 자세

"*중력 제거(gravity eliminated)*"라는 용어는 일반적으로 몇 년 동안 MMT와 관련되어 사용되어 왔다. 그러나 "중력 제거"라는 용어는 실제로 중력이 *제거되는 것*이 아니라, 중력의 효과가 *줄어드는 것*이기 때문에 잘못 사용된 용어이다. 검사자는 먼쪽분절의 움직임이 직접적으로 저항을 받지 않도록, 그리고 중력에 의한 도움도 받지 않도록 환자의 자세를 만들어 주어야 한다.

6. **환자는 그 자세를 취할 수 있어야 한다.** 몇몇 경우는 이 기준을 이용할 수 없기 때문에(2장의 사례 2-1 참고), 다른 자세를 이용해야 한다. 다른 자세를 이용하는 경우, 검사자는 앞의 5가지 기준을 거의 충족하는 자세를 설계해야 한다.

탐구: 환자 자세— 중력-저항 자세와 중력 제거 자세

(Further exploration: patient positioning— gravity-resisted versus "gravity-eliminated"

다음의 활동들은 근력 검사를 할 때 학생들이 하는 자세와 다른 교대 자세를 잘 평가할 수 있도록 고안한 것이다.

1. 본 교재에 설명된 특별한 도수근육검사를 참고하지 않고, 항목 2에 목록된 각 근육이 다음 시나리오에 작업될 수 있도록 검사 자세를 설계한다.
   a. 중력을 이기고
   b. "중력-제거" 자세에서
   c. 중력과 함께(중력의 도움을 받고)
2. 다음 근육들을 검사한다:
   a. 위팔두갈래근
   b. 큰가슴근
   c. 반막모양근
   d. 긴종아리근
3. 여러분이 고안한 각 자세에 환자의 자세 기준(앞의 단락에서 목록된)을 적용한다. 각 자세들이 기준을 잘 만족하고 있는가? 필요하다면 여러분이 고안한 자세를 수정하여, 자세 기준에 더욱 적합하도록 만든다.

탐구: 근수축 촉진
(Further exploration: palpating muscle contraction)

다음의 활동들은 도수 촉진을 통해 학생들이 근수축을 잘 감지할 수 있도록 고안한 것이다.

1. 팔걸이가 없는 의자에 파트너를 편안하게 앉힌다.
2. 파트너의 앞쪽이나 옆쪽에 서서, 한 손은 파트너의 어깨 위에 올려놓고, 다른 손은 팔 앞쪽에 배치한다(그림 2-90 참고).
3. 여러분이 팔꿉관절 굽힘근을 촉진하면서, 파트너에게 그 팔꿉관절을 강하게 굽힘하도록 주문한다.
4. 이번에는 파트너에게 팔꿉관절이 움직이지 않을 만큼 약하게 팔꿉관절 굽힘근을 수축하도록 주문한다.
5. 여러분이 위팔두갈래근의 전체 길이를 촉진하면서, 파트너에게 팔꿉관절 굽힘근을 약하게 여러 번 수축하도록 주문한다.
6. 여러분이 허벅지 앞쪽의 넙다리네갈래근을 촉진하면서, 무릎관절 폄근의 운동을 반복시킨다(그림 4-67 참고).

탐구: 고정
(Further exploration: stabilization)

다음의 활동들은 근력 검사를 할 때 학생들이 적절한 자세와 부적절한 자세의 효과를 잘 이해할 수 있도록 고안한 것이다.

1. 아래에 목록된 근육군의 중력-저항 검사를 수행한다. 처음에는 고정을 포함하고, 나중에는 고정을 포함시키지 않는다. 각 검사에 대한 설명을 참고하기 바란다.
   a. 팔꿉관절 굽힘근, p.95-102
   b. 어깨관절 가로모음근, p.73-82
   c. 엉덩관절 가쪽돌림근, p.275-278
   d. 무릎관절 굽힘근, p.283-286
2. 각 근육군을 검사할 때, 고정을 했을 때와 고정을 하지 않을 때의 검사 결과를 관찰한다. 다음 질문에 답하시오.
   a. 각 상황에 관찰되는 차이점은 무엇인가?
   b. 고정할 때와 고정하지 않을 때 중 어느 쪽이 환자가 더 강한 수축을 할 수 있는가?
   c. 몸쪽분절을 고정할 때와 고정하지 않을 때, 종종 다른 근육군에 의한 보상작용이 일어나는가?
3. 근육약증 환자에게 있어서 몸쪽분절의 고정이 더 중요한가? 아니면 덜 중요한가? 그 이유는?

> **글상자 1-2. 임상 코멘트: 근육 촉진**
>
> 검사자는 환자가 능동적으로 움직이는 동안 촉진을 이용해 항상 근수축을 확인해야 한다. 촉진은 근육이 매우 약한 수축을 할 때 중요하다. 특히 능동적 움직임이 거의 일어나지 않을 때(등급 2 미만)이다. 부가적으로, 능동운동 동안 근육을 촉진하면, 다른 근육의 보상작용 가능성이 배제될 수 있다.

저항 적용
(Application of resistance)

MMT 등급 3 이상의 근육을 검사할 때 검사자의 저항 적용이 필요하다. 본 교재는 저항을 적용하기 위해 break 검사를 이용한다. break 검사 동안, 검사자는 환자의 몸에 저항을 적용한다. 검사자는 환자의 근수축이 검사자를 이겨낼 수 있을 때까지 혹은 최대 저항을 적용하여 4~5초 동안 유지할 수 있을 때까지 저항을 증가시킨다.[16,25,116] "make" 검사와 "break" 검사를 모두 MMT에 이용할 수 있고, 이들 검사는 신뢰성이 있는 것으로 밝혀졌다. "make" 검사 보다는 "break" 검사가 더 많은 힘을 생산한다.[16]

저항을 적용할 때, 검사자는 일반적으로 *검사할 관절의 먼쪽분절에 수직으로* 힘을 적용해야 한다. 몇몇 예외가 있겠지만, 뼈의 먼쪽끝단보다 더 먼쪽에 저항을 적용되어서는 안 된다(즉, 어깨세모근의 저항은 위팔뼈의 먼쪽끝단에 적용된다). 비록 이 기법이 저항 적용의 지렛팔 길이를 짧게 만들지라도, 저항을 약한 먼쪽 관절에 적용할 때 발생할 수 있는 나쁜 결과를 피할 수 있다.

본 교재의 대부분 근육검사는 저항을 중력-저항 가동범위의 끝지점에 적용한다. 많은 경우, 가동범위의 끝지점은 가동범위 중에서 가장 강한 지점이 아니다.[13,133] 그러나 중력-저항 가동범위의 끝지점에서 이루어지는 저항 적용은 일정한 저항 적용점을 제공하고, 검사자가 환자의 근력을 과대평가하지 않게 만들고, 환자의 근력을 등급 4 이상으로 할당한다.[11] 근육의 최대 힘이 근육 길이와 관절

각도[8,47,116]에 따라 변하기 때문에, 검사자는 근력을 검사할 때 마다, 항상 같은 지점에 저항을 적용할 수 있도록 최대한 조심을 해야 한다. 다른 지점에 저항을 적용하면, 근육 검사의 신뢰도가 떨어질 것이다.

탐구: 지렛팔 길이
(Further exploration: lever arm length)

다음의 활동들은 근력 검사를 할 때 학생들이 지렛팔 길이의 효과를 잘 이해할 수 있도록 고안한 것이다.

1. 저항의 적용 지점을 다르게 하여 아래에 목록된 근육군의 중력-저항 검사를 수행한다. 각 검사에 대한 환자 자세와 고정에 대한 설명을 참고하기 바란다.
   a. 어깨관절 벌림근
      i. 팔꿈치 바로 몸쪽에 저항을 줌
      ii. 손목에 저항을 줌
   b. 어깨뼈 모음근(중간등세모근)
      i. 어깨뼈에 저항을 줌
      ii. 손목에 저항을 줌
2. 각 근육군을 검사할 때, 적용된 저항 지점에 따른 검사 결과를 관찰한다. 다음 질문에 답하시오.
   a. 보다 몸쪽 지점에 저항을 적용했을 때, 환자의 수축이 강하게 나타나는가 아니면, 약하게 나타나는가?
   b. 먼쪽 지점에 저항을 적용했을 때(예: 팔꿉관절의 굽힘), 중간 관절들의 위치 변화가 다른 결과를 초래할 수 있는가?
3. 먼쪽 지점에 저항을 적용했을 때, 중간에 있는 관절의 병리가 근육검사의 결과에 영향을 줄 수 있는가?

글상자 1-3. 임상 코멘트: 도수근력검사 동안 저항의 사용

환자가 중력-저항 자세에서 완전한 가동범위로 움직일 수 있으면, 최소 근력 등급은 3 이상이다. 그리고 근력 등급이 3(fair) 이상일 때, 검사자는 도수 저항을 적용하여 근력을 평가한다. 근력은 표 1-1의 척도에 따라 평가된다.

환자가 중력에 대항해 완전한 가동범위로 움직일 수 없으면, 검사자는 저항을 적용하지 않아야 한다.

표 1-1. 근육 검사 등급

숫자(글자) 등급	단어 등급	정의
0	Zero	육안으로나 촉진으로 근수축을 발견할 수 없는 경우
1(Tr)	Trace	약간의 근수축이 있는 경우; 그러나 움직임은 일어나지 않는다.
2−(P−)	Poor minus	중력-제거 자세에서 부분 가동범위로 움직일 수 있다.
2(P)	Poor	중력-제거 자세에서 완전 가동범위로 움직일 수 있다.
2+(P+)	Poor plus	중력-제거 자세에서 완전 가동범위로 움직일 수 있고, 중력을 이기고 가동범위의 절반까지 움직일 수 있다.
3−(F−)	Fair minus	중력-제거 자세에서 완전 가동범위로 움직일 수 있고, 중력을 이기고 가동범위의 절반 이상으로 움직일 수 있다.
3(F)	Fair	중력을 이겨내고 완전 가동범위로 움직일 수 있다.
3+(F+)	Fair plus	중력을 이겨내고 완전 가동범위로 움직일 수 있고, 최소한 저항에 대항해 그 자세를 유지할 수 있다.
4(G)	Good	중력을 이겨내고 완전 가동범위로 움직일 수 있고, 중등도의 저항에 대항해 그 자세를 유지할 수 있다.
5(N)	Normal	중력을 이겨내고 완전 가동범위로 움직일 수 있고, 최대 저항에 대항해 그 자세를 유지할 수 있다.

등급척도 (Grading scale)

앞에서 언급했듯이, 다양한 방법이 MMT의 등급에 이용되어 왔다. 본 교재에 이용된 척도는 숫자와 단어를 사용하는 MRC 척도의 수정본이다(표 1-1). "+/−" 표시가 몇몇 등급에 적용되지만, "+/−"를 적용할 때 특별히 주의를 해야 한다. 특히 초보 검사자가 검사를 수행할 때 더욱 그러하다. "+/−" 표기의 정확한 사용은 상당한 MMT의 숙련성과 경험을 필요로 한다. 각 등급의 정의는 등급의 종류와 함께 표 1-1에 수록되어 있다. 우리는 등급 3 이상의 근력이 등급 3 미만의 근력보다 더 주관적임을 깨달아야 하는데, 그 이유는 저항의 양을 최대, 중등도, 최소 등으로 표기하여 저항의 양을 정확하게 정의하기가 어렵기 때문이다. 부가적으로, 등급 3 이상의 근력은 등급간의 근력 차이를 구분하기 어렵고, 또 50%까지의 근력 소

표 1-2. 도수근육검사의 양식과 이론적 근거

단계	이론적 근거
1. 환자에게 검사 절차의 목적을 설명한다.	환자는 정확한 근력 평가를 달성할 수 있도록 설명 과정에 정신을 집중해야 한다.
2. 중력-저항 자세로 환자를 배치한다.	중력을 이겨내고 움직일 수 있는 자세로 환자를 배치하고, 그 다음 중력-제거 자세로 배치시킨다.
3. 몸쪽관절을 고정한다.	근육이 적절하게 수축할 수 있도록 그리고 협력근의 보상작용을 줄일 수 있도록 몸쪽분절을 고정한다.
4. 먼쪽분절을 수동으로 움직이면서, 환자에게 이 움직임을 하도록 지시한다.	환자에게 정확한 움직임을 보여주고, 환자의 ROM을 평가한다.
5. 먼쪽분절을 시작자세로 되돌린다.	능동운동을 할 수 있도록, 환자의 자세를 시작자세로 만들어 준다.
6. 환자에게 움직임을 수행하도록 주문하고, 근육의 촉진과 분절 고정을 그대로 유지한다.	근수축이 일어나는지를 확인하기 위해 근육을 촉진한다.
7. 적절한 부위에 촉진 손을 이동시켜 저항을 적용한다. (환자가 중력을 이기고 완전 가동범위로 움직일 때)	**환자가 중력을 이겨내고 완전한 가동범위로 움직일 수 있을 때만, 저항을 적용한다.** 이때는 촉진이 필요 없기 때문에, 촉진 손을 저항에 이용한다. OR
8. 중력-제거 자세로 환자를 재배치하고(환자가 중력을 이기고 완전 가동범위로 **움직이지 못할 때**), 3-6 단계를 반복 수행한다. **이때 저항을 적용하지 않는다.**	환자가 중력을 이겨내고 움직일 수 없을 때는, 중력의 효과를 줄여 준 자세에서 환자를 재검사해야 한다. 만약 환자가 중력을 이겨내고 움직일 수 없다면, 저항을 적용하지 않는다.
9. 적절한 근력 등급을 선택한다.	표 1-1의 척도를 이용하여 해당 등급을 선택한다.

ROM; 가동범위(range of motion).

실을 확인하기도 어렵다. 그리고 등급 3 이상의 근력을 검사할 때, 도수저항의 적용 방법에 특히 주의해야 한다. 검사의 일관성을 유지하기 위해, 개별 검사자는 최대, 중등도, 최소 등으로 정의된 저항의 양으로부터 크게 벗어나서 안 된다. 우리는 노인 여성이 중등도의 저항에 대항해 자신의 팔을 그 자세로 유지할 수 있으면, 그녀의 위팔세갈래근의 근력을 등급 5(정상)로 할당하는데, 이것은 그녀와 비슷한 연령과 성별을 가진 사람이면 누구나 "정상"의 근력 등급을 부여해도 된다는 합리화에 빠질 수 있다. 그러나 이런 허용과 합리화는 같은 검사자의 반복 검사(검사간 신뢰도)에서나 다른 검사자들의 검사(검사자간 신뢰도)에서 나쁜 MMT의 신뢰도를 초래할 수 있다. 검사자는 각 저항 수준의 정의를 원래 정의대로 유지하면, 최대의 검사 신뢰도를 확보할 수 있을 것이다.

근력검사의 등급으로써 숫자 등급의 사용은 근력 등급이 간격 측정이라는 생각을 하게 만든다. Michaels[90]는 *간격 측정*을 "하나의 범주를 숫자 단위로 하고, 그 단위 사이의 간격을 동일한 크기로 간주하는 것"이라고 정의한다. 근육검사 등급 사이의 간격이 동일하지 않기 때문에, MMT 등급 척도는 순서척도로 분류되는 것이 더 적절하다. 등급 5와 등급 4 사이의 근력 차이가 등급 4와 등급 3 사이의 근력 차이와 동등하다고 생각해서는 안 된다. 그런 가정은 타당하지도 않고, 또 순서 데이터로 간주될 수 없다.

표 1-2는 도수근육검사 수행에 대한 양식과 이론적 근거를 제공한다. 모든 근육검사의 표준화된 절차 사용은 검사자가 일관성을 얻는데 도움을 줄 것이고, MMT의 신뢰도를 설정하는데 중요한 역할을 한다.

글상자 1-4. 임상 코멘트: 가동범위

MMT 동안 근력 등급을 할당하는 기준은 완전 가동범위로 움직일 수 있는 환자의 능력에 좌우된다. *완전 가동범위(complete range of motion)*란 환자가 관절의 구조적 문제없이 그 관절을 완전하게 움직일 수 있는 범위이다. 이런 경우, 환자가 *이용할 수 있는* 가동범위는 그 관절의 완전 가동범위이다.

참고문헌(References)

1. Aitkens S, Lord J, Bernauer E, et al. Relationship of manual muscle testing to objective strength measurements. *Muscle Nerve*. 1989;12: 173-177.
2. American Spinal Injury Association. *International Standards for Neurological Classification of Spinal Cord Injury*. Atlanta, GA: Author; 2000.
3. Andersen H, Jakobsen J. A comparative study of isokinetic dynamometry and manual muscle testing of ankle dorsal and plantar flexors and knee extensors and flexors. *Eur Neurol*. 1997;37: 239-242.
4. Asmussen E, Heeboll-Nielsen K. Isometric muscle strength in relation to age in men and women. *Ergonomics*. 1962;5:167-169.
5. Bäckman E, Johansson V, Hager B, et al. Isometric muscle strength and muscular endurance in normal persons aged between 17 and 70 years. *Scand J Rehab Med*. 1995;27:109-111.
6. Baldauf KL, Swenson DK, Medeiros JM, et al. Clinical assessment of trunk flexor muscle strength in healthy girls 3 to 7 years of age. *Phys Ther*. 1984;64:1203-1208.
7. Baltzopoulos V, Brodie DA. Isokinetic dynamometry: applications and limitations. *Sports Med*. 1989;8(2):101-116.
8. Bandy WD, Lovelace-Chandler V. Determinants of muscle strength. *Phys Ther Pract*. 1992;2:1-10.
9. Barber A. Upper cervical spine flexor muscles: age related performance in asymptomatic women. *Austral J Physiother*. 1994;40: 167-172.
10. Bassey EJ, Bendall MJ, Pearson M. Muscle strength in the triceps surae and objectively measured customary walking activity in men and women over 65 years of age. *Clin Sci*. 1988;74:85-89.
11. Beasley WC. Influence of method on estimates of normal knee extensor force among normal and postpolio children. *Phys Ther Rev*. 1956;36:21-41.
12. Bemben MG, Massey BH, Bemben DA, et al. Isometric muscle force production as a function of age in healthy 20- to 74-yr-old men. *Med Sci Sports Exerc*. 1991;23:1302-1310.
13. Bender JA, Kaplan HM. The multiple angle testing method for the evaluation of muscle strength. *J Bone Joint Surg*. 1963;45A:135-140.
14. Blair L. The role of the physical therapist in the evaluation studies of the poliomyelitis vaccine field trials. *Phys Ther Rev*. 1957; 37:437-447.
15. Bohannon RW. Manual muscle test scores and dynamometer test scores of knee extension strength. *Arch Phys Med Rehabil*. 1986; 67:390-392.
16. Bohannon RW. Make tests and break tests of elbow flexor muscle strength. *Phys Ther*. 1988;68:193-194.
17. Bohannon RW. Measuring knee extensor muscle strength. *Am J Phys Med Rehabil*. 2001;80:13-18.
18. Bohannon RW. Manual muscle testing: does it meet the standards of an adequate screening test? *Clin Rehabil*. 2005;19:662-667.
19. Bracken MB, Shepard MJ, Holford TR, et al. Administration of methylprednisolone for 24 and 48 hours or tirilazad mesylate for 48 hours in the treatment of acute spinal cord injury. *JAMA*. 1997;277:1597-1604.
20. Brandsma JW, Schreuders TAR, Birke JA, et al. Manual muscle strength testing: intraobserver and interobserver reliabilities for the intrinsic muscles of the hand. *J Hand Ther*. 1995;8:185-190.
21. Brown LE, Weir JP. ASEP procedures recommendation, I: assessment of muscular strength and power. *J Exerc Phys*. 2001;4:1-21.
22. Brown PJ, Marino RJ, Herbison GJ, et al. The 72-hour examination as a predictor of recovery in motor complete quadriplegia. *Arch Phys Med Rehabil*. 1991;72:546-548.
23. Bunch TW, Worthington JW, Combs JJ, et al. Azathioprine with prednisone for polymyositis. A controlled, clinical trial. *Ann Intern Med*. 1980;92:365-369.
24. Byl NN, Wells L, Grady D, et al. Consistency of repeated isokinetic testing: effect of different examiners, sites, and protocols. *Isokinet Ex Sci*. 1991;1:122-130.
25. Caldwell LS, Chaffin DB, Dukes-Dobos FN, et al. A proposed standard procedure for static muscle strength testing. *Am Ind Hyg Assoc J*. 1974;35:201-206.
26. Christ CB, et al. Maximal voluntary isometric force production characteristics of six muscle groups in women aged 25 to 74 years. *Am J Hum Biol*. 1992;4:537-545.
27. Clement FJ. Longitudinal and cross-sectional assessments of age changes in physical strength as related to sex, social class, and mental ability. *J Gerontol*. 1974;29:423-429.
28. Currier DP. *Elements of Research in Physical Therapy*. 2nd ed. Baltimore: Williams & Wilkins; 1984.
29. Cyriax J. *Textbook of Orthopaedic Medicine*. 8th ed. Philadelphia: Baillière Tindall; 1982.
30. Dalakas MC, Illa I, Dambrosia JM, et al. A controlled trial of high-dose intravenous immune globulin intrafusions as treatment for dermatomyositis. *N Engl J Med*. 1993;329:1993-2000.
31. Daniels L, Williams M, Worthingham C. *Muscle Testing: Techniques of Manual Examination*. Philadelphia: WB Saunders; 1947.
32. Daniels L, Worthingham C. *Muscle Testing: Techniques of Manual Examination*. 5th ed. Philadelphia: WB Saunders; 1986.
33. Delito A. Isokinetic dynamometry. *Muscle Nerve*. 1990;S53–S57.
34. De Ste Croix MBA, Armstrong N, Welsman JR, et al. Longitudinal changes in isokinetic leg strength in 10-14-year-olds. *Ann Hum Biol*. 2002;29:50-62.
35. Duvall EN, Houtz SJ, Hellebrandt FA. Reliability of a single effort muscle test. *Arch Phys Med*. 1947;April:213-218.
36. Dvir Z. Clinical applicability of isokinetics: a review. *Clin Biomech*. 1991;6:133-144.
37. Dvir Z. Grade 4 in manual muscle testing: the problem with submaximal strength assessment. *Clin Rehabil*. 1997;11:36-41.
38. Ellenbecker TS. Muscular strength relationship between normal grade manual muscle testing and isokinetic measurement of the shoulder internal and external rotators. *Isokinet Exerc Sci*. 1996; 6:51-56.
39. Escolar DM, Henricson EK, Mayhew J, et al. Clinical evaluator reliability for qualitative and manual muscle testing measures of strength in children. *Muscle Nerve*. 2001;24:787-793.
40. Fan E, Ciesla ND, Truong AD, et al. Inter-rater reliability of manual muscle strength testing in ICU survivors and stimulated patients. *Intensive Care Med*. 2010;36:1038-1043.
41. Fawcett JW, Curt A, Steeves JD, et al. Guidelines for the conduct of clinical trials for spinal cord injury as developed by the ICCP panel: spontaneous recovery after spinal cord injury and statistical power needed for therapeutic clinical trials. *Spinal Cord*. 2007;45:190-205.
42. Florence JM, Pandya S, King WM, et al. Intrarater reliability of manual muscle test (Medical Research Council scale) grades in Duchenne's muscular dystrophy. *Phys Ther*. 1992;72:115-126.
43. Frese E, Brown M, Norton BJ. Clinical reliability of manual muscle testing: middle trapezius and gluteus medius muscles. *Phys Ther*. 1987;67:1072-1076.
44. Frontera WR, Hughes VA, Fielding RA, et al. Aging of skeletal muscle: a 12-yr longitudinal study. *J Appl Physiol*. 2000;88: 1321-1326.
45. Frontera WR, Hughes VA, Lutz KJ, et al. A cross-sectional study of muscle strength and mass in 45- to 78-yr-old men and women. *J Appl Physiol*. 1991;71:644-650.
46. Fujiwara T, Hara Y, Akaboshi K, et al. Relationship between shoulder muscle strength and functional independence measure (FIM) score among C6 tetraplegics. *Spinal Cord*. 1999;37:58-61.
47. Gordon AM, Huxley AF, Julian FJ. The variation in isometric tension with sarcomere length in vertebrate muscle fibres. *J Physiol*. 1966;184:170-192.
48. Hart DL, Stobbe TJ, Till CW, et al. Effect of trunk stabilization on quadriceps femoris muscle torque. *Phys Ther*. 1984;64:1375-1380.
49. Herbison GJ, Issac Z, Cohen ME, et al. Strength post-spinal cord injury: myometer vs manual muscle test. *Spinal Cord*. 1996;34: 543-548.
50. Hicks J, Wesley R, Koziol D, et al. Validation of manual muscle testing in the assessment of juvenile dermatomyositis. *Arthritis Rheum*. 2000;43:S194.
51. Hislop HJ, Montgomery J. *Daniels and Worthingham's Muscle Testing*. 7th ed. Philadelphia: WB Saunders; 1995.
52. Hurley BF. Age, gender, and muscular strength. *J Gerontol Ser A*. 1995;50A:41-44.
53. Iddings DM, Smith LK, Spencer WA. Muscle testing, II: reliability in clinical use. *Phys Ther Rev*. 1961;41:249-256.
54. Jacoby SM. Isokinetics in rehabilitation. In: Prentice WE, Voight MJ, eds. *Techniques in Musculoskeletal Rehabilitation*. New York: McGraw-Hill; 2001:153-166.
55. Jain M, Smith M, Cintas H, et al. Intra-rater and inter-rater reliability of the 10-point manual muscle test (MMT) of strength in children

with juvenile idiopathic inflammatory myopathies (JIIM). *Phys Occup Ther Pediatr*. 2006;26:5-17.
56. Jakobsson F, Borg K, Edstrom L. Fibre-type composition, structure and cytoskeletal protein location of fibres in anterior tibial muscle. *Acta Neuropathol*. 1990;80:459-468.
57. Jan MH, Chai HM, Lin YF, et al. Effects of age and sex on the results of an ankle plantar-flexor manual muscle test. *Phys Ther*. 2005; 85:1078-1084.
58. Johnson BL, Nelson JK. Effect of different motivational techniques during training and in testing upon strength performance. *Res Q*. 1967;38:630-636.
59. Johnson T. Age-related differences in isometric and dynamic strength and endurance. *Phys Ther*. 1982;62:985-989.
60. Jordan A, Mehlsen J, Bulow M, et al. Maximal isometric strength of the cervical musculature in 100 healthy volunteers. *Spine*. 1999; 24:1343-1348.
61. Kanehisa H, Ilegawa S, Tsunoda N, et al. Strength and cross-sectional areas of reciprocal muscle groups in the upper arm and thigh during adolescence. *Int J Sports Med*. 1995;16:54-60.
62. Kanehisa H, Yata H, Ikegawa S, et al. A cross-sectional study of the size and strength of the lower leg muscles during growth. *Eur J Appl Physiol*. 1995;72:150-156.
63. Kendall FP, McCreary EK, Provance PG. *Muscles: Testing and Function*. 4th ed. Baltimore: Williams & Wilkins; 1993.
64. Kent-Braun JA, Ng AV. Specific strength and voluntary muscle activity in young and elderly women and men. *J Appl Physiol*. 1999;87:22-29.
65. Kleyweg RP, Van Der Meché FGA, Schmitz PIM. Interobserver agreement in the assessment of muscle strength and functional abilities in Guillain-Barré syndrome. *Muscle Nerve*. 1991;14:1103-1109.
66. Klitgaard H, Mantoni M, Schiaffino S, et al. Function, morphology and protein expression of ageing skeletal muscle: a cross-sectional study of elderly men with different training backgrounds. *Acta Physiol Scand*. 1990;140:119-139.
67. Knuttgen HG, Kraemer WJ. Terminology and measurement in exercise performance. *J Appl Sport Sci Res*. 1987;1:1-10.
68. Kraemer WJ, Fry AC. *Strength Testing: Development and Evaluation of Methodology. Physiological Assessment of Human Fitness*. Champaign, IL: Human Kinetics; 1995:115-138.
69. Kroemer KH. Human strength: terminology, measurement and interpretation of data. *Hum Factors*. 1972;12:515-522.
70. Larsson L, Sjodin B, Karlsson J. Histochemical and biochemical changes in human skeletal muscle with age in sedentary males, age 22-65 years. *Acta Physiol Scand*. 1978;103:31-39.
71. Lazar RB, Yarkony GM, Ortolano D, et al. Prediction of functional outcome by motor capability after spinal cord injury. *Arch Phys Med Rehabil*. 1989;70:819-822.
72. Lexell J, Taylor T. Variability in muscle fiber areas in whole human quadriceps muscle: effects of increasing age. *J Anat*. 1991;174: 239-249.
73. Lexell J, Taylor T, Sjostrom M. What is the cause of the ageing atrophy? Total number, size and proportion of different fiber types studied in whole vastus lateralis muscle from 15- to 83-year-old men. *J Neurol Sci*. 1988;84:275-294.
74. Lilienfeld AM, Jacobs M, Willis M. A study of the reproducibility of muscle testing and certain other aspects of muscle scoring. *Phys Ther Rev*. 1954;34:279-289.
75. Lindle RS, Metter EJ, Lynch NA, et al. Age and gender comparisons of muscle strength in 654 women and men aged 20-93 yr. *J Appl Physiol*. 1997;83:1581-1587.
76. Liu F, Carlson L, Watson K. Quantitative abductor pollicis brevis strength testing: reliability and normative values. *J Hand Surg*. 2000;25A:752-759.
77. Lovett RW. The treatment of infantile paralysis: preliminary report. *JAMA*. 1915;64:2118.
78. Lovett RW. *The Treatment of Infantile Paralysis*. Philadelphia: P Blakiston; 1916.
79. Lovett RW, Martin EG. Certain aspects of infantile paralysis with a description of a method of muscle testing. *JAMA*. 1916;66:729-733.
80. Lowman CL. A method of recording muscle tests. *Am J Surg*. 1927;3:588-591.
81. Magee DJ. *Orthopedic Physical Assessment*. 4th ed. Philadelphia: WB Saunders; 2002.
82. Mahony K, Hunt A, Daley D, et al. Inter-tester reliability and precision of manual muscle testing and hand-held dynamometry in lower limb muscles of children with spina bifida. *Phys Occup Ther Pediatr*. 2009;29:44-59.
83. Marino RJ, Graves DE. Metric properties of the ASIA motor score: subscales improve correlation with functional activities. *Arch Phys Med Rehabil*. 2004;85:1804-1810.
84. Marino RJ, Jones L, Kirshblum S, et al. Reliability and repeatability of the motor and sensory examination of the International Standard for Neurological Classification of Spinal Cord Injury. *J Spinal Cord Med*. 2008;31:166-170.
85. Marino RJ, Rider-Foster D, Maissel G, et al. Superiority of motor level over single neurological level in categorizing tetraplegia. *Paraplegia*. 1995;33:510-513.
86. Marks R. The effect of ageing and strength training on skeletal muscle. *Austral J Physiother*. 1992;38:9-19.
87. Martin EG, Lovett RW. A method of testing muscular strength in infantile paralysis. *JAMA*. 1915;65:1512-1513.
88. Mathiowetz V, Wiemer DM, Federman SM. Grip and pinch strength: norms for 6- to 19-year-olds. *Am J Occup Ther*. 1986;40:705-711.
89. Metter EEJ, Conwit R, Tobin J, et al. Age-associated loss of power and strength in the upper extremities in women and men. *J Gerontol*. 1997;52A:B267–B276.
90. Michaels E: Evaluation and research in physical therapy. *Phys Ther*. 1982;62:828-834.
91. Moffroid M, Whipple R, Hofkosh J, et al. A study of isokinetic exercise. *Phys Ther*. 1969;49:735-747.
92. Mucahey MJ, Gaughan J, Betz RR. Agreement of repeated motor and sensory scores at individual myotomes and dermatomes in young persons with complete spinal cord injury. *Spinal Cord*. 2009;47:56-61.
93. Mulcahey MJ, Gaughan J, Betz RR, et al. The international standards for neurological classification of spinal cord injury: reliability of data when applied to children and youths. *Spinal Cord*. 2007;45:452-459.
94. Nevill AM, Holder RL, Baxter-Jones A, et al. Modeling development changes in strength and aerobic power in children. *J Appl Physiol*. 1998;84:963-970.
95. Newman LB. A new device for measuring muscle strength: the myometer. *Arch Phys Med Rehabil*. 1949;30:234-237.
96. Noreau L, Vachon J. Comparison of three methods to assess muscular strength in individuals with spinal cord injury. *Spinal Cord*. 1998;36:716-723.
97. Paternostro-Sluga T, Grim-Steiger M, Posch M, et al. Reliability and validity of the Medical Research Council (MRC) scale and a modified scale for testing muscle strength in patients with radial palsy. *J Rehabil Med*. 2008;40:665-671.
98. Phillips BA, Lo SK, Mastaglia FL. Muscle force measured using "break" testing with a hand-held myometer in normal subjects aged 20 to 69 years. *Arch Phys Med Rehabil*. 2000;81:653-661.
99. Pousson M, Lepers R, Van Hoecke J. Changes in isokinetic torque and muscular activity of elbow flexor muscles with age. *Exp Gerontol*. 2001;36:1687-1698.
100. Ramos E, Frontera WR, Llopart A, et al. Muscle strength and hormonal levels in adolescence: gender related differences. *Int Sports Med*. 1998;19:526-531.
101. Rider LG, Giannini EH, Harris-Love M, et al. Defining clinical improvement in adult and juvenile myositis. *J Rheumatol*. 2003; 30:603-617.
102. Robertson A, Deitz J. A description of grip strength in preschool children. *Am J Occup Ther*. 1988;42:647-652.
103. Rothstein JM. Muscle biology: clinical considerations. *Phys Ther*. 1982;62:1823-1830.
104. Round JM, Jones DA, Honour JW, et al. Hormonal factors in the development of differences in strength between boys and girls during adolescence: a longitudinal study. *Ann Hum Biol*. 1999; 26:49-62.
105. Salo PK, Ylinen JJ, Malkia EA, et al. Isometric strength of the cervical flexor, extensor, and rotator muscles in 220 healthy females aged 20 to 59 years. *J Orthop Sports Phys Ther*. 2006;36:495-502.
106. Sapega AA. Muscle performance evaluation in orthopaedic practice. *J Bone Joint Surg*. 1990;72A:1562-1574.
107. Sarantini AJ, Gleim GW, Melvin M, et al. The relationship between subjective and objective measurements of strength. *J Orthop Sports Phys Ther*. 1980;2:15-19.
108. Savic G, Bergstrom EM, Frankel HL, et al. Inter-rater reliability of motor and sensory examinations performed according to American

Spinal Injury Association standards. *Spinal Cord*. 2007;45:444-451.
109. Schreuders TAR, Roebroeck ME, Jaquet JB, et al. Long-term outcome of muscle strength in ulnar and median nerve injury: comparing manual muscle strength testing, grip and pinch strength dynamometers and a new intrinsic muscle strength dynamometer. *J Rehabil Med*. 2004;36:273-278.
110. Schreuders TAR, Selles RW, Roebroeck M, et al. Strength measurements of the intrinsic hand muscles: a review of the development and evaluation of the Rotterdam intrinsic hand myometer. *J Hand Ther*. 2006;19:393-402.
111. Schwartz S, Cohen ME, Herbison GJ, et al. Relationship between two measures of upper extremity strength: manual muscle test compared to hand-held myometry. *Arch Phys Med Rehabil*. 1992;73:1063-1068.
112. Sepic SB, Murray MP, Mollinger LA, et al. Strength and range of motion in the ankle in two age groups of men and women. *Am J Phys Med*. 1986;65:75-84.
113. Silver M, McElroy A, Morrow L, et al. Further standardization of manual muscle testing for clinical study: applied in chronic renal disease. *Phys Ther*. 1970;50:1456-1465.
114. Sinaki M, Limburg PJ, Wollan PC, et al. Correlation of trunk muscle strength with age in children 5 to 18 years old. *Mayo Clin Proc*. 1996;71:1047-1054.
115. Sinaki M, Nwaogwugwu NC, Phillips BE, Mokri M. Effect of gender, age, and anthropmetry on axial and appendicular muscle strength. *Am J Phys Med Rehabil*. 2001;80:330-338.
116. Smidt GL, Rogers MW. Factors contributing to the regulation and clinical assessment of muscular strength. *Phys Ther*. 1982;62:1283-1290.
117. Steeves JD, Lammertse D, Curt A, et al. Guidelines for the conduct of clinical trials for spinal cord injury (SCI) as developed by the ICCP panel: clinical trial outcome measures. *Spinal Cord*. 2007;45:206-221.
118. Stoll T, Huber E, Seifert B, et al. Maximal isometric muscle strength: normative values and gender-specific relation to age. *Clin Rheumatol*. 2000;19:105-113.
119. Tabin GC, Gregg JR, Bonci T. Predictive leg strength values in immediately prepubescent and postpubescent athletes. *Am J Sports Med*. 1985;13:387-389.
120. Tiffreau V, Ledoux I, Eymard B, et al. Isokinetic muscle testing for weak patients suffering from neuromuscular disorders: a reliability study. *Neuromuscul Disord*. 2007;17:524-531.
121. Tomlinson BE, Irving D. The number of limb motor neurons in the human lumbosacral cord throughout life. *J Neurol Sci*. 1977;34:213-219.
122. Tomonaga M. Histochemical and ultrastructural changes in senile human skeletal muscle. *J Am Geriatr Soc*. 1977;25:125-131.
123. Tyler TF, Nahow RC, Nicholas SJ, et al. Quantifying shoulder rotation weakness in patients with shoulder impingement. *J Shoulder Elbow Surg*. 2005;14:570-574.
124. Tzankoff SP, Norris AH. Effect of muscle mass decrease on age-related BMR changes. *J Appl Physiol*. 1977;43:1001-1006.
125. Uchikawa K, Liu M, Hanayama K, et al. Functional status and muscle strength in people with Duchenne muscular dystrophy living in the community. *J Rehabil Med*. 2004;36:124-129.
126. Vandervoort AA. Effects of ageing on human neuromuscular function: implications for exercise. *Can J Sport Sci*. 1992;17:178-184.
127. Vandervoort AA, Hayes KC. Plantarflexor muscle function in young and elderly women. *Eur J Appl Physiol*. 1989;58:389-394.
128. Vinci P, Serrao M, Pierelli F, et al. Lower limb manual muscle testing in the early stages of Charcot-Marie-Tooth disease type 1a. *Funct Neurol*. 2006;21:159-163.
129. Wadsworth CT, Krishnan R, Sear M, et al. Intrarater reliability of manual muscle testing and hand-held dynametric muscle testing. *Phys Ther*. 1987;67:1342-1347.
130. Wakim KG, Gersten JW, Martin GM. Objective recording of muscle strength. *Arch Phys Med Rehabil*. 1950;31:90-99.
131. Watkins MR, Harris BA. Evaluation of isokinetic muscle performance. *Clin Sports Med*. 1983;2:37-53.
132. Williams M. Manual muscle testing, development and current use. *Phys Ther Rev*. 1956;36:797-805.
133. Williams M, Stutzman L. Strength variation through the range of joint motion. *Phys Ther Rev*. 1959;39:145-152.
134. Wirz M, van Hedel HJ, Rupp R, et al. Muscle force and gait performance: relationships after spinal cord injury. *Arch Phys Med Rehabil*. 2006;87:1218-1222.
135. Wright WG. Muscle training in the treatment of infantile paralysis. *Boston Med Surg J*. 1912;167:567-574.
136. Young A, Stokes M, Crowe M. Size and strength of the quadriceps muscles of old and young women. *Eur J Clin Invest*. 1984;14:282-287.

2

도수근육검사의 기법: 팔

Techniques of Manual Muscle Testing: Upper Extremity

어깨뼈의 올림 (SCAPULAR ELEVATION)

윗등세모근, 어깨올림근 (그림 2-1): 선택 I (UPPER TRAPEZIUS, LEVATOR SCAPULAE: OPTION I) (이 검사의 끝부분에 있는 "검사법에 대한 근거" 상자를 참고하시오)

그림 2-1

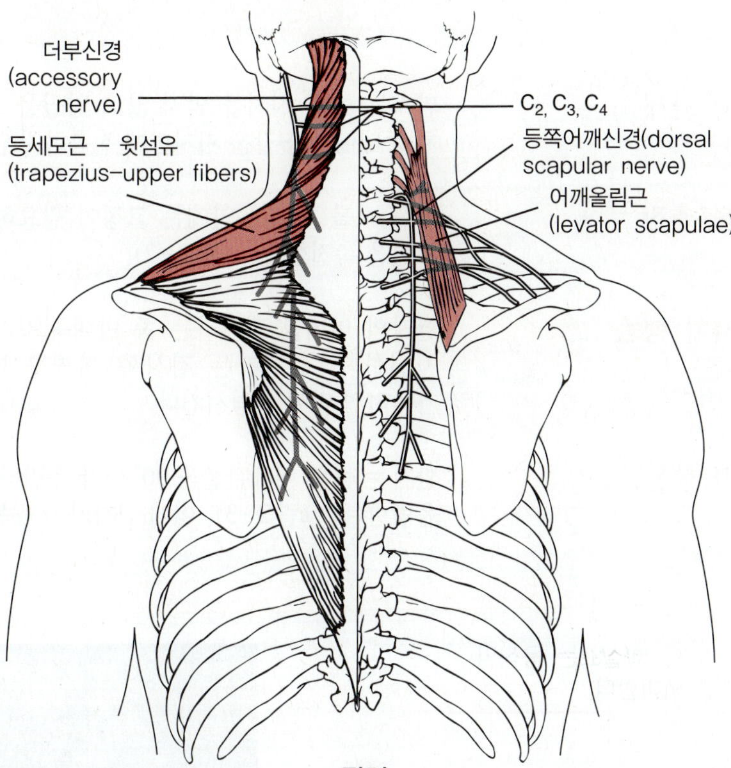

	부착점*	신경지배	기능
윗등세모근	이는곳: 가쪽뒤통수뼈융기, 윗목덜미선의 안쪽 1/3, 목덜미인대, C7의 가시돌기 닿는곳: 빗장뼈의 가쪽 1/3	말초신경: 더부신경 (CN XI)의 척추 부분. C3, C4의 앞가지 신경뿌리: C1–C5	어깨뼈의 올림과 위쪽돌림(아래섬유와 결합하여)
어깨올림근	이는곳: C1–C4의 가로돌기 닿는곳: 어깨뼈윗각과 어깨뼈가시뿌리 사이의 척추쪽 가장자리	말초신경: 등쪽어깨신경, C3–C4 신경뿌리: C3–C5	어깨뼈의 올림, 모음 및 아래쪽돌림

*주: 다른 것이 언급되지 않는 한, 모든 해부학적 정보는 Gray' s Anatomy의 Clemente 판에서 인용된 것이다.[7]

중력-저항 검사 (등급 3,4,5) [Gravity-Resisted Test (Grades 5, 4, and 3)]

그림 2-2

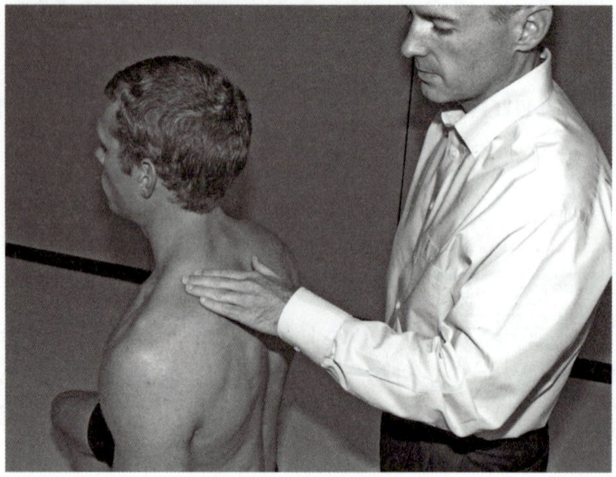

환자 자세 환자는 등의 지지를 받지 않고 양팔을 편안하게 몸 옆에 붙이고 앉는다. 이때 양손을 치료 테이블과 같은 지지면에 접촉하지 않는다(그림 2-2).

고정/촉진 이 검사를 하는 동안에는 고정이 필요하지 않다. 빗장뼈에 있는 윗등세모근의 닿는곳 주변을 촉진한다(그림 2-2).

검사자 행동 환자의 머리를 검사하는 쪽 반대쪽으로 돌린다. 환자에게 원하는 대로 움직여보도록 지시한다. 검사자는 검사쪽 어깨를 벌림하면서, 봉우리돌기를 뒤통수뼈 쪽으로 가능하면 많이 올림시킨다.

환자 행동 환자는 동측 어깨관절을 90°까지 올림하고, 봉우리돌기를 뒤통수뼈까지 가능하면 많이 올림한다(그림 2-3). 이때 검사자는 윗등세모근의 촉진을 유지한다.

그림 2-3 *화살표*는 움직임 방향을 의미한다.

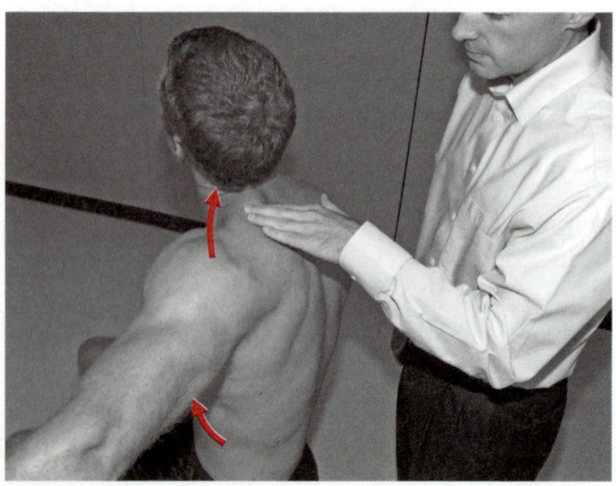

저항

검사자는 한 손을 팔꿉관절의 몸쪽에, 그리고 다른 손을 뒤통수뼈에 배치한 후, 한 손은 어깨관절을 모음하는 쪽으로, 다른 손은 목을 앞쪽과 반대쪽 굽힘의 방향으로 저항을 동시에 가한다(그림 2-4).

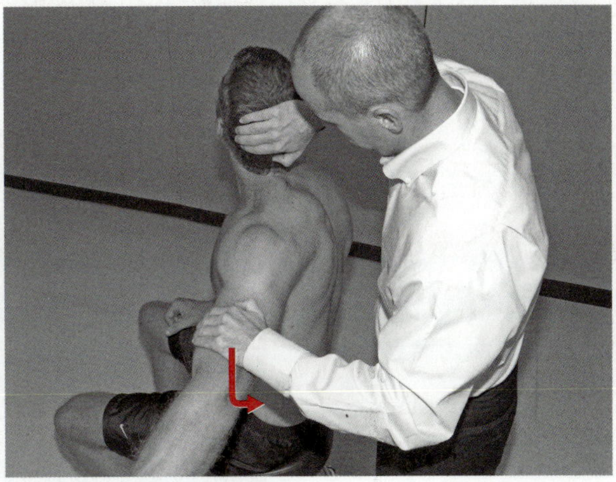

그림 2-4 *화살표*는 저항 방향을 의미한다.

등급 3 이하 (Grades 3 and Below)

등급 3 이하를 위한 이 근육의 분리 검사는 존재하지 않는다. 중력을 제거하지 않은 자세로 이 검사를 수행할 때, 각 등급의 의미는 다음과 같다.

등급 3

환자는 봉우리돌기를 올림하면서 어깨관절을 90° 까지 벌림한다. 이때 저항은 적용되지 않는다.

등급 2

환자는 부분 가동범위로만 팔과 봉우리돌기를 올림한다. 이때 저항은 적용되지 않는다.

등급 1

환자는 움직일 수 없지만, 근수축은 촉진된다. 중력-저항 검사의 촉진법으로 촉진을 적용한다(그림 2-2 참고).

등급 0

움직임이나 근수축이 일어나지 않는다.

검사법에 대한 근거

선택 I은 윗등세모근의 EMG 활동(최대 수의적 등척성 수축의 %로 측정됨)을 가장 잘 일으킬 수 있는 것으로 알려진 2가지 검사방법 중의 하나이다.[3,9,18] Ekstrom 등[9]은 선택 I과 선택 II의 검사 방법을 비교했을 때, 윗등세모근의 EMG 활동 수준에서 유의한 차이가 없음을 보고했다. 반면, McLean 등[18]은 선택 II의 방법으로 근육을 검사했을 때, 윗등세모근의 EMG 활동 수준이 높게 발생했음을 발견했다. 양쪽 검사 둘 다는 검사자에 의해 선택될 수 있는 방법들이다.

윗등세모근, 어깨올림근 (그림 2-1): 선택 II (UPPER TRAPEZIUS, LEVATOR SCAPULAE : OPTION II) (선택 I 의 "검사법에 대한 근거" 상자를 참고하시오)

중력-저항 검사 (등급 3,4,5) (Gravity-Resisted Test (Grades 5, 4, and 3))

그림 2-5

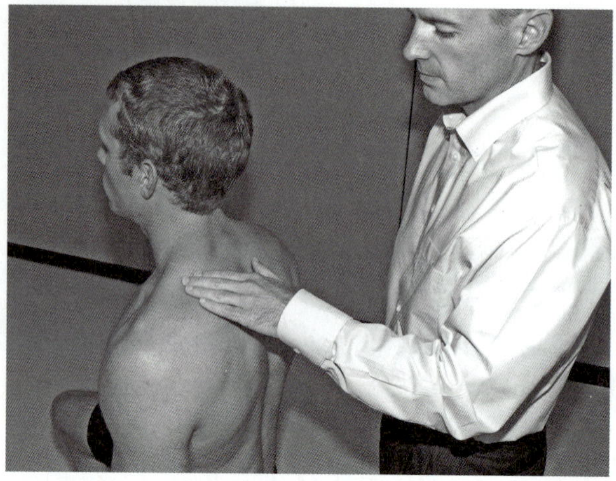

환자 자세

환자는 양팔을 편안하게 몸 옆에 붙이고 앉는다. 이때 양손을 지지면에 접촉하지 않는다(그림 2-5).

고정/촉진

이 검사를 하는 동안에는 고정이 필요하지 않다. 빗장뼈에 있는 윗등세모근의 닿는곳 주변을 촉진한다(그림 2-5).

검사자 행동

환자의 머리를 검사하는 쪽의 반대쪽으로 돌린다. 환자에게 원하는 대로 움직여보도록 지시한다. 검사자는 가능하면 많이 봉우리돌기를 뒤통수뼈 쪽으로 올림한다. 그런 다음, 시작자세로 되돌아온다.

환자 행동

환자는 봉우리돌기를 뒤통수뼈까지 가능하면 많이 올림한다(그림 2-6). 이때 검사자는 윗등세모근의 촉진을 유지한다.

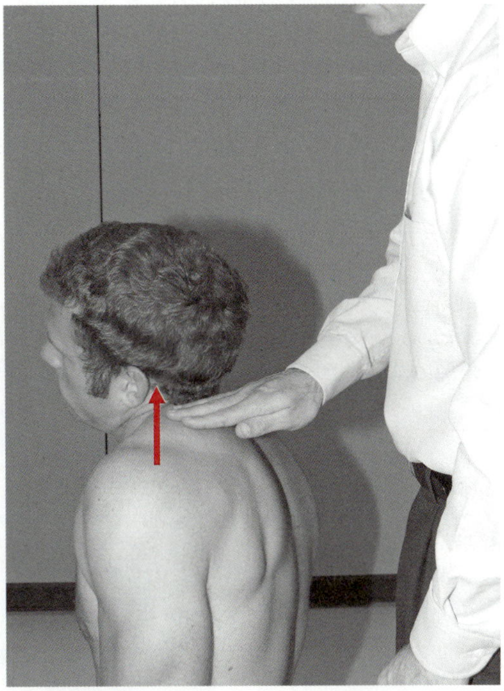

그림 2-6 *화살표*는 움직임 방향을 의미한다.

저항

검사자는 한 손을 봉우리돌기 위쪽에, 다른 손을 뒤통수뼈에 배치한 후, 봉우리돌기에 놓인 손은 아래쪽으로, 뒤통수뼈에 놓인 손은 목을 앞쪽과 반대쪽 굽힘의 방향으로 저항을 동시에 가한다(그림 2-7).

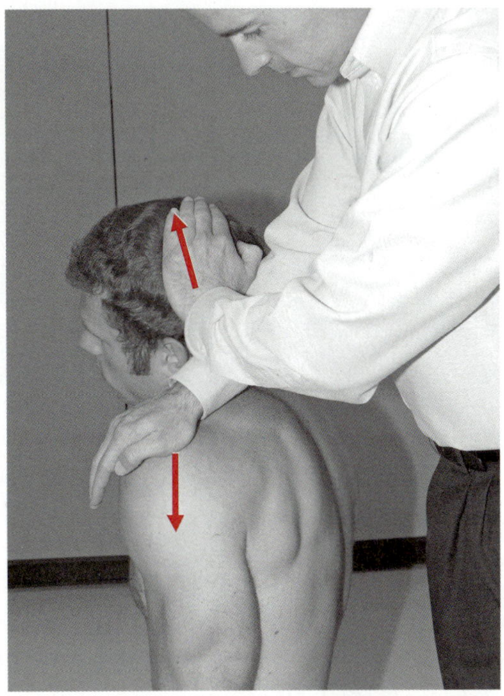

그림 2-7 *화살표*는 저항 방향을 의미한다.

중력-제거 검사 (등급 3 이하) (Gravity-Eliminated Test (Grades Below 3))

중력을 이겨내고 완전한 가동범위로 움직일 수 없는 환자를 위해 적용된다.

환자 자세

환자는 양팔을 몸 옆에 편안하게 붙이고 엎드린 자세를 취한다. 이때 머리는 중립위를 유지한다. 검사자는 양쪽 어깨관절의 앞쪽을 지지한다. 그리고 지지면과의 마찰을 줄이기 위해 팔 밑에 타월을 깔 수 있다(그림 2-8). 만약 어깨를 지지해야 한다면, 양쪽 어깨 검사시 촉진을 적용할 수 없을 것이다. 그래서 오른쪽 근육과 왼쪽 근육을 분리해서 검사해야 한다.

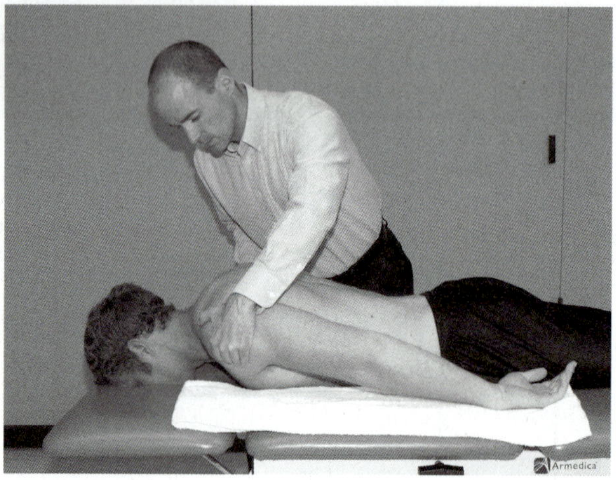

그림 2-8 테이블과의 마찰을 감소시키기 위해, 어깨를 지지하고(필요하다면), 팔 밑에 타월을 배치한다.

고정/촉진

이 검사를 하는 동안에는 고정이 필요하지 않다. 빗장뼈에 있는 윗등세모근의 닿는곳 주변을 촉진한다(그림 2-9).

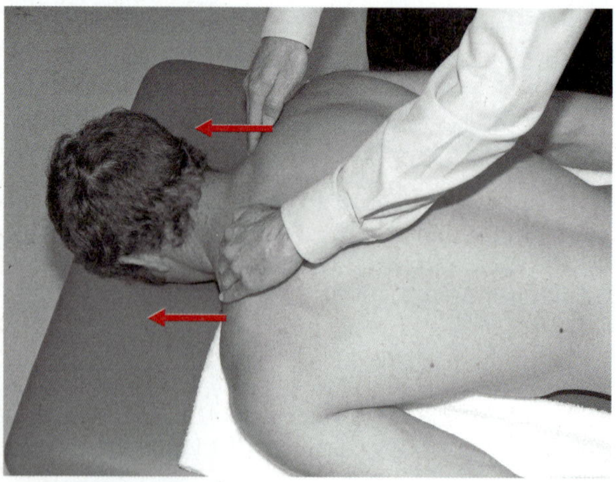

그림 2-9 *화살표*는 움직임 방향을 의미한다.

검사자 행동

가능하면 환자의 어깨를 귀쪽으로 움직인다. 그런 다음, 원래 자세로 되돌아온다.

환자 행동

환자는 능동으로 어깨를 올림한다. 이때 검사자는 윗등세모근의 촉진을 유지한다(그림 2-9).

어깨뼈의 모음 (SCAPULAR ADDUCTION)

중간등세모근 (MIDDLE TRAPEZIUS) (그림 2-10)

그림 2-10

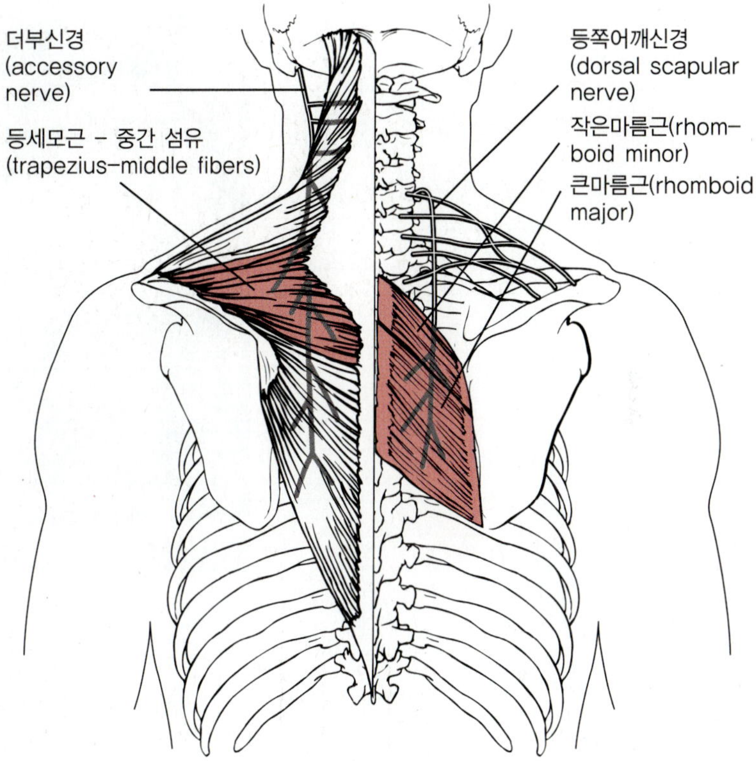

뒷면

	부착점	신경지배	기능
중간등세모근	이는곳: T1-T5의 가시돌기와 위가시인대 닿는곳: 봉우리돌기의 안쪽면. 어깨뼈가시	말초신경: 더부신경(CN XI)의 척추 부분; C3, C4의 앞가지 신경뿌리: C1-C5	어깨뼈 모음

중력-저항 검사 (등급 3,4,5) [Gravity-Resisted Test (Grades 5, 4, and 3)]

환자 자세

엎드린 자세에서 어깨관절은 90° 벌림과 완전히 가쪽돌림되고, 팔꿉관절은 90° 굽힘된다. 환자의 머리는 반대쪽으로 돌림된다(그림 2-11).

그림 2-11

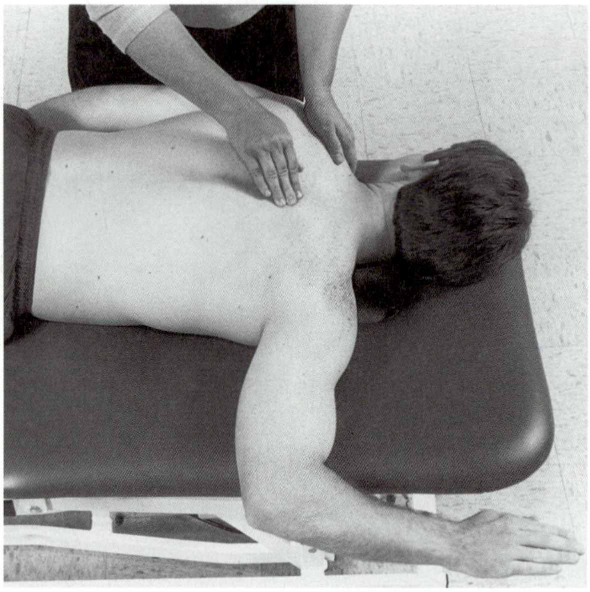

고정/촉진

몸통의 돌림을 막기 위해 한 손을 반대쪽 등에 배치하고 고정한다. 어깨뼈의 척추쪽 가장자리와 아랫목뼈와 윗등뼈의 가시돌기 사이에 있는 중간 등세모근을 촉진한다(그림 2-11).

검사자 행동

환자에게 바람직한 움직임을 가르치면서, 환자의 어깨뼈를 완전한 모음 가동범위로 움직인다. 이때 앞에서 언급한 팔의 자세를 그대로 유지한다. 다시 시작자세로 환자의 팔을 되돌린다. 수동운동의 수행을 통해 환자의 가동범위를 결정하고, 환자에게 정확한 움직임을 알려준다.

환자 행동

환자는 능동으로 어깨뼈의 모음을 수행한다(팔의 가로벌림을 동반하면서). 이때 검사자는 환자의 등을 고정하면서, 중간 등세모근을 촉진한다(그림 2-12).

그림 2-12 *화살표*는 움직임 방향을 의미한다.

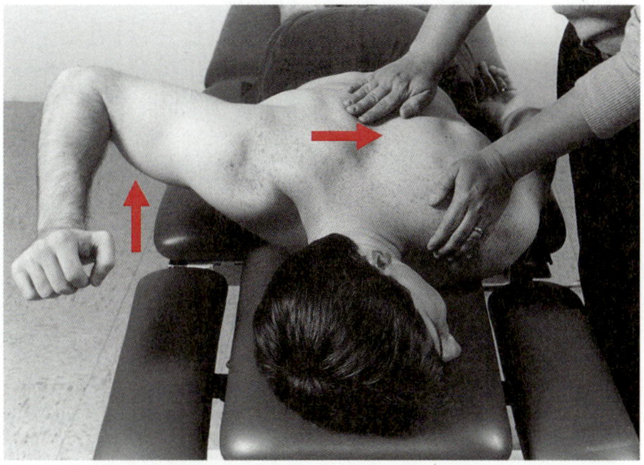

저항

한 손을 어깨뼈 가쪽에 배치한 후, 어깨뼈를 벌림하는 쪽으로 저항을 가한다. 촉진손은 저항을 적용하기 위해 어깨뼈의 가쪽으로 움직인다. 환자는 저항에 대항해 어깨뼈(위팔뼈가 아님)를 움직이지 않고 그대로 유지한다(그림 2-13).

그림 2-13 *화살표*는 저항 방향을 의미한다.

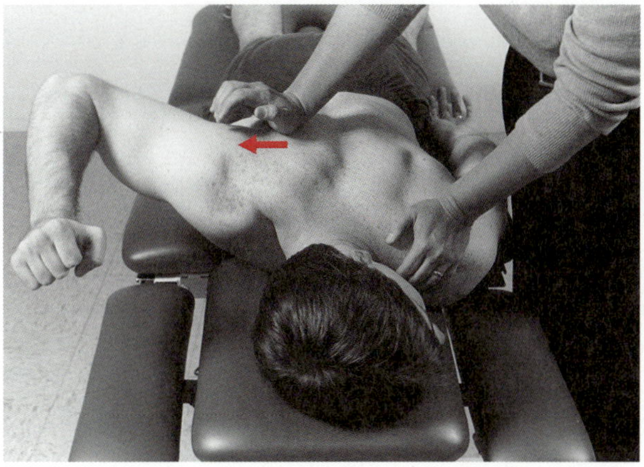

중력-제거 검사 (등급 3 이하) (Gravity-Eliminated Test (Grades Below 3))

중력을 이겨내고 완전한 가동범위로 움직일 수 없는 환자를 위해 적용된다.

환자 자세

앉은 자세에서 어깨관절은 90° 벌림과 완전히 가쪽돌림되고, 팔꿉관절은 약간 굽힘 한다. 팔은 견고하고 부드러운 지지면을 지지해야 한다. 마찰을 줄이기 위해 팔과 지지면 사이에 천을 깔거나 탤컴 파우더를 바를 수 있다(그림 2-14: 팔의 시작자세는 그림으로 표현되지 않았다).

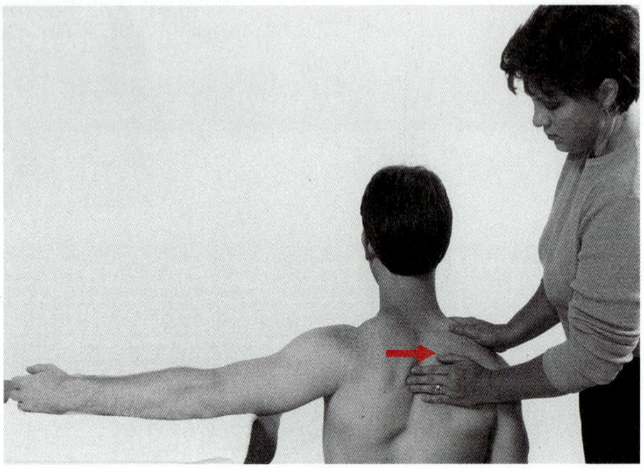

그림 2-14 *화살표*는 움직임 방향을 의미한다.

고정/촉진

어깨뼈의 척추쪽 가장자리와 아랫목뼈와 윗등뼈의 가시돌기 사이에 있는 중간 등세모근을 촉진하는 동시에, 환자의 몸통 돌림을 방지하기 위해 반대쪽 어깨 위에 손을 배치하고 고정한다(그림 2-14).

검사자 행동

환자의 팔을 테이블 위에서 활주시키면서, 환자의 어깨뼈를 완전한 모음 가동범위로 움직인다. 그런 다음, 시작자세로 되돌아온다.

환자 행동

환자는 능동적으로 테이블 위의 팔을 활주시키면서 어깨뼈를 모음한다. 검사자는 환자가 움직이는 동안 환자의 등을 고정하고, 중간 등세모근을 촉진한다(그림 2-14).

검사법에 대한 근거

이 검사에서 위팔뼈의 가쪽돌림은 중간 등세모근의 최대 수축을 일으키는데 있어 매우 중요한 역할을 한다. EMG 연구에 따르면, 위팔뼈를 안쪽돌림한 상태에서 중간등세모근 검사를 할 때 EMG의 활성이 뚜렷하게 감소되었다고 한다.[9] 중간 등세모근의 가장 높은 EMG 활성(최대 수의적 등척성 수축의 %로 측정됨)은 어깨관절을 최대로 가쪽돌림하고 가로벌림했을 때 일어난다고 알려졌다.[4,9]

흔한 보상작용 (Common Substitution)

1. 환자는 동측으로 몸통을 돌림하기도 하는데 이런 보상작용은 등을 고정함으로써 방지 할 수 있다.
2. 중간 등세모근의 약증이 있으면, 뒤어깨세모근의 수축이 위팔의 가로벌림을 일으킬 수 있다. 위팔의 가로벌림과 어깨뼈의 모음을 혼동하지 않기 위해, 어깨뼈의 움직임을 주의깊게 관찰해야 한다.

어깨뼈의 모음 – 다른 검사 (SCAPULAR ADDUCTION–ALTERNATIVE TEST)

중간 등세모근 (MIDDLE TRAPEZIUS)

이 검사에서의 지렛팔 길이는 어깨뼈에 저항을 주는 것이 아니라, 아래팔에 저항을 주기 때문에 증가된다. 아래팔에 저항을 주려면, 뒤어깨세모근과 위팔세갈래근의 힘이 강해야 한다. Kendall 등[15]이 이 검사를 주장하고 있다.

중력–저항 검사 (등급 3, 4, 5) (Gravity–Resisted Test (Grades 5, 4, and 3))

그림 2–15

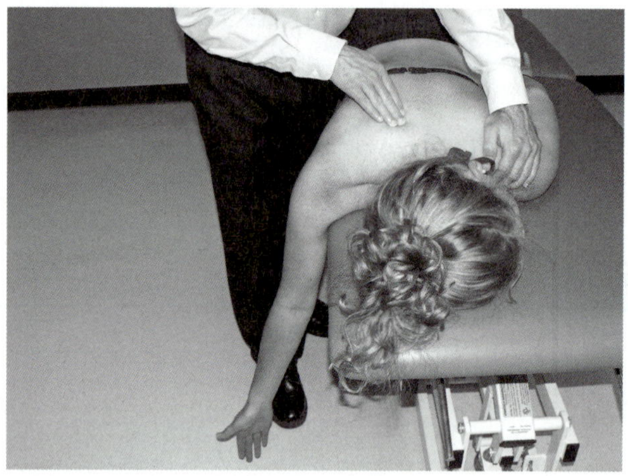

환자 자세

엎드린 자세에서 어깨관절은 90° 벌림과 완전히 가쪽돌림되고, 팔꿉관절은 펴된다. 환자의 머리는 반대쪽으로 돌림된다(그림 2–15).

고정/촉진

몸통의 돌림을 막기 위해 한 손을 반대쪽 등에 배치하고 고정한다. 어깨뼈의 척추쪽 가장자리와 아랫목뼈와 윗등뼈의 가시돌기 사이에 있는 중간등세모근을 촉진한다(그림 2–15).

검사자 행동

환자에게 바람직한 움직임을 가르치면서, 환자의 어깨뼈를 완전한 모음 가동범위로 움직인다. 이때 앞에서 언급한 팔의 자세를 그대로 유지한다. 다시 시작자세로 환자의 팔을 되돌린다. 수동운동의 수행을 통해 환자의 가동범위를 결정하고, 환자에게 정확한 움직임을 알려준다.

환자 행동

환자는 능동으로 어깨뼈의 모음을 수행한다(팔의 가로벌림을 동반하면서). 이때 검사자는 환자의 등을 고정하면서, 중간 등세모근을 촉진한다(그림 2-16).

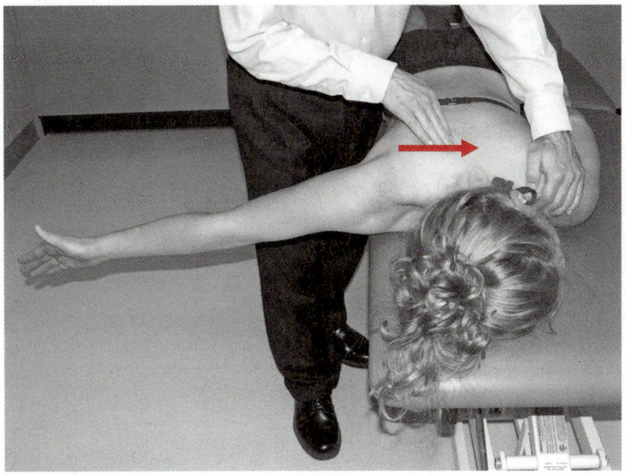

그림 2-16 *화살표*는 움직임 방향을 의미한다.

저항

한 손을 먼쪽 아래팔의 등쪽에 배치한 후, 팔을 가로모음하는 쪽으로 저항을 가한다. 촉진손은 저항을 적용하기 위해 먼쪽 아래팔로 움직인다. 환자는 저항에 대항해 어깨뼈(위팔뼈가 아님)를 움직이지 않고 그대로 유지할 수 있다(그림 2-17).

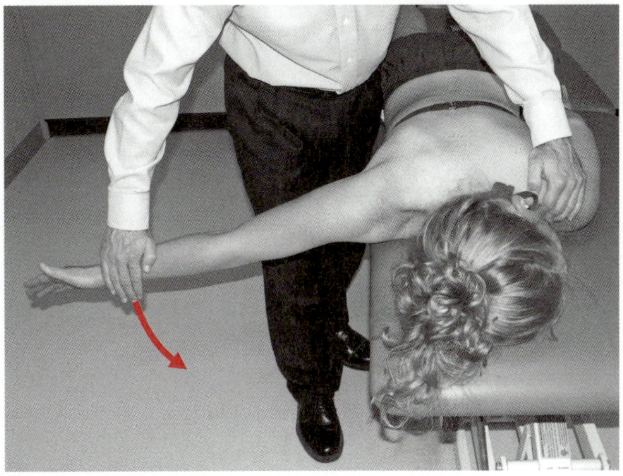

그림 2-17 *화살표*는 저항 방향을 의미한다.

중력-제거 검사 (등급 3 이하) [Gravity-Eliminated Test (Grades Below 3)]

26쪽 참고.

어깨뼈의 모음과 내림
(SCAPULAR ADDUCTION AND DEPRESSION)

아래등세모근 (LOWER TRAPEZIUS)
(그림 2-18 ; 이 검사의 "검사법에 대한 근거" 상자를 참고하시오)

그림 2-18

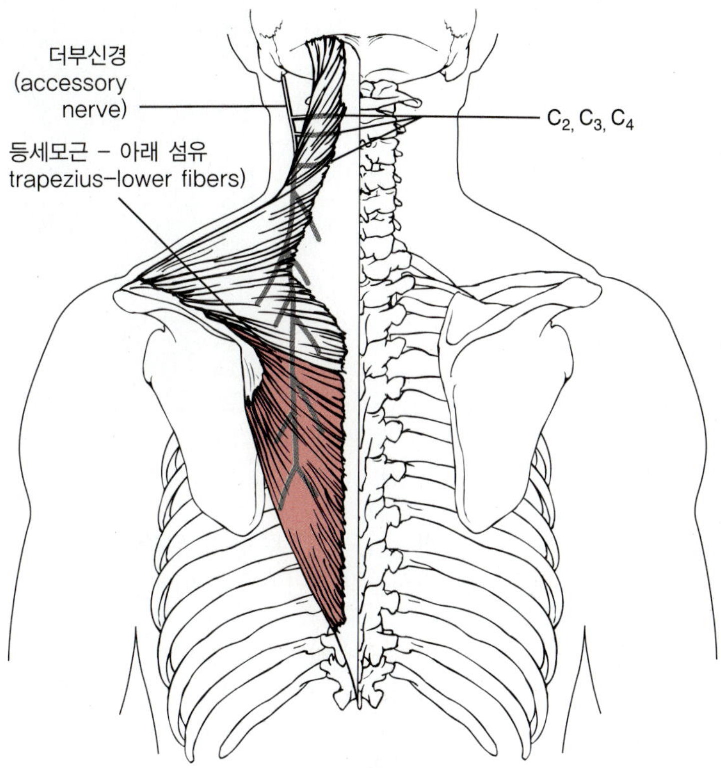

	부착점	신경지배	기능
아래등세모근	이는곳: T6-T12의 가시돌기와 위가시인대. 닿는곳: 어깨뼈가시의 안쪽끝단에 있는 결절	말초신경: 더부신경(CN XI)의 척추 부분. C3, C4의 앞가지 신경뿌리: C1-C5	어깨뼈의 내림과 위쪽돌림 (윗 섬유와 결합하여)

중력-저항 검사 (등급 4,5) (Gravity-Resisted Test (Grades 5 and 4))

환자 자세

엎드린 자세에서 팔은 약 130° 정도 벌림되고, 팔꿉관절은 펴된다. 환자의 머리는 반대쪽으로 돌림된다(그림 2-19).

그림 2-19

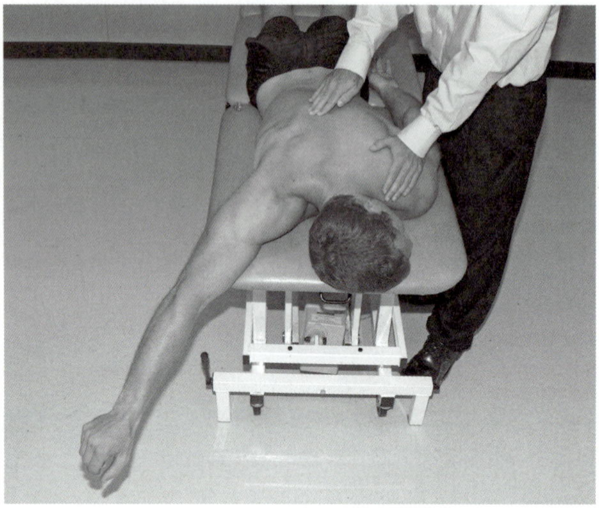

고정/촉진

한 손을 반대쪽 등의 뒤쪽에 배치하고 고정한다. 어깨뼈가시의 뿌리와 아래 등뼈의 가시돌기 사이에 있는 아래등세모근을 촉진한다(그림 2-19).

검사자 행동

환자에게 바람직한 움직임을 가르치면서, 환자의 어깨뼈를 완전한 모음의 가동범위로 움직이고, 환자의 팔을 테이블로부터 들어올려 내림(depression)을 일으킨다. 이때 앞에서 언급한 어깨관절과 팔꿉관절의 자세를 그대로 유지한다. 다시 시작자세로 환자의 팔을 되돌린다. 수동운동의 수행을 통해 환자의 가동범위를 결정하고, 환자에게 정확한 움직임을 알려준다.

환자 행동

환자는 팔을 테이블로부터 들어 올림으로써 내림과 모음을 수행한다. 이때 검사자는 환자의 등을 고정하면서, 아래등세모근을 촉진한다(그림 2-20).

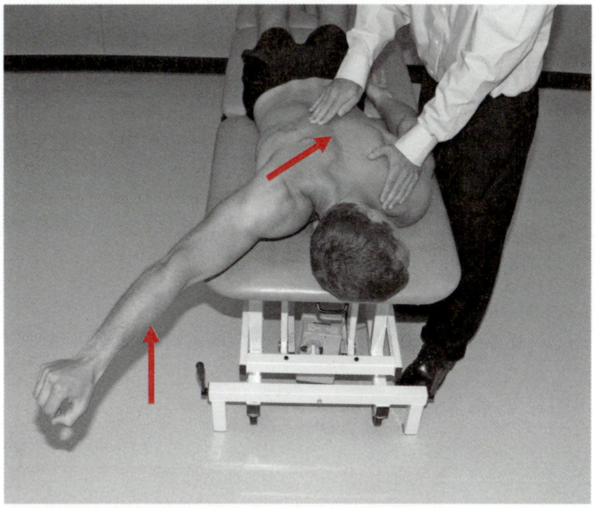

그림 2-20 *화살표*는 움직임 방향을 의미한다.

저항

한 손을 어깨뼈 가쪽에 배치한 후, 어깨뼈를 벌림하는 방향으로 저항을 가한다. 촉진손은 저항을 적용하기 위해 어깨뼈의 가쪽으로 움직인다(그림 2-21).

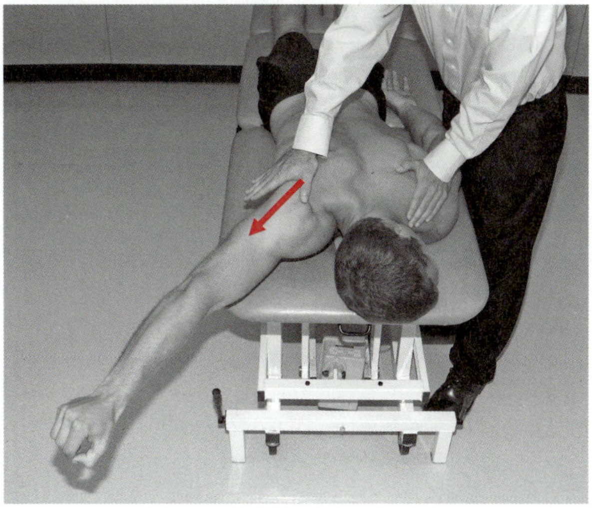

그림 2-21 *화살표*는 저항 방향을 의미한다.

등급 3 이하 (Grades 3 and Below)

등급 3 이하를 위한 이 근육의 분리 검사는 존재하지 않는다. 중력을 제거하지 않은 자세로 이 검사를 수행할 때, 각 등급의 의미는 다음과 같다.

등급 3 환자는 어깨뼈의 모음과 아래쪽돌림을 동반하면서 팔을 완전한 범위로 올림한다. 이때 저항은 적용되지 않는다.

등급 2 환자는 부분 가동범위로만 팔을 올림한다. 이때 저항은 적용되지 않는다.

등급 1 환자는 움직일 수 없지만, 근수축은 촉진된다. 중력-저항 검사의 촉진법으로 촉진을 적용한다(그림 2-19 참고).

등급 0 움직임이나 근수축이 일어나지 않는다.

검사법에 대한 근거

위의 자세에서 검사할 때 아래등세모근의 가장 높은 EMG 활성(최대 수의적 등척성 수축의 %로 측정됨)이 일어난다고 알려졌다. 많은 학자들은 EMG 연구를 통해 이 검사가 중간등세모근의 뚜렷한 활성을 일으킨다고 했다.

어깨뼈의 모음과 아래쪽돌림 (SCAPULAR ADDUCTION AND DOWNWARD ROTATION)

큰마름근과 작은마름근 (RHOMBOID MAJOR AND MINOR) (그림 2-22)

그림 2-22

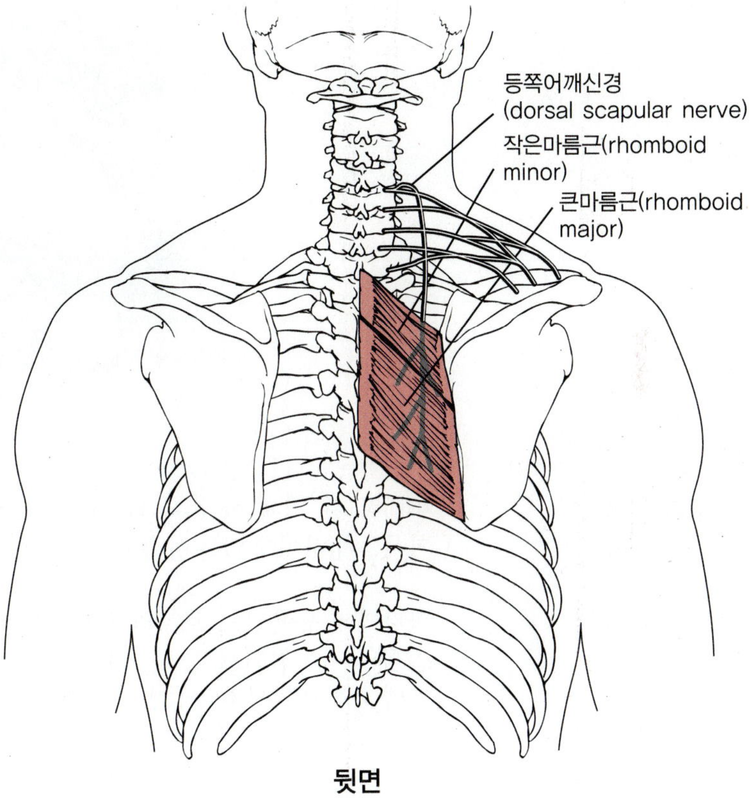

	부착점	신경지배	기능
큰마름근	이는곳: T2-T5의 가시돌기와 위가시인대 닿는곳: 어깨뼈가시와 아래각 사이의 척추쪽 가장자리	말초신경: 등쪽어깨신경 신경뿌리: C5	어깨뼈의 모음, 아래쪽돌림 및 올림
작은마름근	이는곳: C7-T1의 가시돌기와 목덜미인대의 아랫면 닿는곳: 어깨뼈가시의 바닥	말초신경: 등쪽어깨신경 신경뿌리: C5	어깨뼈의 모음과 올림

중력-저항 검사 (등급 3,4,5) (Gravity-Resisted Test (Grades 5, 4, and 3))

환자 자세

환자는 엎드린 자세에서 팔을 등 뒤로 배치한다. 손등을 동측 궁둥이 위에 놓으면, 어깨관절이 안쪽돌림과 모음된다. 환자의 머리는 반대쪽으로 돌림된다(그림 2-23).

그림 2-23

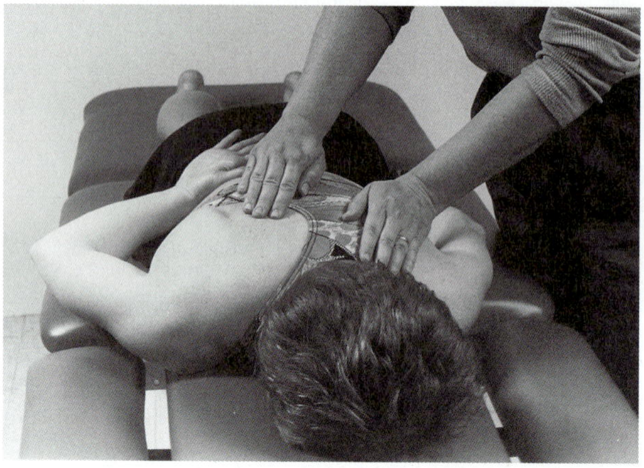

고정/촉진

반대쪽 등 위에 한 손을 배치하고 고정한다. 어깨뼈의 척추쪽 가장자리와 C7-T5의 가시돌기 사이에 있는 동측 마름근들을 촉진한다(그림 2-23).

검사자 행동

환자의 손등을 등으로부터 들어 올리면서, 환자의 어깨뼈를 완전한 모음과 아래쪽 돌림의 가동범위로 움직인다. 다시 시작자세로 환자의 팔을 되돌린다. 수동운동의 수행을 통해 환자의 가동범위를 결정하고, 환자에게 정확한 움직임을 알려준다.

환자 행동

환자는 능동으로 어깨뼈를 모음과 아래쪽돌림한다(환자의 손등은 자신의 몸에 붙어 있어서는 안 된다). 환자가 움직이는 동안, 검사자는 촉진과 고정을 유지한다 (그림 2-24).

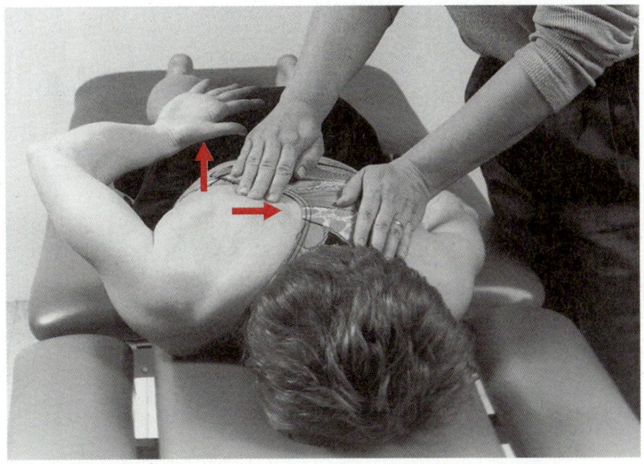

그림 2-24 *화살표*는 움직임 방향을 의미한다.

저항

한 손을 어깨뼈의 척추쪽 가장자리에 배치한 후, 어깨뼈를 벌림하고 위쪽 돌림하는 방향으로 저항을 가한다. 촉진손은 저항을 적용하기 위해 어깨뼈의 척추쪽 가장자리로 움직인다(그림 2-25).

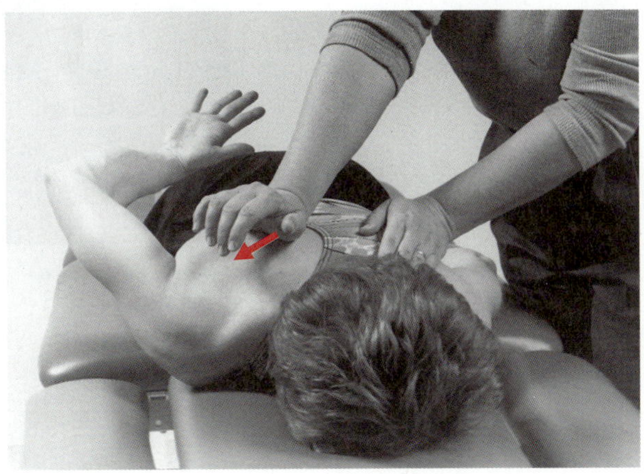

그림 2-25 *화살표*는 저항 방향을 의미한다.

중력-제거 검사 (등급 3 이하) (Gravity-Eliminated Test (Grades Below 3))

중력을 이겨내고 완전한 가동범위로 움직일 수 없는 환자를 위해 적용된다.

환자 자세

앉은 자세에서 검사할 쪽 팔을 등 뒤에 배치한다. 손등을 동측 궁둥이 위에 놓으면, 어깨관절이 안쪽돌림과 모음된다.

고정/촉진

몸통 돌림을 방지하기 위해 동측 팔이음뼈를 고정한다. 어깨뼈의 척추쪽 가장자리와 C7-T5의 가시돌기 사이에 있는 마름근들을 촉진한다(그림 2-26).

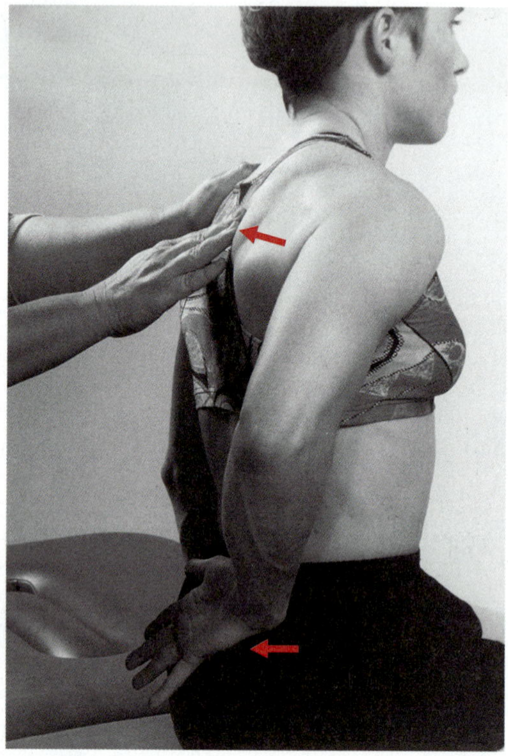

그림 2-26 *화살표*는 움직임 방향을 의미한다.

검사자 행동

환자의 손등을 등으로부터 들어올리면서, 환자의 어깨뼈를 완전한 모음과 아래쪽돌림의 가동범위로 움직인다. 다시 시작자세로 환자의 팔을 되돌린다.

환자 행동

환자는 능동으로 어깨뼈를 모음과 아래쪽돌림한다. 이때 검사자는 촉진과 고정을 유지한다(그림 2-26).

흔한 보상작용 (Common Substitution)

1. 어깨뼈의 티핑(tipping); 작은가슴근의 수축으로 인해 발생한다. 위팔뼈머리가 검사테이블 쪽으로 움직이는 것이 감지된다.
2. 검사쪽으로의 몸통 돌림; 등을 확실하게 고정함으로써 통제할 수 있다.

어깨뼈의 모음과 아래쪽돌림 – 다른 검사 (SCAPULAR ADDUCTION AND DOWNWARD ROTATION–ALTERNATIVE TEST)

큰마름근과 작은마름근 (RHOMBOID MAJOR AND MINOR)

중력-저항 검사 (등급 4,5) (Gravity-Resisted Test (Grades 5 and 4))

환자 자세

엎드린 자세에서 어깨관절은 0° 모음되고, 팔꿉관절은 완전히 굽힘되고, 아래팔은 완전히 엎침된다. 환자의 머리는 반대쪽으로 돌림된다(그림 2–27).

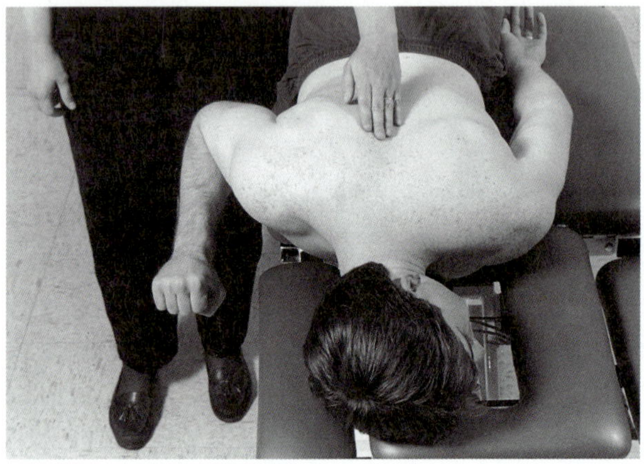

그림 2–27

고정/촉진

고정은 필요하지 않다. 어깨뼈의 척추쪽 가장자리와 C7–T5의 가시돌기 사이에 있는 동측 마름근들을 촉진한다(그림 2–27).

검사자 행동

환자에게 바람직한 움직임을 가르치면서, 팔꿉관절의 굽힘과 아래팔의 엎침을 유지하면서, 환자의 어깨뼈를 완전한 모음과 아래쪽돌림의 가동범위로 움직인다. 다시 시작자세로 환자의 팔을 되돌린다. 수동운동의 수행을 통해 환자의 가동범위를 결정하고, 환자에게 정확한 움직임을 알려준다.

환자 행동

환자는 위팔뼈를 폄과 모음함으로써 어깨뼈를 모음과 아래쪽돌림을 수행한다.
팔꿉관절과 아래팔을 원래 자세에서 유지한다. 환자가 움직이는 동안, 검사자는 촉진을 유지한다(그림 2–28).

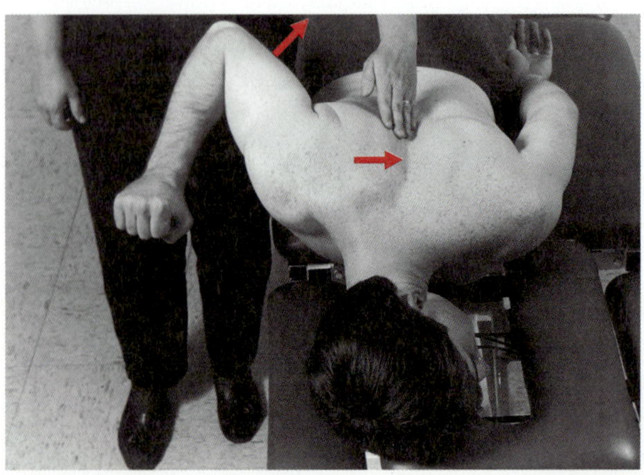

그림 2–28 *화살표*는 움직임 방향을 의미한다.

저항

위팔뼈의 먼쪽끝단에 손을 배치한 후, 벌림과 굽힘의 방향으로 저항을 적용한다 (그림 2-29). 검사자는 위팔뼈가 아니라 어깨뼈를 기준으로 근육을 등급화한다. 주: 어깨관절의 폄근이 약하다면, 어깨뼈에 저항을 적용한다.

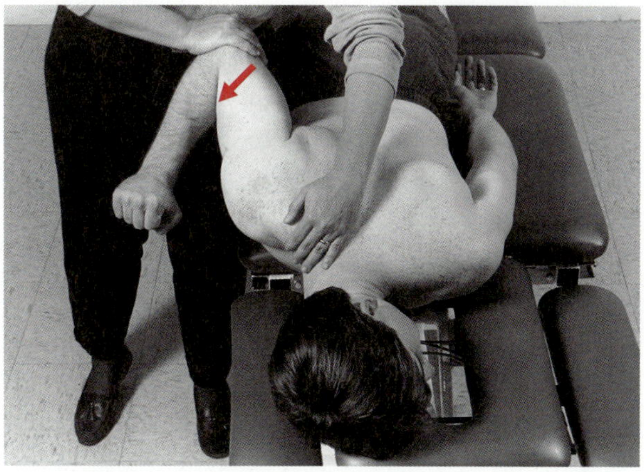

그림 2-29 *화살표*는 저항 방향을 의미한다.

등급 3 이하 (Grades 3 and Below)

등급 3 이하를 위한 이 근육의 분리 검사는 존재하지 않는다. 중력을 제거하지 않은 자세로 이 검사를 수행할 때, 각 등급의 의미는 다음과 같다.

등급 3

환자는 어깨뼈의 모음과 아래쪽돌림을 동반하면서 위팔뼈를 완전한 범위로 폄과 모음한다. 이때 저항은 적용되지 않는다.

등급 2

환자는 부분 가동범위로만 팔과 어깨뼈를 움직인다. 이때 저항은 적용되지 않는다.

등급 1

환자는 움직일 수 없지만, 근수축은 촉진된다. 중력-저항 검사의 촉진법으로 촉진을 적용한다(그림 2-27 참고).

등급 0

움직임이나 근수축이 일어나지 않는다.

어깨뼈의 벌림과 위쪽돌림
(SCAPULAR ABDUCTION AND UPWARD ROTATION)

앞톱니근 (SERRATUS ANTERIOR)
(그림 2-30; 이 검사의 "검사법에 대한 근거" 상자를 참고하시오)

그림 2-30

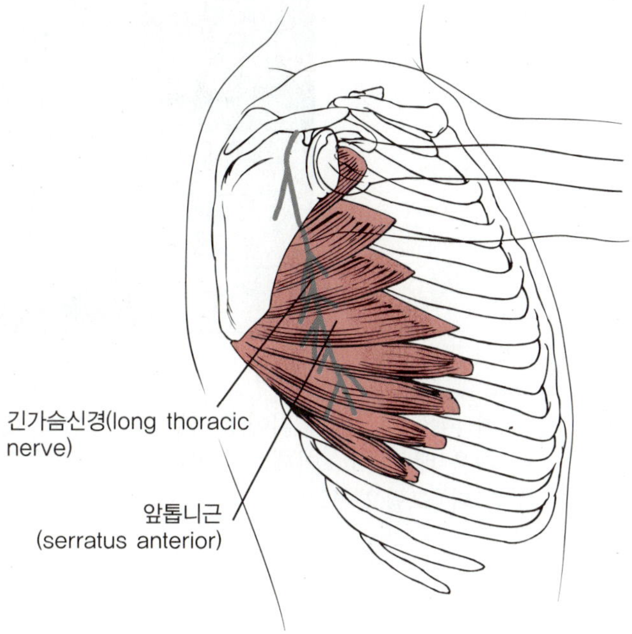

앞가면

	부착점	신경지배	기능
앞톱니근	이는곳: 갈비뼈 1-8번 혹은 1-9번의 앞가쪽면 닿는곳: 어깨뼈의 척추쪽 가장자리의 앞쪽면	말초신경: 긴가슴신경 신경뿌리: C5-C7	어깨뼈의 벌림, 위쪽돌림 (아래섬유)

중력-저항 검사 (등급 3,4,5) 〔Gravity-Resisted Test (Grades 5, 4, and 3)〕

환자 자세

등을 지지하지 않고 앉은 자세에서 양팔을 편안하게 몸 옆에 붙인다(그림 2-31).

그림 2-31

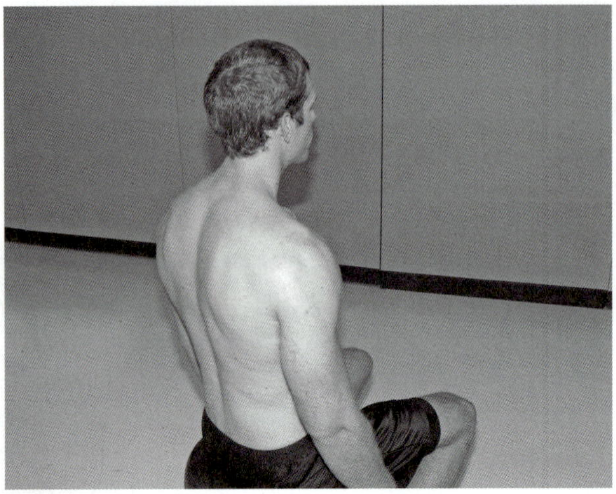

고정/촉진

한 손을 동측 어깨 위에 올려놓고 고정한다. 갈비뼈 1-8번 혹은 1-9번의 가쪽면에 다른 손을 배치하고, 어깨뼈의 가쪽 가장자리와 중간겨드랑이선 사이에서 앞톱니근을 촉진한다(그림 2-32).

그림 2-32

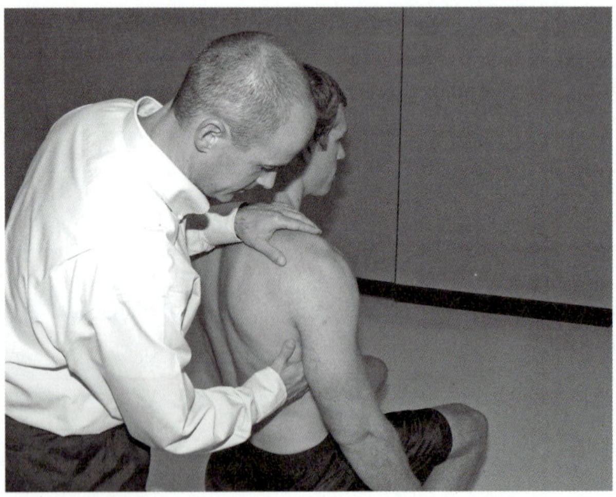

검사자 행동

환자에게 바람직한 움직임을 가르치면서, 환자의 어깨관절을 125°까지 굽힘시킨다. 이때 어깨뼈의 위쪽돌림을 허용한다. 다시 시작자세로 환자의 팔을 되돌린다.
수동운동의 수행을 통해 환자의 가동범위를 결정하고, 환자에게 정확한 움직임을 알려준다.

환자 행동

환자는 125° 까지 능동적으로 어깨관절을 굽힘함으로써 어깨뼈의 위쪽돌림을 수행한다. 검사자는 동측 어깨를 고정하고, 환자가 움직이는 동안 앞톱니근을 촉진한다(그림 2-33). 어깨뼈의 척추쪽 가장자리가 뒤로 튀어나오는지를 확인해야 한다.

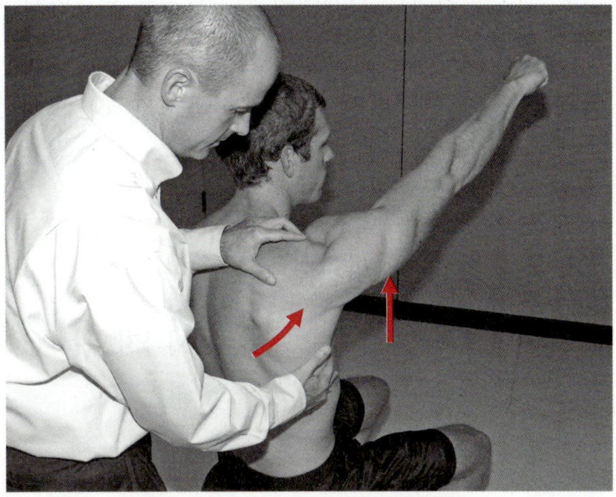

그림 2-33 *화살표*는 움직임 방향을 의미한다.

저항

환자의 팔꿈치 위에 한 손을 배치한 후, 어깨관절을 폄하는 방향으로 저항을 주어 어깨뼈가 돌림되지 않도록 시도한다. 이와 동시에, 다른 손을 어깨뼈아래각에 배치한 후, 아래쪽돌림하는 방향으로 저항을 준다. 검사자의 촉진손은 저항을 제공하기 위해 어깨뼈 쪽으로 움직인다(그림 2-34).

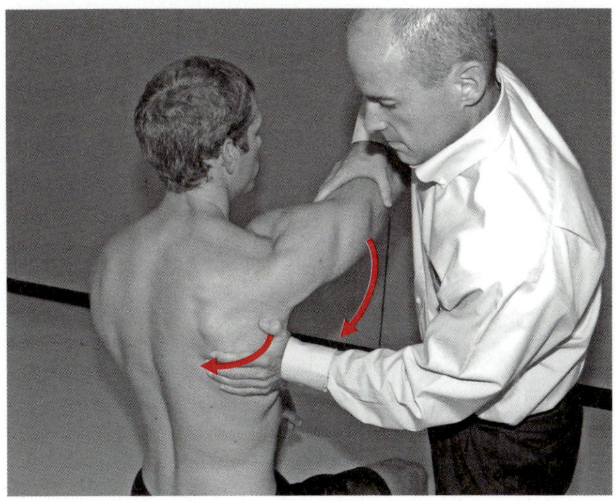

그림 2-34 *화살표*는 저항 방향을 의미한다.

등급 3 이하 (Grades 3 and Below)

등급 3 이하를 위한 이 근육의 분리 검사는 존재하지 않는다. 중력을 제거하지 않은 자세로 이 검사를 수행할 때, 각 등급의 의미는 다음과 같다.

등급 3

환자는 어깨뼈의 위쪽돌림을 동반하면서 어깨관절을 125°까지 굽힌다. 이때 저항은 적용되지 않는다.

등급 2

환자는 어깨뼈의 위쪽돌림과 어깨관절의 굽힘을 부분 가동범위로만 움직인다. 이때 저항은 적용되지 않는다.

등급 1

환자는 움직일 수 없지만, 근수축은 촉진된다. 중력-저항 검사의 촉진법으로 촉진을 적용한다(그림 2-32 참고).

등급 0

움직임이나 근수축이 일어나지 않는다.

검사법에 대한 근거

본 교재의 이전 판에서 언급되었던 앞톱니근(serratus anterior)의 검사 선택 I과 선택 II는 위의 검사를 선호하기 때문에, 이번 판에서는 다루지 않는다. 여기에 포함된 앞톱니근 검사 방법의 수정은 어깨뼈의 내밈에 저항을 주는 검사에서 나타나는 앞톱니근의 낮은 EMG 활동과 위의 검사에서 나타나는 가장 높은 EMG 활동을 밝혀낸 연구들에 근거한다.[9]

어깨관절의 굽힘 (SHOULDER FLEXION)

앞어깨세모근, 부리위팔근 (ANTERIOR DELTOID, CORACOBRACHIALIS) (그림 2-35)

그림 2-35

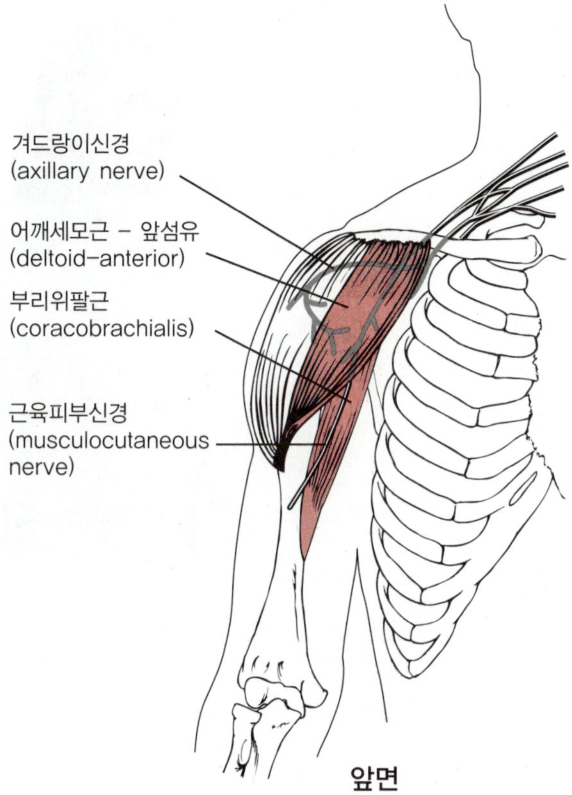

	부착점	신경지배	기능
앞어깨세모근	이는곳: 빗장뼈 가쪽 절반의 앞위쪽 면 닿는곳: 위팔뼈의 어깨세모근거친면	말초신경: 겨드랑이신경 신경뿌리: C5, C6	어깨관절의 굽힘
부리위팔근	이는곳: 어깨뼈의 부리돌기 닿는곳: 위팔뼈몸통 중간 1/3의 안쪽면	말초신경: 근육피부신경 신경뿌리: C6, C7	어깨관절의 굽힘과 모음

중력-저항 검사 (등급 3,4,5) [Gravity-Resisted Test (Grades 5, 4, and 3)]

환자 자세

앉은 자세에서 어깨관절을 0° 굽힘과 0° 모음하고, 팔꿉관절을 0° 편한다. 이때 양손의 손바닥은 몸통 쪽으로 향한다(그림 2-36).

그림 2-36

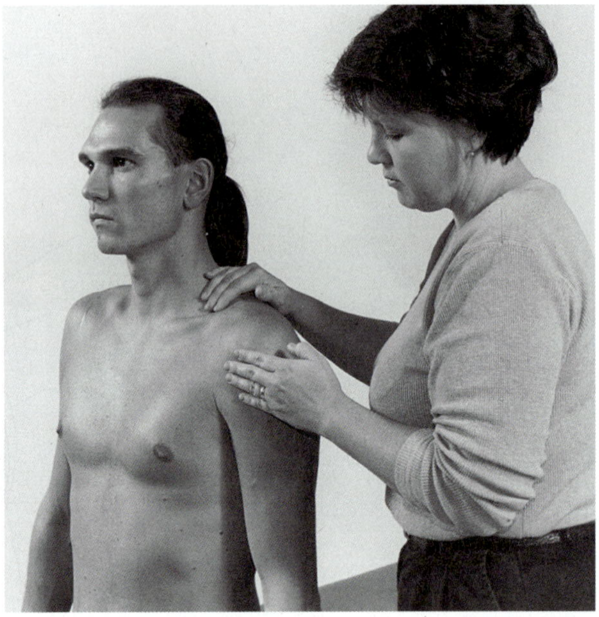

고정/촉진

한 손을 동측 어깨 위에 올려놓고 고정한다. 이때 앞어깨세모근에 압박을 가해서는 안 된다. 다른 손을 위팔뼈의 몸쪽과 앞쪽면에 배치하고, 앞어깨세모근을 촉진한다(그림 2-36).

검사자 행동

환자에게 바람직한 움직임을 가르치면서, 환자의 어깨관절을 완전한 가동범위로 굽힘시킨다. 다시 시작자세로 환자의 팔을 되돌린다. 수동운동의 수행을 통해 환자의 가동범위를 결정하고, 환자에게 정확한 움직임을 알려준다.

환자 행동

환자는 아래팔을 중립위로 유지하면서 완전한 가동범위까지 어깨관절을 굽힌다. 검사자는 동측 어깨를 고정하고, 앞어깨세모근을 촉진한다(그림 2-37).

그림 2-37 *화살표*는 움직임 방향을 의미한다.

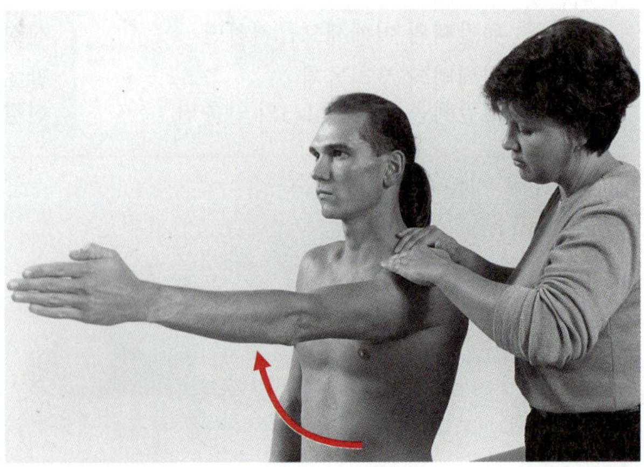

저항

검사자는 환자의 팔을 90° 굽힘 자세로 만든 후, 어깨관절을 펴하는 방향으로 팔꿉관절의 몸쪽에 저항을 가한다. 촉진손은 저항을 주기 위해 위팔뼈 먼쪽으로 움직인다 (그림 2-38).

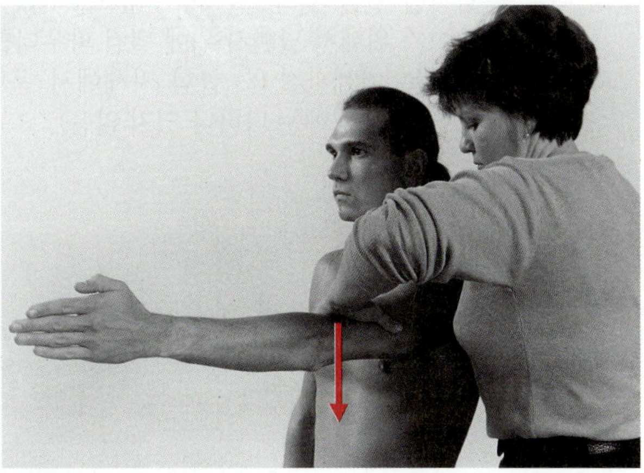

그림 2-38 *화살표*는 저항 방향을 의미한다.

중력-제거 검사 (등급 3 이하) [Gravity-Eliminated Test (Grades Below 3)]

중력을 이겨내고 완전한 가동범위로 움직일 수 없는 환자를 위해 적용된다.

환자 자세

검사할 팔을 위쪽으로 하고 옆으로 눕는다. 검사할 팔을 널빤지 위에 올려놓고 마찰을 줄이기 위해서 널빤지 위에 탤컴 파우더를 바르거나 천을 깔아 놓는다(그림 2-39).
환자는 어깨관절 0° 굽힘 자세에서 움직임을 시작한다. 이때 손바닥을 몸통 쪽으로 향한다(그림에는 나타나 있지 않음).

그림 2-39

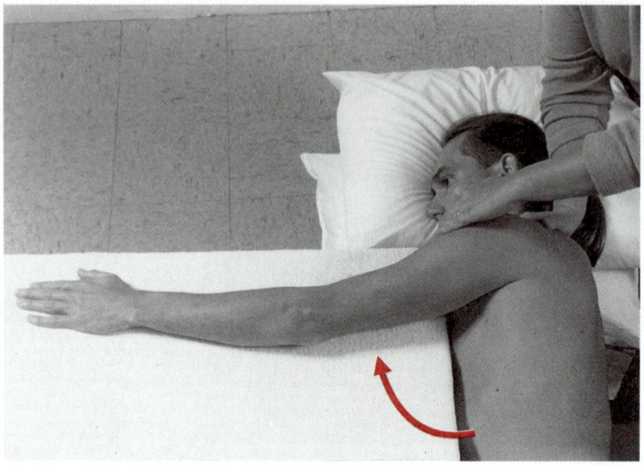

고정/촉진

한 손을 동측 어깨 위에 올려놓고 고정하고, 다른 손은 위팔뼈의 몸쪽과 앞쪽 면에서 앞어깨세모근을 촉진한다(그림 2-39).

검사자 행동

검사자는 환자의 팔을 완전한 가동범위로 굽힘시킨 후, 시작자세로 되돌아온다.

환자 행동

환자는 아래팔을 중립위로 유지하면서 완전 가동범위로 굽힘한다. 이때 검사자는 동측 어깨를 고정하고, 앞어깨세모근을 촉진한다(그림 2-39).

다른 중력-제거 검사 (등급 3 이하)
(Alternative Gravity-Eliminated Test (Grades Below 3))

널빤지를 사용하지 않을 때, 등급 3 이하는 다음과 같다.

등급 2 환자는 어깨관절의 굽힘을 부분 가동범위로만 움직인다. 이때 저항은 적용되지 않는다.

등급 1 환자는 움직일 수 없지만, 근수축은 촉진된다. 중력-저항 검사의 촉진법으로 촉진을 적용한다(그림 2-37 참고).

등급 0 움직임이나 근수축이 일어나지 않는다.

흔한 보상작용 (Common Substitution)

위팔두갈래근의 긴갈래; 환자는 어깨관절을 굽힘할 때 위팔뼈를 가쪽돌림할 것이다. 검사하는 동안, 위팔뼈를 중립위로 유지함으로써 이런 보상작용을 통제할 수 있다.

어깨관절의 굽힘 – 다른 검사 (SHOULDER FLEXION–ALTERNATIVE TEST)

앞어깨세모근 (ANTERIOR DELTOID)

이 검사는 어깨관절을 굽힘하는 동안, 위팔두갈래근(팔꿉관절의 굽힘을 동반하는)과 큰가슴근(약간 벌림 자세에서 어깨관절을 유지하는)의 활동을 최소화하도록 설계되었다. 그래서 이 자세는 이론적으로 앞어깨세모근 활동이 상대적으로 더 커진다 (Kendall 등이 추천한 검사와 비슷하다).

중력-저항 검사 (등급 4,5) (Gravity-Resisted Test (Grades 5 and 4))

환자 자세

앉은 자세에서 어깨관절을 0° 모음하고 약간 가쪽돌림한다. 그리고 팔꿉관절은 90° 굽힘된다(그림 2–40).

그림 2–40

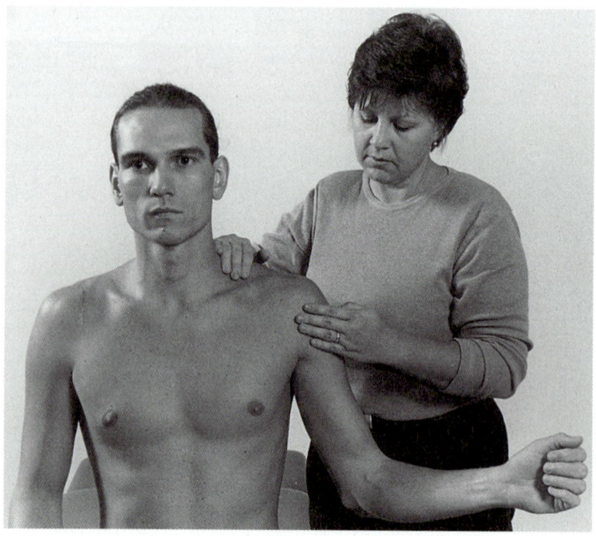

고정/촉진

한 손을 동측 어깨 위에 올려놓고 고정한다. 이때 앞어깨세모근에 압박을 가해서는 안 된다. 다른 손을 봉우리돌기의 먼쪽 앞쪽면에 배치하고, 앞어깨세모근을 촉진한다 (그림 2–40).

검사자 행동

환자에게 바람직한 움직임을 가르치면서, 검사자는 굽힘과 벌림 사이의 중간 운동면(빗면) 상으로 팔을 올림시킨다. 이때 팔꿉관절의 굽힘과 약간의 어깨관절 가쪽돌림을 유지한다. 다시 시작자세로 환자의 팔을 되돌린다. 수동운동의 수행을 통해 환자의 가동범위를 결정하고, 환자에게 정확한 움직임을 알려준다.

환자 행동

환자는 굽힘과 벌림의 중간지점인 빗면 상으로 팔을 올림한다. 이때 환자는 팔꿉관절의 굽힘과 약간의 어깨관절 가쪽돌림을 그대로 유지해야 한다. 검사자는 환자가 움직이는 동안, 촉진과 고정을 유지한다(그림 2–41).

그림 2-41 *화살표*는 움직임 방향을 의미한다.

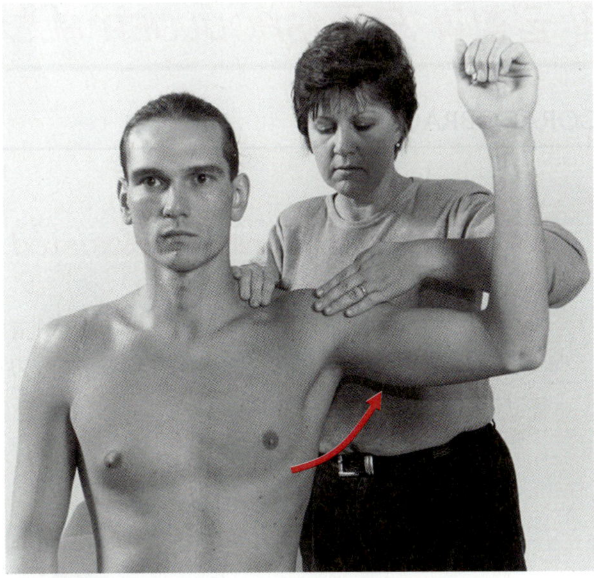

저항

팔꿉관절의 몸쪽에 한 손을 배치한 후, 어깨관절을 폄과 모음하는 방향으로 저항을 가한다. 촉진손은 저항을 주기 위해 위팔뼈 먼쪽으로 움직인다(그림 2-42).

그림 2-42 *화살표*는 저항 방향을 의미한다.

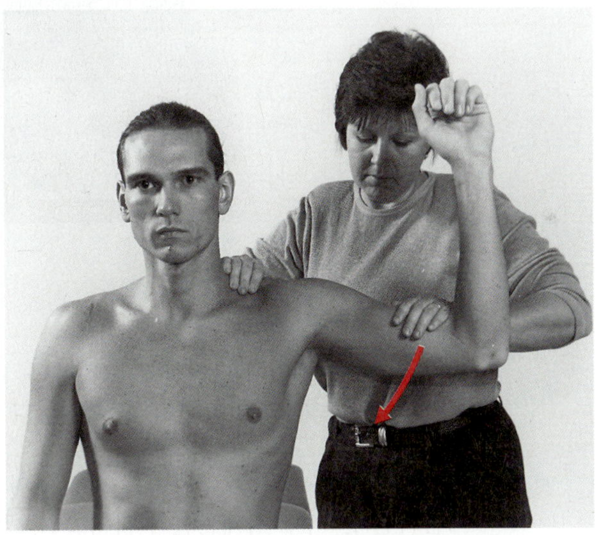

등급 3 이하 (Grades 3 and Below)

등급 3 이하를 위한 이 근육의 분리 검사는 존재하지 않는다. 중력을 제거하지 않은 자세로 이 검사를 수행할 때, 각 등급의 의미는 다음과 같다.

등급 3

환자는 완전한 가동범위로 팔을 올림한다. 이때 저항은 적용되지 않는다.

등급 2

환자는 부분 가동범위로 팔을 올림한다. 이때 저항은 적용되지 않는다.

등급 1

환자는 움직일 수 없지만, 근수축은 촉진된다. 중력-저항 검사의 촉진법으로 촉진을 적용한다(그림 2-40 참고).

등급 0

움직임이나 근수축이 일어나지 않는다.

어깨관절의 굽힘과 모음 (SHOULDER FLEXION AND ADDUCTION)

부리위팔근 (CORACOBRACHIALIS)

중력-저항 검사 (등급 4,5) (Gravity-Resisted Test (Grades 5 and 4))

환자 자세

앉은 자세에서 어깨관절을 0° 모음하고 완전히 가쪽돌림한다. 그리고 팔꿉관절을 90° 굽힘하고, 아래팔을 완전히 뒤침한다(그림 2-43).

그림 2-43

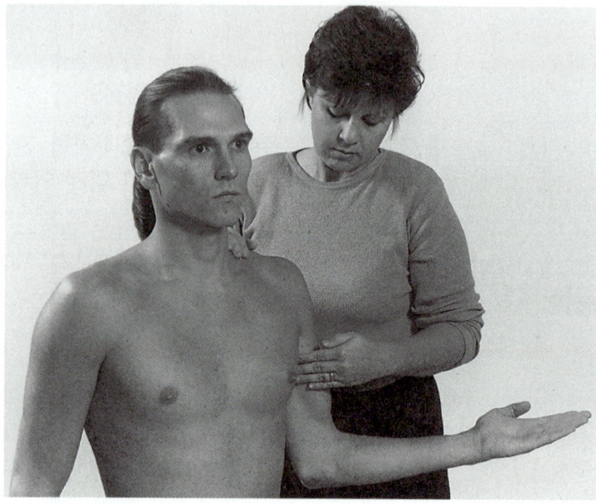

고정/촉진

한 손을 어깨 위에 올려놓고 고정한다. 다른 손으로 위팔뼈의 위쪽 1/3 지점에서 팔의 앞안쪽면을 따라 부리위팔근을 촉진한다(그림 2-43).

검사자 행동

환자에게 바람직한 움직임을 가르치면서, 환자의 어깨관절을 90° 굽힘과 모음으로 움직인다. 이때 어깨관절의 가쪽돌림, 팔꿉관절의 굽힘 및 아래팔의 뒤침을 유지해야 한다. 다시 시작자세로 되돌린다. 수동운동의 수행을 통해 환자의 가동범위를 결정하고, 환자에게 정확한 움직임을 알려준다.

환자 행동

환자는 어깨관절의 가쪽돌림, 팔꿉관절의 굽힘 및 아래팔의 뒤침을 유지하면서, 위팔뼈를 굽힘하고 모음한다. 검사자는 환자가 움직이는 동안, 촉진과 고정을 유지한다(그림 2-44).

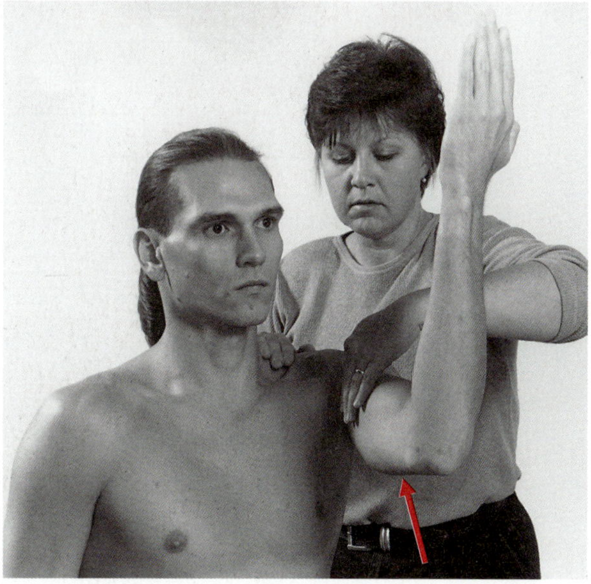

그림 2-44 *화살표*는 움직임 방향을 의미한다.

저항

위팔뼈 먼쪽의 앞쪽면에 손을 배치한 후, 어깨관절을 펴하는 방향으로 저항을 가한다. 촉진손은 저항을 주기 위해 위팔뼈 먼쪽으로 움직인다(그림 2-45).

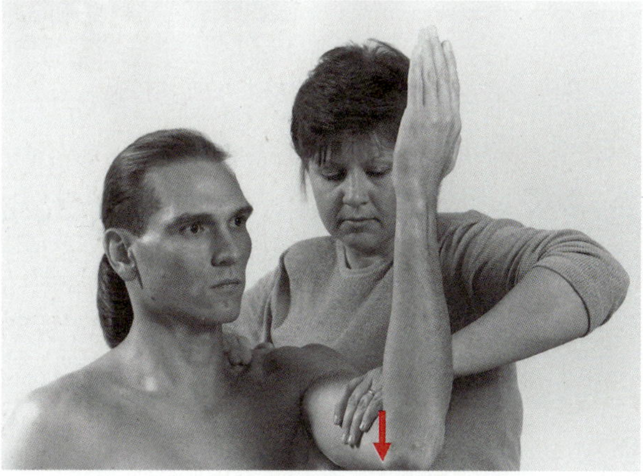

그림 2-45 *화살표*는 저항 방향을 의미한다.

등급 3 이하 (Grades 3 and Below)

등급 3 이하를 위한 이 근육의 분리 검사는 존재하지 않는다. 중력을 제거하지 않은 자세로 이 검사를 수행할 때, 각 등급의 의미는 다음과 같다.

등급 3

환자는 위팔뼈를 완전한 가동범위로 굽힘과 모음한다. 이때 저항은 적용되지 않는다.

등급 2

환자는 위팔뼈를 부분 가동범위로만 굽힘과 모음한다. 이때 저항은 적용되지 않는다.

등급 1

환자는 움직일 수 없지만, 근수축은 촉진된다. 중력-저항 검사의 촉진법으로 촉진을 적용한다(그림 2-43 참고).

등급 0

움직임이나 근수축이 일어나지 않는다.

어깨관절의 폄 (SHOULDER EXTENSION)

넓은등근, 큰원근, 뒤어깨세모근

(LATISSIMUS DORSI, TERES MAJOR, POSTERIOR DELTOID) (그림 2-46)

그림 2-46

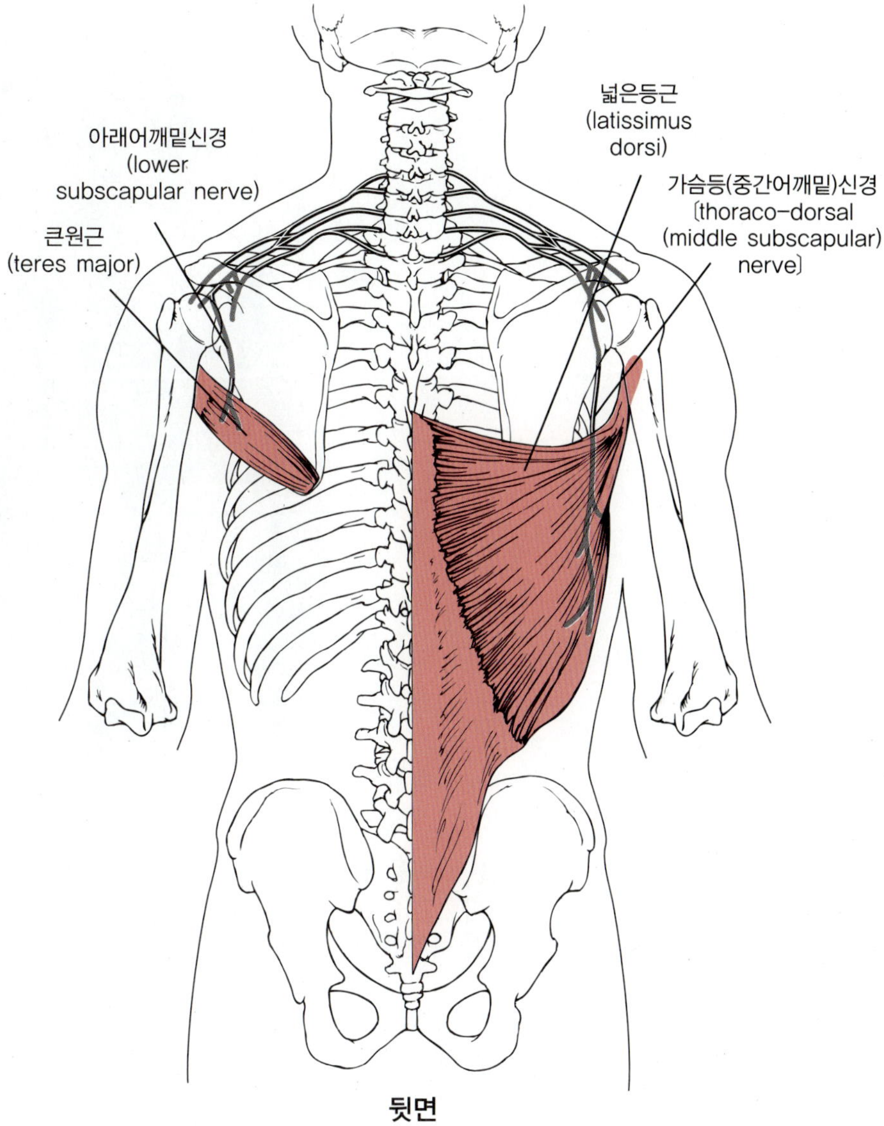

뒷면

	부착점	신경지배	기능
넓은등근	이는곳: 엉치뼈, 허리뼈 및 아래쪽 등뼈 6개의 가시돌기, 등허리널힘줄을 통한 위가시인대, 엉덩뼈능선, 아래쪽 갈비뼈 3개 혹은 4개, 닿는곳: 위팔뼈 결절사이고랑의 바닥	말초신경: 가슴등신경 신경뿌리: C6-C8	어깨관절의 모음, 폄 및 안쪽돌림
큰원근	이는곳: 어깨뼈아래각의 뒷면 닿는곳: 위팔뼈 결절사이고랑의 안쪽입술	말초신경: 아래어깨밑신경 신경뿌리: C5, C6	어깨관절의 모음, 폄 및 안쪽돌림
뒤어깨세모근	이는곳: 어깨뼈가시의 아래면 닿는곳: 위팔뼈의 어깨세모근거친면	말초신경: 겨드랑이신경 신경뿌리: C5, C6	어깨관절의 폄

중력-저항 검사 (등급 3,4,5) 〔Gravity-Resisted Test (Grades 5, 4, and 3)〕

환자 자세

엎드린 자세에서 어깨관절을 0° 모음과 완전히 안쪽돌림하고(손바닥은 천장을 향함), 팔꿉관절을 0° 편한다(그림 2-47).

그림 2-47

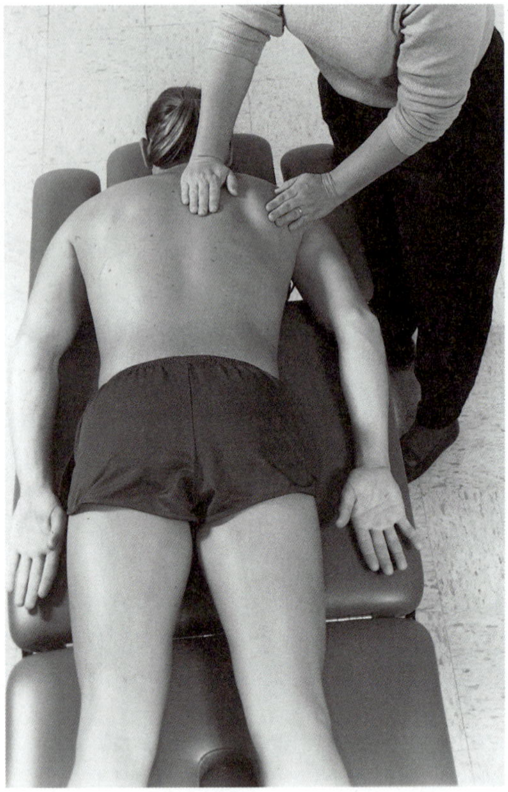

고정/촉진

한 손을 동측 등 위에 올려놓고 고정한다(만약 어깨뼈 고정근이 약하다면, 어깨뼈 위에 배치한다). 가슴우리 가쪽면을 따라 넓은등근을 촉진하고, 어깨뼈의 가쪽 가장자리를 큰원근을 촉진한다(큰원근의 촉진; 그림 2-47).

검사자 행동

환자에게 바람직한 움직임을 가르치면서, 어깨관절의 안쪽돌림과 모음을 유지한 채, 환자의 팔을 펴시킨다. 다시 시작자세로 환자의 팔을 되돌린다. 수동운동의 수행을 통해 환자의 가동범위를 결정하고, 환자에게 정확한 움직임을 알려준다.

환자 행동

환자는 어깨관절의 안쪽돌림과 모음을 유지한 채, 자신의 팔을 편한다. 검사자는 환자가 움직이는 동안, 촉진과 고정을 유지한다(그림 2-48).

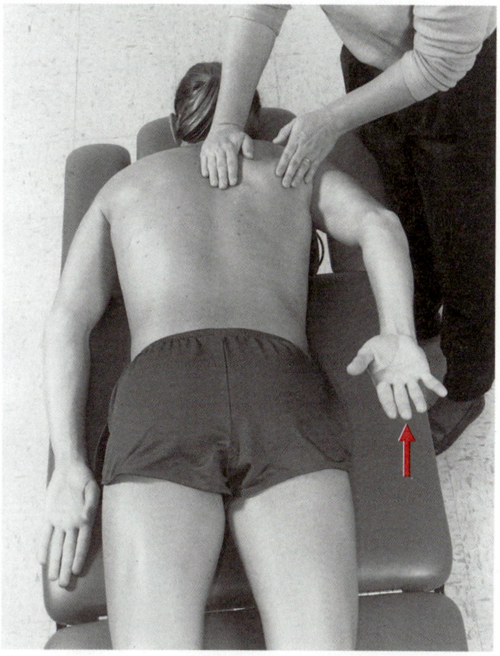

그림 2-48 *화살표*는 움직임 방향을 의미한다.

저항

한 손을 팔꿉관절 몸쪽에 배치한 후, 어깨관절을 굽힘하는 방향으로 저항을 가한다. 촉진손은 저항을 적용하기 위해 위팔뼈의 먼쪽으로 움직인다(그림 2-49).

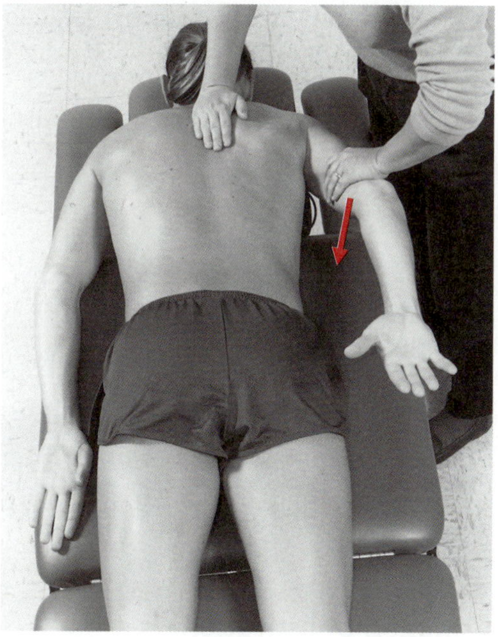

그림 2-49 *화살표*는 저항 방향을 의미한다.

중력-제거 검사 (등급 3 이하) [Gravity-Eliminated Test (Grades Below 3)]

중력을 이겨내고 완전한 가동범위로 움직일 수 없는 환자를 위해 적용된다.

환자 자세

검사할 팔을 위쪽으로 하고 옆으로 눕는다. 검사할 팔을 널빤지 위에 올려놓고 마찰을 줄이기 위해 널빤지 위에 탤컴 파우더를 바르거나 천을 깔아 놓는다(그림 2-50). 환자는 어깨관절 0° 의 폄과 모음 자세에서 움직임을 시작한다. 이때 어깨관절은 완전히 안쪽돌림하고 팔꿉관절은 0° 폄한다(초기 팔 자세는 그림에 없음).

그림 2-50

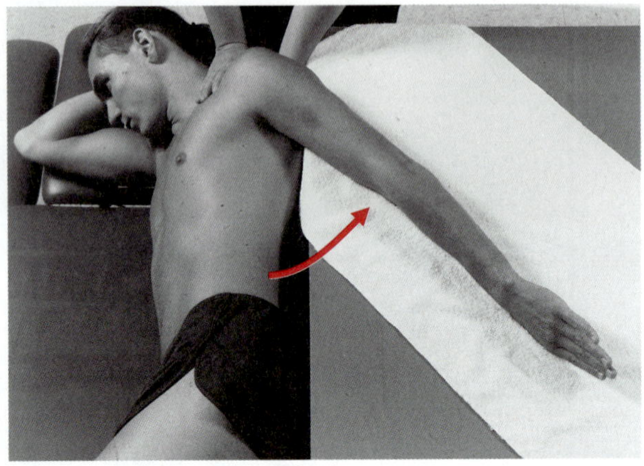

고정/촉진

한 손을 동측 등 위에 올려놓고 고정한다(만약 어깨뼈 고정근이 약하다면 어깨뼈 위에 배치한다). 다른 손으로 넓은등근, 큰원근 및 뒤어깨세모근을 촉진한다(그림 2-50).

검사자 행동

검사자는 환자의 팔을 완전한 가동범위로 폄시킨 후, 다시 시작자세로 되돌린다.

환자 행동

환자는 어깨관절의 안쪽돌림과 모음을 유지한 채, 팔이 완전히 폄 되도록 널빤지 위에서 활주한다. 검사자는 환자가 능동적으로 움직이는 동안, 촉진과 고정을 유지한다(그림 2-50).

다른 중력-제거 검사 (등급 3 이하) [Alternative Gravity-Eliminated Test (Grades Below 3)]

널빤지를 사용하지 않을 때, 등급 3 이하는 다음과 같다.

등급 2

환자는 어깨관절의 폄을 부분 가동범위로만 움직인다. 이때 저항은 적용되지 않는다.

등급 1

환자는 움직일 수 없지만, 근수축은 촉진된다. 중력-저항 검사의 촉진법으로 촉진을 적용한다(그림 2-47 참고).

등급 0

움직임이나 근수축이 일어나지 않는다.

흔한 보상작용 (Common Substitution)

위팔세갈래근의 긴갈래는 주요 어깨관절 폄근으로써 보상작용을 일으킬 수 있다. 이런 경우, 환자는 팔을 가쪽돌림시킬 것이다. 위팔세갈래근의 보상작용은 위팔뼈를 안쪽돌림시킴으로써 통제할 수 있다.

어깨관절의 벌림–이마면 (SHOULDER ABDUCTION–FRONTAL PLANE)

중간어깨세모근, 가시위근 (MIDDLE DELTOID, SUPRASPINATUS) (그림 2–51과 그림 2–52)

그림 2–51

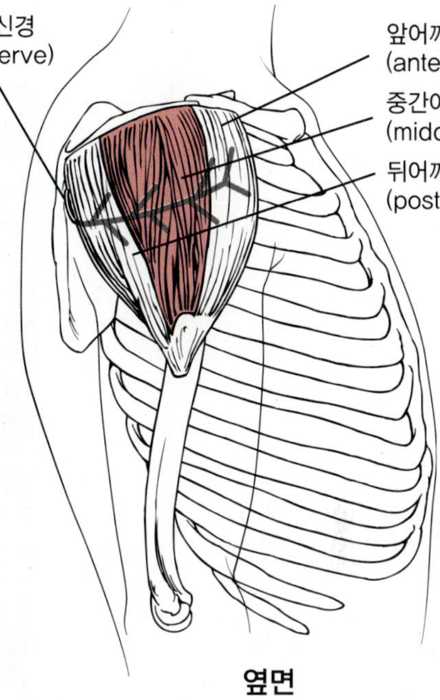

그림 2–52

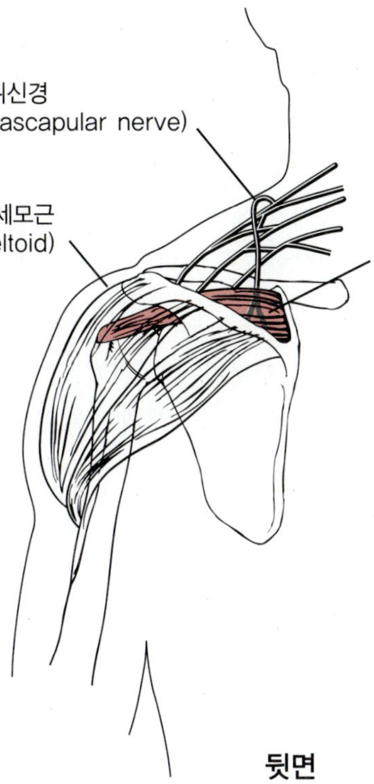

	부착점	신경지배	기능
중간어깨세모근	이는곳: 봉우리돌기 닿는곳: 어깨세모근 거친면	말초신경: 겨드랑이신경 신경뿌리: C5, C6	어깨관절의 벌림
가시위근	이는곳: 어깨뼈의 가시위오목 닿는곳: 위팔뼈의 큰결절	말초신경: 어깨위신경 신경뿌리: C5	어깨관절의 벌림과 가쪽돌림

중력-저항 검사 (등급 3,4,5) (Gravity-Resisted Test (Grades 5, 4, and 3))

환자 자세

앉은 자세에서 어깨관절을 0° 벌림하고, 팔꿉관절을 폄하고, 아래팔을 중립위시킨다 (그림 2-53).

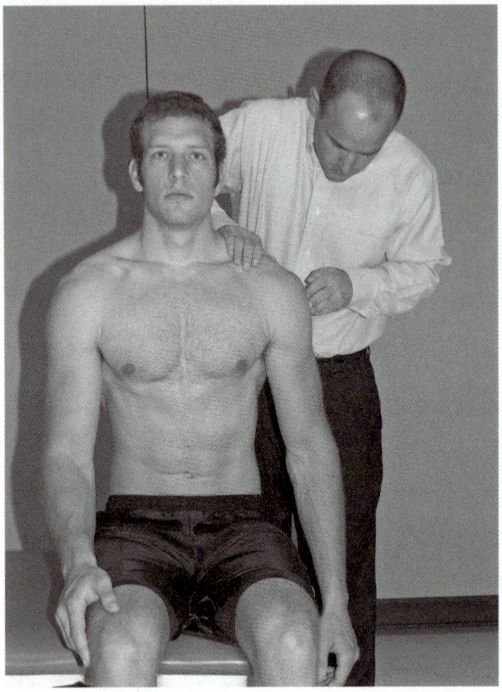

그림 2-53

고정/촉진

어깨 위에 한 손을 올려놓고 고정을 가한다(어깨세모근을 압박하지 않는다). 위팔뼈의 위가쪽면에 있는 중간어깨세모근을 촉진한다(그림 2-53).

검사자 행동

환자에게 바람직한 움직임을 가르치면서, 환자의 어깨관절을 90° 벌림시킨다. 다시 시작자세로 환자의 팔을 되돌린다. 수동운동의 수행을 통해 환자의 가동범위를 결정하고, 환자에게 정확한 움직임을 알려준다.

환자 행동

환자는 어깨관절을 90°까지 능동적으로 벌림한다. 검사자는 환자가 움직이는 동안, 촉진과 고정을 유지한다(그림 2-54).

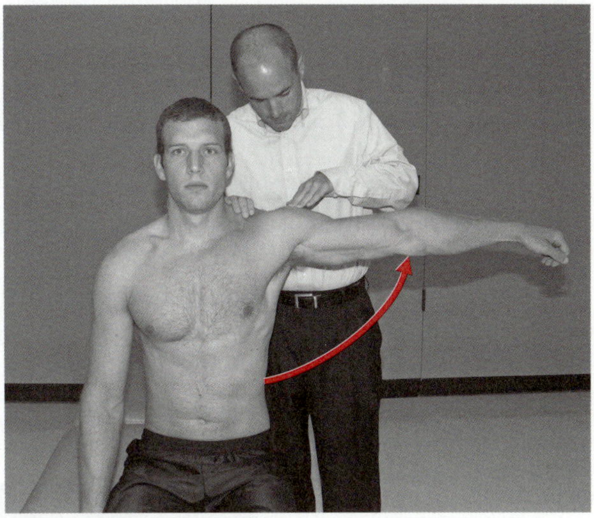

그림 2-54 *화살표*는 움직임 방향을 의미한다.

저항

한 손을 팔꿈치 몸쪽에 배치한 후, 어깨관절을 모음하는 방향으로 저항을 가한다. 촉진손은 저항을 가하기 위해 위팔뼈 먼쪽으로 움직인다(그림 2-55).

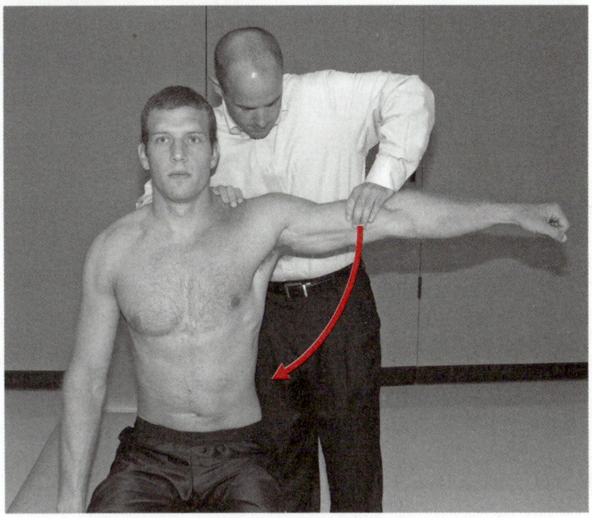

그림 2-55 *화살표*는 저항 방향을 의미한다.

중력-제거 검사 (등급 3 이하) (Gravity-Eliminated Test (Grades Below 3))

중력을 이겨내고 완전한 가동범위로 움직일 수 없는 환자를 위해 적용된다.

환자 자세

견고한 바닥면 위에 누운 자세를 취한다. 검사할 팔의 어깨관절을 0° 벌림하고, 팔꿉관절을 0° 펴하고, 아래팔을 중립위시킨다.

고정/촉진

동측 어깨 위에 한 손을 올려놓고 고정을 가하고, 동시에 다른 손으로 위팔뼈의 위가쪽에 있는 중간어깨세모근을 촉진한다(그림 2-56).

그림 2-56 *화살표*는 움직임 방향을 의미한다.

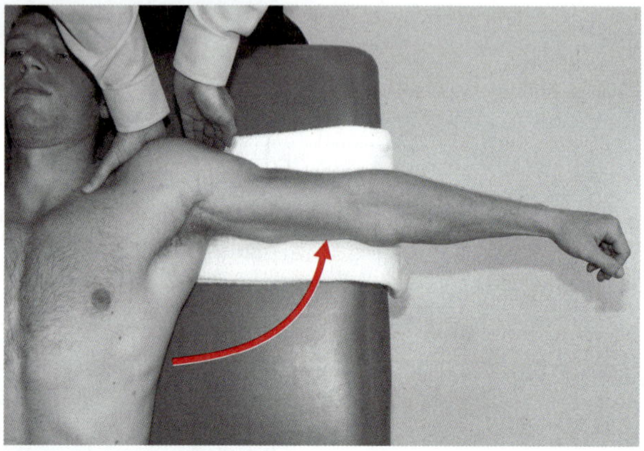

검사자 행동

어깨관절의 벌림을 완전한 가동범위로 움직인다. 다시 시작자세로 환자의 팔을 되돌린다.

환자 행동

환자는 지지면 위로 팔을 활주시켜 완전 가동범위의 벌림으로 움직인다. 검사자는 환자가 움직이는 동안, 촉진과 고정을 유지한다(그림 2-56).

흔한 보상작용 (Common Substitution)

1. 위팔두갈래근의 긴갈래; 환자는 벌림을 하는 동안 위팔뼈를 돌림시키는 위팔두갈래근을 이용해 보상작용할 것이다. 이런 보상작용은 위팔뼈를 중립위로 유지시킴으로써 통제될 수 있을 것이다.
2. 만약 가시위근이 약하다면, 환자는 동측으로 몸통을 기울일 것이다.
3. 동측 어깨의 올림은 벌림이 일어나는 것처럼 보일 것이다. 이것은 검사 동안, 동측 어깨를 고정함으로써 통제될 수 있다.

검사법에 대한 근거

많은 학자들은 어깨세모근과 가시위근의 검사를 어깨뼈면에서 수행하는 것을 주장하고 있다.* 그러나 1985년 Journal of Biomechanics에 개제된 연구에서, Ringel berg[21]는 벌림 검사를 이마면보다 어깨뼈면에서 할 때, 중간어깨세모근과 뒤어깨세모근의 EMG 활동이 뚜렷하게 적었다고 보고했다. 이들 두 운동면(이마면과 어깨뼈면)에서 벌림을 하는 동안, 중간어깨세모근이나 가시위근의 EMG 활동과 힘 생산을 비교한 연구는 거의 없는 것 같다. 그러므로 이마면에서 이루어지는 어깨세모근과 가시위근의 검사법이 여전히 유용한 것 같다.

문헌적으로 어깨뼈면에서 이루어지고 가시위근의 검사에 대한 몇 가지 근거가 존재한다. 이런 검사는 일반적으로 임상적으로 많이 이루어지고 있다. 어깨뼈면에서 이루어지는 가시위근의 검사를 많이 알아보고 싶으면, 다음 단락의 '어깨관절의 벌림 — 어깨뼈면' 검사와 '검사법에 대한 근거' 글상자를 참고하길 바란다.

*참고문헌: 1, 3, 13, 14, 16, 17, 20

글상자 2-1. 임상 코멘트: 어깨세모근과 C5의 신경학적 평가

어깨세모근은 C5 척수신경의 손상유무나 척수의 신경학적 분절을 검사하는 주된 근육이다.
C5 레벨의 신경학적 평가는 다음과 같은 것들을 포함하고 있다:

근력 평가:
- 어깨세모근 (p.61-64)
- 위팔두갈래근 (C5와 C6; p.95-98)

반사 검사:
- 위팔두갈래근 반사 (C5와 C6; 509)

감각 검사:
- 중간어깨세모근의 피부 (C5 피부절; p.488; 490-493)

어깨관절의 벌림-어깨뼈면 (SHOULDER ABDUCTION-SCAPULAR PLANE)

가시위근 (SUPRASPINATUS) (그림 2-57)

그림 2-57

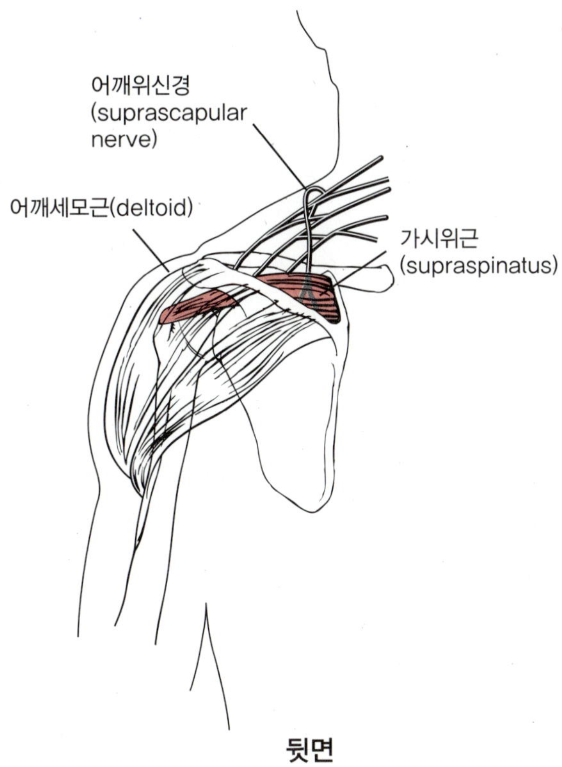

중력-저항 검사 (등급 3,4,5) [Gravity-Resisted Test (Grades 5, 4, and 3)]

환자 자세

앉은 자세에서 어깨관절을 0° 벌림하고, 팔꿉관절을 펌하고, 아래팔을 중립위시킨다 (엄지는 전방을 향한다) (그림 2-58).

그림 2-58

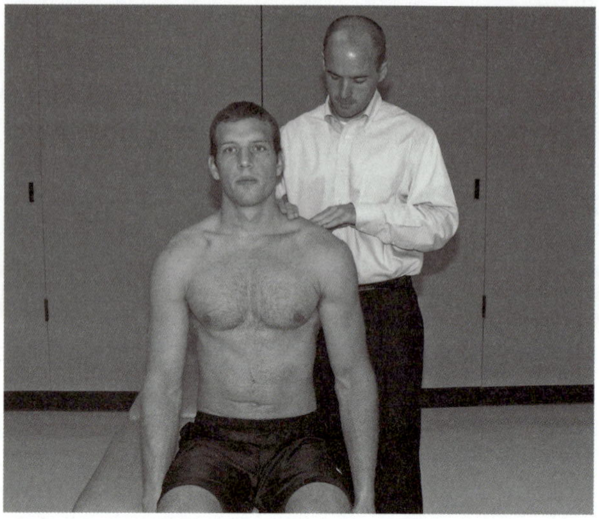

고정/촉진

어깨 위에 한 손을 올려놓고 고정을 가한다. 이때 가시위근을 압박해서는 안 된다. 어깨뼈의 가시위 오목에 있는 가시위근을 촉진한다(그림 2-58).

검사자 행동

환자에게 바람직한 움직임을 가르치면서, 환자의 어깨관절을 어깨뼈면으로 90° 올림시킨다(어깨뼈면은 이마면으로부터 앞쪽으로 약 30° 각을 이루고 있다).
다시 시작자세로 되돌린다. 수동운동의 수행을 통해 환자의 가동범위를 결정하고, 환자에게 정확한 움직임을 알려준다.

환자 행동

환자는 어깨뼈면으로 어깨관절을 90° 까지 올림한다. 이때 엄지는 천장을 향해야 한다. 검사자는 환자가 움직이는 동안, 촉진과 고정을 유지한다(그림 2-59).

그림 2-59 *화살표*는 움직임 방향을 의미한다.

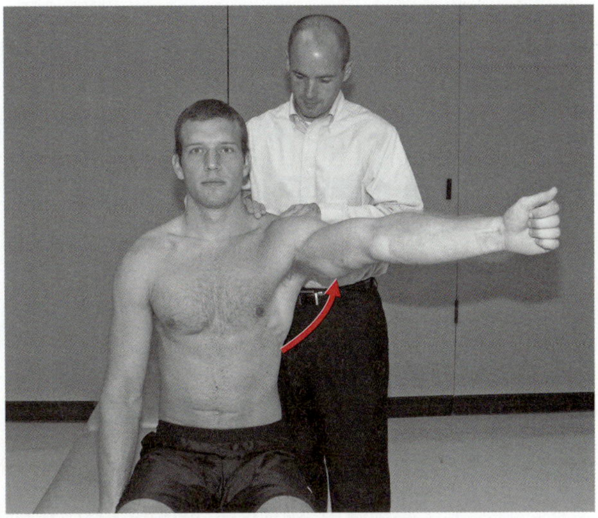

저항

한 손을 팔꿈치 몸쪽에 배치한 후, 어깨관절을 모음하는 방향으로 저항을 가한다. 촉진손은 저항을 가하기 위해 위팔뼈 먼쪽으로 움직인다(그림 2-60).

그림 2-60 *화살표*는 저항 방향을 의미한다.

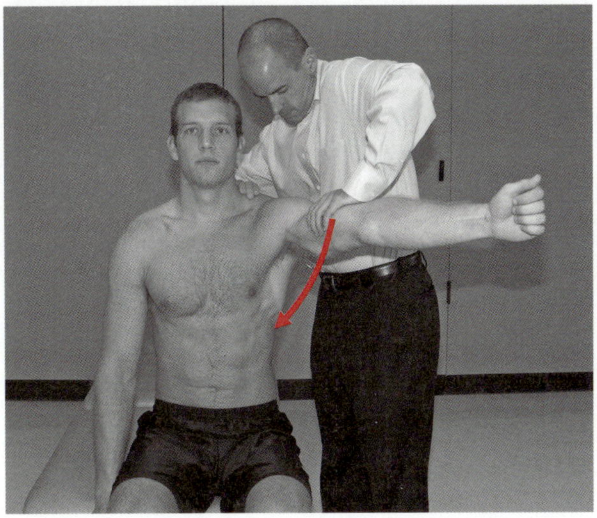

등급 3 이하 (Grades 3 and Below)

등급 3 이하를 위한 이 근육의 분리 검사는 존재하지 않는다. 중력을 제거하지 않은 자세로 이 검사를 수행할 때, 각 등급의 의미는 다음과 같다.

등급 3

환자는 팔을 90°까지 올림한다. 이때 저항은 적용되지 않는다.

등급 2

환자는 부분 가동범위로만 팔을 올림한다. 이때 저항은 적용되지 않는다.

등급 1

환자는 움직일 수 없지만, 근수축은 촉진된다. 중력-저항 검사의 촉진법으로 촉진을 적용한다(그림 2-58 참고).

등급 0

움직임이나 근수축이 일어나지 않는다.

검사법에 대한 근거

어깨뼈면 상에서의 팔의 올림은 가시위근을 검사하는 일반적인 방법이다.* 그러나 가시위근을 독립시켜 검사하는 가장 좋은 방법에 대해 몇몇의 반대 의견이 존재한다.[2,11,14,22,23] Reinold 등[20]은 흔하게 사용하는 가시위근의 검사에서, 가시위근과 어깨세모근의 EMG 활동을 비교했다(최대 수의적 등척성 수축 %): (1) 엄지를 위쪽으로 향하게 하고, 어깨뼈면 상으로 팔을 들어올림(full can test); (2) 엄지를 아랫방향으로 향하게 하고, 어깨뼈면 상으로 팔을 들어올림(empty can test); (3) 엎드린 자세에서 어깨관절을 가쪽돌림한 채, 어깨관절(100°에서)을 가로벌림함(prone full can test). 이들 연구자들은 3 가지 검사 방법에서 가시위근의 EMG 활동에 있어서 통계학적으로 유의한 차이가 없음을 보고했다. 그러나 그들은 다른 두 검사에 비해 두 번째 검사(empty can test)에서 중간어깨세모근의 EMG 활동이 통계학적으로 유의하게 감소되었음을 발견했다. 그들은 첫 번째 검사(full can test)를 할 때 가시위근의 근육검사가 가장 잘 수행될 것이라고 결론을 내렸다.[20]

* 참고문헌: 1, 3, 13, 14, 16, 17, 20

어깨관절의 가로벌림 (SHOULDER HORIZONTAL ABDUCTION)

뒤어깨세모근 (POSTERIOR DELTOID) (그림 2-61)

그림 2-61

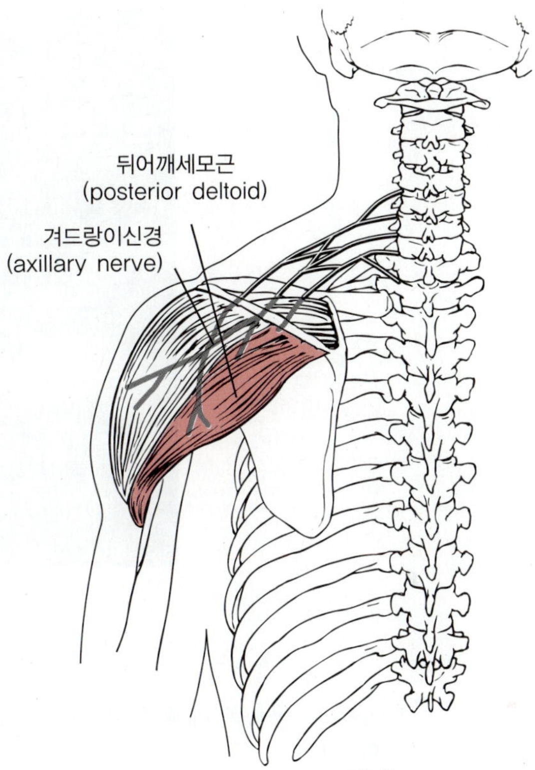

	부착점	신경지배	기능
뒤어깨세모근	이는곳: 어깨뼈가시의 아래면(inferior aspect) 닿는곳: 어깨세모근 거친면(tuberosity)	말초신경: 겨드랑이신경 신경뿌리: C5, C6	어깨관절의 폄

중력-저항 검사 (등급 3,4,5) 〔Gravity-Resisted Test (Grades 5, 4, and 3)〕

환자 자세

엎드린 자세에서 어깨관절을 90° 벌림하고, 팔꿉관절을 90° 굽힘한다. 그리고 아래팔을 테이블 밖으로 내어 놓아, 수직으로 매달리게 한다. 환자의 머리는 반대쪽으로 돌림된다 (그림 2-62).

그림 2-62

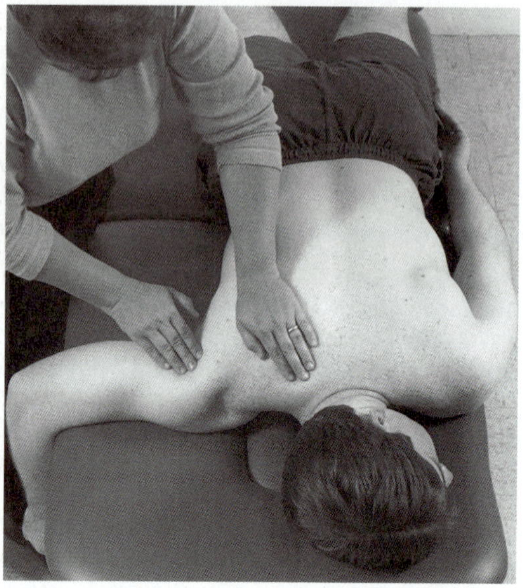

고정/촉진

한 손으로 동측 어깨뼈를 고정한다. 위팔뼈의 뒤쪽과 위쪽에 있는 뒤어깨세모근을 촉진한다(그림 2-62).

검사자 행동

환자에게 바람직한 움직임을 가르치면서, 팔꿉관절을 굽힘한 채로 위팔뼈를 가로벌림 시킨다. 다시 시작자세로 환자의 팔을 되돌린다. 수동운동의 수행을 통해 환자의 가동범위를 결정하고, 환자에게 정확한 움직임을 알려준다.

환자 행동

환자는 능동으로 위팔뼈를 가로벌림한다. 이때 검사자는 환자가 움직이는 동안, 어깨뼈의 고정과 뒤어깨세모근의 촉진을 유지한다(그림 2-63).

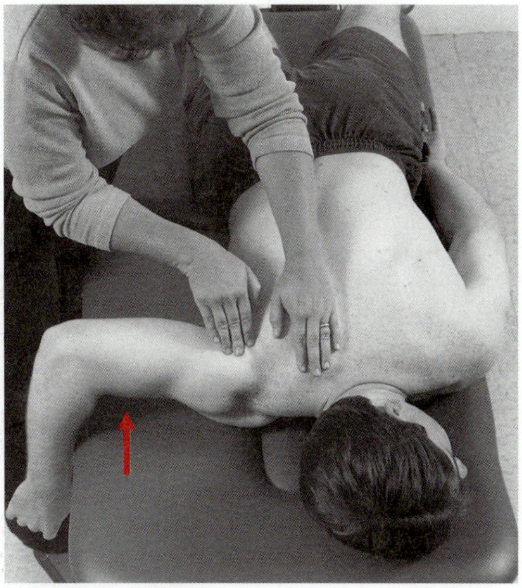

그림 2-63 *화살표*는 움직임 방향을 의미한다.

저항

한 손을 먼쪽 위팔뼈에 배치한 후, 가로모음하는 쪽으로 저항을 가한다. 촉진손은 저항을 적용하기 위해 위팔뼈의 먼쪽끝단으로 움직인다(그림 2-64).

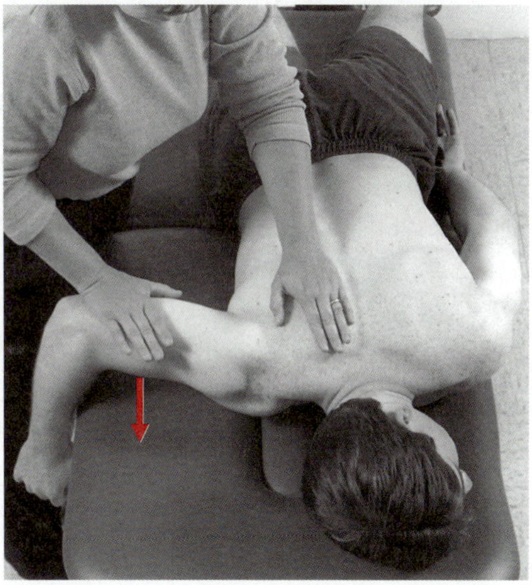

그림 2-64 *화살표*는 저항 방향을 의미한다.

중력-제거 검사 (등급 3 이하) (Gravity-Eliminated Test (Grades Below 3))

중력을 이겨내고 완전한 가동범위로 움직일 수 없는 환자를 위해 적용된다.

환자 자세

앉은 자세에서 어깨관절을 90°로 벌림하고 위팔뼈를 돌림시키지 않고, 중립위로 유지한다. 그리고 팔꿉관절을 90° 굽힘한다. 팔을 부드럽고 견고한 지지면 위에 올려놓는다. 마찰을 줄이기 위해 팔과 지지면 사이에 탤컴 파우더를 바르거나 천을 깔아놓는다(그림 2-65; 팔의 시작자세는 그림에 표현되지 않았다).

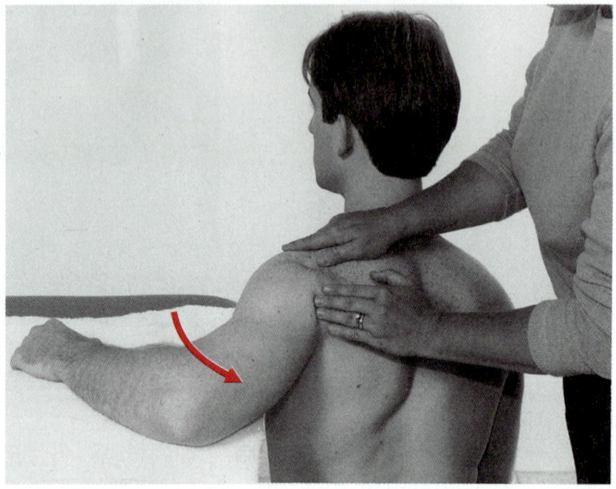

그림 2-65 *화살표*는 움직임 방향을 의미한다.

고정/촉진

몸통 돌림을 방지하기 위해 동측 어깨를 고정한다. 이와 동시에, 위팔뼈의 뒤쪽과 위쪽 면에 있는 뒤어깨세모근을 촉진한다(그림 2-65).

검사자 행동

환자의 팔을 가로벌림의 완전한 가동범위로 움직인다. 다시 시작자세로 환자의 팔을 되돌린다.

환자 행동

환자는 수평으로 위팔뼈를 벌림한다. 검사자는 환자의 어깨를 고정하고 뒤어깨세모근을 촉진한다(그림 2-65).

흔한 보상작용 (Common Substitution)

위팔세갈래근의 긴갈래: 위팔세갈래근에 의한 보상작용을 방지하기 위해서는, 검사하는 동안 팔꿉관절을 굽힘된 채로 유지해야 한다.

어깨관절의 가로모음 (SHOULDER HORIZONTAL ADDUCTION)

큰가슴근 (PECTORALIS MAJOR) (그림 2-66)

그림 2-66

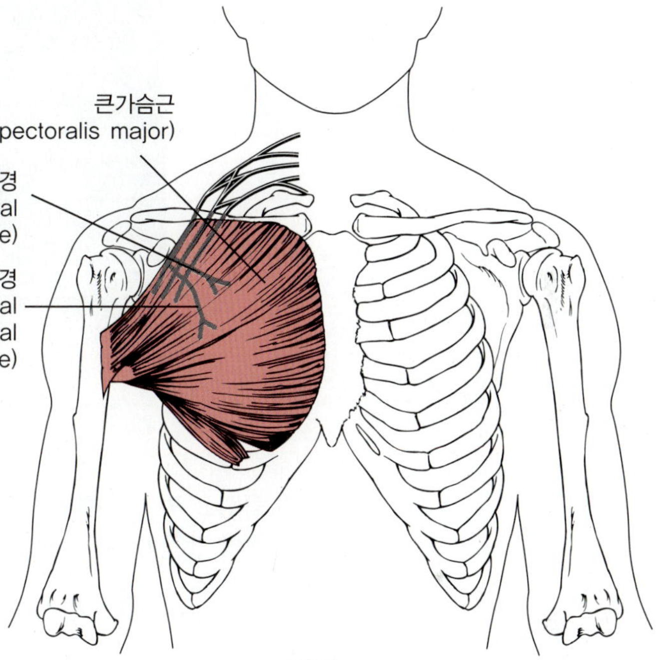

	부착점	신경지배	기능
큰가슴근	이는곳: 빗장뼈 부분 – 빗장뼈 안쪽 절반의 앞면 복장뼈 부분 – 복장뼈, 갈비뼈연골(1-7번) 및 바깥배빗근 널힘줄 등의 앞면 닿는곳: 위팔뼈 결절사이고랑의 가쪽 입술	말초신경: 안쪽가슴신경과 가쪽가슴신경 신경뿌리: C5-8, T1	어깨관절의 모음과 안쪽돌림 기타 기능: 빗장뼈 부분: 어깨관절의 굽힘과 가로모음 복장뼈 부분: 어깨관절의 폄(고정된 자세에서)

중력-저항 검사 (등급 3,4,5) [Gravity-Resisted Test (Grades 5, 4, and 3)]

환자 자세

누운 자세에서 어깨관절을 90° 벌림하고, 팔꿉관절을 90° 굽힘하고, 아래팔을 수직되게 한다(그림 2-67).

그림 2-67

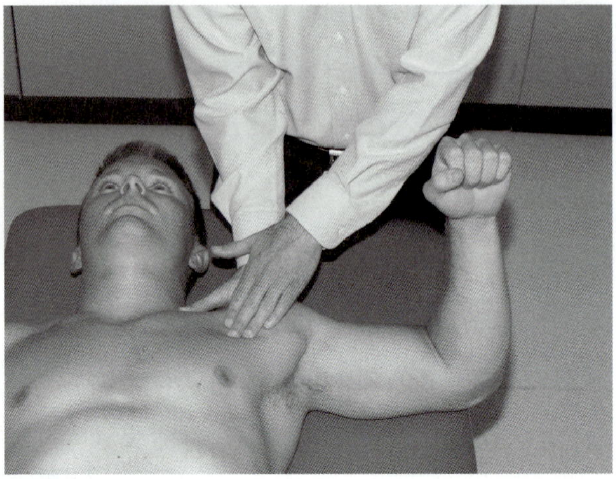

고정/촉진

몸통의 돌림을 막기 위해 동측 어깨/위쪽 가슴을 고정한다. 겨드랑이의 앞쪽 가장자리 위의 빗장뼈 가쪽 1/3의 아래쪽에 있는 큰가슴근을 촉진한다(그림 2-67).

검사자 행동

환자에게 바람직한 움직임을 가르치면서, 환자의 팔을 가슴 앞쪽으로 가져 가면서 어깨관절을 수평으로 모음시킨다. 다시 시작자세로 환자의 팔을 되돌린다. 수동운동의 수행을 통해 환자의 가동범위를 결정하고, 환자에게 정확한 움직임을 알려준다.

환자 행동

환자는 자신의 팔을 가슴 앞쪽으로 가져 가면서 어깨관절을 수평으로 모음시킨다. 검사자는 환자가 움직이는 동안, 촉진과 고정을 유지한다(그림 2-68).

그림 2-68 *화살표*는 움직임 방향을 의미한다.

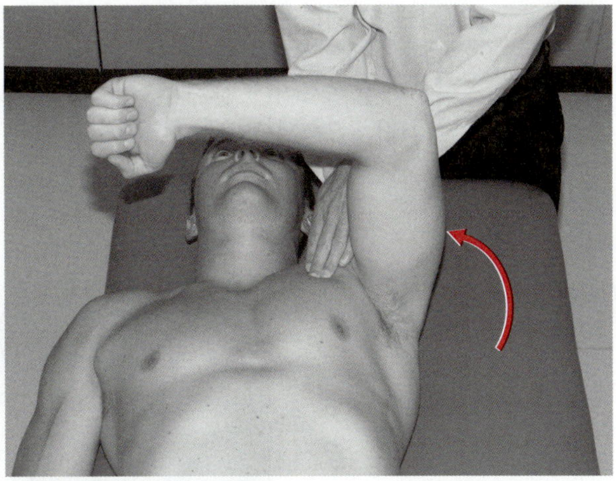

저항

한 손을 팔꿈치 면쪽에 배치한 후, 팔을 가로벌림하는 쪽으로 저항을 가한다. 촉진손은 저항을 적용하기 위해 먼쪽 위팔뼈 쪽으로 움직인다(그림 2-69).

그림 2-69 *화살표*는 저항 방향을 의미한다.

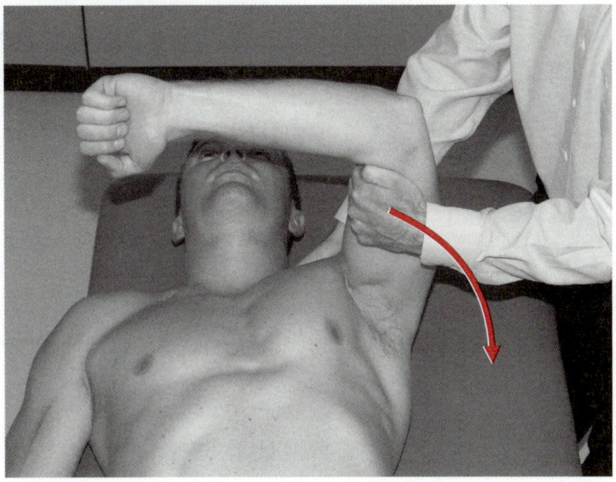

중력-제거 검사 (등급 3 이하) 〔Gravity-Eliminated Test (Grades Below 3)〕

중력을 이겨내고 완전한 가동범위로 움직일 수 없는 환자를 위해 적용된다.

환자 자세

앉은 자세에서 테이블을 반쯤 바라본다. 어깨관절은 90° 벌림하고, 팔꿉관절은 90° 굽힘하고, 아래팔은 테이블 위에 올려놓는다. 마찰을 줄이기 위해 팔과 지지면 사이에 탤컴 파우더를 바르거나 천을 깔아 놓는다(그림 2-70; 팔의 시작자세는 그림에서 표현되지 않았다).

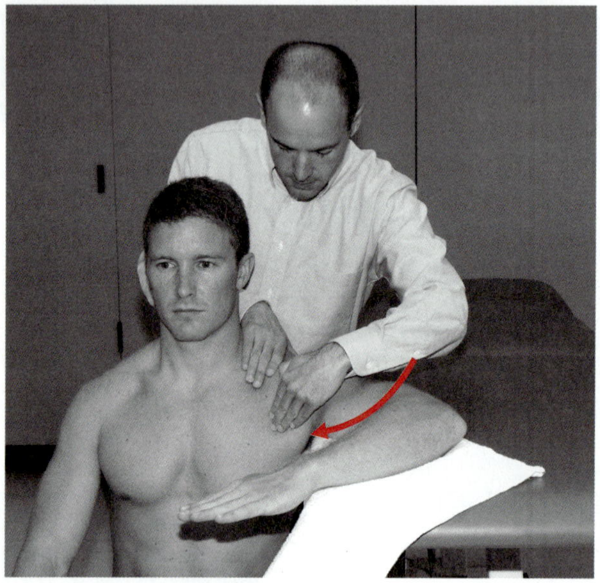

그림 2-70 *화살표*는 움직임 방향을 의미한다.

고정/촉진 동측 어깨 위에 한 손을 올려놓고, 고정을 가한다. 동시에, 다른 손으로 빗장뼈 가쪽 1/3의 아래쪽에 있는 큰가슴근을 촉진한다(그림 2-70).

검사자 행동 환자의 팔을 완전 가동범위로 가로모음시킨다. 다시 시작자세로 환자의 팔을 되돌린다.

환자 행동 환자는 테이블 위에서 자신의 팔을 가슴 앞쪽으로 활주함으로써, 가로모음한다. 검사자는 환자가 움직이는 동안, 촉진과 고정을 유지한다(그림 2-70).

흔한 보상작용 (Common Substitution)

반대쪽으로의 몸통 돌림; 동측 가슴을 고정함으로써 이런 보상작용을 방지할 수 있다.

어깨관절의 가로모음 - 다른 검사 I (SHOULDER HORIZONTAL ADDUCTION-ALTERNATIVE TEST I)

큰가슴근의 빗장뼈갈래 (PECTORALIS MAJOR, CLAVICULAR HEAD)

이 검사(출처: Kendall 등[15])는 큰가슴근의 두갈래 사이를 구분하기 위해 이용된다.

중력-저항 검사 (등급 4,5) [Gravity-Resisted Test (Grades 5 and 4)]

환자 자세

누운 자세에서 어깨관절을 90° 굽힘과 약간의 안쪽돌림을 하고, 팔꿉관절 (위팔세갈래근의 근력이 충분하다면)을 0° 편한다 (그림 2-71).

그림 2-71

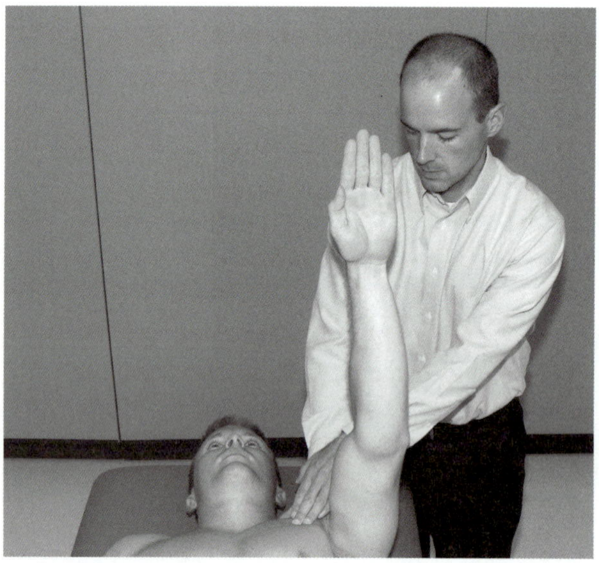

고정/촉진

몸통의 돌림을 막기 위해, 동측 어깨/위쪽 가슴을 고정한다. 겨드랑이의 앞쪽 가장자리 위의 빗장뼈 가쪽 1/3의 아래쪽에 있는 큰가슴근을 촉진한다 (그림 2-71).

검사자 행동

환자에게 바람직한 움직임을 가르치면서, 환자의 팔을 가슴 앞쪽으로 가져가면서 어깨관절을 수평으로 모음시킨다 (이때 팔꿉관절의 폄을 그대로 유지한다). 다시 시작 자세로 환자의 팔을 되돌린다. 수동운동의 수행을 통해 환자의 가동범위를 결정하고, 환자에게 정확한 움직임을 알려준다.

환자 행동

환자는 자신의 팔을 가슴 앞쪽으로 가져가면서 어깨관절을 수평으로 모음시킨다. 검사자는 환자가 움직이는 동안, 가슴의 고정과 큰가슴근의 촉진을 유지한다 (그림 2-72).

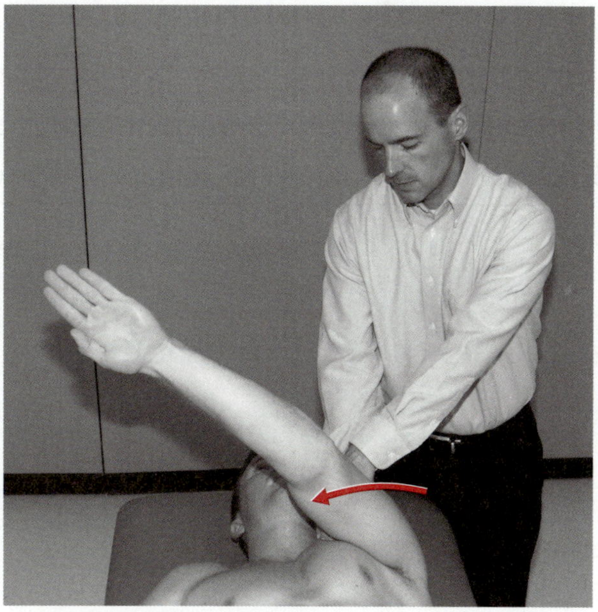

그림 2-72 *화살표*는 움직임 방향을 의미한다.

저항

한 손을 팔꿉관절 먼쪽에 배치한 후, 팔을 가로벌림하는 쪽으로 저항을 가한다. 촉진손은 저항을 적용하기 위해 위팔뼈 먼쪽으로 움직인다(그림 2-73).

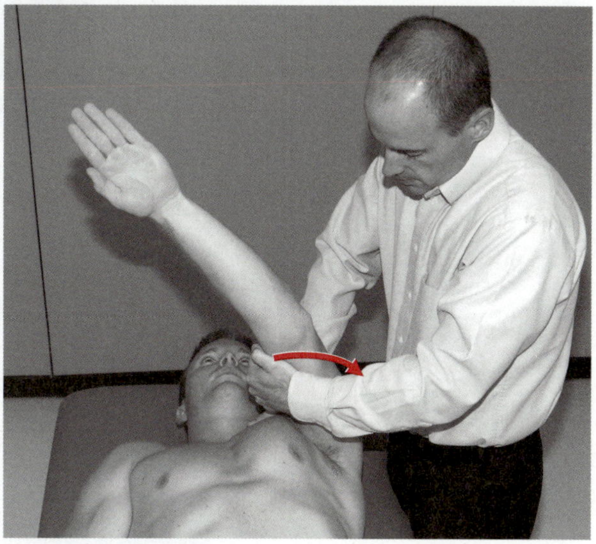

그림 2-73 *화살표*는 저항 방향을 의미한다.

등급 3 이하 (Grades 3 and Below)

등급 3 이하를 위한 이 근육의 분리 검사는 존재하지 않는다. 중력을 제거하지 않은 자세로 이 검사를 수행할 때, 각 등급의 의미는 다음과 같다.

등급 3 환자는 완전한 가동범위로 관절을 움직인다. 이때 저항은 적용되지 않는다.

등급 2 환자는 부분 가동범위로 관절을 움직인다. 이때 저항은 적용되지 않는다.

등급 1 환자는 움직일 수 없지만, 근수축은 촉진된다. 중력-저항 검사의 촉진법으로 촉진을 적용한다(그림 2-71 참고).

등급 0 움직임이나 근수축이 일어나지 않는다.

흔한 보상작용 (Common Substitution)

반대쪽으로의 몸통 돌림; 동측 가슴을 고정함으로써 이런 보상작용을 방지할 수 있다.

어깨관절의 가로모음 - 다른 검사 II (SHOULDER HORIZONTAL ADDUCTION-ALTERNATIVE TEST II)

큰가슴근의 복장뼈갈래 (PECTORALIS MAJOR, STERNOCOSTAL HEAD)

이 검사(출처: Kendall 등[15])는 큰가슴근의 두갈래 사이를 구분하기 위해 이용된다.

중력-저항 검사 (등급 4,5) [Gravity-Resisted Test (Grades 5 and 4)]

환자 자세

누운 자세에서 어깨관절을 90° 굽힘과 약간의 안쪽돌림을 하고, 팔꿉관절(만약 위팔세갈래근의 근력이 충분하다면)을 0° 편한다(그림 2-74).

그림 2-74

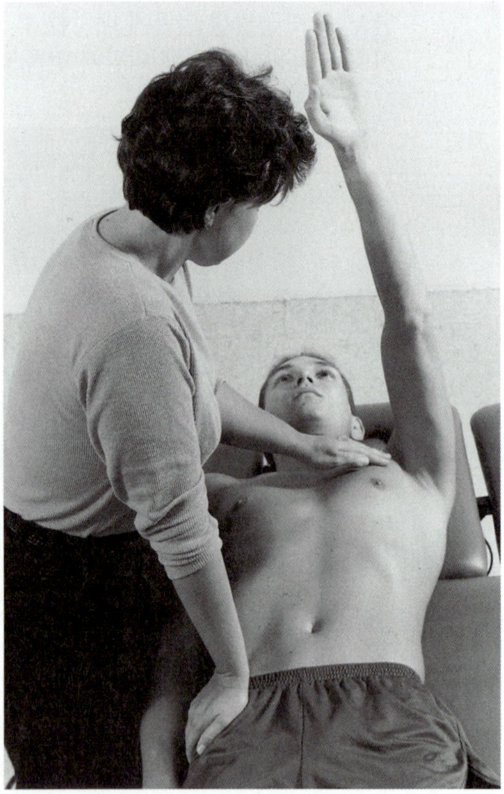

고정/촉진

몸통의 돌림을 막기 위해, 반대쪽 엉덩뼈능선을 고정한다. 겨드랑이의 앞쪽 가장자리 위의 빗장뼈 가쪽 1/3의 아래쪽에 있는 큰가슴근을 촉진한다(그림 2-74).

검사자 행동

환자에게 바람직한 움직임을 가르치면서, 환자의 손이 반대쪽 엉덩뼈능선 쪽으로 향하도록 환자 어깨관절을 가로모음과 폄시킨다. 다시 시작자세로 환자의 팔을 되돌린다. 수동운동 수행을 통해 환자의 가동범위를 결정하고, 환자에게 정확한 움직임을 알려준다.

환자 행동

환자는 반대쪽 엉덩관절 쪽으로 몸을 가로질러 팔을 모음한다. 이때 검사자는 골반의 고정과 큰가슴근의 촉진을 유지한다(그림 2-75).

그림 2-75 *화살표*는 움직임 방향을 의미한다.

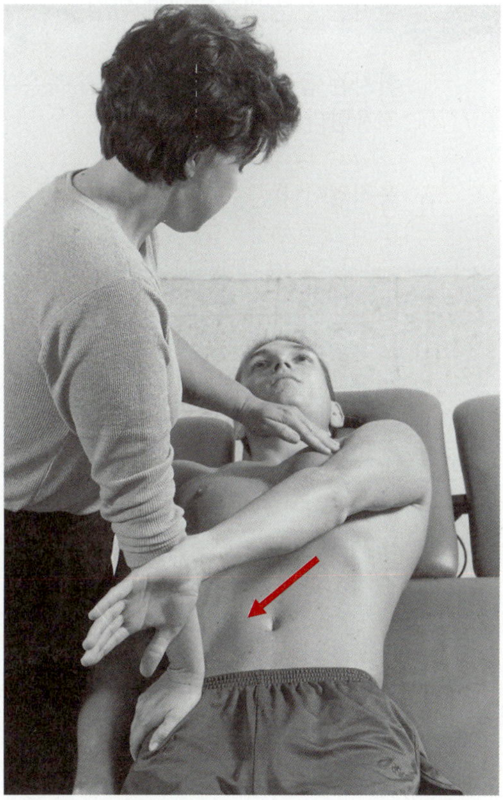

저항

한 손을 손목 몸쪽에 배치한 후, 어깨관절을 벌림과 굽힘하는 쪽으로 저항을 가한다. 촉진손은 저항을 적용하기 위해 아래팔 먼쪽으로 움직인다(그림 2-76).

그림 2-76 *화살표*는 저항 방향을 의미한다.

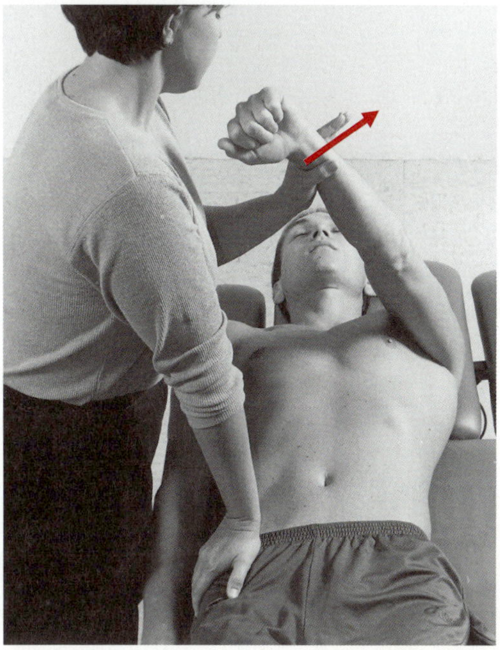

등급 3 이하 (Grades 3 and Below)

등급 3 이하를 위한 이 근육의 분리 검사는 존재하지 않는다. 중력을 제거하지 않은 자세로 이 검사를 수행할 때, 각 등급의 의미는 다음과 같다.

등급 3 환자는 완전한 가동범위로 관절을 움직인다. 이때 저항은 적용되지 않는다.

등급 2 환자는 부분 가동범위로 관절을 움직인다. 이때 저항은 적용되지 않는다.

등급 1 환자는 움직일 수 없지만, 근수축은 촉진된다. 중력-저항 검사의 촉진법으로 촉진을 적용한다(그림 2-74 참고).

등급 0 움직임이나 근수축이 일어나지 않는다.

어깨관절의 안쪽돌림 (SHOULDER MEDIAL ROTATION)

어깨밑근, 큰가슴근, 넓은등근, 큰원근

(SUBSCAPULARIS, PECTORALIS MAJOR, LATISSIMUS DORSI, TERES MAJOR) (그림 2-77)

그림 2-77

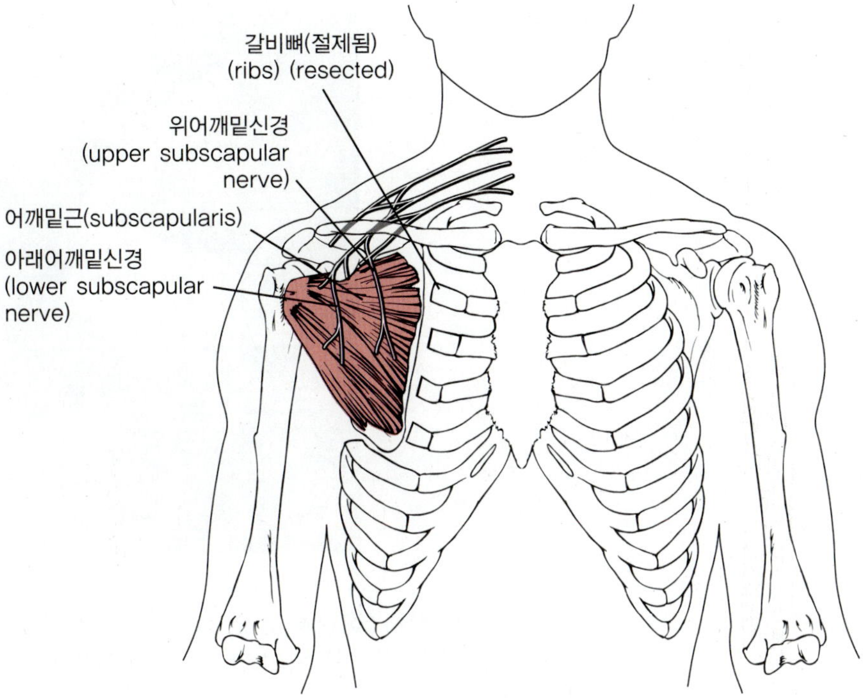

앞면

	부착점	신경지배	기능
어깨밑근	이는곳: 어깨뼈의 어깨밑오목 닿는곳: 위팔뼈의 작은결절	말초신경: 위어깨밑신경과 아래어깨밑신경 신경뿌리: C5, C6	어깨관절의 안쪽돌림
큰가슴근	이는곳: 빗장뼈 부분 - 빗장뼈 안쪽 절반의 앞면 복장뼈 부분 - 복장뼈, 갈비뼈연골(1-7번) 및 바깥배빗근 널힘줄 등의 앞면 닿는곳: 위팔뼈 결절사이고랑의 가쪽 입술	말초신경: 안쪽가슴신경과 가쪽가슴신경 신경뿌리: C5-8, T1	어깨관절의 모음과 안쪽돌림 기타 기능: 빗장뼈 부분 - 어깨관절의 굽힘과 가로모음 복장뼈 부분 - 어깨관절의 폄(고정된 자세에서)
넓은등근	이는곳: 엉치뼈, 허리뼈 및 아래쪽 등뼈 6개의 가시돌기, 등허리널힘줄을 통한 위가시인대, 엉덩뼈능선, 아래쪽 갈비뼈 3개 혹은 4개 닿는곳: 위팔뼈 결절사이고랑의 바닥	말초신경: 가슴등신경 신경뿌리: C6-C8	어깨관절의 모음, 폄 및 안쪽돌림
큰원근	이는곳: 어깨뼈아래각의 뒷면 닿는곳: 위팔뼈 결절사이고랑의 안쪽입술	말초신경: 아래어깨밑신경 신경뿌리: C5, C6	어깨관절의 모음, 폄 및 안쪽돌림

중력-저항 검사 (등급 3,4,5) (Gravity-Resisted Test (Grades 5, 4, and 3))

환자 자세

엎드린 자세에서 어깨관절을 90° 벌림하고, 팔꿉관절을 90° 굽힘하고, 아래팔을 테이블 밖으로 내어놓아 수직으로 매달리게 한다. 테이블과 위팔뼈 사이에 타월을 배치하여 위팔뼈의 수평 위치를 유지한다(그림 2-78).

그림 2-78

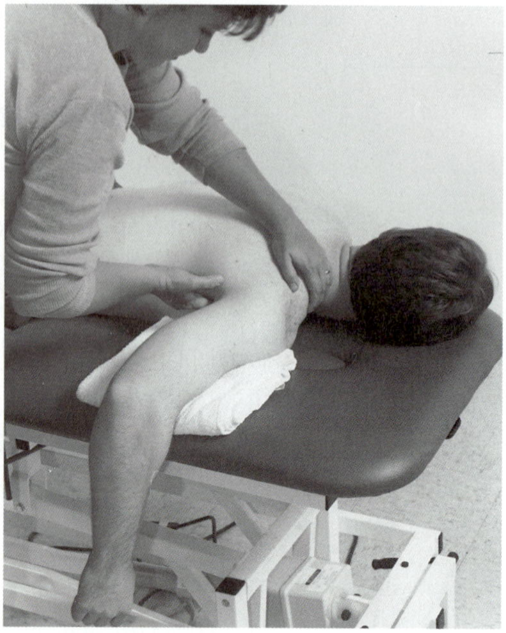

고정/촉진

동측 등을 고정한다(어깨뼈 고정근이 약하다면, 어깨뼈를 고정한다. 이때 검사할 근육을 압박해서는 안 된다). 겨드랑이 안으로 손을 넣어 어깨뼈 앞쪽면을 따라 어깨밑근을 촉진한다(그림 2-78).

검사자 행동

환자에게 바람직한 움직임을 가르치면서, 환자의 위팔뼈를 안쪽으로 돌림한다. 이때 팔꿉관절은 굽힘 자세를 유지한다. 다시 시작자세로 환자의 팔을 되돌린다. 수동운동의 수행을 통해 환자의 가동범위를 결정하고, 환자에게 정확한 움직임을 알려준다.

환자 행동

환자는 완전 가동범위로 팔을 안쪽돌림한다. 이때 검사자는 등의 고정과 어깨밑근의 촉진을 유지한다(그림 2-79).

그림 2-79 *화살표*는 움직임 방향을 의미한다.

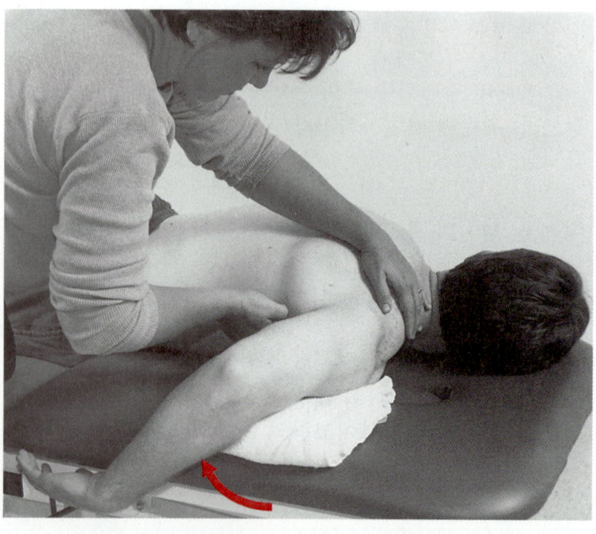

저항

한 손을 손목 몸쪽에 배치한 후, 어깨관절을 가쪽돌림하는 방향으로 저항을 가한다. 촉진손은 저항을 주기 위해 아래팔 먼쪽으로 움직인다(그림 2-80).

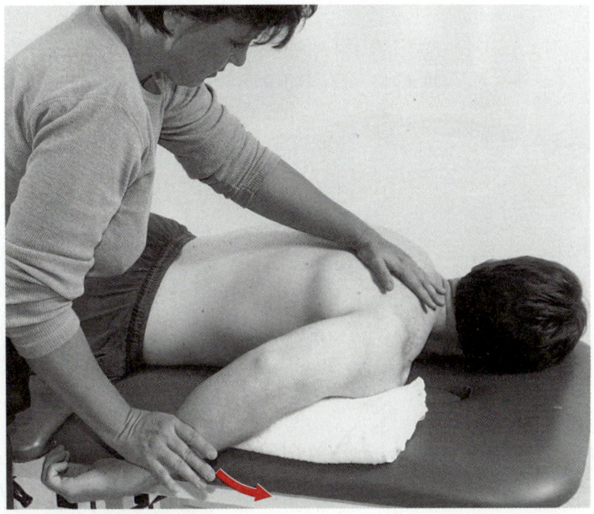

그림 2-80 *화살표*는 저항 방향을 의미한다.

중력-제거 검사 (등급 3 이하) (Gravity-Eliminated Test (Grades Below 3))

중력을 이겨내고 완전한 가동범위로 움직일 수 없는 환자를 위해 적용된다.

환자 자세

엎드린 자세에서 어깨관절을 90°의 벌림과 완전한 가쪽돌림을 하고, 팔꿉관절을 0° 펴하고, 아래팔을 테이블 밖으로 내어놓아 수직으로 매달리게 한다(그림 2-81).

그림 2-81

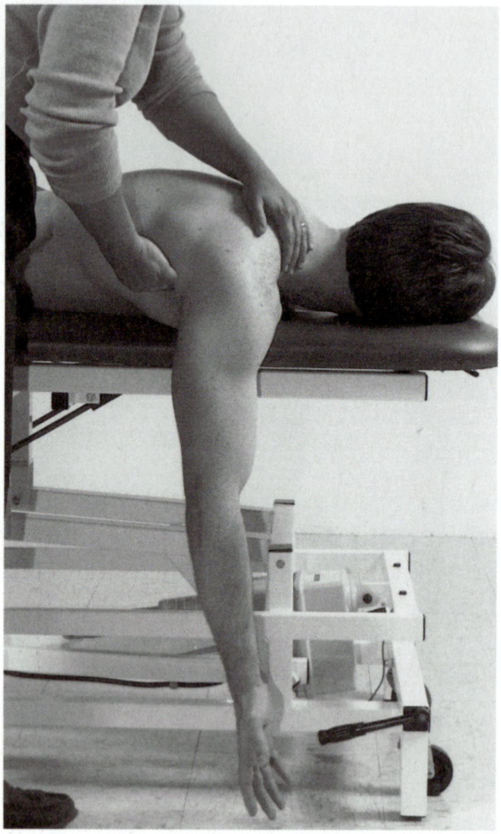

고정/촉진

한 손으로 동측 등을 고정한다. 다른 손으로 어깨뼈 앞쪽면을 따라 어깨밑근을 촉진한다(그림 2-81).

검사자 행동

긴축을 중심으로 환자의 팔을 안쪽돌림시킨다. 이때 팔꿉관절을 편 상태로 유지한다. 다시 시작자세로 환자의 팔을 되돌린다.

환자 행동

환자는 완전 가동범위로 안쪽돌림한다. 검사자는 등을 고정하고 어깨밑근을 촉진한다(그림 2-82).

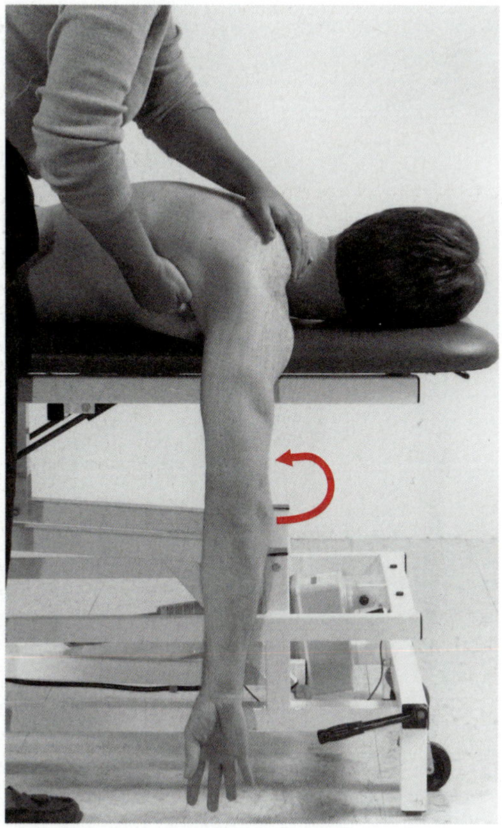

그림 2-82 *화살표*는 움직임 방향을 의미한다.

흔한 보상작용 (Common Substitution)

중력-제거 검사 동안, 환자는 아래팔을 엎침시켜 위팔뼈가 안쪽돌림되는 것처럼 보이려고 한다. 안쪽돌림이 오목위팔관절에서 일어나는지를 주의깊게 관찰해야 한다.

어깨관절의 가쪽돌림
(SHOULDER LATERAL ROTATION)

가시아래근, 작은원근 (INFRASPINATUS: TERES MINOR) (그림 2-83)

그림 2-83

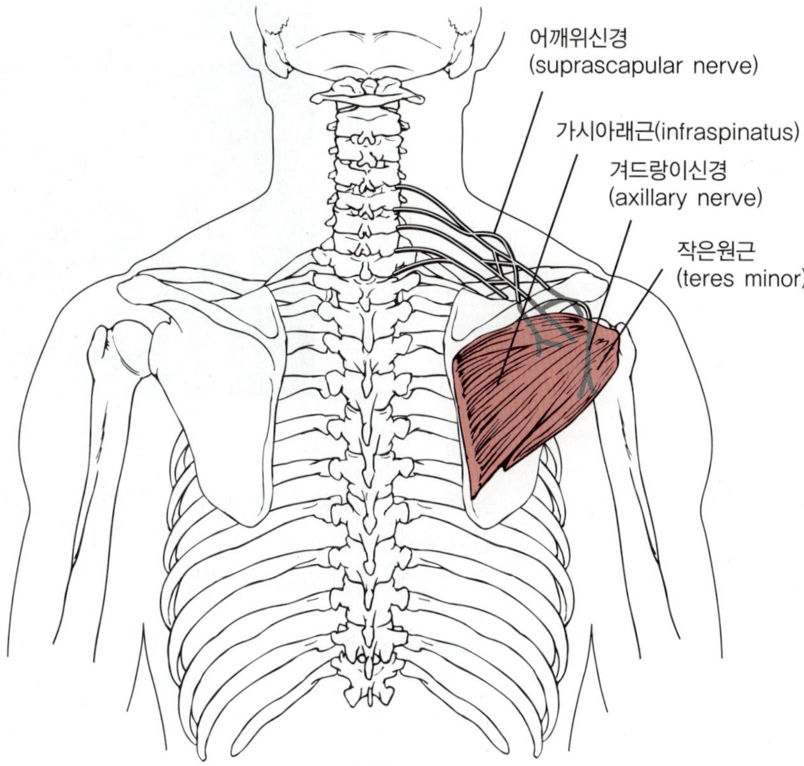

	부착점	신경지배	기능
가시아래근	이는곳: 어깨뼈의 가시아래오목 닿는곳: 위팔뼈의 큰결절	말초신경: 어깨위신경 신경뿌리: C5, C6	어깨관절의 가쪽돌림
작은원근	이는곳: 어깨뼈 가쪽 가장자리의 뒷면의 위쪽 2/3 닿는곳: 위팔뼈의 큰결절	말초신경: 겨드랑이신경 신경뿌리: C5	어깨관절의 가쪽돌림

중력-저항 검사 (등급 3,4,5) 〔Gravity-Resisted Test (Grades 5, 4, and 3)〕

환자 자세

엎드린 자세에서 어깨관절을 90° 벌림하고, 팔꿉관절을 90° 굽힘하고, 아래팔을 테이블 밖으로 내어놓아 수직으로 매달리게 한다. 테이블과 위팔뼈 사이에 타월을 배치하여 위팔뼈의 수평 위치를 유지한다(그림 2-84).

그림 2-84

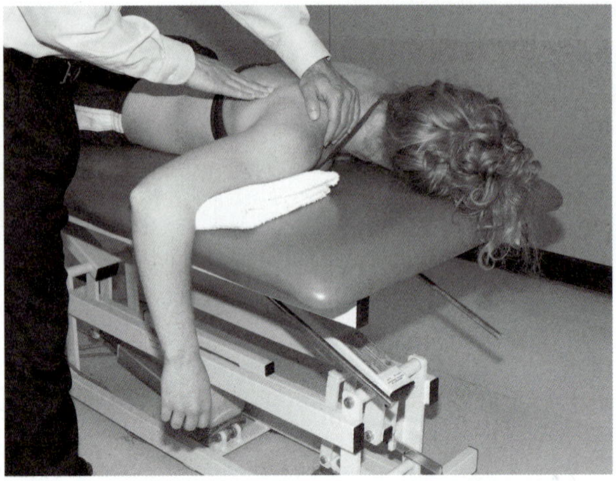

고정/촉진

동측 등을 고정한다(어깨뼈 고정근이 약하다면, 어깨뼈를 고정한다. 이때 검사할 근육을 압박해서는 안 된다). 어깨뼈가시의 아래쪽(가시아래근)과 어깨뼈의 가쪽 가장자리 밑(작은원근)에 있는 가시아래근과 작은원근을 촉진한다(그림 2-84).

검사자 행동

환자에게 바람직한 움직임을 가르치면서, 환자의 위팔뼈를 가쪽으로 돌림시킨다. 이때 팔꿉관절은 굽힘 자세를 유지해야 한다. 다시 시작자세로 환자의 팔을 되돌린다.
수동운동의 수행을 통해 환자의 가동범위를 결정하고, 환자에게 정확한 움직임을 알려준다.

환자 행동

환자는 완전 가동범위로 팔을 가쪽돌림한다. 이때 검사자는 등의 고정과 가시아래근과 작은원근의 촉진을 유지한다(그림 2-85).

그림 2-85 *화살표*는 움직임 방향을 의미한다.

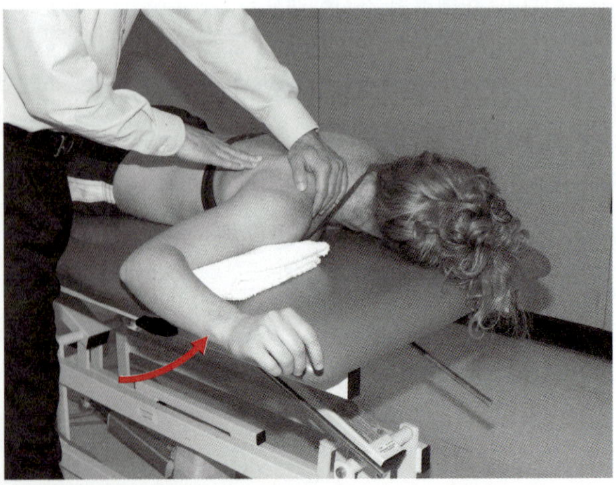

저항

한 손을 손목 몸쪽에 배치한 후, 어깨관절을 안쪽돌림하는 방향으로 저항을 가한다. 촉진손은 저항을 주기 위해 아래팔 먼쪽으로 움직인다(그림 2-86).

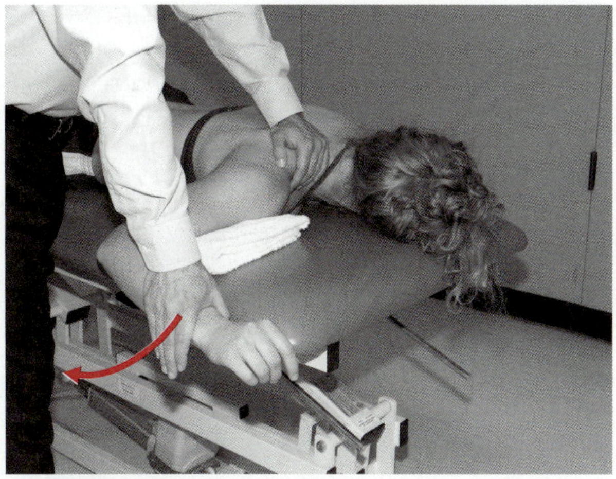

그림 2-86 *화살표*는 저항 방향을 의미한다.

중력-제거 검사 (등급 3 이하)
(Alternative Gravity-Eliminated Test (Grades Below 3))

중력을 이겨내고 완전한 가동범위로 움직일 수 없는 환자를 위해 적용된다.

환자 자세

엎드린 자세에서 어깨관절을 90°의 벌림과 완전한 안쪽돌림을 하고, 팔꿉관절을 0° 펴하고, 아래팔을 테이블 밖으로 내어놓아 수직으로 매달리게 한다(그림 2-87).

그림 2-87

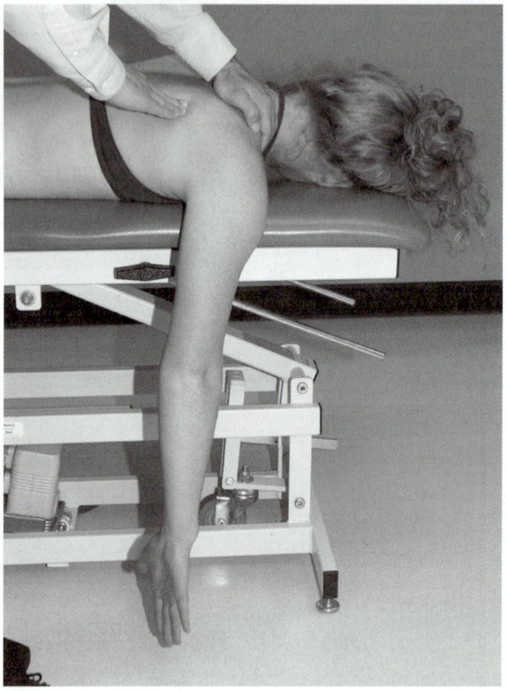

고정/촉진

한 손으로 동측 등을 고정한다. 다른 손으로 어깨뼈가시 밑(infraspinatus)에 있는 가시아래근과 작은원근을 촉진한다(그림 2-87).

검사자 행동

긴축을 중심으로 환자의 팔을 가쪽돌림시킨다. 이때 팔꿉관절을 편 상태로 유지한다. 다시 시작자세로 환자의 팔을 되돌린다.

환자 행동

환자는 완전 가동범위로 가쪽돌림한다. 검사자는 등을 고정하고 가시아래근과 작은원근을 촉진한다(그림 2-88).

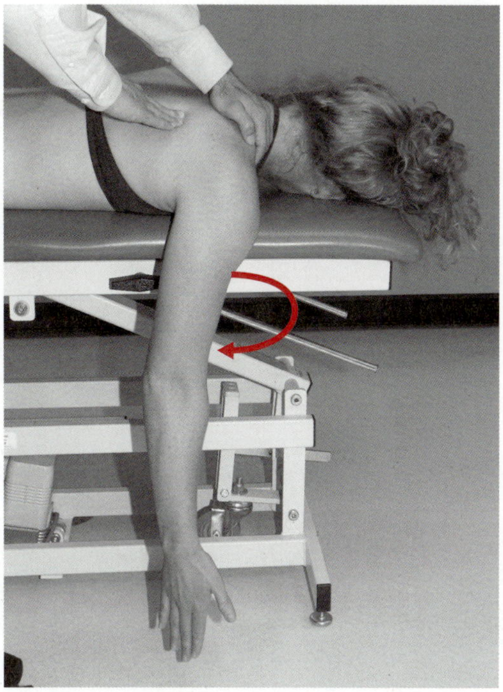

그림 2-88 *화살표*는 움직임 방향을 의미한다.

흔한 보상작용 (Common Substitution)

중력-제거 검사 동안, 환자는 아래팔을 뒤침시켜 위팔뼈가 가쪽돌림되는 것처럼 보이려고 한다. 가쪽돌림이 오목위팔관절에서 일어나는지 주의깊게 관찰해야 한다.

팔꿉관절의 굽힘 (ELBOW FLEXION)

위팔두갈래근 (BICEPS BRACHII) (그림 2-89)

그림 2-89

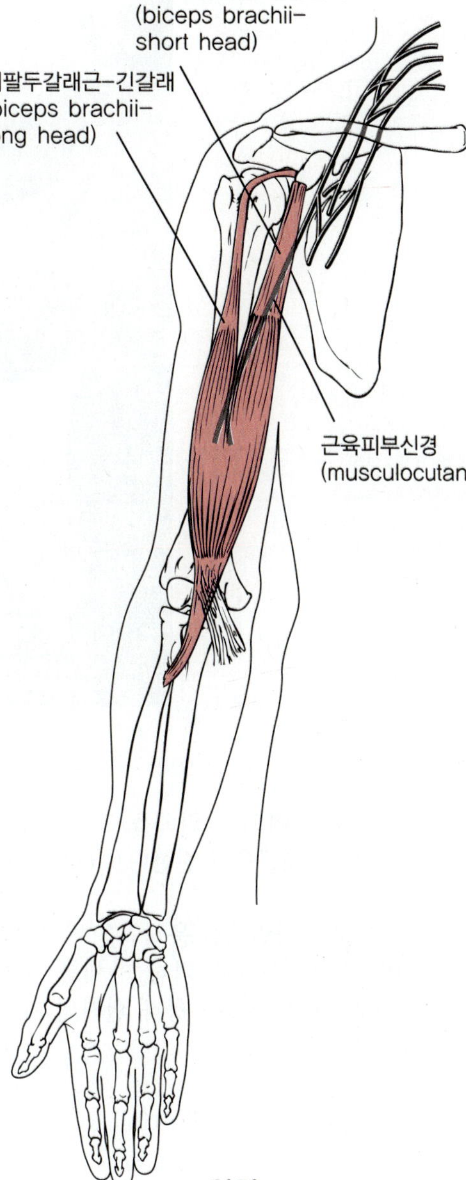

	부착점	신경지배	기능
위팔두갈래근	이는곳: 짧은갈래 - 어깨뼈의 부리돌기 긴갈래 - 어깨뼈의 오목위 거친면 닿는곳: 노뼈거친면	말초신경: 근육피부신경 신경뿌리: C5, C6	팔꿉관절의 굽힘, 아래팔의 뒤침, 어깨관절 굽힘근의 보조 역할

중력-저항 검사 (등급 3,4,5) (Gravity-Resisted Test (Grades 5, 4, and 3))

환자 자세

앉은 자세에서 어깨관절을 0° 모음하고, 팔꿉관절을 폄하고, 아래팔을 뒤침한다 (그림 2-90).

그림 2-90

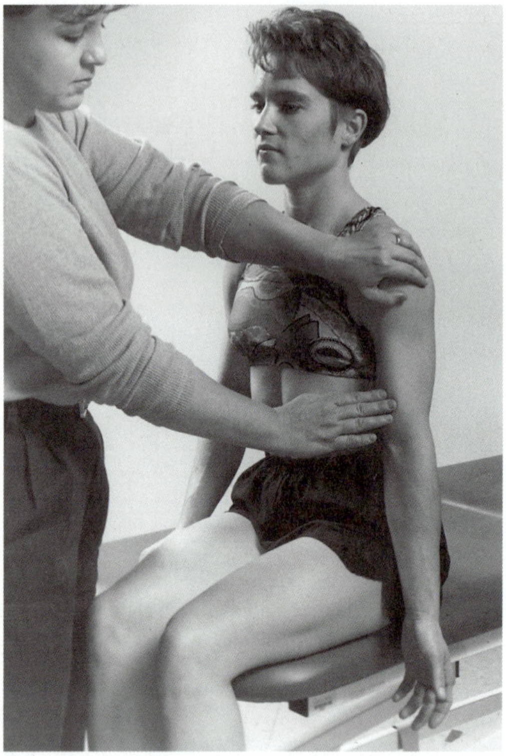

고정/촉진

동측 위팔뼈의 앞위쪽을 고정한다. 다른 손으로 위팔뼈 앞쪽면의 중앙 지점에 있는 위팔두갈래근을 촉진한다(그림 2-90).

검사자 행동

환자에게 바람직한 움직임을 가르치면서, 환자의 팔꿉관절을 굽힘시킨다. 이때 아래팔은 완전한 뒤침 자세를 유지한다. 다시 시작자세로 환자의 팔을 되돌린다. 수동운동의 수행을 통해 환자의 가동범위를 결정하고, 환자에게 정확한 움직임을 알려준다.

환자 행동

환자는 완전 가동범위(full ROM)로 팔꿉관절을 굽힘한다. 검사자는 위팔뼈의 고정과 위팔두갈래근의 촉진을 유지한다(그림 2-91).

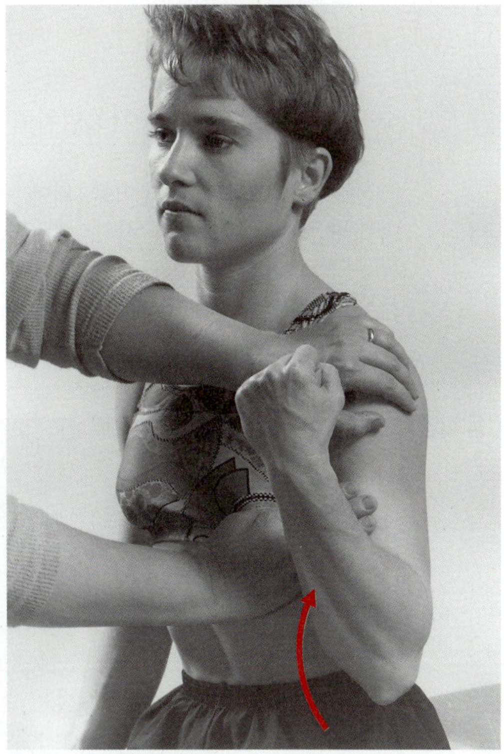

그림 2-91 *화살표*는 움직임 방향을 의미한다.

저항

한 손을 손목 몸쪽에 배치한 후, 팔꿉관절을 펴하는 방향으로 저항을 가한다. 촉진손은 저항을 적용하기 위해 아래팔 먼쪽으로 움직인다(그림 2-92).

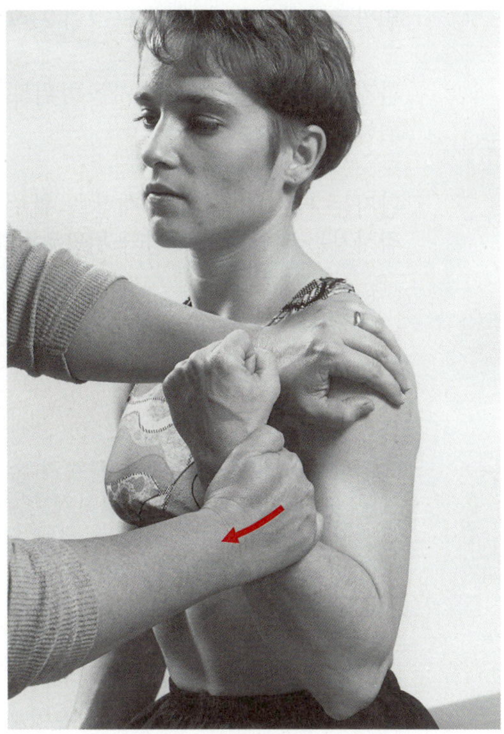

그림 2-92 *화살표*는 저항 방향을 의미한다.

중력-제거 검사 (등급 3 이하) [Gravity-Eliminated Test (Grades Below 3)]

중력을 이겨내고 완전한 가동범위로 움직일 수 없는 환자를 위해 적용된다.

환자 자세

앉은 자세에서 팔을 테이블 위에 올려놓는다: 어깨관절은 90° 벌림, 팔꿉관절은 폄, 아래팔은 완전한 뒤침 자세. 마찰을 줄이기 위해, 테이블과 환자의 팔 사이에 탤컴 파우더(talcum powder)를 바르거나 천을 깔아 놓는다(그림 2-93; 팔꿉관절의 초기 자세는 그림에서 볼 수 없다).

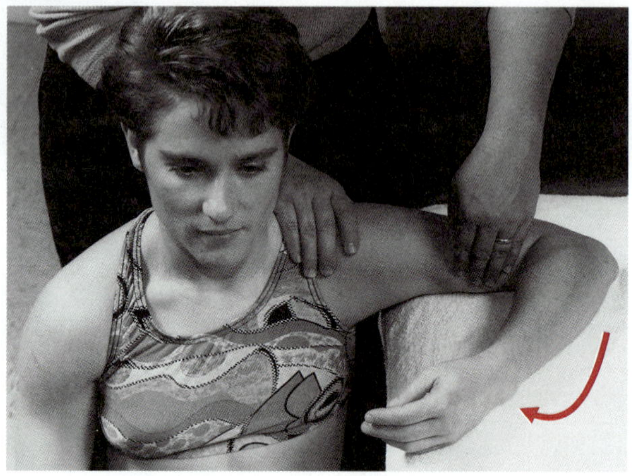

그림 2-93 *화살표*는 움직임 방향을 의미한다.

고정/촉진

동측 위팔뼈의 앞위쪽을 고정한다. 다른 손으로 위팔뼈 앞쪽면의 중앙 지점에 있는 위팔두갈래근을 촉진한다(그림 2-93).

검사자 행동

환자의 아래팔을 완전 가동범위로 굽힘시킨다. 다시 시작자세로 환자의 아래팔을 되돌린다.

환자 행동

환자는 테이블 위에 아래팔을 활주시키면서 완전 가동범위로 팔꿉관절을 굽힌다. 검사자는 위팔뼈의 고정과 위팔두갈래근의 촉진을 유지한다(그림 2-93).

글상자 2-2. 임상 코멘트: 위팔두갈래근과 C6의 신경학적 평가

위팔두갈래근은 C6 척수신경의 손상유무나 척수의 신경학적 분절을 검사하는 주된 근육이다. C6 레벨의 신경학적 평가는 다음과 같은 것들을 포함하고 있다:

근력 평가:
- 위팔두갈래근 (p.95-98)
- 손목폄근 (p.123-130)

반사 검사:
- 위팔노근 반사 (p.510)
- 위팔두갈래근 반사 (C5와 C6; p.509)

감각 검사:
- 엄지와 가쪽아래팔 위의 피부 (C6 피부절; p.488; 490-493)

팔꿉관절의 굽힘 (ELBOW FLEXION)

위팔근, 위팔노근 (BRACHIALIS AND BRACHIORADIALIS) (그림 2-94, 그림 2-95)

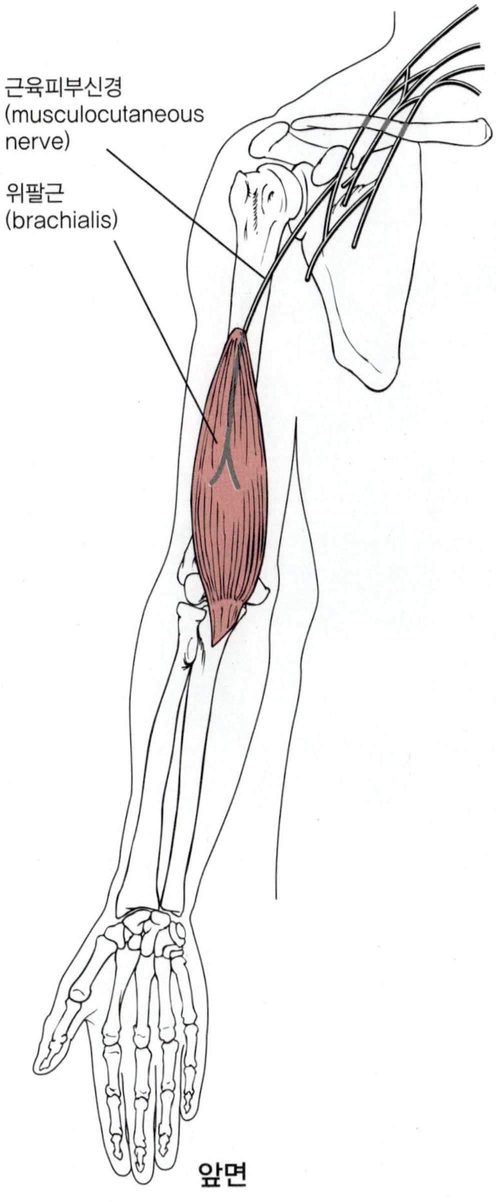

그림 2-94

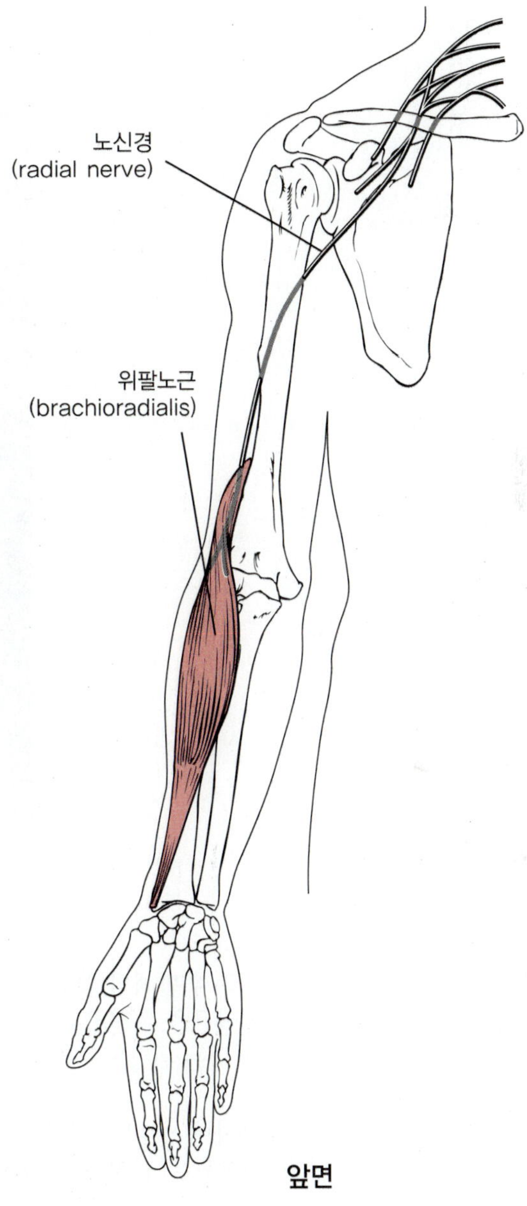

그림 2-95

	부착점	신경지배	기능
위팔근	이는곳: 위팔뼈몸통 앞면의 먼쪽 절반 닿는곳: 자뼈의 거친면과 갈고리돌기	말초신경: 근육피부신경 신경뿌리: C5, C6	팔꿉관절의 굽힘
위팔노근	이는곳: 위팔뼈의 가쪽관절융기위능선의 위쪽 2/3 닿는곳: 노뼈의 붓돌기	말초신경: 노신경 신경뿌리: C5, C6	팔꿉관절의 굽힘

중력-저항 검사 (등급 3,4,5) [Gravity-Resisted Test (Grades 5, 4, and 3)]

환자 자세

앉은 자세에서 어깨관절을 0° 모음하고, 팔꿉관절을 펴하고, 아래팔을 엎침한다 (그림 2-96).

그림 2-96

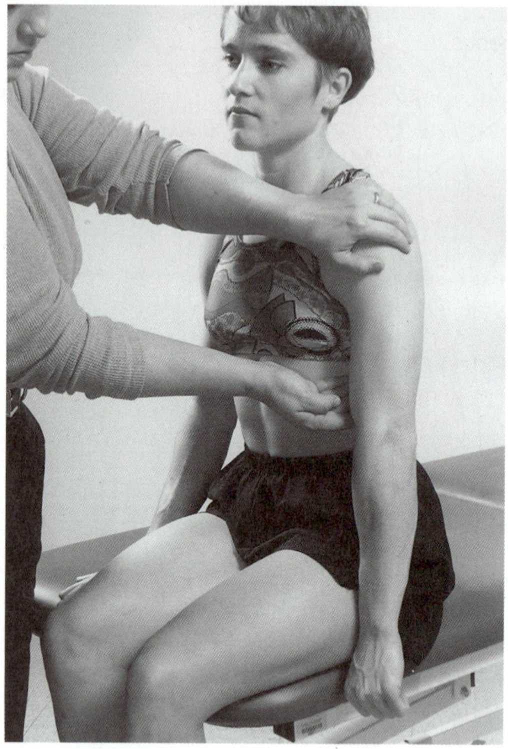

고정/촉진

동측 위팔뼈의 앞위쪽을 고정한다. 다른 손으로 위팔두갈래근의 닿는곳의 안쪽에 있는 위팔근을 촉진하고, 또 위팔뼈의 가쪽위관절융기의 바로 먼쪽 지점인 아래팔의 앞가쪽에 있는 위팔노근을 촉진한다(그림 2-96).

검사자 행동

환자에게 바람직한 움직임을 가르치면서, 환자의 팔꿉관절을 굽힘시킨다. 이때 아래팔은 완전한 엎침 자세를 유지한다. 다시 시작자세로 환자의 아래팔을 되돌린다. 수동운동의 수행을 통해 환자의 가동범위를 결정하고, 환자에게 정확한 움직임을 알려준다.

환자 행동

환자는 완전 가동범위로 팔꿉관절을 굽힌다. 검사자는 위팔뼈의 고정과 위팔근/위팔노근의 촉진을 유지한다(그림 2-97).

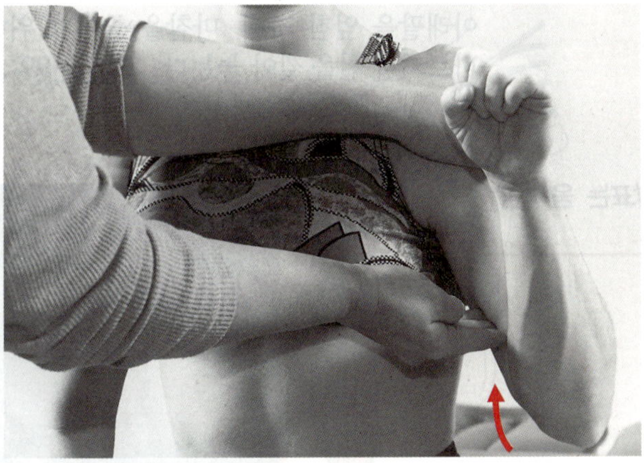

그림 2-97 *화살표*는 움직임 방향을 의미한다.

저항

한 손을 손목 몸쪽에 배치한 후, 팔꿉관절을 펴하는 방향으로 저항을 가한다. 촉진손은 저항을 적용하기 위해 아래팔 먼쪽으로 움직인다(그림 2-98).

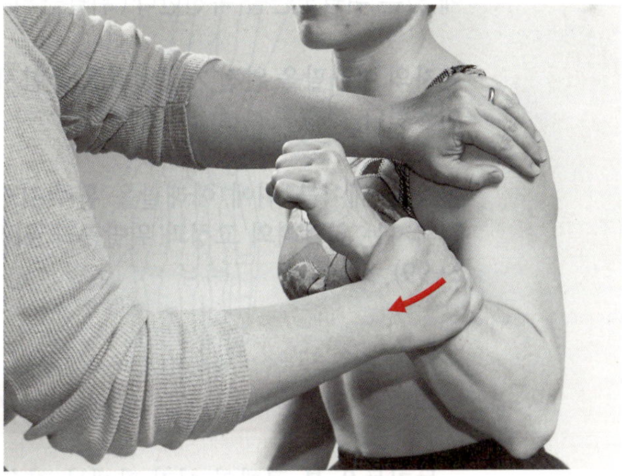

그림 2-98 *화살표*는 저항 방향을 의미한다.

중력-제거 검사 (등급 3 이하) (Gravity-Eliminated Test (Grades Below 3))

중력을 이겨내고 완전한 가동범위로 움직일 수 없는 환자를 위해 적용된다.

환자 자세

앉은 자세에서 아래팔을 평편한 테이블 위에 올려놓고 중립위(뒤침과 엎침의 중간)로 유지하고 또 손목을 중립위한다(그림 2-134; 손목의 처음 자세는 사진에 없음).

그림 2-134 *화살표*는 움직임 방향을 의미한다.

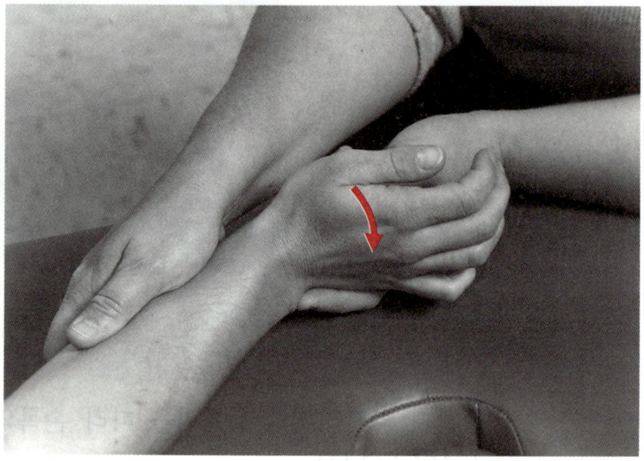

고정/촉진

아래팔 먼쪽의 노쪽면을 따라 고정한다. 자뼈 붓돌기 먼쪽에 있는 자쪽손목폄근의 힘줄을 촉진한다(그림 2-134).

검사자 행동

환자의 손목을 완전하게 폄시킨다. 다시 시작자세로 환자의 손목을 되돌린다.

환자 행동

환자는 완전가동범위로 손목을 폄한다. 이때 검사자는 아래팔의 고정과 자쪽손목폄근의 촉진을 그대로 유지한다(그림 2-134).

흔한 보상작용 (Common Substitution)

긴노쪽손목폄근과 짧은노쪽손목폄근의 검사를 참고한다.

손가락의 굽힘(손허리손가락관절)
〔FINGER FLEXION (METACARPOPHALANGEAL)〕

벌레근, 뼈사이근(손바닥, 손등), 짧은새끼굽힘근
(LUMBRICALS, PALMAR AND DORSAL INTEROSSEI, FLEXOR DIGITI MINIMI BREVIS) (그림 2-135)

그림 2-135

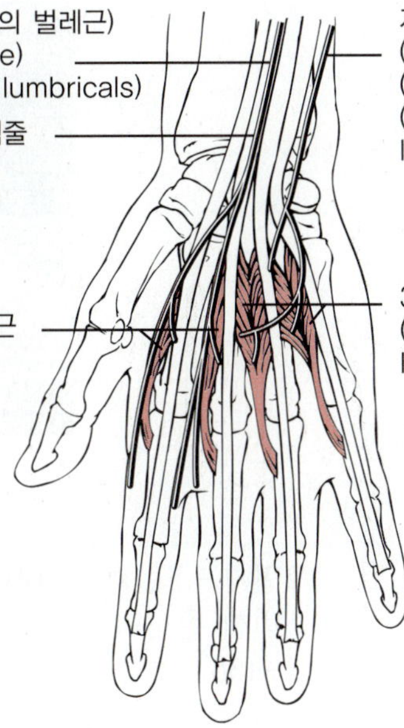

앞면

	부착점	신경지배	기능
벌레근	이는곳: 깊은손가락굽힘근의 힘줄 1번째: 집게손가락 힘줄의 노쪽 2번째: 가운데손가락 힘줄의 노쪽 3번째: 가운데손가락과 반지손가락의 힘줄 4번째: 반지손가락과 새끼손가락의 힘줄 닿는곳: 해당 손가락 폄근덮개(extensor hood)의 노쪽	말초신경: 1번째와 2번째 벌레근 - 정중신경 3번째와 4번째 벌레근 - 자신경 신경뿌리: C8, T1	2-5번째 손허리손가락관절의 굽힘; 2-5번째의 몸쪽 및 먼쪽손가락사이관절의 폄
바닥쪽뼈사이근	이는곳: 2,3,5번째 손허리뼈의 손바닥면 1번째 - 2번째 손허리뼈의 자쪽 2번째 - 4번째 손허리뼈의 노쪽 3번째 - 5번째 손허리뼈의 노쪽 닿는곳: 1번째 - 2번째 손가락의 폄근덮개와 몸쪽손가락뼈바닥의 자쪽; 2번째 - 4번째 손가락의 폄근덮개와 몸쪽손가락뼈바닥의 노쪽; 3번째 - 5번째 손가락의 폄근덮개와 몸쪽손가락뼈바닥의 노쪽	말초신경: 자신경 신경뿌리: C8, T1	2,4,5번째 손허리손가락관절의 모음과 굽힘; 2,4,5번째 손가락사이관절의 폄
등쪽뼈사이근	이는곳: 이웃한 손허리뼈에서 시작되는 두갈래 닿는곳: 1번째 - 2번째 손가락의 폄근덮개와 몸쪽손가락뼈바닥의 노쪽; 2번째 - 3번째 손가락의 폄근덮개와 몸쪽손가락뼈바닥의 노쪽; 3번째 - 4번째 손가락의 폄근덮개와 몸쪽손가락뼈바닥의 자쪽	말초신경: 자신경 신경뿌리: C8, T1	2-4번째 손허리손가락관절의 벌림과 굽힘; 2-4번째 손가락사이관절의 폄

중력-저항 검사 (등급 3,4,5) (Gravity-Resisted Test (Grades 5, 4, and 3))

환자 자세

앉은 자세에서 아래팔을 평편한 테이블 위에 올려놓고 아래팔을 뒤침하고, 손목을 중립 위로 한다(그림 2-136).

그림 2-136

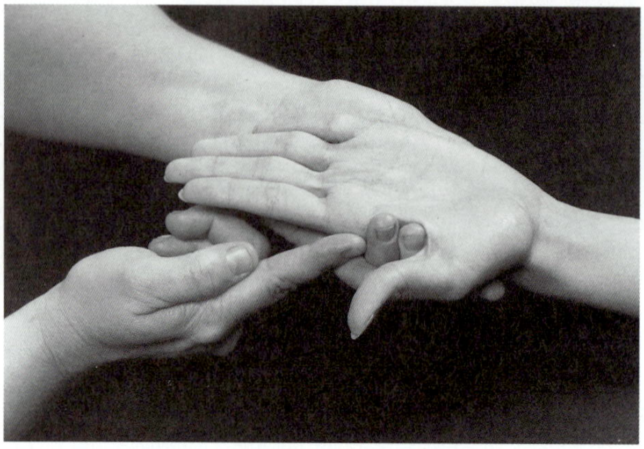

고정/촉진

2번째 - 5번째 손허리뼈 먼쪽의 등쪽면을 고정한다. 벌레근의 촉진은 어렵지만, 2번째-5번째 손허리뼈의 노쪽면을 따라 손바닥에서 벌레근의 수축을 느낄 수 있다(그림 2-136).

검사자 행동

환자에게 바람직한 움직임을 가르치면서, 손허리손가락관절(MCP)을 굽힘시킨다. 이때 손가락사이관절은 폄되게 유지한다. 다시 시작자세로 환자를 되돌린다. 수동운동의 수행을 통해 환자의 가동범위를 결정하고, 환자에게 정확한 움직임을 알려준다.

환자 행동

환자는 손가락사이관절(IP)을 편한 채, 손허리손가락관절을 굽힌다. 이때 검사자는 환자가 움직이는 동안, 손허리손가락관절의 고정과 벌레근의 촉진을 유지한다(그림 2-137).

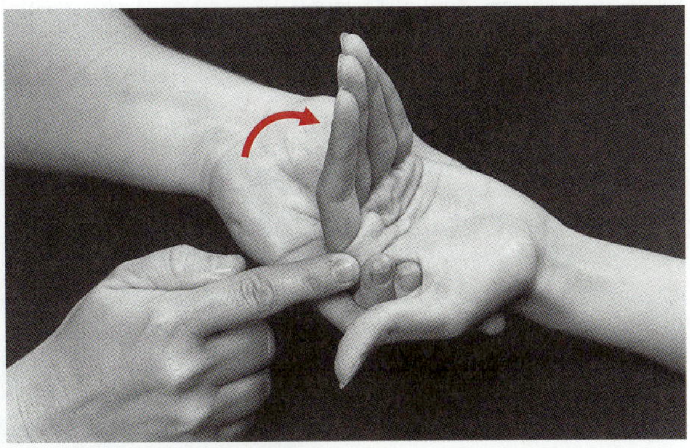

그림 2-137 *화살표*는 움직임 방향을 의미한다.

저항

2번째 - 5번째 몸쪽손가락마디뼈의 앞쪽면을 따라 손가락 하나씩 손허리손가락 관절의 폄 방향으로 저항을 가한다(그림 2-138; 사진은 집게손가락의 저항을 보여주고 있다). 또한 저항은 손가락사이관절의 굽힘 방향으로 2번째-5번째 손가락의 중간마디와 먼쪽마디의 등쪽면에도 적용될 수 있다(사진에는 없음). 촉진손은 저항을 적용하기 위해 몸쪽손가락마디뼈로 이동된다.

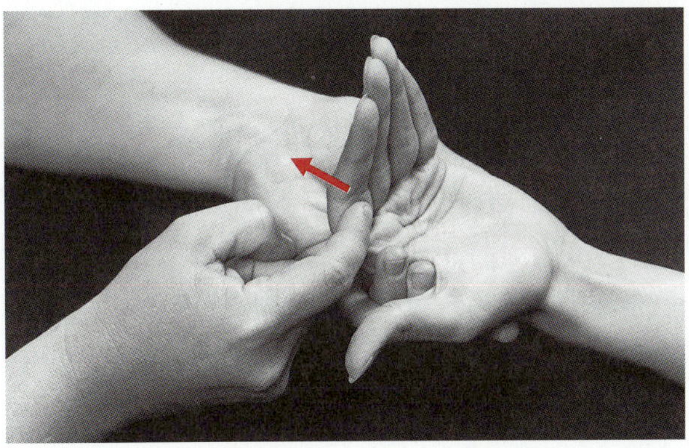

그림 2-138 *화살표*는 저항 방향을 의미한다.

중력-제거 검사 (등급 3 이하) (Gravity-Eliminated Test (Grades Below 3))

중력을 이겨내고 완전한 가동범위로 움직일 수 없는 환자를 위해 적용된다.

환자 자세

앉은 자세에서 아래팔을 평편한 테이블 위에 올려놓고 아래팔과 손목을 중립위로 하고, 또 손가락을 편다(그림 2-139; 손가락의 처음 자세는 사진에 없음).

그림 2-139 *화살표*는 움직임 방향을 의미한다.

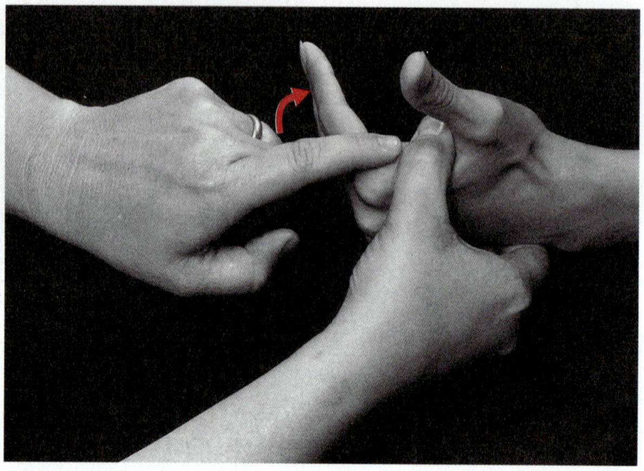

고정/촉진

2번째 - 5번째 손허리뼈 먼쪽의 등쪽면을 고정한다. 2번째-5번째 손허리뼈의 노쪽면을 따라 벌레근을 촉진한다(그림 2-139).

검사자 행동

손가락사이관절의 폄을 유지한 채, 손허리손가락관절(MCP)을 굽힘시킨다. 다시 시작자세로 환자를 되돌린다.

환자 행동

환자는 손가락사이관절(IP)을 편한 채, 손허리손가락관절을 굽힌다. 이때 검사자는 환자가 움직이는 동안, 손허리뼈의 고정과 벌레근의 촉진을 유지한다(그림 2-139).

손가락의 굽힘(몸쪽손가락사이관절)
(FINGER FLEXION (PROXIMAL INTERPHALANGEAL))

얕은손가락굽힘근 (FLEXOR DIGITORUM SUPERFICIALIS) (그림 2-140)

그림 2-140

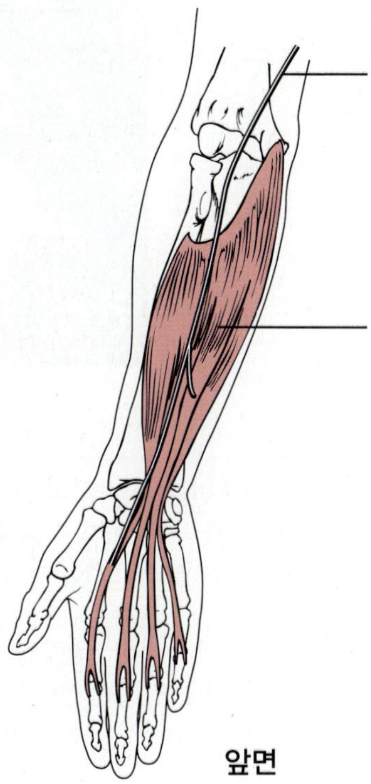

	부착점	신경지배	기능
얕은손가락굽힘근	이는곳: 위팔자갈래 – 위팔뼈의 안쪽위관절융기 (온아래팔굽힘근의 힘줄을 통해); 팔꿈치의 자쪽곁인대; 자뼈의 갈고리돌기 노갈래 – 노뼈의 앞면 닿는곳: 2–5번째 손가락의 가운데마디 양쪽으로 2갈래가 나누어짐	말초신경: 정중신경 신경뿌리: C7–T1	2–5번째 몸쪽손가락사이관절의 굽힘; 손목과 2–5번째 손허리손가락관절의 굽힘 보조

등급 4와 등급 5 〔Gravity-Resisted Test (Grades 5 and 4)〕

환자 자세

앉은 자세에서 아래팔을 평편한 테이블 위에 올려놓고 아래팔을 뒤침하고, 손목을 중립위로 하고 손가락을 편한다(그림 2-141).

그림 2-141

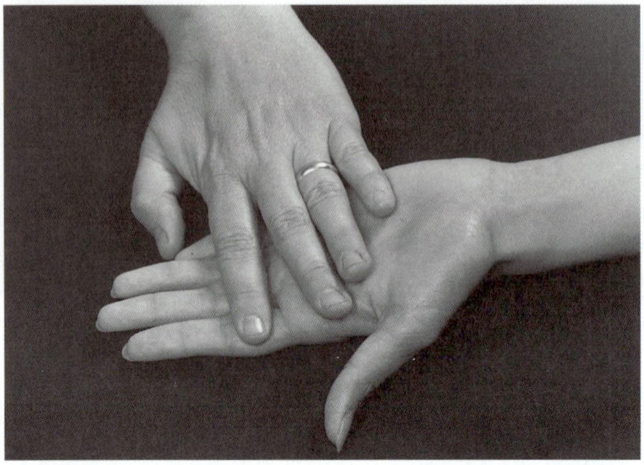

고정/촉진

2번째 - 5번째 손가락의 몸쪽마디뼈의 손바닥면을 고정한다. 같은 손으로, 2번째 - 5번째 손가락의 몸쪽마디뼈의 손바닥면 위에 있는 얕은손가락굽힘근의 힘줄을 촉진한다(그림 2-141).

검사자 행동

환자에게 바람직한 움직임을 가르치면서, 몸쪽손가락사이관절에서 손가락을 굽힘시킨다. 이때 먼쪽손가락사이관절을 폄시킨다. 다시 시작자세로 환자를 되돌린다. 수동운동의 수행을 통해 환자의 가동범위를 결정하고, 환자에게 정확한 움직임을 알려준다.

환자 행동

환자는 2번째 – 5번째 손가락의 먼쪽손가락사이관절을 굽힘시키지 않고, 몸쪽손가락사이관절을 굽힘한다. 이때 검사자는 몸쪽손가락마디뼈의 고정과 얕은손가락굽힘근 힘줄의 촉진을 유지한다(그림 2–142).

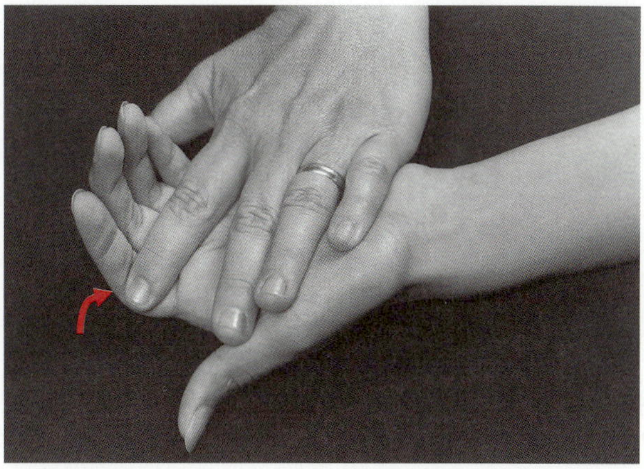

그림 2–142 *화살표*는 움직임 방향을 의미한다.

저항

검사자는 손가락 하나를 이용하여 저항을 가한다. 저항은 2번째 – 5번째 손가락의 중간마디뼈의 손바닥면에 적용된다(2번째 손가락의 검사를 참고한다; 그림 2–143).

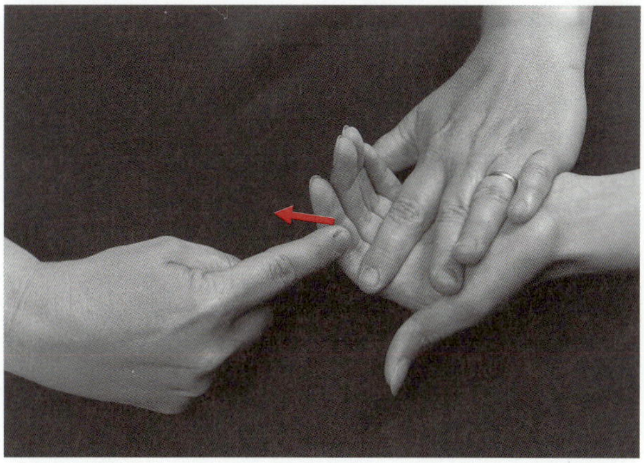

그림 2–143 *화살표*는 저항 방향을 의미한다.

등급 3 이하 (Gravity-Resisted Test (Grades 5 and 4))

등급 3 이하를 위한 이 근육의 분리 검사는 존재하지 않는다. 중력을 제거하지 않은 자세로 이 검사를 수행할 때, 각 등급의 의미는 다음과 같다.

등급 3 환자는 완전 가동범위로 관절을 굽힌한다. 이때 저항은 적용되지 않는다.

등급 2 환자는 부분 가동범위로 관절을 굽힌한다.

등급 1 환자는 움직일 수 없지만, 근수축은 촉진된다. 등급 4와 등급 5 검사의 촉진법으로 촉진을 적용한다(그림 2-143 참고).

등급 0 움직임이나 근수축이 일어나지 않는다.

흔한 보상작용 (Common Substitution)

깊은손가락굽힘근: 깊은손가락굽힘근의 보상작용이 일어나지 않도록 하기 위해, 먼쪽손가락사이관절을 굽힘시키지 않고 몸쪽손가락사이관절을 굽힘해야 한다.

손가락의 굽힘(먼쪽손가락사이관절)
(FINGER FLEXION (DISTAL INTERPHALANGEAL))

깊은손가락굽힘근 (FLEXOR DIGITORUM PROFUNDUS) (그림 2-144)

그림 2-144

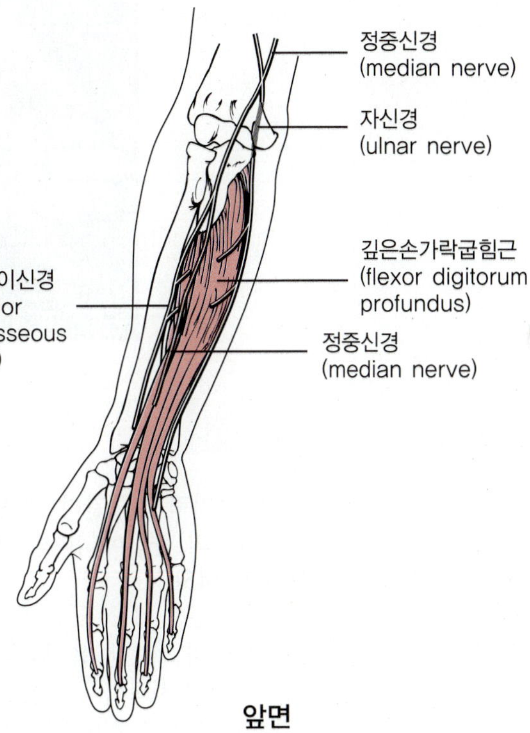

	부착점	신경지배	기능
깊은손가락굽힘근	이는곳: 자뼈 위쪽의 3/4; 자뼈의 갈고리돌기; 뼈사이막 닿는곳: 2-5번째 먼쪽손가락마디의 바닥	말초신경: 정중신경과 자신경 신경뿌리: C8, T1	2-5번째 먼쪽손가락사이관절의 굽힘; 각 손가락의 손허리손가락관절과 몸쪽손가락사이관절의 굽힘을 보조한다.

등급 4와 등급 5 (Grades 5 and 4)

환자 자세

앉은 자세에서 아래팔을 평편한 테이블 위에 올려놓고 아래팔을 뒤침하고, 손목을 중립위로 하고 손가락을 편한다(그림 2-145).

그림 2-145

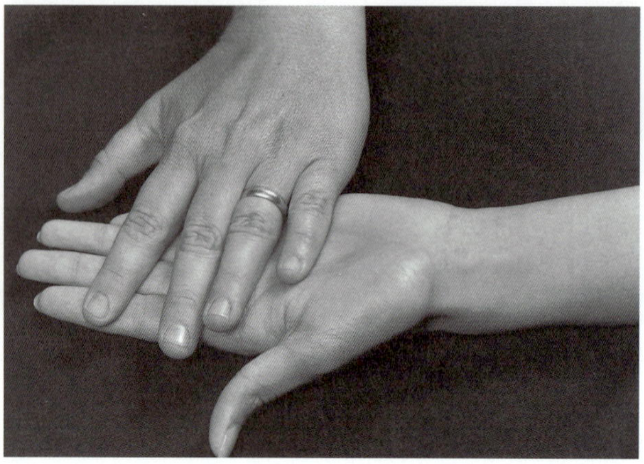

고정/촉진

검사할 손가락의 중간마디뼈와 몸쪽마디뼈의 손바닥면을 고정한다. 같은 손으로, 검사할 손가락의 중간마디뼈와 몸쪽마디뼈에 있는 깊은손가락굽힘근의 힘줄을 촉진한다(그림 2-145).

검사자 행동

환자에게 바람직한 움직임을 가르치면서, 먼쪽손가락사이관절에서 손가락을 굽힘시킨다. 다시 시작자세로 환자를 되돌린다. 수동운동의 수행을 통해 환자의 가동범위를 결정하고, 환자에게 정확한 움직임을 알려준다.

환자 행동

환자는 검사할 손가락의 먼쪽손가락사이관절을 굽힌다(주: 견고한 고정을 사용하지 않는 한, 몸쪽손가락사이관절의 굽힘없이는 먼쪽손가락사이관절을 굽힐 수 없을 것이다). 검사자는 환자가 움직이는 동안, 중간마디뼈와 몸쪽마디뼈의 고정과 깊은 손가락굽힘근 힘줄의 촉진을 유지한다(그림 2-146).

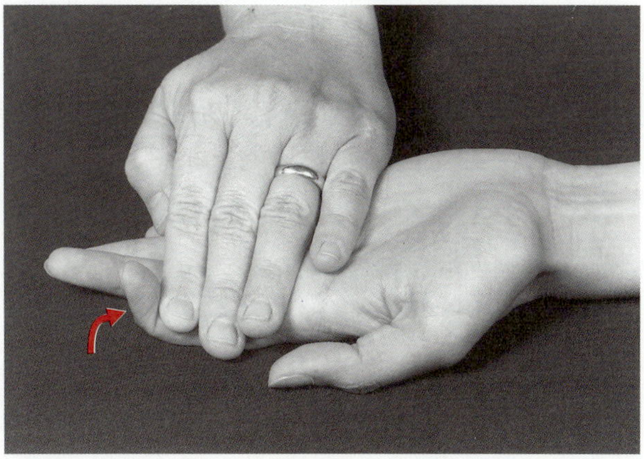

그림 2-146. *화살표*는 움직임 방향을 의미한다.

저항

검사자는 손가락 하나를 이용하여 저항을 가한다. 저항은 검사할 손가락의 먼쪽마디뼈의 손바닥면에 적용한다(그림 2-147).

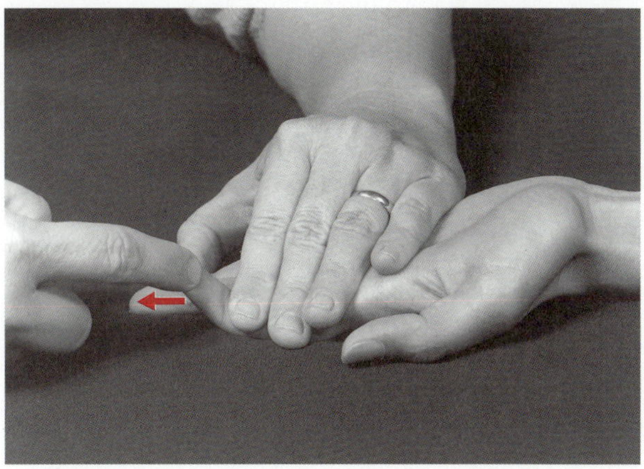

그림 2-147. *화살표*는 저항 방향을 의미한다.

등급 3 이하 (Grades 3 and Below)

등급 3 이하를 위한 이 근육의 분리 검사는 존재하지 않는다. 중력을 제거하지 않은 자세로 이 검사를 수행할 때, 각 등급의 의미는 다음과 같다.

등급 3 환자는 완전 가동범위로 관절을 굽힌한다. 이때 저항은 적용되지 않는다.

등급 2 환자는 부분 가동범위로 관절을 굽힌한다.

등급 1 환자는 움직일 수 없지만, 근수축은 촉진된다. 등급 4와 등급 5 검사의 촉진법으로 촉진을 적용한다(그림 2–145 참고).

등급 0 움직임이나 근수축이 일어나지 않는다.

글상자 2–6. 임상 코멘트: 깊은손가락굽힘근과 C8의 신경학적 평가

깊은손가락굽힘근은 C8 척수신경의 손상유무나 척수의 신경학적 분절을 검사하는 주된 근육이다. C8 레벨의 신경학적 평가는 다음과 같은 것들을 포함하고 있다:

근력 평가:
- 깊은손가락굽힘근(p.139-142)

감각 검사:
- 손의 자쪽(특히, 새끼손가락) (C8 피부절; p.488; 490-493)
- C8의 반사 검사는 없음.

손가락의 폄 (FINGER EXTENSION)

손가락폄근, 집게폄근, 새끼폄근 (EXTENSOR DIGITORUM, EXTENSOR INDICIS, AND EXTENSOR DIGITI MINIMI) (그림 2-148과 그림 2-49)

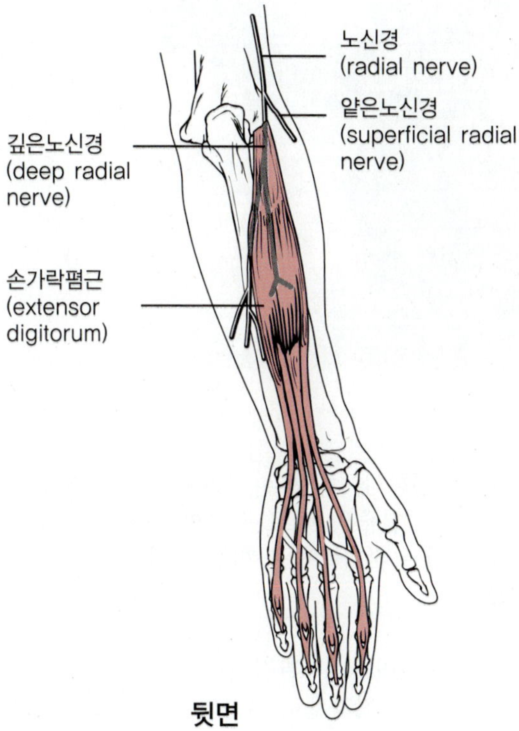

그림 2-148

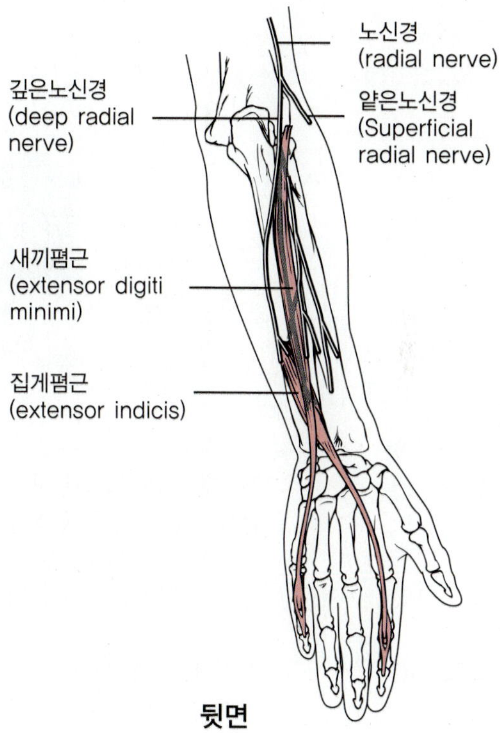

그림 2-149

	부착점	신경지배	기능
손가락폄근	이는곳: 위팔뼈의 가쪽위관절융기 (온폄근의 힘줄을 통해); 앞위팔널힘줄 닿는곳: 2-5번째 손가락의 가운데마디와 먼쪽마디(폄근덮개를 통해)	말초신경: 깊은노신경 신경뿌리: C6-C8	2-5번째 손가락의 폄; 손목의 폄을 보조한다.
집게폄근	이는곳: 자뼈의 뒷면; 뼈사이막 닿는곳: 집게손가락의 폄근덮개	말초신경: 깊은노신경 신경뿌리: C6-C8	2번째 손가락의 폄; 손목의 폄을 보조한다.
새끼폄근	이는곳: 위팔뼈의 가쪽위관절융기 (온폄근의 힘줄을 통해); 근육사이막 닿는곳: 5번째 손가락의 몸쪽마디의 등쪽에 있는 폄근덮개	말초신경: 깊은노신경 신경뿌리: C6-C8	5번째 손가락의 폄; 손목의 폄을 보조한다.

중력-저항 검사 (등급 3,4,5) [Gravity-Resisted Test (Grades 5, 4, and 3)]

환자 자세

앉은 자세에서 아래팔을 평편한 테이블 위에 올려놓고 아래팔을 엎침하고, 손목을 중립위로 하고 손가락을 편한다(그림 2-150).

그림 2-150

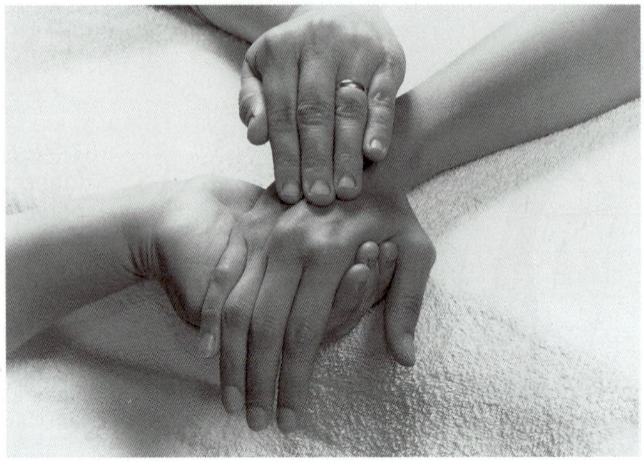

고정/촉진

2번째 - 5번째 손허리뼈의 손바닥면을 고정한다. 해당 손허리뼈의 등쪽면을 따라 손가락폄근의 힘줄을 촉진한다. 손가락폄근 힘줄의 바로 자쪽에 있는 집게폄근의 힘줄을 촉진한다. 그리고 5번째 손가락에 있는 손가락폄근 힘줄의 바로 자쪽에 있는 새끼폄근의 힘줄을 촉진한다(그림 2-150).

검사자 행동

환자에게 바람직한 움직임을 가르치면서, 손허리손가락관절에서 손가락을 폄시킨다. 이때 손가락사이관절의 굽힘을 유지한다. 다시 시작자세로 환자의 손가락을 되돌린다. 수동운동의 수행을 통해 환자의 가동범위를 결정하고, 환자에게 정확한 움직임을 알려준다.

환자 행동

환자는 2번째 - 5번째 손허리손가락관절을 완전 가동범위로 폄한다. 검사자는 환자가 움직이는 동안, 손허리뼈의 고정과 폄근 힘줄의 촉진을 유지한다(그림 2-151).

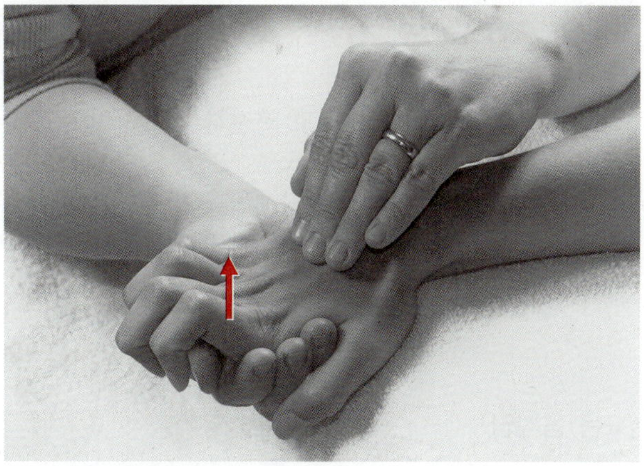

그림 2-151 *화살표*는 움직임 방향을 의미한다.

저항

검사자는 손가락 하나를 이용하여 저항을 가한다. 저항은 2번째 – 5번째 손가락의 등쪽 면을 따라 개별적으로 적용한다. 촉진손의 새끼손가락은 저항을 적용하기 위해 몸쪽 마디뼈로 움직인다(그림 2-152).

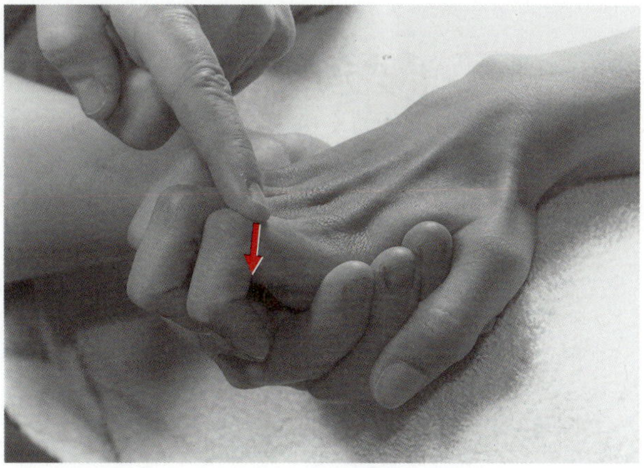

그림 2-152 *화살표*는 저항 방향을 의미한다.

중력-제거 검사 (등급 3 이하) (Gravity-Eliminated Test (Grades Below 3))

중력을 이겨내고 완전한 가동범위로 움직일 수 없는 환자를 위해 적용된다.

환자 자세

앉은 자세에서 아래팔을 평편한 테이블 위에 올려놓고 아래팔과 손목을 중립위로 하고, 또 손가락을 손허리손가락관절의 굽힘한다(그림 2-153; 손가락의 처음 자세는 사진에 없음).

그림 2-153 *화살표*는 움직임 방향을 의미한다.

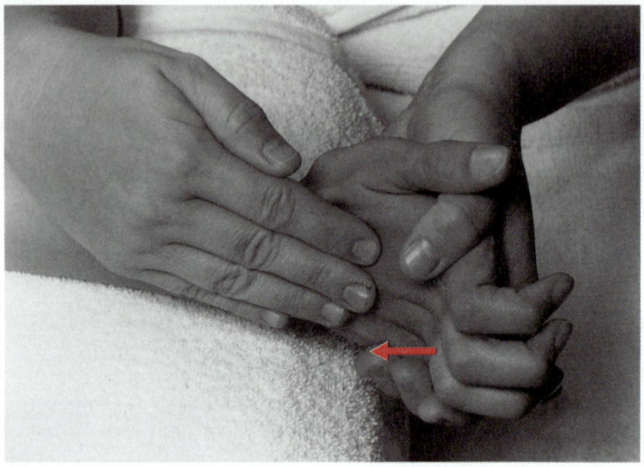

고정/촉진

2번째 - 5번째 손허리뼈의 손바닥면을 고정한다. 중력-저항 검사에서 설명된 것처럼, 폄근 힘줄을 촉진한다(그림 2-153).

검사자 행동

손허리손가락관절에서 환자의 손가락을 폄시킨다. 이때 손가락사이관절은 굽힘된 채로 유지된다. 다시 시작자세로 환자를 되돌린다.

환자 행동

환자는 2번째 - 5번째 손가락의 손허리손가라관절에서 완전 가동범위로 폄한다. 이때 검사자는 환자가 움직이는 동안, 손허리뼈의 고정과 폄근 힘줄의 촉진을 유지한다(그림 2-153).

글상자 2-7. 임상 코멘트: 손가락 폄근과 C7의 신경학적 평가

손가락 폄근(손가락폄근, 집게폄근, 새끼폄근)은 C7 척수신경의 손상유무나 척수의 신경학적 분절을 검사하는 주된 근육이다. C7 신경학적 평가는 다음과 같은 것들을 포함하고 있다:

근력 평가:
- 위팔세갈래근 (p.103-106)
- 손목 굽힘근 (p.115-122)
- 손가락 폄근 (p.143-146)

반사 검사:
- 위팔세갈래근 반사 (p.511)

감각 검사:
- 가운데손가락 위의 피부(C7 피부절; p.488; 490-493)

손가락의 벌림 (FINGER ABDUCTION)

등쪽뼈사이근, 새끼벌림근 (DORSAL INTEROSSEI, ABDUCTOR DIGITI MINIMI) (그림 2-154)

그림 2-154

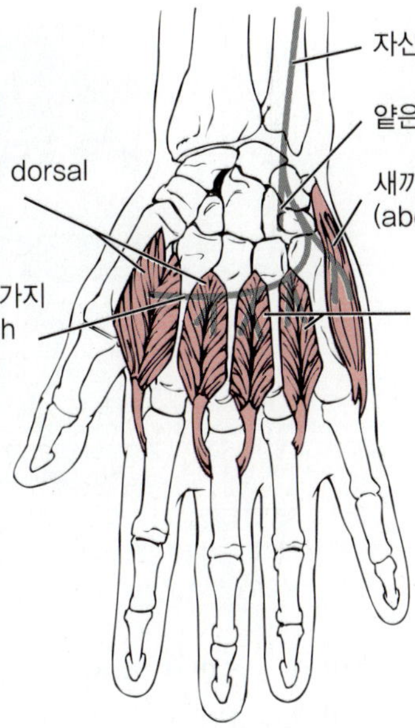

뒷면

	부착점	신경지배	기능
등쪽뼈사이근	이는곳: 이웃한 손허리뼈에서 시작되는 두갈래 닿는곳: 1번째 - 2번째 손가락의 폄근덮개와 몸쪽손가락뼈바닥의 노쪽; 2번째 - 3번째 손가락의 폄근덮개와 몸쪽손가락뼈바닥의 노쪽; 3번째 - 4번째 손가락의 폄근덮개와 몸쪽손가락뼈바닥의 자쪽	말초신경: 자신경 신경뿌리: C8, T1	2-4번째 손허리손가락관절의 벌림과 굽힘; 2-4번째 손가락사이관절의 폄
새끼벌림근	이는곳: 콩알뼈; 자쪽손목굽힘근의 힘줄 닿는곳: 5번째 손가락의 몸쪽손가락마디뼈바닥의 자쪽; 새끼폄근의 널힘줄	말초신경: 자신경 신경뿌리: C8, T1	5번째 손허리손가락관절의 벌림과 굽힘

등급 4와 등급 5 (Grades 5 and 4)

환자 자세

앉은 자세에서 아래팔을 평편한 테이블 위에 올려놓고 아래팔을 엎침하고, 손목을 중립위로 하고 손가락을 모음하고 폄한다(그림 2-155).

그림 2-155

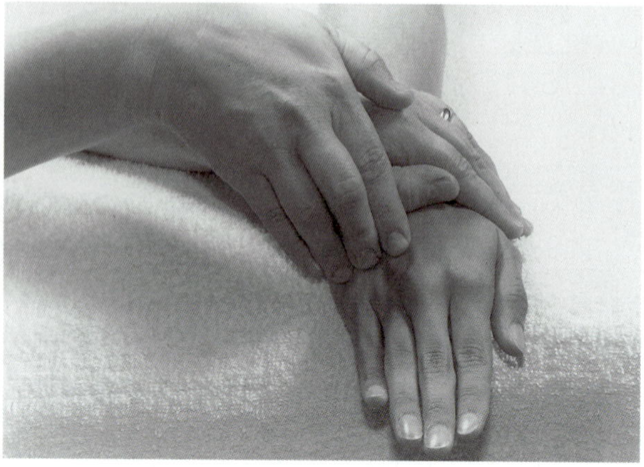

고정/촉진

2번째 - 5번째 손허리뼈의 등쪽면을 고정한다. 등쪽뼈사이근을 촉진할 수 없지만, 2번째와 3번째 손허리뼈의 등쪽면과 3번째와 4번째 손허리뼈의 등자쪽에서 촉진을 느낄 수 있다. 5번째 손허리뼈의 자쪽면을 따라 새끼벌림근을 촉진할 수 있다(그림 2-155).

검사자 행동

환자에게 바람직한 움직임을 가르치면서, 환자의 손가락을 벌림시킨다. 다시 시작자세로 환자를 되돌린다. 수동운동의 수행을 통해 환자의 가동범위를 결정하고, 환자에게 정확한 움직임을 알려준다.

환자 행동

환자는 완전 가동범위로 손가락을 벌림한다(3번째 손가락은 2번째와 4번째 손가락 쪽으로 벌림해야 한다). 검사자는 환자가 움직이는 동안에도 손허리뼈의 고정과 손허리 손가락 벌림근의 촉진을 유지한다(그림 2-156).

그림 2-156 *화살표*는 움직임 방향을 의미한다.

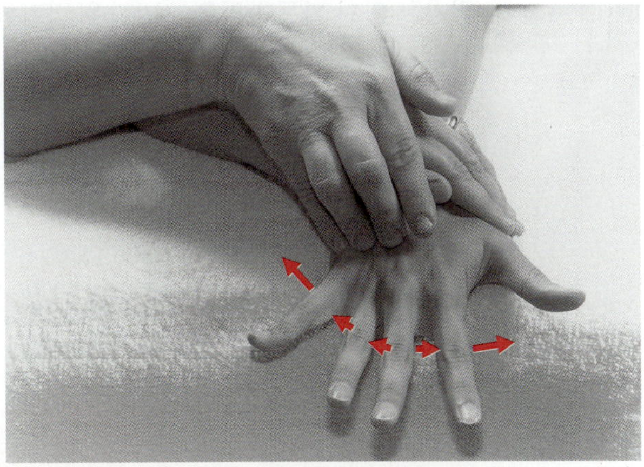

저항

검사자는 손가락 하나를 이용하여 저항을 가한다. 저항은 다음과 같이 각 손가락의 몸쪽 마디뼈에 개별적으로 적용된다: 2번째 손가락의 노쪽면에 모음 방향으로, 3번째 손가락의 노쪽면에 모음 방향으로, 3번째 손가락의 자쪽면에 모음 방향으로, 그리고 5번째 손가락의 자쪽면에 모음 방향으로(새끼벌림근)(그림 2-157; 새끼벌림근에 가해지는 저항을 보여줌).

그림 2-157 *화살표*는 저항 방향을 의미한다.

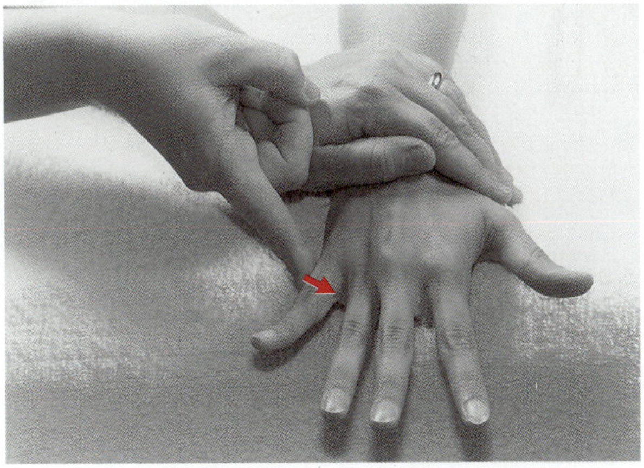

등급 3 이하 (Grades 3 and Below)

등급 3 이하를 위한 이 근육의 분리 검사는 존재하지 않는다. 중력을 제거하지 않은 자세로 이 검사를 수행할 때, 각 등급의 의미는 다음과 같다.

등급 3 환자는 완전 가동범위로 손가락을 벌림한다. 이때 저항은 적용되지 않는다.

등급 2 환자는 부분 가동범위로 손가락을 벌림한다.

등급 1 환자는 움직일 수 없지만, 근수축은 촉진된다. 등급 4와 등급 5의 검사의 촉진법으로 촉진을 적용한다(그림 2-155 참고).

등급 0 움직임이나 근수축이 일어나지 않는다.

글상자 2-8. 임상 코멘트: 손가락의 벌림근과 모음근과 T1의 신경학적 평가

손가락의 벌림근과 모음근은 T1 척수신경의 손상유무나 척수의 신경학적 분절을 검사하는 주된 근육이다. T1 레벨의 신경학적 평가는 다음과 같은 것들을 포함하고 있다:

근력 평가:
- 손허리손가락관절의 벌림근 (p.147-150)
- 손허리손가라관절의 모음근 (p.151-154)

감각 검사:
- 팔꿈치 안쪽면 위의 피부 (T1 피부절; p.488; 490-493)

손가락의 모음 (FINGER ADDUCTION)

바닥쪽뼈사이근 (PALMAR INTEROSSEI) (그림 2-158)

그림 2-158

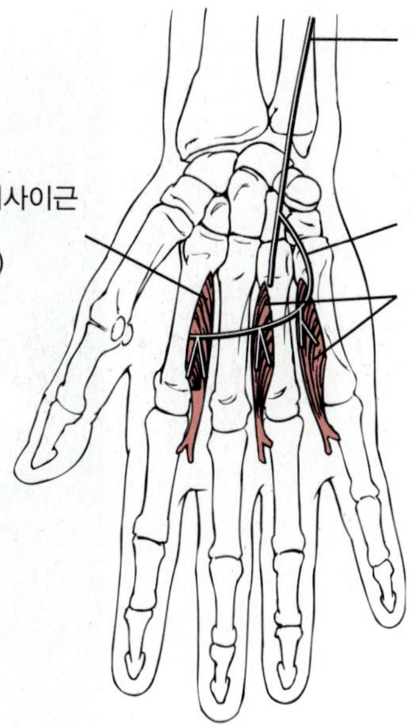

앞면

	부착점	신경지배	기능
바닥쪽뼈사이근	이는곳: 2,3,5번째 손허리뼈의 손바닥면 1번째 - 2번째 손허리뼈의 자쪽 2번째 - 4번째 손허리뼈의 노쪽 3번째 - 5번째 손허리뼈의 노쪽 닿는곳: 1번째 - 2번째 손가락의 폄근덮개와 몸쪽손가락뼈바닥의 자쪽; 2번째 - 4번째 손가락의 폄근덮개와 몸쪽손가락뼈바닥의 노쪽; 3번째 - 5번째 손가락의 폄근덮개와 몸쪽손가락뼈바닥의 노쪽	말초신경: 자신경 신경뿌리: C8, T1	2,4,5번째 손허리손가락관절의 모음과 굽힘; 2,4,5번째 손가락사이관절의 폄

등급 4와 등급 5 (Grades 5 and 4)

환자 자세

앉은 자세에서 아래팔을 평편한 테이블 위에 올려놓고 아래팔을 엎침하고, 손목을 중립위로 하고 손가락을 모음하고 편한다(그림 2-159).

그림 2-159

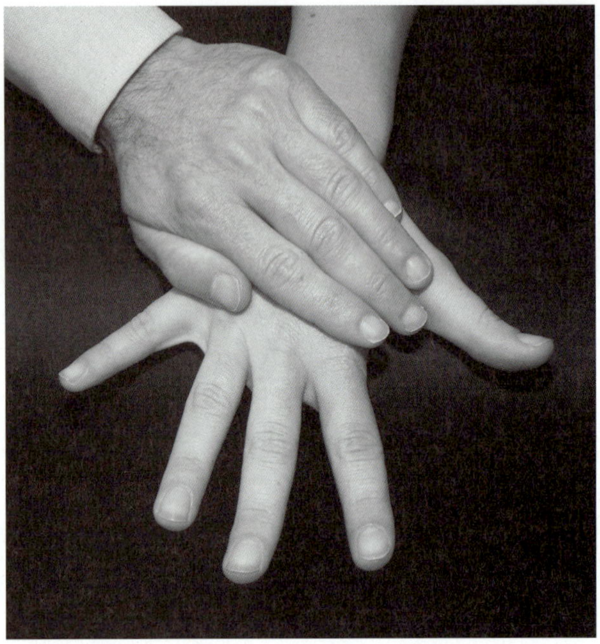

고정/촉진

2번째 - 5번째 손허리뼈의 등쪽면을 고정한다. 바닥쪽뼈사이근은 손허리뼈의 바닥면을 따라 촉진될 수 있지만, 등쪽에서는 촉진할 수 없다(그림 2-159).

검사자 행동

환자에게 바람직한 움직임을 가르치면서, 환자의 손가락을 모음시킨다.
다시 시작자세로 환자를 되돌린다. 수동운동의 수행을 통해 환자의 가동범위를 결정하고, 환자에게 정확한 움직임을 알려준다.

환자 행동

환자는 완전 가동범위로 손가락을 모음한다. 검사자는 손허리뼈의 고정을 유지한다(그림 2-160).

그림 2-160 *화살표*는 움직임 방향을 의미한다.

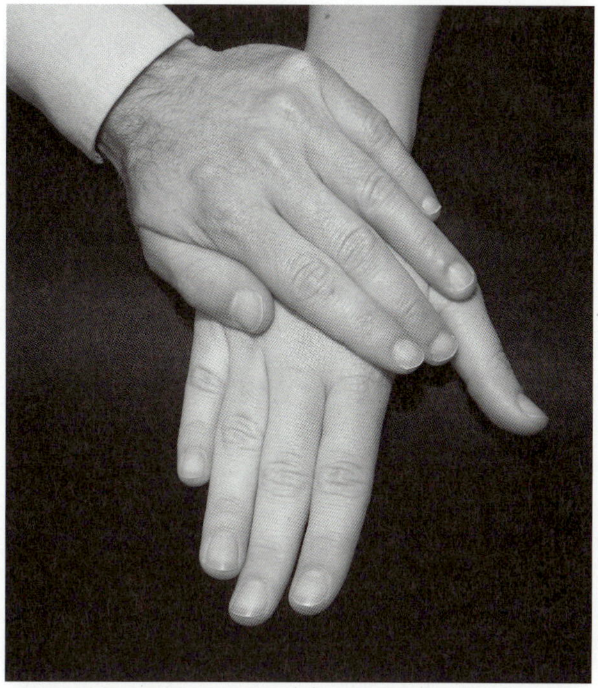

저항

검사자는 손가락 하나를 이용하여 저항을 가한다. 저항은 다음과 같이 각 손가락의 몸쪽마디뼈에 개별적으로 적용된다: 2번째 손가락의 자쪽면에 벌림 방향으로, 4번째 손가락의 노쪽면에 벌림 방향으로, 그리고 5번째 손가락의 노쪽면에 벌림 방향으로(그림 2-161; 첫 번째 바닥쪽뼈사이근에 가해지는 저항을 보여줌).

그림 2-161 *화살표*는 저항 방향을 의미한다.

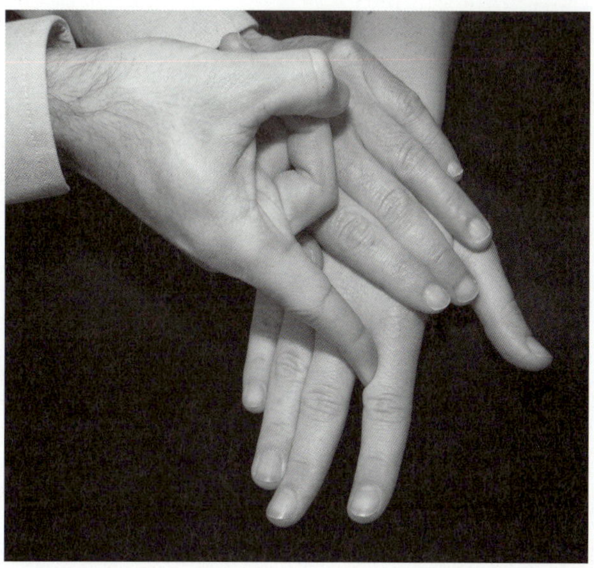

등급 3 이하 (Grades 3 and Below)

등급 3 이하를 위한 이 근육의 분리 검사는 존재하지 않는다. 중력을 제거하지 않은 자세로 이 검사를 수행할 때, 각 등급의 의미는 다음과 같다.

등급 3 환자는 완전 가동범위로 손가락을 모음한다. 이때 저항은 적용되지 않는다.

등급 2 환자는 부분 가동범위로 손가락을 모음한다.

등급 1 환자는 움직일 수 없지만, 근수축은 촉진된다.

등급 0 움직임이나 근수축이 일어나지 않는다.

엄지의 굽힘(손허리손목관절)
〔THUMB FLEXION (METACARPOPHALANGEAL)〕

짧은엄지굽힘근 (FLEXOR POLLICIS BREVIS) (그림 2-162)

그림 2-162

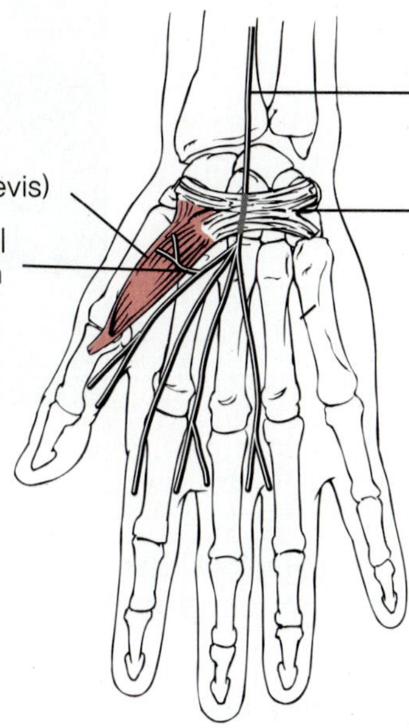

앞면

	부착점	신경지배	기능
짧은엄지굽힘근	이는곳: 굽힘근지지띠; 큰마름뼈, 작은마름뼈; 알머리뼈 닿는곳: 엄지 몸쪽손가락마디뼈바닥의 노쪽	말초신경: 정중신경과 자신경 신경뿌리: C8, T1	엄지 손허리손가락관절의 굽힘

등급 4와 등급 5 (Grades 5 and 4)

환자 자세

앉은 자세에서 아래팔을 평편한 테이블 위에 올려놓고 아래팔을 뒤침하고, 손목을 중립위로 하고, 엄지의 손허리손가락관절과 손가락사이관절을 편한다(그림 2-163).

그림 2-163

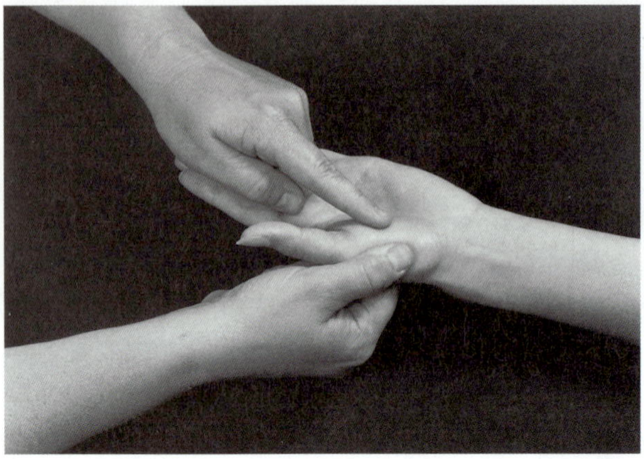

고정/촉진

1번째 손허리뼈의 양쪽 옆면을 고정한다. 1번째 손허리뼈의 바닥면에 있는 짧은엄지벌림근을 촉진한다(그림 2-163).

검사자 행동

환자에게 바람직한 움직임을 가르치면서, 환자의 엄지를 벌림시킨다. 이때 엄지의 손가락사이관절은 폄되어 있어야 한다. 다시 시작자세로 환자를 되돌린다. 수동운동의 수행을 통해 환자의 가동범위를 결정하고, 환자에게 정확한 움직임을 알려준다.

환자 행동

환자는 엄지의 손가락사이관절을 굽힘하지 않고 손허리손가락관절을 굽힘한다. 검사자는 환자가 움직이는 동안에도 손허리뼈의 고정과 짧은엄지벌림근의 촉진을 유지한다(그림 2-164).

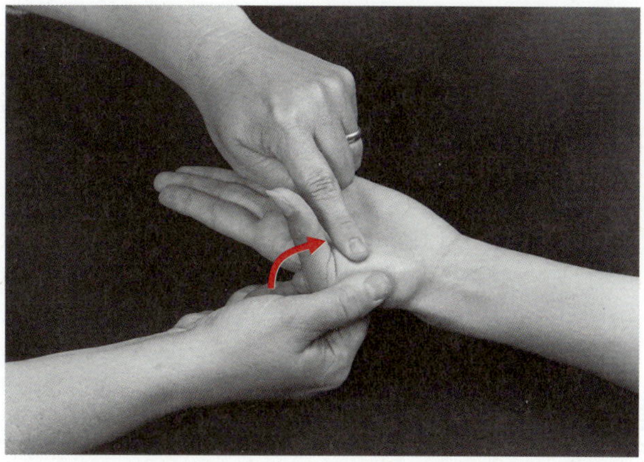

그림 2-164 *화살표*는 움직임 방향을 의미한다.

저항

검사자는 손가락 하나를 이용하여 저항을 가한다. 저항은 손허리손가락관절의 폄 방향으로 엄지 몸쪽마디뼈의 바닥면을 따라 적용한다. 촉진손은 저항을 적용하기 위해 몸쪽마디뼈 쪽으로 움직인다(그림 2-165).

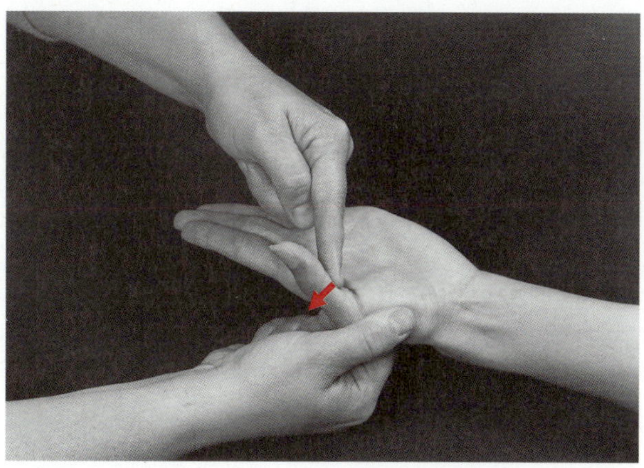

그림 2-165 *화살표*는 저항 방향을 의미한다.

등급 3 이하 (Grades 3 and Below)

등급 3 이하를 위한 이 근육의 분리 검사는 존재하지 않는다. 중력을 제거하지 않은 자세로 이 검사를 수행할 때, 각 등급의 의미는 다음과 같다.

등급 3

환자는 완전 가동범위로 관절을 굽힌다. 이때 저항은 적용되지 않는다.

등급 2

환자는 부분 가동범위로 관절을 굽힌다.

등급 1

환자는 움직일 수 없지만, 근수축은 촉진된다. 등급 4와 등급 5의 검사의 촉진법으로 촉진을 적용한다(그림 2-163 참고).

등급 0

움직임이나 근수축이 일어나지 않는다.

흔한 보상작용 (Common Substitution)

긴엄지굽힘근; 긴엄지굽힘근의 보상작용을 피하기 위해, 환자는 손가락사이관절을 굽힘하지 않고 손허리손가락관절을 굽힘해야 한다.

엄지의 굽힘 (손가락사이관절)
(THUMB FLEXION (INTERPHALANGEAL))

긴엄지굽힘근 (FLEXOR POLLICIS LONGUS) (그림 2-166)

그림 2-166

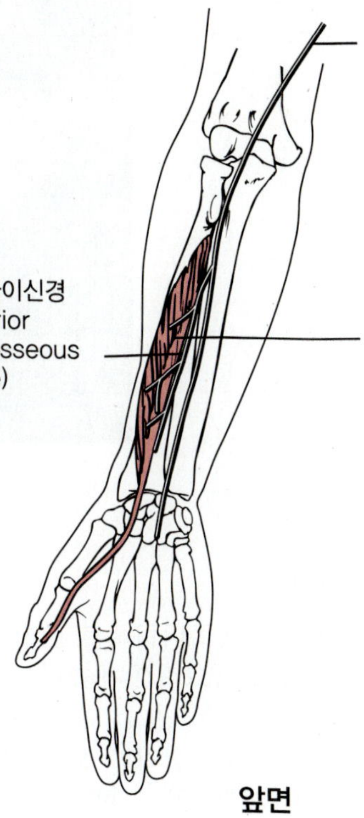

	부착점	신경지배	기능
긴엄지굽힘근	이는곳: 노뼈의 앞면; 자뼈의 갈고리돌기; 뼈사이막 닿는곳: 엄지 먼쪽손가락마디뼈바닥	말초신경: 앞뼈사이신경 신경뿌리: C8, T1	엄지 손가락사이관절의 굽힘; 엄지 손허리손가락관절의 굽힘 보조

등급 4와 등급 5 (Grades 5 and 4)

환자 자세

앉은 자세에서 아래팔을 평편한 테이블 위에 올려놓고 아래팔을 뒤침하고, 손목을 중립 위로 하고, 엄지의 손허리손가락관절과 손가락사이관절을 편한다(그림 2-167).

그림 2-167

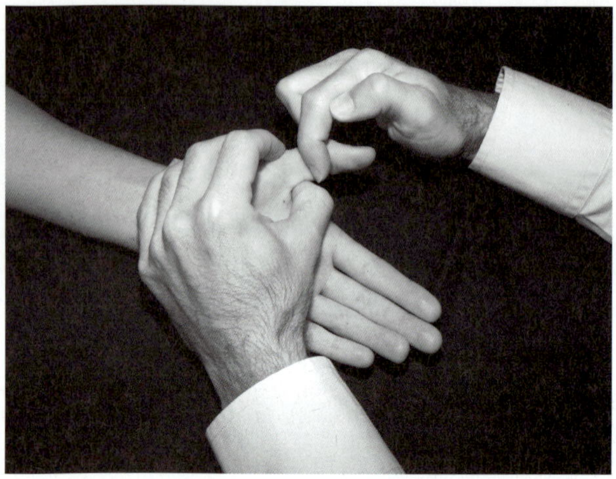

고정/촉진

엄지의 몸쪽마디뼈를 고정한다. 엄지의 몸쪽마디뼈의 바닥면에 있는 긴엄지벌림근을 촉진한다(그림 2-167).

검사자 행동

환자에게 바람직한 움직임을 가르치면서, 환자의 엄지 손가락사이관절을 벌림시킨다. 다시 시작자세로 환자를 되돌린다. 수동운동의 수행을 통해 환자의 가동범위를 결정하고, 환자에게 정확한 움직임을 알려준다.

환자 행동

환자는 엄지의 손가락사이관절을 굽힌다(주: 환자는 견고한 고정이 없다면, 손허리손가락관절의 굽힘 없이는, 손가락사이관절을 굽힘시킬 수 없다). 검사자는 환자가 움직이는 동안에도 몸쪽마디뼈의 고정과 긴엄지벌림근의 촉진을 유지한다 (그림 2-168).

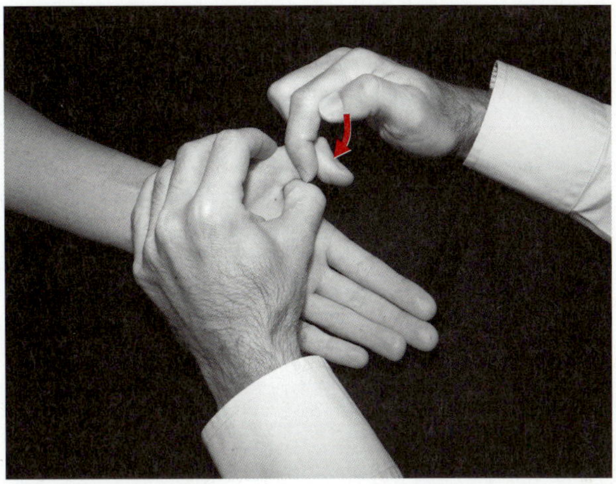

그림 2-168 *화살표*는 움직임 방향을 의미한다.

저항

검사자는 손가락 하나를 이용하여 저항을 가한다. 저항은 손가락사이(IP)관절의 폄 방향으로 엄지 먼쪽마디뼈의 바닥면을 따라 적용한다. 촉진손은 저항을 적용하기 위해 먼쪽마디뼈 쪽으로 움직인다(그림 2-169).

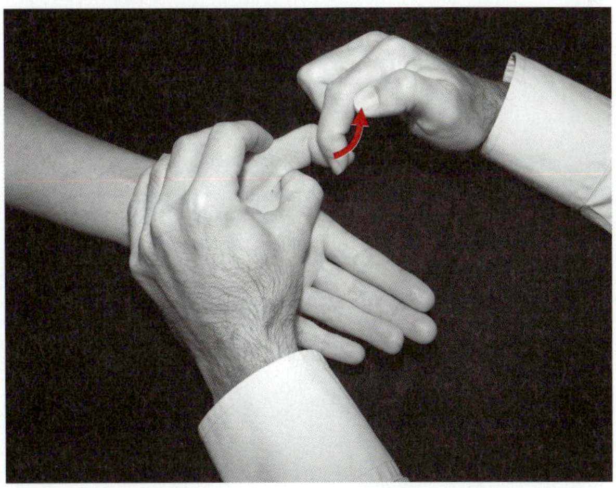

그림 2-169 *화살표*는 저항 방향을 의미한다.

등급 3 이하 (Grades 3 and Below)

등급 3 이하를 위한 이 근육의 분리 검사는 존재하지 않는다. 중력을 제거하지 않은 자세로 이 검사를 수행할 때, 각 등급의 의미는 다음과 같다.

등급 3

환자는 완전 가동범위로 관절을 굽힌다. 이때 저항은 적용되지 않는다.

등급 2

환자는 부분 가동범위로 관절을 굽힌다.

등급 1

환자는 움직일 수 없지만, 근수축은 촉진된다. 앞에서 설명한 대로 촉진을 적용한다 (그림 2-167 참고).

등급 0

움직임이나 근수축이 일어나지 않는다.

엄지의 폄 (손허리손목관절)
〔THUMB EXTENSION (METACARPOPHALANGEAL)〕

짧은엄지폄근 (EXTENSOR POLLICIS BREVIS) (그림 2-170)

그림 2-170

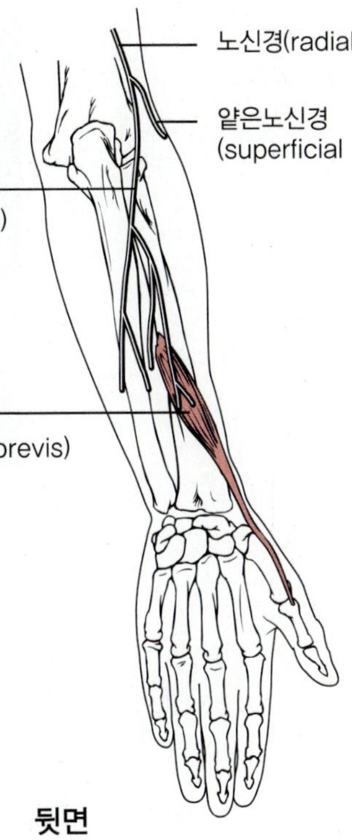

	부착점	신경지배	기능
짧은엄지폄근	이는곳: 노뼈의 뒷면; 뼈사이막 닿는곳: 엄지의 몸쪽손가락마디뼈바닥	말초신경: 깊은노신경 신경뿌리: C6, C7	엄지 손목손허리관절과 손허리손가락관절의 폄

등급 4와 등급 5 (Grades 5 and 4)

환자 자세

앉은 자세에서 아래팔을 평편한 테이블 위에 올려놓고 아래팔을 뒤침하고, 손목을 중립위로 하고, 엄지의 손허리손가락관절과 손가락사이관절을 약간 굽힌다(그림 2-171).

그림 2-171

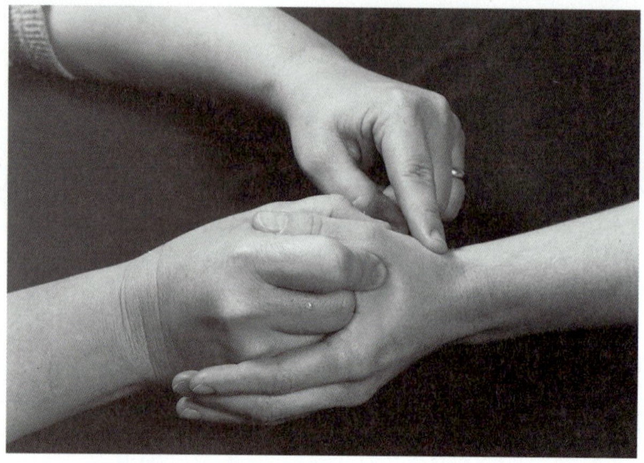

고정/촉진

1번째 손허리뼈를 고정한다. 1번째 손허리뼈의 등쪽면에 있는 짧은엄지폄근의 힘줄(긴엄지폄근 힘줄의 바로 노쪽에 있는)을 촉진한다(그림 2-171).

검사자 행동

환자에게 바람직한 움직임을 가르치면서, 환자의 엄지 손허리손가락관절을 벌림시킨다. 이때 엄지의 손가락사이(IP)관절은 굽힘을 유지해야 한다. 다시 시작자세로 환자를 되돌린다. 수동운동의 수행을 통해 환자의 가동범위를 결정하고, 환자에게 정확한 움직임을 알려준다.

환자 행동

환자는 엄지의 손가락사이(IP)관절을 굽힘하지 않고, 손허리손가락관절을 편한다. 검사자는 환자가 움직이는 동안에도 1번째 손허리뼈의 고정과 짧은엄지폄근 힘줄의 촉진을 유지한다(그림 2-172).

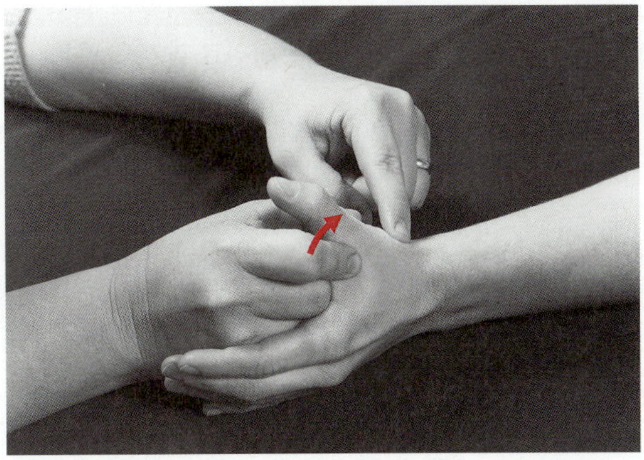

그림 2-172 *화살표*는 움직임 방향을 의미한다.

저항

검사자는 손가락 하나를 이용하여 저항을 가한다. 저항은 손허리손가락관절의 굽힘 방향으로 엄지의 몸쪽마디뼈의 등쪽면에 적용한다. 촉진손은 저항을 적용하기 위해 먼쪽마디뼈 쪽으로 움직인다(그림 2-173).

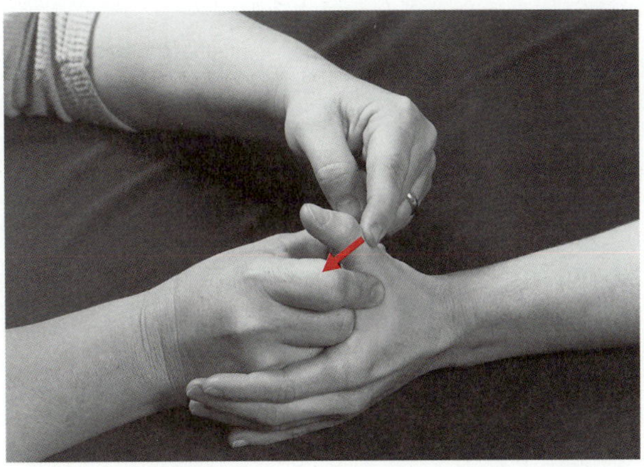

그림 2-173 *화살표*는 저항 방향을 의미한다.

등급 3 이하 (Grades 3 and Below)

등급 3 이하를 위한 이 근육의 분리 검사는 존재하지 않는다. 중력을 제거하지 않은 자세로 이 검사를 수행할 때, 각 등급의 의미는 다음과 같다.

등급 3

환자는 완전 가동범위로 관절을 펌한다. 이때 저항은 적용되지 않는다.

등급 2

환자는 부분 가동범위로 관절을 폄한다.

등급 1

환자는 움직일 수 없지만, 근수축은 촉진된다. 등급 4와 등급 5의 검사에서 처럼, 촉진을 적용한다(그림 2-171 참고).

등급 0

움직임이나 근수축이 일어나지 않는다.

흔한 보상작용 (Common Substitution)

긴엄지폄근: 환자는 긴엄지폄근의 보상작용을 피하기 위해, 손가락사이관절을 약간 굽힘한 채로 손허리손가락관절을 폄해야 한다.

엄지의 폄(손가락사이관절)
[THUMB EXTENSION (INTERPHALANGEAL)]

긴엄지폄근 (EXTENSOR POLLICIS LONGUS) (그림 2-174)

그림 2-174

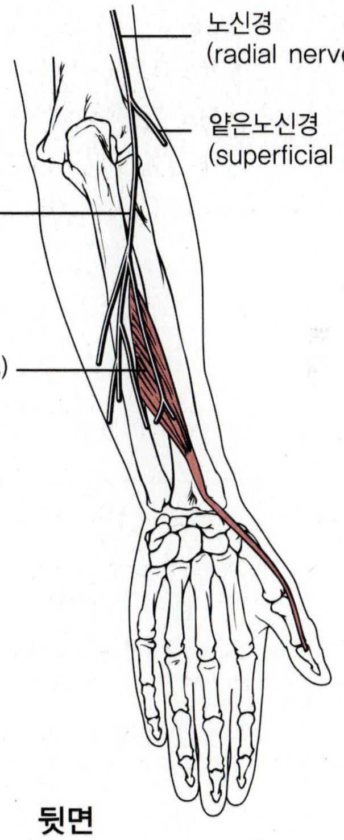

	부착점	신경지배	기능
긴엄지폄근	이는곳: 자뼈의 등가쪽면; 뼈사이막 닿는곳: 엄지의 먼쪽손가락마디뼈바닥	말초신경: 깊은노신경 신경뿌리: C6 - C8	엄지 손가락사이관절의 폄; 엄지 손목손허리관절과 손허리손가락관절의 폄을 보조한다.

등급 4와 등급 5 (Grades 5 and 4)

환자 자세

앉은 자세에서 아래팔을 평편한 테이블 위에 올려놓고 아래팔을 뒤침하고, 손목을 중립위로 하고, 엄지의 손허리손가락관절과 손가락사이관절을 약간 굽힌다(그림 2-175).

그림 2-175

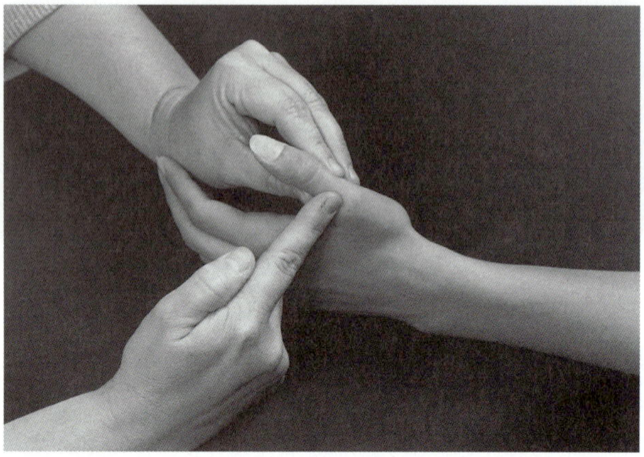

고정/촉진

엄지의 몸쪽마디뼈를 고정한다. 1번째 손허리뼈와 엄지 몸쪽마디뼈의 등쪽면에 있는 긴엄지폄근(짧은엄지폄근 힘줄의 바로 자쪽에 있는)의 힘줄을 촉진한다(그림 2-175).

검사자 행동

환자에게 바람직한 움직임을 가르치면서, 환자의 엄지 손가락사이관절을 폄시킨다. 다시 시작자세로 환자를 되돌린다. 수동운동의 수행을 통해 환자의 가동범위를 결정하고, 환자에게 정확한 움직임을 알려준다.

환자 행동

환자는 엄지의 손가락사이(IP)관절을 편한다(주: 환자는 견고한 고정이 없다면, 손허리손가락관절의 폄 없이는, 손가락사이관절을 폄시킬 수 없다). 검사자는 환자가 움직이는 동안에도 몸쪽마디뼈의 고정과 긴엄지폄근의 촉진을 유지한다(그림 2-176).

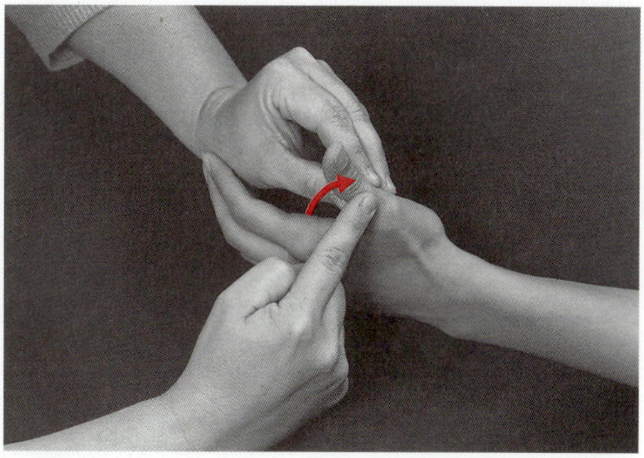

그림 2-176 *화살표*는 움직임 방향을 의미한다.

저항

검사자는 손가락 하나를 이용하여 저항을 가한다. 저항은 손가락사이관절의 굽힘 방향으로 엄지 먼쪽마디뼈의 등쪽면을 따라 적용한다. 촉진손은 저항을 적용하기 위해 먼쪽마디뼈 쪽으로 움직인다(그림 2-177).

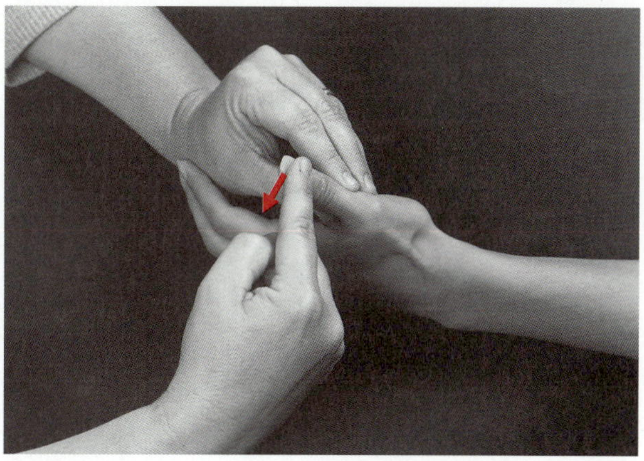

그림 2-177 *화살표*는 저항 방향을 의미한다.

등급 3 이하 (Grades 3 and Below)

등급 3 이하를 위한 이 근육의 분리 검사는 존재하지 않는다. 중력을 제거하지 않은 자세로 이 검사를 수행할 때, 각 등급의 의미는 다음과 같다.

등급 3

환자는 완전 가동범위로 관절을 편한다. 이때 저항은 적용되지 않는다.

등급 2

환자는 부분 가동범위로 관절을 편한다.

등급 1

환자는 움직일 수 없지만, 근수축은 촉진된다. 등급 4와 등급 5의 검사처럼 촉진을 적용한다(그림 2-175 참고).

등급 0

움직임이나 근수축이 일어나지 않는다.

엄지의 벌림 (THUMB ABDUCTION)

긴엄지벌림근, 짧은엄지벌림근 (ABDUCTOR POLLICIS LONGUS AND BREVIS)
(그림 2-178과 그림 2-179)

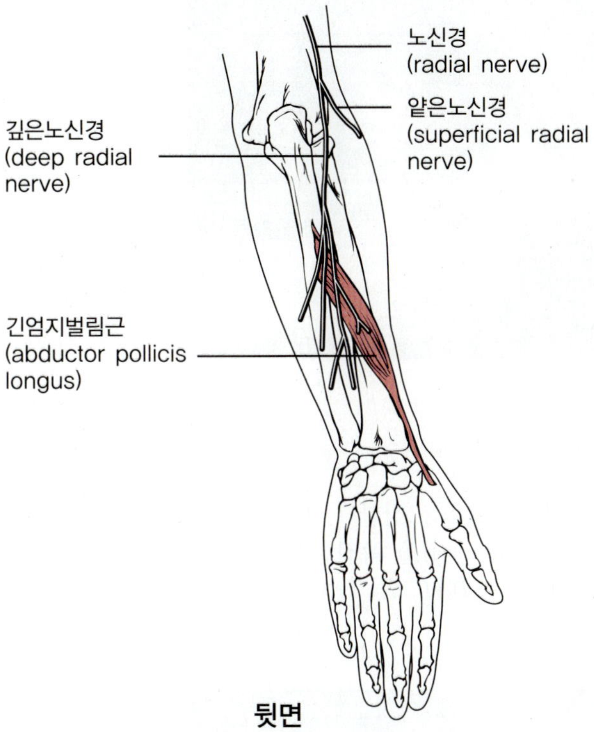

그림 2-178

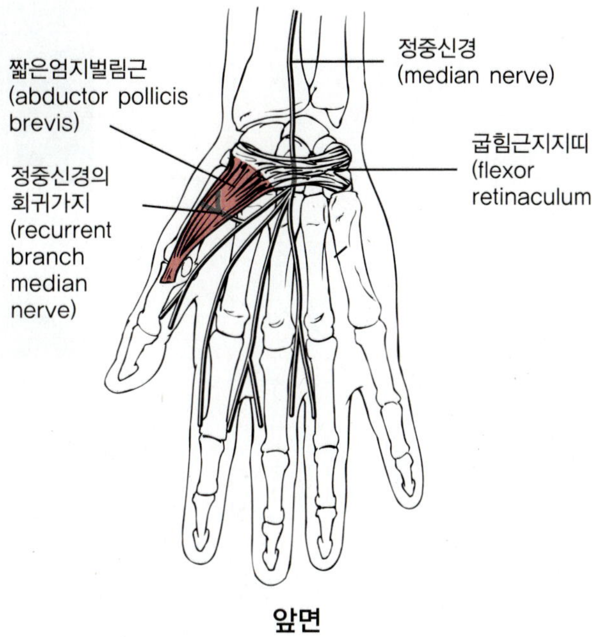

그림 2-179

	부착점	신경지배	기능
긴엄지벌림근	이는곳: 노뼈와 자뼈의 뒷면; 뼈사이막 닿는곳: 1번째 손허리뼈바닥의 노쪽	말초신경: 깊은노신경 신경뿌리: C6, C7	엄지 손목손허리관절의 벌림과 폄; 손목의 굽힘과 벌림 (노쪽치우침)을 보조한다.
짧은엄지벌림근	이는곳: 굽힘근지지띠; 손배뼈, 큰마름뼈 닿는곳: 엄지 몸쪽손가락마디뼈바닥의 노쪽	말초신경: 정중신경 신경뿌리: C8, T1	엄지 손목손허리관절과 손허리손가락관절의 벌림

등급 4와 등급 5 (Grades 5 and 4)

환자 자세

앉은 자세에서 아래팔을 평편한 테이블 위에 올려놓고 아래팔을 뒤침하고, 손목을 중립위로 하고, 엄지를 모음한다(그림 2-180).

그림 2-180

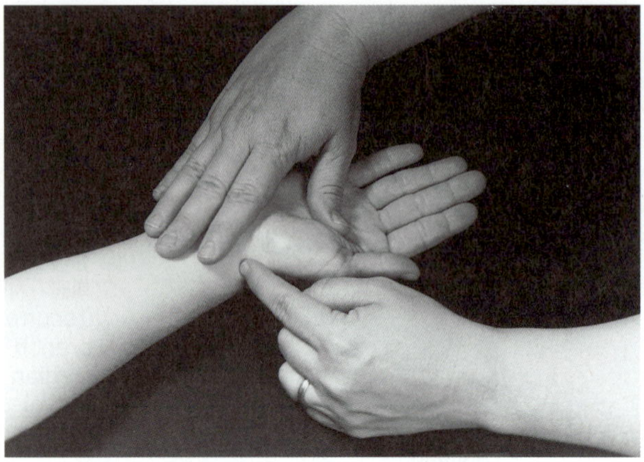

고정/촉진

손목과 2번째 - 5번째 손허리뼈의 바닥쪽면을 고정한다. 1번째 손허리뼈바닥에 있는 긴엄지벌림근 힘줄(짧은엄지벌림근 힘줄의 근처)을 촉진한다(그림 2-180). 짧은엄지벌림근은 엄지두덩의 가쪽면에서 촉진될 수 있다(그림 2-181).

그림 2-181 짧은엄지벌림근의 촉진.

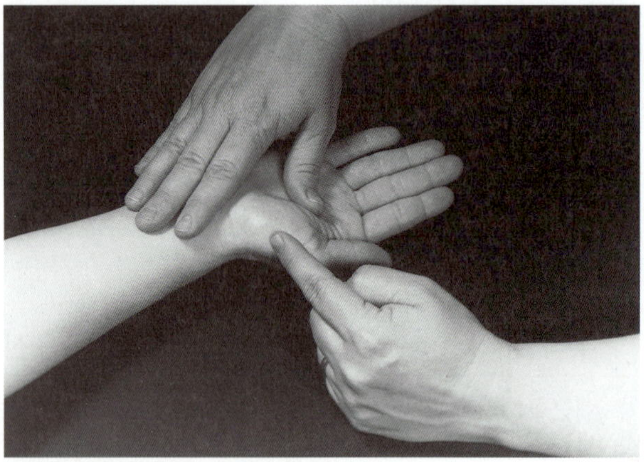

검사자 행동

환자에게 바람직한 움직임을 가르치면서, 환자의 엄지를 벌림시킨다. 다시 시작자세로 환자를 되돌린다. 수동운동의 수행을 통해 환자의 가동범위를 결정하고, 환자에게 정확한 움직임을 알려준다.

환자 행동

환자는 엄지를 완전 가동범위로 벌림한다. 이때 검사자는 손목과 손허리뼈의 고정과 엄지벌림근 힘줄의 촉진을 유지한다(그림 2-182).

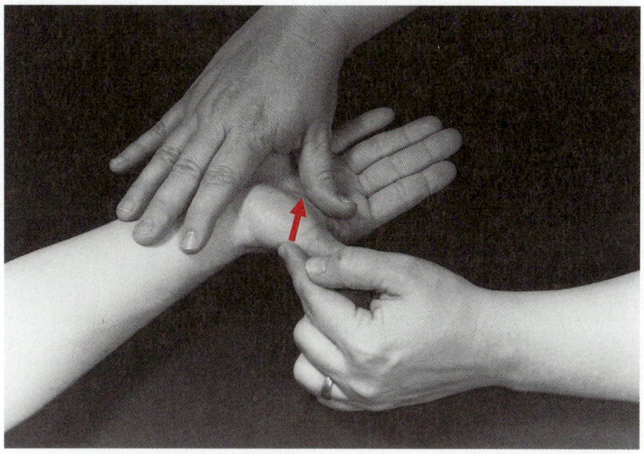

그림 2-182 *화살표*는 움직임 방향을 의미한다.

저항

긴엄지벌림근(abductor pollicis longus): 검사자는 손가락 하나를 이용하여 1번째 손허리뼈의 가쪽면을 따라 손목손허리관절의 모음 방향으로 저항을 가한다. 촉진손은 저항을 적용하기 위해 손허리뼈 쪽으로 움직인다(그림 2-182).

짧은엄지벌림근(abductor pollicis brevis): 검사자는 손가락 하나를 이용하여 엄지의 몸쪽마디뼈의 가쪽면을 따라 손허리손가락관절의 모음 방향으로 저항을 가한다. 촉진손은 저항을 적용하기 위해 몸쪽마디뼈 쪽으로 움직인다(그림 2-183).

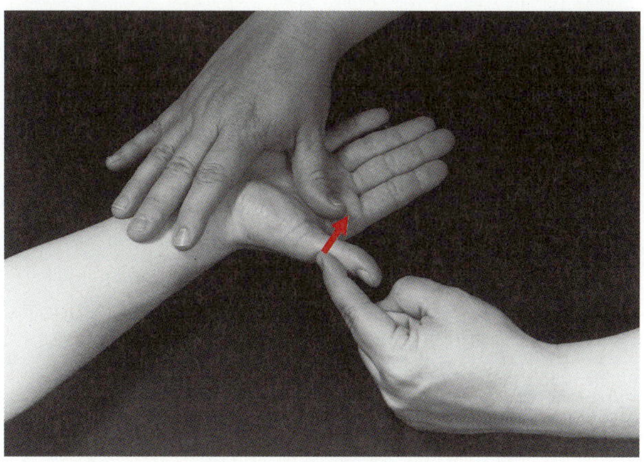

그림 2-183 *화살표*는 저항 방향을 의미한다.

등급 3 이하 (Grades 3 and Below)

등급 3 이하를 위한 이 근육의 분리 검사는 존재하지 않는다. 중력을 제거하지 않은 자세로 이 검사를 수행할 때, 각 등급의 의미는 다음과 같다.

등급 3

환자는 완전 가동범위로 관절을 벌림한다. 이때 저항은 적용되지 않는다.

등급 2

환자는 부분 가동범위로 관절을 벌림한다.

등급 1

환자는 움직일 수 없지만, 근수축은 촉진된다. 등급 4와 등급 5의 검사처럼, 촉진을 적용한다(그림 2-180과 그림 2-181 참고).

등급 0

움직임이나 근수축이 일어나지 않는다.

엄지의 모음 (THUMB ADDUCTION)

엄지모음근 (ADDUCTOR POLLICIS) (그림 2-184)

그림 2-184

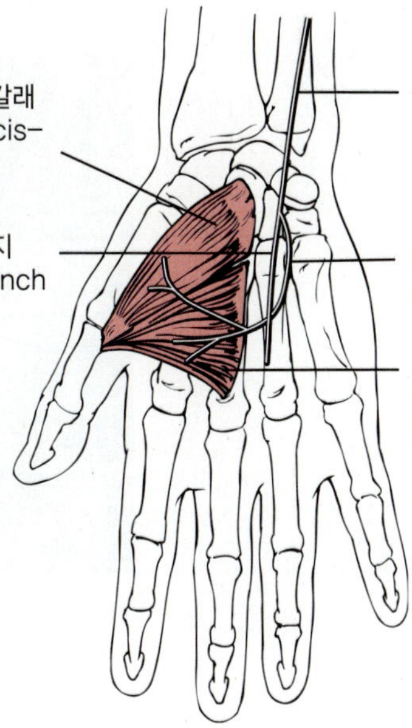

앞면

	부착점	신경지배	기능
엄지모음근	이는곳: 빗갈래 - 알머리뼈, 작은마름뼈, 큰마름뼈 및 손허리뼈 (1-4번째)* 가로갈래 - 3번째 손허리뼈의 손바닥면 닿는곳: 엄지 몸쪽마디뼈바닥의 자쪽면	말초신경: 자신경 신경뿌리: C8, T1	엄지의 모음

* 해부학적 정보는 Chang & Blair에서 나온 것임.[6]

등급 4와 등급 5 (Grades 5 and 4)

환자 자세

앉은 자세에서 아래팔을 평편한 테이블 위에 올려놓고 아래팔을 뒤침하고, 손목을 중립위로 하고, 손과 손가락을 폄한다. 그리고 엄지의 손목손허리관절을 모음시킨다 (그림 2-185).

그림 2-185

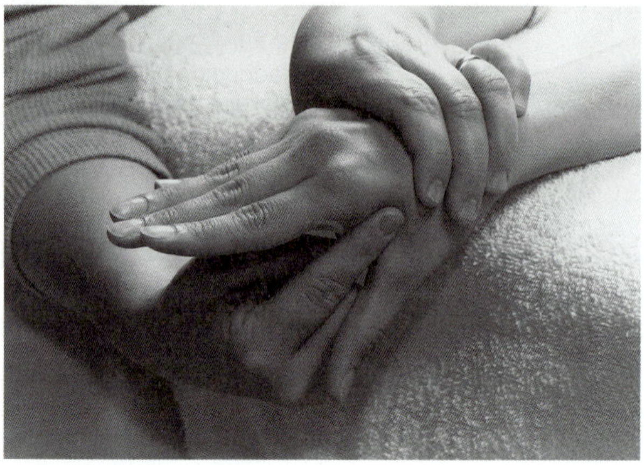

고정/촉진

손목과 2번째 - 5번째 손허리뼈의 등쪽면을 고정한다. 1번째와 2번째 손허리뼈사이에 있는 엄지모음근을 촉진한다(그림 2-185).

검사자 행동

환자에게 바람직한 움직임을 가르치면서, 환자의 엄지를 모음시킨다. 다시 시작자세로 환자를 되돌린다. 수동운동의 수행을 통해 환자의 가동범위를 결정하고, 환자에게 정확한 움직임을 알려준다.

환자 행동

환자는 완전 가동범위로 엄지를 모음한다. 이때 검사자는 손목과 손허리뼈의 고정과 엄지모음근의 촉진을 유지한다(그림 2-186).

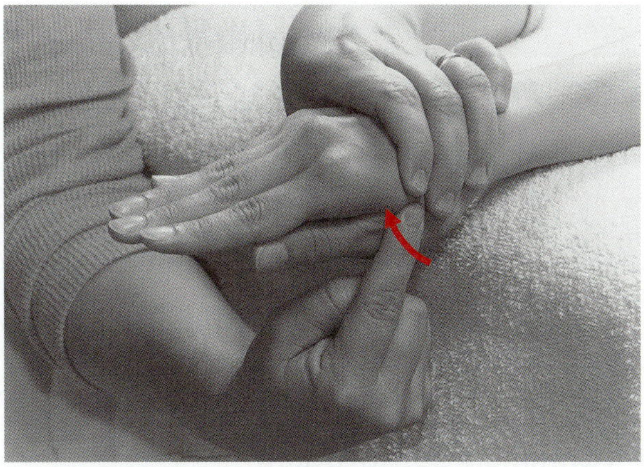

그림 2-186 *화살표*는 움직임 방향을 의미한다.

저항

검사자는 손가락 하나를 이용하여, 손목손허리(CMC)관절의 벌림 방향으로 엄지의 몸쪽 마디뼈의 안쪽면에 저항을 가한다. 촉진손은 저항을 적용하기 위해 몸쪽마디뼈 쪽으로 움직인다(그림 2-187).

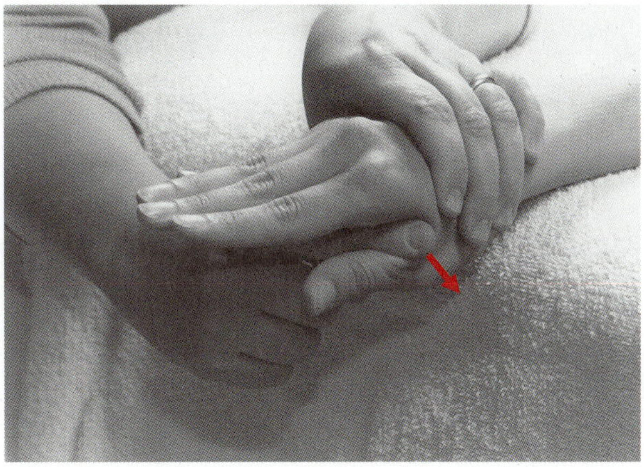

그림 2-187 *화살표*는 저항 방향을 의미한다.

등급 3 이하 (Grades 3 and Below)

등급 3 이하를 위한 이 근육의 분리 검사는 존재하지 않는다. 중력을 제거하지 않은 자세로 이 검사를 수행할 때, 각 등급의 의미는 다음과 같다.

등급 3 환자는 완전 가동범위로 관절을 모음한다. 이때 저항은 적용되지 않는다.

등급 2 환자는 부분 가동범위로 관절을 모음다.

등급 1 환자는 움직일 수 없지만, 근수축은 촉진된다. 등급 4와 등급 5의 검사처럼, 촉진을 적용한다(그림 2-185 참고).

등급 0 움직임이나 근수축이 일어나지 않는다.

흔한 보상작용 (Common Substitution)

긴엄지굽힘근과 짧은엄지굽힘근: 환자는 엄지 굽힘근에 의한 보상작용을 피하기 위해, 손허리손가락관절과 손가락사이관절을 굽힘하지 않고 엄지를 모음해야 한다.

엄지와 새끼손가락의 맞섬
(OPPOSITION OF THUMB AND FIFTH DIGIT)

엄지맞섬근, 새끼맞섬근 (OPPONENS POLLICIS: OPPONENS DIGITI MINIMI) (그림 2-188)

그림 2-188

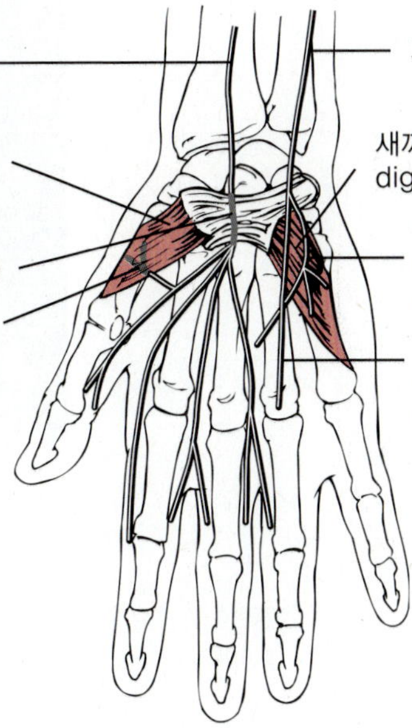

	부착점	신경지배	기능
엄지맞섬근	이는곳: 굽힘근지지띠; 큰마름뼈 닿는곳: 1번째 손허리뼈의 노쪽	말초신경: 정중신경 신경뿌리: C8 - T1	엄지 손목손허리관절의 맞섬
새끼맞섬근	이는곳: 굽힘근지지띠; 갈고리뼈의 혹(hook) 닿는곳: 5번째 손허리뼈의 자쪽	말초신경: 자신경 신경뿌리: C8 - T1	새끼손가락 손목손허리관절의 맞섬

등급 4와 등급 5 (Grades 5 and 4)

환자 자세

앉은 자세에서 아래팔을 평편한 테이블 위에 올려놓고, 아래팔을 뒤침하고, 손목을 중립위로 하고, 손가락을 편다(그림 2-189).

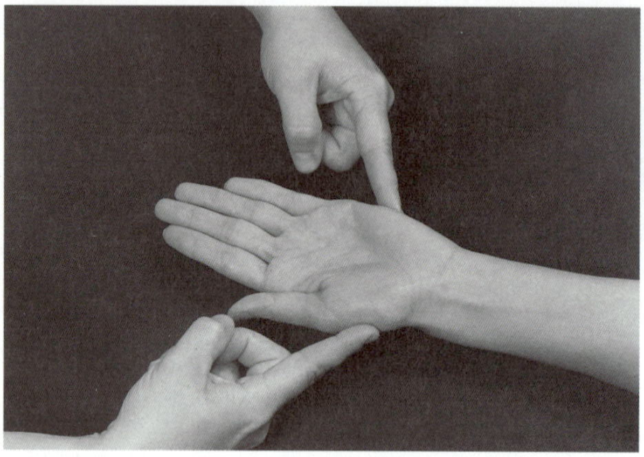

그림 2-189

고정/촉진

고정이 필요없다. 1번째 손허리뼈의 노쪽 가장자리를 따라 엄지맞섬근을 촉진한다. 새끼맞섬근은 5번째 손허리뼈의 자쪽 가장자리를 따라 촉진될 수 있다(그림 2-189).

검사자 행동

환자에게 바람직한 움직임을 가르치면서, 환자의 엄지와 새끼손가락을 서로 맞섬시킨다. 다시 시작자세로 환자를 되돌린다. 수동운동의 수행을 통해 환자의 가동범위를 결정하고, 환자에게 정확한 움직임을 알려준다.

환자 행동

환자는 엄지와 새끼손가락을 동시에 완전 가동범위로 맞섬시킨다. 검사자는 맞섬근의 촉진을 유지한다(그림 2-190).

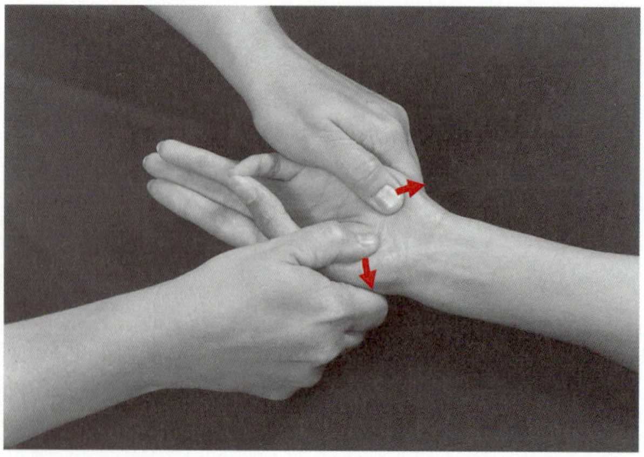

그림 2-190 *화살표*는 저항 방향을 의미한다.

저항

1번째 손허리뼈와 5번째 손허리뼈의 바닥쪽면에 저항을 동시에 가한다. 그리고 1번째와 5번째를 분리해서 저항을 가할 수도 있다(그림 2-190).

등급 3 이하 (Grades 3 and Below)

등급 3 이하를 위한 이 근육의 분리 검사는 존재하지 않는다. 중력을 제거하지 않은 자세로 이 검사를 수행할 때, 각 등급의 의미는 다음과 같다.

등급 3 환자는 완전 가동범위로 관절을 움직인다. 이때 저항은 적용되지 않는다.

등급 2 환자는 부분 가동범위로 관절을 움직인다.

등급 1 환자는 움직일 수 없지만, 근수축은 촉진된다. 등급 4와 등급 5의 검사처럼, 촉진을 적용한다(그림 2-189 참고).

등급 0 움직임이나 근수축이 일어나지 않는다.

사례 2-1 척수손상(spinal cord injury)

17세 소년은 자동차사고로 목뼈 6번의 골절을 당했다. 골절 파편이 척수를 압박해서, C7 레벨의 불완전 척수손상을 당했다. 골절 부위는 완전하게 고정되었고, 여러 가지 의학적 합병증 때문에 재활센터로의 이송이 지연되어, 손상 후 3개월 때 재활센터에 입원하게 되었다. 장기간의 입원 때문에, 똑바른 자세를 오랫동안 취할 수 없다. 여러분은 환자의 운동 능력과 감각 레벨을 검사하기 위해, 초기 검진을 계획하고 있다.

환자에 대한 여러분의 검사에 관한 다음의 질문에 답하시오. 주: 이번 사례는 4장인 "도수근육검사기법: 다리"와 8장인 "감각 검사 기법"에서도 계속된다.

1. 이 환자의 손상 레벨이 C7이라면, 여러분은 운동 약증이 일어나지 않는 근육로써 어떤 근육이 있을 것이라고 기대하는가?
2. 똑바른 자세를 유지할 수 없는 환자의 능력을 조정하기 위해, 다음 근육검사를 어떻게 바꾸어야 하는가?
   a. 위팔두갈래근의 중력—저항 검사
   b. 중간어깨세모근의 중력—저항 검사
   c. 긴노쪽손목폄근과 짧은노쪽손목폄근의 중력—저항 검사
   d. 윗등세모근의 중력–저항 검사
   e. 큰가슴근의 중력–제거 검사
3. 질문 2번에 대한 여러분의 답에 기술된 환자 자세의 변화를 조정하기 위해서, 여러분의 기록을 어떻게 바꾸어야 하는가?

사례 2-2 말초신경손상(peripheral nerve injury)

52세의 치과의사는 5일 전에 오토바이 사고로 인해 위팔뼈 중간 몸통이 골절되었다. 골절 후, 노신경의 손상이 뚜렷했고, 골절 지점은 외적 고정으로 고정되었다. 현재 환자는 재활 클리닉에 다니고 있고 ,일상생활활동(ADL)의 도움을 받고 있다. 그는 골절 지점에 대한 정확한 정보를 가지고 있지 않고, 노신경 손상의 정도를 알아보는 전기진단검사를 받지 않았다. 여러분은 이 환자의 기능적 제한이 무엇인지를 확실하게 알 수 없는 상태이지만, 노신경과 이에 관련된 구조물에 대한 해부학적 지식은 좋은 편이다.

이 환자의 검사에 대한 다음 질문에 답하시오(여러분은 답을 찾기 위해 해부학 교재를 참고할 수 있다). 주: 이 사례는 "8장: 감각 검사 기법"에서도 계속된다.

1. 노신경의 해부학을 근거로 해서 이 환자의 노신경 손상에 대한 이론적 설명을 제공한다.
2. 노신경 손상의 정도와 수준을 결정하기 위해 여러분은 어떤 근육을 검사해야 하는가?
3. 만약 이 환자의 노신경이 팔꿈치 위쪽에서는 기능적으로 작용하고 있다면, 어떤 근육들이 약해질 것인가? 무엇이 비기능적으로 될 것인가?
4. 근육의 약증/마비 때문에 환자가 수행할 수 없는 움직임은 무엇인가?

사례 2-3 도수근육검사와 근육뼈대검사 (MMT and Musculoskeletal examination)

34세의 대학교 테니스 코치가 어깨 통증으로 여러분의 클리닉으로 의뢰되었다. 환자의 병력을 들은 후, 돌림근띠의 손상인지를 확인하기 위해, 검사를 수행하려고 결정했다. 돌림근띠 검사에 대한 질문에 답하시오.

1. 돌림근띠는 어떤 근육들로 구성되어 있는가?
2. 어떤 신경이 돌림근띠를 지배하고 있고, 돌림근띠의 작용은 무엇인가?
3. 도수근육검사 기법을 이용하여 돌림근띠를 검사했을 때, 근력의 등급은 어떠한가?
4. 근육뼈대검사 기법(즉, 특수검사)을 이용하여 돌림근띠를 검사했을 때, 평가된 돌림근띠의 근력은 어떠한가?
5. 근력검사와 운동 동안, 돌림근띠의 작용을 분리시키는 문헌들로는 무엇들이 있는가?
(힌트: 2장에 있는 참고문헌 참고)
6. 질문 5번의 답에 기술된 기법들과 본 교재에서 설명된 검사들을 비교(유사점과 차이점)해 보시오? 각 기법들이 언제 더 적절한지를 예를 들어 제시하시오.
7. 전통적인 도수근육검사 등급이 질문 5번의 답에 기술된 기법들을 이용하여 근육들을 평가할 때도 이용될 수 있는가? 그 이유는?

참고문헌(References)

1. Bagg SD, Forrest WJ. Electromyographic study of scapular rotators during arm abduction in the scapular plane. *Am J Phys Med*. 1986; 65:111-124.
2. Blackburn TA, McLeod WD, White B, Wooford L. EMG analysis of posterior rotator cuff exercises. *Athl Train J Natl Athl Train Assoc*. 1990;25:40-45.
3. Boettcher CE, Ginn KA, Cathers I. Standard maximum isometric voluntary contraction tests for normalizing shoulder muscle EMG. *J Orthop Res*. 2008;26:1591-1597.
4. Brandell BR, Wilkinson DA. An electromyographic study of manual testing procedures for the trapezius and deltoid muscles. *Physiother Can*. 1991;43:33-39.
5. Buchanan TS, Rovai GP, Rymer WZ. Strategies for muscle activation during isometric torque generation at the human elbow. *J Neurophysiol*. 1989;62:1201-1212.
6. Chang L, Blair WF. The origin and innervation of the adductor pollicis muscle. *J Anat*. 1985;140:381-388.
7. Clemente CD. *Grayís Anatomy*. 30th American ed. Philadelphia: Lea & Febiger; 1985.
8. Cnockaert JC, Lensel G, Pertuzon E. Relative contribution of individual muscles to the isometric contraction of a muscular group. *J Biomech*. 1975;8:191-197.
9. Ekstrom RA, Soderberg GL, Donatelli RA. Normalization procedures using maximum voluntary isometric contractions for the serratus anterior and trapezius muscles during surface EMG analysis. *J Electromyogr Kinesiol*. 2005;15:418-428.
10. Escamilla RF, Yamashiro K, Paulos L, et al. Shoulder muscle activity and function in common shoulder rehabilitation exercises. *Sports Med*. 2009;39:663-685.
11. Field D, Hutchinson JSO: *Fieldís Anatomy, Palpation and Surface Markings*. 4th ed. Edinburgh: Elsevier Butterworth-Heinemann; 2006.
12. Itoi E, Kido T, Sano A, et al. Which is more useful, the ìfull can testî or the ìempty can test,î in detecting the torn supraspinatus tendon? *Am J Sports Med*. 1999;27:65-68.
13. Jobe FW, Moynes DR. Delineation of diagnostic criteria and a rehabilitation program for rotator cuff injuries. *Am J Sports Med*. 1982; 10:336-339.
14. Kelly BT, Kadrmas WR, Speer KP. The manual muscle examination for rotator cuff strength. *Am J Sports Med*. 1996;24(5):581-588.
15. Kendall FP, McCreary EK, Provance PG, et al. *Muscles: Testing and Function, with Posture and Pain*. 5th ed. Baltimore: Lippincott, Williams & Wilkins; 2005.
16. Kuhlman JR, Iannotti JP, Kelly MJ, et al. Isokinetic and isometric measurement of strength of external rotation and abduction of the shoulder. *J Bone Joint Surg Am*. 1992;74:1320-1333.
17. Malanga GA, Jenp YN, Growney ES, et al. EMG analysis of shoulder positioning in testing and strengthening the supraspinatus. *Med Sci Sports Exerc*. 1996;28:661-664.
18. McLean L, Chislett M, Keith M, et al. The effect of head position, electrode site, movement and smoothing window in the determination of a reliable maximum voluntary activation of the upper trapezius muscle. *J Electromyography and Kinesiology*. 2003;13:169-180.
19. Michener LA, Boardman ND, Pidcoe PE, et al. Scapular muscle tests in subjects with shoulder pain and functional loss: Reliability and construct validity. *Phys Ther*. 2005;85:1128-1138.
20. Reinold MM, Macrina LC, Fleisig GS, et al. Electromyographic analysis of the supraspinatus and deltoid muscles during 3 common rehabilitation exercises. *J Athl Train*. 2007;42(2):464-469.
21. Ringelberg JA. EMG and force production of some human shoulder muscles during isometric abduction. *J Biomechan*. 1985;18:939-947.
22. Townsend H, Jobe FW, Pink M, Perry J. Electromyographic analysis of the glenohumeral muscles during a baseball rehabilitation program. *Am J Sports Med*. 1991;19:264-272.
23. Worrell TW, Corey BJ, York SL, Santiestaban J. An analysis of supraspinatus EMG activity and shoulder isometric force development. *Med Sci Sports Exerc*. 1992;24:744-748.

참고도서(Bibliogrphy)

Basmajian JV, DeLuca CJ. *Muscles Alive: Their Function Revealed by Electromyography*. 5th ed. Baltimore: Williams & Wilkins; 1985.

Bohannon RW. Make and break tests of elbow exor muscle strength. *Phys Ther*. 1988;68:193-194.

Brandsma JW, Schreuders TAR. Sensible manual muscle strength testing to evaluate and monitor strength of the intrinsic muscles of the hand: a commentary. *J Hand Ther*. 2001;14:273-278.

Brandsma JW, Schreuders TAR, Birke JA, et al. Intraobserver and interobserver reliabilities for the intrinsic muscles of the hand. *J Hand Ther*. 1995;8:185-190.

Broome HL, Basmajian JV. The function of the teres major muscle: an electromyographic study. *Anat Rec*. 1970;170:309-310.

Brown JM, Solomon C, Paton M. Further evidence of functional differentiation within biceps brachii. *Electromyogr Clin Neurophysiol*. 1993;33: 301-309.

Clarkson HM. *Musculoskeletal Assessment: Joint Range of Motion and Manual Muscle Strength*. 2nd ed. Philadelphia: Lippincott, Williams & Wilkins; 2000.

Daniels L, Worthingham C. *Muscle Testing: Techniques of Manual Examination*. 5th ed. Philadelphia: WB Saunders; 1986.

de Freitas V, Vitti M, Furlani J. Electromyographic analysis of the levator scapulae and rhomboideus major muscle in movements of the shoulder. *Electromyogr Clin Neurophysiol*. 1979;19:335-342.

Decker MF, et al. Subscapularis muscle activity during selected rehabilitation exercises. *Am J Sports Med*. 2003;31:126-134.

Devinsky O, Feldmann E. *Examination of the Cranial and Peripheral Nerves*. New York: Churchill Livingstone; 1988.

Escamilla RF, Yamashiro K, Paulos L, et al. Shoulder muscle activity and function in common shoulder rehabilitation exercises. *Sports Med*. 2009;39:663-685.

Filho JG, de Freitas V, Furlani J. Electromyographic study of the trapezius muscle in free movements of the shoulder. *Electromyogr Clin Neurophysiol*. 1994;34:279-283.

Florence JM, Pandya S, King WM, et al. Intrarater reliability of manual muscle test (Medical Research Council scale) grades in Duchenneís muscular dystrophy. *Phys Ther*. 1992;72:115-126.

Frese E, Brown M, Norton BJ. Clinical reliability of manual muscle testing: Middle trapezius and gluteus medius muscles. *Phys Ther*. 1987;67:1072-1076.

Furlani J. Electromyographic study of the m. biceps brachii in movements at the glenohumeral joint. *Acta Anat*. 1976;96:270-284.

Gandevia SC, McKenzie DK. Activation of human muscles at short muscle lengths during maximal static efforts. *J Physiol*. 1988;407:599-613.

Gordon KD, Pardo RD, Johnson JA, et al. Electromyographic activity and strength during maximum isometric pronation and supination efforts in healthy adults. *J Orthop Res*. 2004;22:208-213.

Hellwig EV, Perrin DH. A comparison of two positions for assessing shoulder rotator peak torque: the traditional frontal plane versus the plane of the scapula. *Isokinet Exerc Sci*. 1991;1:202-206.

Hollister A, Giurintano DJ: Thumb movements, motions and moments. *J Hand Ther*. 1995;8:106-114.

Hoppenfeld S. *Physical Examination of the Spine and Extremities*. New York: Appleton-Century-Crofts; 1976.

Howell JW, Rothstein JM, Lamb RL, et al. An experimental investigation of the validity of the manual muscle test positions for the extensor pollicis longus and exor pollicis brevis muscles. *J Hand Ther*. 1989; 2:20-28.

Kelly BT, Kadrmas WR, Speer KP. The manual muscle examination for rotator cuff strength. *Am J Sports Med*. 1996;24:581-588.

Kelly BT, et al. Optimal normalization tests for shoulder muscle activation: an electromyographic study. *J Orthop Res*. 1996;14:647-653.

Kilbreath SL, Gandevia SC. Limited independent exion of the thumb and ngers in human subjects. *J Physiol (Lond)*. 1994;479:487-497.

Levy AS, et al. Function of the long head of the biceps at the shoulder: electromyographic analysis. *J Shoulder Elbow Surg*. 2001;10:250-255.

Liu F, Carlson L, Watson HK. Quantitative abductor pollicis brevis strength testing: reliability and normative values. *J Hand Surg*. 2000;25A:752-759.

Malanga GA, Jenp Y, Growney ES, et al. EMG analysis of shoulder positioning in testing and strengthening the supraspinatus. *Med Sci Sports Exerc*. 1996;28:661-664.

Marino RJ, Barros T, Biering-Sorensen F, et al; ASIA Neurological Standards Committee 2002. International standards for neurological classi cation of spinal cord injury. *J Spinal Cord Med*. 2003;26:50-56.

McConkey MO, Schwab TD, Travlos A, et al. Quanti cation of pronator quadratus contribution to isometric pronation torque of the forearm. *J Hand Surg*. 2009;34A:1612-1617.

Michiels I, Boden F. The deltoid muscle: an electromyographical analysis of its activity in arm abduction in various body postures. *Int Orthop*. 1992;16:268-271.

Moseley JB, et al. EMG analysis of the scapular muscles during a shoulder rehabilitation program. *Am J Sports Med*. 1992;20;128-134.

Paton ME, Brown JM. Functional differentiation within latissimus dorsi. *Electromyogr Clin Neurophysiol*. 1995;35:301-309.

Ranney D, Wells R. Lumbrical muscle function as revealed by a new and physiological approach. *Anat Rec*. 1988;222:110-114.

Rasch PJ. Effect of position of forearm on strength of elbow exion. *Res Q*. 1956;27:333-337.

Reider B. *The Orthopaedic Physical Examination*. Philadelphia: WB Saunders; 1999.

Ringelberg JA. EMG and force production of some human shoulder muscles during isometric abduction. *J Biomechan*. 1985;18:939-947.

Schreuders TAR, Stam HJ. Strength measurements of the lumbrical muscles. *J Hand Ther*. 1996;9:303-305.

Shevlin MG, Lehmann JF, Lucci JA. Electromyographic study of the function of some muscles crossing the glenohumeral joint. *Arch Phys Med Rehabil*. 1969;50:264-270.

Stuart PR. Pronator quadratus revisited. *J Hand Surg*. 1996;21B:714-722.

Tis LL, Maxwell T. The effect of positioning on shoulder isokinetic measures in females. *Med Sci Sports Exerc*. 1996;28:1188-1192.

van Oudenaarde E, Brandsma JW, Oostendorp RA. The in uence of forearm, hand and thumb positions on extensor carpi ulnaris and abductor pollicis longus activity. *Acta Anat*. 1997;158:296-302.

van Zuylen EJ, Gielen CC, Deiner van der Gon JJ. Coordination and inhomogeneous activation of human arm muscles during isometric torques. *J Neurophysiol*. 1988;60:1523-1548.

Wadsworth CT, Krishnan R, Sear M, et al. Intrarater reliability of manual muscle testing and hand-held dynametric testing. *Phys Ther*. 1987;67:1342-1347.

Worrell TW, Corey BJ, York SL, et al. An analysis of supraspinatus EMG activity and shoulder isometric force development. *Med Sci Sports Exerc*. 1992;24:744-748.

Wintz MM. Variations in current manual muscle testing. *Phys Ther Rev*. 1959;39:466-475.

3

도수근육검사의 기법: 머리, 목 및 몸통

Techniques of Manual Muscle Testing: Head, Neck, and Trunk

목의 굽힘 (NECK FLEXION)

긴머리근, 긴목근, 앞머리곧은근, 앞목갈비근, 목빗근 (LONGUS CAPITIS, LONGUS COLLI, RECTUS CAPITIS ANTERIOR, ANTERIOR SCALENE, STERNOCLEIDOMASTOID) (그림 3-1)

그림 3-1

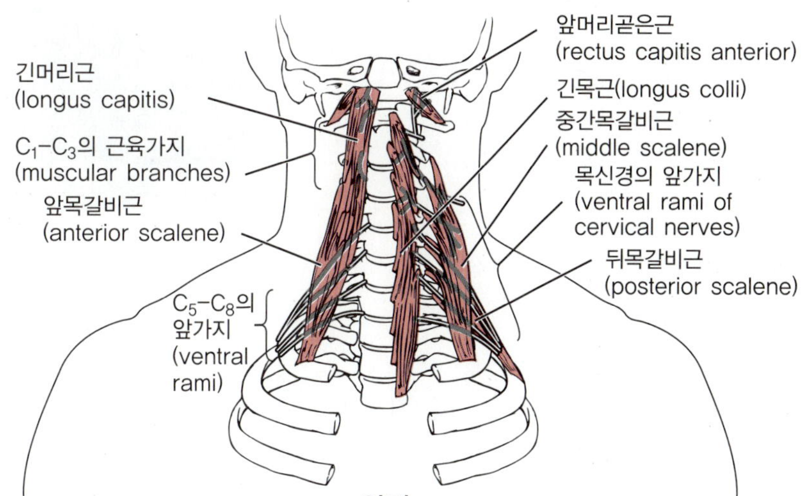

	부착점	신경지배	기능
긴머리근	이는곳: C3-C6의 가로돌기 닿는곳: 뒤통수뼈 바닥 부위	목신경 C1-C3	양쪽 작용: 고리뼈에 대한 머리의 굽힘; 목뼈 굽힘 한쪽 작용: 동측으로 목뼈의 옆굽힘과 돌림
긴목근	이는곳: C3-C6의 가로돌기와 C5-T3의 앞가쪽면 닿는곳: 고리뼈의 앞활; C2-C4의 앞쪽면과 C5, C6의 가로돌기	C2-C6의 앞가지	양쪽 작용: 목뼈의 굽힘 한쪽 작용: 동측으로 목뼈의 옆굽힘과 돌림
앞머리곧은근	이는곳: 고리뼈의 가쪽면과 가로돌기 닿는곳: 뒤통수뼈의 바닥 부위	C1, C2의 앞가지	고리뼈에 대한 머리의 굽힘
앞목갈비근	이는곳: C3-C6의 가로돌기 닿는곳: 첫 번째 갈비뼈의 윗면	C5, C6의 앞가지	양쪽 작용: 목뼈의 굽힘 한쪽 작용: 동측으로 목뼈의 옆굽힘과 돌림
목빗근	이는곳: 복장갈래 - 복장뼈의 복장뼈자루의 앞쪽면 빗장갈래 - 빗장뼈의 안쪽 1/3 닿는곳: 머리뼈의 꼭지돌기	더부신경 (뇌신경 XI); C2, C3의 앞가지	양쪽 작용: 목뼈의 굽힘; 목뼈 고정근의 부재 시, 고리뼈에 대해 머리를 편한다. 한쪽 작용: 동측으로 목뼈의 옆굽힘; 반대측으로 목뼈의 돌림

등급 4와 등급 5 (Grades 5 and 4)

그림 3-2

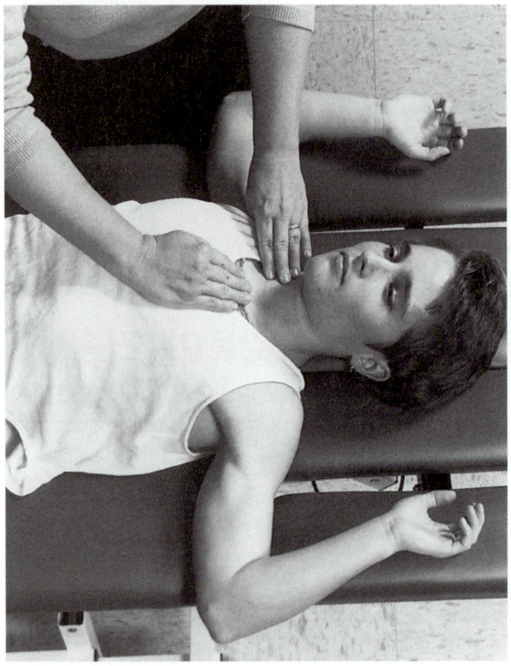

환자 자세

누운 자세에서 어깨관절을 90° 벌림하고, 팔꿉관절을 90° 굽힘하고, 아래팔 등쪽을 테이블 위에 올려놓는다(그림 3-2).

고정/촉진

고정은 정상적으로 환자의 배근육에 의해 이루어진다. 환자의 배근육이 약하다면, 가슴을 고정시킨다. 다른 손으로, 꼭지돌기에서부터 복장뼈와 안쪽 빗장뼈의 부착점까지의 목빗근; 목빗근 밑에 있고 목뼈의 앞가쪽에 있는 긴머리근과 긴목근; 목빗근 뒤쪽에 있고 빗장뼈 위에 있는 앞목갈비근을 촉진한다(그림 3-2). 앞머리곧은근은 너무 깊숙한 곳에 있기 때문에 촉진할 수 없다.

검사자 행동

환자에게 바람직한 움직임을 가르치면서, 환자의 턱을 가슴 쪽으로 붙이면서 목뼈를 완전 가동범위로 굽힘시킨다.* 다시 시작자세로 되돌아온다. 수동운동의 수행을 통해 환자의 가동범위를 결정하고, 환자에게 정확한 움직임을 알려준다.

그림 3-3 *화살표*는 움직임 방향을 의미한다.

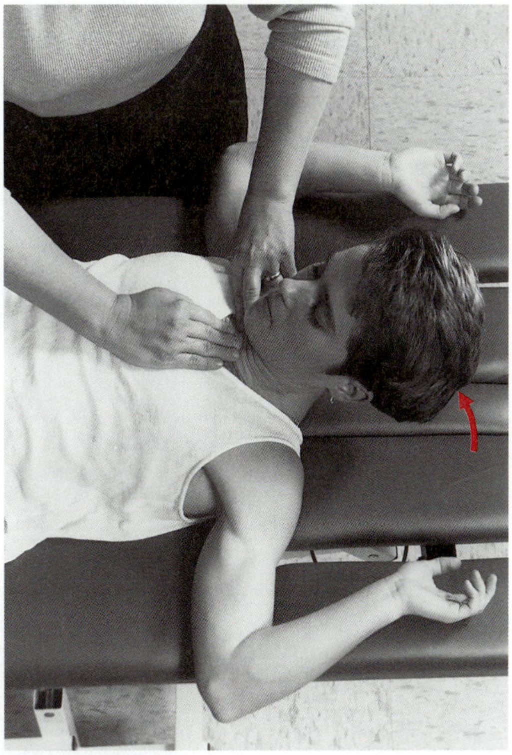

환자 행동

환자는 목과 머리를 완전 가동범위로 굽힘하고, 먼저, 턱을 가슴 쪽으로 붙이고, 그 다음 목뼈를 굽힘한다(중력-제거 검사의 흔한 보상작용 참고). 검사자는 환자가 움직이는 동안, 가슴을 고정하고(필요하다면), 목 굽힘근을 촉진한다(그림 3-3).

저항

이마 위에 손을 배치하고, 목의 폄 방향으로 저항을 적용한다(그림 3-4).

그림 3-4 *화살표*는 저항 방향을 의미한다.

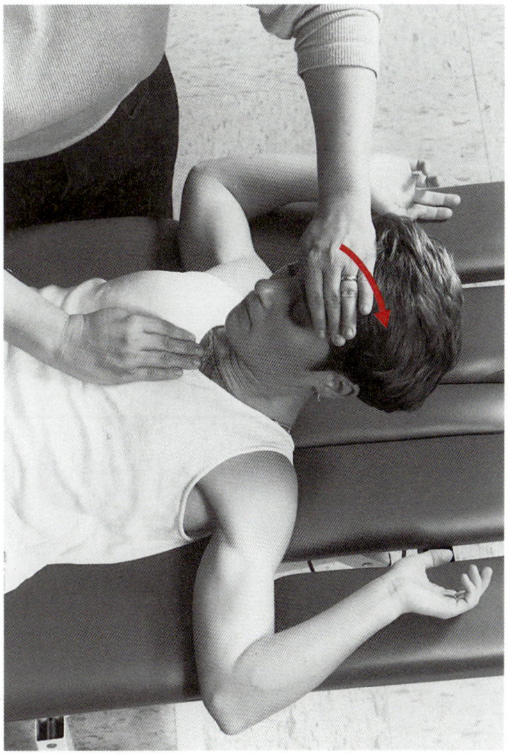

등급 3 이하 (Grades 3 and Below)

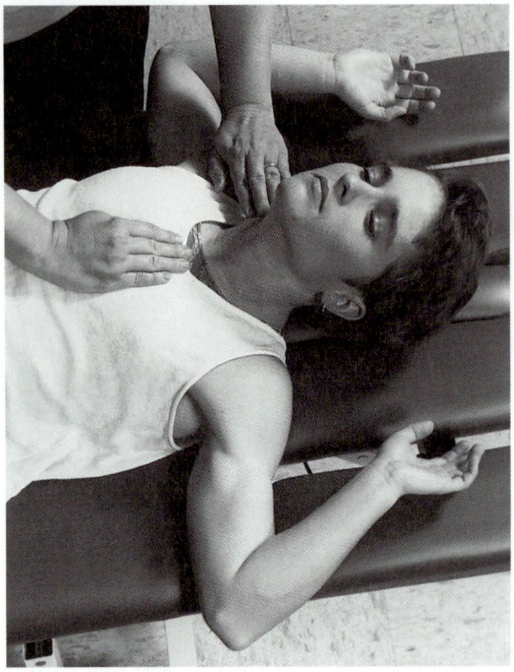

그림 3-5 목빗근의 보상작용.

등급 3 이하를 위한 이들 근육의 분리 검사는 존재하지 않는다. 중력을 제거하지 않은 자세로 이 검사를 수행할 때, 각 등급의 의미는 다음과 같다.

등급 3 환자는 머리와 목을 완전 가동범위로 굽힌다. 이때 저항은 적용되지 않는다.

등급 2 환자는 머리와 목을 부분 가동범위로 굽힌다.

등급 1 환자는 움직일 수 없지만, 근수축은 촉진된다. 등급 4와 등급 5의 검사처럼, 촉진을 적용한다(그림 3-2 참고).

등급 0 움직임이나 근수축이 일어나지 않는다.

흔한 보상작용 (Common Substitution)

목빗근; "임상 코멘트" 참고: 목 굽힘근이 약할 때 목빗근이 보상작용을 한다(그림 3-5).

검사법에 대한 근거

가슴에 대한 목뼈의 굽힘은 이 검사의 주요 요소이다. 연구들에 따르면, 여기 검사에서처럼, 완전한 목뼈 굽힘(complete cervical flexion)이 아니라, 머리목 굽힘(cranio-cervical flexion)의 제한이 있을 때, 목빗근(SCM), 앞목갈비근 및 복장목뿔근의 EMG 활성도가 뚜렷하게 감소되었다.[3,10] 깊은 목 굽힘근(긴머리근과 긴목근)의 EMG 활성도는 2가지 검사 상황(완전한 목뼈 굽힘과 머리목 굽힘) 사이에서 뚜렷한 차이를 보이지 않았다.[10] 그래서 머리목 굽힘(craniocervical flexion) 동안에는, 깊은 목 굽힘근의 활성이 얕은 목 굽힘근(목빗근과 앞목갈비근)의 활성 보다 더 크게 일어났고, 반면 완전한 목뼈 굽힘 동안에는 깊은 목 굽힘근과 얕은 목 굽힘근 모두가 활성되었다. 그러므로 이 검사는 얕은 목 굽힘근의 잠재적인 보상작용 때문에, 깊은 목 굽힘근의 약증이 있는지를 알 수 없다. 깊은 목 굽힘근만을 단독으로 검사하기 위해, 몇몇 연구자들은 머리목 굽힘을 하는 동안, 근육 기능을 평가하는 검사 방법들을 개발해 왔다. 이들 중 하나의 검사 방법은 머리목 굽힘을 검사하는 특정화된 등척성 역량계의 사용이다.[11] 그러나 이 검사의 신뢰도는 가변적이었고, 시중에 판매되는 장비도 없다.

깊은 목 굽힘근의 활성을 최대화하는 다른 검사 방법은 1990년대 중반 Grimmer[5]에 의해 개발되었고, 이 방법[6]은 임상시설에서 점차적으로 이용이 증가되고 있다. 이 방법은 목 굽힘근 지구력 검사로 불리며, 먼저 턱을 당긴 후 머리가 테이블로부터 떨어질 때까지 목뼈를 굽힘하는 방법이다. 그리고 피검자는 턱을 더 이상을 당길 수 없을 때까지 목의 굽힘 자세를 유지해야 한다. 이 검사의 신뢰도는 검사간 신뢰도(intrarater reliability)에서는 "우(good)"에서 "수(excellent)"를 보였지만(ICCs 0.8 이상),[1,5,6] 검사자간 신뢰도(interrater reliability)는 낮았다.[2,6] 연구들에 따르면, 목의 통증이 있는 환자와 목의 통증이 없는 환자의 경우,[6] 검사 자세를 유지하는 능력에 있어서 뚜렷한 차이를 보였고, 또 이 검사의 결과와 "목 장애지수(Neck Disability Index)" 사이의 연관성이 있음을 알아냈다.[8] 이 검사가 깊은 목 굽힘근의 근력검사가 아니라, **지구력(endurance)** 검사이기 때문에, 본 교재는 이 검사에 대해 자세한 설명을 하지 않는다. 그러나, 깊은 목 굽힘근의 지구력에 문제가 있거나, 목의 통증을 가진 환자의 경우에는, 목 굽힘근 지구력 검사가 임상적으로 유용할 수 있다. 이 검사에 대해 더 많은 것을 알고 싶은 독자들은 본 장의 끝 부분에 있는 참고문헌을 참조하기 바란다.

글상자 3-1. 임상 코멘트: 약한 목 굽힘근을 위한 목빗근의 보상작용

약한 목 굽힘근을 가진 환자들은 목빗근(SCM)을 이용한 목 굽힘을 시도할 것이다. 이런 경우, 환자는 턱 당김을 유지할 수 없고, 목 굽힘을 할 때 턱이 천장을 향하게 된다. 이런 작용은 목빗근이 아래쪽 목뼈만을 굽힘하고, 고리뼈에 대해 머리를 폄하기 때문에(목빗근이 머리뼈의 꼭지돌기에 붙어 있기 때문) 일어난다. 이런 현상은 앞쪽 목 고정근이 약할 때 뚜렷해진다.

목의 앞가쪽 굽힘 (ANTEROLATERAL NECK FLEXION)

목빗근 (STERNOCLEIDOMASTOID) (그림 3-6)

그림 3-6

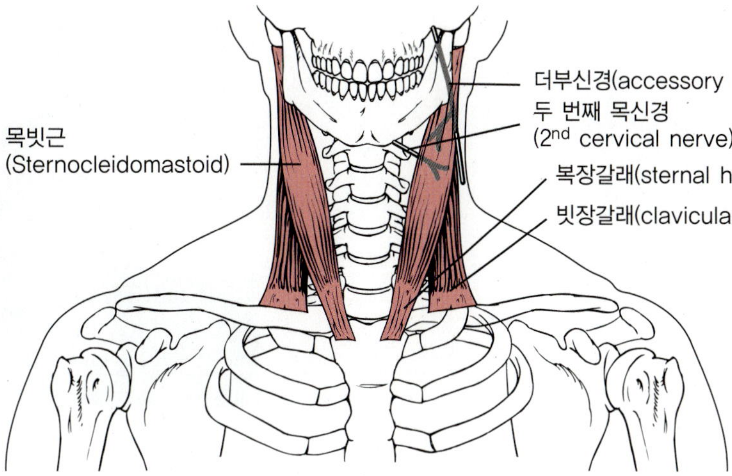

앞면

	부착점	신경지배	기능
목빗근	이는곳: 복장갈래 - 복장뼈의 복장뼈자루의 앞쪽면 빗장갈래 - 빗장뼈의 안쪽 1/3 닿는곳: 머리뼈의 꼭지돌기	더부신경(뇌신경 XI); C2, C3의 앞가지	양쪽 작용: 목뼈의 굽힘; 목뼈 고정근의 부재 시, 고리뼈에 대해 머리를 폄한다. 한쪽 작용: 동측으로 목뼈의 옆굽힘; 반대측으로 목뼈의 돌림

등급 4와 등급 5 (Grades 5 and 4)

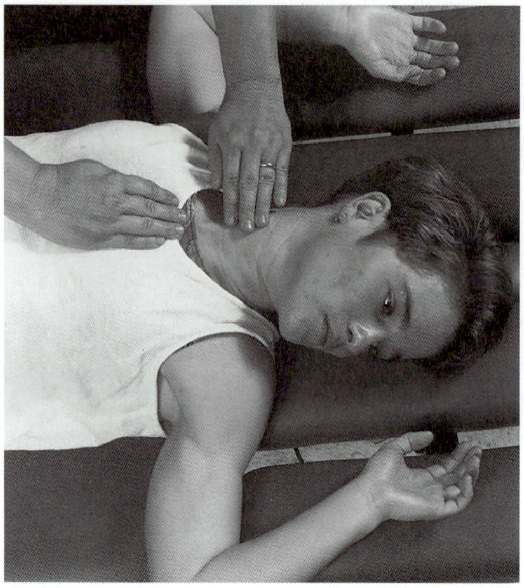

그림 3-7

환자 자세

누운 자세에서 머리를 반대쪽으로 돌림한다. 어깨관절을 90° 벌림하고, 팔꿉관절을 90° 굽힘하고, 아래팔 등쪽을 테이블 위에 올려놓는다(그림 3-7).

고정/촉진

고정은 환자의 배근육에 의해 이루어진다. 환자의 배근육이 약하다면, 가슴을 고정시킨다. 다른 손으로, 꼭지돌기에서부터 복장뼈와 안쪽 빗장뼈의 부착점까지의 목빗근을 촉진한다(그림 3-7).

검사자 행동

환자에게 바람직한 움직임을 가르치면서, 환자의 목을 옆굽힘한다. 이때 환자의 머리는 반대쪽으로 돌림되어 있어야 한다(임상 코멘트: 목뼈 움직임과 척추동맥 열림 참고). 다시 시작자세로 되돌아온다. 수동운동의 수행을 통해 환자의 가동범위를 결정하고, 환자에게 정확한 움직임을 알려준다.

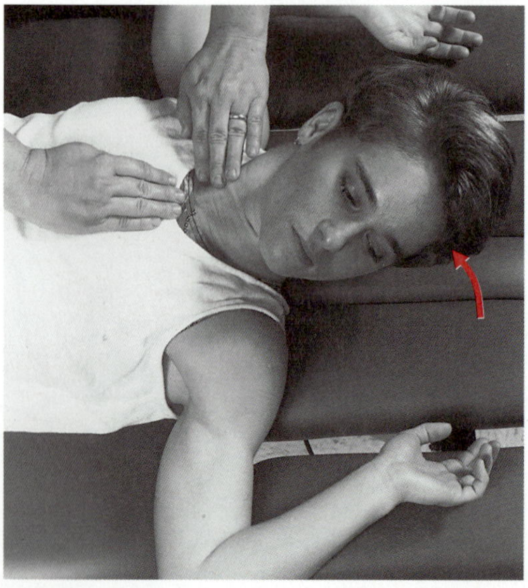

그림 3-8 *화살표*는 움직임 방향을 의미한다.

환자 행동 환자는 머리를 반대쪽으로 돌림한 상태로, 동측으로 목을 옆굽힘한다. 검사자는 환자가 움직이는 동안, 가슴을 고정하고, 목빗근을 촉진한다(그림 3-8).

저항 머리뼈 가쪽에 손을 배치하고, 검사 테이블 쪽으로 저항을 적용한다(그림 3-9).

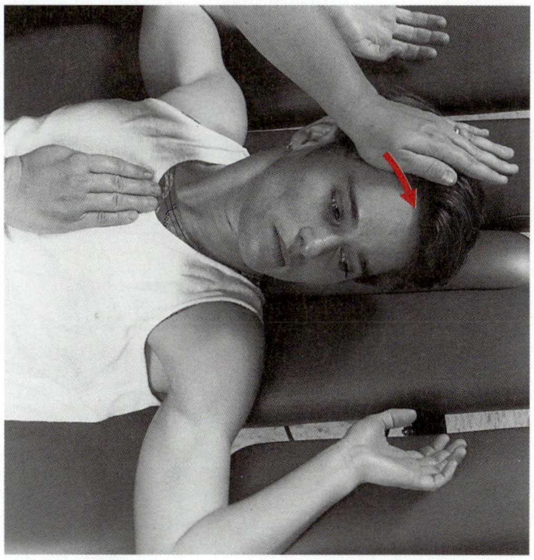

그림 3-9 *화살표*는 저항 방향을 의미한다.

등급 3 이하 (Grades 3 and Below)

등급 3 이하를 위한 이들 근육의 분리 검사는 존재하지 않는다. 중력을 제거하지 않은 자세로 이 검사를 수행할 때, 각 등급의 의미는 다음과 같다.

등급 3 환자는 머리와 목을 완전 가동범위로 옆굽힘한다. 이때 저항은 적용되지 않는다.

등급 2 환자는 머리와 목을 부분 가동범위로 옆굽힘한다.

등급 1 환자는 움직일 수 없지만, 근수축은 촉진된다. 등급 4와 등급 5의 검사처럼, 촉진을 적용한다(그림 3-7 참고).

등급 0 움직임이나 근수축이 일어나지 않는다.

글상자 3-2. 임상 코멘트: 목뼈 움직임과 척추동맥 열림

척추동맥은 C1-C6의 가로돌기구멍을 통해 지나가서, 머리뼈의 큰구멍을 통해서 머리 안으로 들어간다. 척추동맥은 뇌줄기를 포함해 뇌의 뒤쪽 부분에 혈액을 공급하는 주된 혈관이다. 척추동맥을 압박하여 혈류의 흐름을 방해할 수 있는 목뼈의 움직임은 단독 돌림, 폄이나 굽힘이 동반된 돌림, 그리고 약간의 옆굽힘이다. 척추동맥의 혈류 감소 증상은 어지러움, 시각장애, 눈떨림(nystagmus), 몽롱현상 등이 있다. 그래서 척추동맥에 악영향을 줄 수 있는 목뼈 움직임을 포함하는 검사 절차를 할 때 주의를 요해야 한다. 목뼈 움직임 검사를 하기 전에, 척추동맥에 대한 사전 검사를 먼저 수행하는 것이 좋다.

목의 폄 (NECK EXTENSION)

척주세움근(목 부분), 위머리빗근, 큰 및 작은뒤머리곧은근, 머리반가시근과 목반가시근, 머리널판근과 목널판근, 윗등세모근 (그림 3-10과 그림 3-11)

그림 3-10

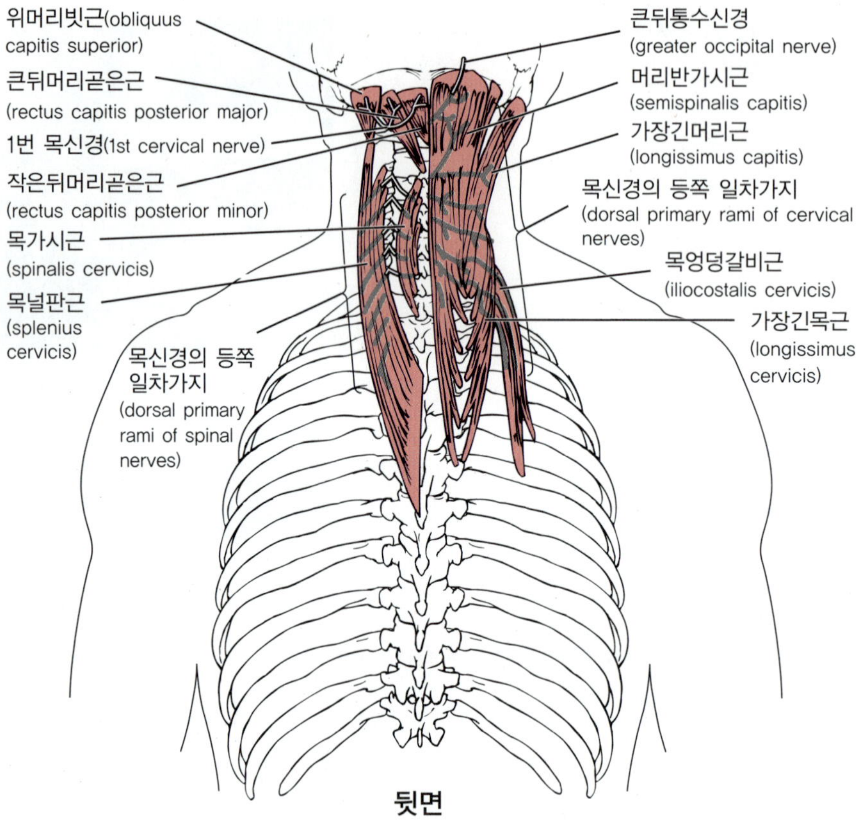

그림 3-11

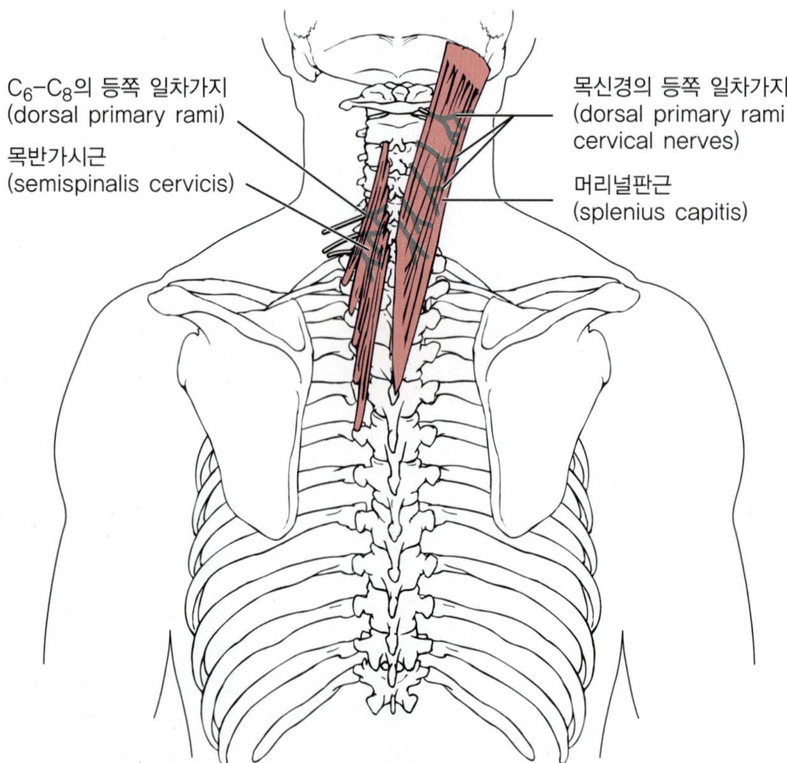

	부착점	신경지배	기능
목엉덩갈비근 (iliocostalis cervicis)	이는곳: 3-6번 갈비뼈의 각 닿는곳: C4-C6의 가로돌기	척수신경의 등쪽 일차가지	양쪽 작용: 목뼈의 폄 한쪽 작용: 목뼈의 옆굽힘
가장긴머리근 (longissimus capitis)	이는곳: 목뼈(아래쪽 3-4)의 관절돌기와 등뼈(위쪽 4-5)의 가로돌기 닿는곳: 꼭지돌기의 뒤쪽면	중간 및 아래 목신경의 등쪽 일차가지	양쪽 작용: 고리뼈에 대한 머리의 폄 한쪽 작용: 동측으로 목뼈의 옆굽힘과 돌림
가장긴목근 (longissimus cervicis)	이는곳: 등뼈(위쪽 4-5)의 가로돌기 닿는곳: C2-C6의 가로돌기	척수신경의 등쪽 일차가지	양쪽 작용: 목뼈의 폄 한쪽 작용: 목뼈의 옆굽힘
위머리빗근 (obliquus capitis superior)	이는곳: 고리뼈의 가로돌기 닿는곳: 뒤통수뼈	뒤통수밑신경(C1)	양쪽 작용: 고리뼈에 대한 머리의 폄 한쪽 작용: 고리뼈에 대한 머리의 옆굽힘
큰뒤머리곧은근 (rectus capitis posterior major)	이는곳: 중쇠뼈의 가시돌기 닿는곳: 뒤통수뼈의 아래쪽 목덜미선(가쪽면)	뒤통수밑신경(C1)	양쪽 작용: 고리뼈에 대한 머리의 폄 한쪽 작용: 윗목뼈의 돌림
작은뒤머리곧은근 (rectus capitis posterior minor)	이는곳: 중쇠뼈의 뒤쪽결절 닿는곳: 뒤통수뼈의 아래쪽 목덜미선(안쪽면)	뒤통수밑신경(C1)	고리뼈에 대한 머리의 폄
머리반가시근 (semispinalis capitis)	이는곳: C7-T7의 가로돌기와 C4-C6의 관절돌기 닿는곳: 윗목덜미선과 아래 목덜미선 사이의 뒤통수뼈	목신경(C1-C6)의 등쪽 일차가지	양쪽 작용: 목뼈와 머리의 폄 한쪽 작용: 반대측으로 목뼈의 돌림
목반가시근 (semispinalis cervicis)	이는곳: T1-T6의 가로돌기 닿는곳: C1-C5의 가시돌기	목신경(아래쪽 3개)의 등쪽 일차가지	양쪽 작용: 목뼈의 폄 한쪽 작용: 반대측으로 목뼈의 돌림
머리가시근 (spinalis capitis)	이는곳: C7-T7의 가로돌기와 C4-C6의 관절돌기 닿는곳: 윗목덜미선과 아래 목덜미선 사이의 뒤통수뼈	척수신경의 등쪽 일차가지	목뼈의 폄
목가시근 (spinalis cervicis)	이는곳: 목덜미인대, C7, T1, T2의 가시돌기 닿는곳: 중쇠뼈의 가시돌기	척수신경의 등쪽 일차가지	목뼈의 폄
머리널판근 (splenius capitis)	이는곳: 목덜미인대, C7, T1-T3의 가시돌기 닿는곳: 윗목덜미선의 가쪽면과 꼭지돌기	중간 목신경의 등쪽 일차가지	양쪽 작용: 목뼈와 머리의 폄 한쪽 작용: 동측으로 목뼈의 옆굽힘과 돌림
목널판근 (splenius cervicis)	이는곳: T3-T6의 가시돌기 닿는곳: C2-C3의 가로돌기	아래 목신경의 등쪽 일차가지	양쪽 작용: 목뼈의 폄 한쪽 작용: 동측으로 목뼈의 옆굽힘과 돌림
윗등세모근 (upper trapezius)	이는곳: 가쪽뒤통수뼈융기, 윗목덜미선의 안쪽 1/3, 목덜미인대, C7의 가시돌기 닿는곳: 빗장뼈의 가쪽 1/3	더부신경(CN XI); C3, C4의 앞가지	양쪽 작용: 닿는곳이 고정되면, 목뼈와 머리를 폄시킨다. 한쪽 작용: 동측으로 목뼈의 옆굽힘; 반대측으로 목뼈의 돌림

등급 4와 등급 5 (Grades 5 and 4)

그림 3-12

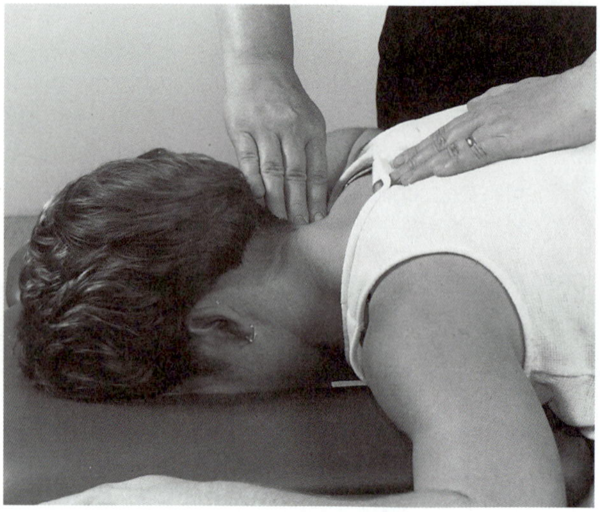

환자 자세 엎드린 자세에서 머리를 중립위로 하고, 어깨관절을 90° 벌림하고, 팔꿉관절을 굽힘하고, 아래팔 앞쪽을 테이블 위에 올려놓는다(그림 3-12).

고정/촉진 위쪽 등을 고정하고 목뼈 가시돌기의 바로 가쪽에 있는 목 폄근을 촉진한다(그림 3-12).

검사자 행동 환자에게 바람직한 움직임을 가르치면서, 환자의 목뼈를 완전 가동범위로 폄한다. 다시 시작자세로 되돌아온다. 수동운동의 수행을 통해 환자의 가동범위를 결정하고, 환자에게 정확한 움직임을 알려준다.

환자 행동 환자는 머리와 목을 완전 가동범위로 폄한다. 이때 검사자는 목 폄근을 촉진하고, 등을 고정한다(그림 3-13).

그림 3-13 *화살표*는 움직임 방향을 의미한다.

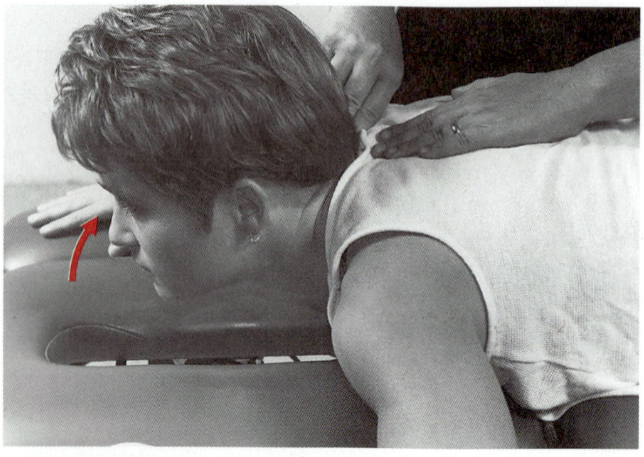

저항

뒤통수뼈에 손을 배치하고, 목의 굽힘 방향으로 저항을 적용한다(그림 3-14).

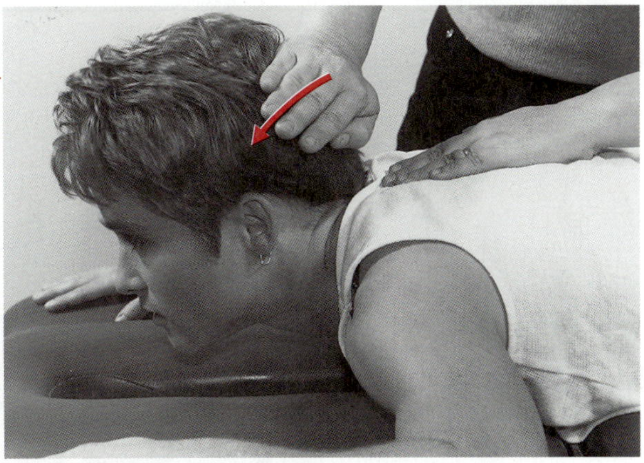

그림 3-14 *화살표*는 저항 방향을 의미한다.

등급 3 이하 (Grades 3 and Below)

등급 3 이하를 위한 이들 근육의 분리 검사는 존재하지 않는다. 중력을 제거하지 않은 자세로 이 검사를 수행할 때, 각 등급의 의미는 다음과 같다.

등급 3

환자는 머리와 목을 완전 가동범위로 폄한다. 이때 저항은 적용되지 않는다.

등급 2

환자는 머리와 목을 부분 가동범위로 폄한다.

등급 1

환자는 움직일 수 없지만, 근수축은 촉진된다. 등급 4와 등급 5의 검사처럼, 촉진을 적용한다(그림 3-12 참고).

등급 0

움직임이나 근수축이 일어나지 않는다.

검사법에 대한 근거

연구에 따르면, 목 폄근은 목 굽힘근 보다 약 70%~160% 더 강하다고 한다.[7,12]

몸통의 굽힘 (TRUNK FLEXION)

배곧은근 (RECTUS ABDOMINIS) (그림 3-15)

그림 3-15

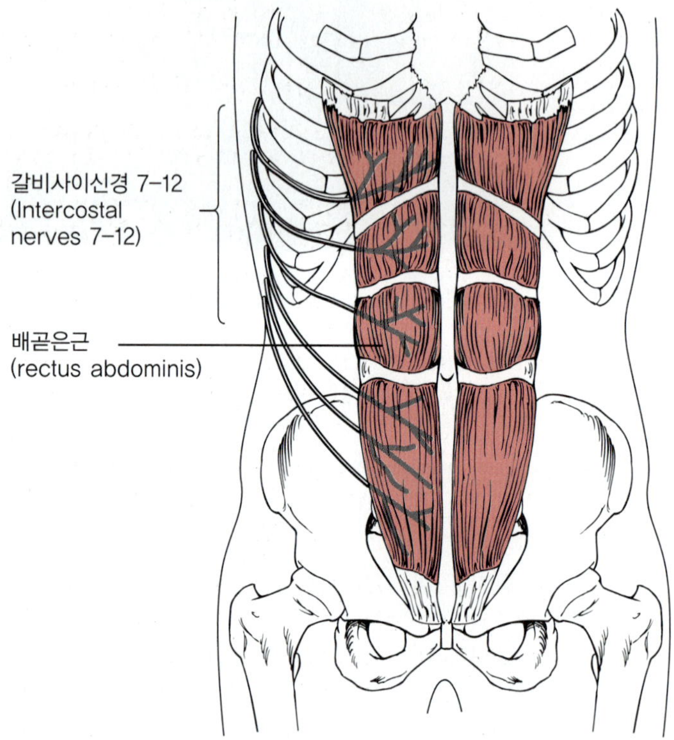

앞면

	부착점	신경지배	기능
배곧은근	이는곳: 두덩뼈능선과 두덩뼈결합 닿는곳: 갈비뼈 5-7번의 연골; 복장뼈의 칼돌기	갈비사이신경 7-12	척주의 굽힘, 특히 허리뼈

등급 5 (Grades 5)

그림 3-16

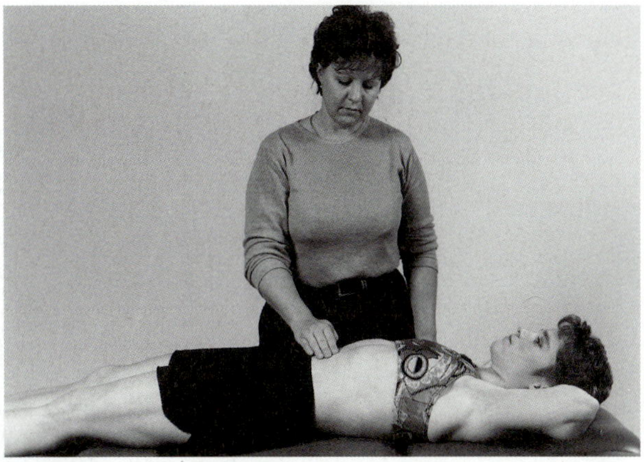

환자 자세

바로 누운 자세에서 양손을 머리 뒤쪽에 배치한다. 이때 다리는 완전히 폄하고, 골반은 뒤쪽경사시킨다(허리뼈는 테이블 위에 평편하게 놓여야 한다). 엉덩관절 굽힘근이 긴장되어 허리뼈를 평편하게 만들 수 없다면, 허리뼈가 평편하게 놓일 때까지 엉덩관절을 수동으로 굽힘시킬 수 있다(무릎 밑에 베개를 받친다) (그림 3-16; 수동으로 굽힘하는 모습이 없다).

고정/촉진

고정은 필요하지 않다. 사실, 고정은 엉덩관절 굽힘근의 보상작용을 초래될 수 있다(임상 코멘트: 배곧은근 검사 참고). 몸통 앞쪽(정중선 바로 옆에 있는)에 있는 배곧은근을 5번-7번 갈비뼈에서 시작해 두덩뼈까지 촉진한다(그림 3-16).

검사자 행동

환자에게 바람직한 움직임을 가르치면서, 어깨뼈가 테이블로부터 떨어질 때까지 환자의 몸통 굽힘을 돕는다(혹은 약증 때문에, 어깨뼈가 테이블로부터 떨어지지 않는다면, 환자가 할 수 있는 데까지 굽힘을 하도록 시킨다). 다시 시작자세로 되돌아온다. 수동운동의 수행을 통해 환자의 가동범위를 결정하고, 환자에게 정확한 움직임을 알려준다.

그림 3-17 *화살표*는 움직임 방향을 의미한다.

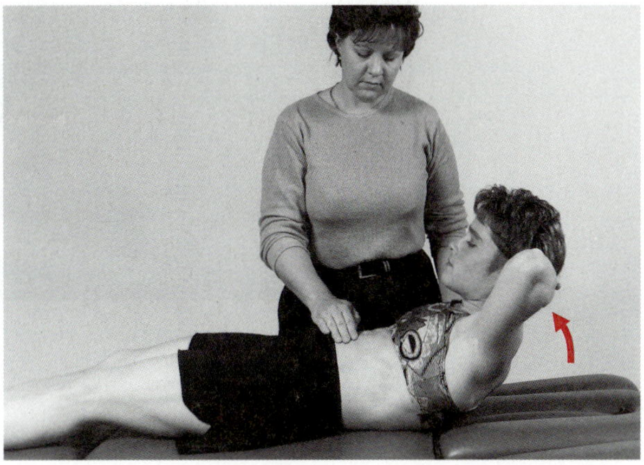

환자 행동

환자는 골반 뒤쪽경사를 유지한 채, 양쪽 어깨뼈 아래각이 테이블로부터 떨어질 때까지 몸통을 굽힘한다. 검사자는 환자가 움직이는 동안, 배곧은근을 촉진한다(그림 3-17).

저항

저항은 필요하지 않다.

등급 4 이하 (Grades 4 and Below)

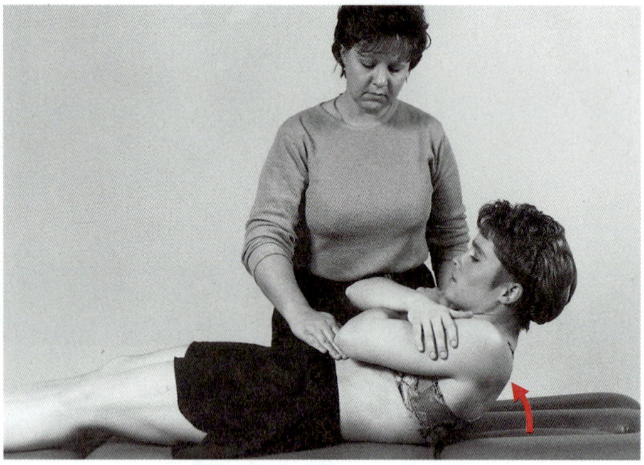

그림 3-18 *화살표*는 저항 방향을 의미한다.

등급 5 미만을 위한 이 근육의 분리 검사는 존재하지 않는다. 등급 5 미만의 할당은 다음과 같은 팔의 자세에 좌우된다.

등급 4

환자는 가슴 앞으로 팔짱을 끼고 위의 검사를 완벽하게 수행한다.

등급 3+

환자는 양팔을 몸통 옆에 붙이고 위의 검사를 완벽하게 수행한다(그림 3-19).

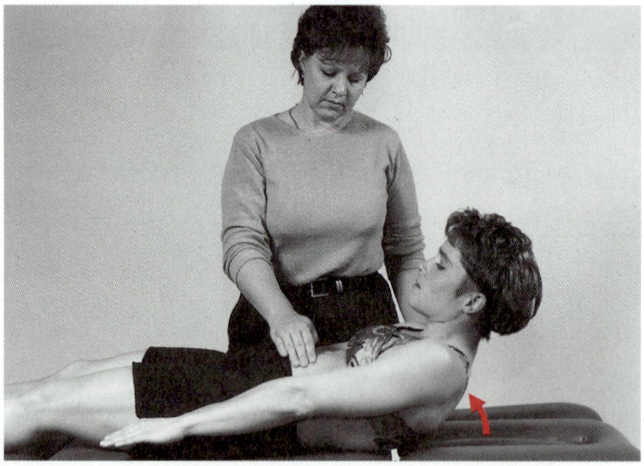

그림 3-19 *화살표*는 움직임 방향을 의미한다.

등급 3

양팔을 몸통 옆에 붙이고, 환자는 어깨뼈의 일부가 테이블로부터 떨어지도록 머리와 목을 들어 올린다. 어깨뼈 아래각은 테이블과 접촉된다(그림 3-20).

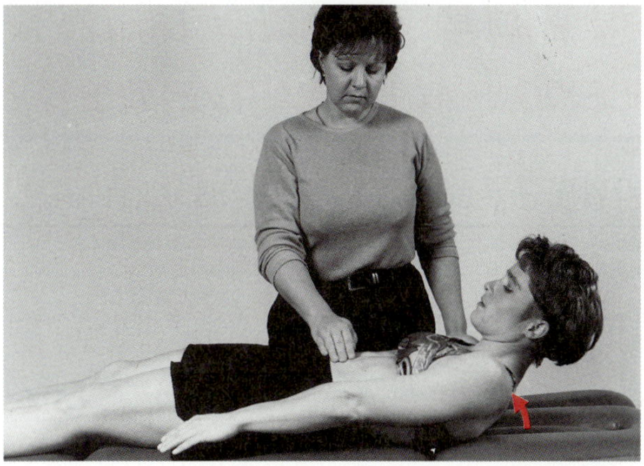

그림 3-20 *화살표*는 움직임 방향을 의미한다.

등급 2

양팔을 몸통 옆에 붙이고, 환자는 머리와 목을 테이블로부터 들어 올린다. 이때 어깨뼈는 테이블과 접촉되어 있다(그림 3-21).

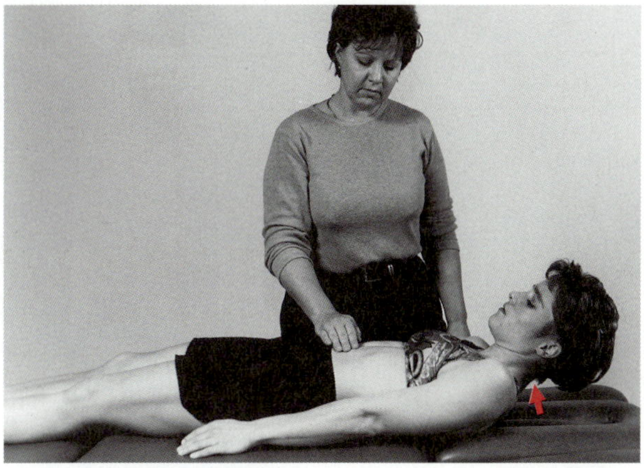

그림 3-21 *화살표*는 움직임 방향을 의미한다.

등급 1

환자는 움직일 수 없지만, 근수축은 촉진된다. 등급 5의 검사처럼, 촉진을 적용한다(그림 3-16 참고).

등급 0

움직임이나 근수축이 일어나지 않는다.

글상자 3-3. 임상 코멘트: 배곧은근 검사

부분 윗몸 일으키기는 배곧은근의 근력 평가에 이용되고 있고, 또 배근육의 근력강화 운동에도 이용된다. 우리는 자주 윗몸 일으키기 동작을 볼 수 있는데, 대개는 다른 사람이 발을 고정해 주거나, 고정된 물체에 발을 고정해서 윗몸 일으키기를 수행한다. 윗몸 일으키기 하는 동안의 발의 고정은 엉덩관절 굽힘근의 활성을 증가시켜서, 배근육 약증에 대한 엉덩관절 굽힘근의 보상작용을 허용한다. 근력강화 도구나 검사 장비를 이용해 윗몸 일으키기를 할 때는, 양발이 고정되지 않아야 한다.

*몸통의 굽힘 – 다른 검사: 다리 내리기**
(TRUNK FLEXION–ALTERNATIVE TEST: LEG LOWERING)

배곧은근, 배바깥빗근 (RECTUS ABDOMINIS, EXTERNAL ABDOMINAL OBLIQUE)

모든 등급 (All Grades)

환자 자세 누운 자세에서 가슴 앞쪽으로 팔짱을 끼고, 엉덩관절을 90° 굽히고, 무릎관절을 편한다(그림 3–22).

그림 3–22

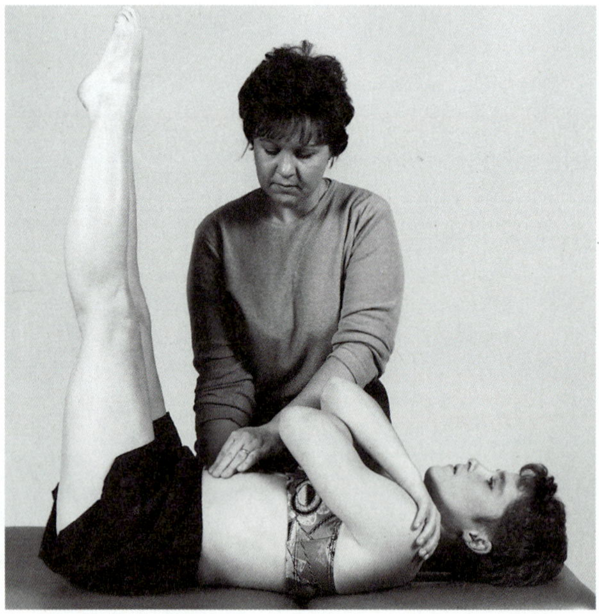

고정/촉진 고정은 필요하지 않다. 검사자는 허리통증이 있는지를 탐지하기 위해 한 손을 환자의 허리뼈 밑에 배치하고, 다른 손으로 배곧은근(정중선 바로 가쪽의 몸통 앞쪽)을 촉진한다(그림 3–22).

검사자 행동 환자에게 바람직한 움직임을 가르치면서, 검사자는 한 손을 허리뼈 밑에 놓고, 환자의 양쪽 다리를 테이블 쪽으로 천천히 내리도록 주문한다. 이때 환자는 자신의 등으로 테이블을 계속 압박하고 있어야 한다. 다시 시작자세로 되돌아온다.

환자 행동

환자는 양쪽 무릎을 편 채 자신의 등으로 검사자의 손을 누르면서 천천히 테이블 쪽으로 양다리를 내린다. 검사자는 환자가 움직이는 동안, 배곧은근과 허리뼈를 촉진한다(그림 3-23).

그림 3-23 *화살표*는 움직임 방향을 의미한다.

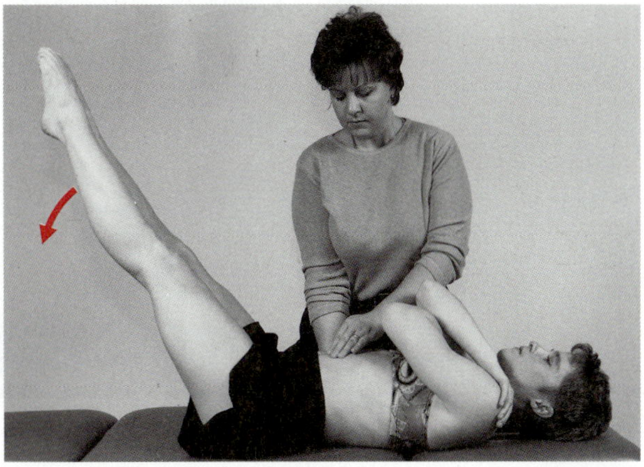

저항

저항은 필요하지 않다. 검사자는 허리 통증을 느끼기 시작하는 지점을 체크한다.

등급화 (Grading)

등급화는 환자가 더 이상 골반 뒤쪽경사를 유지할 수 없는 지점을 기준으로 한다. 골반을 고정하는 배근육들이 다리의 무게를 이겨내지 못하는 시점에서, 골반 뒤쪽경사의 소실이 일어난다. 등급은 골반 뒤쪽경사가 사라질 때(허리통증이 발생하는 시기), 다리와 테이블의 각도에 의해 결정된다.

등급 5

다리와 테이블의 각도는 0°이다. 환자는 골반 뒤쪽경사의 소실 없이, 완벽하게 다리를 내릴 수 있다(그림 3-24).

그림 3-24 *화살표*는 움직임 방향을 의미한다.

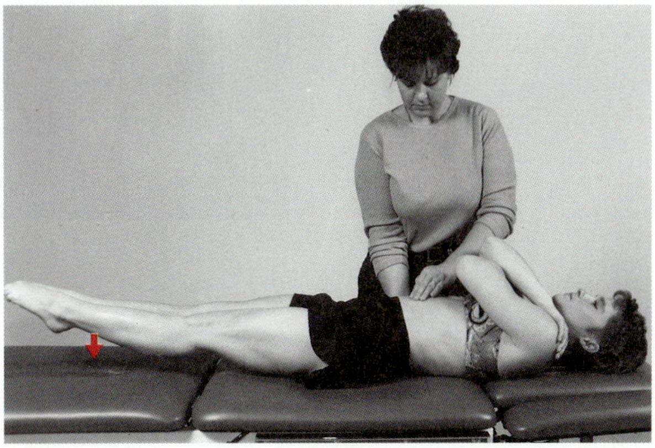

등급 4+

골반의 뒤쪽경사가 사라질 때, 다리와 테이블의 각도는 15°이다.

등급 4

골반의 뒤쪽경사가 사라질 때, 다리와 테이블의 각도는 30° 이다 (그림 3-25).

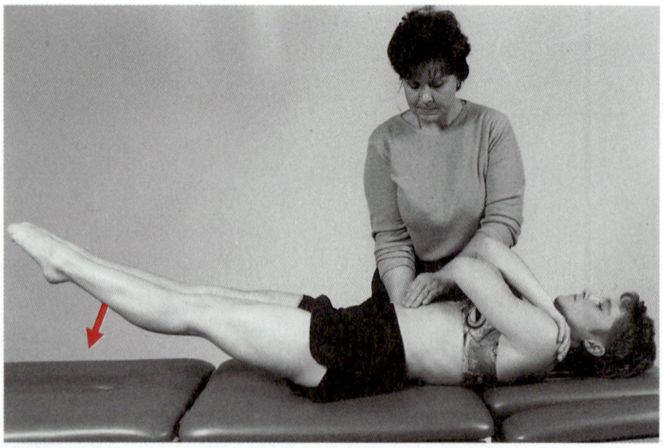

그림 3-25 *화살표*는 움직임 방향을 의미한다.

등급 4-

골반의 뒤쪽경사가 사라질 때, 다리와 테이블의 각도는 45° 이다.

등급 3+

골반의 뒤쪽경사가 사라질 때, 다리와 테이블의 각도는 60° 이다.

등급 3

골반의 뒤쪽경사가 사라질 때, 다리와 테이블의 각도는 75° 이다 (그림 3-26).

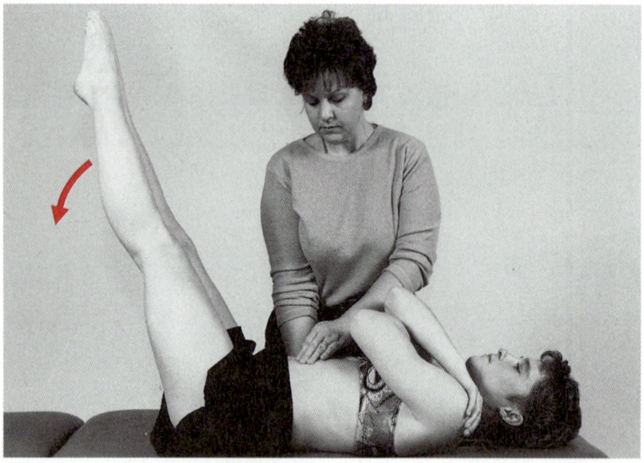

그림 3-26 *화살표*는 움직임 방향을 의미한다.

등급 2

골반의 뒤쪽경사가 사라질 때, 다리와 테이블의 각도는 75° 이상이다(그림 3-27).

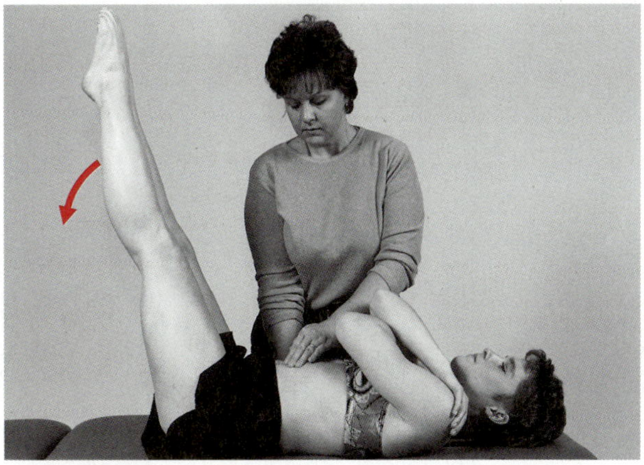

그림 3-27 *화살표*는 움직임 방향을 의미한다.

등급 1

환자는 검사 자세를 취하거나 유지하지 못하지만, 배곧은근을 수축할 수 있다. 촉진법은 앞에서 설명한 방법대로 수행한다(그림 3-28).

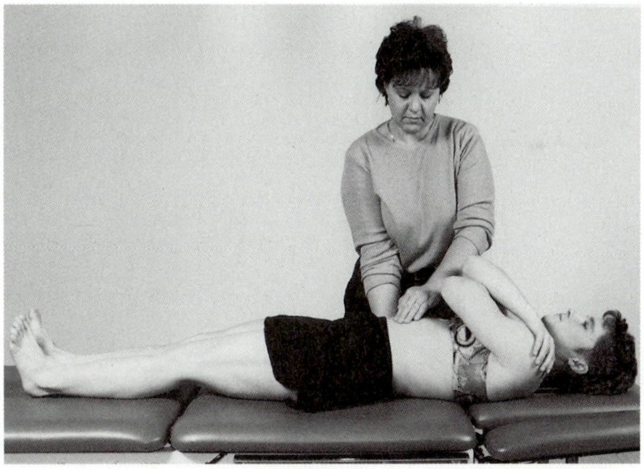

그림 3-28

검사법에 대한 근거

이 검사를 실험 조건하에서 수행할 때, 배근육[4,13]의 높은 EMG 활성과 높은 신뢰도가 나타났다.[9] 그러나 몇몇 연구들에 따르면, 젊고 건강한 성인들도 이 검사[14]를 수행하는 동안에 골반의 중립위를 유지하지 못하였다고 한다. 추가적으로, Nicholas 동력계를 이용한 근력검사와 이 검사를 비교했을 때, 두 검사 사이에서 낮은 상관관계가 나타났다. 이런 결과로 인해, 연구자들은 배근육의 근력을 평가하는데 있어서 다리 내리기 검사의 타당도에 대해 의문을 가지게 되었다.[9]

몸통의 돌림 (TRUNK ROTATION)

바깥빗근과 속빗근 (EXTERNAL AND INTERNAL ABDOMINAL OBLIQUES) (그림 3-29)

그림 3-29

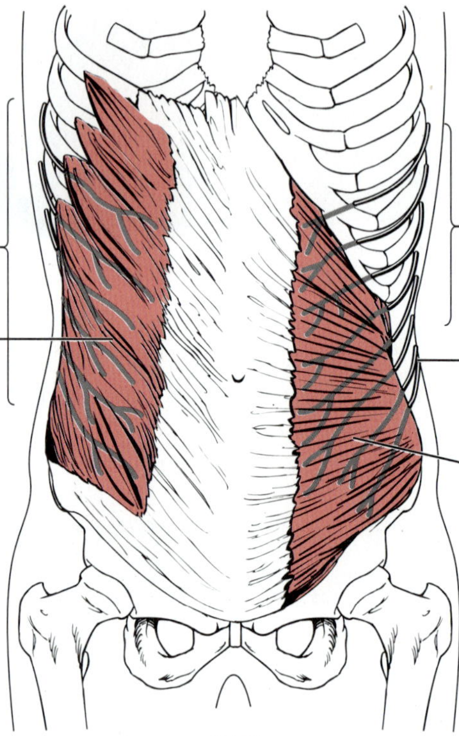

앞면

	부착점	신경지배	기능
바깥빗근	이는곳: 아래쪽 8개 갈비뼈의 바깥면 닿는곳: 배널힘줄; 엉덩뼈능선 바깥입술의 앞쪽면	갈비사이신경 7–12	양쪽 작용: 척주의 굽힘 한쪽작용: 반대쪽으로 척주의 옆굽힘과 돌림
속빗근	이는곳: 등허리널힘줄, 엉덩뼈능선 가운데입술의 앞쪽 2/3, 샅굴인대의 가쪽 절반 닿는곳: 마지막 3–4개의 갈비뼈연골의 아래쪽면(널힘줄을 통해 배곧은근 말이집으로 들어감); 두덩뼈의 두덩선(pectineal line)	갈비사이신경 8–12; 엉덩아랫배신경과 엉덩샅굴신경	양쪽 작용: 척주의 굽힘 한쪽작용: 동측으로 척주의 옆굽힘과 돌림

중력-저항 검사 (등급 5) (Gravity-Resisted Test (Grades 5))

그림 3-30

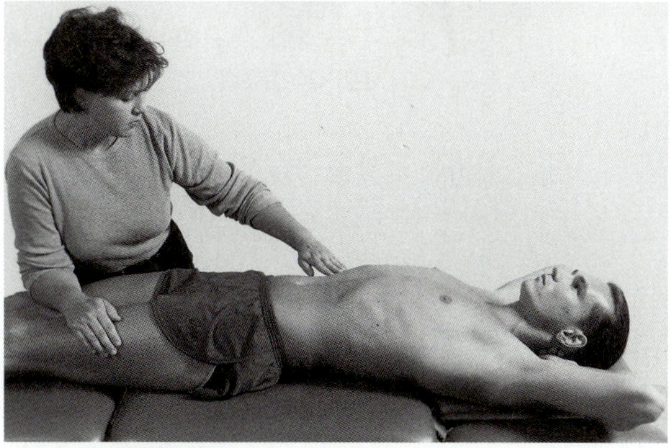

환자 자세 누운 자세에서 양손을 목 뒤에 배치하고, 양쪽 다리를 완전히 편한다(그림 3-30).

고정/촉진 한쪽 아래팔로 환자의 허벅지 위를 고정한다. 다른 손으로, 배곧은근 가쪽 배벽에 있는 배바깥빗근을 촉진한다(그림 3-30).

검사자 행동 환자에게 바람직한 움직임을 가르치면서, 환자가 양쪽 어깨뼈를 테이블로부터 들어 올릴 수 있을 때까지(혹은 배바깥빗근의 약증이 있다면, 환자가 할 수 있는 데까지) 환자의 몸통 돌림과 굽힘을 도와준다. 다시 시작자세로 되돌아온다. 수동운동의 수행을 통해 환자의 가동범위를 결정하고, 환자에게 정확한 움직임을 알려준다.

환자 행동 환자는 양쪽 어깨뼈를 테이블로부터 완전히 들어 올릴 때까지 몸통을 굽힘하고 돌림한다. 한 쪽으로의 몸통 돌림은 동측 속빗근의 수축과 반대쪽 바깥빗근의 수축을 일으킨다. 검사자는 환자가 움직이는 동안, 다리를 고정하고, 바깥빗근을 촉진한다(그림 3-31).

그림 3-31 *화살표*는 움직임 방향을 의미한다.

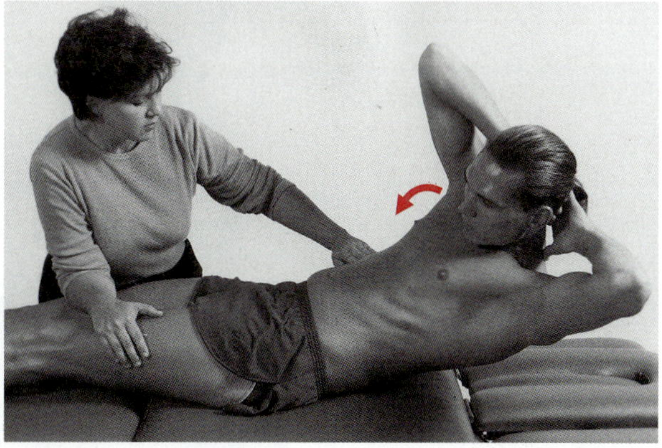

저항 저항은 필요하지 않다.

중력-저항 검사 (등급 3과 등급 4)
(Gravity-Resisted Test (Grades 5, 4, and 3))

등급 3과 등급 4의 등급화는 팔의 자세에 따라 결정된다. 고정, 촉진 및 환자 행동은 등급 5 검사와 동일하다.

등급 4

환자는 팔짱을 가슴 앞쪽으로 낀 채, 완전 가동범위로 몸통을 굽힘하고 돌림한다 (그림 3-32).

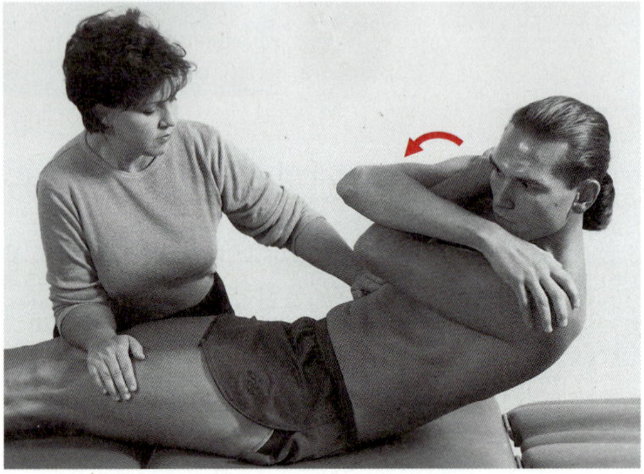

그림 3-32 *화살표*는 움직임 방향을 의미한다.

등급 3

환자는 양팔을 몸통 옆에 붙인 채, 완전 가동범위로 몸통을 굽힘하고 돌림한다 (그림 3-33).

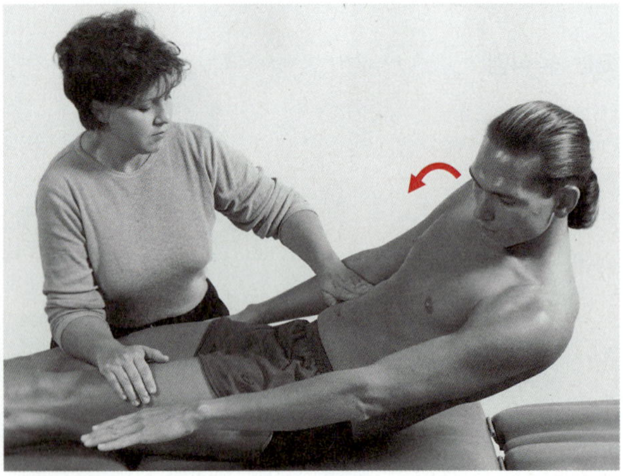

그림 3-33 *화살표*는 움직임 방향을 의미한다.

중력-제거 검사 (등급 3 이하) (Gravity-Eliminated Test (Grades Below 3))

환자 자세

앉은 자세에서 양팔을 몸통 옆에 붙인다. 양손으로 테이블을 잡아서는 안 된다 (그림 3-34).

그림 3-34

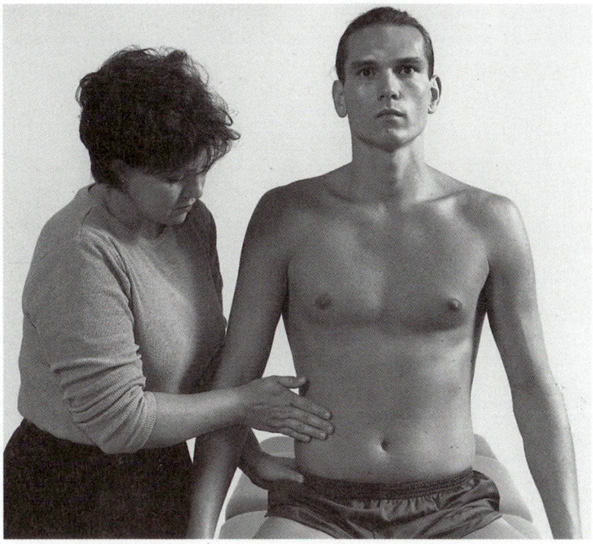

고정/촉진

검사자는 한 손으로 골반을 고정하고, 다른 손의 손가락끝으로 배바깥빗근을 촉진한다. 촉진법은 앞에서 설명한 대로 수행한다(그림 3-34).

검사자 행동

환자에게 바람직한 움직임을 가르치면서, 환자가 할 수 있는 가동범위까지 한 쪽으로 몸통을 돌림시킨다. 다시 시작자세로 되돌아온다. 수동운동의 수행을 통해 환자의 가동범위를 결정하고, 환자에게 정확한 움직임을 알려준다.

환자 행동

환자는 할 수 있는 데까지 완전 가동범위로 몸통을 돌림한다. 이때 검사자는 골반을 고정하고, 바깥빗근을 촉진한다(그림 3-35).

그림 3-35 *화살표*는 움직임 방향을 의미한다.

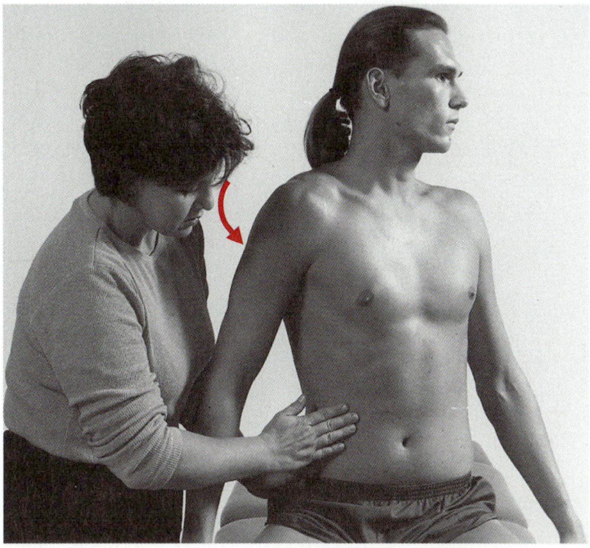

몸통의 폄 (TRUNK EXTENSION)

척주세움근(등과 허리 부위), 뭇갈래근, 가슴반가시근, 허리네모근
(ERECTOR SPINAE (THORACIC AND LUMBAR PORTIONS), MULTIFIDUS, SEMISPINALIS THORACIS, QUADRATUS LUMBORUM) (그림 3-36)

그림 3-36

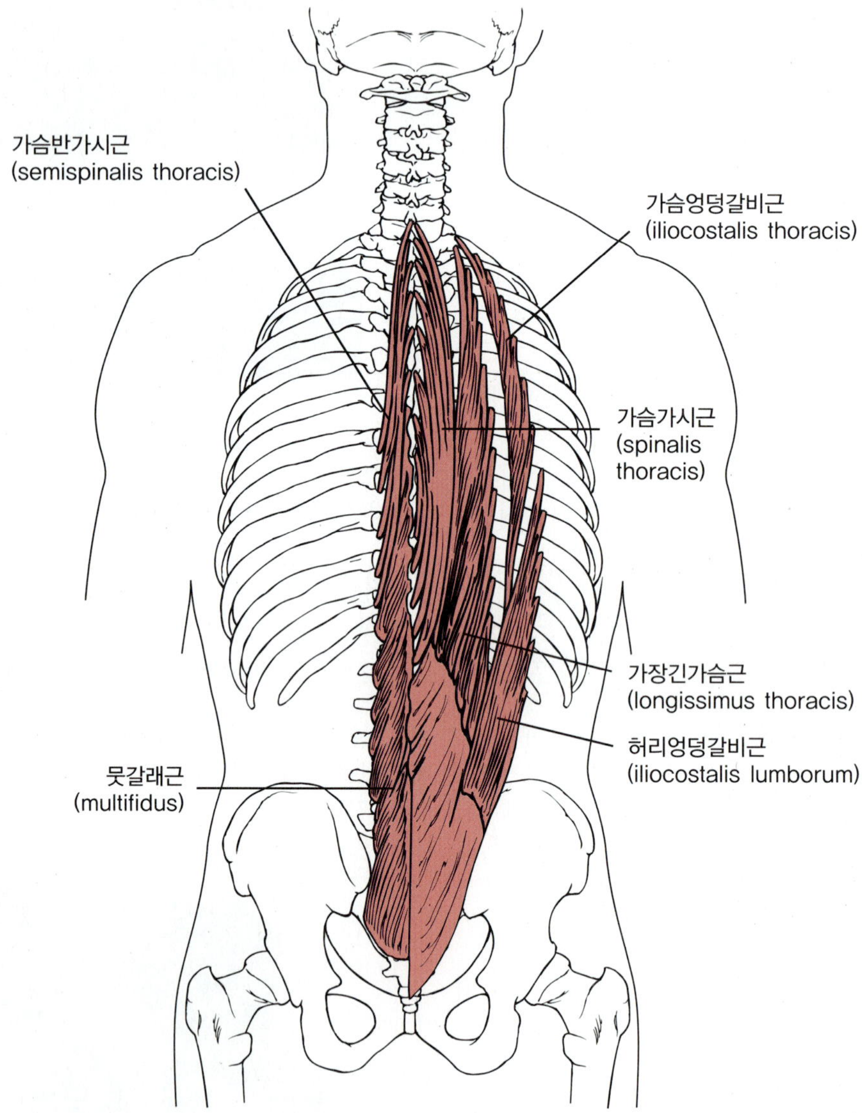

뒷면

	부착점	신경지배	기능
가슴엉덩갈비근 (iliocostalis thoracis)	이는곳: 7–12번 갈비뼈의 각 닿는곳: 1–6번 갈비뼈의 각, C7의 가로돌기	척수신경의 등쪽 일차가지	양쪽 작용: 척주의 폄 한쪽 작용: 척주의 옆굽힘과 돌림
허리엉덩갈비근 (iliocostalis lumborum)	이는곳: 중앙엉치뼈능선, 모든 허리뼈와 아래쪽 2개 등뼈의 가시돌기, 엉덩뼈능선의 등쪽, 엉치뼈의 가쪽능선, 엉치결절인대와 뒤엉치엉덩인대 등에서 시작된 공통 척주세움근의 힘줄 닿는곳: 아래쪽 7개 갈비뼈의 각	척수신경의 등쪽 일차가지	양쪽 작용: 척주의 폄 한쪽 작용: 척주의 옆굽힘과 돌림; 골반의 올림
가장긴가슴근 (longissimus thoracis)	이는곳: 허리뼈의 가로돌기, 등허리널힘줄 닿는곳: 아래쪽 9–10번 갈비뼈의 결절과 각 사이	척수신경의 등쪽 일차가지	양쪽 작용: 척주의 폄 한쪽 작용: 척주의 옆굽힘
뭇갈래근 (multifidus)	이는곳: 엉치뼈의 뒤쪽면, PSIS, 뒤엉치엉덩인대, 허리뼈의 유두돌기, 등뼈의 가로돌기, 아래쪽 4개 목뼈의 관절돌기 닿는곳: 허리뼈, 등뼈 및 목뼈의 가시돌기	척수신경의 등쪽 일차가지	양쪽 작용: 척주의 폄 한쪽 작용: 척주의 옆굽힘과 반대쪽으로 척주의 돌림
가슴반가시근 (semispinalis thoracis)	이는곳: T6–T10의 가로돌기 닿는곳: C6–T4의 가시돌기	T1–T6의 등쪽 일차가지	양쪽 작용: 척주의 폄 한쪽 작용: 반대쪽으로 척주의 돌림
가슴가시근 (spinalis thoracis)	이는곳: T11–L2의 가로돌기 닿는곳: 위쪽 4개–8개 등뼈의 가시돌기	척수신경의 등쪽 일차가지	척주의 폄
허리네모근 (quadratus lumborum)	이는곳: 엉덩뼈능선, 엉덩허리인대 닿는곳: L2–L4의 가로돌기; 12번 갈비뼈의 아래쪽 가장자리	T12–L4의 척수신경	양쪽 작용: 허리뼈의 폄 한쪽 작용: 허리뼈의 옆굽힘; 골반의 올림

등급 5 (Grade 5)

그림 3-37

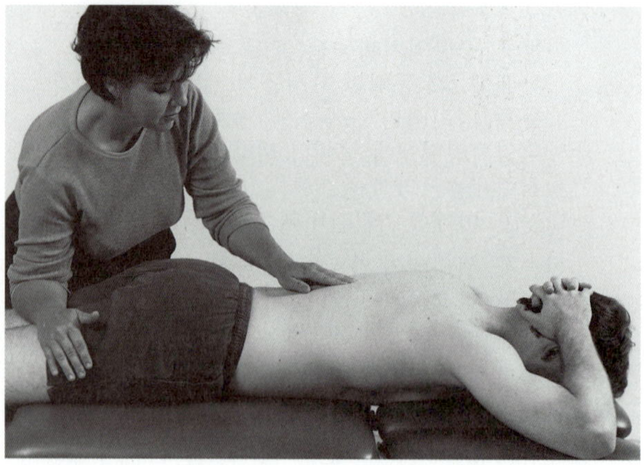

환자 자세

엎드린 자세에서 양손을 목 뒤에 배치하고, 배 밑에 베개를 배치한다. 이때 양쪽 다리는 모두 편한다(그림 3-37; 베개는 보이지 않는다).

고정/촉진

한쪽 아래팔로 허벅지 뒤쪽으로 고정하고, 허리뼈와 등뼈의 가쪽에 있는 척주세움근을 촉진한다(그림 3-37).

검사자 행동

환자에게 바람직한 움직임을 가르치면서, 완전 가동범위까지 허리의 폄을 도와준다. 다시 시작자세로 되돌아온다. 수동운동의 수행을 통해 환자의 가동범위를 결정하고, 환자에게 정확한 움직임을 알려준다.

환자 행동

환자는 완전 가동범위까지 허리를 폄한다[복장뼈(칼돌기 포함)가 완전히 테이블로부터 떨어져야 한다]. 이때 검사자는 허벅지를 고정하고 척주세움근을 촉진한다
(그림 3-38).

저항

저항은 필요하지 않다.

그림 3-38 *화살표*는 움직임 방향을 의미한다.

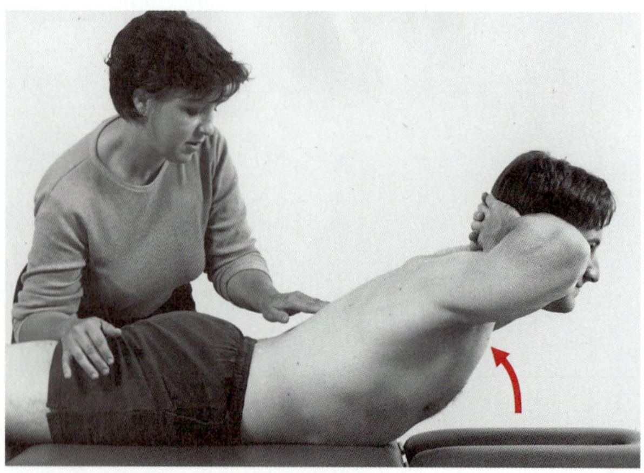

등급 4 이하 (Grades 4 and Below)

등급 5 미만을 위한 이들 근육의 분리 검사는 존재하지 않는다. 등급 5 미만의 할당은 다음과 같은 팔의 자세에 좌우된다.

등급 4

환자는 양손을 등 뒤에서 마주 잡은 상태에서, 완전 가동범위로 몸통을 편한다 (그림 3-39).

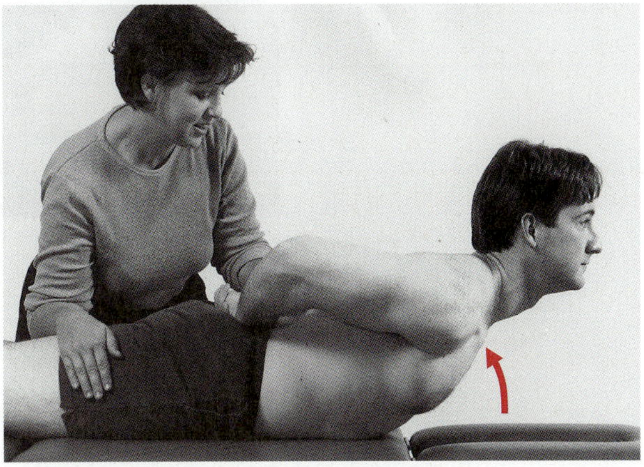

그림 3-39 *화살표*는 움직임 방향을 의미한다.

등급 3

환자는 양팔을 몸통 옆에 붙인 상태에서, 완전 가동범위로 몸통을 편한다(그림 3-40).

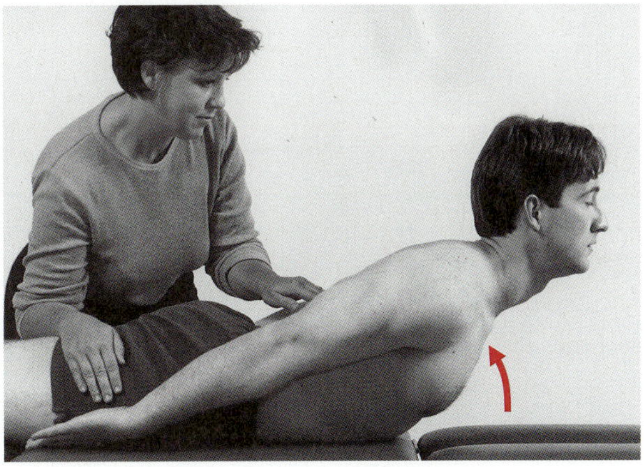

그림 3-40 *화살표*는 움직임 방향을 의미한다.

등급 2

환자는 양팔을 몸통 옆에 붙인 상태에서, 부분 가동범위로 몸통을 편한다(그림 3-41).

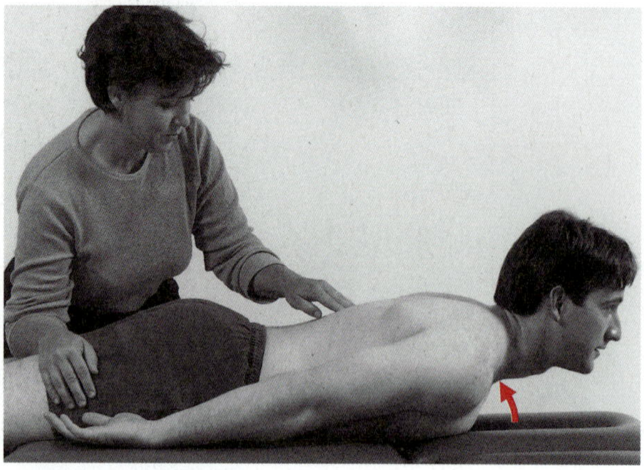

그림 3-41 *화살표*는 움직임 방향을 의미한다.

등급 1

환자는 움직일 수 없지만, 근수축은 촉진된다. 등급 5의 검사처럼, 촉진을 적용한다(그림 3-37 참고).

등급 0

움직임이나 근수축이 일어나지 않는다.

골반의 올림 (PELVIC ELEVATION)

허리네모근, 허리엉덩갈비근 (QUADRATUS LUMBORUM, ILIOCOSTALIS LUMBORUM) (그림 3-42)

그림 3-42

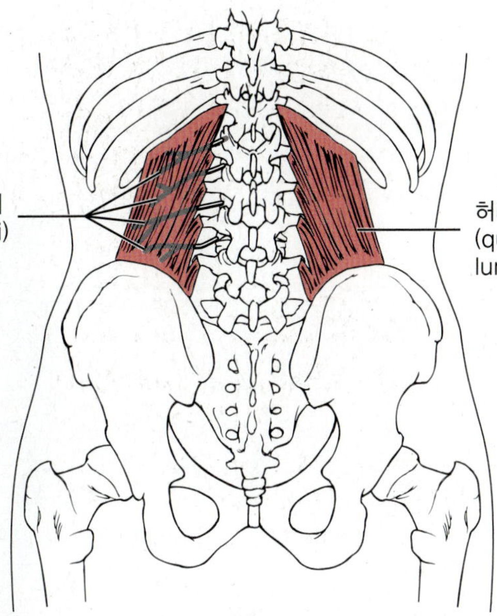

	부착점	신경지배	기능
허리네모근	이는곳: 엉덩뼈능선, 엉덩허리인대 닿는곳: L1-L4의 가로돌기; 12번 갈비뼈의 아래쪽 가장자리	T12-L4의 척수신경	양쪽 작용: 허리뼈의 폄 한쪽 작용: 허리뼈의 옆굽힘; 골반의 올림
허리엉덩갈비근	이는곳: 중앙엉치뼈능선, 모든 허리뼈와 아래쪽 2개 등뼈의 가시돌기, 엉덩뼈능선의 등쪽, 엉치뼈의 가쪽능선, 엉치결절인대와 뒤엉치엉덩인대 등에서 시작된 공통 척주세움근의 힘줄 닿는곳: 아래쪽 7개 갈비뼈의 각	척수신경의 등쪽 일차가지	양쪽 작용: 척주의 폄 한쪽 작용: 척주의 옆굽힘과 돌림; 골반의 올림

모든 등급 (All Grades)

환자 자세

누운 자세(혹은 엎드린 자세)에서 검사할 쪽의 엉덩관절을 약간 벌림하고, 발을 테이블 밖으로 내어 놓는다(그림 3-43).

그림 3-43

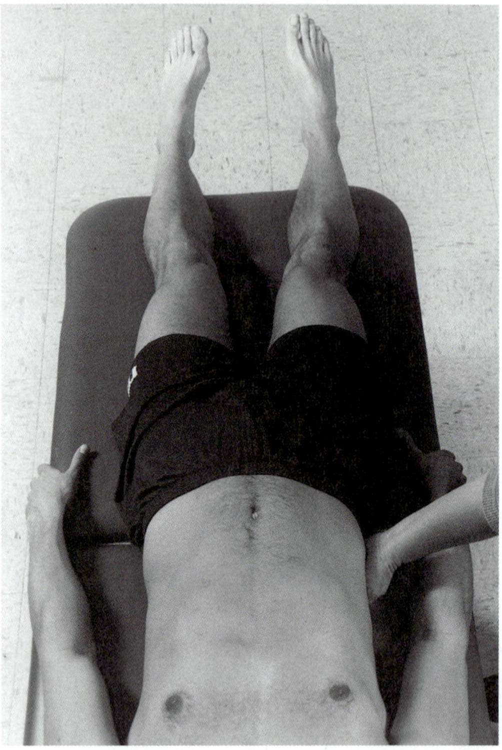

고정/촉진

환자는 가슴을 고정하기 위해 테이블의 가장자리를 꽉 잡는다. 허리네모근의 촉진은 어렵지만, 환자가 누운 자세를 취할 때, 척주세움근 가쪽의 뒤쪽엉덩뼈능선 위에서 촉진할 수 있다(그림 3-43).

검사자 행동

환자에게 바람직한 움직임을 가르치면서, 완전 가동범위로 검사할 쪽 골반을 올림한다. 다시 시작자세로 되돌아온다. 수동운동의 수행을 통해 환자의 가동범위를 결정하고, 환자에게 정확한 움직임을 알려준다.

환자 행동

환자는 완전 가동범위로 동측 골반을 올림한다(그림 3-44).

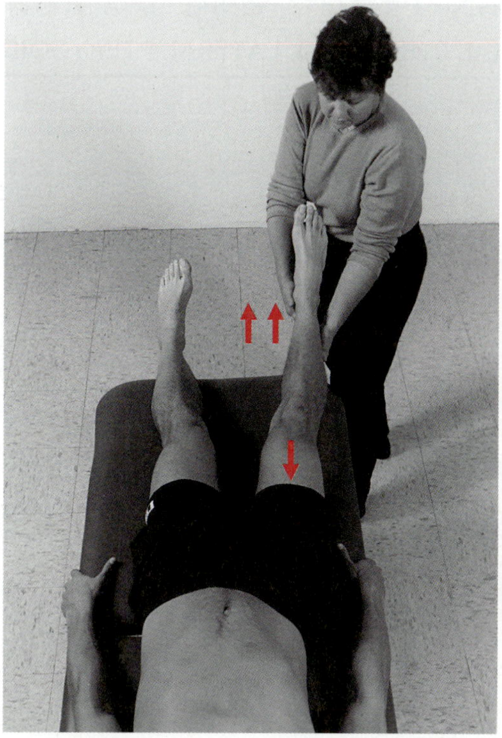

그림 3-44 *한 개의 큰 화살표*는 움직임 방향을 의미하고, *두 개의 작은 화살표*는 저항 방향을 의미한다.

저항

발목 몸쪽을 잡고 아래쪽 당김의 방향으로 저항을 적용한다(그림 3-44 참고).

등급화 (Grading)

이 검사의 등급화는 표준 등급화와는 약간 다르며, 다음과 같다.

등급 5 환자는 최대 저항을 이겨내고 골반 올림을 유지한다.

등급 4 환자는 중등도 저항을 이겨내고 골반 올림을 유지한다.

등급 3 환자는 최소 저항을 이겨내고 골반 올림을 유지한다.

등급 2 환자는 저항 없이 완전 가동범위로 골반을 올림한다.

등급 1 환자는 움직일 수 없지만, 근수축은 촉진된다. 위의 검사처럼, 촉진을 적용한다(그림 3-43 참고).

등급 0 움직임이나 근수축이 일어나지 않는다.

흔한 보상작용 (Common Substitution)

환자는 동측 골반의 올림을 시도할 때 몸통을 반대쪽으로 옆굽힘할 수 있다. 그래서 몸통의 옆굽힘이 일어나는지를 주의깊게 관찰해야 한다.

씹기 근육 (MUSCLES OF MASTICATION)

깨물근, 안쪽날개근, 가쪽날개근, 관자근

(MASSETER, MEDIAL PTERYGOID, LATERAL PTERYGOID, TEMPORALIS) (그림 3-45와 그림 3-46)

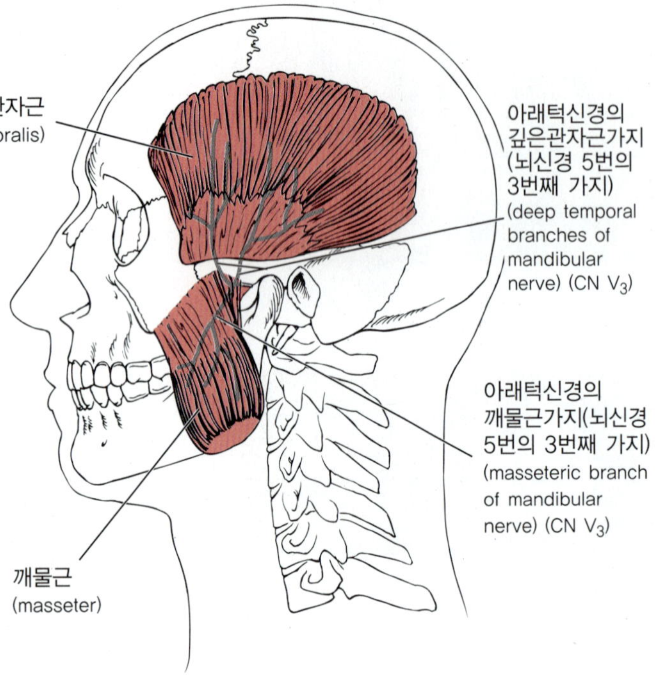

그림 3-45

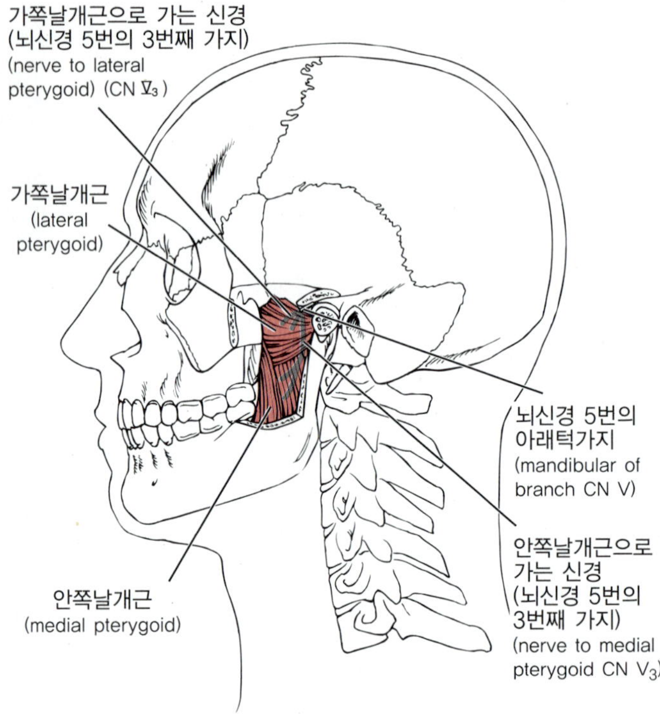

그림 3-46

	부착점	신경지배	기능
깨물근	이는곳: 윗턱의 광대돌기, 광대활 닿는곳: 아래턱가지의 각과 가쪽 가장자리, 아래턱의 갈고리돌기	삼차신경(뇌신경 V)의 아래턱 가지	아래턱 올림 (입 다물기); 아래턱 내밈의 보조
안쪽날개근	이는곳: 가쪽날개근의 안쪽면, 입천장뼈의 피라미드돌기, 윗턱거치면 닿는곳: 아래턱가지의 안쪽면과 아래턱각	삼차신경(뇌신경 V)의 아래턱 가지	한쪽 작용: 아래턱 내밈과 반대쪽 치우침 양쪽 작용: 아래턱 올림(입 다물기)
가쪽날개근	이는곳: 윗갈래 – 관자아래능선과 나비뼈 큰날개의 가쪽면 아래갈래 – 가쪽날개판의 가쪽면 닿는곳: 아래턱융기의 목의 안쪽면과 관자아래턱관절의 관절원반의 앞쪽면	삼차신경(뇌신경 V)의 아래턱 가지	아래턱의 내밈과 내림(입 열기)
관자근	이는곳: 머리뼈의 관자오목 닿는곳: 갈고리돌기와 아래턱의 가지	삼차신경(뇌신경 V)의 아래턱 가지	아래턱의 뒷당김과 올림(입 다물기)

다음 근육 검사를 위해, 환자는 다음 사진의 얼굴 표정을 흉내낸다. 이때 저항은 필요 없다. 이들 근육의 등급은 본 단락의 끝 부분에서 설명될 것이다.

깨물근, 안쪽날개근, 관자근 (MASSETER, MEDIAL PTERYGOID, TEMPORALIS)

환자는 치아를 악물고 턱을 꽉 다문다. 검사자는 수축의 대칭을 비교하기 위해 좌우 깨물근과 관자근을 촉진한다(그림 3-47).

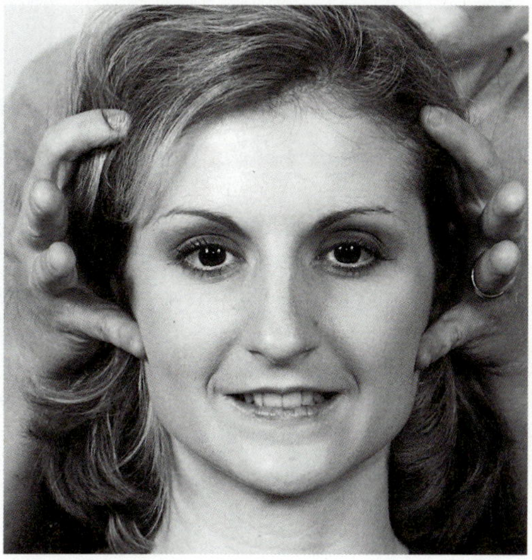

그림 3-47 깨물근과 관자근의 촉진.

안쪽날개근 (MEDIAL PTERYGOID)

환자는 턱을 내밀어, 아래턱을 반대쪽으로 치우침시킨다(그림 3-48).

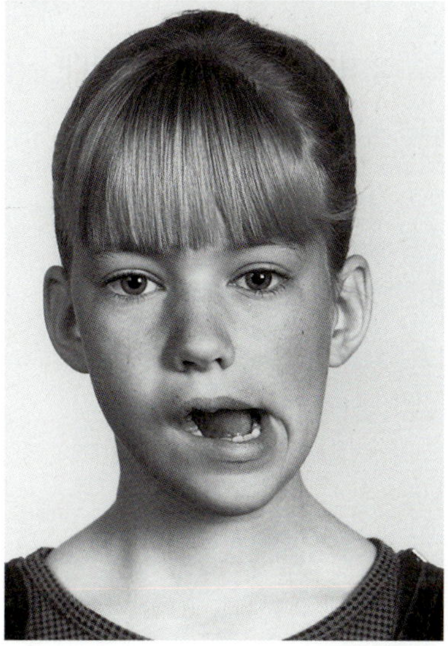

그림 3-48 안쪽날개근.

가쪽날개근 (LATERAL PTERYGOID)

환자는 입을 벌린다(그림 3-49).

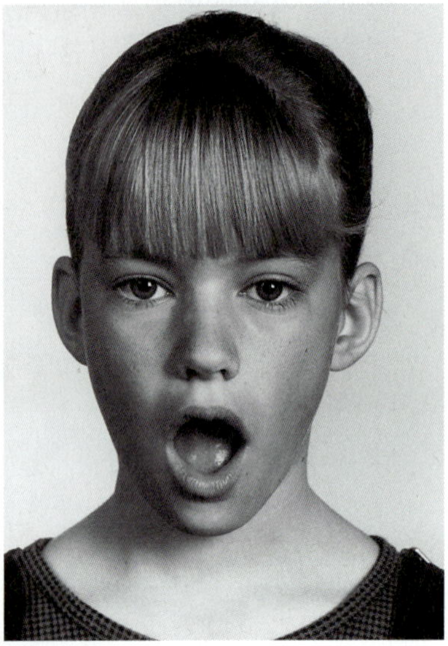

그림 3-49 가쪽날개근.

등급화 (Grading)

다음 근육검사 등급은 얼굴 표정의 근육을 검사할 때 이용되어야 한다.

등급 5 환자는 어려움 없이 완전 가동범위로 움직임을 수행한다.

등급 3 환자는 움직임을 수행할 수 있지만, 어려움이 있거나 부분 가동범위로만 움직인다.

등급 1 움직임이 없지만, 근수축을 느낄 수 있다.

등급 0 움직임이나 근수축이 없다.

얼굴 표정 근육 (MUSCLES OF FACIAL EXPRESSION)

뒤통수이마근(이마 힘살), 눈썹주름근, 눈둘레근, 눈살근, 코근, 위입술올림근, 입꼬리올림근, 큰광대근, 입둘레근, 입꼬리당김, 넓은목근

다음의 근육 검사를 위해, 환자는 다음 사진의 얼굴 표정을 흉내낸다. 이때 저항은 필요 없다. 이들 근육의 등급은 본 단락의 끝 부분에서 설명될 것이다(그림 3-50).

그림 3-50

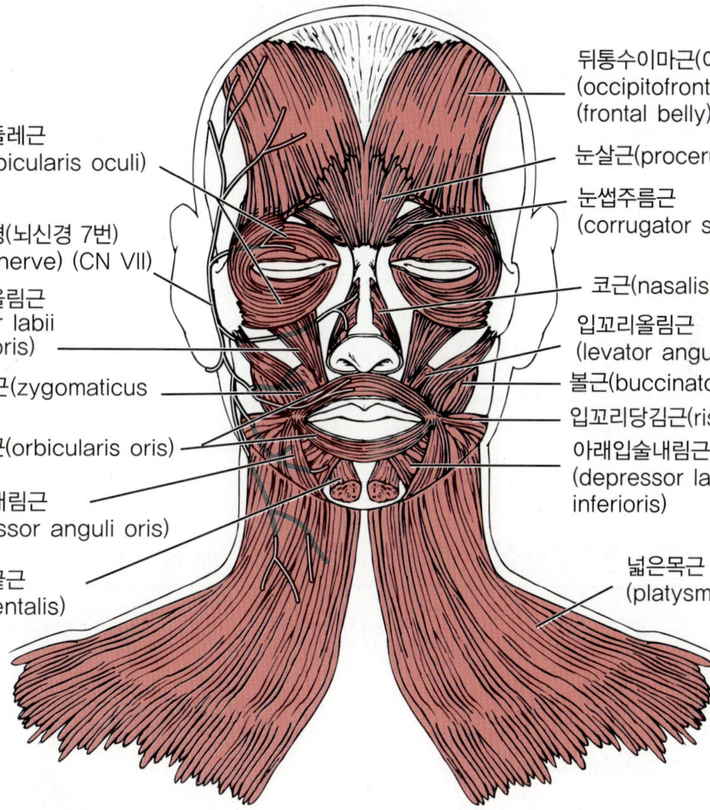

	부착점	신경지배	기능
뒤통수이마근(이마 힘살) (occipitofrontalis)	이는곳: 머리덮개널힘줄 닿는곳: 이마와 코뿌리의 피부	얼굴신경(뇌신경 VII)	눈썹 올림
눈썹주름근 (corrugator supercilii)	이는곳: 눈썹활의 안쪽면 닿는곳: 눈썹 안쪽 절반의 피부	얼굴신경(뇌신경 VII)	눈썹을 안쪽으로 당김
눈둘레근 (orbicularis oculi)	이는곳: 이마뼈의 코 부위, 윗턱의 이마돌기, 안쪽눈꺼풀인대 닿는곳: 가쪽눈꺼풀솔기, 눈썹주름근과 뒤통수이마근의 이마 힘살, 눈썹의 피부	얼굴신경(뇌신경 VII)	눈 감기
눈살근 (procerus)	이는곳: 가쪽코연골과 코뼈의 아래쪽 부위 닿는곳: 두 눈썹사이의 이마 아래쪽 피부	얼굴신경(뇌신경 VII)	눈썹 안쪽각의 아래쪽 당김
코근 (nasalis)	이는곳: 윗턱의 안쪽면 닿는곳: 눈살근과 반대쪽 코근의 널힘줄, 날개연골	얼굴신경(뇌신경 VII)	콧구멍 확장
위입술올림근 (levator labii superioris)	이는곳: 눈확의 안쪽 가장자리 닿는곳: 윗 입술의 가쪽절반	얼굴신경(뇌신경 VII)	윗입술 올림
입꼬리올림근 (levator anguli oris)	이는곳: 윗턱의 송곳니오목 닿는곳: 입꼬리	얼굴신경(뇌신경 VII)	입꼬리 올림

	부착점	신경지배	기능
큰광대근 (zygomaticus major)	이는곳: 광대뼈 닿는곳: 입꼬리	얼굴신경(뇌신경 VII)	미소나 웃을 때처럼, 입꼬리를 위쪽과 뒤쪽으로 당김
입둘레근 (orbicularis oris)	이는곳: 다른 근육, 특히 볼근, 입꼬리올림근, 입꼬리내림근; 윗턱; 코의 사이막; 아래턱 닿는곳: 입 주위의 피부와 점막	얼굴신경(뇌신경 VII)	양쪽 입술을 오므리고, 내밈
입꼬리당김근 (risorius)	이는곳: 깨물근을 덮고 있는 귀밑샘널힘줄 닿는곳: 입꼬리의 피부	얼굴신경(뇌신경 VII)	입꼬리의 뒷당김
볼근 (buccinator)	이는곳: 윗턱과 아래턱의 돌기; 반대쪽 큰어금니 3개 ; 날개아래턱솔기 닿는곳: 입꼬리	얼굴신경(뇌신경 VII)	뺨의 압박
아래입술내림근 (depressor labii inferioris)	이는곳: 아래턱의 빗선 닿는곳: 아랫입술의 피부	얼굴신경(뇌신경 VII)	입꼬리 내림
턱끝근 (mentalis)	이는곳: 아래턱의 앞니오목 닿는곳: 턱의 피부	얼굴신경(뇌신경 VII)	아랫입술의 올림과 내밈; 턱 피부의 주름
입꼬리내림근 (depressor anguli oris)	이는곳: 아래턱의 빗선 닿는곳: 입꼬리	얼굴신경(뇌신경 VII)	입꼬리의 내림
넓은목근 (platysma)	이는곳: 어깨세모근과 가슴근을 덮고 있는 널힘줄 닿는곳: 아래턱, 얼굴 아래쪽 피부	얼굴신경(뇌신경 VII)	아랫입술과 입꼬리를 가쪽과 아래쪽으로 당김

뒤통수이마근(이마 힘살) 〔OCCIPITOFRONTALIS (FRONTAL BELLY)〕

환자는 눈썹을 올리고, 이마의 주름을 짓는다(그림 3-51).

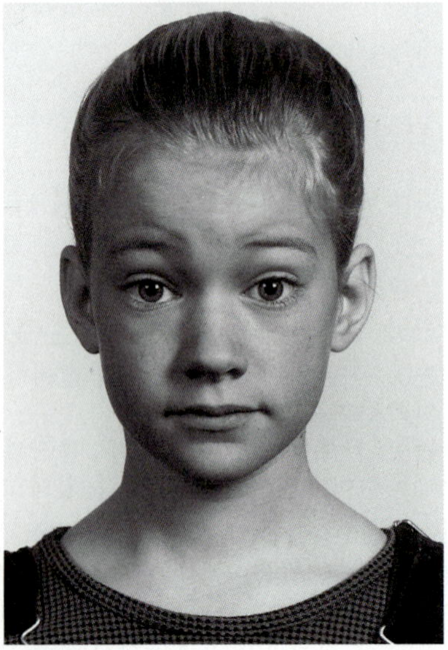

그림 3-51 뒤통수이마근(이마 힘살).

눈썹주름근 (CORRUGATOR SUPERCILII)

환자는 눈살을 찌푸리거나 곁눈질할 때 처럼, 양쪽 눈썹을 가운데 쪽으로 당긴다 (그림 3-52).

그림 3-52 눈썹주름근.

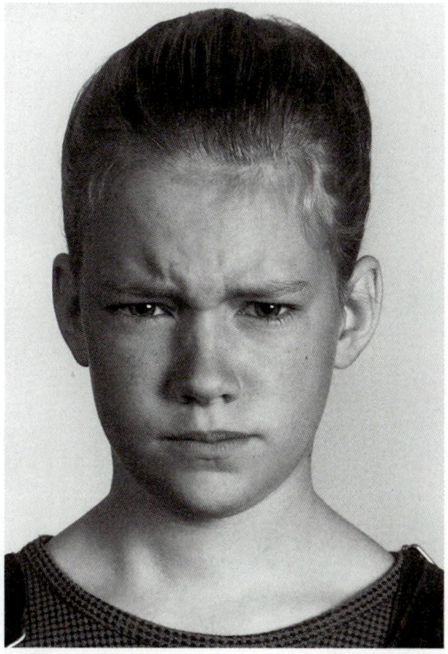

눈둘레근 (ORBICULARIS OCULI)

환자는 양쪽 눈을 꼭 감는다(그림 3-53).

그림 3-53 눈둘레근.

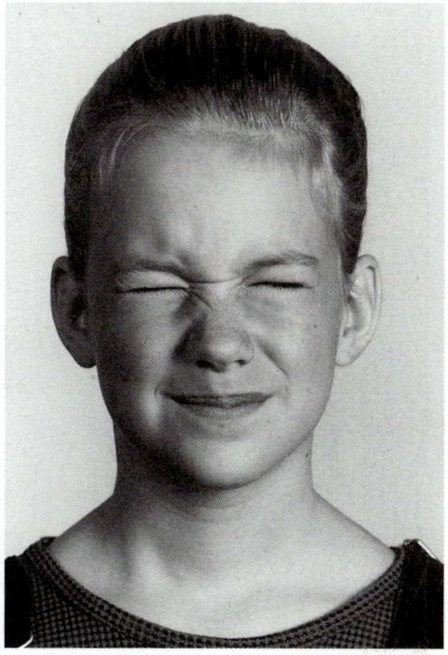

눈살근 (PROCERUS)

환자는 양쪽 눈썹을 안쪽으로 당기면서 코의 피부를 이마 쪽으로 들어 올린다(혐오 표정). 콧등의 피부는 수평으로 주름져야 한다(그림 3-54).

그림 3-54 눈살근.

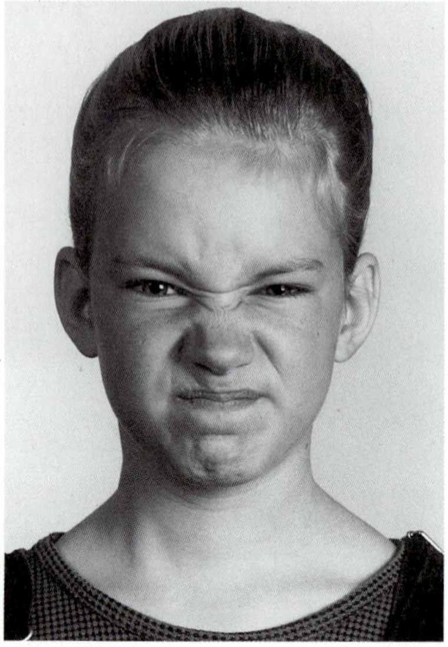

코근 (NASALIS)

환자는 심호흡할 때처럼, 콧구멍을 확장한다(그림 3-55).

그림 3-55 코근.

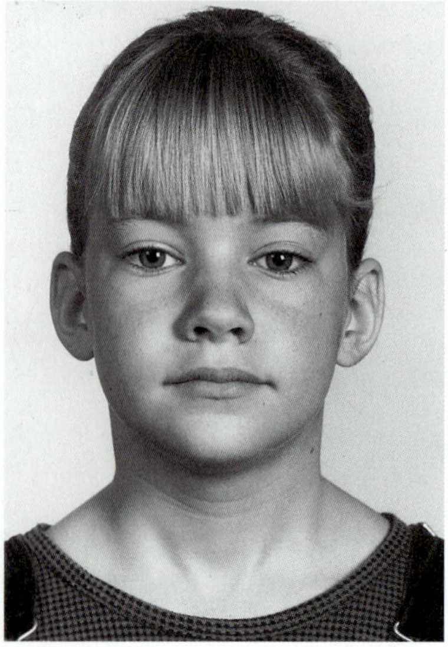

위입술올림근 (LEVATOR LABII SUPERIORIS)

환자는 윗니와 껌을 보일 때처럼, 윗입술을 올림한다(그림 3-56).

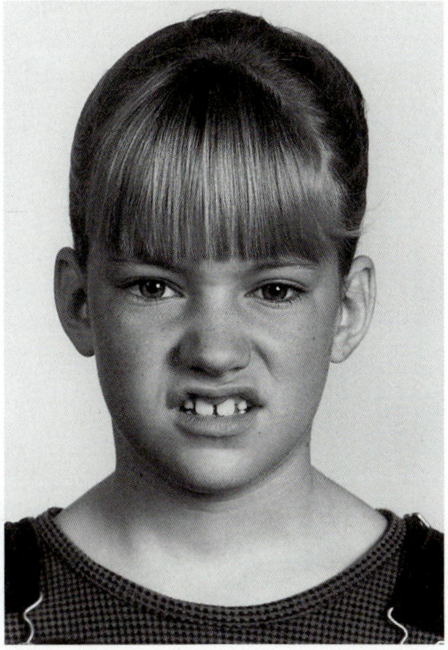

그림 3-56 위입술올림근.

입꼬리올림근 (LEVATOR ANGULI ORIS)

환자는 비웃듯이, 윗입술의 한쪽 끝을 올림한다(그림 3-57).

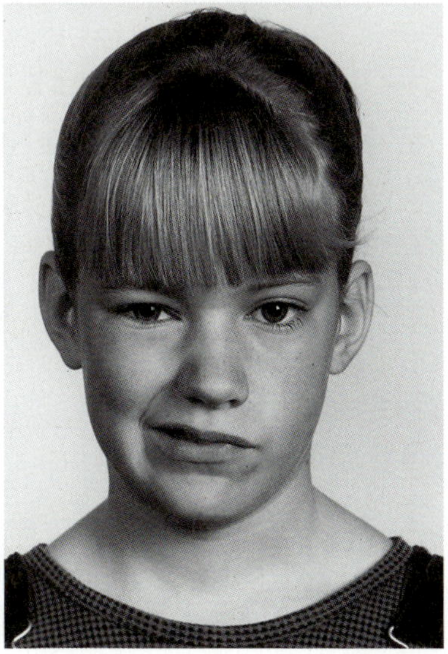

그림 3-57 입꼬리올림근.

큰광대근 (ZYGOMATICUS MAJOR)

환자는 미소를 짓는다(그림 3-58).

그림 3-58 큰광대근.

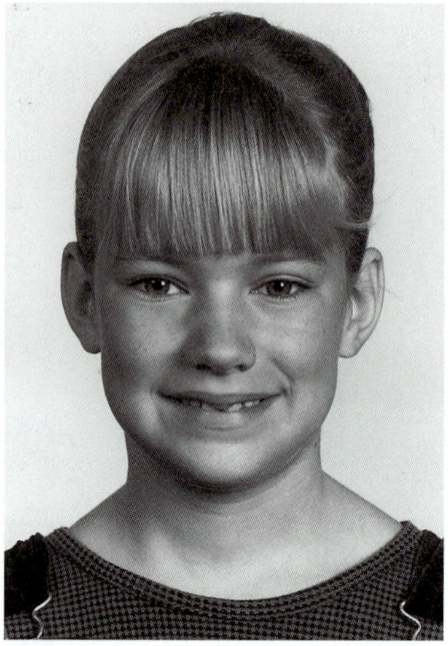

입둘레근 (ORBICULARIS ORIS)

환자는 휘파람을 불 때처럼, 양쪽 입술을 오므리고 앞으로 내밈한다(그림 3-59).

그림 3-59 입둘레근.

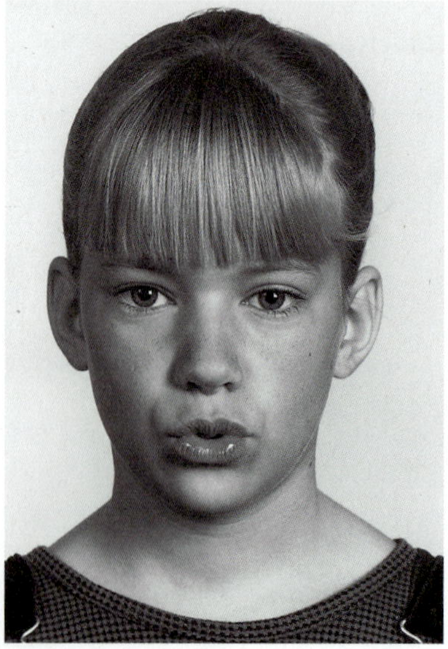

입꼬리당김근 (RISORIUS)

환자는 입꼬리를 뒤쪽으로 당긴다(그림 3-60).

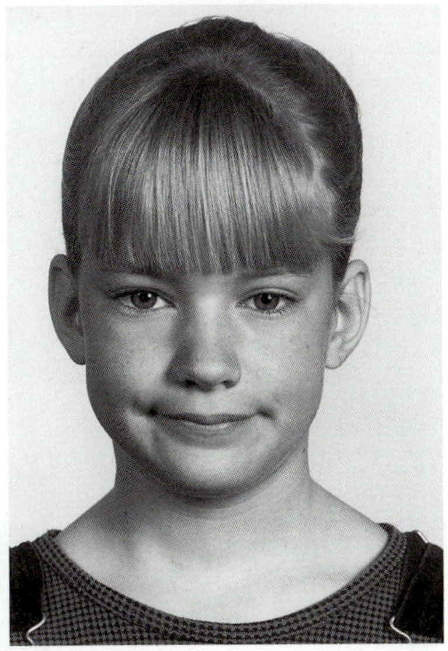

그림 3-60 입꼬리당김근.

볼근 (BUCCINATOR)

환자는 플루트나 트럼펫을 연주할 때처럼, 뺨을 큰어금니 쪽으로 당기고, 입꼬리를 뒤쪽으로 당긴다(그림 3-61).

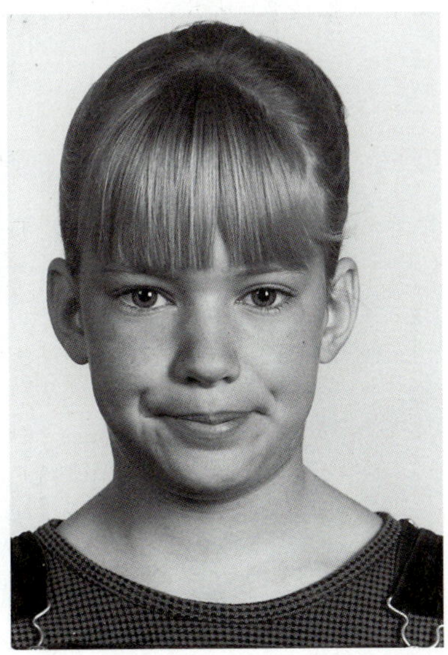

그림 3-61 볼근.

입꼬리내림근 (DEPRESSOR ANGULI ORIS)

환자는 입꼬리를 아래쪽으로 당긴다(그림 3-62).

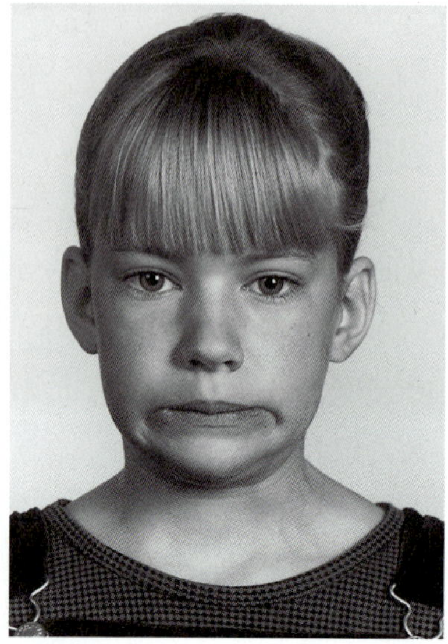

그림 3-62 입꼬리내림근.

턱끝근 (MENTALIS)

환자는 아랫입술을 내밈하면서, 턱의 피부를 올림한다(그림 3-63).

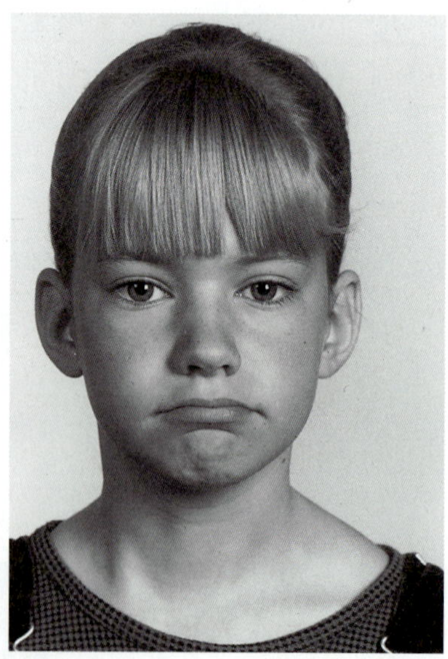

그림 3-63 턱끝근.

아랫입술내림근과 넓은목근 (DEPRESSOR LABII INFERIORIS AND PLATYSMA)

환자는 목의 피부를 당기면서 입꼬리를 아래쪽과 뒤쪽으로 당긴다(그림 3-64).

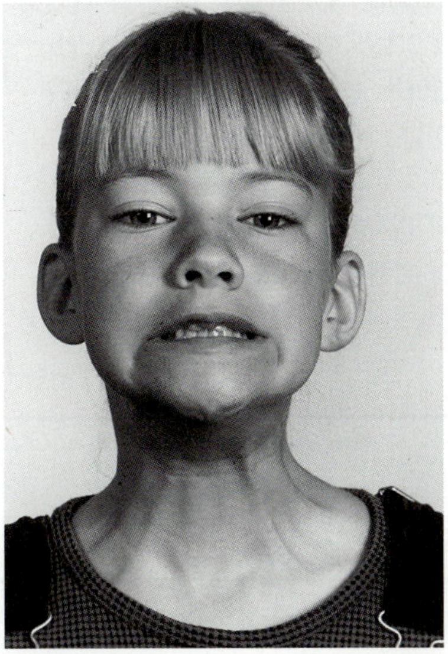

그림 3-64 아랫입술내림근과 넓은목근.

등급화 (Grading)

다음 근육검사 등급은 얼굴 표정의 근육을 검사할 때 이용되어야 한다.

등급 5 환자는 어려움 없이 완전 가동범위로 움직임을 수행한다.

등급 3 환자는 움직임을 수행할 수 있지만, 어려움이 있거나 부분 가동범위로만 움직인다.

등급 1 움직임이 없지만, 근수축을 느낄 수 있다.

등급 0 움직임이나 근수축이 없다.

글상자 3-4. 임상 코멘트: 얼굴 약증

얼굴 약증을 가진 환자를 검사할 때, 이마 근육 기능은 철저하게 검사되어야 한다. 아래운동신경세포(LMN) 병변(예: Bell 마비)을 가진 환자들은 손상쪽 눈썹을 올림할 수 없거나 동측 눈을 감을 수 없을 것이다. 위운동신경세포(UMN) 병변 환자들은 이마 움직임의 기능이 손상되지 않기 때문에 양쪽 눈썹을 올림할 수 있다. 눈을 감는 능력은 사람마다 눈둘레근을 지배하는 동측 겉질숨뇌(corticobullar) 섬유의 운동단위 숫자가 다르기 때문에, 어떤 사람은 눈을 감을 수도 있고, 다른 사람들은 눈을 감지 못할 수도 있다.

사례 3-1 허리엉치관절 손상(lumbosacral strain)

16세의 고등학생 배구선수는 주말의 배구경기 이후에, 왼쪽 허리엉치 부위에 통증을 호소하고 있다. 배구경기를 할 때, 그 선수는 굽힘이나 폄과 복합된 강한 돌림 운동을 하고 있다. 통증은 활동을 하거나 휴식을 취할 때도 발생한다. 환자는 12년간의 댄스(발레와 재즈 댄스) 활동으로 인해 양쪽 뒤넙다리근이 과도하게 늘어나고, 양쪽 넙다리네갈래근이 약간 단축된 상태이다. 여러분의 필수 검사는 몸통 고정근의 근력 평가이다.

이 환자에 대한 여러분의 검사에 관한 다음 질문에 답을 하시오(여러분은 답을 찾기 위해 운동학 교재를 참조할 수 있다). 주: 이 사례는 "4장인 도수근육검사의 기법: 다리"에도 계속된다.

1. 허리뼈 고정근으로 어떤 근육들이 있는가? 여러분의 답에 목록된 각 근육의 기능들을 제시하시오.
2. 허리뼈와 골반의 고정에 도움을 주는 배근육은 어떤 것이 있는가?
3. 어떤 배근육이 몸통을 왼쪽으로 돌림하는가? 어떤 척추 근육이 이런 움직임을 보조하는가?
4. 몸통 고정근의 근력 평가는 어떻게 이루어지는가? 본 교재에서 설명되는 방법과 근육뼈대 평가를 비교해 보시오. 어떤 검사가 이 환자에게 더 적합한가? 그 이유는?

사례 3-2 얼굴 약증(facial weakness)

64세의 이웃 사람은 어느 날 아침에 얼굴 오른쪽이 약하고, 축 처진 채로 일어났다. 그의 아내는 무엇을 어떻게 해야 할지 모르고, 왜 이런 일이 남편에게서 일어났는지를 알아보기 위해 당신을 방문했다. 그녀에 따르면 남편이 입을 오른쪽으로 움직일 수 없는 것 이외에, 전화 통화를 할 수 없다고 한다. 당신이 알고 있는 것으로 토대로 해서, 당신은 그녀의 남편이 어떤 질환으로 인해 얼굴신경이 마비되었거나, 아니면 얼굴신경핵을 조절하는 대뇌에 문제가 있다고 판단할 것이다.

이 사례에 관한 다음 질문에 답을 하시오(여러분은 답을 찾기 위해 해부학 교재를 참조할 수 있다). 주: 이 사례는 "9장인 기타 신경학 검사 기법"에도 계속된다.

1. 머리뼈 안에서 얼굴신경이 어디로 지나가는가? 얼굴신경이 머리뼈 밖으로 나오는 출구는 어디인가?
2. 얼굴신경이 귀밑샘 안으로 들어간 후, 5개 가지로 나누어진다. 이들 가지의 이름과 분포 영역에 대해 설명해 보시오.
3. 만약 머리뼈 안의 얼굴신경 경로에서 전체 얼굴신경이 손상되었다면, 환자의 얼굴 약증은 얼마나 크게 발생하겠는가?
4. 질문 3에서 설명하는 질환은 일반적으로 무엇이라고 불리는가?

참고문헌(References)

1. Blizzard L, Grimmer KA, Dwyer T. Validity of a measure of the frequency of headaches with overt neck involvement, and reliability of measurement of cervical spine anthropometric and muscle performance factors. *Arch Phys Med Rehabil*. 2000;81:1204-1210.
2. Cleland JA, Childs JD, Fritz JM, et al. Interrater reliability of the history and physical examinations in patients with mechanical neck pain. *Arch Phys Med Rehabil*. 2006;87:1388-1395.
3. Falla D, Jull G, Dall'Alba P, et al. An electromyographic analysis of the deep cervical flexor muscles in performance of craniocervical flexion. *Phys Ther*. 2003;83:899-906.
4. Gilleard WL, Brown JM. An electromyographic validation of an abdominal muscle test. *Arch Phys Med Rehabil*. 1994;75:1002-1006.
5. Grimmer K. Measuring the endurance capacity of the cervical short flexor muscle group. *Austral J Physiother*. 1994;40:251-254.
6. Harris KD, Heer DM, Roy TC, et al. Reliability of a measurement of neck flexor muscle endurance. *Phys Ther*. 2005;85:1349-1355.
7. Jordan A, Mehlsen J, Bülow PM, et al. Maximal isometric strength of the cervical musculature in 100 healthy volunteers. *Spine*. 1999;24:1343-1348.
8. Kumbhare DA, Balsor B, Parkinson WL, et al. Measurement of cervical flexor endurance following whiplash. *Disabil Rehab*. 2005;27:801-807.
9. Ladeira CE, Hess LW, Galin BM, et al. Validation of an abdominal muscle strength test with dynamometry. *J Strength Cond Res*. 2005;19:925-930.
10. O'Leary S, Falla D, Jull G, et al. Muscle specificity in tests of cervical flexor muscle performance. *J Electromyogr Kinesiol*. 2007;17:35-40.
11. O'Leary SP, Vicenzino BT, Jull GA. A new method of isometric dynamometry for the craniocervical flexor muscles. *Phys Ther*. 2005;85:556-564.
12. Salo PK, Ylinen JJ, Mälkiä EA, et al. Isometric strength of the cervical flexor, extensor, and rotator muscles in 220 healthy females aged 20 to 59 years. *J Orthop Sports Phys Ther*. 2006;36:495-502.
13. Sarti MA, Monfort M, Fuster MA, et al. Muscle activity in upper and lower rectus abdominus during abdominal exercises. *Arch Phys Med Rehabil*. 1996;77:1293-1297.
14. Zannotti CM, Bohannon RW, Tiberio D, et al. Kinematics of double-leg length lowering test for abdominal muscle strength. *J Orthop Sports Phys Ther*. 2002;32:432-436.

참고도서(Bibliogrphy)

Andersson EA, Nilsson J, Ma Z, et al. Abdominal and hip flexor muscle activation during various training exercises. *Eur J Appl Physiol.* 1997;75:115-123.

Aspden RM. Review of the functional anatomy of the spinal ligaments and the lumbar erector spinae muscles. *Clin Anat.* 1992;5:372-387.

Barton PM, Hayes KC. Neck flexor muscle strength, efficiency, and relaxation times in normal subjects and subjects with unilateral neck pain and headache. *Arch Phys Med Rehabil.* 1996;77:680-687.

Basmajian JV, DeLuca CJ. *Muscles Alive: Their Function Revealed by Electromyography.* 5th ed. Baltimore: Williams & Wilkins; 1985.

Beimborn DS, Morrissey MC. A review of the literature related to trunk muscle performance. *Spine.* 1988;13:655-660.

Bruintjes TD, Olphen AF, Hillen B, et al. Electromyography of the human nasal muscles. *Eur Arch Otorhinolaryngol.* 1996;253:464-469.

Cacou C, Greenfield BE, Hunt NP, et al. Patterns of coordinated lower facial muscle function and their importance in facial reanimation. *Br J Plast Surg.* 1996;49:274-280.

Carman DJ, Blanton PL, Biggs NL. Electromyographic study of the anterolateral abdominal musculature utilizing indwelling electrodes. *Am J Phys Med.* 1972;51:113-129.

Clarkson HM: *Musculoskeletal Assessment: Joint Range of Motion and Manual Muscle Strength.* 2nd ed. Philadelphia: Lippincott Williams & Wilkins; 2000.

Clemente CD. *Gray's Anatomy.* 30th American ed. Philadelphia: Lea & Febiger; 1985.

Daniels L, Worthingham C. *Muscle Testing: Techniques of Manual Examination.* 5th ed. Philadelphia: WB Saunders; 1986.

de Koning CHP, van den Heuval SP, Staal JB, et al. Clinimetric evaluation of methods to measure muscle functioning in patients with non-specific neck pain: a systematic review. *BMC Musculoskel Disord.* 2008;9:142-150.

Devinsky O, Feldmann E. *Examination of the Cranial and Peripheral Nerves.* New York: Churchill Livingstone; 1988.

Donisch EW, Basmajian JV. Electromyography of deep back muscles in man. *Am J Anat.* 1972;133:25-36.

Ekstrom RA, Osborn RW, Hauer PL. Surface electromyographic analysis of the low back muscles during rehabilitation exercises. *J Orthop Sports Phys Ther.* 2008;38:736-745.

Florence JM, Pandya S, King WM, et al. Intrarater reliability of manual muscle test (Medical Research Council scale) grades in Duchenne's muscular dystrophy. *Phys Ther.* 1992;72:115-126.

Floyd WF, Silver PHS. The function of the erectors spinae muscles in certain movements and postures in man. *J Physiol.* 1955;129:184-203.

Gabriel DA, Matsumoto JY, Davis DH, et al. Multidirectional neck strength and electromyographic activity for normal controls. *Clin Biomech.* 2004;19:653-658.

Haynes MJ. Doppler studies comparing the effects of cervical rotation and lateral flexion on vertebral artery blood flow. *J Manip Physiol Ther.* 1996;19:378-384.

Hoppenfeld S. *Physical Examination of the Spine and Extremities.* New York: Appleton-Century-Crofts; 1976.

Isley CL, Basmajian JV. Electromyography of the human cheeks and lips. *Anat Rec.* 1973;176:143-147.

Juker D, McGill S, Kropf P, et al. Quantitative intramuscular myoelectric activity of lumbar portions of psoas and the abdominal wall during a wide variety of tasks. *Med Sci Sports Exerc.* 1998;30:301-310.

Keagy RD, Brumlik J, Bergan JJ. Direct electromyography of the psoas major muscle in man. *J Bone Joint Surg.* 1966;48A:1377-1382.

Kumar S, Narayan Y, Ameli T. EMG power spectra of cervical muscles in lateral flexion and comparison with sagittal and oblique plane activities. *Eur J Appl Physiol.* 2003;89:367-376.

Kumar S, Narayan Y, Zedka M. An electromyographic study of unresisted trunk rotation with normal velocity among healthy subjects. *Spine.* 1996;21:1500-1512.

Lefkof MB. Trunk flexion in healthy children aged 3 to 7 years. *Phys Ther.* 1986;66:39-44.

Lehman GJ, McGill SM. Quantification of the differences in electromyographic activity magnitude between the upper and lower portions of the rectus abdominis muscles during selected trunk exercises. *Phys Ther.* 2001;81:1096-1101.

Macintosh JE, Bogduk N. The attachments of the lumbar erector spinae. *Spine.* 1991;16:763-792.

Magee DJ. *Orthopedic Physical Assessment.* 4th ed. Philadelphia: WB Saunders; 2002.

Mahan PE, et al. Superior and inferior bellies of the lateral pterygoid muscle EMG activity at basic jaw positions. *J Prosthet Dent.* 1983;50:710-718.

Marino RJ, Barros T, Biering-Sorensen F, et al. ASIA Neurological Standards Committee 2002. International standards for neurological classification of spinal cord injury. *J Spinal Cord Med.* 2003;26:50-56.

McNamara JA. The independent functions of the two heads of lateral pterygoid muscle. *Am J Anat.* 1973;138:197-206.

Reider B. *The Orthopaedic Physical Examination.* Philadelphia: WB Saunders; 1999.

Schüldt K, Harms-Ringdahl K. Activity levels during isometric test contractions of neck and shoulder muscles. *Scand J Rehab Med.* 1988;20:117-127.

Shields RK, Heiss DG. An electromyographic comparison of abdominal muscle synergies during curl and double straight leg lowering exercises with control of the pelvic position. *Spine.* 1997;22:1873-1879.

Smidt GL, Amundsen LR, Dostal WF. Muscle strength at the trunk. *J Orthop Sports Phys Ther.* 1980;1:165-170.

Smidt GL, Blanpied PR. Analysis of strength test and resistive exercises commonly used for low-back disorders. *Spine.* 1987;12:1025-1034.

Smidt GL, Blanpied PR, Anderson MA, et al. Comparison of clinical and objective methods of assessing trunk muscle strength: an experimental approach. *Spine.* 1987;12:1020-1024.

Vitti M, Fujiwara M, Basmajian V, et al. The integrated roles of longus colli and sternocleidomastoid muscles: an electromyographic study. *Anat Rec.* 1973;177:471-484.

4

도수근육검사의 기법: 다리

Techniques of Manual Muscle Testing: Lower Extremity

엉덩관절의 굽힘 (HIP FLEXION)

엉덩근, 큰허리근 (ILIACUS, PSOAS MAJOR) (그림 4-1)

그림 4-1

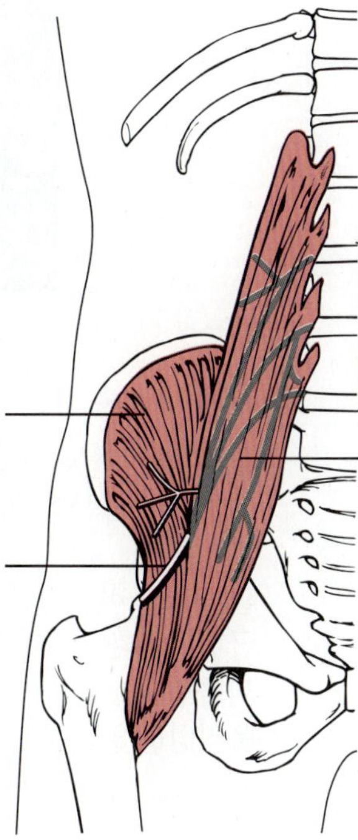

앞 면

	부착점	신경지배	기능
엉덩근	이는곳: 엉덩뼈오목의 위쪽 2/3, 엉덩뼈능선, 앞엉치엉덩인대와 앞엉덩허리인대, 엉치뼈날개 닿는곳: 큰허리근의 힘줄, 넙다리뼈몸통	말초신경: 넙다리신경 신경뿌리: L2-L3	엉덩관절의 굽힘
큰허리근	이는곳: 척추뼈몸통과 T12-L5의 해당 척추사이원반의 옆면, L1-L5의 가로돌기 닿는곳: 넙다리뼈의 작은뼈돌기	말초신경: N/A 신경뿌리: L2-L4	한쪽 작용: 엉덩관절의 굽힘 양쪽 작용: 넙다리뼈가 고정되면, 큰허리근이 몸통을 굽힘시킨다.

중력-저항 검사 (등급 3,4,5) [Gravity-Resisted Test (Grades 5, 4 and 3)]

환자 자세

검사 테이블 위에 걸터앉고, 양 손으로 테이블 가장자리를 잡는다(그림 4-2).

그림 4-2

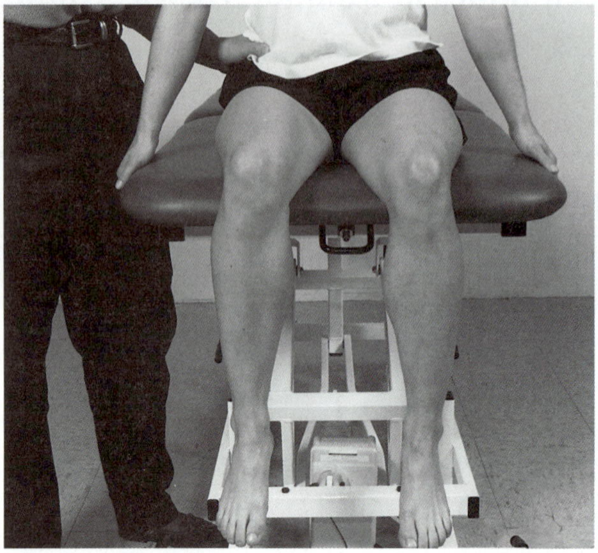

고정/촉진

동측 엉덩뼈능선 위의 골반을 고정한다(그림 4-2). 큰허리근과 엉덩근은 깊은 곳에 위치하기 때문에 촉진하기 매우 어렵다.

검사자 행동

환자에게 바람직한 움직임을 가르치면서, 환자의 엉덩관절을 가능하면 완전 가동범위로 굽힘시킨다. 이때 무릎관절의 굽힘을 유지해야 한다. 다시 시작자세로 환자의 다리를 되돌린다. 수동운동의 수행을 통해 환자의 가동범위를 결정하고, 환자에게 정확한 움직임을 알려준다.

환자 행동

환자는 무릎관절을 굽힌한 채, 완전 가동범위로 엉덩관절을 굽힌한다. 검사자는 환자가 움직이는 동안, 골반의 고정을 유지한다(그림 4-3).

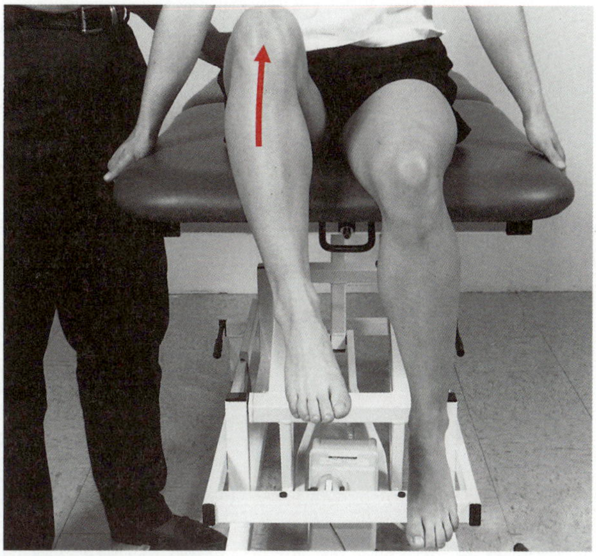

그림 4-3 *화살표*는 움직임 방향을 의미한다.

저항

먼쪽 허벅지 앞쪽에 손을 배치하고, 엉덩관절을 폄하는 방향으로 저항을 가한다(그림 4-4).

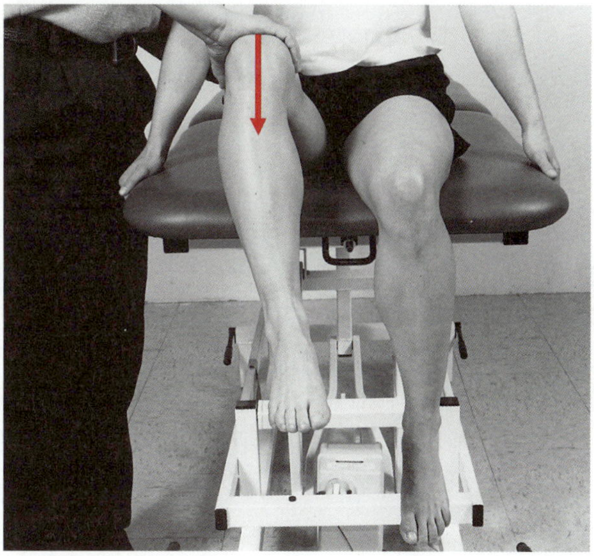

그림 4-4 *화살표*는 저항 방향을 의미한다.

중력-제거 검사 (등급 3 이하) [Gravity-Eliminated Test (Grades Below 3)]

중력을 이겨내고 완전한 가동범위로 움직일 수 없는 환자를 위해 적용된다.

환자 자세

검사할 쪽 다리를 위쪽으로 하고 옆으로 누운 후, 위쪽 다리의 엉덩관절을 폄시킨다. 마찰을 줄이기 위해 다리와 지지면 사이에 탤컴 파우더를 바르거나 천을 깔아 준다(그림 4-5; 다리의 시작 자세는 볼 수 없다).

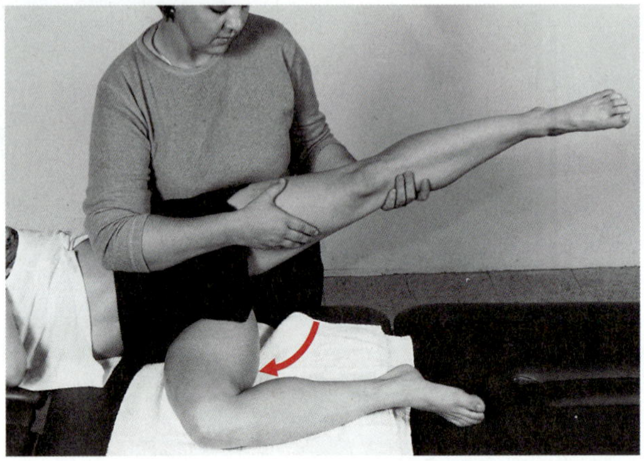

그림 4-5 *화살표*는 움직임 방향을 의미한다.

고정/촉진

검사자는 환자 뒤쪽에 서서, 검사자의 몸통으로 골반을 고정하고, 위쪽 다리를 지지해 준다(그림 4-5).

검사자 행동

검사자는 환자 무릎관절의 굽힘을 그대로 유지한 채, 가능하면 완전 가동범위로 환자의 엉덩관절을 굽힘시킨다. 다시 시작자세로 환자의 다리를 되돌린다.

환자 행동

환자는 무릎관절을 굽힘한 채, 아래쪽 다리의 엉덩관절을 굽힘한다. 이때 검사자는 환자가 움직이는 동안, 골반의 고정을 유지한다(그림 4-5).

흔한 보상작용

1. 넙다리빗근; 환자는 중력-저항 검사 자세에서 엉덩관절을 굽힘하는 동안, 엉덩관절을 벌림하고 가쪽돌림하는 넙다리빗근의 보상작용을 일으킬 수 있다(그림 4-6).
2. 넙다리곧은근; 넙다리곧은근의 보상작용을 시도하는 환자는 엉덩관절을 굽힘하는 동안 무릎관절을 폄할 것이다.

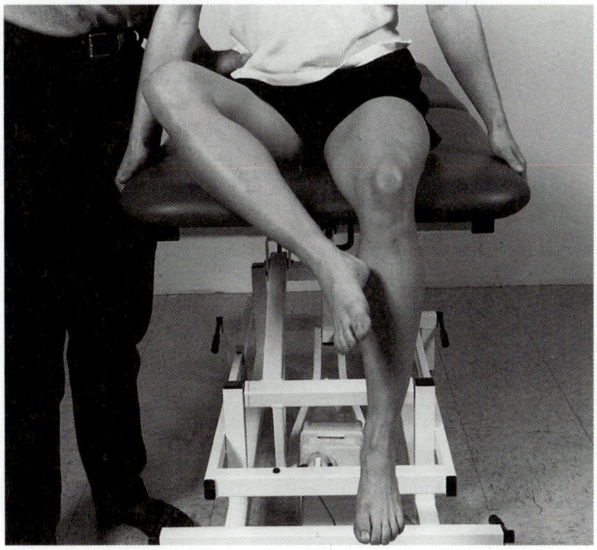

그림 4-6 넙다리빗근의 보상작용.

글상자 4-1. 임상 코멘트: 엉덩허리근과 L1의 신경학적 평가

엉덩허리근은 L1과 L2 척수신경의 손상유무나 척수의 신경학적 분절을 검사하는 주된 근육이다. L1 레벨의 신경학적 평가는 다음과 같은 것들을 포함하고 있다:

근력 평가:

- 엉덩허리근 (p. 233–237)

감각 검사:

- 샅굴인대 바로 아래쪽 피부 (L1 피부절, p. 488; 490–493)

엉덩관절의 굽힘, 벌림 및 가쪽돌림
(HIP FLEXION, ABDUCTION AND LATERAL ROTATION)

넙다리빗근 (SARTORIUS) (그림 4-7)

그림 4-7

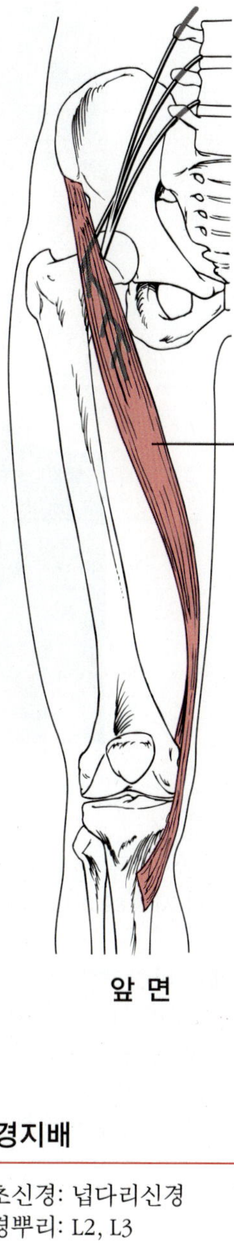

앞 면

	부착점	신경지배	기능
넙다리빗근	이는곳: ASIS, 엉덩뼈패임의 위쪽면 닿는곳: 정강뼈 안쪽면의 몸쪽면	말초신경: 넙다리신경 신경뿌리: L2, L3	엉덩관절의 굽힘, 벌림 및 가쪽돌림; 무릎관절의 굽힘

중력-저항 검사 (등급 3,4,5) [Gravity-Resisted Test (Grades 5, 4 and 3)]

환자 자세

검사 테이블 위에 걸터앉고, 양 손으로 테이블 가장자리를 잡는다(그림 4-8).

그림 4-8

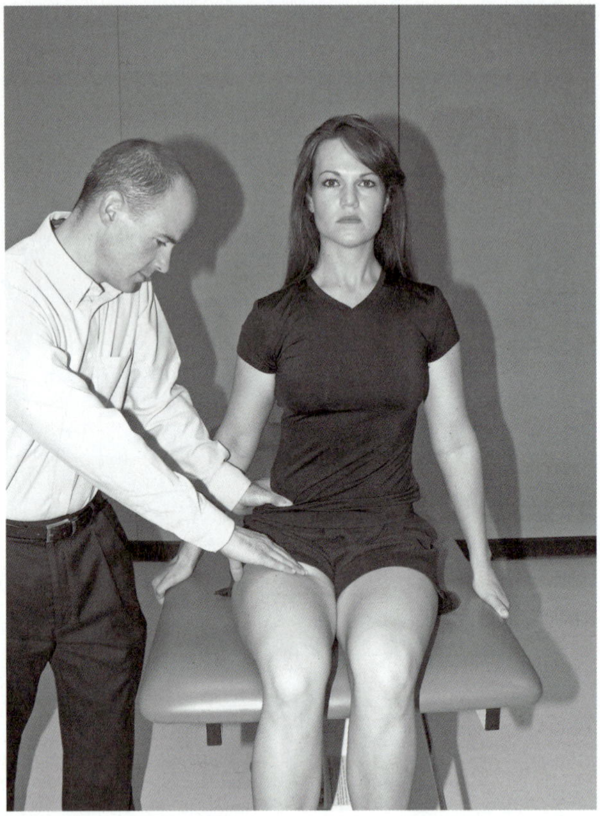

고정/촉진

한 손으로 동측 엉덩뼈능선 위의 골반을 고정한다. 반대 손을 이용해 ASIS의 바로 먼쪽에서 시작해 허벅지 앞쪽면을 대각선 방향으로 넙다리빗근을 촉진한다(그림 4-8).

검사자 행동

환자에게 바람직한 움직임을 가르치면서, 환자의 엉덩관절을 굽힘, 벌림, 가쪽돌림시킨다. 가능하면 완전 가동범위로 굽힘시킨다(환자에게 검사쪽 다리의 발꿈치를 반대쪽 정강이를 따라 위쪽으로 움직이라고 지시한다). 이때 무릎관절은 굽힘을 유지해야 한다. 다시 시작자세로 환자의 다리를 되돌린다. 수동운동의 수행을 통해 환자의 가동범위를 결정하고, 환자에게 정확한 움직임을 알려준다.

환자 행동

환자는 무릎관절을 굽힌 채, 엉덩관절을 굽힘, 벌림, 가쪽돌림한다. 이때 검사자는 환자가 움직이는 동안, 골반을 고정하고 넙다리빗근을 촉진한다(그림 4–9).

그림 4–9 *화살표*는 발의 움직임 방향을 의미한다.

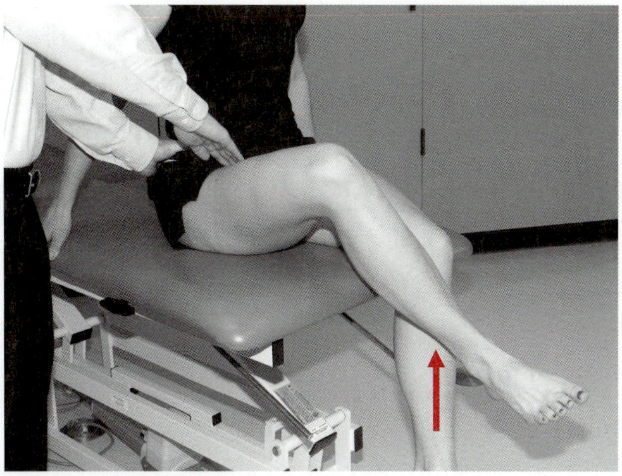

저항

발목과 허벅지 앞가쪽면에 촉진 손과 고정 손을 배치하고, 저항을 적용한다. 한 손은 허벅지의 앞가쪽면 위에 배치한 후, 엉덩관절의 폄 방향과 모음 방향으로 저항을 적용하고, 다른 손은 발목의 안쪽면에 배치한 후, 엉덩관절의 안쪽돌림 방향과 무릎관절의 폄 방향으로 저항을 적용한다(그림 4–10).

그림 4–10 *화살표*는 저항 방향을 의미한다.

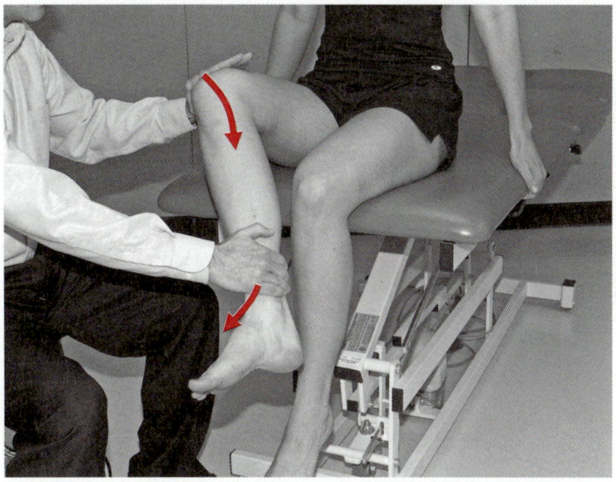

중력-제거 검사 (등급 3 이하) [Gravity-Eliminated Test (Grades Below 3)]

중력을 이겨내고 완전한 가동범위로 움직일 수 없는 환자를 위해 적용된다.

환자 자세

누운 자세에서 검사할 쪽 다리의 발뒤꿈치를 반대쪽 발목의 앞쪽면에 배치한다. 이때 반대쪽 다리는 폄을 한다(그림 4-11; 검사의 시작 자세는 볼 수 없다).

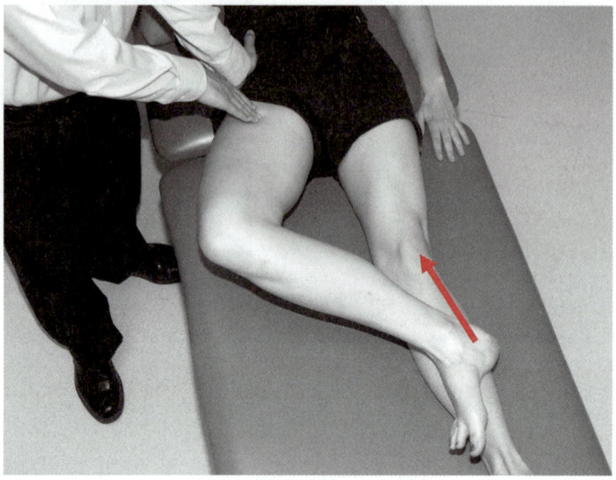

그림 4-11 *화살표*는 발의 움직임 방향을 의미한다.

고정/촉진

검사자는 한 손으로 동측 골반을 고정하고, 다른 손으로 넙다리빗근을 촉진한다 (그림 4-11).

검사자 행동

검사자는 환자의 무릎관절 굽힘을 그대로 유지한 채, 엉덩관절을 굽힘, 벌림 및 가쪽돌림시킨다. 다시 시작자세로 환자의 다리를 되돌린다.

환자 행동

환자는 검사쪽 다리의 발꿈치를 반대쪽 다리의 정강이를 따라 위쪽으로 움직인다. 이때 검사자는 골반을 고정하고, 넙다리빗근을 촉진한다(그림 4-11).

흔한 보상작용

엉덩허리근이나 넙다리곧은근: 환자는 엉덩관절의 벌림이나 가쪽돌림의 동반 없이 엉덩관절을 굽힘할 것이다(그림 4-3 참고). 환자가 넙다리곧은근으로 보상작용을 시도한다면, 무릎관절의 폄이 일어날 것이다.

글상자 4-2. 임상 코멘트: 엉덩허리근과 L2의 신경학적 평가

엉덩허리근은 L1과 L2 척수신경의 손상유무나 척수의 신경학적 분절을 검사하는 주된 근육이다. L2 레벨의 신경학적 평가는 다음과 같은 것들을 포함하고 있다:

근력 평가:
- 엉덩허리근 (p. 233-237)

감각 검사:
- 허벅지 앞쪽면의 피부 (L2 피부절; p. 488; 490-493)

엉덩관절의 폄: 엎드린 자세 검사 (HIP EXTENSION: PRONE TEST)

큰볼기근, 반힘줄모양근, 반막모양근, 넙다리두갈래근 (GLUTEUS MAXIMUS, SEMITENDINOSUS, SEMIMEMBRANOSUS, AND BICEPS FEMORIS) (그림 4-12와 그림 4-13)

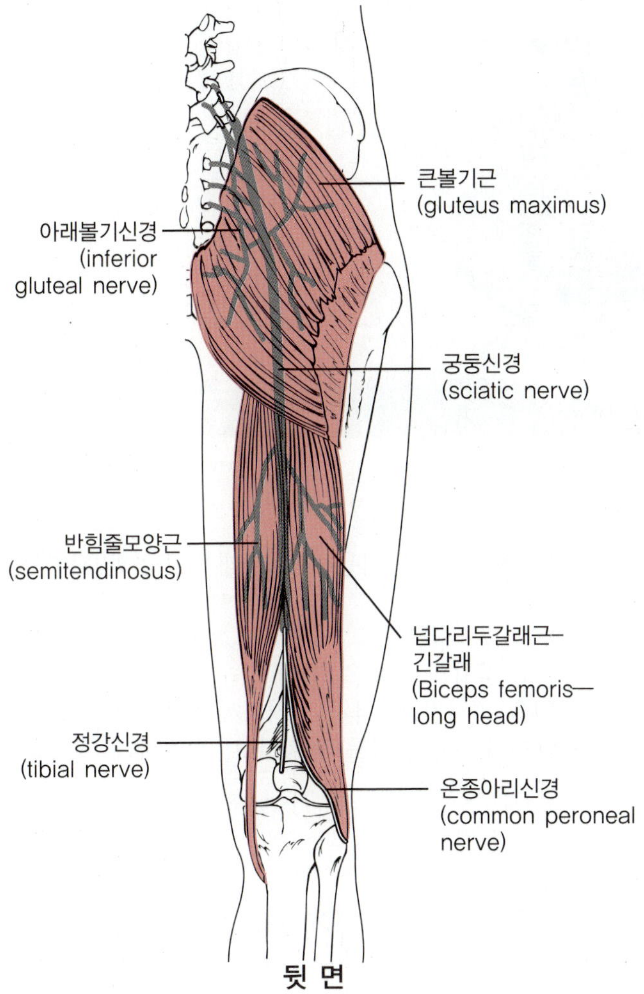

그림 4-12

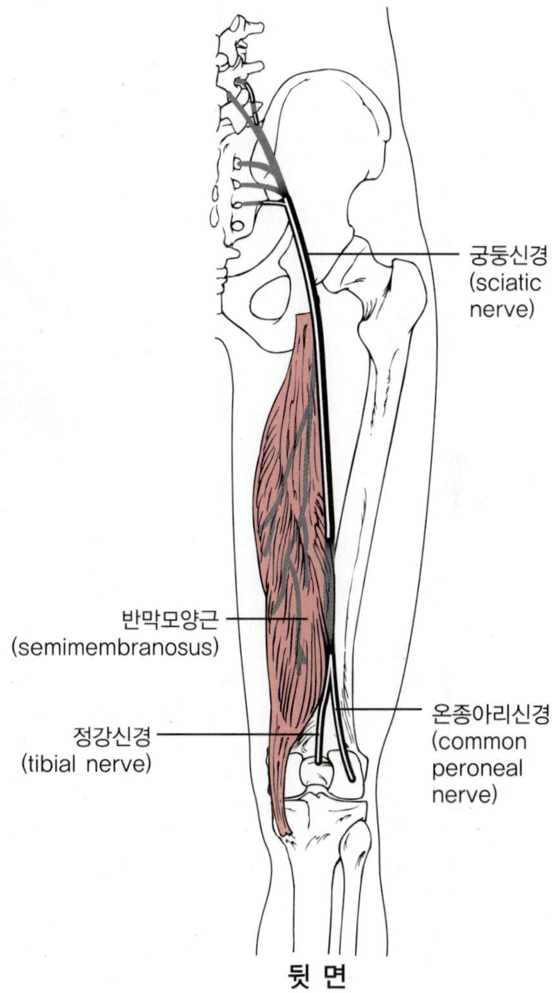

그림 4-13

	부착점	신경지배	기능
큰볼기근	이는곳: 엉덩뼈 뒤볼기선, 엉덩뼈능선, 엉치뼈와 꼬리뼈의 등쪽면, 엉치결절인대 닿는곳: 엉덩정강띠, 넙다리뼈의 볼기근거치면	말초신경: 아래볼기신경 신경뿌리: L5, S1, S2	엉덩관절의 폄과 가쪽돌림
반힘줄모양근	이는곳: 궁둥뼈거친면 닿는곳: 정강뼈 앞쪽면의 몸쪽	말초신경: 궁둥신경의 정강 부위 신경뿌리: L5, S1, S2	엉덩관절의 폄; 무릎관절의 굽힘과 안쪽돌림
반막모양근	이는곳: 궁둥뼈거친면 닿는곳: 정강뼈의 안쪽융기	말초신경: 궁둥신경의 정강 부위	엉덩관절의 폄; 무릎관절의 굽힘과 안쪽돌림
넙다리두갈래근	이는곳: 긴갈래-궁둥뼈거친면 짧은갈래-넙다리뼈 거친선의 가쪽입술과 가쪽근육사이막 닿는곳: 종아리뼈머리의 가쪽면	말초신경: 긴갈래-궁둥신경의 정강 부위 짧은갈래-궁둥신경의 종아리 부위 신경뿌리: L5, S1, S2	엉덩관절의 폄; 무릎관절의 굽힘과 가쪽돌림

중력-저항 검사 (등급 3,4,5) [Gravity-Resisted Test (Grades 5, 4 and 3)]

환자 자세

엎드린 자세에서 다리를 쭉 편한다(그림 4-14).

그림 4-14

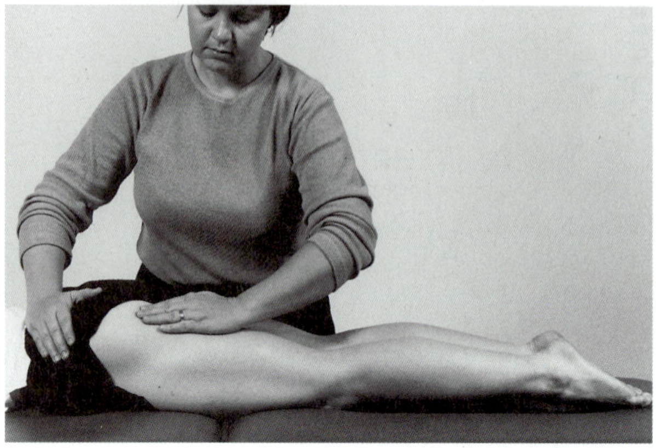

고정/촉진

한 손으로 골반의 뒤위쪽면을 고정한다. 반대 손을 이용해, 뒤아래쪽 골반과 뒤위쪽 허벅지를 촉진한다(그림 4-14).

검사자 행동

환자에게 바람직한 움직임을 가르치면서, 환자의 무릎을 편한 상태로 유지하고 가능하면 완전 가동범위로 환자의 엉덩관절을 폄시킨다. 다시 시작자세로 환자의 다리를 되돌린다. 수동운동의 수행을 통해 환자의 가동범위를 결정하고, 환자에게 정확한 움직임을 알려준다.

환자 행동

환자는 무릎관절을 굽힘한 채, 가능하면 완전 가동범위로 엉덩관절을 폄한다. 이때 검사자는 환자가 움직이는 동안, 골반을 고정하고 엉덩관절 폄근을 촉진한다(그림 4–15).

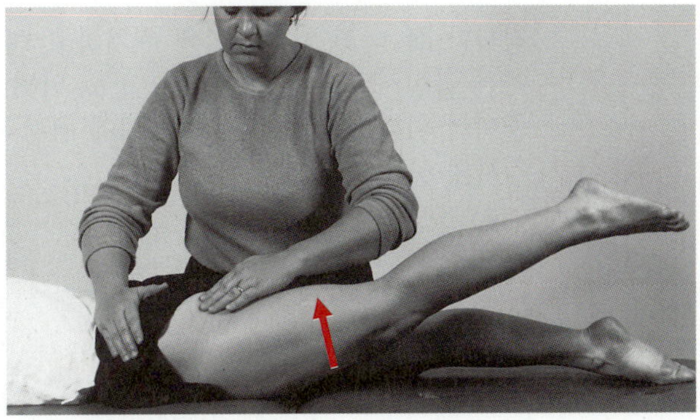

그림 4–15 *화살표*는 움직임 방향을 의미한다.

저항

먼쪽 허벅지의 뒤쪽면에 손을 배치한 후, 엉덩관절의 굽힘 방향으로 저항을 적용한다. 촉진 손은 저항을 적용하기 위해 먼쪽 허벅지로 이동시킨다(그림 4–16).

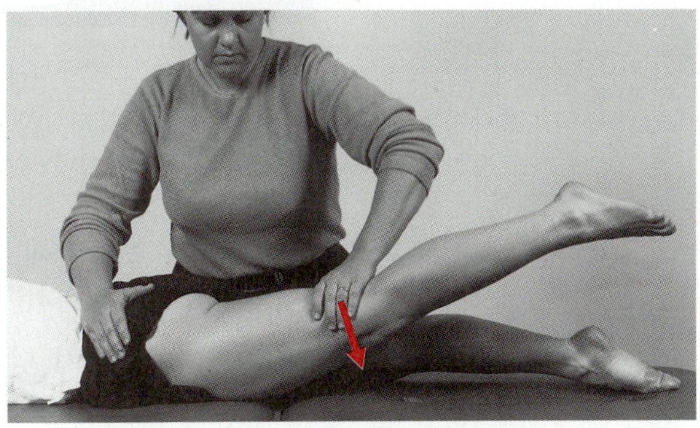

그림 4–16 *화살표*는 저항 방향을 의미한다.

중력-제거 검사 (등급 3 이하) [Gravity-Eliminated Test (Grades Below 3)]

중력을 이겨내고 완전한 가동범위로 움직일 수 없는 환자를 위해 적용된다.

환자 자세

검사할 쪽 다리를 아래쪽에 배치하고 옆으로 누운 자세를 취한다. 그리고 엉덩관절을 약간 굽힘시킨다. 검사자는 고정을 위해 자신의 몸통을 환자의 골반에 붙인다. 마찰을 줄이기 위해 다리와 지지면 사이에 탤컴 파우더를 바르거나 천을 깔아 준다(그림 4-17; 검사의 시작 자세는 볼 수 없다).

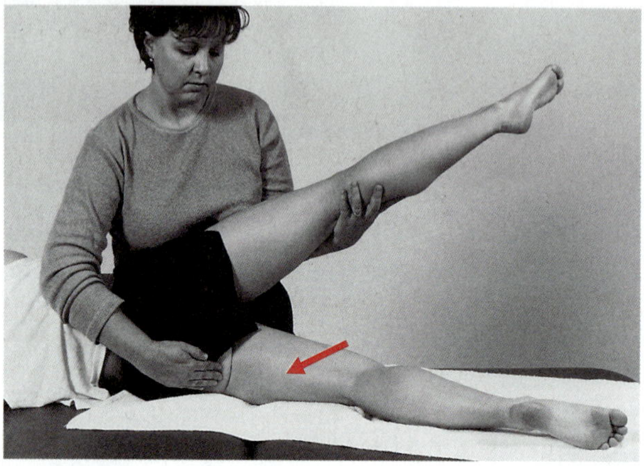

그림 4-17 *화살표*는 움직임 방향을 의미한다.

고정/촉진

검사자는 환자의 골반 앞쪽에 서서, 한 손으로 환자의 위쪽 다리를 지지하고 골반을 고정한다. 다른 손으로 큰볼기근/뒤넙다리근을 촉진한다(그림 4-17).

검사자 행동

검사자는 환자의 무릎관절을 폄시킨 채, 가능하면 완전 가동범위로 환자의 엉덩관절을 폄시킨다. 다시 시작자세로 환자의 다리를 되돌린다.

환자 행동

환자는 가능하면 완전 가동범위로 엉덩관절을 폄한다. 이때 검사자는 골반을 고정하고, 엉덩관절 폄근을 촉진한다(그림 4-17).

글상자 4-3. 임상 코멘트: 큰볼기근과 S1의 신경학적 평가

큰볼기근은 S1 척수신경의 손상유무나 척수의 신경학적 분절을 검사하는 주된 근육이다. S1 레벨의 신경학적 평가는 다음과 같은 것들을 포함하고 있다:

근력 평가:
- 큰볼기근 (p. 243–246)
- 장딴지근 (p. 287–297)
- 가자미근 (p. 287–297)
- 긴종아리근과 짧은종아리근 (p. 307–310)

반사 검사
- 아킬레스 힘줄 반사 (p. 513)

감각 검사:
- 발과 새끼발가락의 바닥면 피부 (S1 피부절; p. 488, 490–493)

엉덩관절의 폄: 누운 자세 검사 (HIP EXTENSION: SUPINE TEST)

큰볼기근, 반힘줄모양근, 반막모양근, 넙다리두갈래근

(GLUTEUS MAXIMUS, SEMITENDINOSUS, SEMIMEMBRANOSUS, and BICEPS FEMORIS)

(엎드린 자세를 취할 수 없는 환자를 위해; 본 검사의 후반부에 있는 "검사법에 대한 근거" 글상자 참고)

모든 등급 검사 (All Test Grades)

환자 자세

누운 자세에서 다리를 쭉 편한다(그림 4–18).

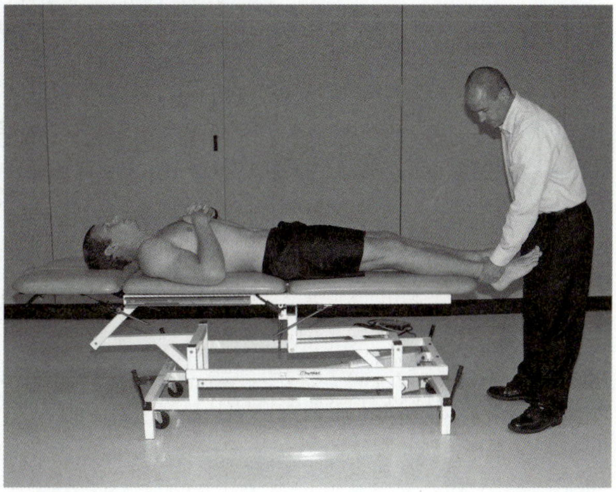

그림 4–18 환자의 다리는 완전하게 폄된다; 검사자는 양 손으로 검사할 쪽 다리의 발꿈치를 잡는다.

고정/촉진

이 검사를 할 때는 고정과 근육 촉진이 필요없다. 이것은 등급 1(trace) 검사를 배제하고 있다.

검사자 행동

검사자는 양 손을 검사할 쪽 다리의 발꿈치 밑에 배치한다(그림 4–18). 환자에게 발꿈치를 테이블 쪽으로 내리도록 주문한다. 검사자가 환자의 다리를 들어올리려고 할 때, 환자의 엉덩관절과 무릎관절은 폄을 유지해야 한다. 검사자는 환자의 골반이 완전하게 테이블로부터 떨어질 때까지 혹은 엉덩관절이 완전하게 굽힘될 때까지 환자의 다리를 들어올린다.

등급화 (Grading)

엉덩관절 폄근의 등급은 다음의 기준에 맞게 설정된다.

등급 5(정상/수, Normal) 엉덩관절의 굽힘이 일어나지 않고, 환자의 골반과 척추가 하나의 단일체로 되어 테이블로부터 들어 올려진다(그림 4-19).

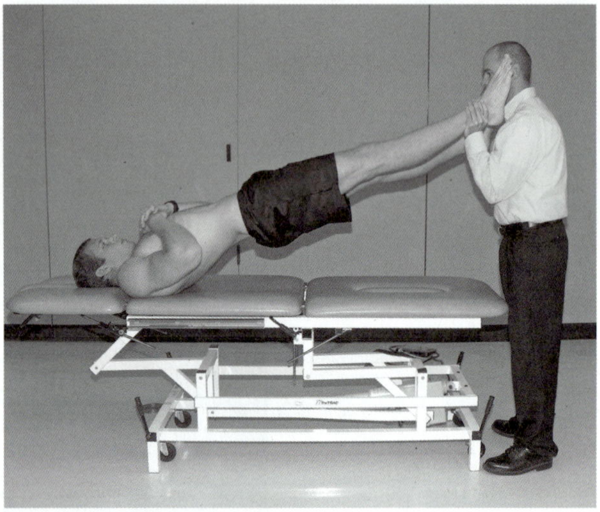

그림 4-19 MMT 등급 - 정상/수: 골반과 척추가 하나의 단일체로 되어 테이블로부터 들어 올려진다. 엉덩관절의 굽힘이 나타나지 않는다.

등급 4(좋음/우, Good) 골반과 척추가 하나의 단일체로서 테이블로부터 들어 올려지기 전에, 환자는 약간의 엉덩관절 굽힘을 보인다(약 30° 까지)(그림 4-20).

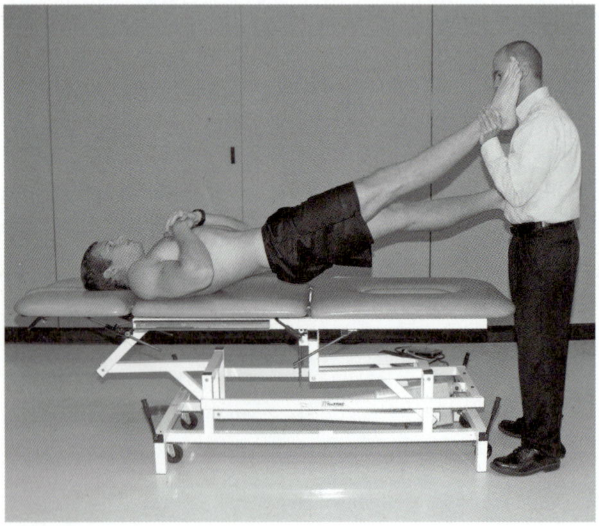

그림 4-20 MMT 등급 - 좋음/우: 골반과 척추가 하나의 단일체로 되어 테이블로부터 들어 올려지기 전에, 엉덩관절의 굽힘이 약간 나타난다(30° 까지).

등급 3(보통/미, Fair)

검사자가 환자의 다리를 들어 올릴 때, 환자의 골반과 척추가 테이블에 붙어 있다. 그러나 검사자는 엉덩관절 굽힘에 대한 중등도의 저항을 느낀다(그림 4-21).

그림 4-21 MMT 등급 – 보통/미 혹은 나쁨/양: 골반과 척추는 테이블로 붙어 있지만, 검사자는 어느 정도의 저항을 느낀다.

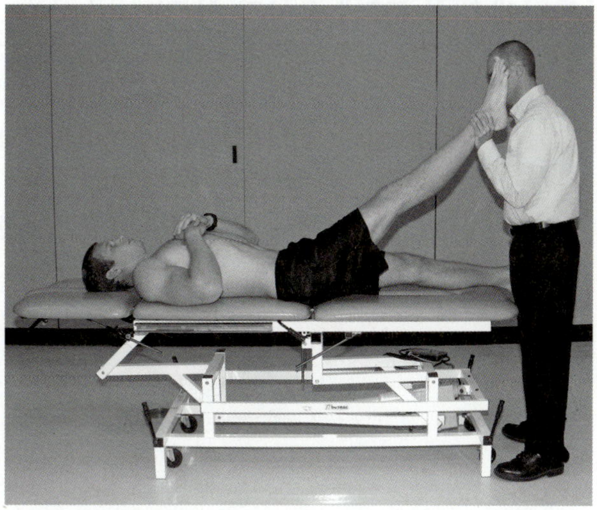

등급 2(나쁨/양, Poor)

검사자가 환자의 다리를 들어 올릴 때, 환자의 골반과 척추가 테이블에 붙어 있다. 그러나 검사자는 엉덩관절 굽힘에 대한 최소한의 저항을 느낀다(그림 4-21).

등급 0(없음, Absent)

검사자가 환자의 다리를 들어 올릴 때, 환자의 골반과 척추가 테이블에 붙어 있고, 검사자는 다리의 무게를 제외하고는, 엉덩관절 굽힘에 대해 어떤 저항도 느끼지 못한다(그림 4-21).

검사법에 대한 근거

Perry 등[12]은 누운 자세 엉덩관절 폄근 검사를 개발했고, 이 기법에 대한 신뢰도와 타당도 검사를 수행했다. 타당도는 엉덩관절 질병을 가진 사람과 그렇지 않는 사람을 대상으로 이루어졌고, 케이블 장력계로 측정된 엉덩관절 폄근 최대 토크와 등급 검사(0-5)를 비교했다. 질병을 가진 사람과 그렇지 않는 사람에서 모든 근육 등급의 최대 토크는 통계학적으로 유의한 차이를 보이지 않았다. 검사자 신뢰도는 κ (kappa) 통계를 이용해 후-소아마비 증후군을 가진 16명의 환자에게서 평가되었고, 82%의 일치도는 본 연구의 두 검사자 사이에서 나타났다.

누운 자세 엉덩관절 폄근 검사의 제한점을 검사 개발자가 다음과 같이 제안하고 있다:

1. 이 검사를 수행하는 동안 근육 촉진을 할 수 없기 때문에, 등급 1(아주 나쁨/가, Trace)을 결정할 수 없음.
2. 엉덩관절 굽힘 구축이 있는 환자에게는 등급 5(정상)를 할당할 수 없음.

최근 연구에 따르면, 건강한 사람을 대상으로 누운 자세나 선 자세로 검사를 했을 때, 엉덩관절 폄근의 근력(등속성 장비로 최대 토크를 측정했을 때)은 유의하게 나타나지 않았다. 그러나 만성 뇌졸중 환자를 누운 자세에서 검사했을 때, 더 높은 엉덩관절 폄근 최대 토크가 나타났다.

엉덩관절의 폄 – 다른 검사(HIP EXTENSION—ALTERNATIVE TESTS)

큰볼기근: 선택 Ⅰ (GLUTEUS MAXIMUS: OPTION I)
(본 검사의 “검사법에 대한 근거” 글상자 참고)

중력-저항 검사 (등급 3과 4) (Gravity-resisted test)

환자 자세

엎드린 자세에서 검사할 쪽 다리를 완전히 가쪽돌림시키고, 무릎관절을 폄시킨다 (그림 4-22).

그림 4-22

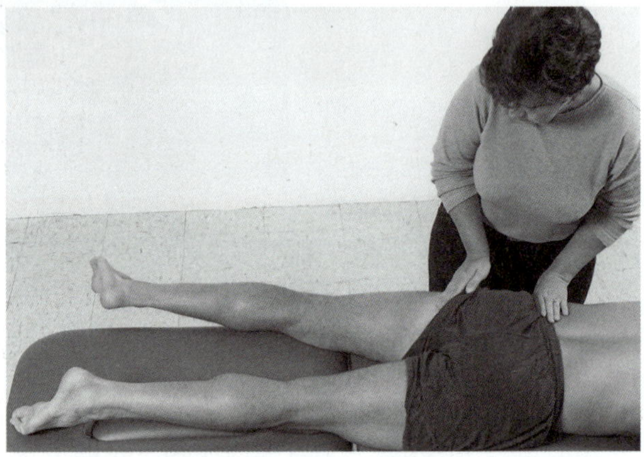

고정/촉진

골반의 뒤위쪽면을 고정한다. 다른 손으로, 골반의 뒤아래쪽에 있는 큰볼기근을 촉진한다(그림 4-22).

검사자 행동

환자에게 바람직한 움직임을 가르치면서, 환자의 엉덩관절을 가능하면 완전 가동범위로 폄시킨다. 이때 엉덩관절의 가쪽돌림과 무릎관절의 폄은 유지되어야 한다. 다시 시작자세로 환자의 다리를 되돌린다. 수동운동의 수행을 통해 환자의 가동범위를 결정하고, 환자에게 정확한 움직임을 알려준다.

환자 행동

환자는 엉덩관절의 가쪽돌림과 무릎관절의 폄을 유지한 채, 완전 가동범위로 엉덩관절을 폄한다. 이때 검사자는 환자가 움직이는 동안, 골반을 고정하고 큰볼기근을 촉진한다 (그림 4-23).

그림 4-23 *화살표*는 움직임 방향을 의미한다.

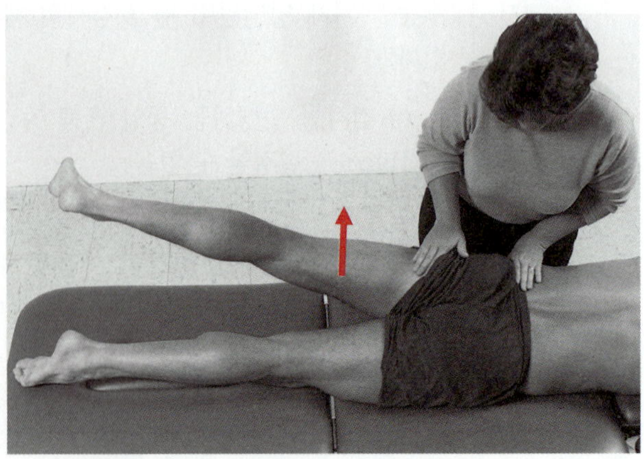

저항

먼쪽 허벅지의 뒤가쪽면에 손을 배치하고, 엉덩관절을 굽힘하는 방향으로 저항을 가한다. 촉진 손은 저항을 적용하기 위해, 먼쪽 허벅지로 이동시킨다(그림 4-24).

그림 4-24 *화살표*는 저항 방향을 의미한다.

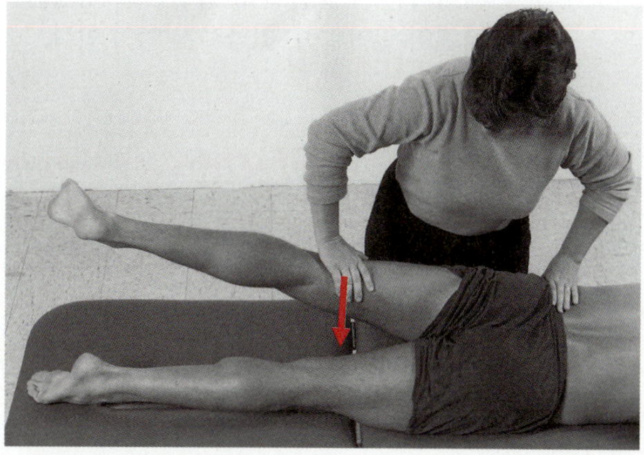

등급 3 이하 (Grades 3 and Below)

중력을 이겨내고 완전한 가동범위로 움직일 수 없는 환자를 위해 적용된다.

등급 3 이하를 위한 이 근육의 분리 검사는 존재하지 않는다. 등급은 중력-제거 자세의 부족을 조정하기 위해 다음과 같이 바뀐다.

등급 3 환자는 완전 가동범위로 관절을 움직인다. 이때 저항은 적용되지 않는다.

등급 2 환자는 부분 가동범위로만 관절을 올림한다.

등급 1 환자는 움직일 수 없지만, 근수축은 촉진된다(그림 4-22 참고).

등급 0 움직임이나 근수축이 일어나지 않는다.

검사법에 대한 근거

큰볼기근은 중요한 엉덩관절의 가쪽돌림근이고, 특히 엉덩관절이 45° 미만의 굽힘 자세일 때 더욱 그러하다. 큰볼기근의 이 검사는 엉덩관절의 폄과 가쪽돌림을 복합시켜, 단독으로 큰볼기근을 검사하는 것이다.

큰볼기근: 선택 II (GLUTEUS MAXIMUS: OPTION II)
(본 검사의 "검사법에 대한 근거" 글상자 참고)

검사자는 무릎관절을 굽힘하고 엉덩관절 폄의 저항 검사를 수행할 때, 뒤넙다리근의 경련이 일어날 수 있음을 알아야 한다.

중력-저항 검사 (등급 3, 4, 5) (Gravity-resisted test)

환자 자세

엎드린 자세에서 검사할 쪽 다리의 엉덩관절은 폄시키고, 무릎관절은 90° 굽힘시킨다(그림 4-25).

그림 4-25

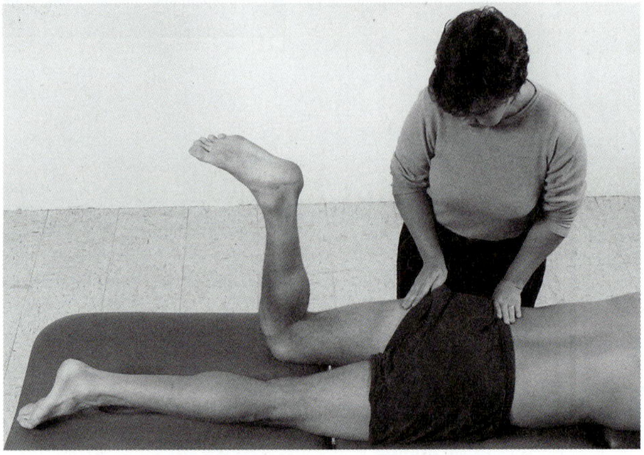

고정/촉진

골반의 뒤위쪽면을 고정한다. 다른 손으로, 골반의 뒤아래쪽에 있는 큰볼기근을 촉진한다(그림 4-25).

검사자 행동

환자에게 바람직한 움직임을 가르치면서, 환자의 엉덩관절을 가능하면 완전 가동범위로 폄시킨다. 이때 무릎관절의 굽힘을 그대로 유지한다. 다시 시작자세로 환자의 다리를 되돌린다. 수동운동의 수행을 통해 환자의 가동범위를 결정하고, 환자에게 정확한 움직임을 알려준다.

환자 행동

환자는 무릎관절의 굽힘을 그대로 유지한 채, 완전 가동범위로 엉덩관절을 편한다. 이때 검사자는 환자가 움직이는 동안, 골반을 고정하고 큰볼기근을 촉진한다(그림 4-26).

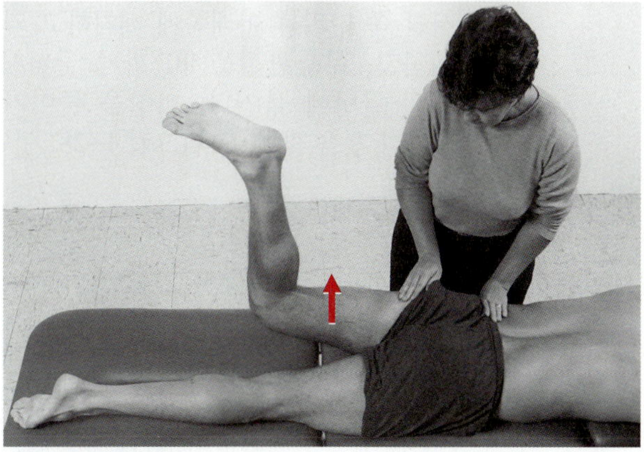

그림 4-26 *화살표*는 움직임 방향을 의미한다.

저항

먼쪽 허벅지의 뒤쪽면에 손을 배치하고, 엉덩관절을 굽힘하는 방향으로 저항을 가한다. 촉진 손은 저항을 적용하기 위해, 먼쪽 허벅지로 이동시킨다(그림 4-27).

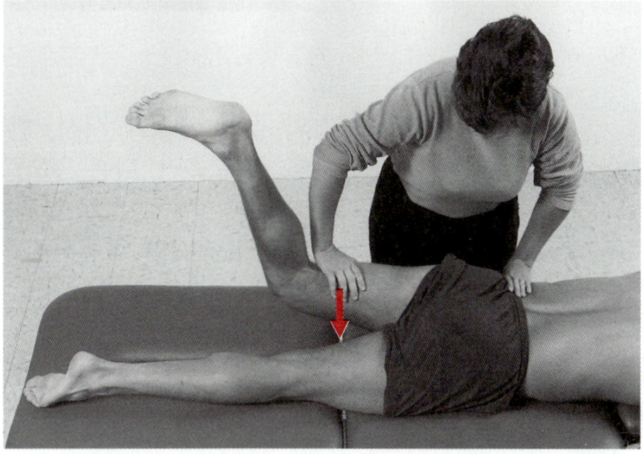

그림 4-27 *화살표*는 저항 방향을 의미한다.

중력-제거 검사 (등급 3 이하) [Gravity-Eliminated Test (Grades Below 3)]

중력을 이겨내고 완전한 가동범위로 움직일 수 없는 환자를 위해 적용된다.

환자 자세

검사할 쪽 다리를 아래쪽에 배치하고 옆으로 누운 자세에서 취한 후, 엉덩관절을 약간 굽힘하고, 무릎관절을 90° 까지 굽힘시킨다. 검사자는 고정을 위해 자신의 몸통을 환자의 골반에 붙인다. 마찰을 줄이기 위해 다리와 지지면 사이에 탤컴 파우더를 바르거나 천을 깔아 준다(그림 4-28; 엉덩관절의 시작 자세는 볼 수 없다).

그림 4-28 *화살표*는 움직임 방향을 의미한다.

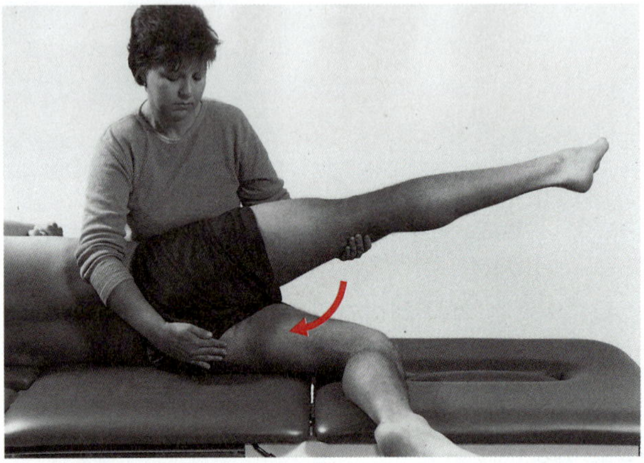

고정/촉진

검사자는 환자의 골반 앞쪽에 서서, 한 손으로 환자의 위쪽 다리를 지지하고 골반을 고정한다. 검사를 하는 동안, 다른 손으로 검사쪽 큰볼기근을 촉진한다(그림 4-28).

검사자 행동

검사자는 환자의 무릎관절을 굽힘시킨 채, 가능하면 완전 가동범위로 환자의 엉덩관절을 펴시킨다. 다시 시작자세로 환자의 다리를 되돌린다.

환자 행동

환자는 무릎관절을 펴하지 않고, 가능하면 완전 가동범위로 엉덩관절을 펴한다. 이때 검사자는 골반을 고정하고, 엉덩관절 폄근을 촉진한다(그림 4-28).

검사법에 대한 근거

이 검사를 위한 자세 취하기는 엉덩관절을 폄할 때 뒤넙다리근의 참여를 최소화시키기 위한 노력이다. 무릎을 굽힘시키면 뒤넙다리근이 단축되어, 이론적으로 엉덩관절 폄근으로서의 기능이 감소된다. Waters 등[13]은 무릎관절을 90° 로 굽힘하고 엉덩관절을 폄하여 검사했을 때가 엉덩관절과 무릎관절을 모두 폄했을 때보다, 엉덩관절 폄근 토크가 12% 감소되었음을 밝혀냈다.

엉덩관절의 벌림 (HIP ABDUCTION)

중간볼기근, 작은볼기근 (GLUTEUS MEDIUS AND MINIMUS) (그림 4-29와 그림 4-30)

그림 4-29

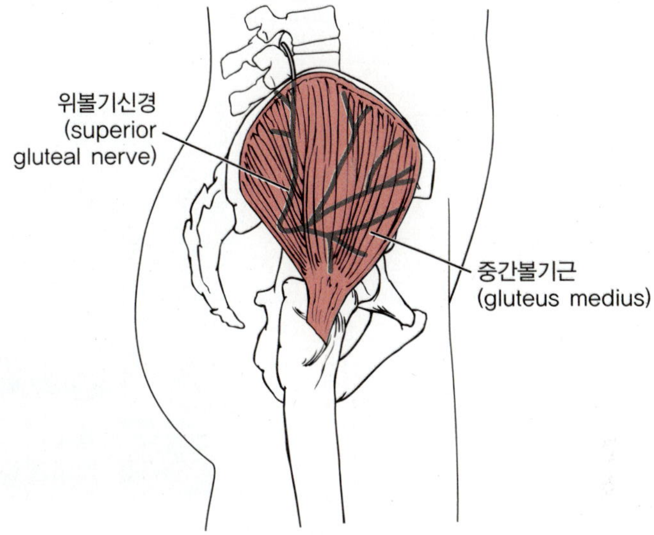

옆 면

그림 4-30

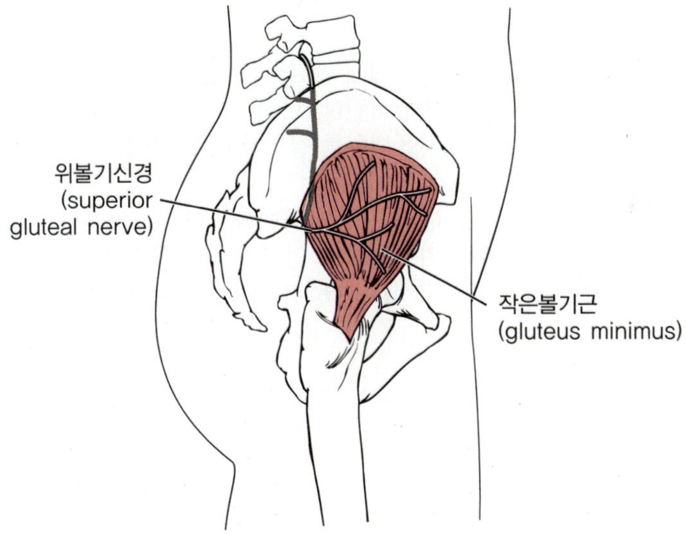

옆 면

	부착점	신경지배	기능
중간볼기근	이는곳: 앞볼기선과 뒤볼기선 사이의 엉덩뼈 바깥면 닿는곳: 넙다리뼈 큰뼈돌기	말초신경: 위볼기신경 신경뿌리: L4-S1	엉덩관절의 벌림과 안쪽돌림
작은볼기근	이는곳: 앞볼기선과 아래볼기선 사이의 엉덩뼈 바깥면 닿는곳: 넙다리뼈 큰뼈돌기	말초신경: 위볼기신경 신경뿌리: L4-S1	엉덩관절의 벌림과 안쪽돌림

중력-저항 검사 (등급 3, 4, 5) (Gravity-resisted test)

환자 자세

검사할 쪽 다리를 위쪽에 배치하고, 옆으로 누운 자세에서 취한 후, 엉덩관절을 약간 폄하고, 돌림이 일어나지 않도록 한다. 이때 검사자는 고정을 위해 자신의 몸통을 환자의 골반에 붙인다. 균형, 안정 및 편안함을 주기 위해 아래쪽 다리의 엉덩관절과 무릎관절을 굽힘시킨다(그림 4–31).

그림 4–31

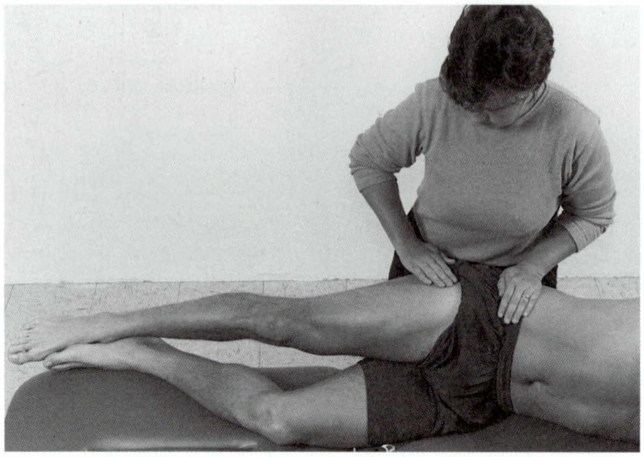

고정/촉진

검사자는 환자의 골반 뒤쪽에 서서, 한 손으로 골반의 가쪽면을 고정한다. 다른 손으로 골반 가쪽의 큰뼈돌기 위에서 중간볼기근을 촉진한다(그림 4–31).

검사자 행동

환자에게 바람직한 움직임을 가르치면서, 환자의 엉덩관절을 가능하면 완전 가동범위로 벌림시킨다. 다시 시작자세로 환자의 다리를 되돌린다. 수동운동의 수행을 통해 환자의 가동범위를 결정하고, 환자에게 정확한 움직임을 알려준다.

환자 행동

환자는 넙다리뼈를 돌림시키지 않거나 골반을 중립위로 유지하면서, 가능하면 완전 가동범위로 엉덩관절을 벌림한다. 이때 검사자는 환자가 움직이고 있는 동안, 골반을 고정하고, 중간볼기근을 촉진한다(그림 4–32).

그림 4–32 *화살표*는 움직임 방향을 의미한다.

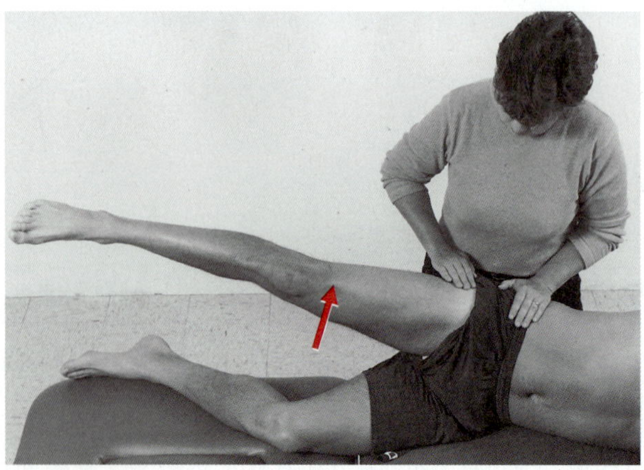

저항

먼쪽 허벅지의 가쪽면에 한 손을 배치한 후, 엉덩관절을 모음 방향으로 저항을 가한다. 촉진 손은 저항을 적용하기 위해 먼쪽 허벅지 쪽으로 이동시킨다(그림 4-33).

그림 4-33 *화살표*는 저항 방향을 의미한다.

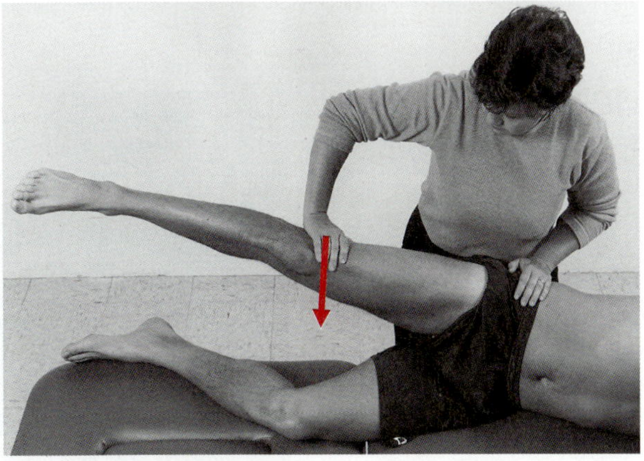

중력-제거 검사 (등급 3 이하) [Gravity-Eliminated Test (Grades Below 3)]

중력을 이겨내고 완전한 가동범위로 움직일 수 없는 환자를 위해 적용된다.

환자 자세

누운 자세에서 양쪽 엉덩관절을 완전히 모음하고, 무릎관절을 편한다(그림 4-34; 검사의 시작 자세는 볼 수 없다).

그림 4-34 *화살표*는 움직임 방향을 의미한다.

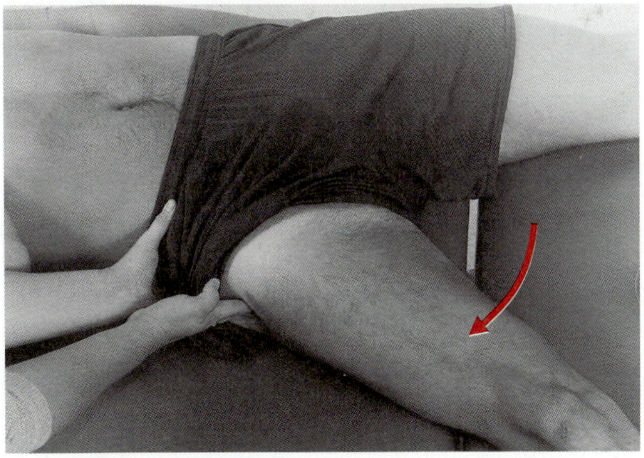

고정/촉진

동측 골반의 앞가쪽면을 고정한다. 다른 손으로, 골반 가쪽의 큰뼈돌기 위에서 중간볼기근을 촉진한다(그림 4-34).

검사자 행동

검사자는 가능하면 완전 가동범위로 환자의 엉덩관절을 벌림시킨다. 다시 시작자세로 환자의 다리를 되돌린다.

환자 행동

환자는 가능하면 완전 가동범위로 엉덩관절을 벌림한다. 이때 검사자는 골반을 고정하고, 중간볼기근을 촉진한다(그림 4-34).

흔한 보상작용

1. 넙다리근막긴장근: 옆으로 누운 자세 검사 동안, 골반의 뒤쪽 돌림은 넙다리근막긴장근의 보상작용이다(그림 4-35). 검사 동안 골반을 중립위로 유지해야 한다.

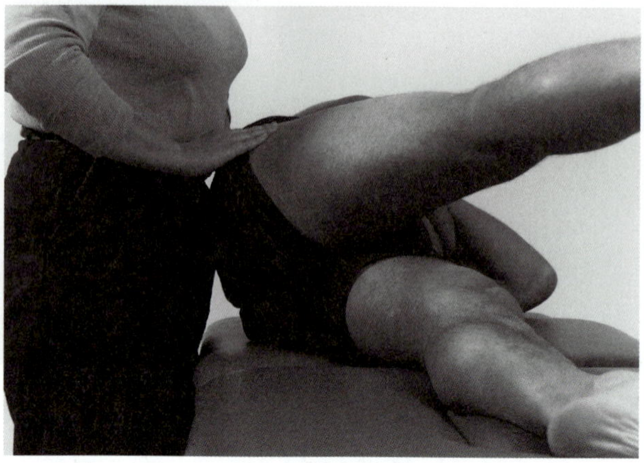

그림 4-35 넙다리근막긴장근의 보상작용

2. 엉덩관절 굽힘근: 중력-제거 검사 동안 엉덩관절의 가쪽돌림은 엉덩관절 굽힘근의 보상작용이다. 검사 동안 엉덩관절을 중립위로 유지해야 한다.

글상자 4-4. 임상 코멘트: 엉덩관절 벌림근과 L5의 신경학적 평가

엉덩관절 벌림근(중간볼기근과 넙다리근막긴장근)은 L5 척수신경의 손상유무나 척수의 신경학적 분절을 검사하는 주된 근육이다. L5 레벨의 신경학적 평가는 다음과 같은 것들을 포함하고 있다:

근력 평가:
- 긴엄지폄근 (p. 323-325)
- 긴발가락폄근 (p. 319-322)
- 엉덩관절 벌림근 (p. 255-258)

감각 검사:
- 종아리의 가쪽면과 발등의 피부 (L5 피부절; p. 488; 490-493)

엉덩관절 굽힘 상태에서의 벌림 (HIP ABDUCTION WITH FLEXION)

넙다리근막긴장근: 선택 I (TENSOR FASCIA LATA: OPTION I) (그림 4-36)

그림 4-36

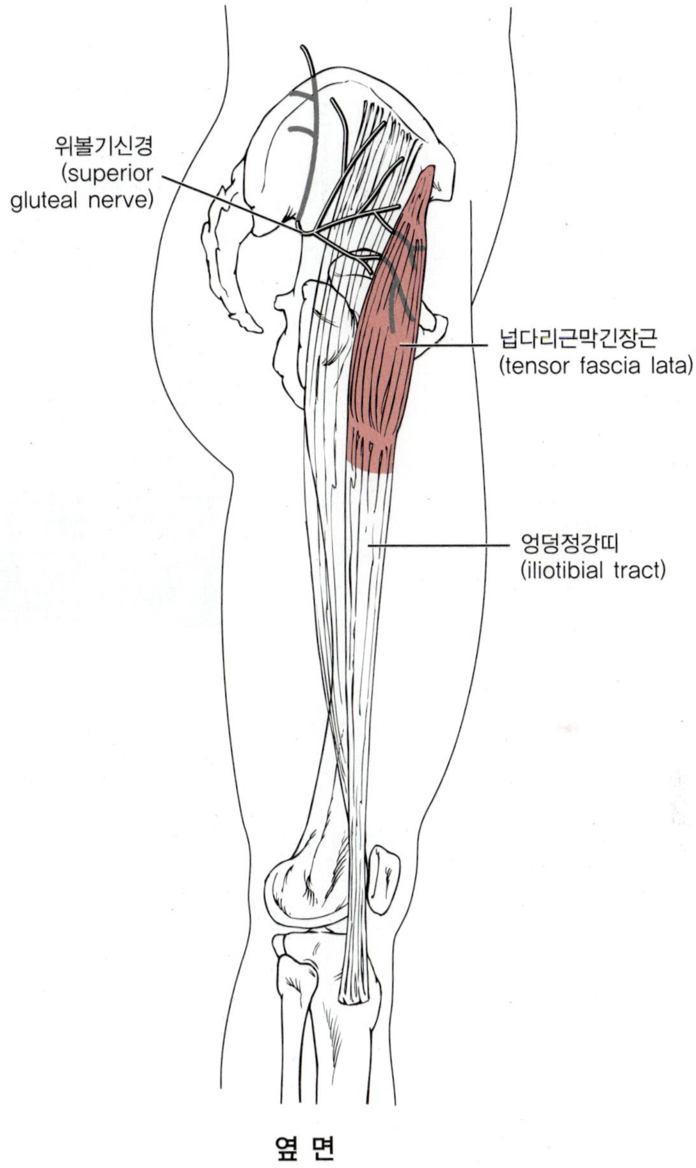

	부착점	신경지배	기능
넙다리근막긴장근	이는곳: ASIS, 엉덩뼈능선 바깥입술의 앞쪽면 닿는곳: 엉덩정강띠	말초신경: 위볼기신경 신경뿌리: L4-S1	엉덩관절의 벌림, 굽힘 및 안쪽돌림; 무릎관절의 폄

Daniels과 Worthingham의 넙다리근막긴장근 검사를 수행할 때, 환자의 엉덩관절을 굽힘하고 넙다리근막긴장근의 벌림작용에 저항을 적용한다.

중력-저항 검사 (등급 3, 4, 5) (Gravity-resisted test)

환자 자세

검사할 쪽 다리를 위쪽에 배치하고 옆으로 누운 자세에서 취한 후, 엉덩관절을 45° 굽힘하고 돌림이 일어나지 않도록 한다. 이때 검사자는 고정을 위해 자신의 몸통을 환자의 골반에 붙인다. 균형과 편안함을 주기 위해 아래쪽 다리의 엉덩관절과 무릎관절을 굽힘시킨다(그림 4-37).

그림 4-37

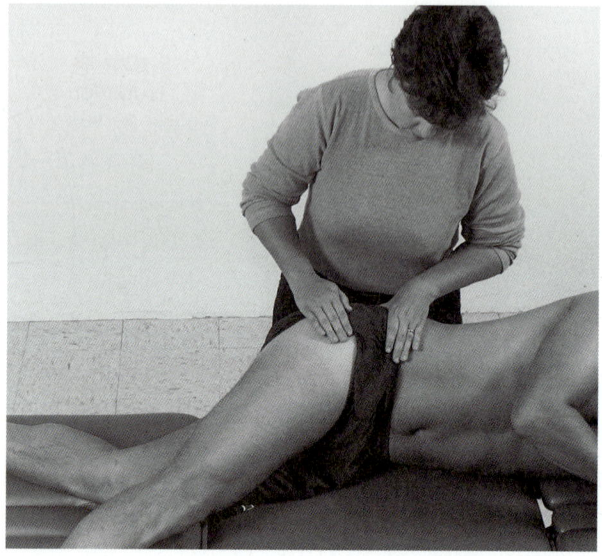

고정/촉진

검사자는 환자의 골반 뒤쪽에 서서, 한 손으로 골반의 가쪽면을 고정한다. 다른 손으로 큰뼈돌기의 앞쪽과 ASIS 먼쪽에 있는 넙다리근막긴장근을 촉진한다(그림 4-37).

검사자 행동

환자에게 바람직한 움직임을 가르치면서, 환자의 엉덩관절을 45° 굽힘으로 유지한 채, 엉덩관절을 약 30° 벌림시킨다. 다시 시작자세로 환자의 다리를 되돌린다. 수동운동의 수행을 통해 환자의 가동범위를 결정하고, 환자에게 정확한 움직임을 알려준다.

환자 행동

환자는 자신의 엉덩관절을 45° 굽힘하고 골반과 넙다리뼈를 중립위로 유지한 채, 엉덩관절을 약 30° 벌림한다. 이때 검사자는 환자가 움직이고 있는 동안, 골반을 고정하고, 넙다리근막긴장근을 촉진한다(그림 4-38).

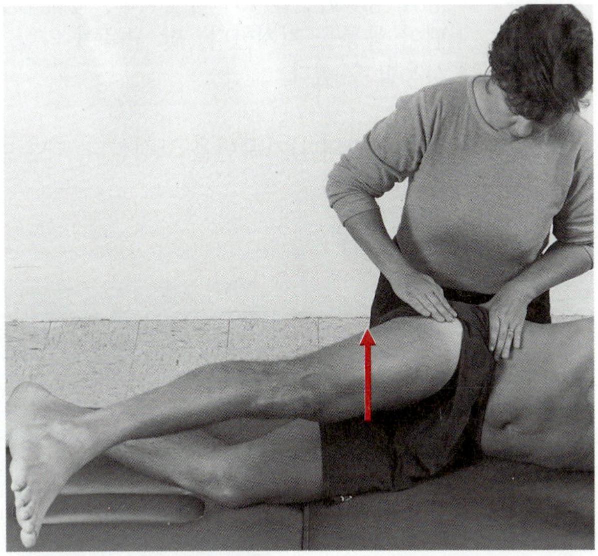

그림 4-38 *화살표*는 움직임 방향을 의미한다.

저항

먼쪽 허벅지의 가쪽면에 한 손을 배치한 후, 엉덩관절을 모음 방향으로 저항을 가한다. 촉진 손은 저항을 적용하기 위해 먼쪽 허벅지 쪽으로 이동시킨다(그림 4-39).

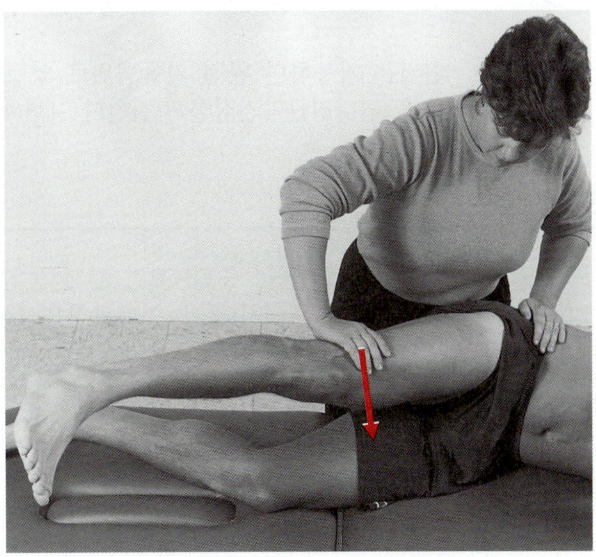

그림 4-39 *화살표*는 저항 방향을 의미한다.

중력-제거 검사 (등급 3 이하) [Gravity-Eliminated Test (Grades Below 3)]

중력을 이겨내고 완전한 가동범위로 움직일 수 없는 환자를 위해 적용된다.

환자 자세

양쪽 엉덩관절을 45° 굽힘하고, 길게 앉은 자세를 취한다. 환자는 양 손을 몸 뒤쪽으로 뻗어 몸통을 지지한다. 팔 근육이 약한 환자의 경우는, 몸통을 지지하기 위해 쐐기를 사용할 수 있다.

고정/촉진

동측 골반의 앞가쪽면을 고정한다. 다른 손으로, 넙다리근막긴장근을 촉진한다 (그림 4-40).

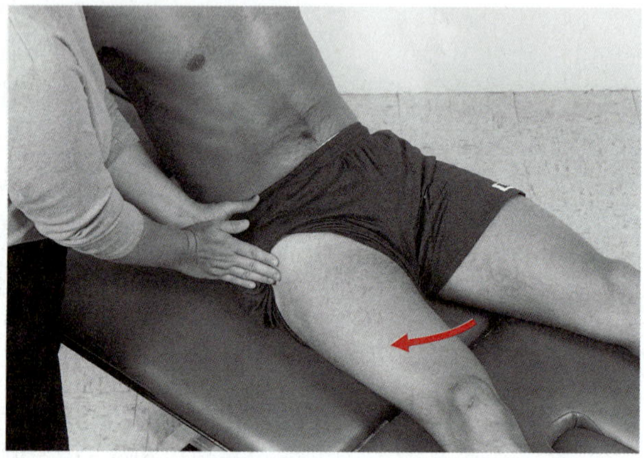

그림 4-40 *화살표*는 움직임 방향을 의미한다.

검사자 행동

검사자는 환자의 엉덩관절을 약 30° 로 벌림한 후, 다시 시작자세로 되돌린다.

환자 행동

환자는 가능하면 완전 가동범위로 엉덩관절을 벌림한다. 이때 검사자는 골반을 고정하고, 넙다리근막긴장을 촉진한다(그림 4-40).

흔한 보상작용

엉덩관절 굽힘근: 중력-제거 검사 동안, 엉덩관절의 가쪽돌림은 엉덩관절 굽힘근의 보상작용이다. 검사 동안, 엉덩관절을 중립위 혹은 안쪽돌림을 유지해야 한다.

넙다리근막긴장근: 선택 II (TENSOR FASCIA LATA: OPTION II)

이 검사 동안(Kendall 등[9]이 지지함), 검사자는 넙다리근막긴장근의 굽힘과 벌림의 기능에 저항을 가한다. 이때 환자는 엉덩관절의 안쪽돌림을 유지한다.

중력-저항 검사 (등급 4, 5) (Gravity-resisted test)

환자 자세

누운 자세에서 엉덩관절을 부분 벌림과 완전 안쪽돌림하고, 무릎관절을 편한다. 환자는 안정을 위해 테이블 양쪽면을 잡는다(그림 4-41).

그림 4-41

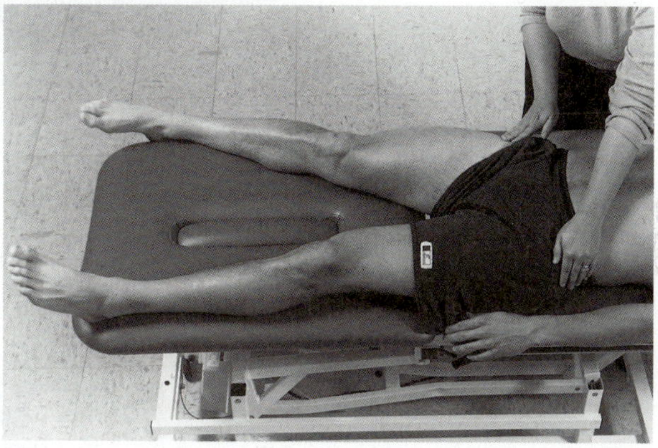

고정/촉진

반대쪽 골반의 앞쪽면을 고정한다. 다른 손으로 큰뼈돌기의 앞쪽과 ASIS 먼쪽에 있는 넙다리근막긴장근을 촉진한다(그림 4-41).

검사자 행동

환자에게 바람직한 움직임을 가르치면서, 엉덩관절의 벌림과 안쪽돌림, 그리고 무릎관절의 폄을 유지한 채, 엉덩관절을 45° 굽힘시킨다. 다시 시작자세로 환자의 다리를 되돌린다. 수동운동의 수행을 통해 환자의 가동범위를 결정하고, 환자에게 정확한 움직임을 알려준다.

환자 행동

환자는 엉덩관절의 벌림과 안쪽돌림, 그리고 무릎관절의 폄을 유지한 채, 엉덩관절을 약 45° 들어올린다. 이때 검사자는 환자가 움직이고 있는 동안, 골반을 고정하고, 넙다리근막긴장근을 촉진한다(그림 4–42).

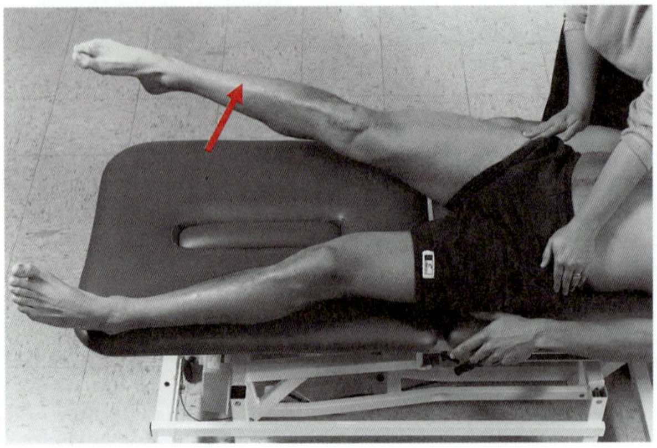

그림 4–42 *화살표*는 움직임 방향을 의미한다.

저항

종아리의 앞가쪽면에 한 손을 배치한 후, 엉덩관절의 폄과 모음 방향으로 저항을 가한다. 촉진 손은 저항을 적용하기 위해 종아리의 앞가쪽면으로 이동시킨다(그림 4–43).

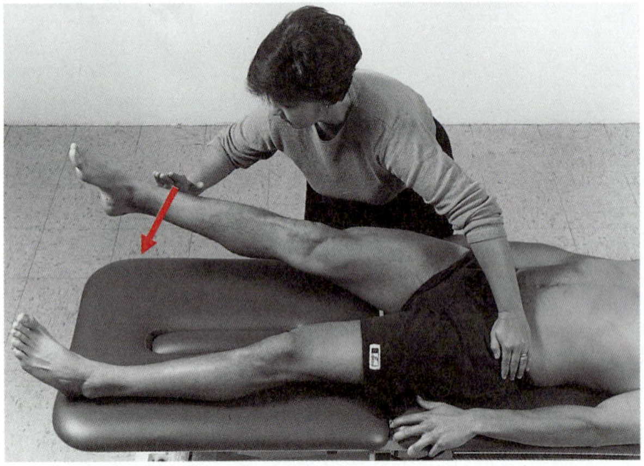

그림 4–43 *화살표*는 저항 방향을 의미한다.

등급 3 이하 (Grades 3 and Below)

등급 3 이하를 위한 이 근육의 분리 검사는 존재하지 않는다. 등급은 중력–제거 자세의 부족을 조정하기 위해 다음과 같이 바뀐다.

등급 3

환자는 엉덩관절의 벌림과 안쪽돌림, 그리고 무릎관절의 폄을 유지한 채, 엉덩관절을 45° 굽힘한다. 그러나 저항이 가해지면, 이 자세를 유지할 수 없다.

등급 2

환자는 엉덩관절을 45° 굽힘 미만으로 움직인다.

등급 1

환자는 움직일 수 없지만, 근수축은 촉진된다, 중력–저항 검사에서처럼, 촉진을 한다(그림 4–41 참고).

등급 0

움직임이나 근수축이 일어나지 않는다.

엉덩관절의 모음 (HIP ADDUCTION)

큰모음근, 긴모음근, 짧은모음근, 두덩근 및 두덩정강근 (ADDUCTOR MAGNUS, ADDUCTOR LONGUS, ADDUCTOR BREVIS, PECTINEUS, AND GRACILIS) (그림 4-44와 그림 4-45)

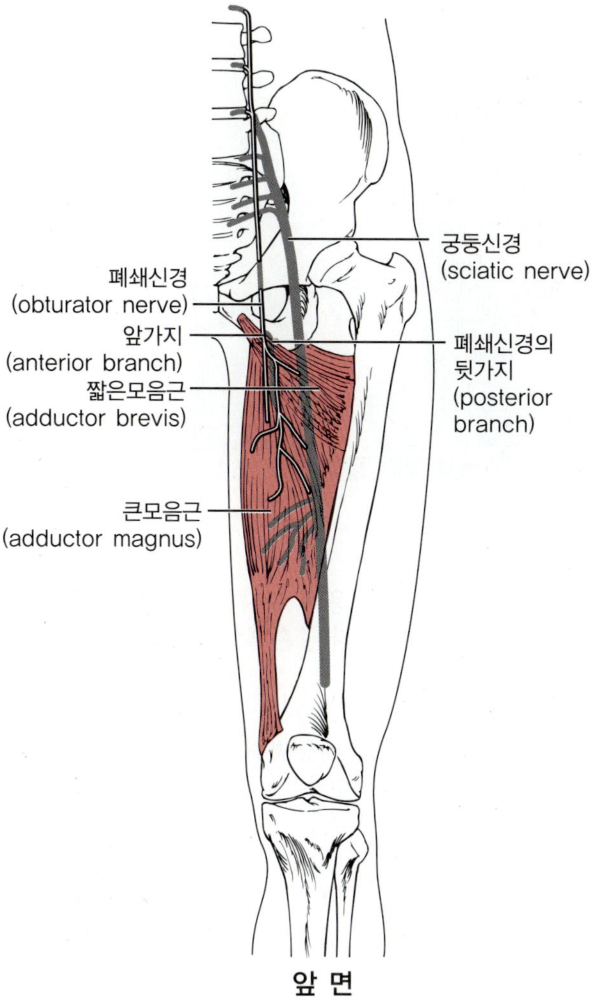

그림 4-44

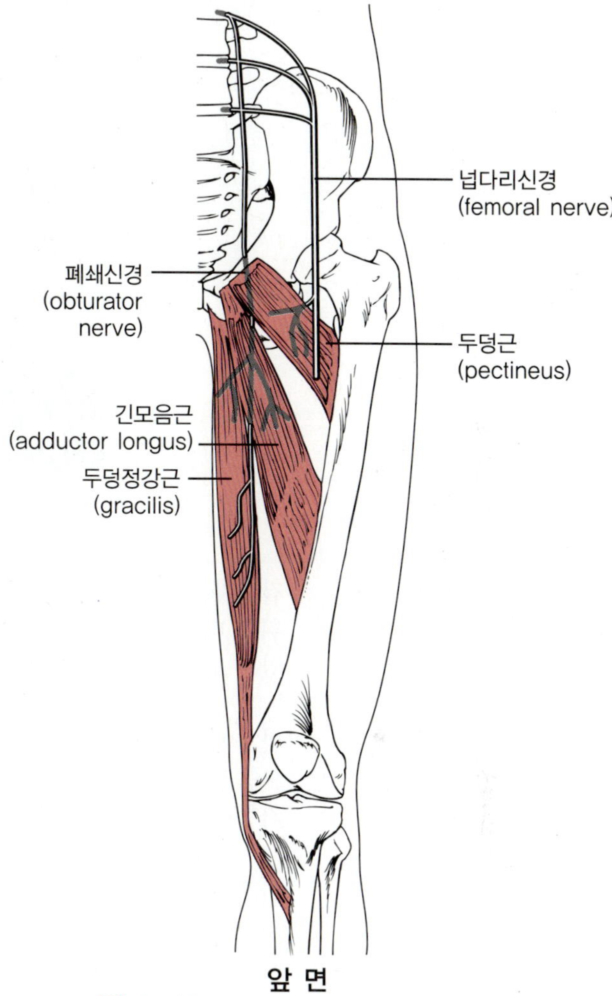

그림 4-45

	부착점	신경지배	기능
큰모음근	이는곳: 궁둥뼈와 두덩뼈의 아래가지, 궁둥뼈거친면 닿는곳: 넙다리뼈 큰뼈돌기에서 거친선 까지, 거친선, 모음근결절	말초신경: 폐쇄신경과 궁둥신경 신경뿌리: L2-L4	엉덩관절의 모음; 위쪽 섬유는 엉덩관절의 굽힘을 돕고, 아래쪽 섬유는 엉덩관절의 폄을 돕는다.
긴모음근	이는곳: 두덩뼈의 앞쪽면 닿는곳: 넙다리뼈 중간 1/3를 따라 거친선	말초신경: 폐쇄신경 신경뿌리: L2-L4	엉덩관절의 모음과 굽힘
짧은모음근	이는곳: 두덩뼈의 아래가지 닿는곳: 작은뼈돌기에서 거친선 까지, 거친선의 위쪽 부분	말초신경: 폐쇄신경 신경뿌리: L2-L4	엉덩관절의 모음, 굽힘 및 안쪽돌림
두덩근	이는곳: 두덩뼈의 두덩선 닿는곳: 작은뼈돌기에서 거친선 까지, 거친선의 위쪽 부분	말초신경: 넙다리신경 신경뿌리: L2-L4	엉덩관절의 모음, 굽힘 및 안쪽돌림
두덩정강근	이는곳: 두덩뼈의 몸통과 가지 닿는곳: 정강뼈 안쪽면의 몸쪽	말초신경: 폐쇄신경 신경뿌리: L2-L3	엉덩관절의 모음; 무릎관절의 굽힘과 안쪽돌림

중력-저항 검사 (등급 3, 4, 5) (Gravity-resisted test)

환자 자세

검사할 쪽 다리를 아래쪽에 배치하고 옆으로 누운 자세를 취한다. 이때 검사자는 고정을 위해 자신의 몸통을 환자의 골반에 붙인다. 아래쪽 다리는 중립위를 유지한다. 환자는 안정을 위해 테이블의 가장자리를 잡는다(그림 4-46).

그림 4-46

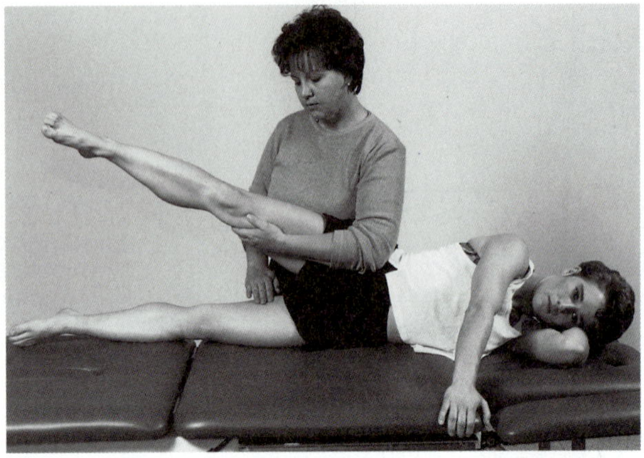

고정/촉진

검사자는 환자의 골반 뒤쪽에 서서, 자신의 몸통을 이용해 환자의 골반을 고정하고, 위쪽 다리의 엉덩관절을 25-30° 로 벌림하고 지지한다. 다른 손으로 넙다리뼈 안쪽면에 있는 모음근들을 촉진한다(그림 4-46).

검사자 행동

환자에게 바람직한 움직임을 가르치면서, 가능하면 완전 가동범위로 검사쪽 엉덩관절을 모음시킨다. 다시 시작자세로 환자의 다리를 되돌린다. 수동운동의 수행을 통해 환자의 가동범위를 결정하고, 환자에게 정확한 움직임을 알려준다.

환자 행동

환자는 검사쪽 엉덩관절을 완전 가동범위로 모음한다(위쪽 다리와 만날 때까지). 이때 검사자는 환자가 움직이고 있는 동안, 골반을 고정하고, 엉덩관절 모음근들을 촉진한다(그림 4-47).

그림 4-47 *화살표*는 움직임 방향을 의미한다.

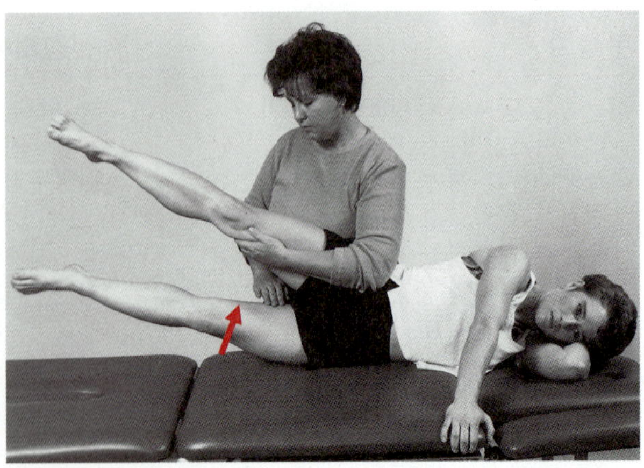

저항

먼쪽 허벅지의 안쪽면에 한 손을 배치한 후, 엉덩관절의 벌림 방향으로 저항을 가한다. 촉진 손은 저항을 적용하기 위해 먼쪽 허벅지 쪽으로 이동시킨다(그림 4–48).

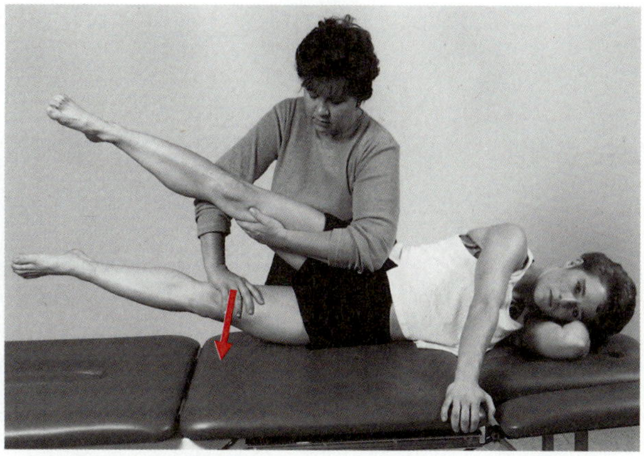

그림 4–48 *화살표*는 저항 방향을 의미한다.

중력-제거 검사 (등급 3 이하) (Gravity-Eliminated test)

환자 자세

누운 자세에서 검사하지 않는 다리를 완전히 벌림시킨다. 검사쪽 다리는 0° 벌림하고, 골반의 높이를 같고 무릎관절을 편한다. 마찰을 줄이기 위해 다리와 지지면 사이에 탤컴 파우더를 바르거나 천을 깔아 준다(그림 4-49; 검사의 시작 자세는 볼 수 없다).

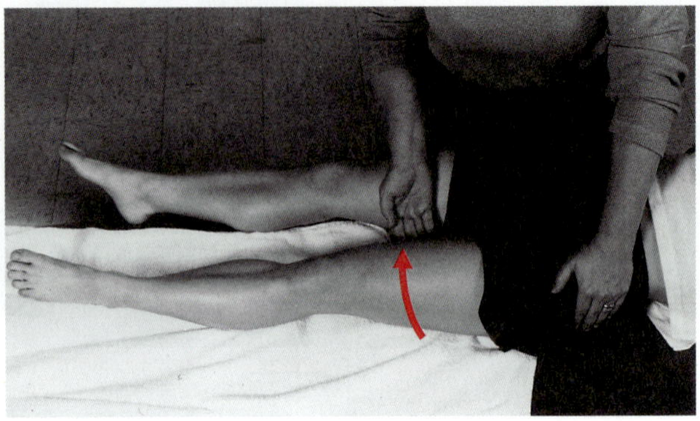

그림 4-49 *화살표*는 움직임 방향을 의미한다.

고정/촉진

동측 골반의 앞가쪽면을 고정한다. 다른 손으로, 검사쪽 다리의 엉덩관절 모음근들 촉진한다(그림 4-49).

검사자 행동

검사자는 가능하면 완전 가동범위로 환자의 엉덩관절을 모음시킨다. 그리고 다시 시작자세로 되돌린다.

환자 행동

환자는 발을 테이블 위에서 활주시켜, 가능하면 완전 가동범위로 엉덩관절을 모음한다. 이때 검사자는 환자가 움직이는 동안, 골반을 고정하고, 엉덩관절 모음근들을 촉진한다(그림 4-49).

흔한 보상작용

1. 엉덩관절 굽힘근: 옆으로 누운 자세 검사 동안, 골반의 뒤쪽 돌림은 엉덩관절 굽힘근의 보상작용이다. 검사하는 동안, 골반을 중립위로 유지해야 한다.
2. 엉덩관절 폄근: 옆으로 누운 자세 검사 동안, 골반의 앞쪽 돌림은 엉덩관절 폄근의 보상작용이다. 검사하는 동안, 골반을 중립위로 유지해야 한다.

엉덩관절의 안쪽돌림 (HIP MEDIAL ROTATION)

넙다리근막긴장근, 작은볼기근, 중간볼기근

(TENSOR FASCIA LATA, GLUTEUS MINIMUS, AND GLUTEUS MEDIUS) (그림 4-50)

그림 4-50

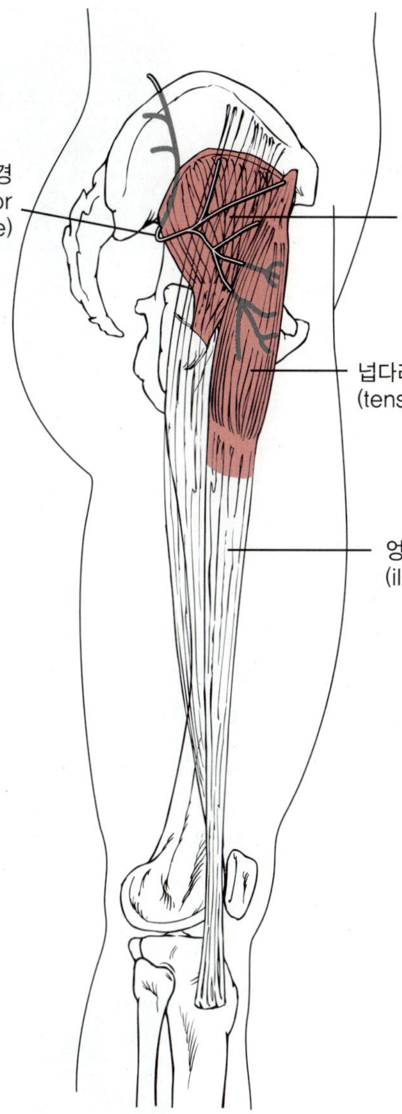

옆 면

	부착점	신경지배	기능
넙다리근막긴장근	이는곳: ASIS, 엉덩뼈능선 바깥입술의 앞쪽면 닿는곳: 엉덩정강띠	말초신경: 위볼기신경 신경뿌리: L4-S1	엉덩관절의 벌림, 굽힘 및 안쪽돌림; 무릎관절의 폄
작은볼기근	이는곳: 앞볼기선과 아래볼기선 사이의 엉덩뼈 바깥면 닿는곳: 넙다리뼈 큰뼈돌기	말초신경: 위볼기신경 신경뿌리: L4-S1	엉덩관절의 벌림과 안쪽돌림
중간볼기근(앞쪽 섬유)	이는곳: 앞볼기선과 뒤볼기선 사이의 엉덩뼈 바깥면 닿는곳: 넙다리뼈 큰뼈돌기	말초신경: 위볼기신경 신경뿌리: L4-S1	엉덩관절의 벌림과 안쪽돌림

중력-저항 검사 (등급 3,4,5) [Gravity-Resisted Test (Grades 5, 4 and 3)]

환자 자세

검사 테이블 위에 걸터앉고, 양쪽 엉덩이에 체중을 균등하게 분배한다. 그리고 타월을 둘둘 말아서 검사 쪽 무릎 밑에 배치한다. 환자는 안정을 위해 양 손으로 테이블 가장자리를 잡는다(그림 4-51).

그림 4-51

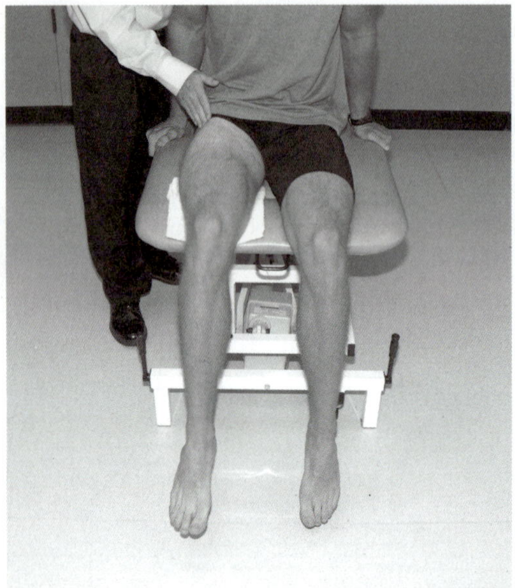

고정/촉진

환자의 몸통 무게로 고정을 한다. 골반의 앞가쪽면과 넙다리빗근 몸쪽끝의 바로 가쪽에 있는 앞쪽 중간볼기근과 넙다리근막긴장근을 촉진한다. 작은볼기근은 촉진하기가 어렵다(그림 4-51).

검사자 행동

환자에게 바람직한 움직임을 가르치면서, 환자의 발을 가쪽으로 움직여서 엉덩관절을 완전 가동범위로 안쪽돌림시킨다. 다시 시작자세로 환자의 다리를 되돌린다. 수동운동의 수행을 통해 환자의 가동범위를 결정하고, 환자에게 정확한 움직임을 알려준다.

환자 행동

환자는 발을 가쪽으로 움직여, 완전 가동범위로 엉덩관절을 안쪽돌림한다. 검사자는 환자가 움직이는 동안, 안쪽돌림근을 촉진한다(그림 4-52).

그림 4-52 *화살표*는 움직임 방향을 의미한다.

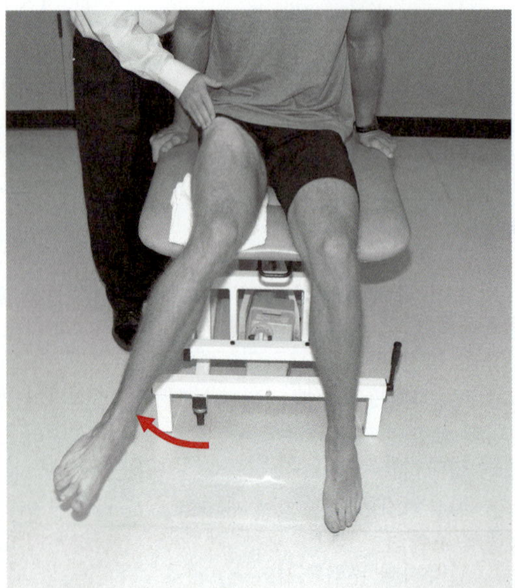

저항

검사자는 한 손을 먼쪽 허벅지의 앞안쪽에 손을 배치하고, 다른 손을 먼쪽 종아리의 가쪽면에 배치한다. 먼쪽 종아리의 가쪽면을 안쪽돌림하는 방향으로 저항을 가한다. 먼쪽 허벅지의 손은 저항을 줄 때 반대압으로 작용시킨다(그림 4-53).

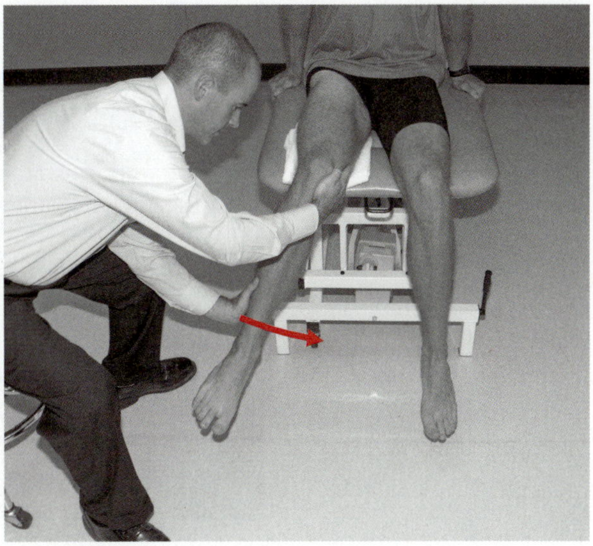

그림 4-53 *화살표*는 저항 방향을 의미한다.

중력-제거 검사 (등급 3 이하) [Gravity-Eliminated Test (Grades Below 3)]

중력을 이겨내고 완전한 가동범위로 움직일 수 없는 환자를 위해 적용된다.

환자 자세

누운 자세에서 검사할 쪽 다리를 가쪽돌림과 폄시키고, 무릎관절을 폄시킨다(그림 4-54).

그림 4-54

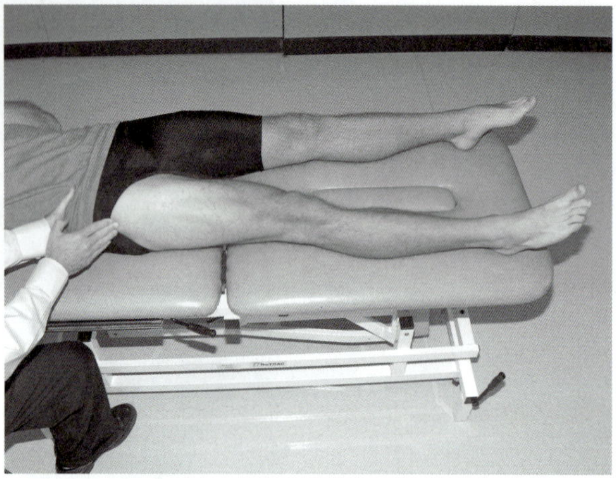

고정/촉진

동측 골반의 앞쪽면을 고정한다. 검사자는 다른 손으로 넙다리근막긴장근과 앞쪽 중간볼기근을 촉진한다(중력-저항 검사처럼)(그림 4-54).

검사자 행동

검사자는 환자의 엉덩관절을 완전 가동범위로 안쪽돌림시킨다. 다시 시작자세로 환자의 다리를 되돌린다.

환자 행동

환자는 엉덩관절을 완전 가동범위로 안쪽돌림시킨다. 이때 검사자는 골반을 고정하고 엉덩관절 안쪽돌림근을 촉진한다(그림 4-55).

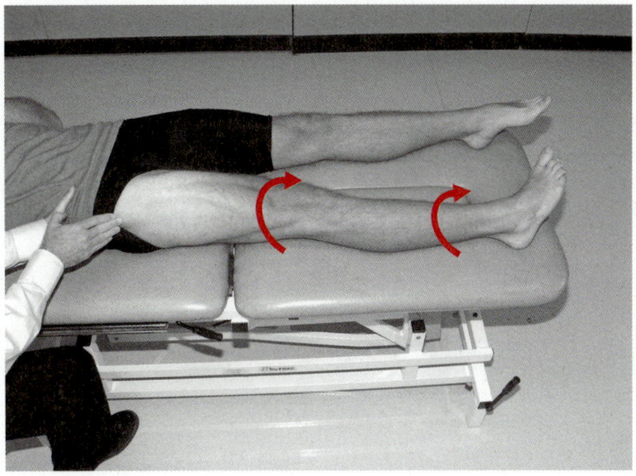

그림 4-55 *화살표*는 움직임 방향을 의미한다.

흔한 보상작용

골반 올림: 중력-저항 검사 동안, 검사쪽 골반의 올림을 허용해서는 안 된다. 검사 동안, 비검사쪽으로의 체중이동은 검사쪽 다리에서 안쪽돌림이 일어나는 것처럼 보이게 만든다(그림 4-56).

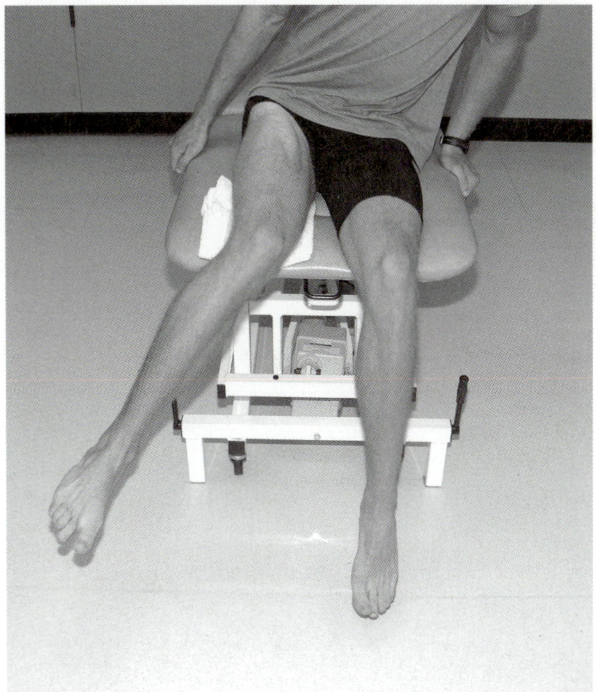

그림 4-56 검사하는 동안의 부적절한 몸통 자세

엉덩관절의 가쪽돌림 (HIP LATERAL ROTATION)

궁둥구멍근, 위쌍둥근, 아래쌍둥근, 속폐쇄근, 바깥폐쇄근, 넙다리네모근

(PIRIFORMIS, GEMELLUS SUPERIOR AND INFERIOR, OBTURATOR INTERNUS AND EXTERNUS, AND QUADRATUS FEMORIS) (그림 4-57과 그림 4-58)

그림 4-57

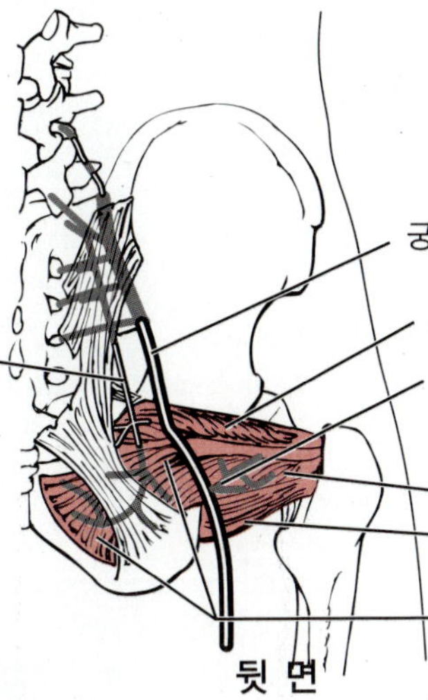

그림 4-58

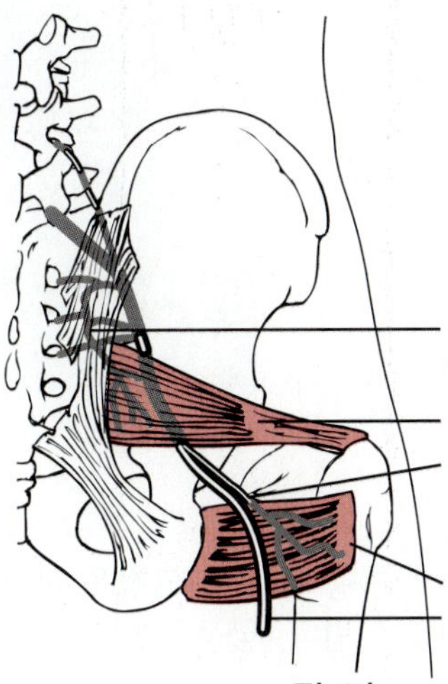

	부착점	신경지배	기능
궁둥구멍근	이는곳: 엉치뼈의 앞쪽면, 엉치결절인대 닿는곳: 넙다리뼈 큰뼈돌기	1번, 2번 궁둥신경	엉덩관절의 가쪽돌림; 굽힘된 엉덩관절의 벌림
위쌍둥근	이는곳: 궁둥뼈가시 닿는곳: 넙다리뼈 큰뼈돌기	말초신경: 속폐쇄근으로 가는 신경 신경뿌리: L5, S1, S2	엉덩관절의 가쪽돌림; 굽힘된 엉덩관절의 벌림
아래쌍둥근	이는곳: 궁둥뼈거친면 닿는곳: 넙다리뼈 큰뼈돌기	말초신경: 넙다리네모근으로 가는 신경 신경뿌리: L4, L5, S1	엉덩관절의 가쪽돌림; 굽힘된 엉덩관절의 벌림
속폐쇄근	이는곳: 폐쇄막과 폐쇄구멍, 골반의 안쪽면, 두덩뼈와 궁둥뼈의 아래가지 닿는곳: 넙다리뼈 큰뼈돌기	말초신경:속폐쇄근으로 가는 신경 신경뿌리: L5, S1, S2	엉덩관절의 가쪽돌림; 굽힘된 엉덩관절의 벌림
바깥폐쇄근	이는곳: 두덩뼈와 궁둥뼈의 아래가지, 폐쇄막의 바깥면 닿는곳: 넙다리뼈의 돌기오목	말초신경: 폐쇄신경 신경뿌리: L4, L5	엉덩관절의 가쪽돌림
넙다리네모근	이는곳: 궁둥뼈거친면 닿는곳: 넙다리네모근결절	말초신경: 넙다리네모근으로 가는 신경 신경뿌리: L4, L5, S1	엉덩관절의 가쪽돌림

중력-저항 검사 (등급 3,4,5) [Gravity-Resisted Test (Grades 5, 4 and 3)]

환자 자세

검사 테이블 위에 걸터앉고, 양쪽 엉덩이에 체중을 균등하게 분배한다. 그리고 타월을 둘둘 말아서 검사 쪽 무릎 밑에 배치한다. 환자는 안정을 위해 양 손으로 테이블 가장자리를 잡는다(그림 4-59).

그림 4-59

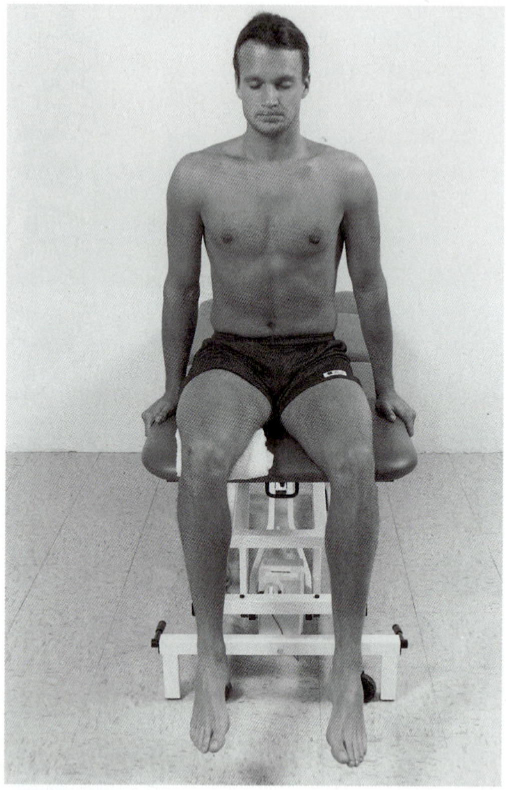

고정/촉진

환자의 몸통 무게로 고정을 한다. 엉덩관절의 가쪽돌림근들은 깊은 곳에 있기 때문에, 촉진이 어렵다. 궁둥구멍근은 골반의 뒤쪽면인 엉치뼈와 큰뼈돌기 사이에서 촉진될 수 있다.

검사자 행동

환자에게 바람직한 움직임을 가르치면서, 환자의 발을 안쪽으로 움직여서 엉덩관절을 완전 가동범위로 가쪽돌림시킨다. 다시 시작자세로 환자의 다리를 되돌린다. 수동운동의 수행을 통해 환자의 가동범위를 결정하고, 환자에게 정확한 움직임을 알려준다.

환자 행동

환자는 발을 안쪽으로 움직여, 완전 가동범위로 엉덩관절을 가쪽돌림한다(그림 4–60).

그림 4–60

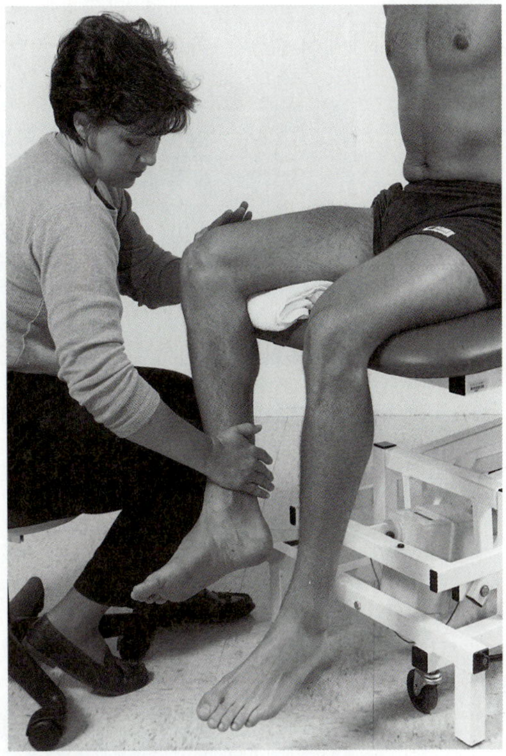

저항

검사자는 한 손을 먼쪽 허벅지의 앞가쪽에 배치하고, 다른 손을 먼쪽 종아리의 안쪽면에 배치한다. 먼쪽 종아리의 안쪽면을 가쪽돌림하는 방향으로 저항을 가한다. 먼쪽 허벅지의 손은 저항을 줄 때 반대압으로 작용시킨다(그림 4–60).

중력-제거 검사 (등급 3 이하) [Gravity-Eliminated Test (Grades Below 3)]

중력을 이겨내고 완전한 가동범위로 움직일 수 없는 환자를 위해 적용된다.

환자 자세

누운 자세에서 검사할 쪽 다리를 안쪽돌림과 폄시키고, 무릎관절을 폄시킨다(그림 4-61).

그림 4-61

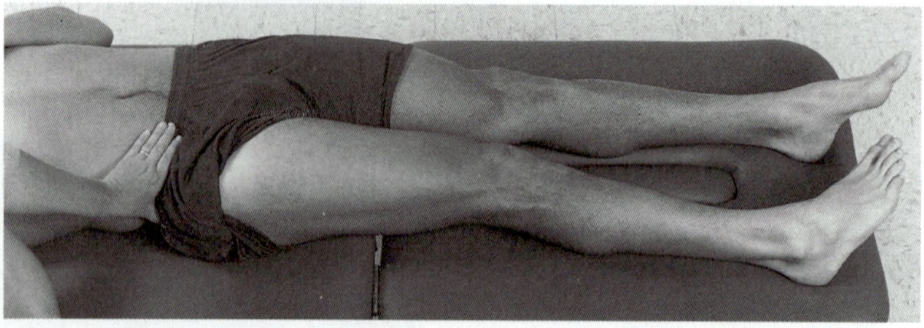

고정/촉진

동측 골반의 앞쪽면을 고정한다(그림 4-61).

검사자 행동

검사자는 환자의 엉덩관절을 완전 가동범위로 가쪽돌림시킨다. 다시 시작자세로 환자의 다리를 되돌린다.

환자 행동

환자는 엉덩관절을 완전 가동범위로 가쪽돌림한다. 이때 검사자는 골반을 고정한다(그림 4-62).

그림 4-62 *화살표*는 움직임 방향을 의미한다.

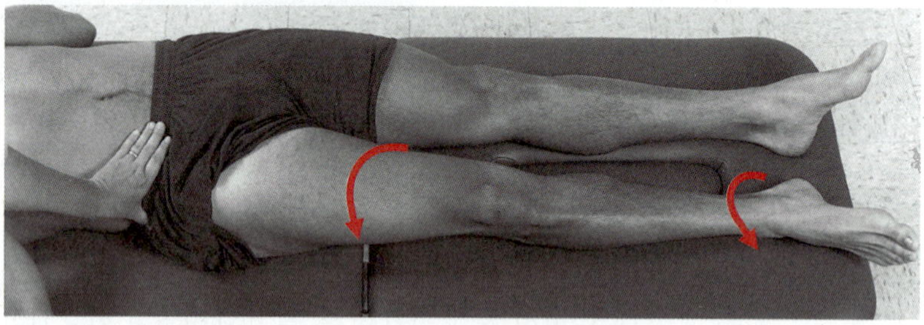

흔한 보상작용

몸통의 옆굽힘: 검사 다리쪽으로의 옆굽힘은 허벅지 가쪽돌림근의 보상작용이다(그림 4-63). 검사 동안, 몸통을 똑바로 세워야 한다.

그림 4-63 검사하는 동안의 부적절한 몸통 자세

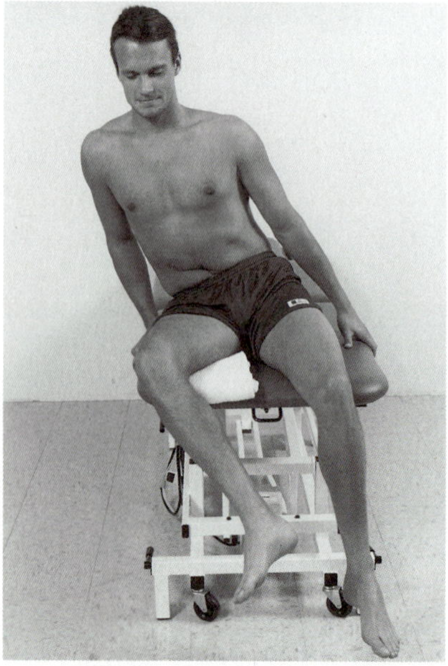

무릎관절의 폄 (KNEE EXTENSION)

넙다리네갈래근 (QUADRICEPS FEMORIS) (그림 4-64과 그림 4-65)

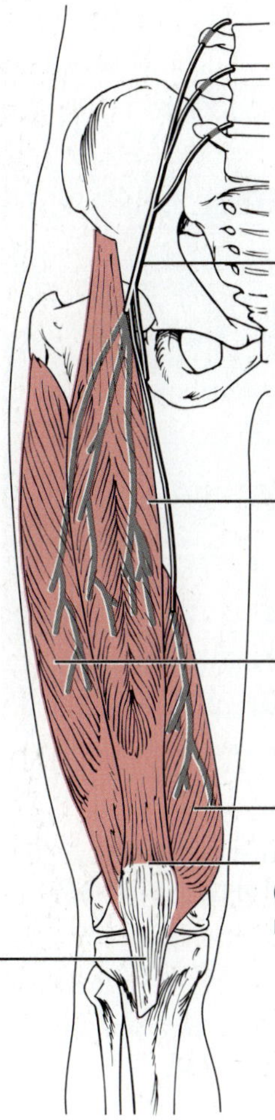

그림 4-64

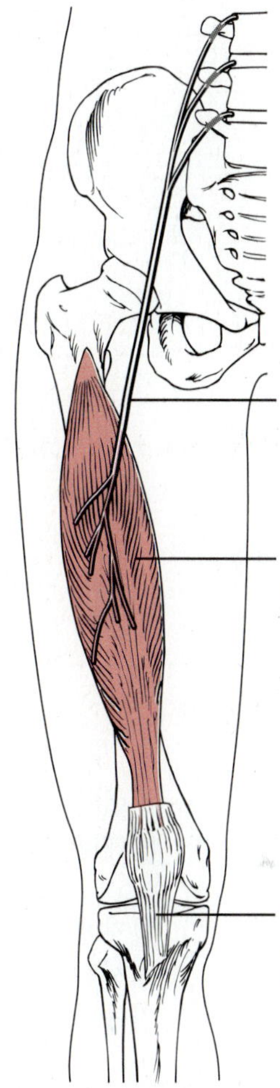

그림 4-65

	부착점	신경지배	기능
넙다리곧은근	이는곳: ASIS, 절구 뒤쪽 테두리 위의 고랑 닿는곳: 무릎뼈바닥, 무릎인대를 통해 정강뼈거친면	말초신경: 넙다리신경 신경뿌리: L2-L4	무릎관절의 폄; 엉덩관절의 굽힘
가쪽넓은근	이는곳: 넙다리뼈 큰뼈돌기, 돌기사이선, 거친선, 궁둥뼈거친면 닿는곳: 무릎뼈의 가쪽 가장자리, 무릎인대를 통해 정강뼈거친면	말초신경: 넙다리신경 신경뿌리: L2-L4	무릎관절의 폄
안쪽넓은근	이는곳: 돌기사이선, 거친선, 넙다리뼈 안쪽관절융기위선 닿는곳: 무릎뼈의 안쪽 가장자리, 무릎인대를 통해 정강뼈거친면	말초신경: 넙다리신경 신경뿌리: L2-L4	무릎관절의 폄
중간넓은근	이는곳: 넙다리뼈몸통 위쪽 2/3의 앞쪽면과 가쪽면 닿는곳: 무릎뼈바닥, 무릎인대를 통해 정강뼈거친면	말초신경: 넙다리신경 신경뿌리: L2-L4	무릎관절의 폄

중력-저항 검사 (등급 3,4,5) [Gravity-Resisted Test (Grades 5, 4 and 3)]

환자 자세

검사 테이블 위에 걸터앉고, 타월을 둘둘 말아서 검사 쪽 무릎 밑에 배치한다. 환자는 안정을 위해 양 손으로 테이블 가장자리를 잡는다(그림 4-66).

그림 4-66

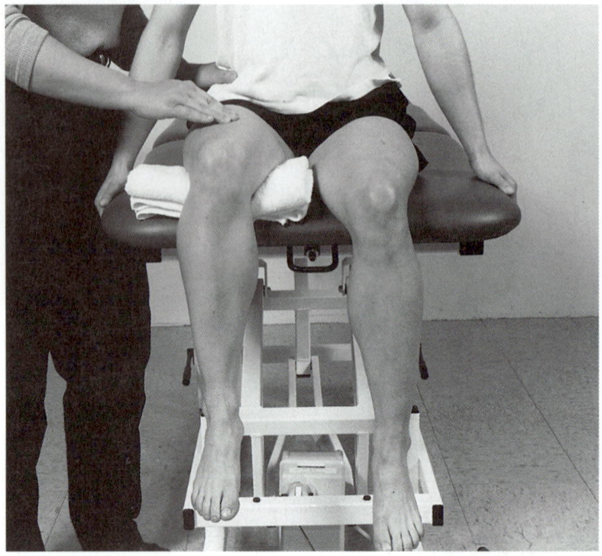

고정/촉진

허벅지 앞쪽의 가장 몸쪽 부위를 고정한다. 이때 넙다리네갈래근을 압박해서는 안 된다. 반대 손으로 허벅지 앞쪽의 넙다리네갈래근을 촉진한다(그림 4-66).

검사자 행동

환자에게 바람직한 움직임을 가르치면서, 가능하면 완전 가동범위로 환자의 무릎관절을 펴시킨다. 다시 시작자세로 환자의 다리를 되돌린다. 수동운동의 수행을 통해 환자의 가동범위를 결정하고, 환자에게 정확한 움직임을 알려준다.

환자 행동

환자는 완전 가동범위로 무릎관절을 편한다. 이때 검사자는 환자가 움직이는 동안, 허벅지를 고정하고 넙다리네갈래근을 촉진한다(그림 4–67).

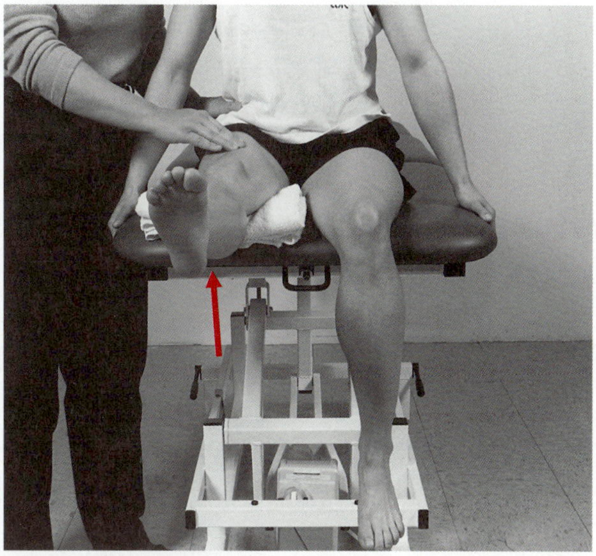

그림 4–67 *화살표*는 움직임 방향을 의미한다.

저항

먼저 무릎관절을 약간 굽힘시킨 후, 한 손을 먼쪽 종아리의 앞쪽면에 배치하고, 무릎관절을 굽힘 방향으로 저항을 가한다. 촉진 손은 저항을 적용하기 위해 먼쪽 종아리 쪽으로 이동시킨다(그림 4–68).

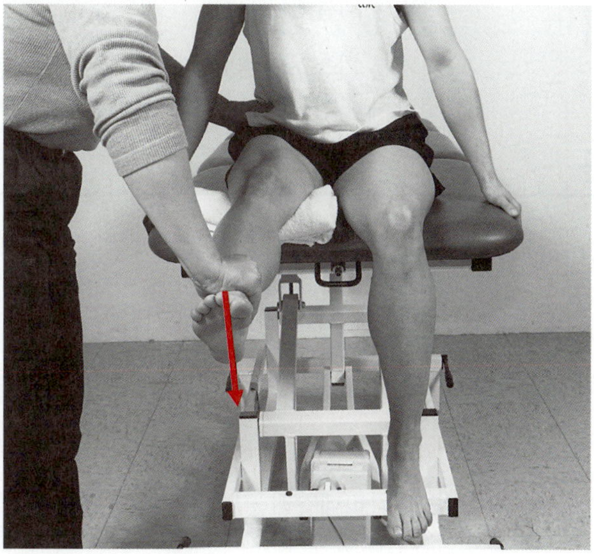

그림 4–68 *화살표*는 저항 방향을 의미한다.

중력-제거 검사 (등급 3 이하) [Gravity-Eliminated Test (Grades Below 3)]

중력을 이겨내고 완전한 가동범위로 움직일 수 없는 환자를 위해 적용된다.

환자 자세

검사할 쪽 다리를 아래쪽에 배치하고 옆으로 누운 자세를 취한다. 이때 검사자는 고정을 위해 자신의 몸통을 환자의 골반에 붙인다. 아래쪽 다리의 무릎관절은 완전히 굽힘하고, 엉덩관절은 폄한다. 마찰을 줄이기 위해 다리와 지지면 사이에 탤컴 파우더를 바르거나 천을 깔아 준다(그림 4-69; 무릎관절의 시작 자세는 볼 수 없다).

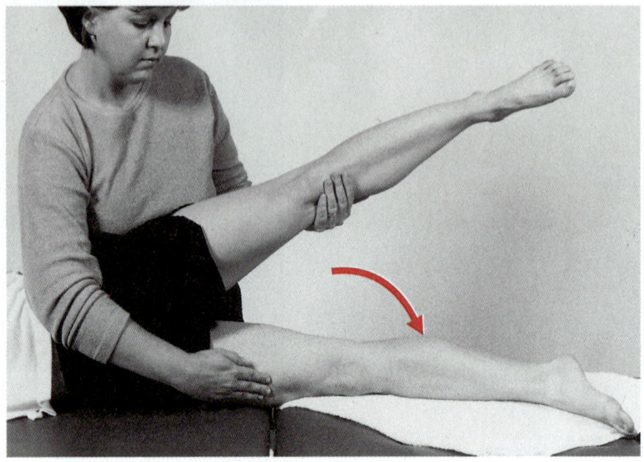

그림 4-69 *화살표*는 움직임 방향을 의미한다.

고정/촉진

검사자는 환자의 골반 뒤쪽에 서서, 검사자의 몸통으로 환자의 골반을 고정하고, 한 손으로 위쪽 다리를 지지한다. 반대 손으로, 넙다리네갈래근을 촉진한다(그림 4-69).

검사자 행동

검사자는 가능하면 완전 가동범위로 무릎관절을 폄시킨 후, 다시 시작자세로 환자의 다리를 되돌린다.

환자 행동

환자는 가능하면 완전 가동범위로 무릎관절을 폄한다. 이때 검사자는 골반을 고정하고 넙다리네갈래근을 촉진한다(그림 4-69).

흔한 보상작용

엉덩관절의 폄: 만약 엉덩관절 굽힘 상태에서 중력-제거 검사를 시작하면, 환자는 엉덩관절의 폄을 이용하여 무릎관절의 폄을 일으킬 것이다. 그래서, 중력-제거 검사 동안, 엉덩관절의 폄을 유지하는 것이 중요하다.

글상자 4-5. 임상 코멘트: 넙다리네갈래근과 L3의 신경학적 평가

넙다리네갈래근은 L3 척수신경의 손상유무나 척수의 신경학적 분절을 검사하는 주된 근육이다. L3 레벨의 신경학적 평가는 다음과 같은 것들을 포함하고 있다:

근력 평가:
- 넙다리네갈래근 (p. 279-282)
- 엉덩관절 모음근들 (p. 265-268)

반사 검사
- 넙다리네갈래근 힘줄 반사 (L2-L4; p. 512)

감각 검사:
- 무릎뼈 바로 위쪽의 무릎뼈 앞쪽면 피부 (L3 피부절; p. 488; 490-493)

무릎관절의 굽힘 (KNEE FLEXION)

넙다리두갈래근, 반힘줄모양근, 반막모양근 (BICEPS FEMORIS, SEMITENDINOSUS, AND SEMIMEMBRANOSUS) (그림 4-70과 그림 4-71)

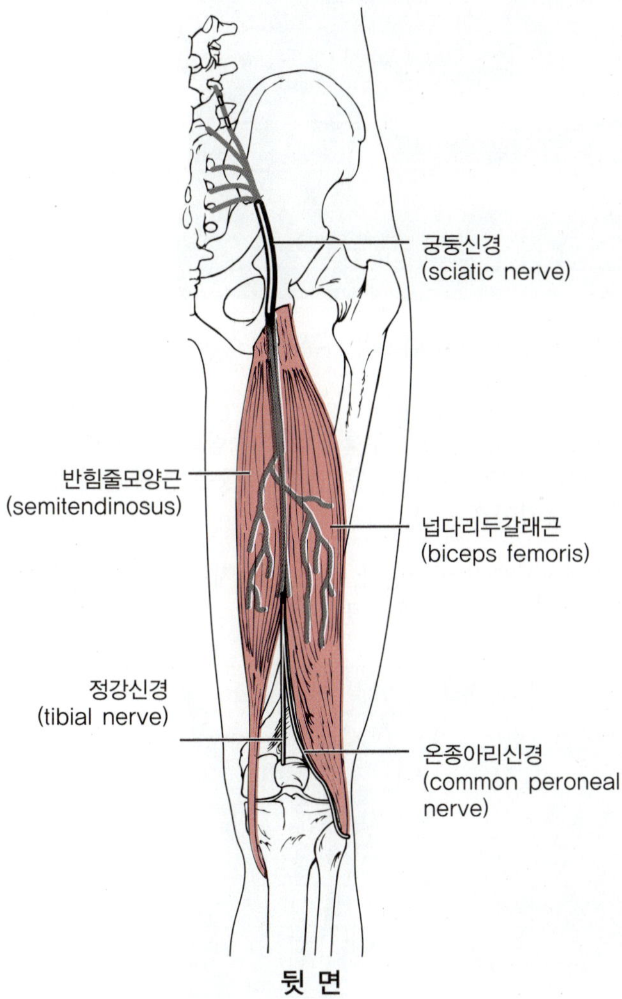

그림 4-70

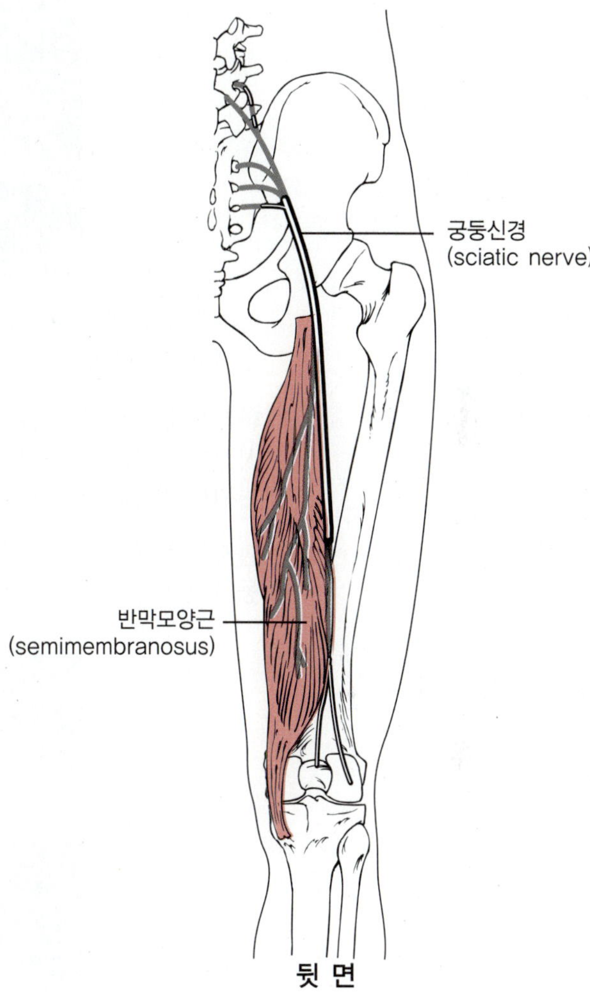

그림 4-71

	부착점	신경지배	기능
넙다리두갈래근	이는곳: 긴갈래-궁둥뼈거친면 짧은갈래-거친선의 가쪽입술, 가쪽근육사이막 닿는곳: 종아리뼈머리의 가쪽면	말초신경: 긴갈래-궁둥신경의 정강 부분 짧은갈래-궁둥신경의 종아리 부분 신경뿌리: L5, S1, S2	엉덩관절의 폄; 무릎관절의 굽힘과 가쪽돌림
반힘줄모양근	이는곳: 궁둥뼈거친면 닿는곳: 정강뼈 안쪽면의 몸쪽	말초신경: 궁둥신경의 정강 부분 신경뿌리: L5, S1, S2	엉덩관절의 폄; 무릎관절의 굽힘과 안쪽돌림
반막모양근	이는곳: 궁둥뼈거친면 닿는곳: 정강뼈 안쪽관절융기	말초신경: 궁둥신경의 정강 부분 신경뿌리: L5, S1, S2	엉덩관절의 폄; 무릎관절의 굽힘과 안쪽돌림

중력-저항 검사 (등급 3,4,5) [Gravity-Resisted Test (Grades 5, 4 and 3)]

넙다리두갈래근 (BICEPS FEMORIS)

환자 자세

엎드린 자세에서 다리를 쭉 편한다(그림 4-72).

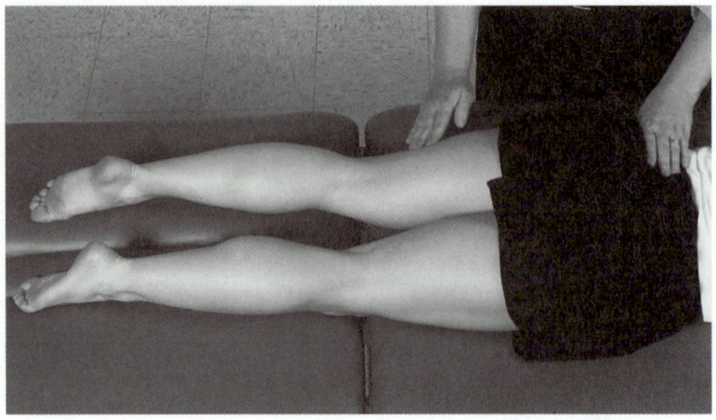

그림 4-72

고정/촉진

골반의 뒤쪽면을 고정한다. 다른 손으로, 허벅지 뒤쪽의 가쪽면에 있는 넙다리두갈래근을 촉진한다(그림 4-72).

검사자 행동

환자에게 바람직한 움직임을 가르치면서, 환자의 무릎을 가쪽돌림하고 90°까지 굽힘시킨다. 다시 시작자세로 환자의 다리를 되돌린다. 수동운동의 수행을 통해 환자의 가동범위를 결정하고, 환자에게 정확한 움직임을 알려준다.

환자 행동

환자는 무릎관절을 가쪽돌림하면서 90°까지 굽힘한다. 이때 검사자는 환자가 움직이는 동안, 골반을 고정하고 넙다리두갈래근을 촉진한다(그림 4-73).

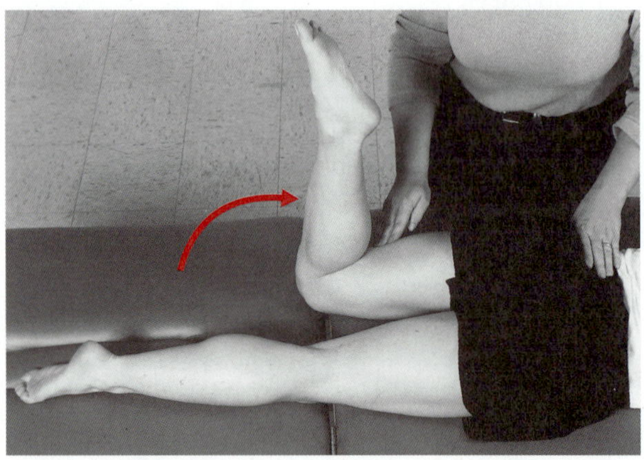

그림 4-73 *화살표*는 움직임 방향을 의미한다.

저항

먼쪽 종아리의 뒤쪽면에 손을 배치한 후, 무릎관절을 펴하는 방향으로 저항을 가한다. 촉진 손은 저항을 적용하기 위해 먼쪽 종아리 쪽으로 이동시킨다(그림 4-74).

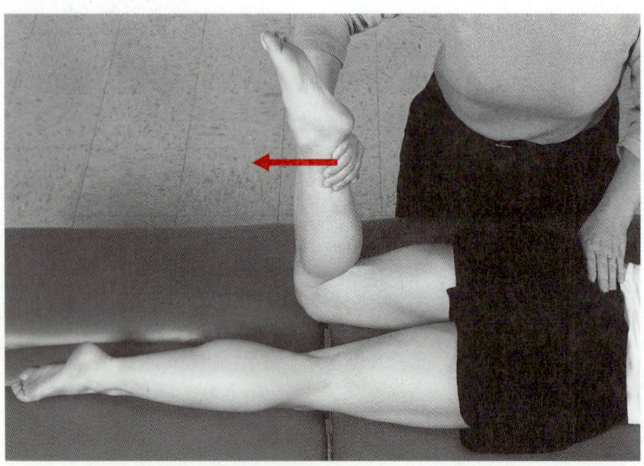

그림 4-74 *화살표*는 저항 방향을 의미한다.

반힘줄모양근과 반막모양근 (SEMITENDINOSUS AND SEMIMEMBRANOSUS)

환자 자세

엎드린 자세에서 다리를 쭉 편한다(그림 4-75).

그림 4-75

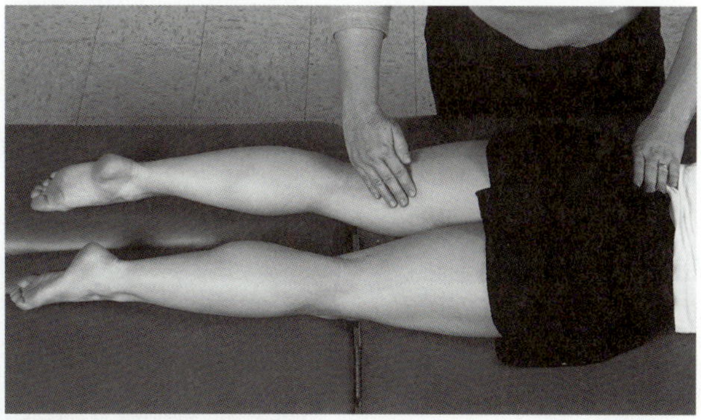

고정/촉진

골반의 뒤쪽면을 고정한다. 다른 손으로, 허벅지 뒤쪽의 안쪽면에 있는 뒤넙다리근의 안쪽을 촉진한다(그림 4-75).

검사자 행동

환자에게 바람직한 움직임을 가르치면서, 환자의 무릎을 안쪽돌림하고 90° 까지 굽힘시킨다. 다시 시작자세로 환자의 다리를 되돌린다. 수동운동의 수행을 통해 환자의 가동범위를 결정하고, 환자에게 정확한 움직임을 알려준다.

환자 행동

환자는 무릎관절을 안쪽돌림하면서 90° 까지 굽힘한다. 이때 검사자는 환자가 움직이는 동안, 골반을 고정하고 넙다리두갈래근을 촉진한다(그림 4-76).

그림 4-76 *화살표*는 움직임 방향을 의미한다.

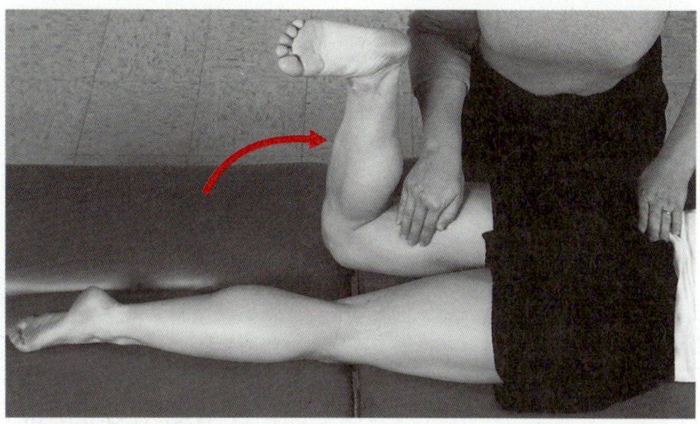

저항

먼쪽 종아리의 뒤쪽면에 손을 배치한 후, 무릎관절을 펴하는 방향으로 저항을 가한다. 촉진 손은 저항을 적용하기 위해 먼쪽 종아리 쪽으로 이동시킨다(그림 4-77).

그림 4-77 *화살표*는 저항 방향을 의미한다.

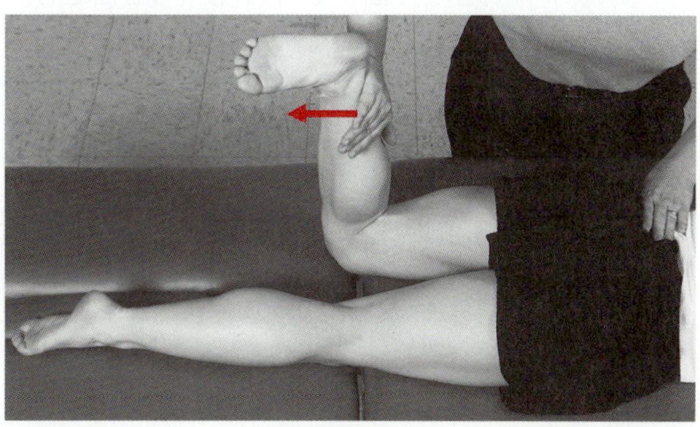

중력-제거 검사 (등급 3 이하) [Gravity-Eliminated Test (Grades Below 3)]

중력을 이겨내고 완전한 가동범위로 움직일 수 없는 환자를 위해 적용된다.

환자 자세

검사할 쪽 다리를 아래쪽에 배치하고 옆으로 누운 자세를 취한 후, 무릎관절과 엉덩관절을 완전히 폄시킨다. 마찰을 줄이기 위해 다리와 지지면 사이에 탤컴 파우더를 바르거나 천을 깔아 준다(그림 4-78; 무릎관절의 시작 자세는 볼 수 없다).

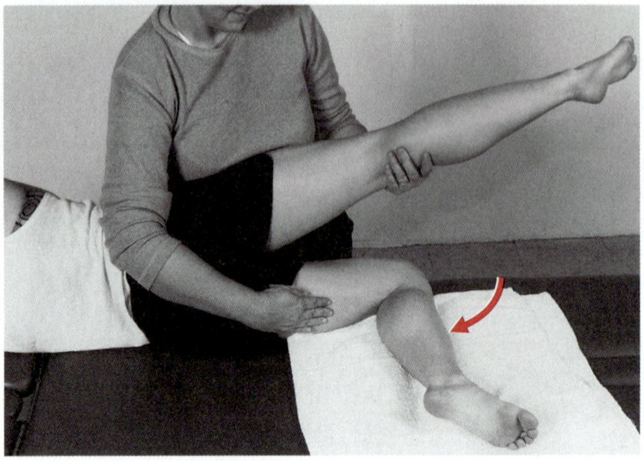

그림 4-78 *화살표*는 움직임 방향을 의미한다.

고정/촉진

검사자는 환자의 골반 앞쪽에 서서, 검사자의 몸통으로 환자의 골반을 고정하고, 한 손으로 위쪽 다리를 지지한다. 반대 손으로, 뒤넙다리근을 촉진한다(그림 4-78).

검사자 행동

검사자는 가능하면 완전 가동범위로 무릎관절을 굽힘시킨 후, 다시 시작자세로 환자의 다리를 되돌린다.

환자 행동

환자는 가능하면 완전 가동범위로 무릎관절을 굽힘한다. 이때 검사자는 골반을 고정하고 뒤넙다리근을 촉진한다(그림 4-78).

흔한 보상작용

1. 엉덩관절의 굽힘근: 특히, 넙다리빗근의 활동으로 인한 엉덩관절의 굽힘은 뒤넙다리근의 작용 없이도 무릎관절의 굽힘을 일으킬 수 있다.
2. 장딴지근: 장딴지근의 강한 수축은 무릎관절의 굽힘을 일으킬 수 있다. 이런 경우, 발목관절이 강하게 발바닥굽힘된다.

발목관절의 발바닥굽힘: 체중부하 검사
(ANKLE PLANTAR FLEXION: WEIGHT-BEARING TEST)

장딴지근과 가자미근 (GASTROCNEMIUS AND SOLEUS) (그림 4-79과 그림 4-80)

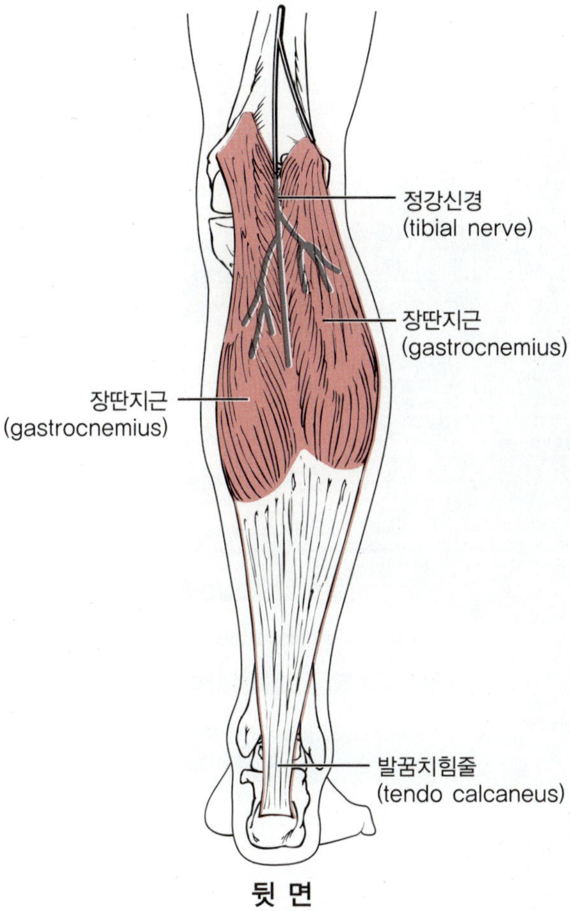

그림 4-79

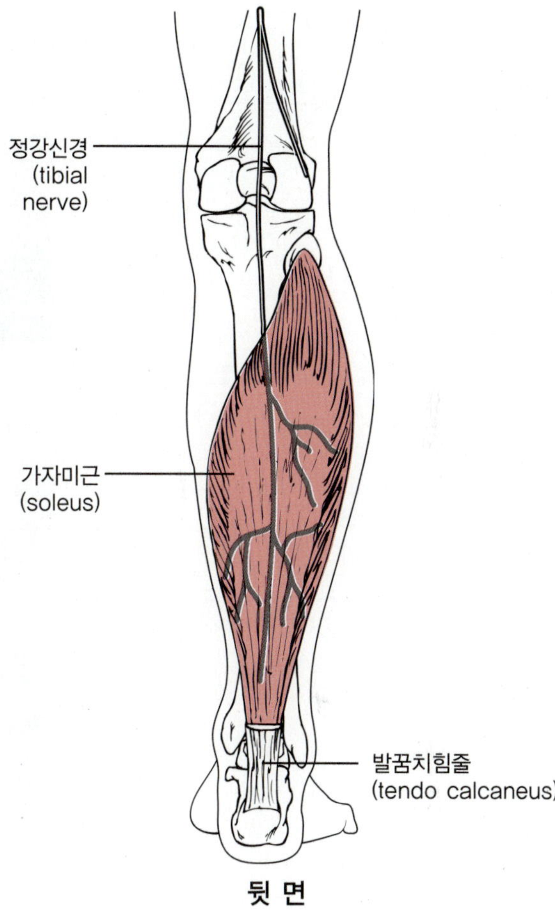

그림 4-80

	부착점	신경지배	기능
장딴지근	이는곳: 안쪽갈래-안쪽관절융기와 넙다리뼈의 오금쪽면 가쪽갈래- 넙다리뼈의 가쪽관절융기 닿는곳: 발꿈치힘줄을 통해 발꿈치뼈의 뒤쪽면	말초신경: 정강신경 신경뿌리: S1-S2	발목관절의 발바닥굽힘; 무릎관절의 굽힘
가자미근	이는곳: 종아리뼈머리의 뒤쪽면, 종아리뼈몸통의 몸쪽 1/3, 정강뼈 안쪽면의 중간 1/3과 가자미근선 닿는곳: 발꿈치힘줄을 통해 발꿈치뼈의 뒤쪽면	말초신경: 정강신경 신경뿌리: S1-S2	발목관절의 발바닥굽힘

중력-저항 검사 (등급 3,4,5) [Gravity-Resisted Test (Grades 5, 4 and 3)]

장딴지근과 가자미근 (GASTROCNEMIUS AND SOLEUS)

환자 자세

한 발(검사할 쪽 다리)로 선 자세를 취한 후, 무릎관절을 펴하고 발바닥 전체를 지면에 붙인다. 환자는 체중 부하가 아니라 균형을 유지하기 위해 한 손으로 테이블을 잡는다(그림 4-81).

그림 4-81

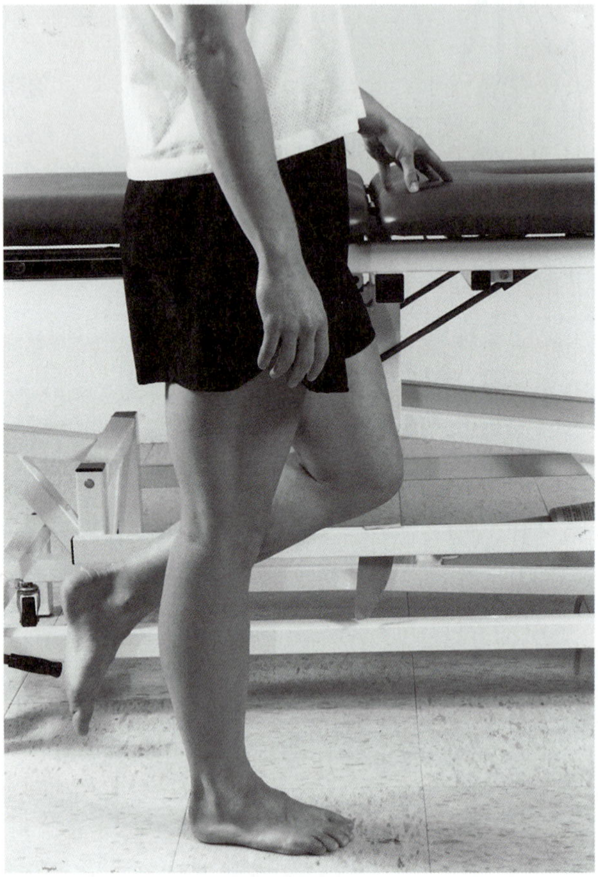

고정/촉진

환자의 체중이 고정을 제공한다. 발꿈치힘줄의 몸쪽 끝에 있는 종아리 뒤쪽면의 장딴지근과 가자미근을 촉진한다(사진에는 나타나 있지 않다).

검사자 행동

환자에게 바람직한 움직임을 가르친다. 무릎관절을 펴한 채, 발가락에 체중을 싣고 발꿈치를 들어 올린다.

환자 행동

환자는 무릎관절을 편한 채로, 가능하면 완전 가동범위로 발바닥굽힘하면서 발꿈치를 들어올린다(그림 4-82). 환자는 검사자가 중단시키거나, 피곤해질 때까지 이런 동작을 반복한다.

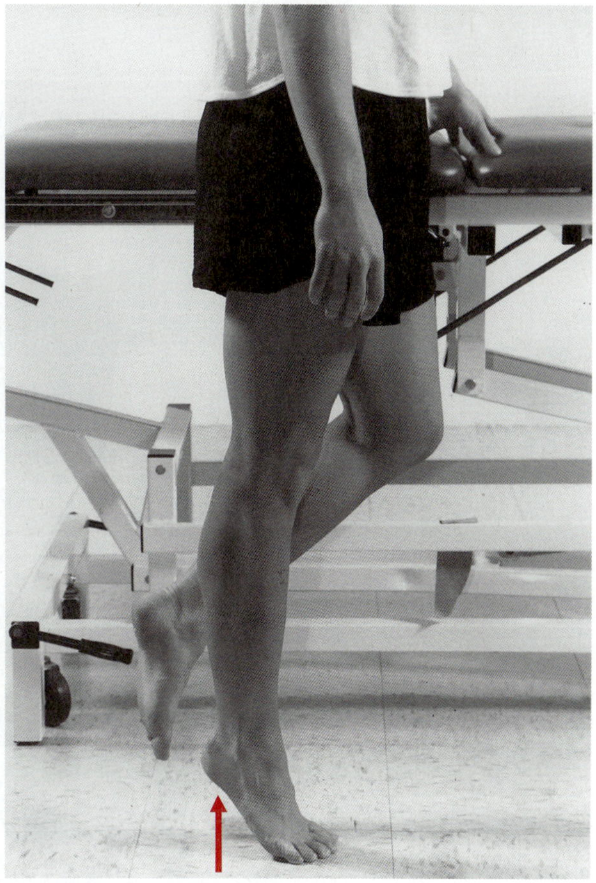

그림 4-82 *화살표*는 움직임 방향을 의미한다.

저항

환자의 체중과 반복횟수는 저항을 제공한다(본 단락의 나중에 있는 등급화를 참고).

가자미근 (SOLEUS)

환자 자세

한 발(검사할 쪽 다리)로 선 자세를 취한 후, 무릎관절을 굽힘하고 발바닥 전체를 지면에 붙인다. 환자는 체중 부하가 아니라 균형을 유지하기 위해 한 손으로 테이블을 잡는다 (그림 4-83).

그림 4-83

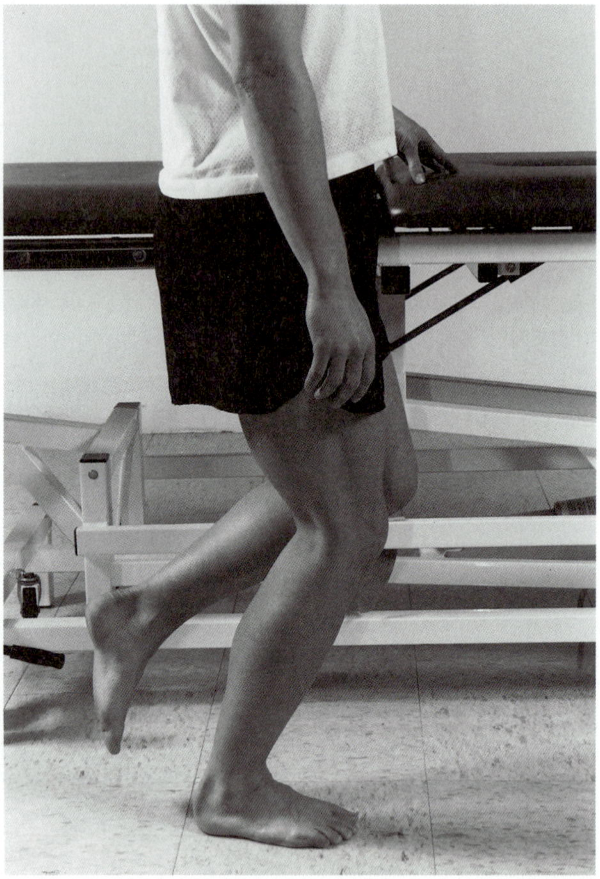

고정/촉진

환자의 체중이 고정을 제공한다. 장딴지 뒤쪽의 먼쪽에 있는 가자미근을 촉진한다.

검사자 행동

환자에게 바람직한 움직임을 가르친다. 무릎관절을 굽힘한 채, 발가락에 체중을 싣고 발꿈치를 들어 올린다.

환자 행동

환자는 무릎관절을 굽힌 채로, 가능하면 완전 가동범위로 발바닥굽힘하면서 발꿈치를 들어올린다(그림 4-84). 환자는 검사자가 중단시키거나, 피곤해질 때까지 이런 동작을 반복한다.

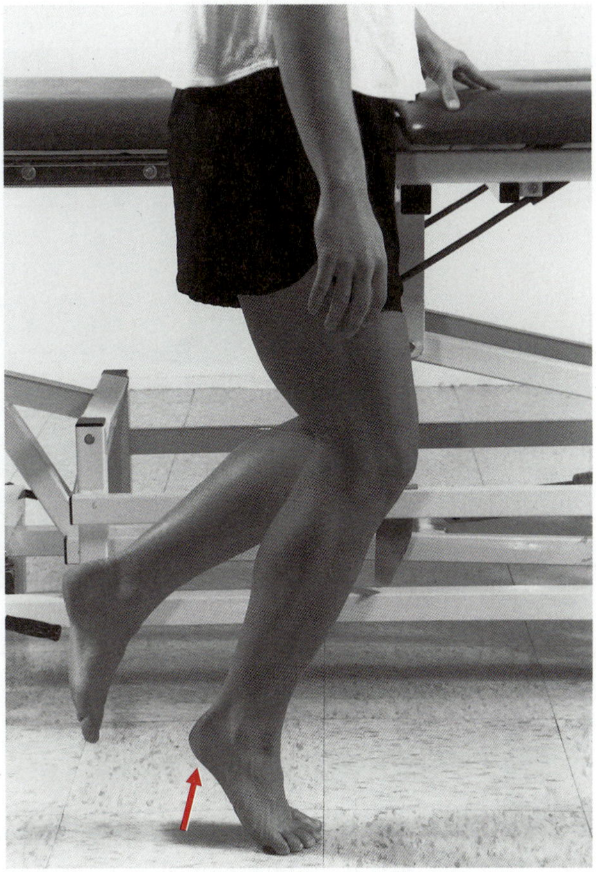

그림 4-84 *화살표*는 움직임 방향을 의미한다.

저항

환자의 체중과 반복횟수는 저항을 제공한다(본 단락의 나중에 있는 등급화를 참고).

중력-제거 검사 (등급 3 이하) (Gravity-Eliminated test)

환자 자세

검사할 쪽 다리를 아래쪽에 배치하고 옆으로 누운 자세를 취한 후, 검사쪽 다리의 무릎관절과 엉덩관절을 펴하고, 발목관절을 중립위로 한다(그림 4-85; 발목관절의 시작 자세는 볼 수 없다).

그림 4-85 *화살표*는 움직임 방향을 의미한다.

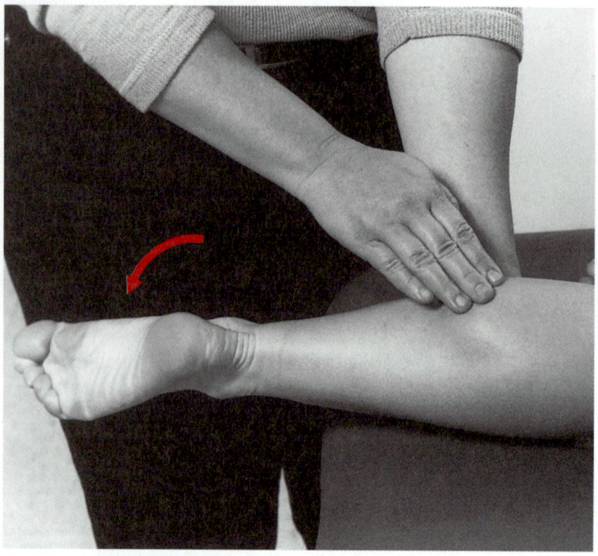

고정/촉진

종아리의 앞쪽면을 고정한다. 반대 손으로, 발꿈치 힘줄의 몸쪽 끝에 있는 장딴지근과 가자미근을 촉진한다(그림 4-85).

검사자 행동

검사자는 가능하면 완전 가동범위로 발목관절을 발바닥굽힘시킨 후, 다시 시작자세로 환자의 다리를 되돌린다.

환자 행동

환자는 가능하면 완전 가동범위로 발목관절을 발바닥굽힘한다. 이때 검사자는 종아리를 고정하고 발바닥굽힘근을 촉진한다(그림 4-85).

등급화 (Grading)

장딴지근과 가자미근에 대한 체중부하 검사의 등급화 기준은 문헌에 따라 다르다. Lusford와 Perry는 Daniels & Worthingham와 Kendall 등이 제시한 기준과 다른 등급화 기준을 제시했다. Daniels & Worthingham의 Hislop & Montgomery의 개정 기준은 이전의 문헌과는 달랐고, 개정되었다. 발바닥굽힘 검사의 등급화 기준에 대한 근거를 자세히 알고 싶으면, "검사법에 대한 근거" 글상자를 참고한다. 여러 문헌의 현재 기준은 아래에 설명되어 있다:

등급	Daniels & Worthingham	Kendall 등	Lunsford & Perry	Hislop & Montgomery
5	환자는 완전 가동범위로 4-5번 정도 발꿈치를 들어올린다.	환자는 완전 가동범위로 1번 정도 발꿈치를 들어올린다.	환자는 완전 가동범위로 4-5번 정도 발꿈치를 들어올린다.	환자는 완전 가동범위로 25번 정도 발꿈치를 들어올린다.
4	환자는 완전 가동범위로 2-3번 정도 발꿈치를 들어올린다.	정의되지 않음	정의되지 않음	환자는 완전 가동범위로 10-24번 정도 발꿈치를 들어올린다.
3	환자는 완전 가동범위로 1번 정도 발꿈치를 들어올린다.	정의되지 않음	환자는 발꿈치를 들어올린 자세로 체중을 유지할 수 있지만, 중립 위에서 발꿈치를 들어올릴 수 없다.	환자는 완전 가동범위로 1-9번 정도 발꿈치를 들어올린다.

검사법에 대한 근거

체중부하검사를 했을 때, 발목 발바닥굽힘근의 "정상" 등급의 기준은 완전 가동범위로 이루어지는 발꿈치 들기의 횟수가 1-25회이다. 정상 근력을 가진 사람이 발꿈치 들기의 횟수를 얼마나 수행하는 지에 대해 문헌적으로 논란이 있어 왔다. 1995년 Lunsford & Perry는 다리 질환을 가지지 않는 203명(남성: 122명, 여성: 81명)의 성인을 대상으로 선 자세에서 발꿈치 들기(발바닥굽힘)의 횟수 검사를 수행했다. 대상자의 평균 연령은 여성이 29.3세이고, 남성이 34.7세이었다. 수행된 발꿈치 들기의 평균 횟수는 27.9회였고, 남성과 여성 간에는 유의한 차이가 없었다. Lunsford & Perry는 이런 결과를 토대로, 정상 등급의 기준을 25회로 추천했다. 그러나 관련 연구에서, Jan 등은 거의 이상적인 연구를 수행했지만, 앞의 연구와는 달리, 연구 대상자는 달랐다. 그들의 연구 대상자는 180명(남성: 90명, 여성: 90명)의 태국인이었으며, 그들은 규칙적인 운동을 하지 않았고 다리 질환과 심혈관계 질환을 앓지 않았다. 그리고 그들의 연령은 21세- 80세이다. 이들 연구 대상자는 보행 이상을 하지 않는 사람이고, 통증 없이 30분 동안 보행할 수 있는 사람이거나, 혹은 실외 활동을 할 수 있는 사람이었다. 각 대상자는 Lunsford & Perry의 방법대로 발꿈치 들기의 반복 수행 능력을 검사받았다. Jan 등의 연구 결과는 성별과 연령을 기준으로 했을 때 대상자의 발꿈치 들기의 능력에 있어 유의한 차이를 보였다. 가장 젊은 사람 그룹(21-40세)의 평균 발꿈치 들기 횟수는 남성이 22.1회이고, 여성이 16.1회였다. 이들 평균 횟수는 연령이 높아질수록 감소되었다. 41세-60세 그룹은 남성이 12.1회, 여성이 9.3회였다. 그리고 61세-80세 그룹은 남성이 4.1회, 여성이 2.7회였다. 그 결과를 토대로, Jan 등은 Lunsford & Perry가 제시한 등급 기준의 타당성에 의문을 가졌고, 특히 연령별 사람과 규칙적으로 운동을 하지 않은 사람에게서 더욱 의문을 가졌다.

글상자 4-6. 임상 코멘트: 발목의 발바닥굽힘근과 S1의 신경학적 평가

발목의 발바닥굽힘근은 S1 척수신경의 손상유무나 척수의 신경학적 분절을 검사하는 주된 근육이다. S1 레벨의 신경학적 평가는 다음과 같은 것들을 포함하고 있다:

근력 평가:

- 큰볼기근 (p. 243–246)
- 장딴지근 (p. 287–297)
- 가자미근 (p. 287–297)
- 긴종아리근과 짧은종아리근 (p. 307–310)

반사 검사:

- 아킬레스 힘줄 반사 (p. 513)

감각 검사:

- 발과 새끼발가락의 바닥면 피부 (S1 피부절; p. 488; 490–493)

발목관절의 발바닥굽힘: 비체중부하 검사
(ANKLE PLANTAR FLEXION: NON-WEIGHT-BEARING TEST)

장딴지근과 가자미근 (GASTROCNEMIUS AND SOLEUS)

환자는 균형과 전반적인 다리 약증 문제를 가졌기 때문에, 장딴지근과 가자미근의 체중부하 검사를 수행할 수 없다. 그래서 비체중부하 검사를 통해 다른 요소를 검사한다. 그러나 만약 근력 등급이 보통/미(fair) 이상이라고 의심되면 장딴지세갈래근을 적절하게 등급을 매기는데 검사자가 충분한 힘을 적용할 수 없기 때문에, 비체중부하 검사는 피해야 한다.

중력-저항 검사 (등급 3, 4, 5) (Gravity-resisted test)

장딴지근과 가자미근 (GASTROCNEMIUS AND SOLEUS)

환자 자세 엎드린 자세에서 무릎을 펴하고, 발을 테이블 밖으로 내어 놓는다. 그리고 발목관절을 중립위로 한다(그림 4-86; 발목의 시작 자세는 볼 수 없다).

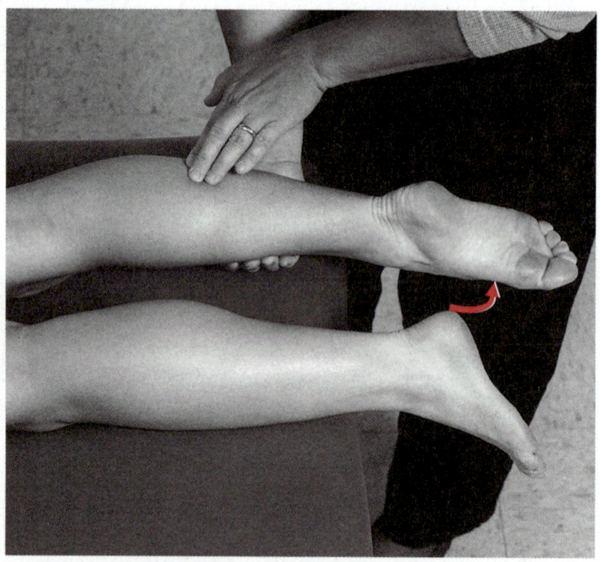

그림 4-86 *화살표*는 움직임 방향을 의미한다.

고정/촉진

먼쪽 종아리의 앞쪽면을 고정한다. 이때 발꿈치힘줄을 직접적으로 압박해서는 안된다. 다른 손으로, 종아리 뒤쪽의 발꿈치힘줄 몸쪽 끝에 있는 장딴지근과 가자미근을 촉진한다(그림 4–86).

검사자 행동

환자에게 바람직한 움직임을 가르치면서, 완전 가동범위로 발목을 발바닥굽힘시킨다. 다시 시작자세로 환자의 다리를 되돌린다. 수동운동의 수행을 통해 환자의 가동범위를 결정하고, 환자에게 정확한 움직임을 알려준다.

환자 행동

환자는 발목을 완전 가동범위로 발바닥굽힘한다. 이때 검사자는 종아리를 고정하고 발바닥굽힘근을 촉진한다(그림 4–86).

저항

발꿈치의 뒤위쪽면에 손을 배치하고, 발등굽힘 방향으로 저항을 가한다. 발앞부(forefoot)의 바닥면에 압력을 발등 쪽으로 적용함으로써 저항을 첨가할 수 있다. 고정 손을 제자리에 유지하면서, 촉진 손을 저항을 적용하기 위해 발꿈치 쪽으로 이동시킨다(그림 4–87).

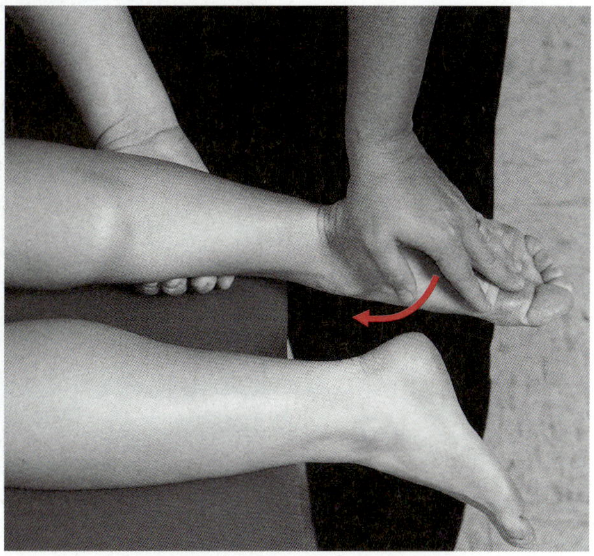

그림 4–87 *화살표*는 저항 방향을 의미한다.

가자미근 (SOLEUS)

환자 자세

엎드린 자세에서 무릎관절을 90° 굽힌하고 발목관절을 중립위로 한다(그림 4-88; 발목의 시작 자세는 볼 수 없다).

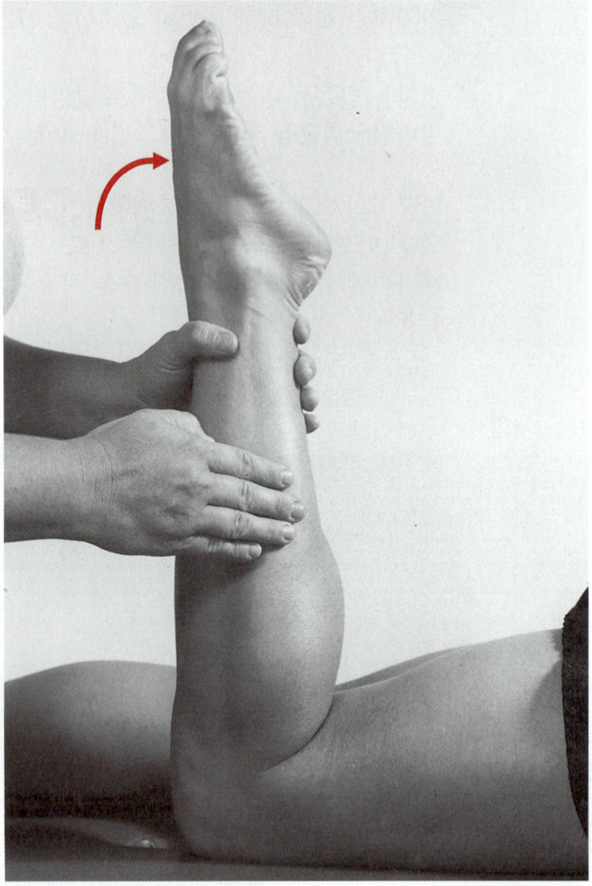

그림 4-88 *화살표*는 움직임 방향을 의미한다.

고정/촉진

먼쪽 종아리를 고정한다. 이때 발꿈치힘줄을 직접적으로 압박해서는 안된다. 다른 손으로, 종아리 뒤쪽의 먼쪽면에 있는 가자미근을 촉진한다(그림 4-88).

검사자 행동

환자에게 바람직한 움직임을 가르치면서, 완전 가동범위로 발목을 발바닥굽힘시킨다. 다시 시작자세로 환자의 다리를 되돌린다. 수동운동의 수행을 통해 환자의 가동범위를 결정하고, 환자에게 정확한 움직임을 알려준다.

환자 행동

환자는 무릎관절을 굽힘한 채, 발목을 완전 가동범위로 발바닥굽힘한다. 이때 검사자는 환자가 움직이는 동안, 종아리를 고정하고 가자미근을 촉진한다(그림 4-88).

저항

발꿈치의 위뒤쪽면에 손을 배치하고, 발등굽힘 방향으로 저항을 가한다. 발앞부 (fore-foot)의 바닥면에 압력을 발등 쪽으로 적용함으로써 저항을 첨가할 수 있다. 고정 손을 제자리에 유지하면서, 촉진 손을 저항을 적용하기 위해 발꿈치 쪽으로 이동시킨다(그림 4-89).

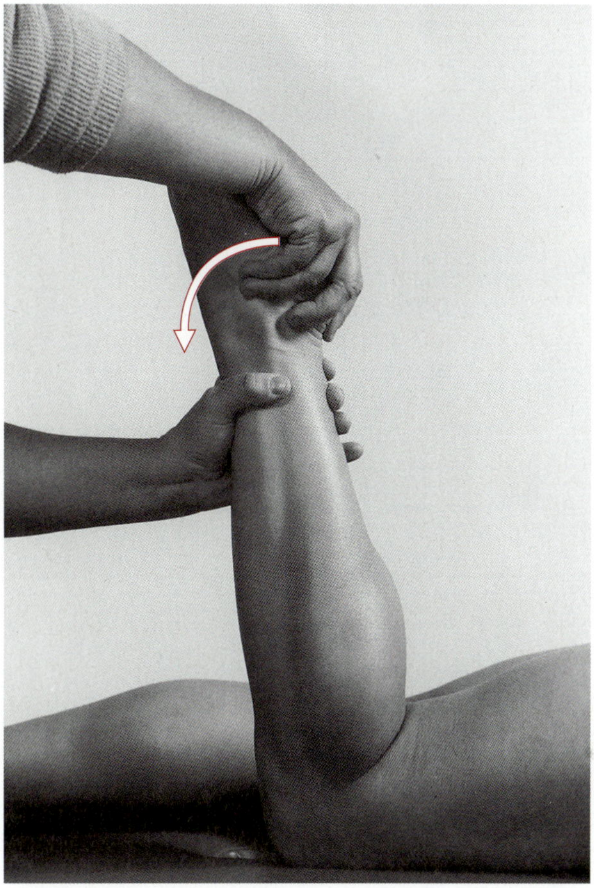

그림 4-89 *화살표*는 저항 방향을 의미한다.

중력-제거 검사 (등급 3 이하) [Gravity-Eliminated Test (Grades Below 3)]

중력-제거 검사는 발목관절의 발바닥굽힘: 체중부하 검사와 동일하다.

발목관절의 발등굽힘과 목말밑관절의 안쪽번짐
(ANKLE DORSIFLEXION AND SUBTALAR INVERSION)

앞정강근 (TIBIALIS ANTERIOR) (그림 4-90)

그림 4-90

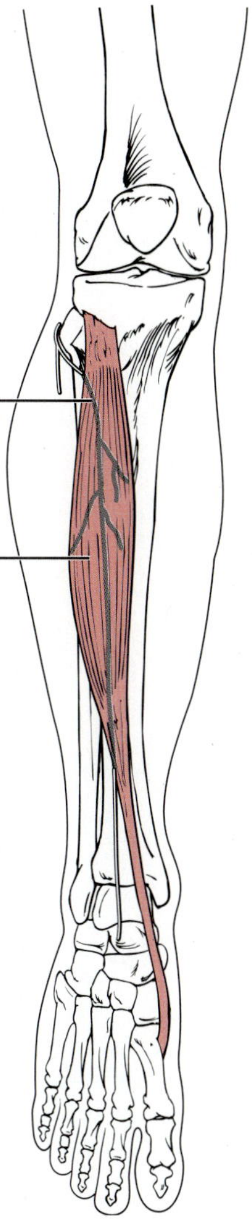

	부착점	신경지배	기능
앞정강근	이는곳: 정강뼈의 가쪽관절융기와 정강뼈몸통 위쪽 2/3의 가쪽면, 뼈사이막, 깊은종아리근막 닿는곳: 1번째 발허리뼈바닥, 안쪽쐐기뼈의 안쪽면과 바닥면	말초신경: 깊은종아리신경 신경뿌리: L4, L5, S1	발목관절의 발등굽힘; 목말밑관절과 중간발목관절의 안쪽번짐

중력-저항 검사 (등급 3,4,5) [Gravity-Resisted Test (Grades 5, 4 and 3)]

환자 자세

검사 테이블 위에 걸터앉고, 발목관절을 중립위로 한다(그림 4-91).

그림 4-91

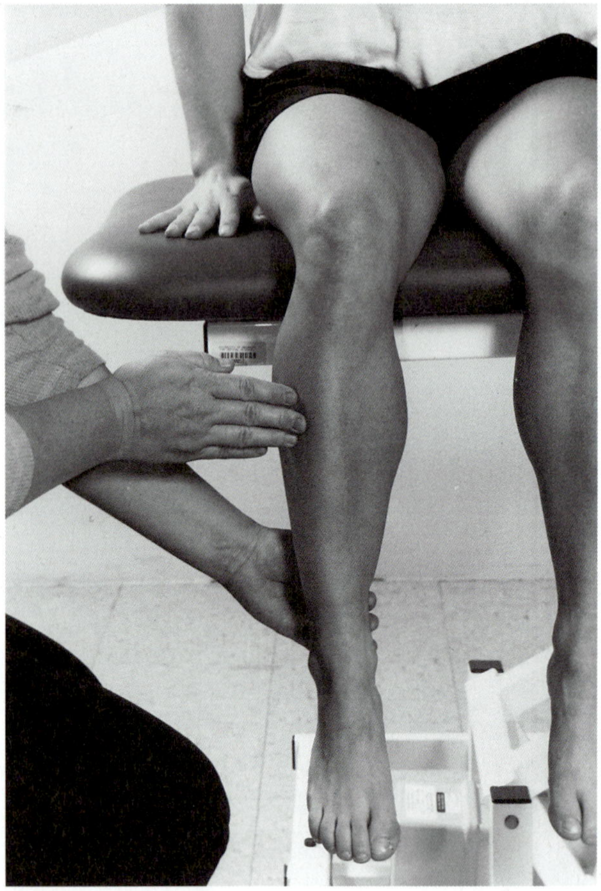

고정/촉진

먼쪽 종아리의 뒤쪽면을 고정한다. 다른 손으로, 정강뼈의 앞가쪽면에 있는 앞정강근을 촉진한다(그림 4-91).

검사자 행동

환자에게 바람직한 움직임을 가르치면서, 환자의 발을 완전 가동범위로 안쪽번짐시킨다. 다시 시작자세로 환자의 다리를 되돌린다. 수동운동의 수행을 통해 환자의 가동범위를 결정하고, 환자에게 정확한 움직임을 알려준다.

환자 행동

환자는 발등굽힘과 안쪽번짐으로 발을 움직인다(움직이는 동안 발가락은 이완되거나 굽힘되어야 한다). 검사자는 환자가 움직이는 동안, 먼쪽 종아리를 고정하고 앞정강근을 촉진한다(그림 4-92).

그림 4-92 *화살표*는 움직임 방향을 의미한다.

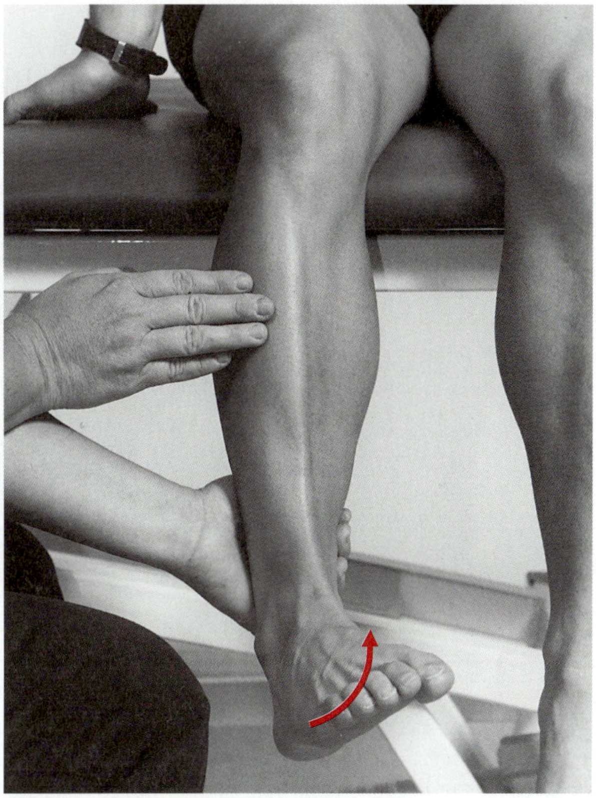

저항

발 안쪽의 발등쪽에 손을 배치한 후, 발을 발바닥굽힘과 가쪽번짐 방향으로 저항을 가한다. 촉진 손은 저항을 적용하기 위해 발 쪽으로 이동한다(그림 4-93).

그림 4-93 *화살표*는 저항 방향을 의미한다.

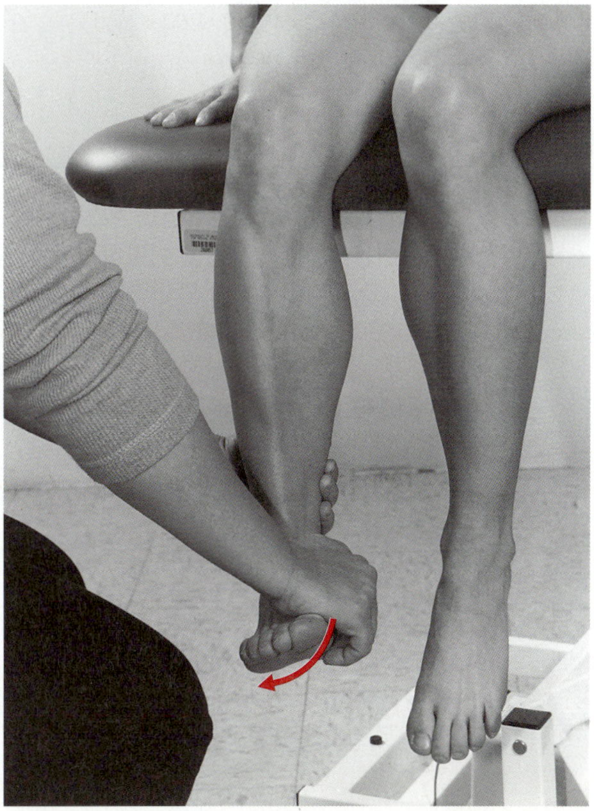

중력-제거 검사 (등급 3 이하) ([*Gravity-Eliminated Test* (*Grades Below 3*)]

중력을 이겨내고 완전한 가동범위로 움직일 수 없는 환자를 위해 적용된다.

환자 자세

다리를 펴하고 누운 자세에서 검사할 쪽 발목관절을 중립위로 하고, 발을 테이블 밖으로 내어놓는다(그림 4-94; 발목의 시작 자세는 볼 수 없다).

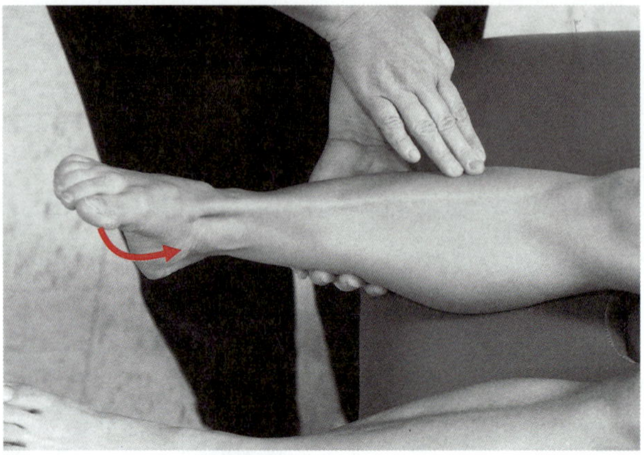

그림 4-94 *화살표*는 움직임 방향을 의미한다.

고정/촉진

먼쪽 종아리의 뒤쪽면을 고정한다. 다른 손으로, 정강뼈의 앞가쪽면에 있는 앞정강근을 촉진한다(그림 4-94).

검사자 행동

검사자는 완전 가동범위로 환자의 발목을 발등굽힘하고 안쪽번짐시킨다. 다시 시작자세로 환자의 다리를 되돌린다.

환자 행동

환자는 발등굽힘과 안쪽번짐으로 발을 움직인다(움직이는 동안 발가락은 이완되거나 굽힘되어야 한다). 검사자는 환자가 움직이는 동안, 먼쪽 종아리를 고정하고 앞정강근을 촉진한다(그림 4-94).

흔한 보상작용

긴발가락폄근: 긴발가락폄근의 보상작용은 발등굽힘을 하는 동안 발가락을 폄시킨다. 움직이는 동안, 발가락을 이완하거나 굽힘시켜야 한다.

글상자 4-7. 임상 코멘트: 앞정강근과 L4의 신경학적 평가

큰볼기근은 L4 척수신경의 손상유무나 척수의 신경학적 분절을 검사하는 주된 근육이다. L4 레벨의 신경학적 평가는 다음과 같은 것들을 포함하고 있다:

근력 평가:
- 앞정강근(p. 299-302)

반사 검사:
- 넙다리네갈래근 힘줄 반사 (p. 512)

감각 검사:
- 종아리의 안쪽면과 안쪽 복사뼈의 피부(L4 피부절; p. 488; 490-493)

목말밑관절의 안쪽번짐 (SUBTALAR INVERSION)

뒤정강근 (TIBIALIS POSTERIOR) (그림 4-95)

그림 4-95

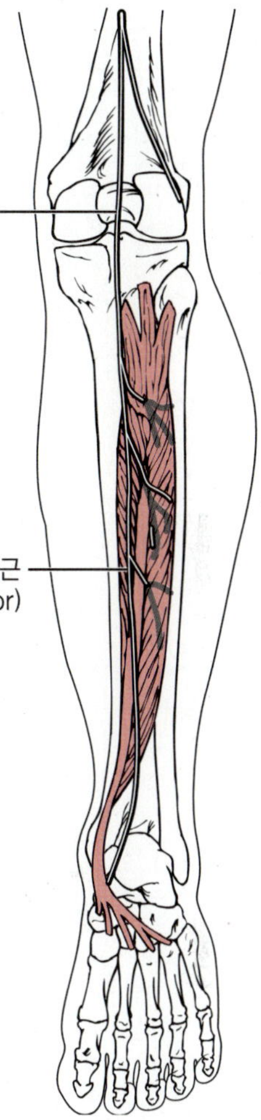

	부착점	신경지배	기능
뒤정강근	이는곳: 뼈사이막의 뒤쪽면, 정강뼈몸통의 뒤쪽면, 종아리뼈 안쪽면의 몸쪽 2/3 닿는곳: 발배뼈의 거친면, 입방뼈, 모든 쐐기뼈, 2번-4번의 발허리뼈바닥	말초신경: 정강신경 신경뿌리: L5, S1	목말밑관절의 안쪽번짐; 발목관절의 발바닥굽힘

중력-저항 검사 (등급 3,4,5) [Gravity-Resisted Test (Grades 5, 4 and 3)]

환자 자세

검사할 쪽 다리를 아래쪽에 배치하고 옆으로 누운 자세를 취한 후, 발목을 약간 발바닥굽힘하고, 발을 테이블 밖으로 내어놓는다(그림 4-96).

그림 4-96

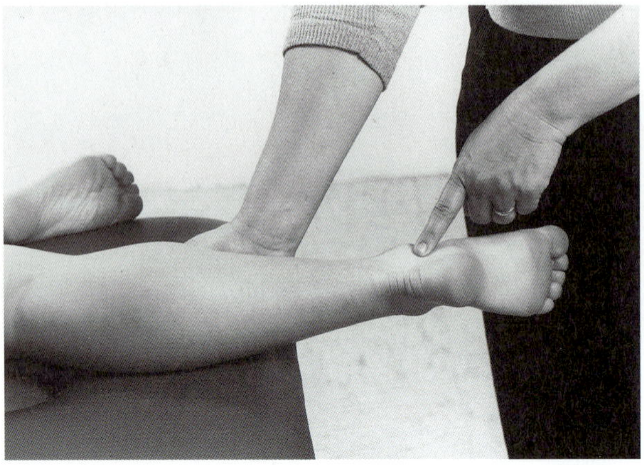

고정/촉진

정강뼈의 앞안쪽면을 고정한다. 다른 손으로, 안쪽 복사뼈의 먼쪽과 뒤쪽에 있는 뒤정강근을 촉진한다(그림 4-96).

검사자 행동

환자에게 바람직한 움직임을 가르치면서, 환자의 발을 완전 가동범위로 안쪽번짐시킨다. 다시 시작자세로 환자의 다리를 되돌린다. 수동운동의 수행을 통해 환자의 가동범위를 결정하고, 환자에게 정확한 움직임을 알려준다.

환자 행동

환자는 가능하면 완전 가동범위로 목말밑관절을 안쪽번짐한다(움직이는 동안 발가락은 이완되거나 폄되어야 한다). 검사자는 환자가 움직이는 동안, 정강뼈를 고정하고 뒤정강근을 촉진한다(그림 4-97).

그림 4-97 *화살표*는 움직임 방향을 의미한다.

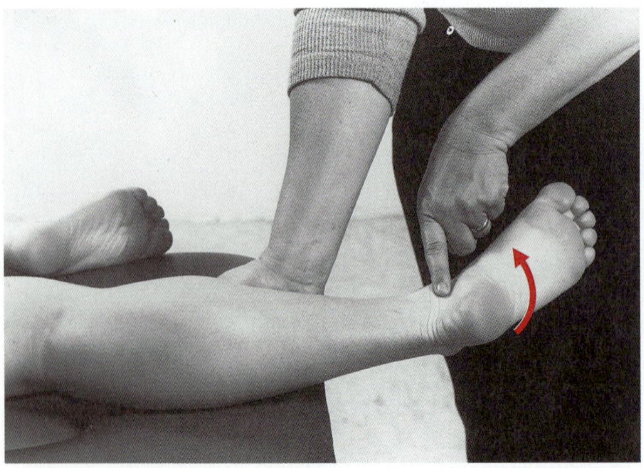

저항

발의 안쪽면에 손을 배치한 후, 발을 가쪽번짐하는 방향으로 저항을 가한다. 촉진 손은 저항을 적용하기 위해 발 쪽으로 이동한다(그림 4–98).

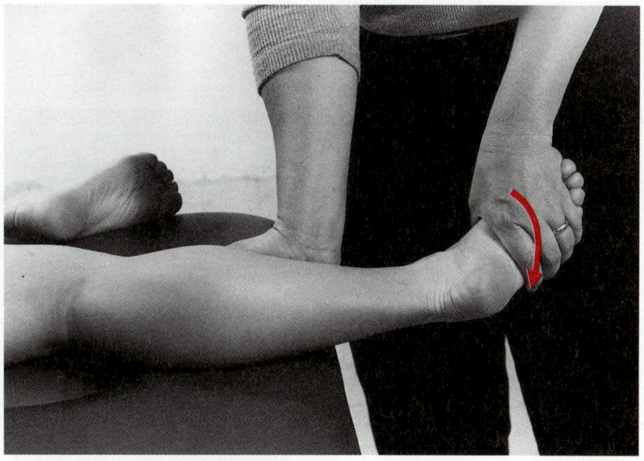

그림 4–98 *화살표*는 저항 방향을 의미한다.

중력-제거 검사 (등급 3 이하) [Gravity-Eliminated Test (Grades Below 3)]

환자 자세

다리를 펴하고 누운 자세를 취한 후, 검사쪽 발목관절을 중립위로 하고, 발을 테이블 밖으로 내어놓는다(그림 4-99; 발목의 시작 자세는 볼 수 없다).

그림 4-99 *화살표*는 움직임 방향을 의미한다.

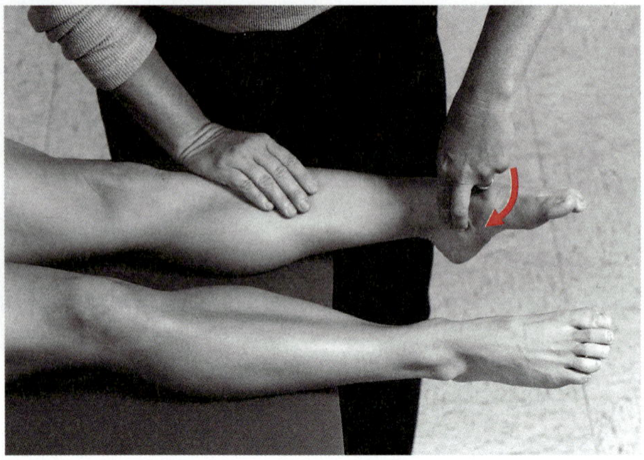

고정/촉진

정강뼈의 앞안쪽면을 고정한다. 다른 손으로, 안쪽 복사뼈의 면쪽과 뒤쪽에 있는 뒤정강근을 촉진한다(그림 4-98).

검사자 행동

환자의 발을 완전 가동범위로 안쪽번짐시킨다. 다시 시작자세로 환자의 다리를 되돌린다.

환자 행동

환자는 가능하면 완전 가동범위로 목말밑관절을 안쪽번짐한다(움직이는 동안 발가락은 이완되거나 펴되어야 한다). 검사자는 환자가 움직이는 동안, 정강뼈를 고정하고 뒤정강근을 촉진한다(그림 4-99).

흔한 보상작용

1. 긴발가락굽힘근: 긴발가락굽힘근의 보상작용은 발을 안쪽번짐하는 동안 발가락을 굽힘시킨다. 움직이는 동안, 발가락을 이완하거나 펴시켜야 한다.
2. 앞정강근: 앞정강근의 보상작용은 목말밑관절이 안쪽번짐하는 동안, 발목의 발등굽힘을 초래한다. 뒤정강근을 검사하는 동안 발등굽힘이 방지되어야 한다.

목말밑관절의 가쪽번짐 (SUBTALAR EVERSION)

긴종아리근과 짧은종아리근 (PERONEUS LONGUS AND BREVIS) (그림 4-100과 그림 4-101)

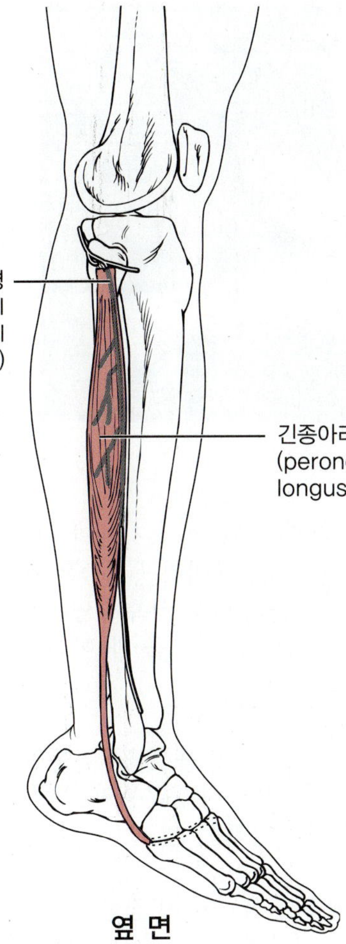

그림 4-100

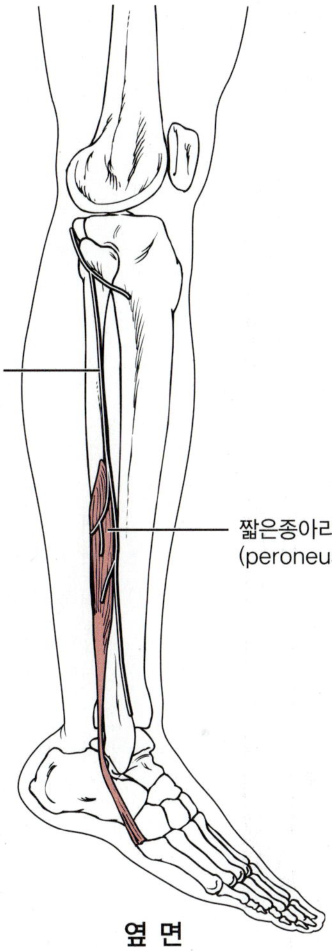

그림 4-101

	부착점	신경지배	기능
긴종아리근	이는곳: 종아리뼈머리와 종아리뼈 가쪽면의 위쪽 2/3 닿는곳: 1번째 발허리뼈바닥, 안쪽쐐기뼈의 가쪽면	말초신경: 얕은종아리신경 신경뿌리: L4, L5, S1	목말밑관절의 가쪽번짐; 발목관절의 약한 발바닥굽힘근
짧은종아리근	이는곳: 종아리뼈 가쪽면의 먼쪽 2/3 닿는곳: 5번째 발허리뼈의 거친면	말초신경: 얕은종아리신경 신경뿌리: L4, L5, S1	목말밑관절의 가쪽번짐; 발목관절의 약한 발바닥굽힘근

중력-저항 검사 (등급 3,4,5) [Gravity-Resisted Test (Grades 5, 4 and 3)]

환자 자세

검사할 쪽 다리를 위쪽에 배치하고 옆으로 누운 자세를 취한 후, 발목을 중립위로 하고, 발을 테이블 밖으로 내어놓는다(그림 4-102).

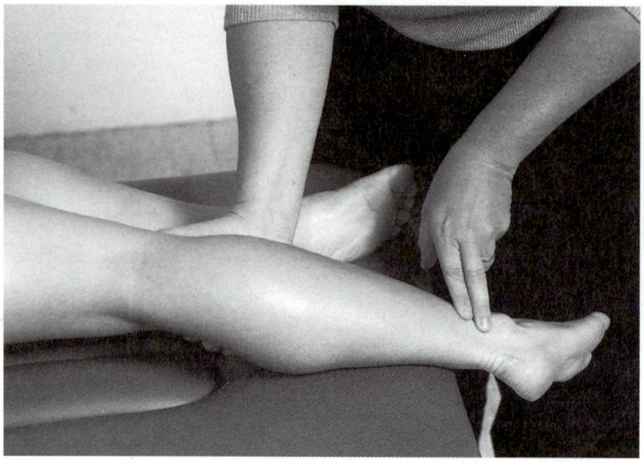

그림 4-102

고정/촉진

먼쪽 종아리의 안쪽면을 고정한다. 다른 손으로, 가쪽 복사뼈의 바로 뒤쪽에 있는 긴종아리근과 짧은종아리의 힘줄들을 촉진한다(짧은종아리근 힘줄은 가쪽 복사뼈 바로 뒤쪽에 있고, 긴종아리근 힘줄은 짧은종아리 힘줄의 바로 뒤쪽에 있다). 이들 두 힘줄은 종아리근결절의 위쪽으로 지나가는 것(짧은종아리근 힘줄)과 아래쪽으로 지나가는 것(긴종아리근 힘줄)으로 구분될 수 있다(그림 4-102).

검사자 행동

환자에게 바람직한 움직임을 가르치면서, 환자의 발을 완전 가동범위로 가쪽번짐시킨다. 다시 시작자세로 환자의 다리를 되돌린다. 수동운동의 수행을 통해 환자의 가동범위를 결정하고, 환자에게 정확한 움직임을 알려준다.

환자 행동

환자는 가능하면 완전 가동범위로 목말밑관절을 가쪽번짐한다. 검사자는 환자가 움직이는 동안, 먼쪽 종아리를 고정하고 발목 가쪽번짐근을 촉진한다(그림 4-103).

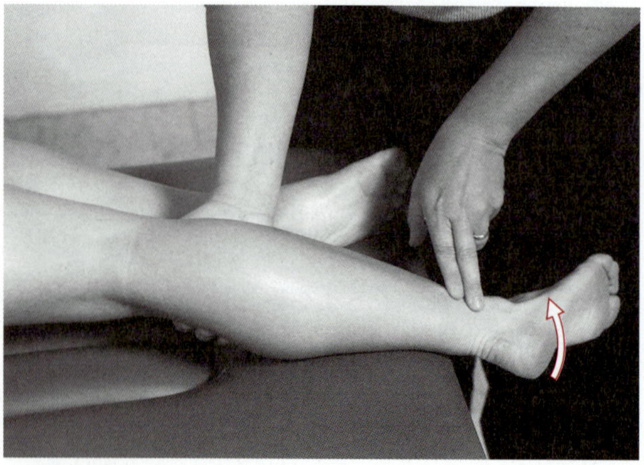

그림 4-103 *화살표*는 움직임 방향을 의미한다.

저항

발의 가쪽 가장자리와 발바닥면에 손을 배치한 후, 발을 안쪽번짐하는 방향으로 저항을 가한다. 촉진 손은 저항을 적용하기 위해 발 쪽으로 이동한다(그림 4-104).

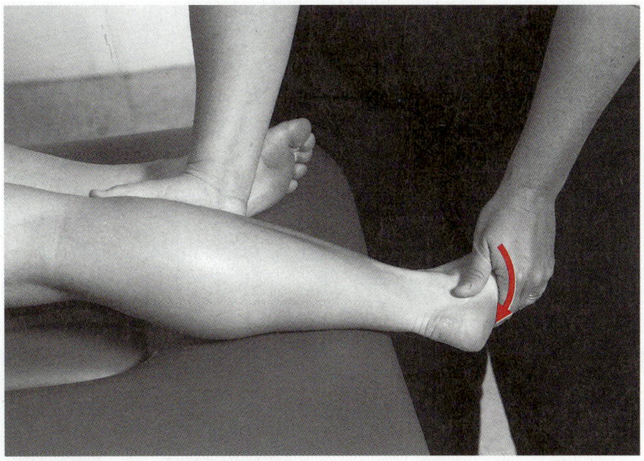

그림 4-104 *화살표*는 저항 방향을 의미한다.

긴종아리근만을 위한 검사

1번째 발허리뼈머리의 바닥면에 안쪽번짐 방향으로 저항을 적용한다(그림 4-105).

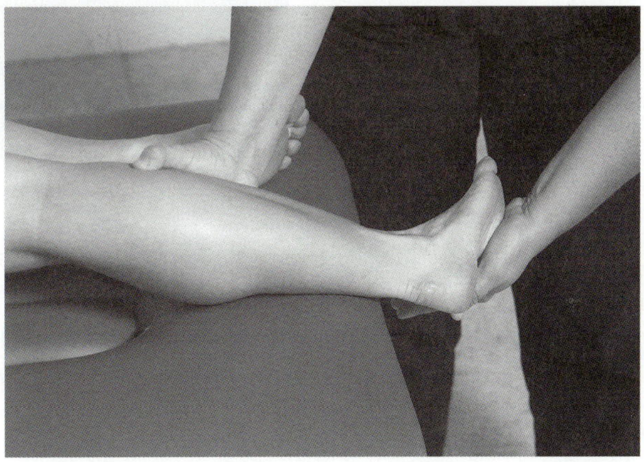

그림 4-105

짧은종아리근만을 위한 검사

5번째 발허리뼈의 몸통을 따라 발의 가쪽 가장자리에 안쪽번짐 방향으로 저항을 적용한다(그림 4-106).

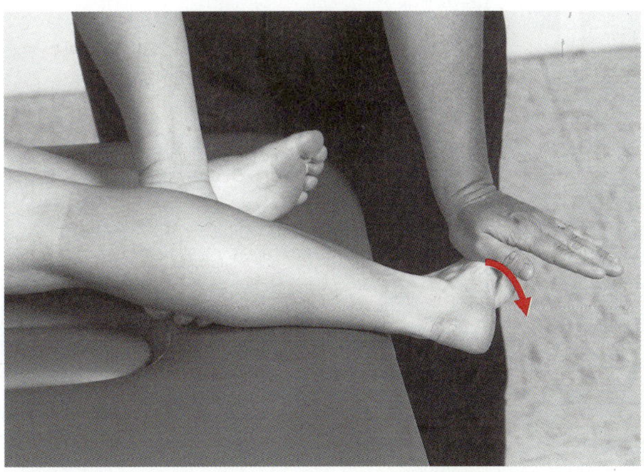

그림 4-106 *화살표*는 저항 방향을 의미한다.

중력-제거 검사 (등급 3 이하) [Gravity-Eliminated Test (Grades Below 3)]

중력을 이겨내고 완전한 가동범위로 움직일 수 없는 환자를 위해 적용된다.

환자 자세

다리를 펌하고 누운 자세를 취한 후, 검사쪽 발목관절을 중립위로 하고 발을 테이블 밖으로 내어놓는다.

고정/촉진

먼쪽 종아리의 앞안쪽면을 고정한다. 다른 손으로, 가쪽 복사뼈 바로 뒤쪽에 있는 긴종아리근과 짧은종아리근의 힘줄들을 촉진한다(그림 4-107).

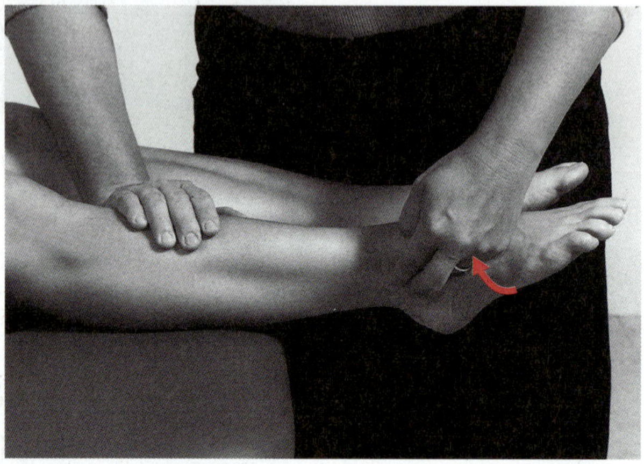

그림 4-107 *화살표*는 저항 방향을 의미한다.

검사자 행동

환자의 발을 완전 가동범위로 가쪽번짐시킨다. 다시 시작자세로 환자의 다리를 되돌린다.

환자 행동

환자는 가능하면 완전 가동범위로 목말밑관절을 가쪽번짐한다. 검사자는 먼쪽 종아리를 고정하고 발목 가쪽번짐근들을 촉진한다(그림 4-107).

글상자 4-8. 임상 코멘트: 목말밑관절의 가쪽번짐근과 S1의 신경학적 평가

목말밑관절의 가쪽번짐근은 S1 척수신경의 손상유무나 척수의 신경학적 분절을 검사하는 주된 근육이다. S1 레벨의 신경학적 평가는 다음과 같은 것들을 포함하고 있다:

근력 평가:
- 큰볼기근 (p. 243-246)
- 장딴지근 (p. 287-297)
- 가자미근 (p. 287-297)
- 긴종아리근과 짧은종아리근 (p. 307-310)

반사 검사:
- 아킬레스 힘줄 반사 (p. 513)

감각 검사:
- 발과 새끼발가락의 바닥면 피부 (S1 피부절; p. 488; 490-493)

발허리발가락관절의 굽힘 (METATARSOPHALANGEAL FLEXION)

벌레근, 짧은엄지굽힘근(LUMBRICALS, FLEXOR HALLUCIS BREVIS) (그림 4-108)

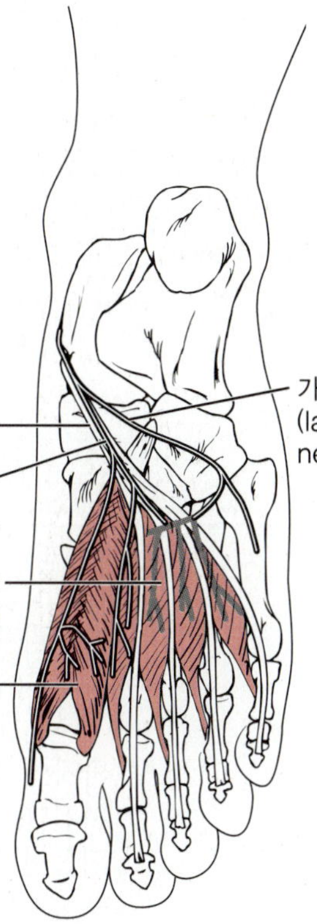

그림 4-108 *화살표*는 움직임 방향을 의미한다.

	부착점	신경지배	기능
벌레근	이는곳: 긴발가락굽힘근의 힘줄 닿는곳: 긴발가락폄근의 힘줄	말초신경: 안쪽발바닥신경(1번째 벌레근)과 가쪽발바닥신경 (2번-4번 벌레근) 신경뿌리: L5, S1(1번째 벌레근), S2, S3	MTP 관절의 굽힘; 가쪽 4개 발가락사이관절의 폄
짧은엄지굽힘근	이는곳: 입방뼈와 가쪽쐐기뼈의 발바닥면 닿는곳: 엄지 몸쪽 발가락마디뼈바닥	말초신경: 안쪽발바닥신경 신경뿌리: L5, S1	엄지 MTP 관절의 굽힘

중력-저항 검사 (등급 4, 5) (Gravity-resisted test)

환자 자세

누운 자세나 앉은 자세에서 발목을 중립위로 한다. 환자가 앉은 자세를 취한다면, 환자의 발을 검사자의 허벅지 위에 올려놓는다(그림 4-109).

그림 4-109

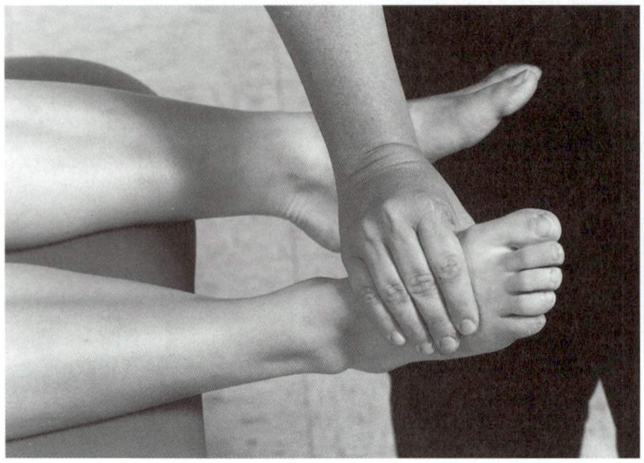

고정/촉진

발허리뼈들을 고정한다. 벌레근과 짧은엄지굽힘근은 너무 깊은 곳에 있기 때문에 촉진할 수 없다(그림 4-109).

검사자 행동

환자에게 바람직한 움직임을 가르치면서, 환자의 발허리발가락관절(MTP)을 굽힘시킨다. 이때 발가락사이관절(IP)은 폄을 유지한다. 다시 시작자세로 환자의 다리를 되돌린다. 수동운동의 수행을 통해 환자의 가동범위를 결정하고, 환자에게 정확한 움직임을 알려준다.

환자 행동

환자는 발가락사이관절을 폄한 채, 5개 발가락의 발허리발가락관절을 굽힘한다. 검사자는 환자가 움직이는 동안, 발허리뼈들을 고정한다(그림 4-110).

그림 4-110 *화살표*는 움직임 방향을 의미한다.

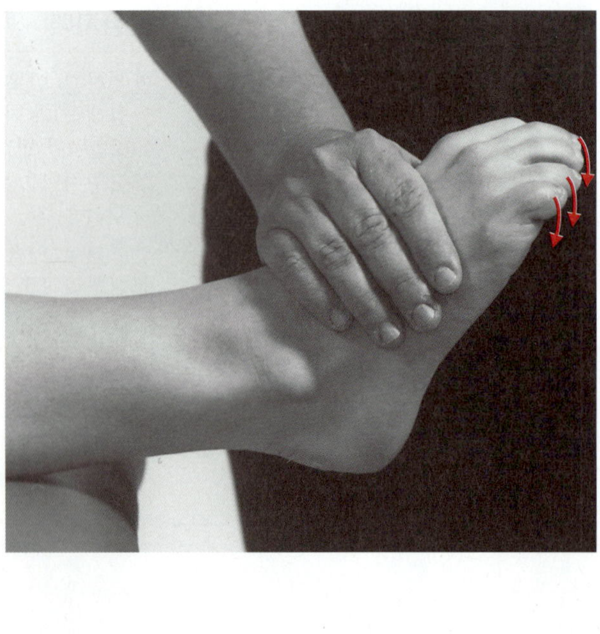

저항

고정 손이 아닌 다른 손으로, 발허리발가락관절을 펴하는 방향으로 저항을 가한다. 짧은엄지굽힘근을 위해서는 첫 번째 발가락 몸쪽마디뼈의 발바닥면에 저항을 적용하고(그림 4-111), 벌레근을 위해서는 가쪽 4개 발가락에 저항을 적용한다(그림 4-112).

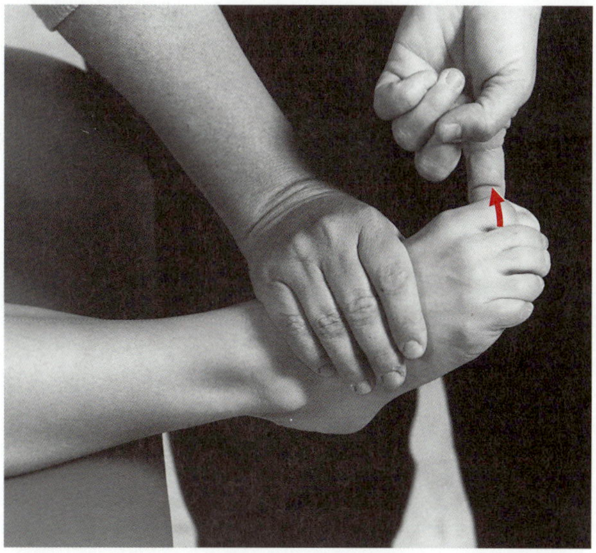

그림 4-111 *화살표*는 저항 방향을 의미한다.

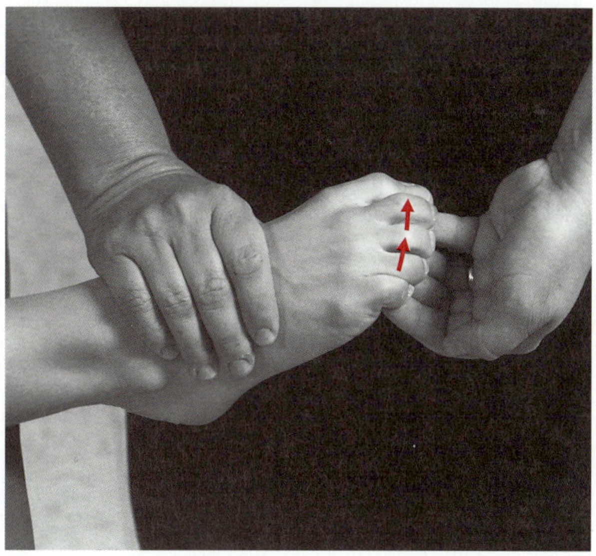

그림 4-112 *화살표*는 저항 방향을 의미한다.

등급 3 이하 (Grades 3 and Below)

등급 3 이하를 위한 이 근육의 분리 검사는 존재하지 않는다. 등급은 중력-제거 자세의 부족을 조정하기 위해 다음과 같이 바뀐다.

등급 3

환자는 완전 가동범위로 관절을 굽힌한다. 이때 저항은 적용되지 않는다.

등급 2

환자는 부분 가동범위로만 관절을 굽힌한다.
벌레근과 짧은엄지굽힘근을 촉진할 수 없기 때문에, 등급 1과 등급 0은 구분하기가 어렵다.[4]

발가락사이관절의 굽힘 [INTERPHALANGEAL(IP) FLEXION OF TOES]

긴발가락굽힘근과 짧은발가락굽힘근, 긴엄지굽힘근(FLEXOR DIGITORUM LONGUS AND BREVIS AND FLEXOR HALLUCIS LONGUS) (그림 4-113과 그림 4-114)

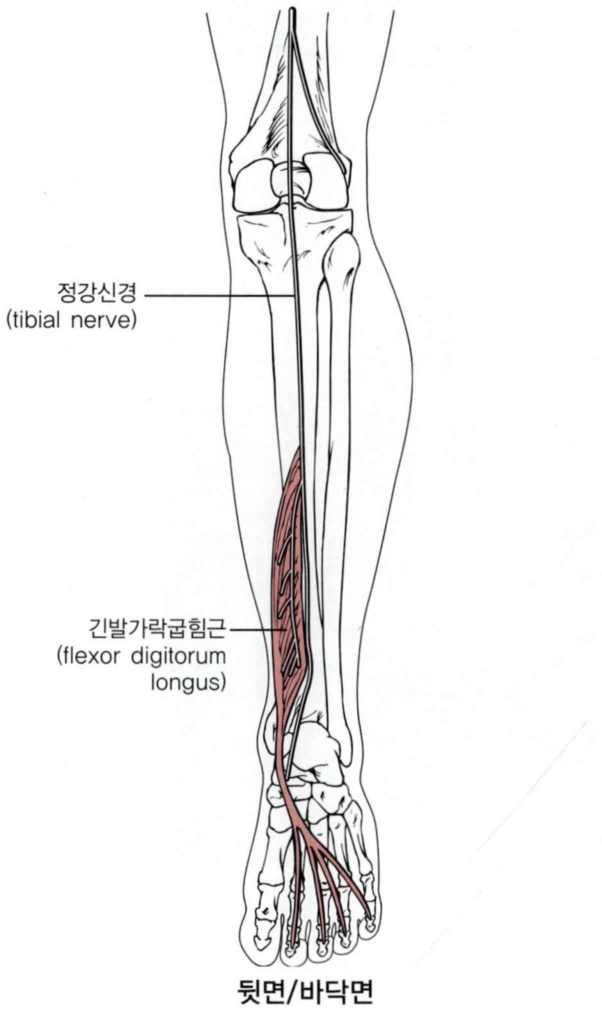

그림 4-113

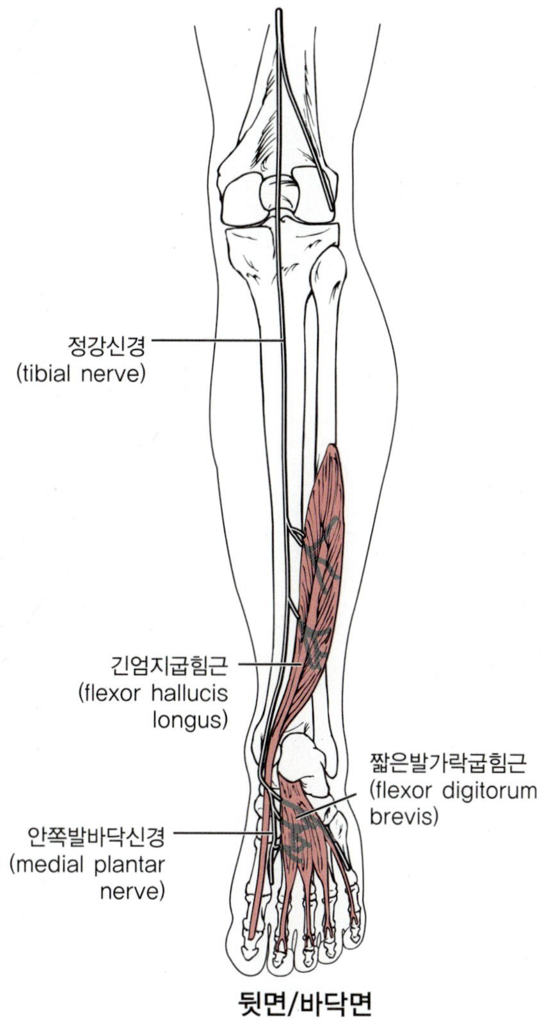

그림 4-114

	부착점	신경지배	기능
긴발가락굽힘근	이는곳: 정강뼈몸통의 뒤쪽면 닿는곳: 2번-5번 발가락 먼쪽마디뼈의 바닥	말초신경: 정강신경 신경뿌리: L5, S1	가쪽 4개 발가락의 먼쪽 및 몸쪽 IP 절의 굽힘
짧은발가락굽힘근	이는곳: 발꿈치거친면, 발바닥널힘줄 닿는곳: 2번-5번 발가락 중간마디뼈의 양쪽 옆면	말초신경: 정강신경 신경뿌리: L5, S1	가쪽 4개 발가락의 몸쪽 IP 관절의 굽힘
긴엄지굽힘근	이는곳: 종아리뼈몸통의 뒤쪽면, 뼈사이막 닿는곳: 엄지 먼쪽마디뼈의 바닥	말초신경: 정강신경 신경뿌리: L5, S1, S2	엄지 IP관절의 굽힘

중력-저항 검사 (등급 4, 5) (Gravity-resisted test)

환자 자세

누운 자세나 앉은 자세에서 발목을 중립위로 한다. 만약 환자가 앉은 자세를 취한다면, 환자의 발을 검사자의 허벅지 위에 올려놓는다(그림 4-115).

그림 4-115

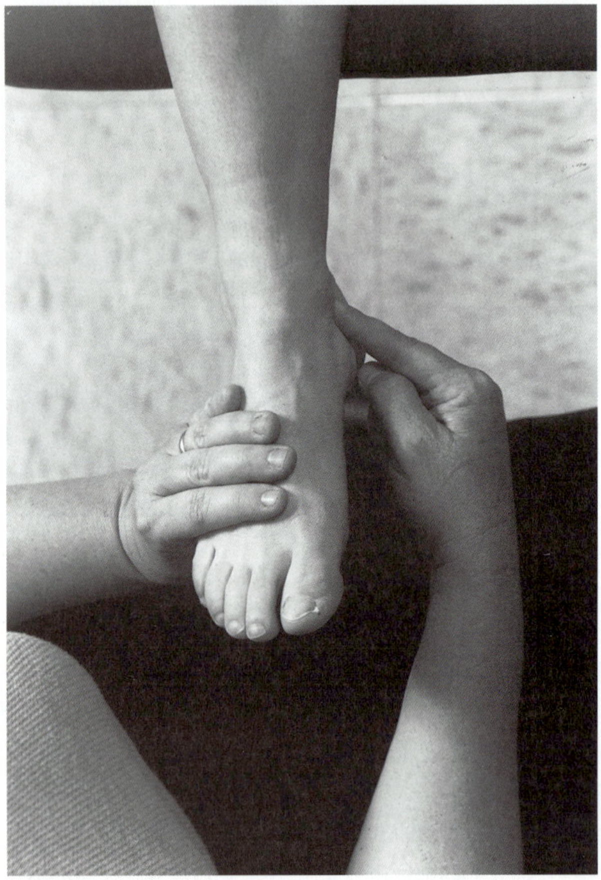

고정/촉진

긴발가락굽힘근과 짧은발가락굽힘근(그림 4-116)을 위해 가쪽 4개 발가락의 몸쪽 마디뼈를 고정하고, 긴엄지굽힘근(그림 4-117)을 위해 엄지의 몸쪽마디뼈를 고정한다. 복사뼈와 목말받침돌기 사이의 안쪽 복사뼈 뒤쪽에 있는 긴발가락굽힘근과 긴엄지굽힘근의 힘줄을 촉진한다(긴발가락굽힘근의 힘줄은 긴엄지굽힘근 힘줄의 앞쪽에 위치한다; 그림 4-115와 그림 4-117).

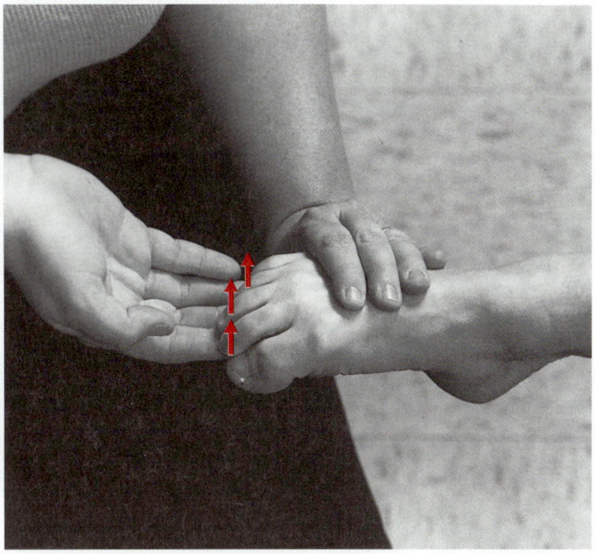

그림 4-116 긴발가락굽힘근과 짧은발가락굽힘근을 위한 검사; 화살표는 저항 방향을 의미한다.

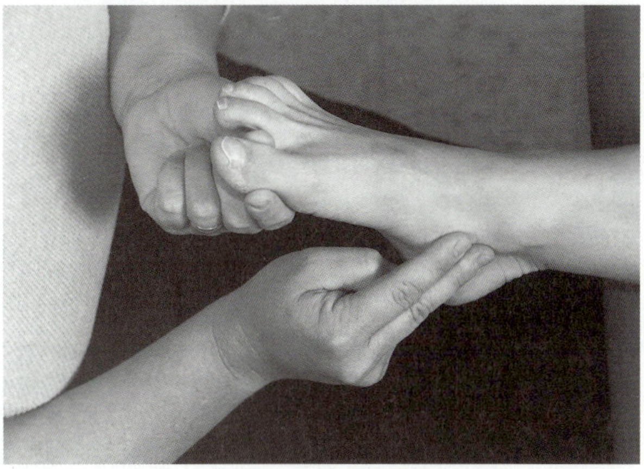

그림 4-117

검사자 행동

환자에게 바람직한 움직임을 가르치면서, 가능하면 완전 가동범위로 환자의 발가락사이관절(IP)을 굽힘시킨다. 다시 시작자세로 환자의 다리를 되돌린다. 수동운동의 수행을 통해 환자의 가동범위를 결정하고, 환자에게 정확한 움직임을 알려준다.

환자 행동

환자는 가능하면 완전 가동범위로 가쪽 4개 발가락(긴발가락굽힘근과 짧은발가락굽힘근; 그림 4-116 참고)과 엄지(긴엄지굽힘근; 그림 4-118 참고)의 발가락사이관절을 굽힌다. 이때 검사자는 환자가 움직이는 동안, 몸쪽마디뼈를 고정하고, 긴발가락굽힘근을 촉진한다.

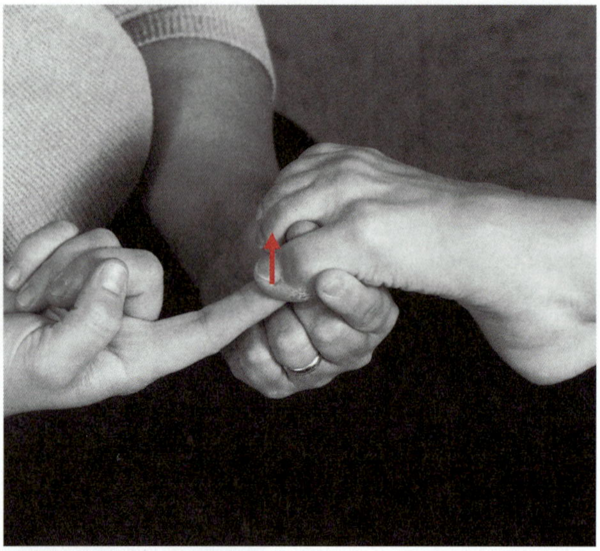

그림 4-118 긴엄지발가락굽힘근을 위한 검사; 화살표는 저항 방향을 의미한다.

저항

긴발가락굽힘근과 짧은발가락굽힘근(그림 4-116 참고)을 위해 가쪽 4개 발가락의 중간마디뼈와 먼쪽마디뼈에 저항을 가하고, 긴엄지굽힘근(그림 4-118)을 위해 엄지의 먼쪽마디뼈에 저항을 가한다. 촉진 손은 저항을 적용하기 위해 발가락 쪽으로 이동한다.

등급 3 이하 (Grades 3 and Below)

등급 3 이하를 위한 이 근육의 분리 검사는 존재하지 않는다. 등급은 중력-제거 자세의 부족을 조정하기 위해 다음과 같이 바뀐다.

등급 3

환자는 완전 가동범위로 관절을 굽힌다. 이때 저항은 적용되지 않는다.

등급 2

환자는 부분 가동범위로만 관절을 굽힌다.

등급 1

환자는 움직일 수 없지만, 근수축은 촉진된다. 등급 4와 등급 5의 검사에 설명된 촉진법으로 촉진을 적용한다(그림 4-115와 그림 4-117 참고).

등급 0

움직임이나 근수축이 일어나지 않는다.

발허리발가락관절의 폄 (METATARSOPHALANGEAL EXTENSION)

긴발가락폄근과 짧은발가락폄근 (EXTENSOR DIGITORUM LONGUS AND BREVIS) (그림 4-119과 그림 4-120)

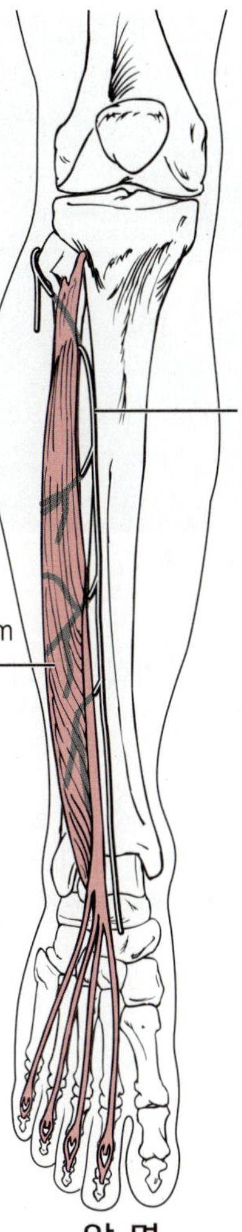

그림 4-119

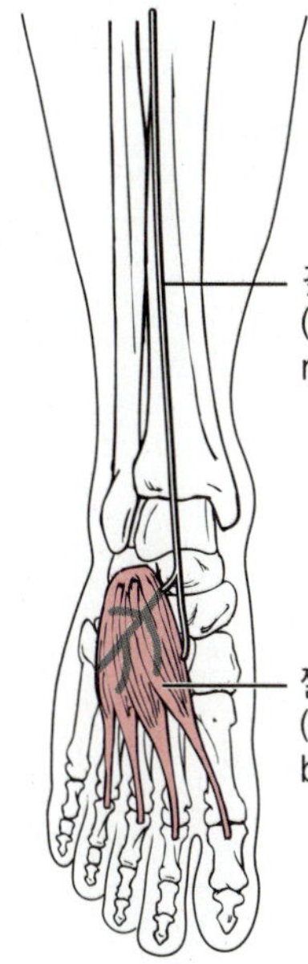

그림 4-120

	부착점	신경지배	기능
긴발가락폄근	이는곳: 정강뼈의 가쪽관절융기, 종아리뼈몸통의 앞쪽면, 뼈사이막 닿는곳: 2번-5번 발가락 먼쪽과 중간마디뼈의 등쪽면	말초신경: 깊은종아리경 신경뿌리: L4, L5, S1	가쪽 4개 발가락 MTP관절의 폄
짧은발가락폄근	이는곳: 발꿈치뼈의 위쪽면, 가쪽발목발꿈치인대, 아래쪽 폄근지지때 닿는곳: 엄지 몸쪽마디뼈 바닥의 등쪽면, 2번-4번 발가락의 긴발가락폄근 힘줄의 가쪽면	말초신경: 깊은종아리신경 신경뿌리: L5, S1	모든 발가락 MTP 관절의 폄

중력-저항 검사 (등급 4, 5) (Gravity-resisted test)

환자 자세

누운 자세나 앉은 자세에서 발목을 중립위로 한다. 만약 환자가 앉은 자세를 취한다면, 환자의 발을 검사자의 허벅지 위에 올려놓는다(그림 4-121).

그림 4-121

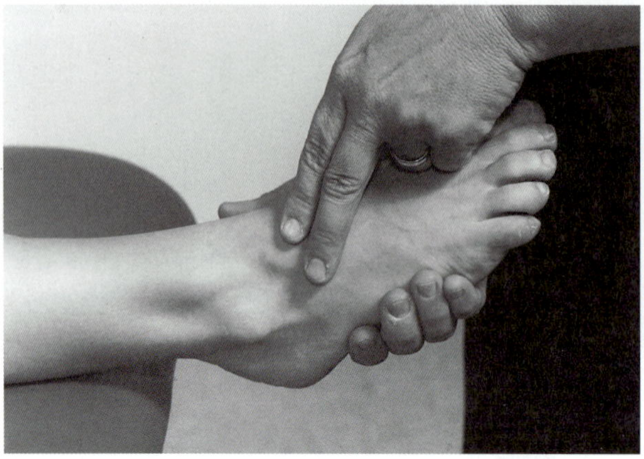

고정/촉진

발허리뼈들을 고정한다. 발의 등가쪽에 있는 짧은발가락폄근의 힘줄과 발의 등쪽에 있는 긴발가락폄근의 힘줄을 촉진한다(그림 4-121).

검사자 행동

환자에게 바람직한 움직임을 가르치면서, 가능하면 완전 가동범위로 환자의 발허리발가락관절(MTP)을 폄시킨다. 다시 시작자세로 환자의 다리를 되돌린다. 수동운동의 수행을 통해 환자의 가동범위를 결정하고, 환자에게 정확한 움직임을 알려준다.

환자 행동

환자는 가능하면 완전 가동범위로 모든 발가락의 발허리발가락관절을 편한다. 검사자는 환자가 움직이는 동안, 발허리뼈들을 고정하고, 발가락폄근을 촉진한다(그림 4-122).

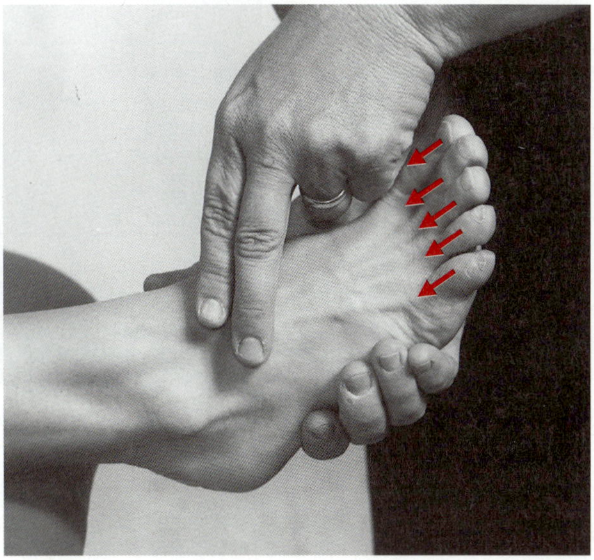

그림 4-122 *화살표*는 움직임 방향을 의미한다.

저항

발허리발가락관절을 굽힘하는 방향으로 엄지(그림 4-123)와 가쪽 4개 발가다(그림 4-124)의 몸쪽마디뼈 등쪽에 저항을 가한다. 촉진 손은 저항을 적용하기 위해 발가락 쪽으로 이동된다.

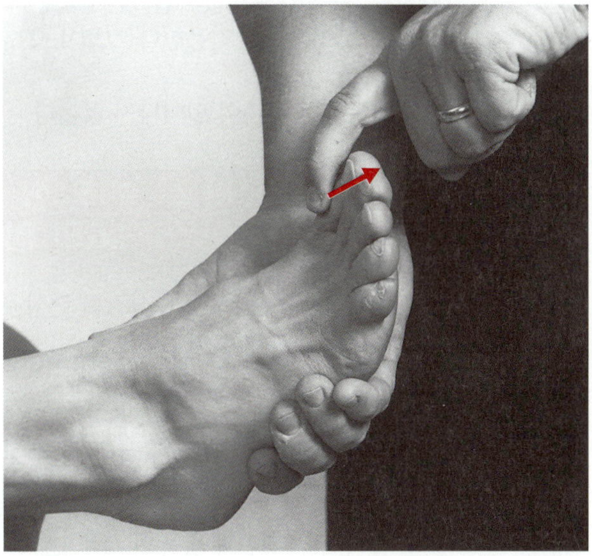

그림 4-123 *화살표*는 저항 방향을 의미한다.

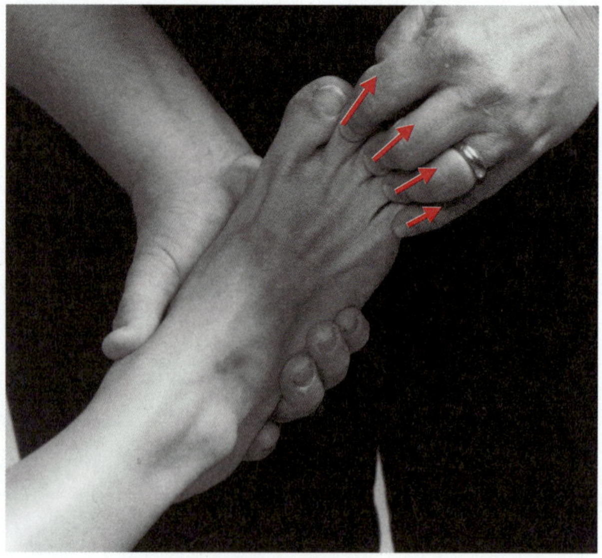

그림 4-124 *화살표*는 저항 방향을 의미한다.

등급 3 이하 (Grades 3 and Below)

등급 3 이하를 위한 이 근육의 분리 검사는 존재하지 않는다. 등급은 중력-제거 자세의 부족을 조정하기 위해 다음과 같이 바뀐다.

등급 3

환자는 완전 가동범위로 관절을 편한다. 이때 저항은 적용되지 않는다.

등급 2

환자는 부분 가동범위로만 관절을 편한다.

등급 1

환자는 움직일 수 없지만, 근수축은 촉진된다. 등급 4와 등급 5의 검사에 설명된 촉진법으로 촉진을 적용한다(그림 4-21 참고).

등급 0

움직임이나 근수축이 일어나지 않는다.

글상자 4-9. 임상 코멘트: 긴발가락폄근과 L5의 신경학적 평가

긴발가락폄근은 L5 척수신경의 손상유무나 척수의 신경학적 분절을 검사하는 주된 근육이다. L5 레벨의 신경학적 평가는 다음과 같은 것들을 포함하고 있다:

근력 평가:

- 긴엄지폄근 (p. 323-325)
- 긴발가락폄근 (p. 319-322)
- 엄지벌림근 (p. 255-258)

감각 검사:

- 종아리 가쪽면과 발등의 피부(L5 피부절; p. 488; 490-493)

엄지발가락사이(IP)관절의 폄 [INTERPHALANGEAL EXTENSION (GREAT TOE)]

긴엄지폄근 (EXTENSOR HALLUCIS LONGUS) (그림 4-125)

그림 4-125

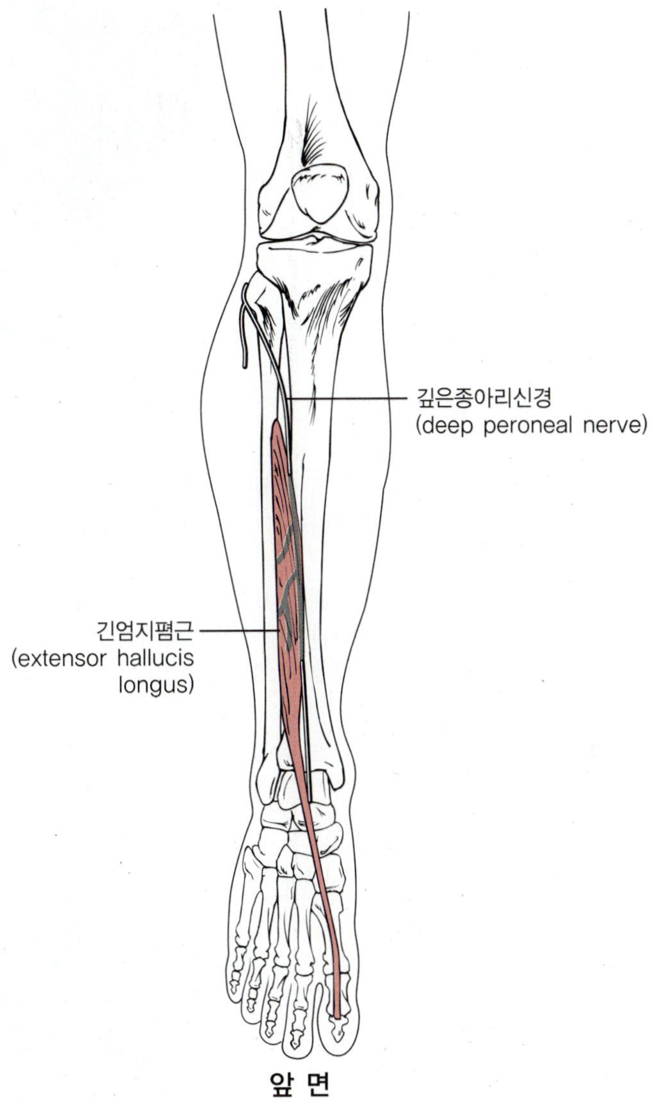

	부착점	신경지배	기능
긴엄지폄근	이는곳: 종아리뼈몸통의 안쪽면, 뼈사이막 닿는곳: 엄지 먼쪽마디뼈의 바닥	말초신경: 깊은종아리신경 신경뿌리: L4, L5, S1	엄지 IP관절의 폄

중력-저항 검사 (등급 4, 5) (Gravity-resisted test)

환자 자세

누운 자세나 앉은 자세에서 발목을 중립위로 한다. 만약 환자가 앉은 자세를 취한다면, 환자의 발을 검사자의 허벅지 위에 올려놓는다(그림 4-126).

그림 4-126

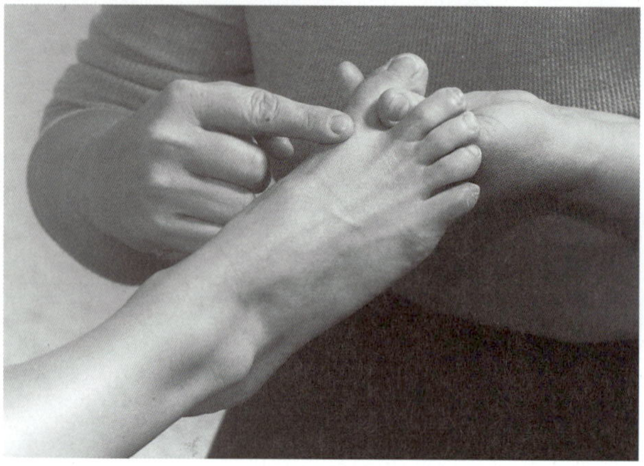

고정/촉진

엄지의 몸쪽마디뼈를 고정한다. 다른 손으로, 발의 등안쪽면을 따라 긴엄지폄근의 힘줄을 촉진한다(그림 4-126).

검사자 행동

환자에게 바람직한 움직임을 가르치면서, 가능하면 완전 가동범위로 엄지의 발가락사이관절(IP)을 펴시킨다. 다시 시작자세로 환자의 다리를 되돌린다. 수동운동의 수행을 통해 환자의 가동범위를 결정하고, 환자에게 정확한 움직임을 알려준다.

환자 행동

환자는 가능하면 완전 가동범위로 엄지의 발가락사이관절을 편한다. 검사자는 환자가 움직이는 동안, 엄지의 몸쪽마디뼈를 고정하고, 긴엄지폄근의 힘줄을 촉진한다(그림 4-127).

그림 4-127 *화살표*는 움직임 방향을 의미한다.

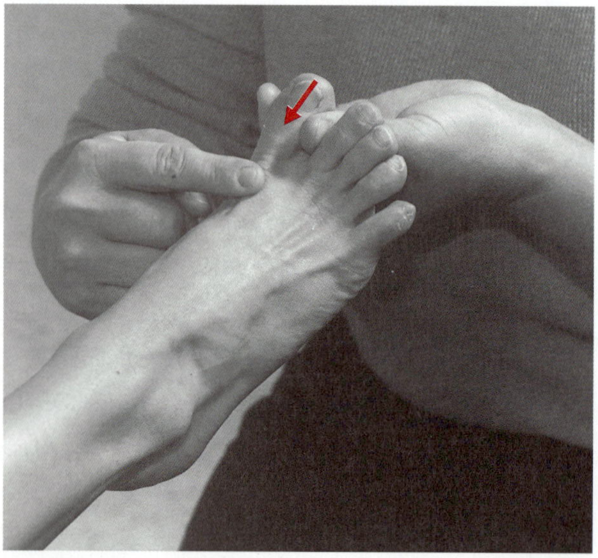

저항

엄지의 먼쪽마디뼈의 등쪽에 발가락사이관절을 굽힘하는 방향으로 저항을 가한다. 촉진 손은 저항을 적용하기 위해 엄지의 먼쪽마디뼈 쪽으로 이동된다(그림 4-128).

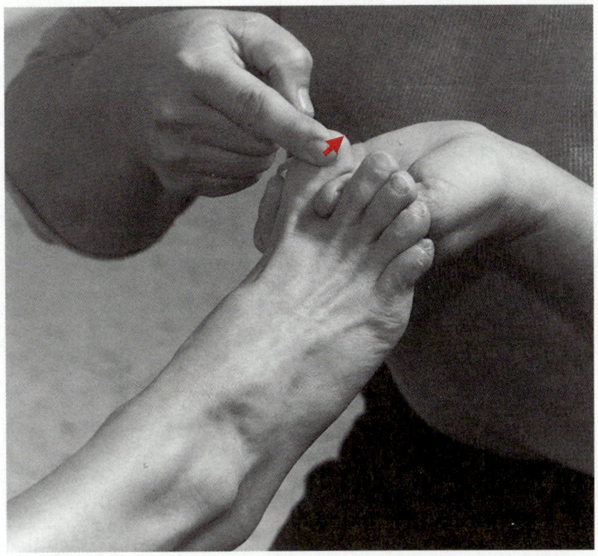

그림 4-128 *화살표*는 저항 방향을 의미한다.

등급 3 이하 (Grades 3 and Below)

등급 3 이하를 위한 이 근육의 분리 검사는 존재하지 않는다. 등급은 중력-제거 자세의 부족을 조정하기 위해 다음과 같이 바뀐다.

등급 3

환자는 완전 가동범위로 관절을 편한다. 이때 저항은 적용되지 않는다.

등급 2

환자는 부분 가동범위로만 관절을 편한다.

등급 1

환자는 움직일 수 없지만, 근수축은 촉진된다. 등급 4와 등급 5의 검사에 설명된 촉진법으로 촉진을 적용한다(그림 4-26 참고).

등급 0

움직임이나 근수축이 일어나지 않는다.

사례 4-1 척수손상(2장의 사례 2-1에서 계속됨)

2장의 본 사례에 대해 질문 1 – 질문 3에 답하시오. 이 환자에 대한 여러분의 검사에 대하여 질문 4 – 질문 6에 답하시오. 주: 본 사례는 8장인 "감각검사 기법"에서도 계속된다.

17세 소년은 자동차사고로 목뼈 6번의 골절을 당했다. 골절 파편이 척수를 압박해서, C7 레벨의 불완전 척수손상을 당했다. 골절 부위는 완전하게 고정되었고, 여러 가지 의학적 합병증 때문에 재활센터로의 이전이 지연되어, 손상 후 3개월 때 재활센터에 입원하게 되었다. 장기간의 입원때문에, 똑바른 자세를 오랫동안 취할 수 없다. 여러분은 환자의 운동 능력과 감각 레벨을 검사하기 위해, 초기 검진을 계획하고 있다.

1. 이 환자의 손상 레벨이 C7이라면, 여러분은 운동 약증이 일어나지 않는 근육로써 어떤 근육이 있을 것이라고 기대하는가?
2. 똑바른 자세를 유지할 수 없는 환자의 능력을 조정하기 위해, 다음 근육검사를 어떻게 바꾸어야 하는가?
   a. 위팔두갈래근의 중력–저항 검사
   b. 중간어깨세모근의 중력–저항 검사
   c. 긴노쪽손목폄근과 짧은노쪽손목폄근의 중력–저항 검사
   d. 윗등세모근의 중력–저항 검사
   e. 큰가슴근의 중력–제거 검사
3. 질문 2에 대한 여러분의 답에 기술된 환자 자세의 변화를 조정하기 위해, 여러분의 기록을 어떻게 바꾸어야 하는가?

환자의 다리 기능을 선별검사하는 동안, 여러분은 어떤 근육군이 중력을 이기고 충분히 능동운동을 할 수 있는지를 관찰한다.

4. 여러분은 똑바른 자세를 유지하지 못하는 환자를 위해, 다음의 다리 근육 검사를 어떻게 변화시킬 것인가?
   a. 넙다리곧은근의 중력–저항 검사
   b. 앞정강근의 중력–저항 검사
   c. 장딴지근/가자미근의 중력–저항 검사
   d. 엉덩관절 안쪽돌림근의 중력–저항 검사
5. 질문 4에 대한 여러분의 답에 기술된 환자 자세의 변화를 조정하기 위해, 여러분의 기록을 어떻게 바꾸어야 하는가?
6. 여러분은 환자 자세의 변화를 최소화하기 위해 근육검사를 어떻게 구성할 것인가?

사례 4-2 말초신경손상

19세 대학교 풋볼선수는 토요일 저녁 경기 때 수비선수의 헬멧에 오른쪽 무릎의 가쪽이 부딪혀서 말초신경손상을 당했다. 환자는 발목이 축 처졌고, 다리의 감각 상실이 발생했다. 골절이 발생하지 않았지만, 무릎의 가쪽과 몸쪽 종아리에 심한 타박상과 부종이 발생했다.

이 환자의 검사에 대해 다음 질문에 답하시오(여러분은 해부학 교재를 이용해 해답을 찾을 수 있다). 주: 본 사례는 8장인 "감각검사 기법"에서 계속된다.

1. 온종아리신경의 해부학과 경로를 설명한다.
2. 본 사고의 결과로, 왜 종아리신경이 손상되었는가?
3. 허벅지의 어떤 근육이 온종아리신경에 의해 지배되고 있는가?
4. 종아리에 있는 온종아리신경의 운동신경 가지는 무엇인가? 각 운동신경 가지가 지배하는 근육은?
5. 여러분은 질문 4에 대한 여러분의 답에 목록된 각 근육의 근력을 어떻게 검사할 것인가?
6. 이 환자의 발목 처짐 기전을 설명한다.
7. 이 환자에게서 어떤 근육의 약증이 나타나는가? 이런 약증의 결과로 어떤 기능적 소실이 예상되는가?

사례 4-3 허리엉치 손상

3장의 본 사례에 대해 질문 1 – 질문 4에 답하시오. 이 환자에 대한 여러분의 검사에 대하여 질문 5 – 질문 7에 답하시오.

16세의 고등학생 배구선수는 주말의 배구경기 이후에, 왼쪽 허리엉치 부위에 통증을 호소하고 있다. 배구경기를 할 때, 그 선수는 굽힘이나 폄과 복합된 강한 돌림 운동을 하고 있다. 통증은 활동을 하거나 휴식을 취할 때도 발생한다. 환자는 12년간의 댄스(발레와 재즈 댄스) 활동으로 인해 양쪽 뒤넙다리근이 과도하게 늘어나고, 양쪽 넙다리네갈래근이 약간 단축된 상태이다. 여러분의 필수 검사는 몸통 고정근의 근력 평가이다.

1. 허리뼈 고정근으로 어떤 근육들이 있는가? 여러분의 답 안에 목록된 각 근육의 기능들을 제시하시오.
2. 허리뼈와 골반의 고정에 도움을 주는 배근육은 어떤 것이 있는가?
3. 어떤 배근육이 몸통을 왼쪽으로 돌림하는가? 어떤 척추근육이 이런 움직임을 보조하는가?
4. 몸통 고정근의 근력 평가는 어떻게 이루어지는가? 본 교재에서 설명되는 방법과 근육뼈대 평가를 비교해 보시오. 어떤 검사가 이 환자에게 더 적합한가? 그 이유는?

환자를 철저하게 검사한 이후, 여러분은 허리엉치 통증이 골반의 불안정으로 인해 발생한 것이라고 의심하기 시작한다. 이런 의심이 맞는 것이라고 확신하기 위해, 여러분은 골반 안정근의 근력 평가를 수행한다. 이 환자의 검사에 대해 다음 질문에 답하시오(여러분은 운동학 교재를 이용해 해답을 찾을 수 있다).

5. 골반에 붙어 있는 다리 근육은 어떤 것이 있는가?
6. 질문 5에 대한 여러분의 답에 목록된 근육들을 위해, 골반에 대한 그 근육들의 작용을 제공해 보시오.
7. 환자의 뒤넙다리근 길이가 뒤넙다리근의 근력에 어떤 효과를 주는가? 근육 기전을 토대로 여러분의 답에 이론적 근거를 제공해 보시오.

참고문헌(References)

1. Barbic S, Brouwer B. Test position and hip strength in healthy adults and people with chronic stroke. *Arch Phys Med Rehabil*. 2008;89: 784-787.
2. Basmajian JV, DeLuca CJ. *Muscles Alive: Their Function Revealed by Electromyography*. 5th ed. Baltimore: Williams & Wilkins; 1985.
3. Daniels L, Worthingham C. *Muscle Testing: Techniques of Manual Examination*. 5th ed. Philadelphia: WB Saunders; 1986.
4. Field D, Hutchinson JSO: *Field's Anatomy, Palpation and Surface Markings*. 4th ed. Edinburgh: Elsevier Butterworth-Heinemann, 2006.
5. Furlani J, Bérzin F, Vitti M. Electromyographic study of the gluteus maximus muscle. *Electromyogr Clin Neurophysiol*. 1974;14:377-388.
6. Hislop HJ, Montgomery J. *Daniel's and Worthingham's Muscle Testing: Techniques of Manual Examination*. 6th ed. Philadelphia: WB Saunders; 1995.
7. Hislop HJ, Montgomery J. *Daniel's and Worthingham's Muscle Testing: Techniques of Manual Examination*. 8th ed. Philadelphia: Saunders/ Elsevier; 2007.
8. Jan M, Chai H, Lin Y, et al. Effects of age and sex on the results of an ankle plantar-flexor manuel muscle test. *Phys Ther*. 2005;85: 1078-1084.
9. Kendall FP, McCreary EK, Provance PG, et al. *Muscles: Testing and Function, with Posture and Pain*. 5th ed. Baltimore: Lippincott: Williams & Wilkins; 2005.
10. Lunsford BR, Perry J. The standing heel-rise test for ankle plantar flexion: criterion for normal. *Phys Ther*. 1995;75:694-698.
11. Neumann DA. Kinesiology of the hip: A focus on muscular actions. *J Orthop Sports Phys Ther*. 2010;40:82-94.
12. Perry J, Weiss WB, Burnfield JM, et al. The supine hip extensor manual muscle test: a reliability and validity study. *Arch Phys Med Rehabil*. 2004;85:1345-1350.
13. Waters RL, Perry J, McDaniels JM, et al. The relative strength of the hamstrings during hip extension. *J Bone Joint Surg (Am)*. 1974;56: 1592-1597.

참고도서(Bibliogrphy)

American Spinal Injury Association. *International Standards for Neurological Classification of Spinal Cord Injury*. Revised, 2002. Chicago: ASIA; 2002.

Andersson E, Oddsson L, Grundstrom H, et al. The role of the psoas and iliacus muscles for stability and movement of the lumbar spine, pelvis and hip. *Scand J Med Sci Sports*. 1995;5:10-16.

Basmajian JV, Lovejoy JF. Function of the popliteus muscles in man. *J Bone Joint Surg*. 1971;53A:557-562.

Clark JM, Haynor DR. Anatomy of the abductor muscles of the hip as studied by computed tomography. *J Bone Joint Surg Am*. 1987;69: 1021-1031.

Clarkson HM. *Musculoskeletal Assessment: Joint Range of Motion and Manual Muscle Strength*. 2nd ed. Philadelphia: Lippincott, Williams & Wilkins; 2000.

Clemente CD. *Gray's Anatomy*, 30th American ed. Philadelphia: Lea & Febiger; 1985.

Cresswell AG, Loscher WN, Thorstensson A. Influence of gastrocnemius muscle length on triceps surae torque development and electromyographic activity in man. *Exp Brain Res*. 1995;105:283-290.

Devinsky O, Feldmann E. *Examination of the Cranial and Peripheral Nerves*. New York: Churchill Livingstone; 1988.

Dostal WF, Soderberg GL, Andrews JG. Actions of hip muscles. *Phys Ther*. 1986;66:351-359.

Eriksrud O, Bohannon RW. Relationship of knee extension force to independence in sit-to-stand performance in patients receiving acute rehabilitation. *Phys Ther*. 2003;83(6):544-551.

Fischer FJ, Houtz SJ. Evaluation of the function of the gluteus maximus muscle. *Am J Phys Med*. 1968;47:182-191.

Fisher NM, Pendergast DR, Calkins EC. Maximal isometric torque of knee extension as a function of muscle length in subjects of advancing age. *Phys Med Rehabil*. 1990;71:896-899.

Florence JM, Pandya S, King WM, et al. Intrarater reliability of manual muscle test (Medical Research Council scale) grades in Duchenne's muscular dystrophy. *Phys Ther*. 1992;72:115-126.

Frese E, Brown M, Norton BJ. Clinical reliability of manual muscle testing: middle trapezius and gluteus medius muscles. *Phys Ther*. 1987;67: 1072-1076.

Gottschalk F, Kourosh S, Leveau B. The functional anatomy of tensor fasciae latae and gluteus medius and minimus. *J Anat*. 1989;166: 179-189.

Gravel D, Richards CL, Filion M. Angle dependency in strength measurements of the ankle plantar flexors. *Eur J Appl Physiol*. 1990;61: 182-187.

Hart DL, Stobbe TJ, Till CW, et al. Effect of trunk stabilization on quadriceps femoris muscle torque. *Phys Ther*. 1984;64:1375-1380.

Hoppenfeld S. *Physical Examination of the Spine and Extremities*. New York: Appleton-Century-Crofts; 1976.

Inman VT. Functional aspects of the abductor muscles of the hip. *J Bone Joint Surg*. 1947;29A:607-619.

Jarvis DK. Relative strength of the hip rotator muscle groups. *Phys Ther Rev*. 1952;32:500-503.

Keagy RD, Brumlik J, Bergan JJ. Direct electromyography of the psoas major muscle in man. *J Bone Joint Surg*. 1966;40A:817-832.

Lefebvre R, Leroux A, Poumarat G, et al. Vastus medialis: anatomical and functional considerations and implications based upon human and cadaveric studies. *J Manipulative Physiol Ther*. 2006;29:139-144.

Lin HT, Hsu AT, Chang JH, et al. Comparison of EMG activity between maximal manual muscle testing and Cybex maximal isometric testing of the quadriceps femoris. *J Formos Med Assoc*. 2008;107:175-180.

Lindsay DM, Maitland ME, Lowe RC, et al. Comparison of isokinetic internal and external hip rotation torques using different testing positions. *J Orthop Phys Ther*. 1992;16:43-50.

Markee JE, Logue JT, Williams M, et al. Two-joint muscles of the thigh. *J Bone Joint Surg Am*. 1955;37:125-142.

Mendler HM. Effect of stabilization on maximum isometric knee extensor force. *Phys Ther*. 1967;47:375-379.

Mulroy SJ, Lassen KD, Chambers SH, et al. The ability of male and female clinicians to effectively test knee extension strength using manual muscle testing. *J Ortho Sports Phys Ther*. 1997;26:192-199.

Murray MP, Baldwin JM, Gardner GM, et al. Maximum isometric knee flexor and extensor muscle contractions. *Phys Ther*. 1977;57:637-643.

Neumann DA, Soderberg GL, Cook TM. Electromyographic analysis of hip abductor musculature in healthy right-handed persons. *Phys Ther*. 1989;69:431-440.

Olson VL, Smidt GL, Johnston RC. The maximum torque generated by the eccentric, isometric, and concentric contractions of the hip abductor muscles. *Phys Ther*. 1972;52:149-157.

Pare EB, Stern JT, Schwartz JM. Functional differentiation within the tensor fasciae latae. *J Bone Joint Surg*. 1981;63A:1457-1471.

Rainville J, Jouve C, Finno M, et al. Comparison of four tests of quadriceps strength in L3 or L4 radiculopathies. *Spine*. 2003;28:2466-2471.

Reider B. *The Orthopaedic Physical Examination*. Philadelphia: WB Saunders; 1999.

Signorile JF, Applegate B, Duque M, et al. Selective recruitment of the triceps surae muscles with changes in knee angle. *J Strength Cond Res*. 2002;16:433-439.

Skyrme AD, Cahill DJ, Marsh HP, et al. Psoas major and its controversial rotational action. *Clin Anat*. 1999;12:264-265.

Wadsworth CT, Krishnan R, Sear M, et al. Intrarater reliability of manual muscle testing and hand-held dynametric muscle testing. *Phys Ther*. 1987;67:1342-1347.

Ward SR, Winters TM, Blemker SS. The architectural design of the gluteal muscle group: implication for movement and rehabilitation. *J Orthop Sports Phys Ther*. 2010;40:95-102.

Weinreb JC, Cohen JM, Maravilla KR. Iliopsoas muscles: MR study of normal anatomy and disease. *Radiology*. 1985;156:435-440.

Wintz MM. Variations in current manual muscle testing. *Phys Ther Rev*. 1959;39:466-475.

5

기능적 근육 검사의 기법

Techniques of Functional Muscle Testing

사람이 움직이는 동안 그 사람의 기능을 알아내는 것은 물리치료사들이 직면하고 있는 어려운 문제 중의 하나이다. 기능적 근육 검사는 관절 평가의 또 다른 검사이다. 기능적 근육검사는 수행과 관련된 활동으로서, 관절 주변에서 힘을 발생하는 근육의 능력을 검사하는 것이다. 기능적 근육검사는 근력을 간접적으로 평가하고 사람의 기능을 정량화하고자 할 때, 기능적 활동이나 연속 활동을 최대 노력으로 수행하는 것이다.

본 장은 2개의 표본집단을 위해 2단락에서 기능적 근육검사를 설명할 것이다. 첫 번째는 "노인을 위한 기능적 검사"라는 단락이고, 이 단락은 노화에 따라 근력에서 일어나는 변화를 간단히 설명하고 있고, 또 노인의 기능적 관점에서 근력의 평가에 초점을 맞추고 있다. 두 번째 단락은 "기능적 근육검사의 심화 검사"로서 높은 수준의 활동을 하는 사람의 기능적 평가에 초점을 맞추고 있다.

노인을 위한 기능적 검사 (Functional muscle testing for the elderly)

성숙과 노화는 많은 생리적 및 신체적 변화와 관련 된다. Spirduso 등은 성숙 과정을 신체적 발달로서 설명했고, 심혈관계/폐의 기능, 근력/지구력, 운동조절, 협응 및 숙련성이 감소한다고 설명했다. 본 장의 앞에 부분에서 언급했듯이, 이 단락은 기능적 관점에서 근력과 지구력의 평가에 초점을 맞추고 있다. 그러나 독자들은 신체적 성숙의 복잡성과 기능적 수행에 대한 영향력을 기억해야 한다.

근육 노화의 생리적 현상이 완전하게 밝혀지지 않았지만, 노화의 결과로 근육 약증과 기능적 소실의 정도는 다르겠지만 근력과 근 파워의 감소가 일어난다. 연구자들은 근육의 약증으로 인해 운동과제를 자주 완수할 수 없는 것으로 결정했다. 그 이외에, 근육 약증은 근이영양증과 같은 질환들과 관련된 운동 결손의 일차 요소가 될 수 있고, 또 류마티스 관절염, 뇌혈관 사고 및 근육뼈대 외상과 같이 평소의 움직임을 제한하고, 방해하고, 변화시키는 질환의 이차 요소가 될 수 있다.

이들 질환으로 인한 근력 변화의 가능성은 근력 검사가 필요하다는 것을 의미한다. 그러나, 근력의 정량화를 위해 사용된 전통적 기법들은 단일 근육군의 선형적 움직임 만을 평가하기 때문에, 기능적 수행의 잣대로는 부적절할 수 있다. Brown 등은 주요 근육군이 참여하는 특정 과제를 수행하게 함으로써 그 근육들의 근력과 기능을 제대로 평가할 수 있다고 제안했다. Bohannon 등은 많은 객관적 근력 검사 방법들이 검사자의 근력, 팔다리 고정, 고가의 장비 필요와 같은 요소들에 의해 제한된다고 했다. Amundsen은 기능적 움직임의 근력 요소를 보다 효율적으로 평가하기 위해 논리적 순서를 추천했다. 그는 일상생활동작(ADL)을 가장 먼저 평가하고, 적절한 도수근육검사를 가장 마지막에 수행하는 것을 제안했다.

일상생활동작(ADL)과 도구적 일상생활동작(IADL)은 운동 기능장애가 가정과 지역사회의 기능적 수행능력을 제한하는지를 임상가가 확인하고자 할 때, 도움을 준다. 대부분의 검사 도구들은 가동성, 인지, 자가관리 및 지역사회 상호작용 등과 같은 환자의 능력을 대략으로 보여준다. 이런 검사 도구들로는, Katz ADL 지수, Barthel 지수, 도구적 일상생활동작 지수 등이 있다. 이들 검사는 기능적 상태에 대한 정보를 제공해 주지만, 운동 수행의 제한에 대한 특정 정보를 제공해 주지 못한다.

기능적 근육검사를 이용한 자세한 움직임 검사의 수행은 ADL를 평가한 이후에 이루어지는 것이 좋다. 기능적 근육검사는 특정 과제를 완수하는데 필요한 힘을 일으킬 수 있는 협력근의 능력을 검사한다. 협력근은 운동 목표를 완수하기 위해 굽힘근, 폄근 및 돌림근이 함께 작용할 수 있다. 예를 들어, 앉은 자세에서 일어서기를 할 때, 엉덩관절의 굽힘근과 폄근, 무릎관절의 굽힘근과 폄근, 발목관절의 발등굽힘근과 발바닥굽힘근이 작용한다. 적절한 기능적 근육검사는 이들 근육군을 모두 평가해야 한다. 그러므로 의자에서 일어서기의 동작 평가는 이들 근육의 기능적 근력을 검사하는데 유용할 수 있다.

표준화, 신뢰도 및 타당도 (Standardization, reliability, and validity)

노인의 기능적 근력 검사는 노인에 맞는 특정 과제 수행을 포함하기 때문에, 검사에 대한 표준화, 신뢰도 및 타당도의 문제를 고려해야 한다. 기능적 근육 검사는 검사의 표준화를 갖추지 못했다. 그러나 검사의 설명에서 표준화가 다루어져야 한다. 그럼에도 불구하고, 문헌적으로 절차의 차이점이 존재한다. 예를 들어, 의자에서 일어서기를 반복 검사할 때, 의자의 높이는 43–44.5 ㎝이고, 좌석 앞쪽끝에서 등받이까지의 길이가 표준화되어 있지 덧붙여, 점수를 매기는 방법에서도 문헌적으로 다양하다. 특정 시간(10초–30초) 동안에 이루어지는 반복횟수로 점수를 매기거나, 반복횟수(1, 3, 5, 10회)를 미리 설정한 후 수행 시간으로 점수를 매기기도 한다.[10,16,38,43]

측정의 일관성, 즉 신뢰도는 일정한 시간적 간격(대개 2일–5일)을 두고 이루어지는 검사–재검사 모형으로 결정되고, 검사 일정 사이의 점수를 상관시킨다. 신뢰도 0.8(높은 상관관계)은 측정할 가치가 있는 검사로써 받아들여진다. 몇몇 연구자들에 따르면, 의자에서 일어서기 검사의 검사–재검사 신뢰도는 0.88 – 0.89이고, 이것은 앞에서 진술한 기준에 부합한다.[22,29]

측정할 가치가 있는 검사인지를 나타내는 타당도는 기능적 근력 검사의 선택에 고려되어야 할 매우 중요한 요소이다. 검사의 타당도를 결정하는 방법은 그 검사 측정이 다른 근력 측정과 얼마나 상관관계가 있는지를 검사하는 것이다. 예를 들어, 의자에서 일어서기 검사는 무릎관절 폄근/굽힘근의 등속성 근력 측정과 상관관계가 있었고, 남성과 여성 모두에 있어 중등도의 상관관계(0.77)를 나타냈다.[21] Bohannon 등[5]은 앉은 자세에서 일어서기 검사에서 도수근육검사와 역량계 검사 사이의 구조적 타당도(r = 0.58 – 0.70)를 보고했다. 이와 같이, Eriksrud와 Bohannon은 손을 사용하지 않은 앉은 자세 → 일어서기 검사와 무릎관절 폄근의 근력 검사에서 유의한 상관관계(r = 0.65 – 0.71)를 발견했다.

기능적 근육검사의 점수 (Ranking functional muscles tests)

Amundsen은 검사 결과를 표준화하는 방법으로서 환자의 상태를 근거로 기능적 근육검사의 점수를 제시했다. 그러므로 다음과 같은 0–5점의 순서척도 점수를 이용하여 수행 수준의 순위를 매길 수 있다:

0 = 불가능
1 = 가능하지만, 매우 제한됨(설정, 신체적 도움, 혹은 기능장애 기간)
2 = 가능하지만, 중등도의 제한됨(1점과 동일하지만, 정도는 작은 편)
3 = 가능하지만, 약간 제한됨(2점과 동일하지만, 정도는 작은 편)
4 = 가능하지만, 느리게 일어남
5 = 가능

Amundsen의 점수는 표준 점수로 비교하는 것이 아니라, 시간의 경과에 따른 수행능력을 비교하는 것이다. 예를 들어, 낮은 수준 검사의 5점은 적절한 기능적 근력을 가지는 것으로 기대할 수 있지만, 같은 수준 검사의 1점은 기능적 근력의 제한을 의미할 수 있다. 본 단락에 이용된 순서척도 점수 시스템은 Amundsen과 Guralnik 등[16]에 영향을 받은 것이고, 비록 여기에서 제시하고 있지만, 더 많은 검사를 필요로 한다. 부가적으로, 검사자는 본 단락에서 제시된 점수 척도가 임상적으로 적용가능하고, 환자/클라이언트에게 유용하다는 것을 알아야 하고, 또 표준 점수과 표준 점수 시스템을 설정하는데 더 많은 인구역학적 데이터가 필요하다는 것도 알아야 한다. 검사자는 기능적 근력 검사에 대한 검사간 신뢰도와 두 사람이 이상으로 이루어지는 검사자간 신뢰도를 설정해야 한다.

운동 수행에 미치는 요소 (Factors affecting motor performance)

기능적 근육검사에서, 검사자는 기능적 운동수행(바램과 삶에서의 역할을 충족시키는데 꼭 필요한 운동 과제의 수행 능력)이 여러 요소로 구성되었음을 고려해야 한다. 수행은 근력과 근파워 보다 더 많은 것을 포함하고 있고, 근육뼈대계, 신경근육계, 심허파계, 그리고 피부계 등의 복합한 상호작용과 운동 숙련성을 필요로 한다. 기능적 운동 수행은 ADL(목욕하기, 용변보기, 옷입기 및 식사하기 등)의 수행으로 나타난다. 기능적 운동 수행은 지역사회 이동성, 여가활동과 사회활동, 쇼핑 등과 같은 도구적 ADL과도 연결된다. 효율적이고 안전한 기능적 운동 수행이 성공적으로 이루어지기 위해서는, 개인적 요소, 과제적 요소, 그리고 환경적 요소와 같은 3대 요소가 고려되어야 한다.

개인적 요소에는 과제의 성공적 완수에 적합한 인지, 근력, 부드럽고 통증이 없는 가동범위, 지구력 및 근육 파워가 포함된다. 과제적 요소는 과제의 역동성은 물론, 그 과제가 얼마나 단순한 지(일어서기) 혹은 복잡한 지(보행)에 관련된다. 환경적 요소는 과제가 수행되는 환경은 물론, 사람과 과제에 영향을 주는 환경과 관련된다. 몇 가지 환경적 요소로는 의자, 경계석 및 계단의 높이; 카펫이나 타일; 안정된 지면과 불안정한 지면; 하중을 가지고 이동하거나 하중을 가지지 않고 이동하는 경우 등이 있다. 이들 요소는 과제를 완수하는 사람의 능력에 영향을 줄 것이고, 기능적 운동 수행을 검사할 때 반드시 고려되어야 한다.

본 장이 강조하는 부분이 기능적 근육검사(개인적 요소)이기 때문에, 검사자는 인지 능력과 같은 다른 개인적 요소들을 고려해야 한다. "검사 장비" 아래에 있는 검사 설명 안에 환경적 요소를 통제하는 권장사항이 포함될 것이다.

윗몸 검사 (Upper body tests)

윗몸은 기능적으로 팔과 윗몸통/머리로 분류된다. 주로 몸통은 몸의 질량을 기저면 내에서 이동하는 동적 활동과 정적 활동 시 자세조절에 관여한다. 팔은 가벼운 하중 활동, 뻗기, 손을 이용한 과제에 참여한다. 손을 이용한 과제는 과제 조작을 위해 폄, 굽힘 및 돌림이 복합되어야 한다.

중력을 이기고 똑바른 자세를 유지하는 것처럼, 몸통은 몸의 자세를 유지한다. 몸통 근육들은 신체 자세의 변화를 포함한 병진운동을 하는 동안 균형을 유지하는 데 중요한 역할을 한다. 머리는 운동의 시작이나 선도역할로서 중요하다. 머리 움직임의 1차 목표는 눈이 외적 환경에 대해 운동의 계획과 구성에 참여할 수 있도록 머리를 수직 자세로 유지하는 것이다. 머리와 몸통의 기능적 근력을 검사하기 위해서는, 몸 질량이 기저면 내에서 앞쪽, 뒤쪽 , 가쪽 혹은 대각선으로 이동하는 병진운동이 기능적 활동에 포함되어야 한다. 머리와 몸통의 기능적 근력 검사는 앞쪽, 뒤쪽, 가쪽 혹은 대각선쪽으로 움직이는 위상적 활동과 정적 활동을 모두 포함해야 한다. 이들 방향은 폄근, 굽힘근 및 돌림근의 근력을 필요로 한다.

윗몸의 기능적 근력을 평가하는 검사는 이들 방향의 움직임을 모두 포함해야 한다. 본 단락에 설명된 검사들로는 스윕 컬(sweep curl), 앉은 자세에서 물건 들어올리기(sitting up lift), 앉은 자세에서 물건 내리기(sitting down lift), 대각선으로 물건 들어올리기(diagonal up lift), 대각선으로 물건 내리기(diagonal down lift), 누운 자세에서 길게 앉기(long sit), 엎드린 자세에서 옆으로 돌아눕기(prone roll), 누운 자세에서 옆으로 돌아눕기(supine to side roll) 등이 있다(그림 5-1에서 그림 5-31 참고).

아랫몸 검사 (Lower body tests)

아랫몸은 기능적으로 다리와 아랫몸통/골반으로 분류된다. 아랫몸통/골반은 기저면 내에서 몸 질량을 이동하는 동적 활동과 정적 활동 시의 자세조절에 관여한다. 다리는 앉은 자세에서 일어서기, 보행, 이중지지기/한발지지기와 같은, 무거운 하중 활동에 참여한다. 이들 과제의 형태는 열린사슬 자세와 닫힌사슬(체중부하) 자세를 이용하는 상호패턴에서 이루어지는 엉덩관절, 무릎관절 및 발목관절의 굽힘, 폄, 돌림 등을 포함하고 있다. 기능적 근력을 검사하기 위해서는, 이 움직임을 한쪽 다리 활동이나 양쪽 다리 활동에 모두 포함시켜야 한다. 본 단락에 포함된 검사로는 의자에서 일어서기 반복 검사, 스텝 테스트(step test), 계단 오르기, 옆으로 계단 오르기, 앉은 자세에서 다리 교차하기(sitting leg cross), 엉덩이 가쪽 스쿠팅, 골반 들어올리기(hip hike), 발 앞쪽 내딛기, 발 뒤쪽 내딛기 등이 있다(그림 5-32에서 그림 5-57 참고).

전신 검사 (Gross body tests)

본 단락의 검사들은 팔이음뼈와 윗등 분절을 포함하는 윗몸통과 머리, 그리고 허리와 골반을 포함하는 아랫 몸통을 평가하고 있다. 전신 기능적 근력 검사로는, 바닥으로 앉기(floor sit), 바닥에서 의자에 앉기(floor rise), 누운 자세에서 옆으로 앉은 자세(supine to side sit) 등이 있다(그림 5-58에서 그림 5-68 참고).

윗몸 검사 (UPPER BODY TESTS)

스윕 컬 (SWEEP CURL)

팔꿉관절 굽힘근과 어깨 근육(큰가슴근, 어깨밑근, 넓은등근, 큰원근)의 기능적 근력을 평가한다.

기능적 근력 (등급 4와 5) [Functional Strength (Grades 5 and 4)]

장비

43–44 cm 좌석 높이의 일자형 나무의자를 벽에 붙인다. 0.45 kg, 1.35 kg, 2.25 kg의 아령을 사용한다.

제한점

어깨 통증, 가동범위 제한, 악력 결핍, 앉기 균형 결손, 그리고 지시사항을 잘 이해하지 못하는 인지력 결핍 등.

환자 자세

환자는 의자 등받이로부터 약 10 cm 정도 떨어진 좌석 중간 부위에 앉은 후, 무릎관절 약간 뒤쪽에 양 발을 배치하고, 발바닥을 지면에 붙인다. 이때 엉덩관절은 90° 굽힘되고, 양쪽 어깨의 높이는 동일하다. 그리고 머리를 똑바로 세운다. 환자는 검사할 쪽 손에 2.25 kg의 아령을 들고, 팔꿉관절을 몸에 붙이고 폄한다. 이때 손바닥은 정면을 향한다(그림 5–1).

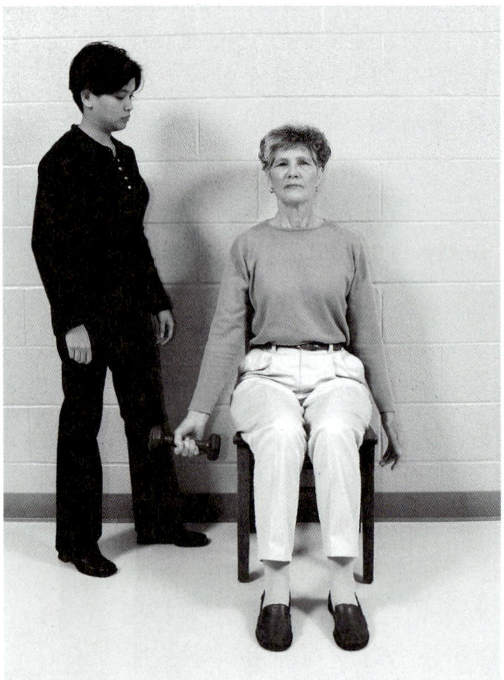

그림 5–1 의자에 앉은 자세 – 시작 자세

검사자 자세

검사자는 환자의 검사쪽 팔 옆에 서 있는다. 이때 환자가 스윕 동작을 제대로 할 수 있도록 환자로부터 충분히 떨어져 있는다(그림 5–1).

검사자 행동

환자에게 다음과 같은 교육을 실시한다: "당신은 팔꿈치를 굽혀 아령을 반대쪽 어깨쪽으로 가져간 후, 다시 원래 자세인 당신의 몸통 옆으로 가져오시오." 당신이 움직이는 동안, 당신의 팔꿈치를 몸통에 붙이시오. 그리고 이런 과제를 5회 반복하시오." 여러분이 환자에게 과제를 설명할 때, 정확한 움직임을 한번 보여 주시오.

검사자 명령

"이제 당신의 팔꿈치를 굽혀, 반대쪽 어깨로 움직여 보시오." 이런 동작을 5회 실시해 보시오.

환자 행동

환자는 아령이 반대쪽 어깨에 닿도록 팔꿉관절을 굽힘한 후, 다시 몸통 옆으로 팔이 오도록 팔꿉관절을 폄한다(그림 5-2에서 그림 5-4 까지).

다른 팔의 검사도 반복한다.

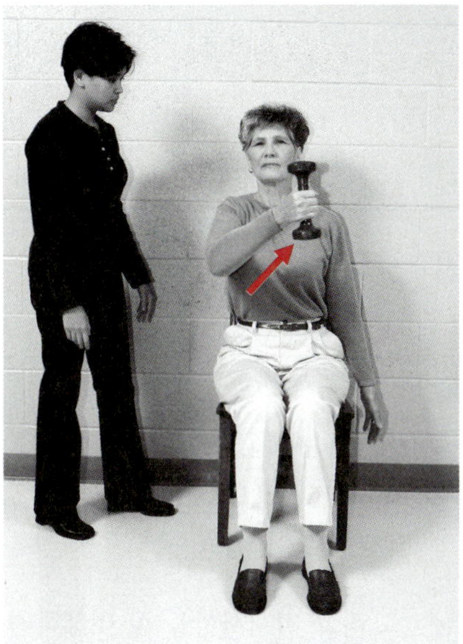

그림 5-2 환자는 반대쪽 어깨 쪽으로 물건을 들어올린다. *화살표*는 움직임 방향을 의미한다.

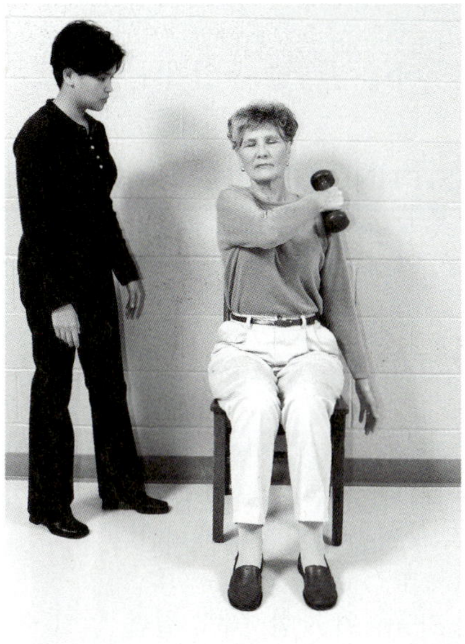

그림 5-3 환자는 멈춘다.

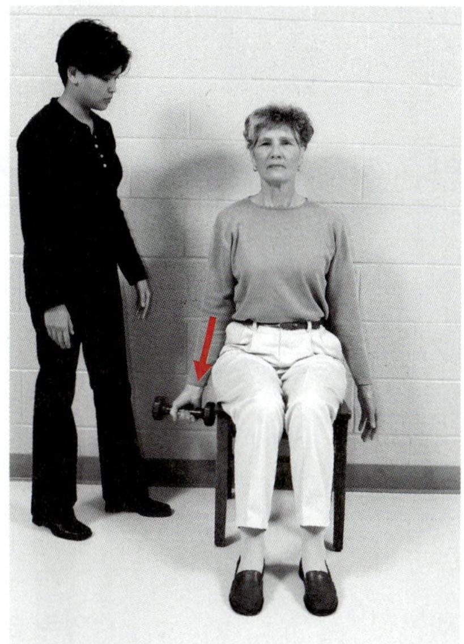

그림 5-4 환자는 원래 자세로 물건을 이동한다. *화살표*는 움직임의 방향을 의미한다.

추천 점수화 (SCORING RECOMMEMDATIONS)

등급 5

환자는 아무런 어려움 없이 5회 반복한다.

등급 4

환자는 4회 반복한다.

주: 검사에 사용된 아령의 무게를 기록한다.

기능적 근력 (등급 3 이하) [Functional Strength (Grades 3 and below)]

등급 3 환자는 0.45 kg의 아령을 사용하여 5회 반복할 수 있다. 만약 환자가 5회를 수행하지 못하면, 등급 2의 내용을 참조한다.

등급 2 환자는 5회를 반복할 수 없지만, 팔이 떨어지지 않고 부분 가동범위로 움직임을 시작할 수 있다.

등급 1 검사자는 위팔두갈래근과 어깨근육의 수축을 촉진할 수 있다.

등급 0 검사자가 근수축을 관찰할 수 없거나, 촉진할 수 없다.

앉은 자세에서 물건 들어올리기 (SITTING UP LIFT)

윗몸통 폄근, 어깨관절 굽힘근 및 어깨뼈 돌림근의 기능적 근력을 평가한다.

기능적 근력 (등급 3, 4, 5) [Functional Strength (Grades 5, 4, and 3]

장비 환자는 43–44 cm 좌석 높이의 일자형 나무의자에 앉는다. 검사자는 환자의 옆에 서서, 환자가 자신의 팔을 들어 올릴 수 있는 높이만큼 깡통이나 15 cm^2의 사각 나무블록을 환자의 앞쪽과 정중앙 지점에 배치한다.

제한점 어깨 통증, 가동범위 제한, 악력 결핍, 앉기 균형 결손, 그리고 지시사항을 잘 이해하지 못하는 인지력 결핍 등.

환자 자세 환자는 의자 등받이로부터 약 10 cm 정도 떨어진 좌석 중간 부위에 앉은 후, 무릎관절 약간 뒤쪽에 양 발을 배치하고, 발바닥을 지면에 붙인다. 이때 엉덩관절은 90° 굽힘되고, 양쪽 어깨의 높이는 동일하다. 그리고 머리를 똑바로 세운다. 환자는 양 손을 자신의 허벅지 위에 올려놓고 검사를 시작한다(그림 5–5).

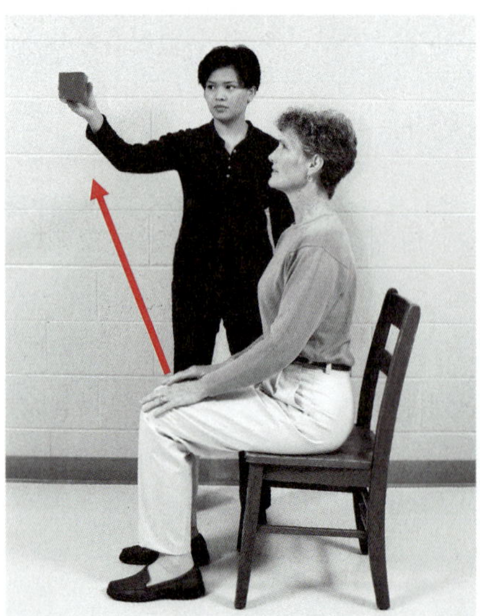

그림 5–5 의자에 앉은 자세; 물건을 검사자가 들고 있다. *화살표*는 움직임 방향을 의미한다.

검사자 자세

검사자는 환자의 옆쪽에서 선 자세를 취한다. 이때 환자와의 간격은 환자의 앞쪽 방향 균형 소실을 재빠르게 막을 수 있는 위치여야 한다. 검사자는 환자가 닿을 수 있을 만큼의 높이로 환자의 앞쪽과 정중앙 쪽에 나무블록을 위치시킨다(그림 5-5).

검사자 행동

환자에게 다음과 같은 교육을 실시한다: "당신은 양 손을 나무블록까지 닿도록 뻗으시오. 나무블록을 잡은 후, 그것을 당신의 무릎 위로 가져가시오. 그리고 이런 과제를 5회 반복합니다." 여러분이 환자에게 과제를 설명할 때, 정확한 움직임을 한번 보여 준다.

검사자 명령

"이제 양 손을 위로 뻗어 나무블록을 잡은 후, 당신의 무릎 위에 가져가시오." 검사자는 한 번의 과제가 끝나면, 환자로부터 나무블록을 받은 후, 똑같은 과제를 수행하도록 환자에게 지시한다.

환자 행동

환자는 검사자로부터 나무블록을 취하기 위해 양 손을 앞쪽과 위쪽으로 뻗고, 몸통을 편다. 양 손으로 나무블록을 잡은 후, 팔꿈치를 약간 굽혀 중립 자세로 되돌아온다(그림 5-6에서 그림 5-8까지).

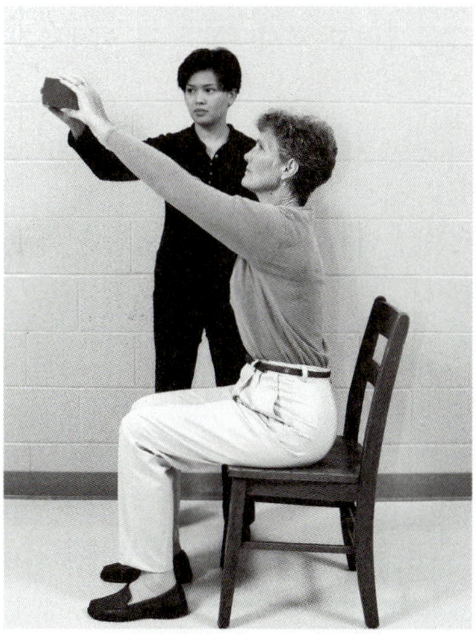

그림 5-6 환자는 나무블록을 잡기 위해 팔을 뻗는다.

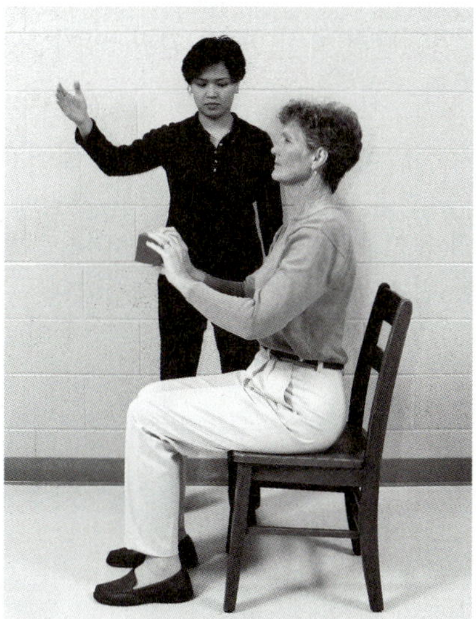

그림 5-7 환자는 검사자로부터 나무블록을 취한다.

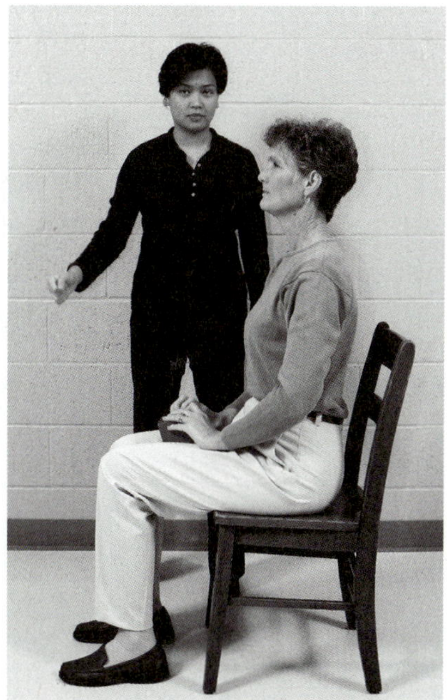

그림 5-8 환자는 나무블록을 무릎 위로 가져간다.

추천 점수화 (SCORING RECOMMEMDATIONS)

등급 5

환자는 아무런 어려움 없이 5회 반복한다.

등급 4

환자는 4회를 반복하지만, 운동 협응이 잘 안된다.

등급 3

환자는 3회를 반복하지만, 운동시간이 길어지고 운동 협응이 잘 안된다.

기능적 근력 (등급 3 이하) [Functional Strength (Below Grades 3)]

등급 2 환자는 팔이 허벅지로 떨어지지 않고 부분 가동범위로 움직임을 시작할 수 있다.

등급 1 검사자는 위팔두갈래근과 어깨근육의 수축을 촉진할 수 있다.

등급 0 검사자가 근수축을 관찰할 수 없거나, 촉진할 수 없다.

앉은 자세에서 물건 내리기 (SITTING DOWN LIFT)

윗몸통 굽힘근(몸통을 숙일 때)과 윗몸 폄근(몸통을 똑바로 펼 때)의 기능적 근력을 평가한다.

기능적 근력 (등급 3, 4, 5) [Functional Strength (Grades 5, 4, and 3]

장비 환자는 43–44 ㎝ 좌석 높이의 일자형 나무의자에 앉는다. 환자가 양 손으로 충분히 쥘 수 있는 깡통이나 15 cm^2의 사각 나무블록을 준비한다.

제한점 어깨 통증, 가동범위 제한, 악력 결핍, 앉기 균형 결손, 그리고 지시사항을 잘 이해하지 못하는 인지력 결핍 등.

환자 자세 환자는 의자 등받이로부터 약 10 ㎝ 정도 떨어진 좌석 중간 부위에 앉은 후, 무릎관절 약간 뒤쪽에 양 발을 배치하고, 발바닥을 지면에 붙인다. 이때 엉덩관절은 90° 굽힘되고, 양쪽 어깨의 높이는 동일하다. 그리고 머리를 똑바로 세운다. 환자는 양 손을 잡은 나무블록을 무릎 위에 올려놓고 검사를 시작한다(그림 5–9).

그림 5–9 의자에 앉은 자세; 물건을 잡은 모습

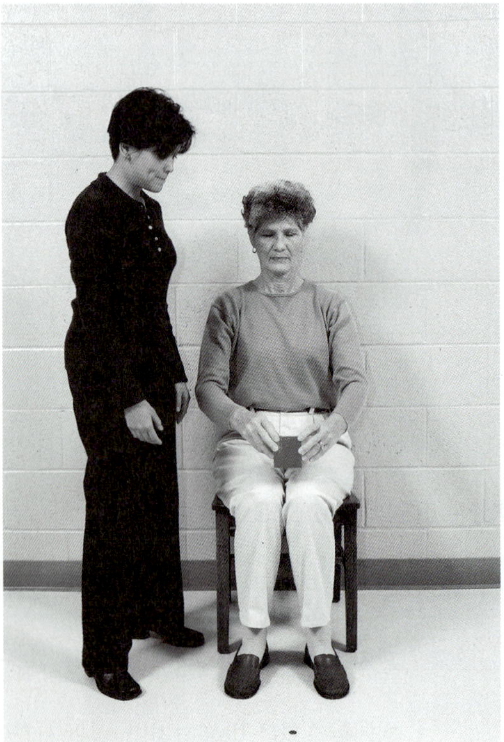

검사자 자세 검사자는 환자의 옆쪽에서 선 자세를 취한다. 이때 환자와의 간격은 환자의 앞쪽 방향 균형 소실을 재빠르게 막을 수 있는 위치여야 한다.

검사자 행동

환자에게 다음과 같은 교육을 실시한다: "당신은 나무블록을 양 손을 들은 후, 바닥에 내려 놓으시오. 그런 후, 다시 똑바른 앉은 자세를 취하고 양 손을 허벅지 위로 올려놓으시오. 이런 과제를 5회 반복합니다." 여러분이 환자에게 과제를 설명할 때, 정확한 움직임을 한번 보여 준다.

검사자 명령

"이제, 양 손에 들고 있는 나무블록을 당신의 앞쪽 바닥에 내려놓으시오. 그리고 다시 똑바른 앉기 자세를 취합니다." 검사자는 한 번의 과제가 끝나면, 바닥에 있는 나무블록을 다시 환자 무릎 위에 올려놓는다. 그리고 과제를 반복 수행하기 위해, 동일한 지시를 환자에게 제공한다.

환자 행동

환자는 나무블록을 바닥에 내려놓기 위해, 몸통을 굽힘하고, 팔꿉관절을 폄하여 팔을 아래쪽으로 뻗는다. 그런 다음, 환자는 원래 자세로 되돌아오기 위해 몸통을 폄하고, 양 손을 허벅지 위에 올려놓는다(그림 5-10에서 그림 5-12 까지).

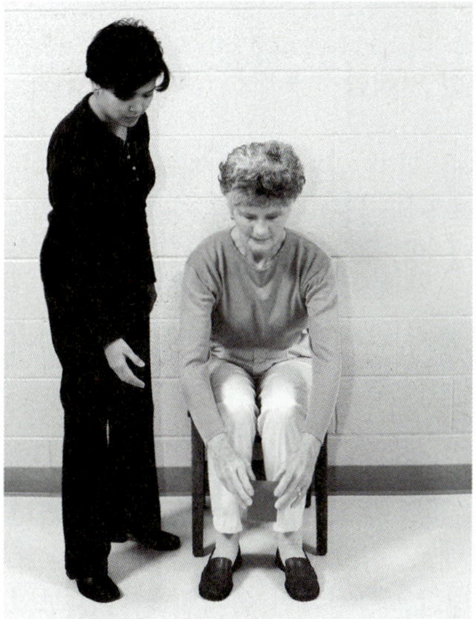

그림 5-10 환자는 나무블록을 바닥에 내려놓기 위해 팔을 아래쪽으로 뻗는다.

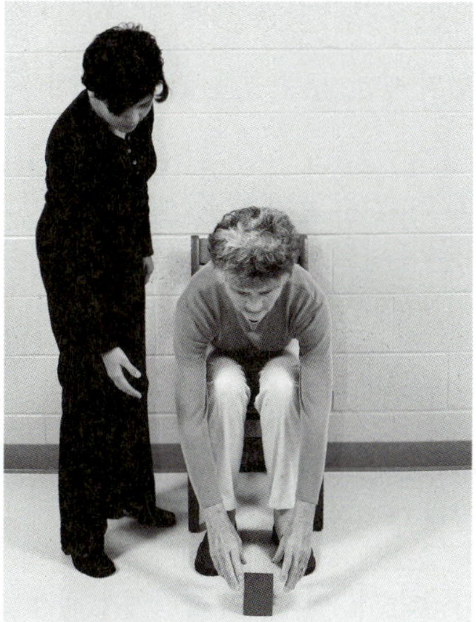

그림 5-11 환자는 나무블록을 바닥에 내려놓는다.

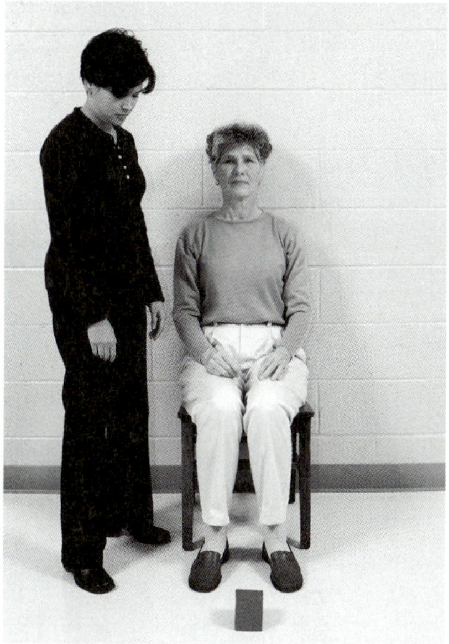

그림 5-12 환자는 다시 원래 자세를 취한다.

추천 점수화 (SCORING RECOMMEMDATIONS)

등급 5 환자는 아무런 어려움 없이 5회 반복한다.

등급 4 환자는 4회를 반복하지만, 운동 협응이 잘 안 된다.

등급 3 환자는 3회를 반복하지만, 운동시간이 길어지고 운동 협응이 잘 안 된다.

기능적 근력 (등급 3 이하) [Functional Strength (Below Grades 3)]

추천 점수화 (SCORING RECOMMEMDATIONS)

등급 2 환자는 나무블록을 떨어뜨리거나 균형을 상실하지 않고, 부분 가동범위로 움직임을 시작할 수 있다.

등급 1 검사자는 환자의 앞쪽 방향 움직임을 볼 수 있지만, 균형을 잃지 않고는 나무블록을 제자리에 내려놓지 못한다.

등급 0 검사자가 근수축을 관찰할 수 없거나, 촉진할 수 없다.

대각선 방향으로 물건 들기 (DIAGONAL UP LIFT)

몸통 근육, 어깨관절의 벌림근/굽힘근, 그리고 어깨뼈 돌림근의 구심성 및 원심성의 기능적 근력을 평가한다.

기능적 근력 (모든 등급) [Functional Strength (All Grades)]

장비

약 168 cm 높이의 선반 옆에 43–44 cm 좌석 높이의 표준 나무의자를 배치한다. 그리고, 0.45 kg, 1.35 kg, 2.25 kg의 무게를 준비한다. 시각적 표적와 검사의 표준화를 위해 색테이프나 붙이는 라벨을 이용하여 선반과 의자에 "X"로 표시한다. 선반과 의자의 "X" 표시는 대각선의 움직임 방향이 일어나도록 표시한다. 예를 들어, 환자가 오른팔을 뻗는다면, 의자의 "X"는 의자 좌석의 왼쪽에 있어야 한다.

제한점

통증, 가동범위 제한, 균형 결손, 그리고 지시사항을 잘 이해하지 못하는 인지력 결핍 등.

환자 자세

환자는 양 팔을 몸통에 붙이고, 의자를 바라보면서 의자 앞에서 선 자세를 취한다. 환자의 오른팔이 선반 쪽에 있고, 몸통과 머리는 정면을 바라보며 똑바른 자세를 취하고, 골반의 높이는 수평으로 이루고 돌림되지 않아야 한다. 양 발은 어깨넓이만큼 벌린다.

검사자 자세

검사자는 환자의 뒤쪽에 서서, 환자의 균형 상실을 막기 위해 양쪽 손을 골반의 양쪽에 각각 배치한다(그림 5–13).

검사자 행동

환자에게 다음과 같은 교육을 실시한다: "물건을 잡기 위해 당신의 오른팔을 앞쪽과 몸통을 가로질러 아래쪽으로 뻗는다. 물건을 잡은 후, 선반 위의 표시점에 물건을 들어서 올려놓는다." 2.25 kg의 무게로 시작한다. 앞의 방법대로, 검사자는 다시 물건을 의자 표시점에 갖다 놓는다. 여러분이 환자에게 과제를 설명할 때, 정확한 움직임을 한번 보여준다(그림 5–14와 그림 5–15).

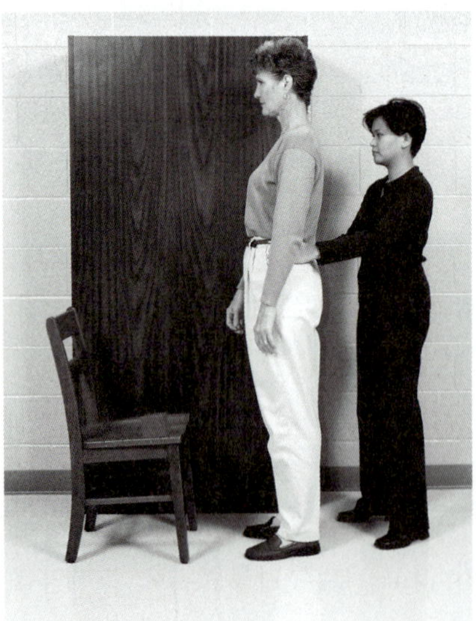

그림 5–13 환자의 선 자세; 검사자는 환자의 균형 상실을 막기 위해 골반을 잡는다.

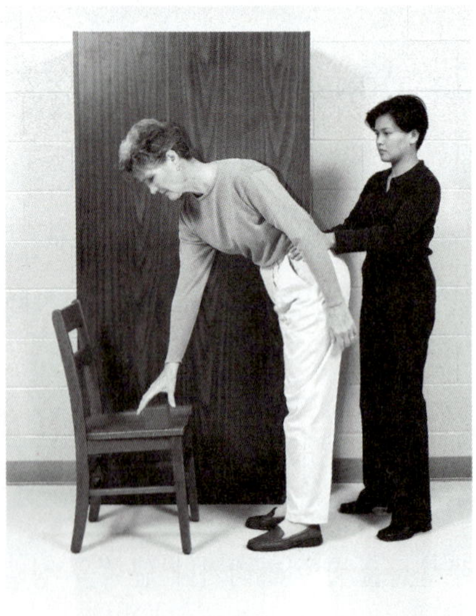

그림 5–14 환자는 의자 위에 있는 물건을 잡기 위해 몸을 앞쪽으로 숙인다.

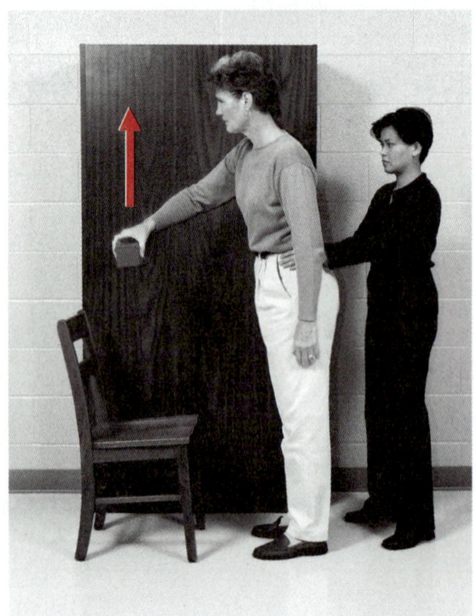

그림 5–15 환자는 물건을 집어 들어올린다. *화살표*는 움직임 방향을 의미한다.

검사자 명령 "이제, 물건을 들어올리기 위해 오른손을 뻗고, 그 물건을 선반 위에 올려 놓으시오."

환자 행동 환자는 의자 위에 있는 물건을 잡기 위해, 몸통을 굽힘과 약간 돌림하고, 팔을 모음한다. 그 다음, 그 물건을 선반 위에 올려놓기 위해, 팔을 벌림과 굽힘하고, 몸통을 폄한다. 환자의 키에 따라 무릎관절에서 약간 굽힘과 폄이 일어날 수 있다(그림 5-16).

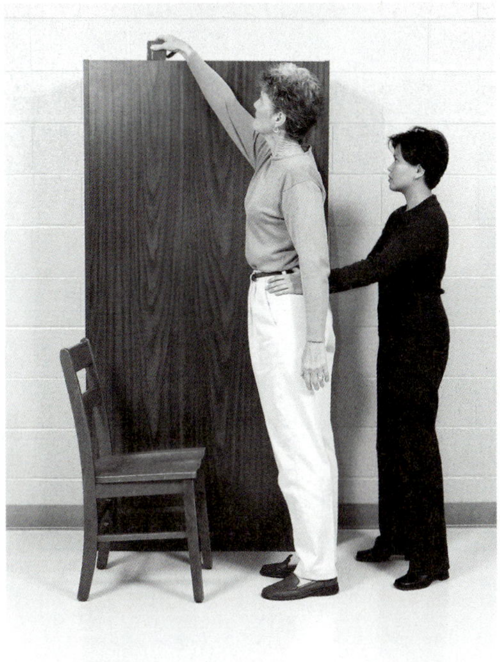

그림 5-16 환자는 물건을 선반 위에 올려 놓는다.

환자가 왼팔을 사용할 수 있도록, 의자의 위치를 바꾸어 과제를 반복 수행한다.

추천 점수화 (SCORING RECOMMEMDATIONS)

등급 5 환자는 아무런 어려움 없이 2.25 kg 무게를 들어 올릴 수 있다.

등급 4 환자는 1.35 kg의 무게를 들 수 있지만, 움직임의 속도가 느리거나 갑작스런 속도변화가 일어난다.

등급 3 환자는 0.45 kg의 무게로 절반 이상 팔을 들어 올릴 수 있지만, 운동시간이 길어지고 운동 협응이 잘 안 된다.

등급 2 환자는 중력만을 이기고 절반 이하의 높이로 팔을 들어 올린다(무게의 적용은 없음).

등급 1 환자는 과제를 수행할 수 없다. 약간의 근수축이 관찰되거나 촉진된다.

등급 0 환자는 과제를 수행할 수 없다. 근수축이 촉진되지 않거나 관찰되지 않는다.

대각선 방향으로 물건 내리기 (DIAGONAL DOWN LIFT)

몸통 근육, 어깨관절의 벌림근/가로모음근, 그리고 어깨뼈 돌림근의 구심성 및 원심성의 기능적 근력을 평가한다.

기능적 근력 (등급 3, 4, 5) [Functional Strength (Grades 5, 4, and 3]

장비

약 168 cm 높이의 선반 옆에 43–44 cm 좌석 높이의 표준 나무의자를 배치한다. 그리고, 0.45 kg, 1.35 kg, 2.25 kg의 무게를 준비한다. 시각적 표적와 검사의 표준화를 위해 색테이프나 붙이는 라벨을 이용하여 선반과 의자에 "X"로 표시한다. 선반과 의자의 "X" 표시는 대각선의 움직임 방향이 일어나도록 표시한다. 예를 들어, 환자가 오른팔을 뻗는다면, 의자의 "X"는 의자 좌석의 왼쪽에 있어야 한다. 환자가 앞쪽과 위쪽으로 뻗기를 할 수 있도록, 표시점은 환자보다 약간 앞쪽에 위치해야 한다.

제한점

통증, 가동범위 제한, 균형 결손과 지시사항을 잘 이해하지 못하는 인지력 결핍 등.

환자 자세

환자는 양 팔을 몸통에 붙이고, 의자를 바라보면서 의자 앞에서 선 자세를 취한다.

환자의 오른팔이 선반 쪽에 있고, 몸통과 머리는 정면을 바라보며 똑바른 자세를 취하고, 골반의 높이는 수평으로 이루고 돌림되지 않아야 한다. 양 발은 어깨넓이만큼 벌린다(그림 5–17).

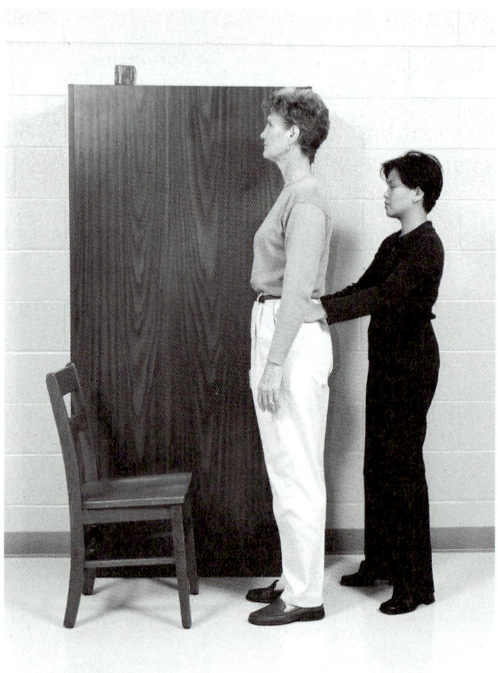

그림 5–17 환자의 선 자세; 검사자는 환자의 균형 상실을 막기 위해 골반을 잡는다.

검사자 자세

검사자는 환자의 뒤쪽에 서서, 환자의 균형 상실을 막기 위해 양쪽 손을 골반의 양쪽에 각각 배치한다(그림 5–18).

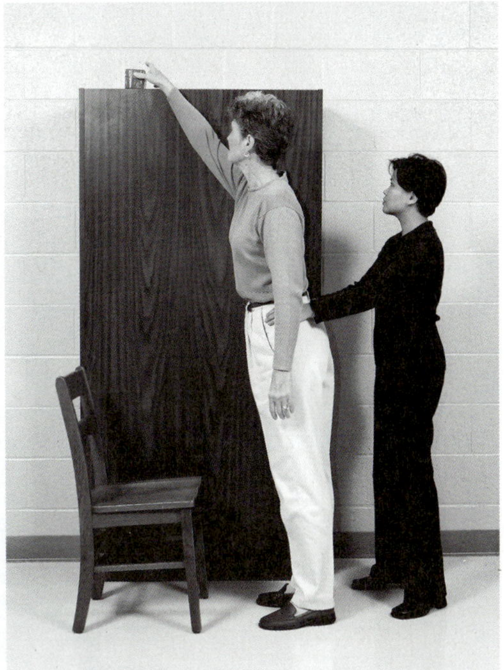

그림 5–18 환자는 선반 위에 물건을 올려놓기 위해 팔을 머리 위로 뻗는다.

검사자 행동

환자에게 다음과 같은 교육을 실시한다: "선반 위의 물건을 잡기 위해 당신의 오른팔을 앞쪽과 위쪽으로 뻗고(그림 5–18). 그 다음 의자 위의 표시점에 그 물건을 내려 놓으시오." 2.25 ㎏의 무게로 시작한다. 앞의 방법대로, 검사자는 다음 과제를 위해, 선반 위에 물건을 다시 배치한다. 여러분이 환자에게 과제를 설명할 때, 정확한 움직임을 한번 보여 준다.

검사자 명령

"이제, 선반 위의 물건을 집기 위해 오른손을 뻗고, 그 물건을 의자 위에 내려 놓으시오(그림 5–19)."

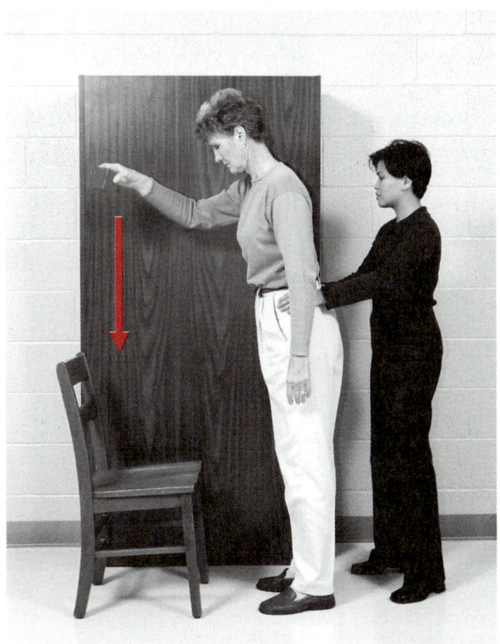

그림 5–19 환자는 의자 위에 물건을 내려놓기 위해 몸통을 앞쪽으로 숙인다.

환자 행동

환자는 선반 위에 있는 물건을 잡기 위해, 몸통을 폄하고, 어깨관절을 벌림과 굽힘한다. 그 다음, 그 물건을 의자 위에 내려놓기 위해, 팔을 모음과 폄하고, 몸통을 굽힘과 돌림한다. 환자의 키에 따라 무릎관절에서 약간 굽힘과 폄이 일어날 수 있다(그림 5-20).

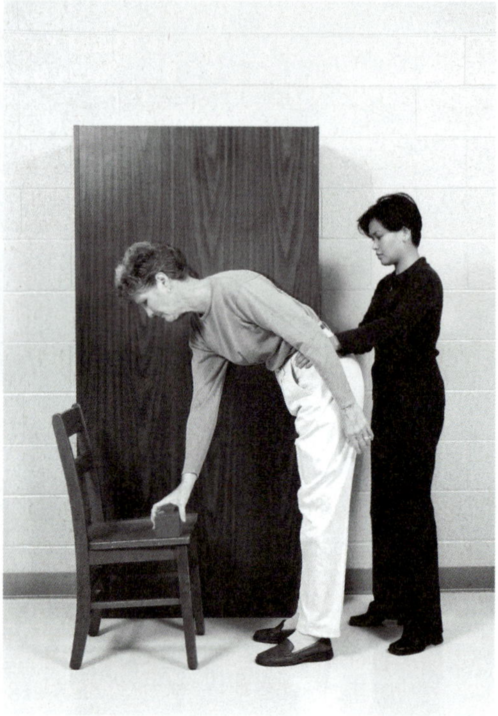

그림 5-20 환자는 물건을 의자 위에 내려 놓는다.

환자가 왼팔을 사용할 수 있도록, 의자의 위치를 바꾸어 과제를 반복 수행한다.

추천 점수화 (SCORING RECOMMEMDATIONS)

등급 5	환자는 아무런 어려움 없이 2.25 kg 무게로 검사를 수행할 수 있다.
등급 4	환자는 1.35 kg의 무게로 검사를 수행할 수 있지만, 움직임의 속도가 느리거나 갑작스런 속도변화가 일어난다.
등급 3	환자는 0.45 kg의 무게로 절반 이상의 가동범위로 검사를 수행할 수 있지만, 운동시간이 길어지고 운동 협응이 잘 안 된다.

기능적 근력 (등급 3 미만) [Functional Strength (Grades Below 3)]

추천 점수화 (SCORING RECOMMEMDATIONS)

등급 2	검사자는 수동으로 환자의 팔을 뻗기 자세와 놓기 자세로 움직인다. 환자의 팔은 몸통으로 뚝 떨어지게 된다.
등급 1과 등급 0	검사를 권장하지 않는다.

누운 자세에서 길게 앉기 (LONG SIT)

목 굽힘근의 구심성 수축과 등척성 수축을 평가한다.

기능적 근력 (모든 등급) [Functional Strength (All Grades)]

장비

과제를 수행할 수 있는 적절한 넓이와 폭을 가진 매트(wall mat)나 딱딱한 바닥면(가정집이라면, 딱딱한 침대나 소파). 그리고 2개의 타월 롤

제한점

통증, 배근육 약증, 앉기 몸통 균형 결손, 가동범위 제한(몸통과 다리), 엎드린 자세가 불편한 경우, 그리고 지시사항을 잘 이해하지 못하는 인지력 결핍 등.

환자 자세

누운 자세에서 양 팔을 몸통에 붙이고, 양 손을 골반 위에 올려 놓는다. 양쪽 무릎관절과 엉덩관절을 펴하고, 양 발을 약간 벌린다. 필요하다면, 무릎 밑에 타월 롤을 받쳐 허리를 이완시킬 수 있다(그림 5-21).

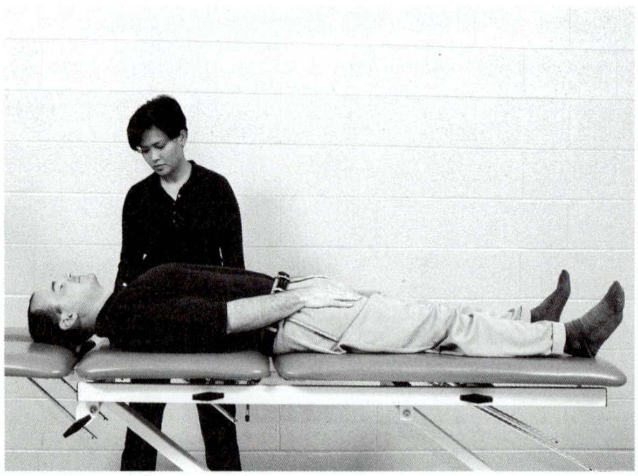

그림 5-21 환자의 반드시 누운 자세

검사자 자세 검사자는 침대나 매트 옆에서 환자의 머리를 쳐다보고 선 자세를 취한다. 검사자는 이런 자세에서, 환자의 몸통과 머리의 움직임을 관찰하고 또 머리가 너무 빠르게 떨어지는 것을 막아 주어야 한다. 그리고 환자가 돌아눕는 동안, 환자를 안전하게 보호해 주어야 한다. 환자가 과제를 수행할 때, 검사자는 선 자세를 그대로 유지하기 위해 자세를 약간 바꾸어 한쪽 발에서 다른 쪽 발로 체중을 이동시킨다(그림 5-22에서 그림 5-24까지).

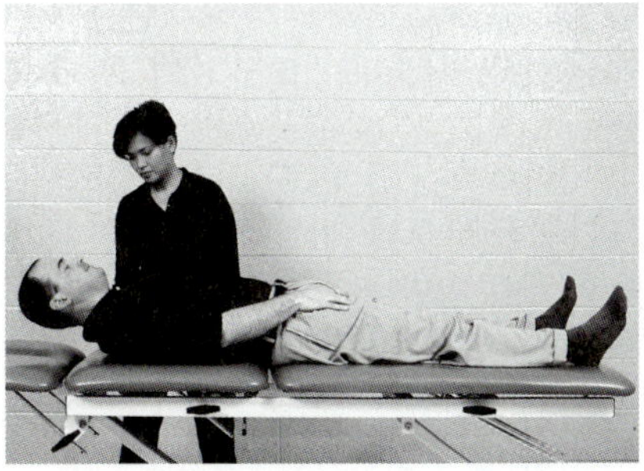

그림 5-22 환자는 목을 굽힘함으로서 움직임을 시작한다.

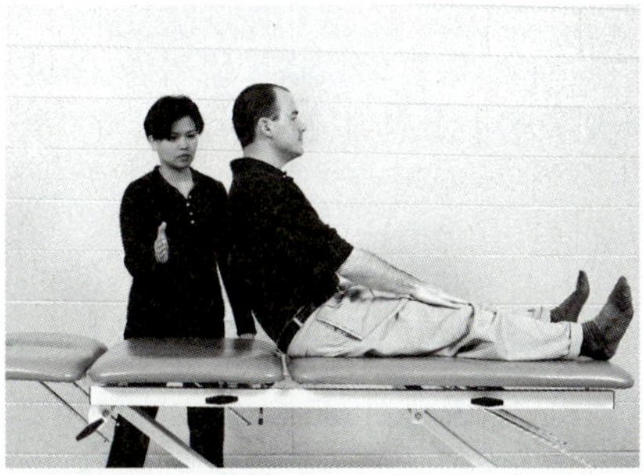

그림 5-23 환자는 일어나 앉기를 계속 수행한다.

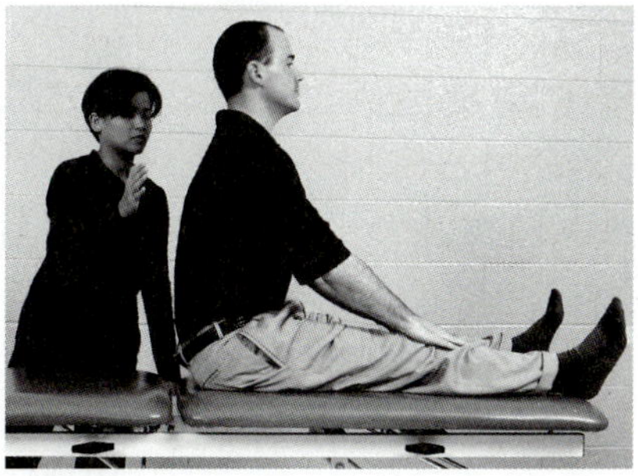

그림 5-24 환자는 길게 앉은 자세를 취한다.

검사자 행동 환자에게 다음과 같은 교육을 실시한다: "일어나 앉아 보시오. 당신은 양 팔을 이용해 일어나 앉을 수 있다. 이런 과제를 5회 반복합니다." 여러분이 환자에게 과제를 설명할 때, 여러분은 환자가 길게 앉은 자세를 취할 수 있도록 수동으로 환자를 도울 수 있다. 그리고 다시 누운 자세로 되돌아온다. 이런 수동운동은 몸통과 다리의 유연성과 근력이 적절한 지를 평가하는데 도움이 된다.

검사자 명령 "이제, 일어나 앉으시오. 머리를 똑바로 유지하시오."

환자 행동 환자는 머리와 양쪽 어깨의 자세를 제대로 유지하면서, 누운 자세에서 길게 앉은 자세로 자세를 바꾼다. 환자의 움직임은 먼저 턱을 당기고, 그 다음 목을 굽힌다. 그리고 머리를 지면으로부터 들어올린 후, 그 다음 몸통을 지면으로부터 들어올린다. 그리고, 엉덩관절을 굽힌다. 엉덩관절이 90° 굽힘된 자세로 몸통이 똑바른 자세를 취할 때까지 머리는 다양한 각도로 굽힘을 유지한다.*

추천 점수화 (SCORING RECOMMEMDATIONS)

등급 5 환자는 과제를 5번 수행하는 동안, 목의 굽힘을 시작하고 유지할 수 있다.

등급 4 환자는 과제를 3번 수행하는 동안, 목의 굽힘을 시작하고 유지할 수 있다.

등급 3 환자는 과제를 1번 수행하는 동안, 목의 굽힘을 시작하고 유지할 수 있다.

등급 2 환자는 지면으로부터 머리를 들어 올리지만, 검사 동안 그 자세를 유지할 수 없다.

등급 1 근수축이 관찰되거나 촉진되지만, 환자는 지면으로부터 머리를 들 수 없다.

등급 0 움직임이나 수축이 일어나지 않는다: 환자의 머리는 지면에 놓여 있다.

* 만약 배근육의 근력이 약하다면, 환자를 똑바른 앉기 자세의 75% 쯤 되는 앉은 자세에서 길게 앉기 검사를 수행할 수 있다. 이런 자세 변화도 길게 앉기 자세를 취하는 동안 목 굽힘근의 근력을 평가하는 방법으로 허용된다. 수정이나 변화가 있으면, 검사 프로토콜에 기록한다.

엎드린 자세에서 옆으로 돌아눕기 (PRONE ROLL)

목 폄근의 구심성 및 등척성의 기능적 근력을 평가한다.

기능적 근력 (모든 등급) [Functional Strength (All Grades)]

장비

과제를 수행할 수 있는 적절한 넓이와 폭을 가진 매트(wall mat)나 딱딱한 바닥면(가정집이라면, 딱딱한 침대나 소파).

제한점

통증, 배근육 약증, 앉기 몸통 균형 결손, 가동범위 제한(몸통과 팔), 엎드린 자세가 불편한 경우, 그리고 지시사항을 잘 이해하지 못하는 인지력 결핍 등.

환자 자세

환자는 엎드린 자세에서 목을 약간 굽힘하고 이마를 바닥에 댄다. 그리고 양쪽 어깨관절은 90° 벌림하고, 팔꿉관절은 약 90–100° 굽힘한다(그림 5–25).

그림 5–25 환자의 엎드린 자세

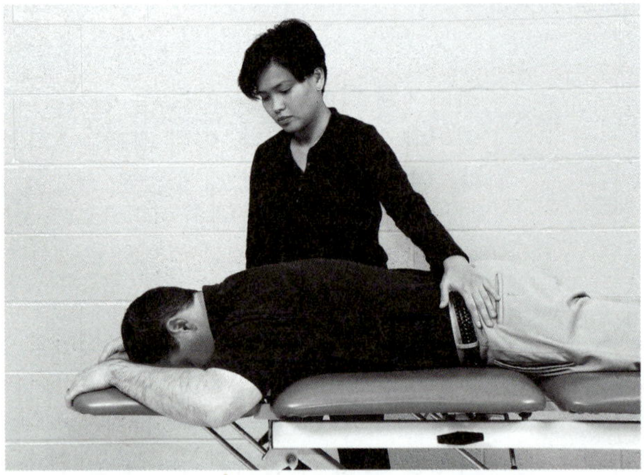

검사자 자세

검사자는 침대나 매트 옆에서 환자의 머리를 쳐다보고 선 자세를 취한다. 검사자는 이런 자세에서, 환자의 몸통과 머리의 움직임을 관찰하고 또 머리가 너무 빠르게 떨어지는 것을 막아 주어야 한다. 그리고 환자가 돌아눕는 동안, 환자를 안전하게 보호해 주어야 한다. 환자가 과제를 수행할 때, 검사자는 선 자세를 그대로 유지하기 위해 자세를 약간 바꾸어 한쪽 발에서 다른 쪽 발로 체중을 이동시킨다. 검사자는 환자의 골반에 손을 배치하여 환자의 구르는 동작을 도와준다(그림 5–26).

그림 5–26 환자는 먼저 목을 폄함으로서 움직임을 시작한다.

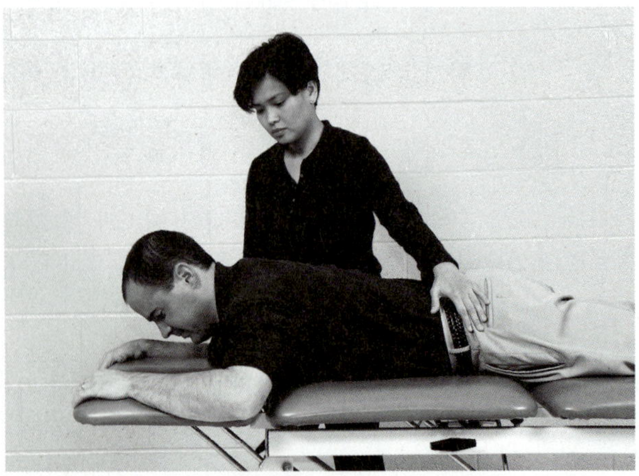

검사자 행동 환자에게 다음과 같은 교육을 실시한다: "머리를 들고 양 팔을 이용하여 옆으로 돌아누우시오. 옆으로 눕는 방향은 오른쪽이든 왼쪽이든 간에 여러분이 좋아하는 방향입니다. 이런 과제를 5회 반복합니다." 여러분이 환자에게 과제를 설명할 때, 수동으로 환자를 옆으로 눕게 한 후, 다시 엎드린 자세로 되돌린다.

검사자 명령 "이제, 머리를 들고, 옆으로 돌아누우시오. 그런 다음 엎드린 자세로 되돌아갑니다. 필요하다면 내가 도와줄 수도 있어요."

환자 행동 환자는 머리와 목을 들고, 양 팔을 밀면서 선호하는 쪽으로 옆으로 돌아눕는다. 환자는 머리와 목을 펌해야 하고, 옆으로 누운 자세를 똑바로 취해야 한다(그림 5-27).

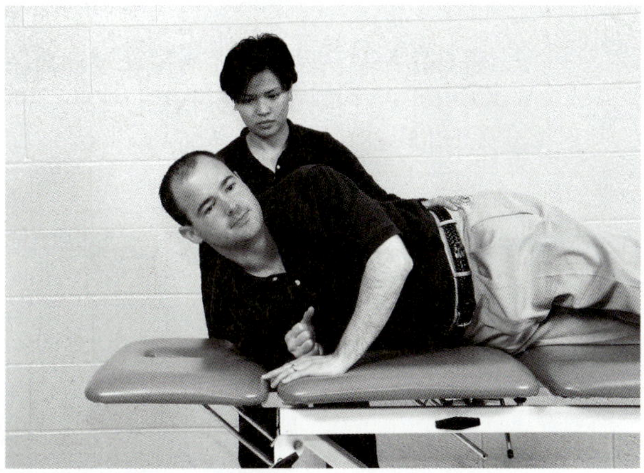

그림 5-27 환자는 옆으로 눕는 자세로 돌아눕는다.

추천 점수화 (SCORING RECOMMEMDATIONS)

등급 5 환자는 과제를 5번 수행하는 동안, 목의 굽힘을 시작하고 유지할 수 있다.

등급 4 환자는 과제를 3번 수행하는 동안, 목의 굽힘을 시작하고 유지할 수 있다.

등급 3 환자는 과제를 1번 수행하는 동안, 목의 굽힘을 시작하고 유지할 수 있다.*

등급 2 환자는 지면으로부터 머리를 들어 올리지만, 검사 동안 그 자세를 유지할 수 없다.

등급 1 근수축이 관찰되거나 촉진되지만, 환자는 지면으로부터 머리를 들 수 없다.

등급 0 움직임이나 수축이 일어나지 않는다: 환자의 머리는 지면에 놓여 있다.

* 만약 근력이 약하면, 옆으로 누운 자세의 75% 쯤 되는 자세에서 시작해 옆으로 돌아눕기를 수행하고, 다시 엎드린 자세로 되돌아온다. 이런 자세 변화는 여전히 옆으로 돌아눕기를 하는 동안 목 펌근의 근력을 평가하는 방법이다. 자세의 수정이나 변화가 있으면, 검사 프로토콜에 기록한다.

누운 자세에서 옆으로 돌아눕기 (SUPINE TO SIDE ROLL)

목 돌림근의 기능적 근력을 평가한다.

기능적 근력 (모든 등급) [Functional Strength (All Grades)]

장비

누운 자세에서 옆으로 누울 수 있는 크기의 매트(walll mat)나 딱딱한 바닥면.

제한점

통증, 배근육 약증, 몸통 균형 결손, 가동범위 제한(몸통과 다리), 그리고 지시사항을 잘 이해하지 못하는 인지력 결핍 등.

환자 자세

환자는 누운 자세에서 검사쪽과 반대되는 쪽으로 머리를 돌림한다. 양쪽 어깨관절은 90° 벌림하고, 아래팔의 등쪽면이 매트 위에 닿도록 한다. 그리고 다리는 완전히 폄한다(그림 5-28).

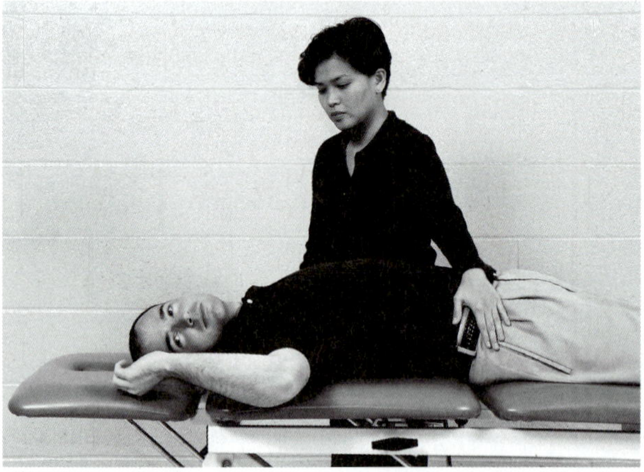

그림 5-28 환자의 누운 자세

검사자 자세

검사자는 환자가 돌아눕는 쪽에 위치하여, 환자가 돌아눕는 동안 머리의 움직임을 잘 관찰하고, 안전성을 제공할 수 있는 환자의 머리쪽에 서 있는다. 환자가 과제를 수행할 때, 검사자는 선 자세를 그대로 유지하기 위해 자세를 약간 바꾸어 한쪽 발에서 다른 쪽 발로 체중을 이동시킨다. 환자의 골반에 손을 배치하여 환자의 구르는 동작을 도와준다(그림 5-29).

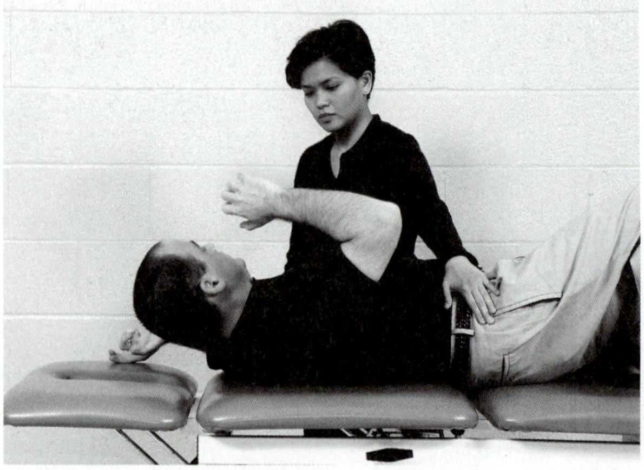

그림 5-29 환자는 먼저 머리를 들어 돌리면서 움직임을 시작하고, 옆으로 돌아눕는다.

검사자 행동

환자에게 다음과 같은 교육을 실시한다: "머리를 반대쪽으로 돌리고, 그 쪽으로 돌아누우시오. 예를 들어, 오른쪽을 쳐다보고 있다면, 왼쪽으로 머리를 돌리고, 그 쪽으로 돌아눕는다. 이런 과제를 5회 반복합니다." 여러분이 환자에게 과제를 설명할 때, 먼저 검사쪽과 반대되는 쪽으로 환자의 머리를 수동으로 돌림시킨후, 검사쪽으로 머리를 돌림시킨다. 일단 환자에게 움직임을 보여준 다음, 환자를 원래 자세로 되돌린다.

검사자 명령

"이제, 머리를 들고 왼쪽으로 돌리시오, 그리고 다시 원래 자세로 되돌아가시오."

환자 행동

환자는 구르는 방향 쪽으로 머리를 돌림한다. 환자는 검사할 쪽으로 옆으로 눕는다 (그림 5-30과 그림 5-31).

오른쪽으로 돌아눕는 것도 검사해야 한다.

그림 5-30 환자는 옆으로 눕는 동작을 계속 하고 있다.

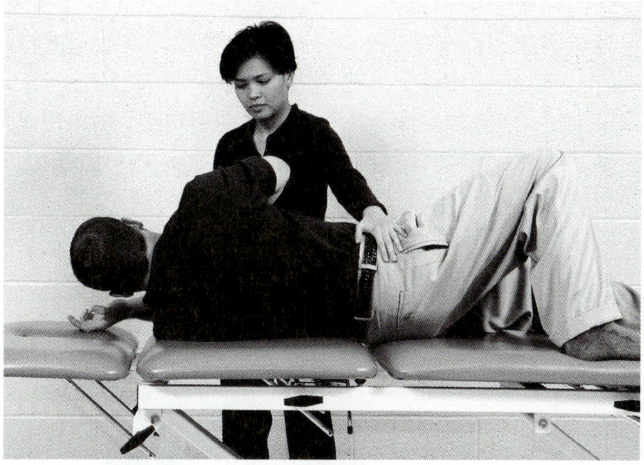

그림 5-31 환자는 옆으로 누운 자세를 취하고 있다.

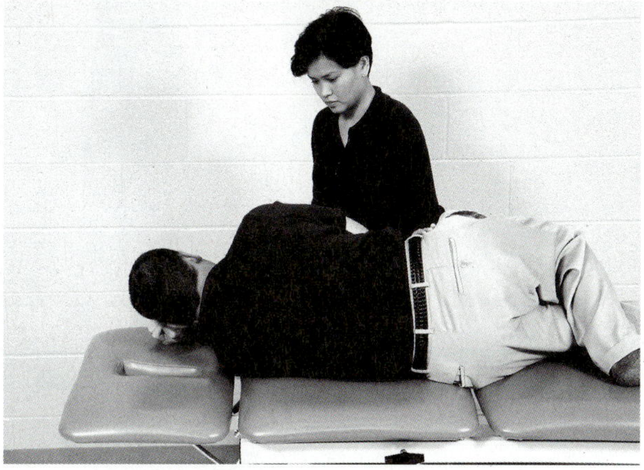

추천 점수화 (SCORING RECOMMEMDATIONS)

등급 5 환자는 과제를 5번 반복 수행한다.

등급 4 환자는 과제를 3번 반복 수행한다.

등급 3 환자는 과제를 1번 수행한다.

등급 2 환자는 중력을 이기고 가동범위의 절반 미만으로만 과제를 수행한다.

등급 1 근수축이 관찰되거나 촉진되지만, 환자는 돌아눕기를 시작할 수 없다.

등급 0 움직임이나 수축이 일어나지 않는다: 환자는 여전히 누워 있다.

아랫몸 검사 (LOWER BODY TESTS)

의자에서 일어서기 반복 검사 (REPEATED CHAIR RISE)

무릎관절 폄근과 전반적인 아랫몸 근육군의 기능적 근력을 평가한다.[33]

기능적 근력 (모든 등급) ([Functional Strength (All Grades)]

장비

안정성을 위해 43–44 cm 좌석 높이의 표준 나무의자를 벽에 붙인다. 초시계를 준비한다.

제한점

통증, 가동범위 제한, 앉기 균형 결손, 그리고 지시사항을 잘 이해하지 못하는 인지력 결핍 등.

환자 자세

환자는 의자 등받이로부터 약 10 cm 정도 떨어진 좌석 중간 부위에 앉은 후, 무릎관절 약간 뒤쪽에 양 발을 배치하고, 발바닥을 지면에 붙인다. 이때 엉덩관절은 90° 굽힘되고, 양쪽 어깨의 높이는 동일하다. 그리고 머리와 몸통을 똑바로 세운다. 환자는 팔짱을 끼듯이, 양 손을 교차시켜 어깨 앞쪽에 배치하고, 일어서기 동작을 수행한다(그림 5–32).

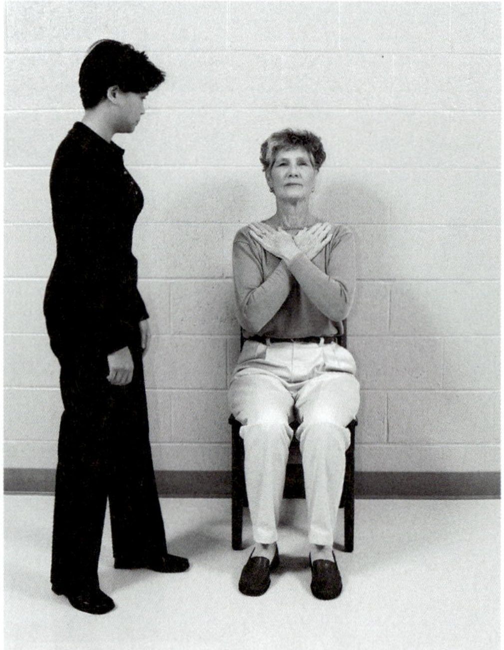

그림 5–32 양 팔을 팔짱끼고 의자에 앉는다.

검사자 자세

검사자는 환자의 옆쪽에서 선 자세를 취한다. 이때 환자와의 간격은 일어설 때 균형을 잃는 것과 다시 의자로 주저 앉는 것을 재빠르게 막아 줄 수 있는 거리이고, 또 환자의 일어서기 동작을 잘 관찰할 수 있는 거리여야 한다.

검사자 행동

환자에게 다음과 같은 교육을 실시한다: "양 팔을 사용하지 않고, 의자로부터 일어서시오. 그 다음, 다시 의자에 앉으시오. 이런 동작을 30초 동안 멈춤 없이 반복 실시합니다. 검사를 시작하기 전에, 검사 동작을 수행해 보는 한 번의 기회를 주겠습니다." 여러분이 환자에게 과제를 설명할 때, 정확한 움직임을 한번 보여 주고, 환자에게 한 번 해 보는 기회를 제공한다. 시작 명령과 함께 30초 동안 검사를 실시하고, 환자의 과제 성공 횟수를 기록한다. Rikli & John이 제시했듯이, 30초가 끝났을 때, 환자가 절반 이상 일어서기를 했으면 성공한 것으로 간주한다.

검사자 명령 "이제, 일어서시오."

환자 행동 환자는 30초 동안 일어서기 동작을 반복한다(그림 5-33과 그림 5-34).

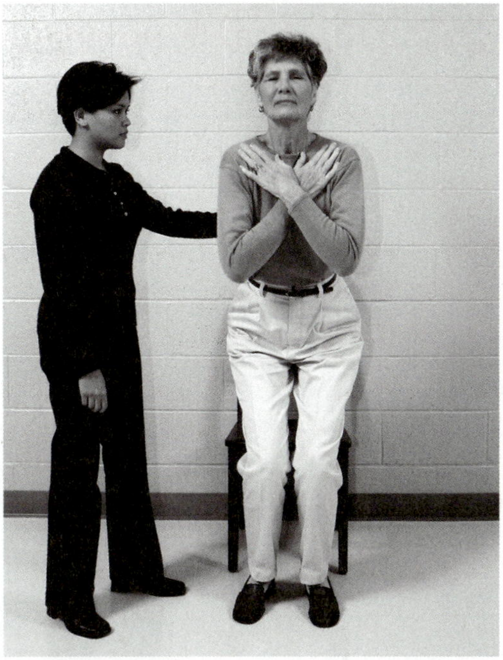

그림 5-33 환자는 몸을 앞으로 숙이고, 일어서기를 시작한다.

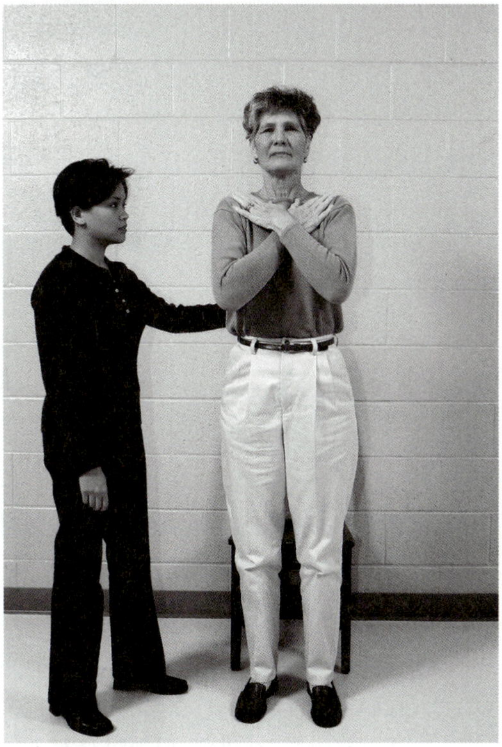

그림 5-34 환자는 일어선다.

추천 점수화 (SCORING RECOMMEMDATIONS)

30초 동안 성공적으로 수행한 반복 횟수로 점수를 매기고, 이 점수는 John & Rikli의 기준 수치와 비교하거나 기준선을 설정하는데 이용될 수 있다.[22]

스텝 테스트 (STEP TEST)

전반적인 아랫몸 근육군의 기능적 근력을 평가한다.

기능적 근력 (등급 2, 3, 4, 5) [Functional Strength (Grades 5, 4, 3, and 2)]

장비 10–15㎝ 되는 디딤판. 미끄럽지 않는 디딤판 위에 "X"로 표시하고, 발을 놓도록 한다.

제한점 통증, 가동범위 제한, 균형 결손, 그리고 지시사항을 잘 이해하지 못하는 인지력 결핍 등.

환자 자세 환자는 디딤판을 바라보고, 선 자세를 취한다. 이때 양 발은 어깨넓이 정도 벌린다(그림 5–35).

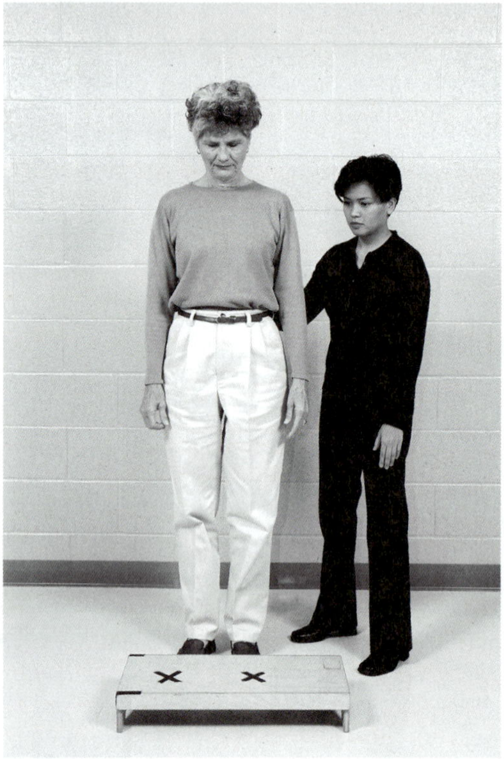

그림 5–35 "X"자 표시된 디딤판을 바라보고 선 자세를 취한다.

검사자 자세 검사자는 환자의 옆쪽이나 뒤쪽에서 선 자세를 취한다. 이때 환자와의 간격은 환자가 균형잃는 것을 재빠르게 막아 줄 수 있는 거리여야 하지만, 디딤판 올림 동작을 제한하거나 환자에 닿을 수 있는 거리여서는 안된다.

검사자 행동 환자에게 다음과 같은 교육을 실시한다: "오른발을 디딤판 위의 "X" 지점에 올린 후, 다시 원래 자세로 되돌아오시오. 이번에는 왼발을 디딤판 위의 "X" 지점에 올린 후, 다시 원래 자세로 되돌아오시오. 이런 과제를 연속해서 5회 반복합니다. 검사를 시작하기 전에, 검사 동작을 수행해 보는 한 번의 기회를 주겠습니다." 여러분이 환자에게 과제를 설명할 때, 정확한 움직임을 한번 보여 주고, 스텝 과제를 환자가 잘 이해할 수 있도록 환자에게 한 번 수행해 보는 기회를 제공한다.

검사자 명령 "이제, 오른발부터 먼저 디딤판 위로 올라간 후, 다시 내려오시오."

환자 행동

환자는 왼발 쪽으로 체중을 이동시키고, 오른발을 디딤판 위의 "X" 지점으로 올린다. 그런 다음 처음 시작 자세로 되돌아온다(그림 5-36과 그림 5-37).

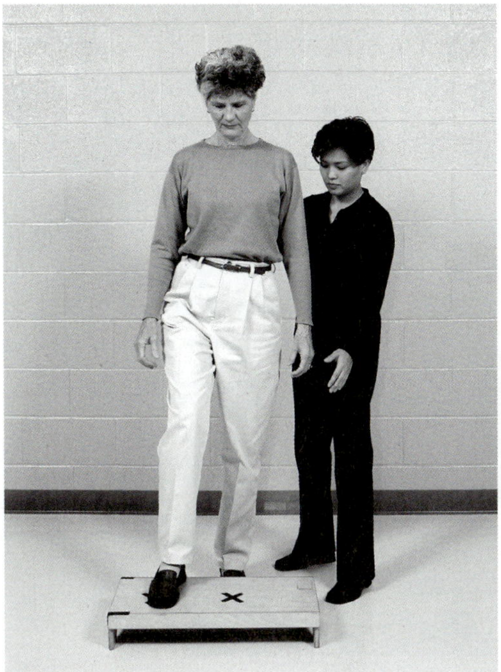

그림 5-36 환자는 한 발을 디딤판 위에 올려놓는다.

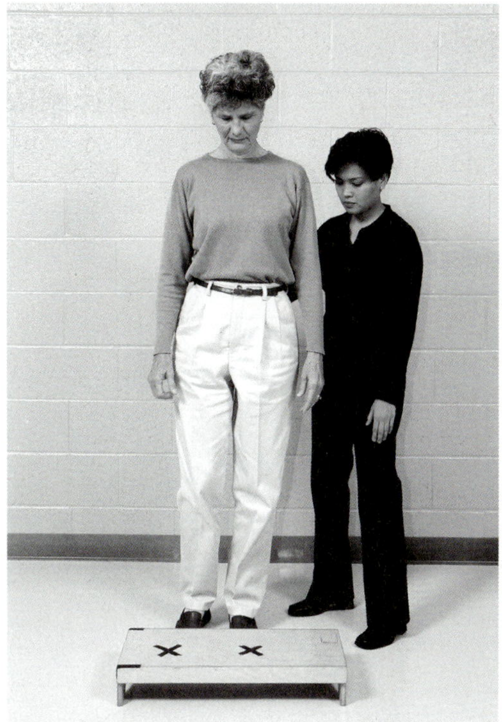

그림 5-37 환자는 다시 원래 자세로 되돌아온다.

체중을 오른쪽 다리로 이동시키기 위해, 이번에는 왼발부터 먼저 디딤판에 올려놓는다.

추천 점수화 (SCORING RECOMMEMDATIONS)

등급 5 환자는 어려움 없이 과제를 수행한다.

등급 4 환자는 과제를 수행하지만, 운동 속도가 느리다.

등급 3 환자는 과제를 수행하지만, 운동 속도가 느리고, 힘들어 한다.

등급 2 환자는 과제를 시작할 수 있지만, 안전하게 과제를 수행하지 못한다. 넘어지는 것을 방지하기 위해 중등도의 보조가 필요하다.*

* 기능적 근력(등급 2 이하를 참고한다)

기능적 근력 (등급 2 이하) [Functional Strength (Grades 2 and Before)]

장비 표준 매트나 테이블, 베개, 2개의 타월 롤

환자 자세 환자는 매트 위에서 눕고, 2개의 타월 롤을 양쪽 무릎 밑에 배치한다.

검사자 자세 검사자는 매트 옆에서 환자의 다리쪽 가까이에서 선 자세를 취한다(그림 5-38).

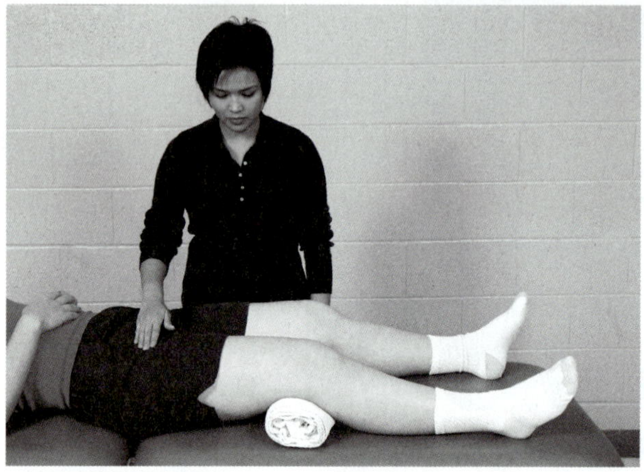

그림 5-38 환자는 누운 자세를 취하고, 무릎 밑에 타월 롤을 배치한다.

검사자 행동 환자에게 다음과 같은 교육을 실시한다: "발바닥이 매트 위에 놓일 때까지 무릎을 굽힘하시오. 다시 그 무릎을 뻗어 시작자세로 되돌아가시오. 이번에는 반대쪽 다리도 동일하게 수행하시오. 이런 동작을 연속으로 5회 반복합니다." 여러분이 환자에게 과제를 설명할 때, 정확한 움직임을 환자에게 알려주기 위해 먼저 검사자가 수동으로 움직임을 보여준다.

검사자 명령

"이제, 오른발부터 당신의 양쪽 무릎을 교대로 굽혔다 폈다 하시오. 이런 동작을 5회 합니다(그림 5-39)."

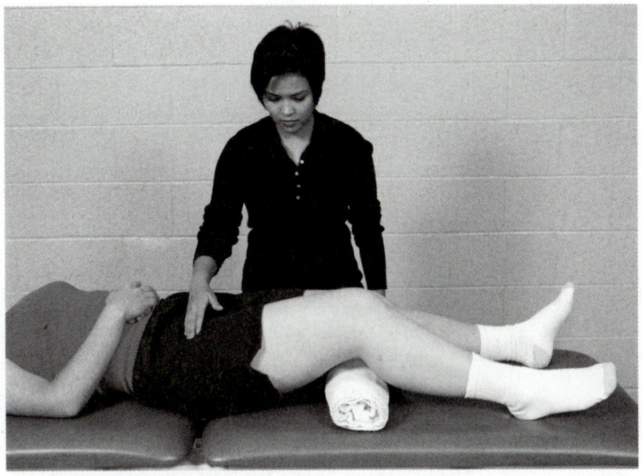

그림 5-39 환자는 발꿈치를 엉덩이쪽으로 활주시킨다.

추천 점수화 (SCORING RECOMMEMDATIONS)

등급 2

환자는 매트 위에 발바닥이 완전히 놓일 때까지 무릎을 굽힌한다. 각 다리는 5번 중 3번 이상 이런 동작을 수행할 수 있다.

등급 1

검사자는 엉덩관절과 무릎관절에서 수축을 관찰하거나 촉진할 수 있다.

등급 0

검사자는 근수축을 관찰하거나 촉진할 수 없다.

계단 오르기 (STAIR CLIMB)

다리 근육의 구심성 기능적 근력을 평가한다.

기능적 근력 (등급 4와 5) [Functional Strength (Grades 4 and 5)]

장비

표준 높이(15 ㎝)의 계단이 적어도 3개는 필요함.

제한점

통증, 가동범위 제한, 균형 결손, 운동조절 제한, 그리고 지시사항을 잘 이해하지 못하는 인지력 결핍 등.

환자 자세

환자는 계단을 바라보고 선 자세를 취한다. 이때 발가락과 첫 번째 계단 사이의 거리는 8 ㎝정도이다. 몸통과 머리를 똑바로 세우고, 양 손으로 난간을 잡는다.

검사자 자세

검사자는 환자가 계단을 올라갈 때는 환자 뒤쪽에 위치하고, 계단을 내려올 때는 환자 앞쪽에 위치한다. 검사자는 환자의 움직임을 방해하지 않을 정도로, 그리고 환자의 균형 상실을 재빠르게 막아 줄 수 있는 거리로 환자와의 간격을 유지한다(그림 5-40).

그림 5-40 환자는 계단을 올라간다. 검사자는 환자의 안전을 위해 환자 뒤쪽에 위치한다.

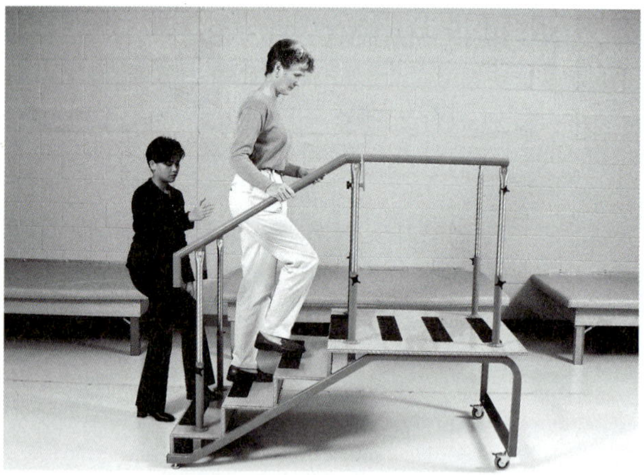

검사자 행동

환자에게 다음과 같은 교육을 실시한다: "내가 지시하면, 당신이 올라갈 수 있는 만큼 올라가시오. 그리고 다시 내려오시오. 필요하다면, 난간을 잡을 수도 있습니다. 당신이 계단을 올라갈 때는 내가 당신 뒤에 위치할 것이고, 계단을 내려올 때는 당신의 앞쪽에 위치할 것입니다." 여러분이 환자에게 과제를 설명할 때, 환자가 검사를 완벽하게 수행할 수 있도록 시범을 보여준다(그림 5-41과 그림 5-42).

그림 5-41 환자는 계단 맨 꼭대기에서 몸을 돌린다.

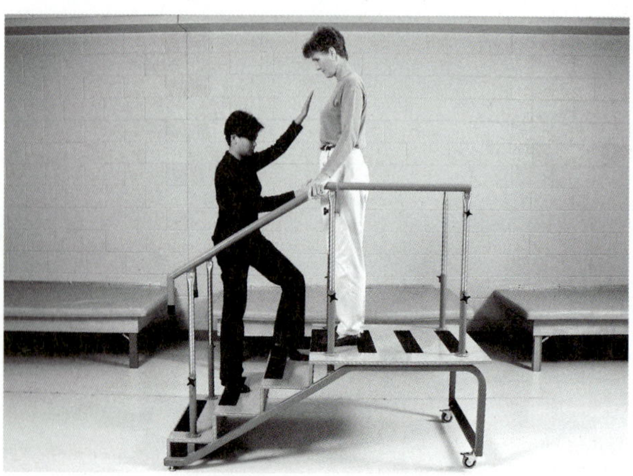

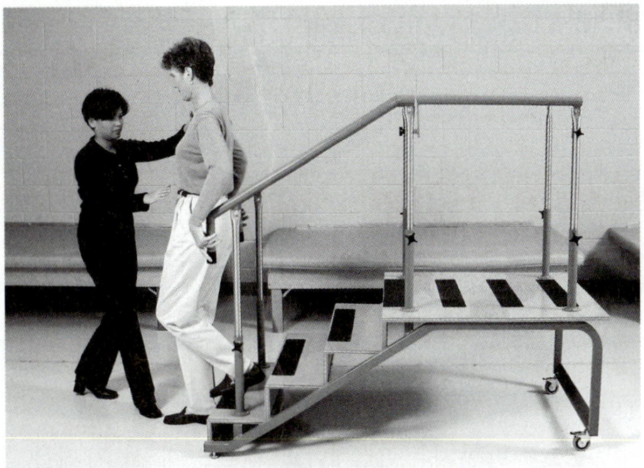

그림 5-42 환자는 계단을 내려온다. 검사자는 환자의 안전을 위해 환자 앞쪽에 위치한다.

검사자 명령 "이제, 계단을 올라간 후, 내려오시오."

환자 행동 위쪽 다리를 첫 계단 위로 옮길 수 있도록, 환자는 체중을 아래쪽 다리에 싣기 위해, 뒤쪽과 가쪽으로 약간 이동할 것이다. 아래쪽 다리의 엉덩관절과 무릎관절을 굽힘하여 다음 계단으로 옮기려 할 때, 환자는 체중을 위쪽 다리에 싣기 위해, 체중을 앞쪽과 대각선 방향을 이동할 것이다. 이런 동작을 연속적으로 수행하여 계단을 오른다.

추천 점수화 (SCORING RECOMMEMDATIONS)

등급 5 환자는 어려움 없이 3개 계단 이상을 올라가고 내려올 수 있다.

등급 4 환자는 3개 계단 이상을 올라가고 내려올 수 있지만, 운동 속도가 느리고 주저함이 있다.

기능적 근력 (등급 3 이하) [Functional Strength (Grades 3 and Below)]

추천 점수화 (SCORING RECOMMEMDATIONS)

등급 3 등급 4와 5와 똑같지만, 난간의 의지가 증가하고, 운동 속도가 느리고 환자가 힘들어 한다.

등급 2 환자는 동작을 시작하지만, 과제를 수행할 수 없다.

등급 1과 등급 0 보조 장비나 다른 사람의 도움이 없거나, 한 쪽 발의 등급이 등급 3이하라면, 계단 오르기 검사를 권장하지 않는다.

옆으로 계단 (SIDE-STEP STAIR CLIMB)

엉덩관절 벌림근의 구심성 기능적 근력을 평가한다.

기능적 근력 (등급 4와 5) [Functional Strength (Grades 5 and 4)]

장비

표준 높이(15 ㎝)의 계단이 적어도 3개는 필요함.

제한점

통증, 가동범위 제한, 균형 결손, 운동조절 제한, 그리고 지시사항을 잘 이해하지 못하는 인지력 결핍 등.

환자 자세

환자는 첫 계단과 나란하게 선 자세를 취한다. 몸통과 머리를 똑바로 세우고, 양 팔을 몸통 옆에 붙이거나, 벽이나 난간을 잡는다(그림 5-43).

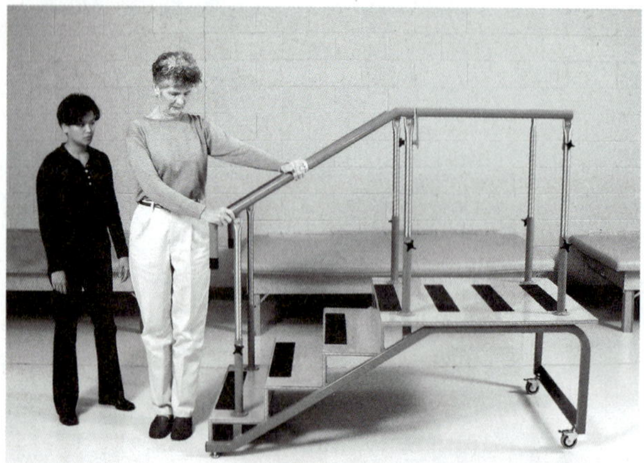

그림 5-43 환자는 첫 계단과 나란하게 선다. 검사자는 환자의 안전을 위해 환자의 옆이나 약간 뒤쪽에 위치한다.

검사자 자세

검사자는 환자가 계단을 올라가고 내려올 때, 환자의 옆쪽이나 뒤쪽에 위치한다. 검사자는 환자의 움직임을 방해하지 않을 정도로, 그리고 환자의 균형 상실을 재빠르게 막아 줄 수 있는 거리로 환자와의 간격을 유지한다(그림 5-43).

검사자 행동

환자에게 다음과 같은 교육을 실시한다: "내가 지시하면, 당신은 옆으로 올라갈 수 있는 만큼 올라가시오. 그리고 다시 내려오시오. 필요하다면, 난간을 잡을 수도 있습니다. 검사를 수행하는 동안, 몸통을 똑바로 세우고 옆으로 바라보시오." 여러분이 환자에게 과제를 설명할 때, 환자가 검사를 완벽하게 수행할 수 있도록, 옆으로 계단을 올라가고 내려오는 것을 시범해 보여준다(그림 5-44과 그림 5-45).

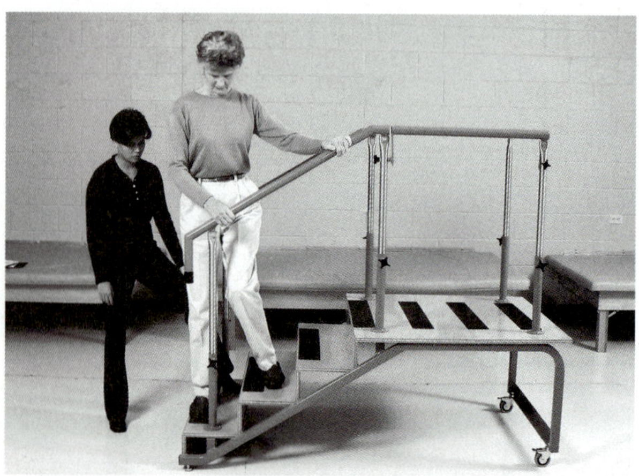

그림 5-44 환자는 옆으로 계단을 올라간다.

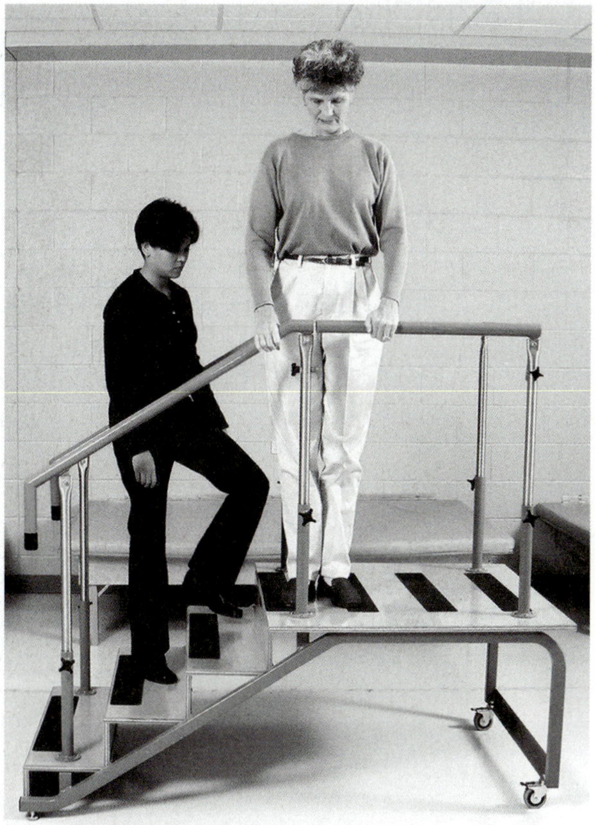

그림 5-45 환자는 계단 맨꼭대기에 올라간 후 내려올 준비를 한다.

검사자 명령 "이제, 계단을 옆으로 올라간 후, 내려오시오."

환자 행동 위쪽 다리를 첫 계단 위로 옮길 수 있도록, 환자는 아래쪽 다리에 체중을 싣기 위해, 가쪽으로 이동시킨다. 환자는 발가락을 앞쪽 방향으로 유지해야 하고, 또 몸통을 굽힘이나 돌림하지 않아야 한다.

이번에는 반대쪽 발부터 먼저 움직여 과제를 수행한다.

추천 점수화 (SCORING RECOMMEMDATIONS)

등급 5 환자는 어려움 없이 3개 계단 이상을 올라가고 내려올 수 있다.

등급 4 환자는 3개 계단 이상을 올라가고 내려올 수 있지만, 운동 속도가 느리고 주저함이 있다.

기능적 근력 (등급 3이하) [Functional Strength (Grades 3 and Below)]

추천 점수화 (SCORING RECOMMEMDATIONS)

등급 3 등급 4와 5와 똑같지만, 난간의 의지가 증가하고, 운동 속도가 느리고 환자가 힘들어 한다.

등급 2 환자는 동작을 시작하지만, 과제를 수행할 수 없다.

등급 1과 등급 0 보조 장비나 다른 사람의 도움이 없거나, 한 쪽 발의 등급이 등급 3이하라면, 옆으로 계단 오르기 검사를 권장하지 않는다.

앉은 자세에서 다리 교차하기 (SITTING LEG CROSS)

아랫몸통 굽힘근의 기능적 근력을 평가한다.

기능적 근력 (모든 등급) [Functional Strength (All Grades)]

장비 안정성을 위해 43–44 cm 좌석 높이의 표준 나무의자를 벽에 붙인다.

제한점 통증, 균형 결손, 가동범위 제한(몸통과 다리), 그리고 지시사항을 잘 이해하지 못하는 인지력 결핍 등.

환자 자세 환자는 의자 등받이로부터 약 10 cm 정도 떨어진 좌석 중간 부위에 앉은 후, 무릎관절 약간 뒤쪽에 양 발을 배치하고, 발바닥을 지면에 붙인다. 이때 엉덩관절과 무릎관절을 90° 굽힌다. 양 손은 몸통의 안정화를 위해 의자의 옆면을 잡는다(그림 5-46).

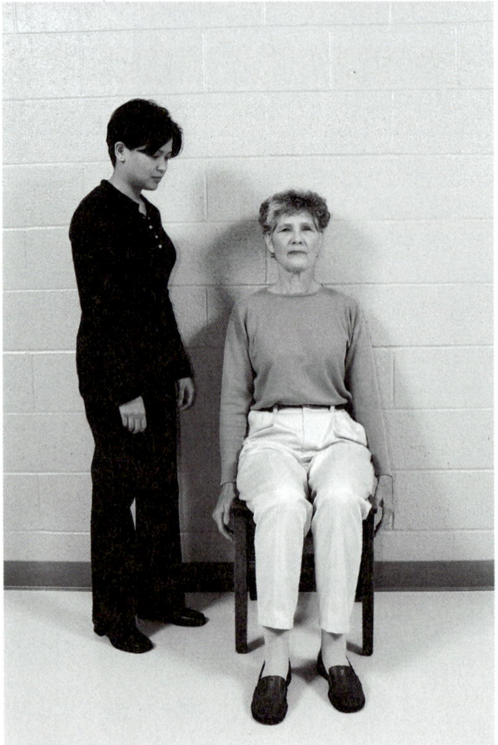

그림 5-46 *의자에 앉은 자세*

검사자 자세 검사자는 환자의 옆에서 선 자세를 취하고, 환자와의 간격은 환자가 균형 감각을 잃는 것을 재빠르게 막아 줄 수 있는 거리이다.

검사자 행동 환자에게 다음과 같은 교육을 실시한다: "오른쪽 다리를 왼쪽 무릎 위에 올려놓으시오. 멈춤 없이 이런 동작을 5회 반복합니다." 여러분이 환자에게 과제를 설명할 때, 환자에게 정확한 움직임을 한번 보여 주기 위해, 수동으로 환자의 다리를 움직인다.

검사자 명령 "오른쪽 다리를 왼쪽 무릎 위에 올려놓으시오. 그후 원래 자세로 되돌아오시오. 멈춤 없이 이런 동작을 5회 반복하시오."

환자 행동

환자는 골반을 뒤쪽 경사시키고, 오른쪽 엉덩관절을 굽힘하고, 오른쪽 무릎관절을 왼쪽 무릎 위에 올려놓는다(그림 5-46에서 그림 5-48 까지).

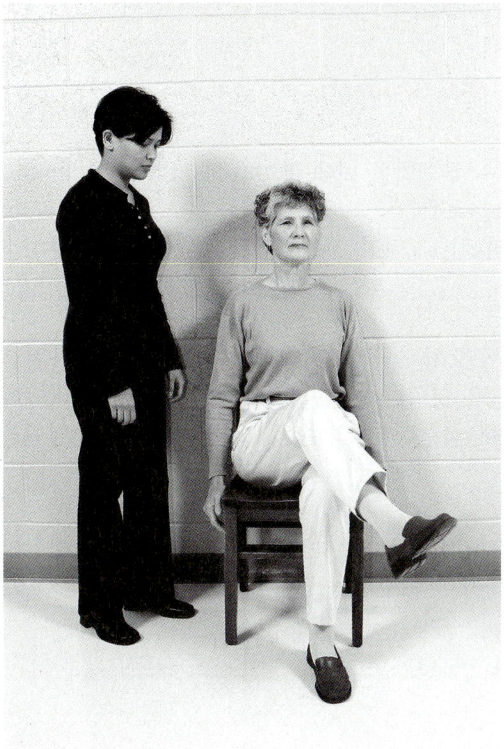

그림 5-47 환자는 한 쪽 다리를 다른 쪽 다리 위에 교차시킨다.

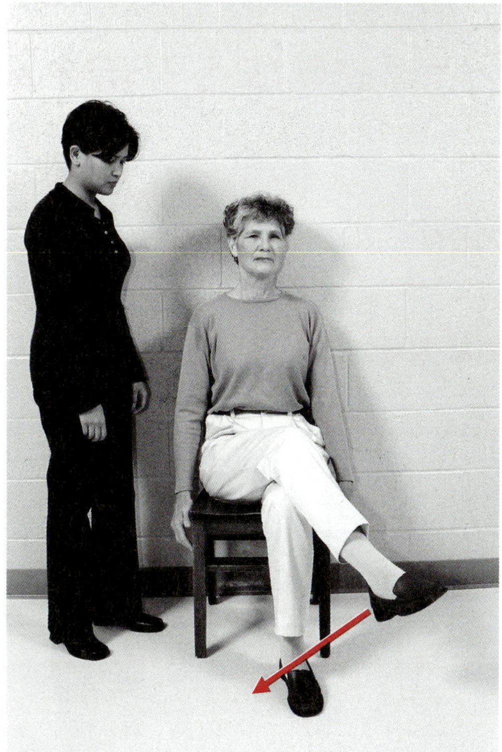

그림 5-48 환자는 시작 자세로 되돌아온다. *화살표*는 움직임 방향을 의미한다.

이번에는 왼쪽 무릎관절을 오른쪽 무릎 위에 올려놓는다.

추천 점수화 (SCORING RECOMMEMDATIONS)

등급 5 환자는 과제를 5번 수행한다.

등급 4 환자는 과제를 3번 수행한다.

등급 3 환자는 과제를 1번 수행한다.

등급 2 환자는 중력을 이기고 절반 미만의 가동범위로만 수행한다.

등급 1 근수축이 관찰되거나 촉진되지만, 환자는 지면으로부터 다리를 들 수 없다.

등급 0 움직임이나 근수축이 일어나지 않는다.

엉덩이 가쪽 스쿠팅 (LATERAL HIP SCOOT)

아랫몸통 돌림근의 기능적 근력을 평가한다.

기능적 근력 (모든 등급) [Functional Strength (All Grades)]

장비

안정성을 위해 43–44 ㎝ 좌석 높이의 표준 나무의자를 벽에 붙인다.

제한점

통증, 균형 결손, 가동범위 제한(몸통과 다리), 그리고 지시사항을 잘 이해하지 못하는 인지력 결핍 등.

환자 자세

환자는 몸통을 똑바로 세운 후, 의자 등받이 밀착하여 앉는다. 이때 어깨관절은 엉덩관절과 수직 일직선을 유지하고, 양 발은 엉덩이 넓이만큼 벌리고, 발바닥을 바닥에 딱 붙인다. 이때 엉덩관절과 무릎관절을 90° 굽힌다. 양 손은 느슨하게 의자의 옆면을 잡는다(그림 5–49).

검사자 자세

검사자는 환자의 옆에서 선 자세를 취하고, 환자와의 간격은 환자의 움직임을 잘 관찰할 수 있고, 또 환자가 균형 감각을 잃는 것을 재빠르게 막아 줄 수 있는 거리이다(그림 5–50).

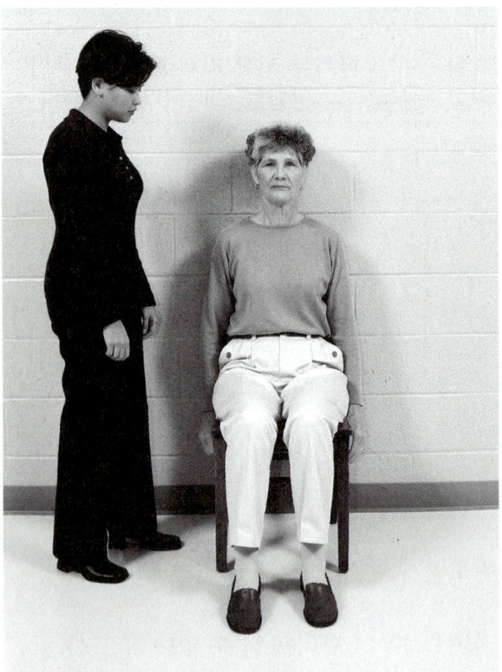

그림 5–49 의자에 앉은 자세

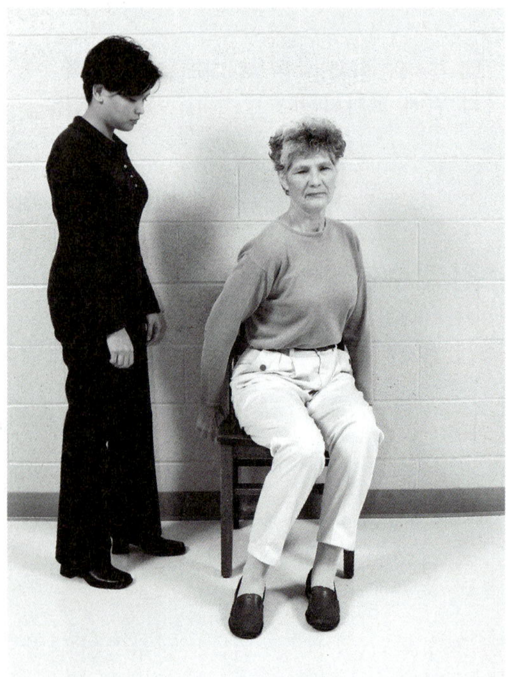

그림 5–50 환자는 한 번에 한쪽 엉덩관절씩 움직여 의자의 가장자리쪽으로 스쿠팅한다.

검사자 행동

환자에게 다음과 같은 교육을 실시한다: "한 번에 한쪽 엉덩이씩 앞쪽으로 움직이고, 다시 한 번에 한쪽 엉덩이씩 뒤쪽으로 움직여 원래 자세로 되돌아오시오. 당신이 선호하는 쪽 엉덩이를 움직이면 됩니다." 여러분이 환자에게 과제를 설명할 때, 시범을 먼저 보여준다.

검사자 명령

"한 번에 한쪽 엉덩이씩 의자 앞쪽으로 움직이시오." 오른쪽 다리를 왼쪽 무릎위에 올려놓으시오. 그리고 다시 원래 자세로 되돌아오시오. 멈춤 없이 이런 동작을 5회 반복하시오." 그 다음, "한 번에 한쪽 엉덩이씩 의자 뒤쪽으로 움직이시오."

환자 행동

환자는 앞쪽으로 움직이는 엉덩이 쪽에 체중을 싣지 않고, 그 쪽 엉덩이를 앞쪽으로 움직인다. 그리고 의자의 앞쪽에 도달할 때까지 반복적으로 체중이동을 한다. 원래 자세로 되돌아올 때도 비슷한 방법으로 수행한다. 이런 동작을 할 때 몸통은 항상 이마면 상으로 유지되어야 한다(그림 5-51).

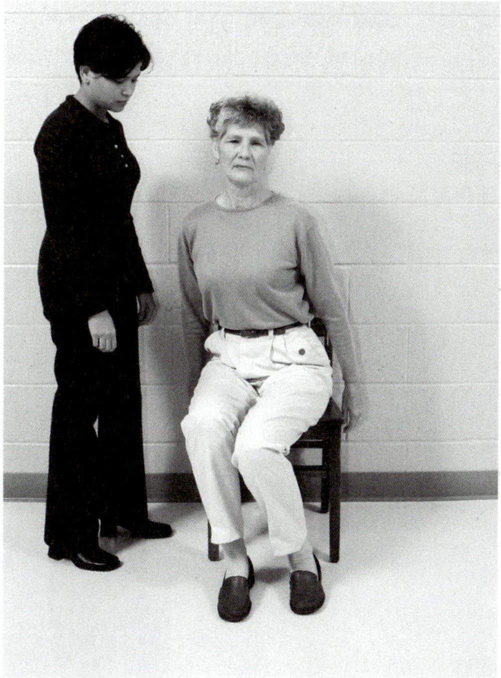

그림 5-51 환자는 아랫몸통을 이마면으로 재정렬시킨다.

추천 점수화 (SCORING RECOMMEMDATIONS)

등급 5 환자는 앞쪽 움직임과 뒤쪽 움직임을 완벽하게 수행한다.

등급 4 환자는 앞쪽 움직임과 뒤쪽 움직임을 수행할 수 있지만, 운동 속도가 느리다.

등급 3 환자는 앞쪽 움직임과 뒤쪽 움직임을 수행할 수 있지만, 과도하게 몸통을 움직여 모멘텀으로 이용한다.

등급 2 환자는 앞쪽 움직임을 절반 미만으로만 수행한다.

등급 1 근수축이 관찰되거나 촉진되지만, 환자는 움직임을 시작할 수 없다.

등급 0 움직임이나 근수축이 일어나지 않는다.

골반 들어올리기 (HIP HIKE)

동측 아랫몸통 근육과 옆굽힘, 그리고 반대쪽 엉덩관절 벌림근의 기능적 근력을 평가한다.

기능적 근력 (등급 3, 4, 5) [Functional Strength (Grades 5, 4, and 3]

장비

테이블 옆에 미끄럽지 않는 낮은 스툴(8-10 ㎝)을 배치함.

제한점

통증, 균형 결손, 가동범위 제한(몸통과 다리), 그리고 지시사항을 잘 이해하지 못하는 인지력 결핍 등.

환자 자세

한쪽 다리만 스툴 위에 올려놓고 선다. 검사할 쪽 다리는 비체중부하 상태를 유지한다. 이때 양쪽 골반끝의 높이는 수평을 이루어야 한다. 환자는 한 손으로 지지대(테이블)를 잡아면서, 자신의 안정성을 유지해야 한다(그림 5-52).

그림 5-52 환자는 균형을 잡기 위해 한 손으로 테이블을 잡는다.

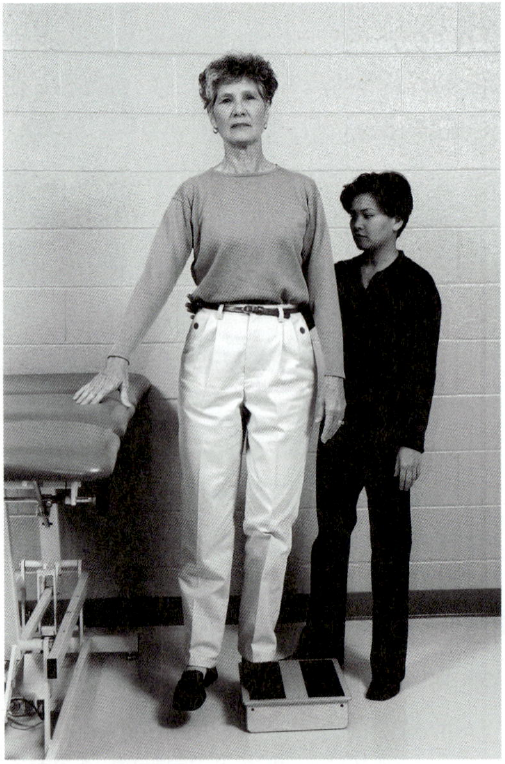

검사자 자세

검사자는 환자의 가뒤쪽에서 선 자세를 취하고, 환자와의 간격은 환자가 균형 감각을 잃을 때, 이를 재빠르게 막아 줄 수 있는 거리이다.

검사자 행동

환자에게 다음과 같은 교육을 실시한다: "오른쪽 골반을 오른쪽 어깨 쪽으로 올림하시오. 이때 골반을 돌림해서는 안 된다. 이런 동작을 5회 반복합니다." 여러분이 환자에게 과제를 설명할 때, 시범을 먼저 보여준다.

검사자 명령

"골반을 어깨쪽으로 올림하고 다시 내림하시오. 이런 동작을 5회 반복하시오."

환자 행동

환자는 오른쪽 엉덩뼈능선이 위쪽으로 올라가도록 오른쪽 몸통을 옆굽힘한다. 이때 몸통을 똑바른 자세로 유지한다. 골반은 이마면에서 경사질 것이다(그림 5-53).

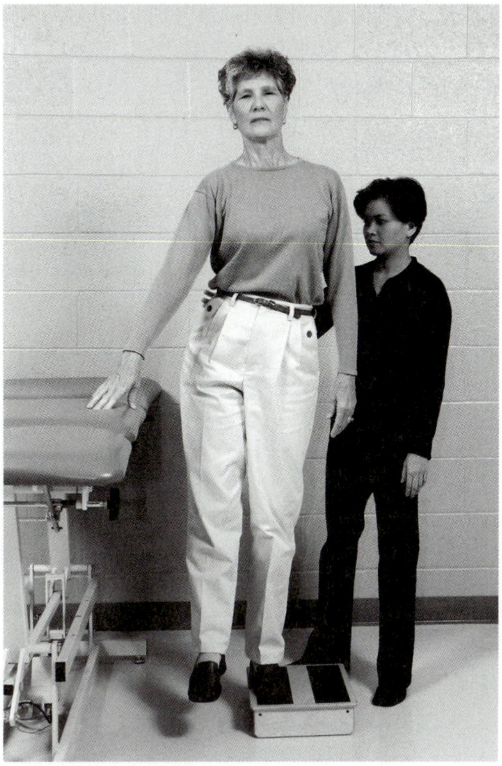

그림 5-53 환자는 골반을 위쪽으로 올림하기 위해, 엉덩관절을 들어올린다.

왼쪽 다리 검사도 반복해야 한다.

추천 점수화 (SCORING RECOMMEMDATIONS)

등급 5

환자는 이 과제를 5회 반복 수행한다.

등급 4

환자는 이 과제를 3회 반복 수행한다.

등급 3

환자는 골반의 양쪽 끝 높이를 동일하게 유지할 수 있지만, 몸통을 옆굽힘할 수 없다.

기능적 근력 (등급 3 미만) [Functional Strength (Grades Below 3)]

환자 자세

환자는 양 발을 어깨넓이 만큼 벌리고, 벽으로부터 15–20 ㎝ 떨어져서 벽을 바라보고 선 자세를 취한다. 골반의 양쪽 끝 높이는 수평을 이루어야 한다. 환자는 안정성을 확보하기 위해 양 손으로 벽을 집는다.

검사자 자세

검사자는 환자의 가뒤쪽에서 선 자세를 취하고, 환자와의 간격은 환자가 균형 감각을 잃을 때, 이를 재빠르게 막아 줄 수 있는 거리이다.

검사자 행동

환자에게 다음과 같은 교육을 실시한다: "오른쪽 골반을 오른쪽 어깨 쪽으로 올림하시오. 이때 골반을 돌림해서는 안 된다." 여러분이 환자에게 과제를 설명할 때, 시범을 먼저 보여준다.

환자 행동

환자는 오른쪽 몸통을 옆굽힘시킨다.

왼쪽 다리도 검사를 수행해야 한다.

추천 점수화 (SCORING RECOMMEMDATIONS)

등급 2 환자는 옆굽힘을 시작할 수 있지만, 발을 지면바닥으로부터 들어올릴 수 없다(발꿈치를 들어 올릴 수 있다).

등급 1 근수축이 관찰되거나 촉진되지만, 환자는 발을 지면으로부터 들어 올릴 수 없다.

등급 0 움직임이나 근수축이 일어나지 않는다.

발 앞쪽 내딛기 (FORWARD STEPPING)

다리의 기능적 근력을 평가한다.

기능적 근력 (모든 등급) [Functional Strength (All Grades)]

장비

방해물이 없는 3m 길이의 평편한 보도. 그리고 초시계를 준비한다.

제한점

통증, 균형 결손, 감각 결손, 가동범위 제한(몸통과 다리), 그리고 지시사항을 잘 이해하지 못하는 인지력 결핍 등.

환자 자세

환자는 3m 보도의 끝지점에서 선 자세를 취한다.

검사자 자세

검사자는 환자의 뒤쪽과 가쪽에서 선 자세를 취한다. 환자와의 간격은 환자가 넘어지거나 균형을 잃을 때, 재빠르게 막아줄 수 있는 거리이다. 검사자는 환자와 함께 3m의 보도를 걷는다(그림 5-54와 그림 5-55).

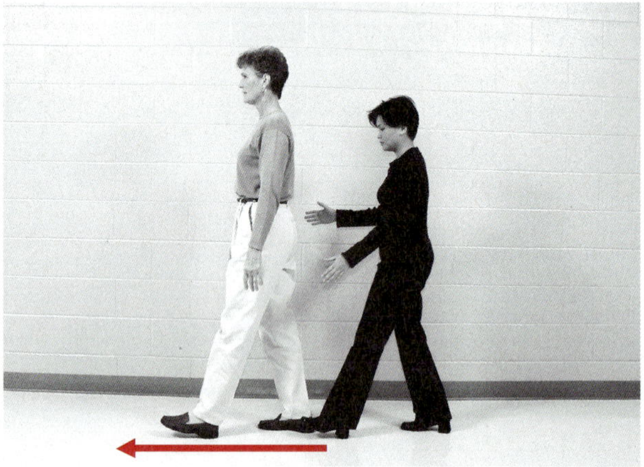

그림 5-54 환자는 한 발을 앞으로 내딛는다. *화살표*는 움직임 방향을 의미한다.

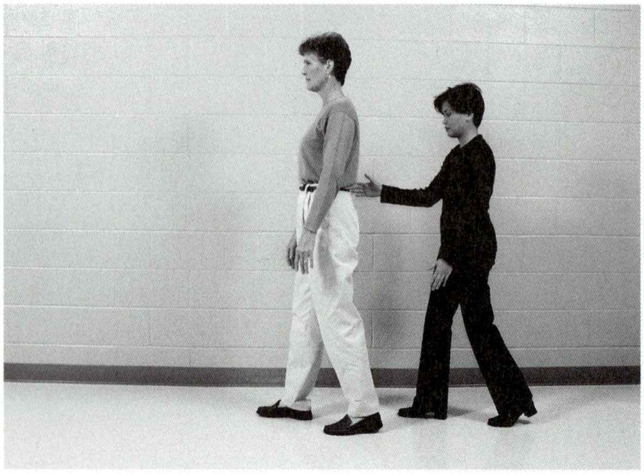

그림 5-55 환자는 반대쪽 발을 앞으로 내딛는다.

검사자 행동 환자에게 다음과 같은 교육을 실시한다: "3m 보도의 반대쪽 끝까지 걸어가시오. 그리고 몸을 돌려, 원래 위치로 되돌아오시오." 여러분이 환자에게 과제를 설명할 때, 한 번 걸어볼 기회를 제공한다.

검사자 명령 "자. 시작하시오"

환자 행동 환자는 앞쪽으로 걸어간 후, 뒤로 돌아서 다시 원래 위치로 걸어온다.

추천 점수화 (SCORING RECOMMEMDATIONS)

시작 명령과 함께 시간을 측정하고, 환자가 원래 위치로 되돌아오면 시계를 멈춘다. 시간 측정은 0.1초까지 측정한다. 보행 속도에 대해 몇 가지 수치가 나와 있지만, 표준화의 부족 때문에, 넓은 표본집단에 적용할 수 없다. 그러므로 측정된 시간 수치는 양적 기준선의 설정에 이용되거나 회귀나 감소의 모니터로 이용될 수 있다.

등급 5 환자는 앞쪽 방향으로 3m 보도를 걸을 수 있다.

등급 4 환자는 앞쪽 방향으로 3m 보도를 걸을 수 있지만, 보행 속도가 느리다.

등급 3 환자는 앞쪽 방향으로 3m 보도를 걸을 수 있지만, 보행 속도가 느리고, 보폭이 일정하지 않고, 주저함이 있다.

등급 2 환자는 어떤 도움도 없이 3m 보도의 절반 미만으로만 걸을 수 있다.

등급 1 근수축이 관찰되거나 촉진되지만, 환자는 안전하게 발을 앞으로 내딛을 수 없다.

등급 0 움직임이나 근수축이 일어나지 않는다.

발 뒤쪽 내딛기 (BACKWARD STEPPING)

아랫몸통 폄근의 기능적 근력을 평가한다.

기능적 근력 (모든 등급) [Functional Strength (All Grades)]

장비

방해물이 없는 3m 길이의 평편한 보도. 2개의 원뿔꼴 표적을 준비한다.

제한점

통증, 균형 결손, 감각 결손, 가동범위 제한(몸통과 다리), 그리고 지시사항을 잘 이해하지 못하는 인지력 결핍 등.

환자 자세

환자는 원뿔꼴 표적 한쪽 끝에 서서, 3m의 보도를 뒤로 걸어간다. 환자는 양 발을 엉덩관절 넓이 만큼 벌리고 서서, 몸통을 똑바로 세우고, 엉덩관절과 무릎관절을 수직으로 세운다.

검사자 자세

검사자는 환자의 뒤쪽과 가쪽에서 선 자세를 취한다. 환자와의 간격은 환자가 넘어지거나 균형을 잃을 때, 재빠르게 막아줄 수 있는 거리이다. 검사자는 환자와 함께 3m의 보도를 걷는다.

검사자 행동

환자에게 다음과 같은 교육을 실시한다: "3m 보도의 반대쪽 끝까지 뒤로 걸어가시오. 환자는 어느 쪽 발을 먼저 걸어가도 됩니다." 환자가 균형을 잃을 지도 모르기 때문에, 검사자는 검사하는 동안 항상 환자 옆에 이어야 한다. 여러분이 환자에게 과제를 설명할 때, 환자에게 한 번 걸어볼 기회를 제공한 후, 다시 원래 위치로 되돌린다(그림 5-56).

그림 5-56 환자는 한 발을 앞으로 내딛는다.

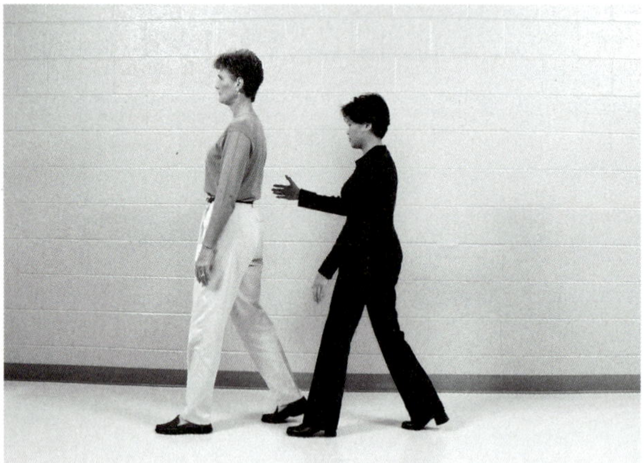

검사자 명령 "내가 멈춰라고 할 때까지 계속 뒤쪽으로 걸으시오"

환자 행동 환자는 입각기 다리쪽으로 체중을 이동시키고, 내딛는 다리의 골반을 앞쪽 경사하고, 무릎을 굽힘한 후, 폄한다. 그 다음 발가락부터 지면에 닿고 나중에 발꿈치가 지면에 닿는 패턴으로 걷는다(그림 5-57).

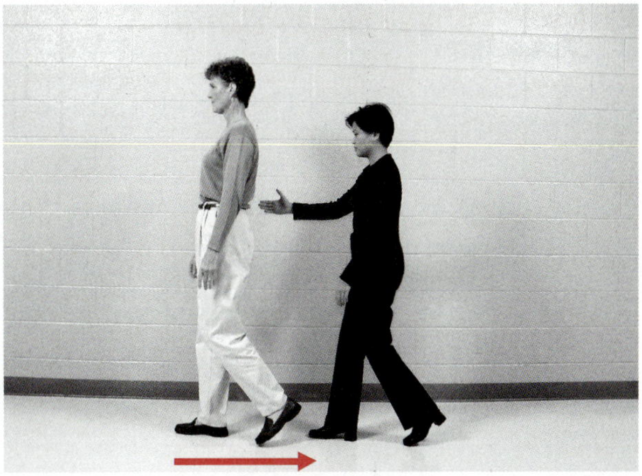

그림 5-57 환자는 반대쪽 발을 뒤쪽으로 내딛는다. *화살표*는 움직임 방향이다.

추천 점수화 (SCORING RECOMMEMDATIONS)

등급 5 환자는 뒤쪽 방향으로 3 m 보도를 걸을 수 있다.

등급 4 환자는 뒤쪽 방향으로 3 m 보도를 걸을 수 있지만, 보행 속도가 느리다.

등급 3 환자는 뒤쪽 방향으로 3 m 보도를 걸을 수 있지만, 보행 속도가 느리고, 보폭이 일정하지 않고, 주저함이 있다.

등급 2 환자는 어떤 도움도 없이 3 m 보도의 절반 미만으로만 걸을 수 있다.

등급 1 근수축이 관찰되거나 촉진되지만, 환자는 안전하게 발을 뒤쪽으로 내딛을 수 없다.

등급 0 움직임이나 근수축이 일어나지 않는다.

전신 움직임 검사 (GROSS BODY MOVEMENTS)

바닥으로 앉기 (FLOOR SIT)

전신 근육의 기능적 근력을 평가한다.

기능적 근력 (모든 등급) [Functional Strength (All Grades)]

장비

안정성을 위해 43-44 cm 좌석 높이의 일자형 나무의자를 벽에 붙인다. 바닥 매트나 바닥 패드를 준비한다.

제한점

통증, 가동범위 제한, 앉기 균형 결손, 그리고 지시사항을 잘 이해하지 못하는 인지력 결핍 등.

환자 자세

환자는 의자 등받이에 등을 기대고 좌석 중간 부위에 앉은 후, 무릎 약간 뒤쪽에 양 발을 배치하고 발바닥을 지면에 붙인다. 이때 엉덩관절은 90° 굽힘되고, 양쪽 어깨의 높이는 동일하다. 그리고 머리를 똑바로 세운다. 환자는 양 팔을 몸통 옆에 붙이고 의자 위에 올려놓는다(그림 5-58).

그림 5-58 의자에 앉은 자세

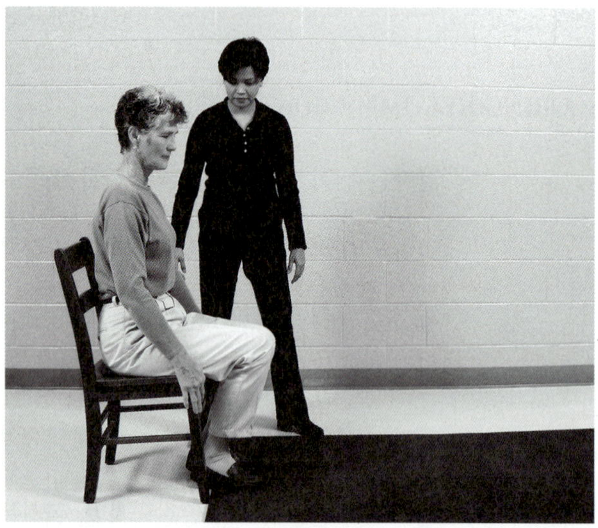

검사자 자세

검사자는 환자의 옆쪽에서 선 자세를 취한다. 이때 환자와의 간격은 환자의 앞쪽 균형 소실을 재빠르게 막을 수 있는 위치여야 한다. 검사자는 환자가 넘어지는 것을 옆에서 막아 주기 위해, 환자가 의자에서 바닥으로 움직일 때마다 자신의 자세를 바꾸어야 한다(그림 5-59).

그림 5-59 환자는 의자에서 앞쪽으로 움직여, 바닥으로 내려 앉는다.

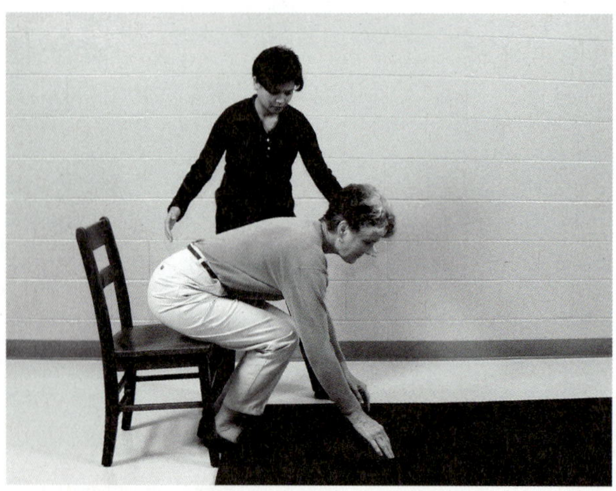

검사자 행동

환자에게 다음과 같은 교육을 실시한다: "앞으로 움직여 바닥으로 내려앉으시오. 당신이 어떤 방법을 선택하던 안전하게 바닥으로 내려앉으시오. 바닥에 앉으면, 다음 검사를 위해 다시 의자 위로 앉으시오." 여러분이 환자에게 과제를 설명할 때, 환자에게 정확한 움직임을 시범해 보여준다.

검사자 명령

"이제, 바닥으로 내려앉으시오."

환자 행동

환자는 의자에서 앞쪽으로 움직여, 바닥으로 내려 앉는다(그림 5-60과 그림 5-61).

그림 5-60 환자는 계속 바닥으로 내려 앉는다.

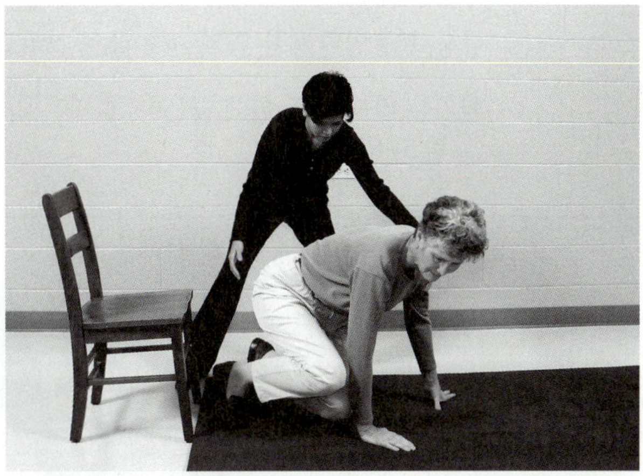

그림 5-61 환자는 바닥에서 앉은 자세를 취한다.

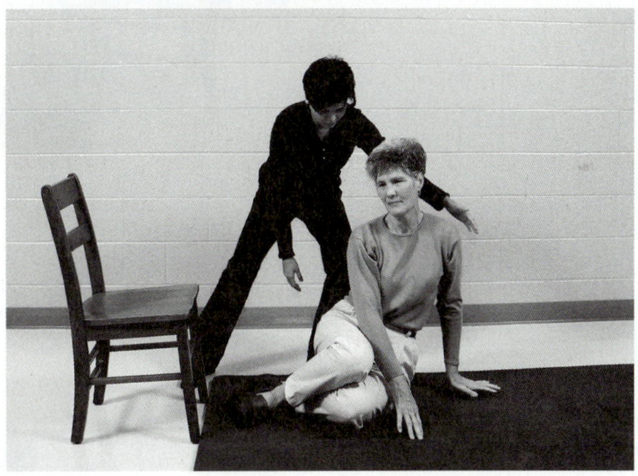

추천 점수화 (SCORING RECOMMEMDATIONS)

등급 5 환자는 균형을 잃지 않고, 과제를 안전하게 수행한다.

등급 4 환자는 과제를 수행할 수 있지만, 힘들어 하고 조절이 잘 안 된다.

등급 3 환자는 과제를 수행하지만, 바닥에 내려앉을 때까지 의자를 지지해 내려앉는다.

등급 2 환자는 움직임을 시작할 수 있지만, 과제를 안전하게 수행할 수 없고, 넘어지지 않으려면, 도움이 필요하다.

등급 1 환자는 과제를 안전하게 수행할 수 없고, 의자 밖으로 벗어날 수 없다.

등급 0 환자는 과제를 시도할 수 없다.

주: 바닥으로 앉기 검사 이후에, 바닥에서 의자에 앉기 검사를 실시한다. 다음 검사를 참고하기 바란다.

바닥에서 의자에 앉기 (FLOOR RISE)

팔과 다리의 복잡한 돌림 패턴의 기능적 근력과 전신 움직임을 평가한다.

기능적 근력 (등급 3, 4, 5) [Functional Strength (Grades 5, 4, and 3)]

장비

안정성을 위해 43-44㎝ 좌석 높이의 일자형 나무의자를 벽에 붙인다. 바닥 매트나 바닥 패드를 준비한다.

제한점

통증, 가동범위 제한, 앉기 균형 결손, 그리고 지시사항을 잘 이해하지 못하는 인지력 결핍 등.

환자 자세

환자는 바닥 매트 위에 앉는다. 환자는 양 팔을 옆으로 지지하고 검사를 시작한다 (그림 5-62).

그림 5-62 바닥에 앉은 자세

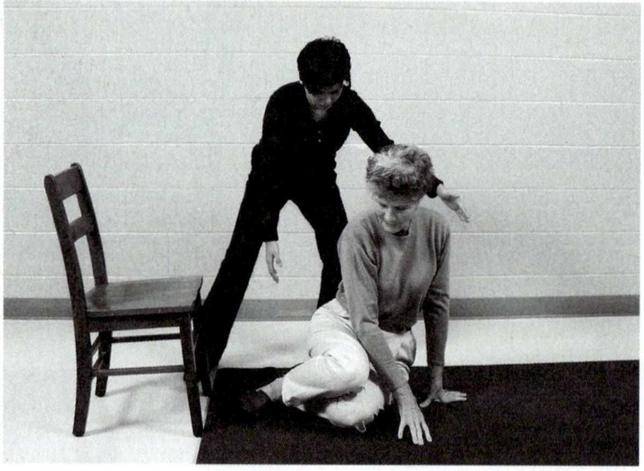

검사자 자세

검사자는 환자의 옆쪽에서 선 자세를 취한다. 환자와의 간격은 환자가 의자에 앉는 동안, 균형 소실을 재빠르게 막을 수 있는 위치여야 한다. 환자가 바닥에서 의자로 이동할 때 넘어지는 것을 막아 주기 위해, 검사자는 환자가 움직일 때마다 자신의 자세를 바꾸어야 한다(그림 5-63).

그림 5-63 환자는 바닥으로부터 움직여, 의자 가까이로 간다.

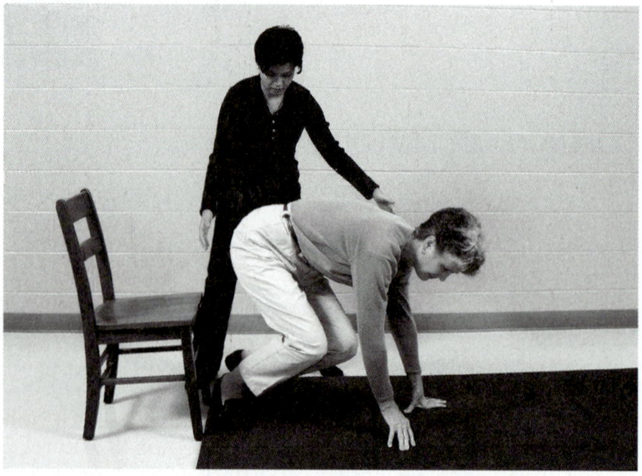

검사자 행동

환자에게 다음과 같은 것을 교육한다: "바닥에서 일어나서 의자에 앉으시오. 어떤 방법을 선택하던 안전하게 의자에 앉으시오. 의자에 앉으면, 다시 다음 검사를 위해 바닥으로 내려앉으시오." 여러분이 환자에게 과제를 설명할 때, 환자에게 정확한 움직임을 시범해 보여준다.

검사자 명령 "이제, 바닥에서 의자 위로 앉으시오."

환자 행동 환자는 바닥에서 일어나기 위해 자세를 바꾸고, 의자 쪽으로 몸을 돌림한다(그림 5-64와 그림 5-65).

그림 5-64 환자는 바닥에서 일어나, 의자쪽으로 몸을 돌린다.

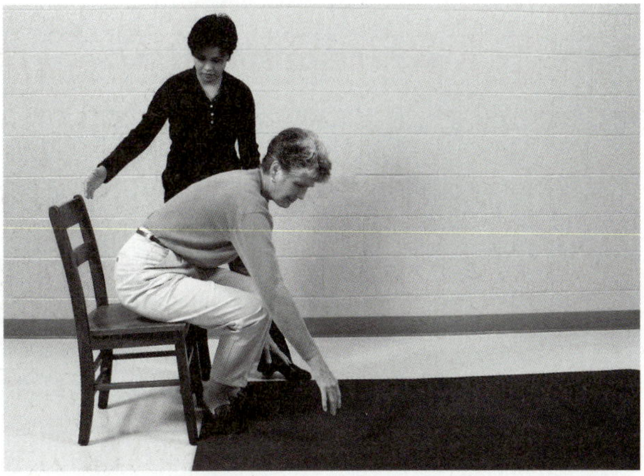

그림 5-65 환자는 똑바른 자세로 의자에 앉는다.

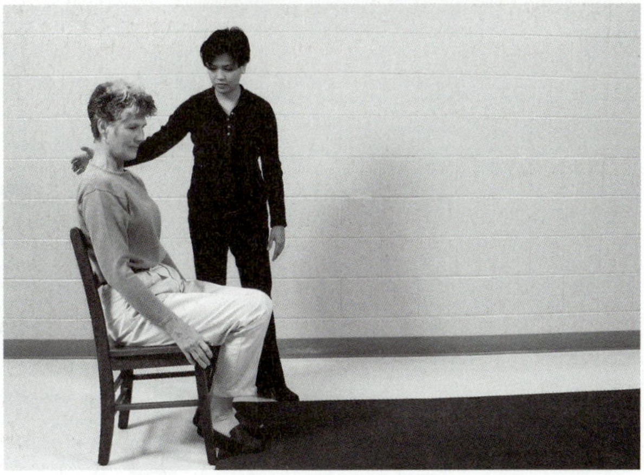

추천 점수화 (SCORING RECOMMEMDATIONS)

등급 5 환자는 균형을 잃지 않고, 과제를 안전하게 수행한다.

등급 4 환자는 과제를 수행할 수 있지만, 힘들어 하고 조절이 잘 안 된다.

등급 3 환자는 과제를 수행하지만, 바닥으로부터 일어서기 위해 의자를 누른다.

기능적 근력 (등급 3 미만) [Functional Strength (Grades Below 3)]

추천 점수화 (SCORING RECOMMEMDATIONS)

다음 등급은 환자가 의자에 앉으려면 최대 보조를 필요로 하고, 돌봄이나 훈련의 평가 이외에는 다음 등급을 고려할 필요가 없다.

등급 2 환자는 움직임을 시작할 수 있지만, 과제를 안전하게 수행할 수 없고, 넘어지지 않으려면, 도움이 필요하다.

등급 1 환자는 과제를 안전하게 수행할 수 없고, 의자 쪽으로 조금도 움직일 수 없다. 과제를 수행하려면, 최대 보조가 필요하다.

등급 0 환자는 과제를 수행하려면 최대 보조가 필요하다.

누운 자세에서 옆으로 앉은 자세 (SUPINE TO SIDE SIT)

중력을 이기고 일어나는 전신 병진움직임의 기능적 근력을 평가한다.

기능적 근력 (모든 등급) [Functional Strength (All Grades)]

장비

어느 쪽 방향이든 누운 자세에서 옆으로 누운 자세로 돌림할 수 있을 정도의 큰 매트나 딱딱한 바닥면.

제한점

통증, 배근육 근력의 결손, 앉기 균형 결손, 가동범위 제한(몸통과 다리), 그리고 지시사항을 잘 이해하지 못하는 인지력 결핍 등.

환자 자세

환자는 누운 자세에서 팔꿉관절을 완전히 편 채로, 몸통에 붙이고, 아래팔이 엎침되어 손바닥이 매트 위에 놓인다. 이때 다리는 완전히 펴된다(그림 5–66).

그림 5–66 누운 자세

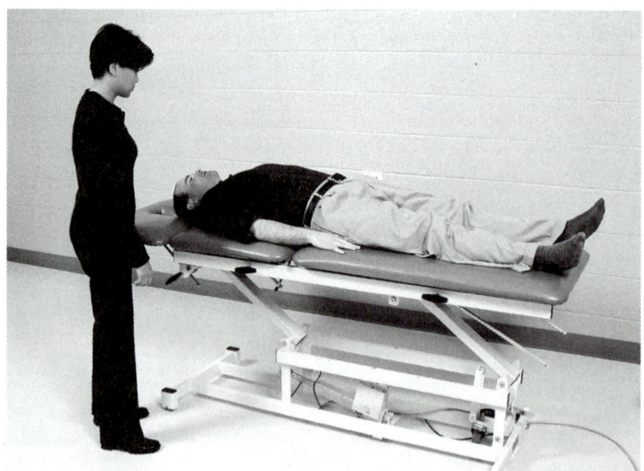

검사자 자세

검사자는 테이블 옆쪽에 서고, 환자의 머리쪽 가까이에 위치한다. 검사자는 환자의 움직임을 잘 관찰할 수 있고, 환자가 누운 자세에서 앉은 자세로 움직이는 동안 안정성을 보장할 수 있는 위치에 선다. 환자가 움직이는 동안, 검사자는 선 자세를 그대로 유지하기 위해 한쪽 발에서 다른 쪽 발로 체중을 이동하면서 자세를 약간 바꾼다. 검사자는 안전을 위해 손을 환자의 등 가까이에 위치시키지만, 환자가 움직이는 동안 환자의 등을 잡지 않는다.

검사자 행동

환자에게 다음과 같은 것을 교육한다: “몸통을 가로질러 왼팔을 움직인 후, 오른팔로 밀면서, 오른쪽으로 일어나 앉으시오. 필요하다면 양 팔을 모두 사용할 수 있습니다. 이런 과제를 5회 반복합니다.” 여러분이 환자에게 과제를 설명할 때, 환자에게 정확한 움직임을 보여줄 수 있도록 수동으로 연속 동작을 실시한다(그림 5–67).

그림 5-67 환자는 똑바른 앉은 자세에서 몸을 돌려 옆으로 앉은 자세를 취한다.

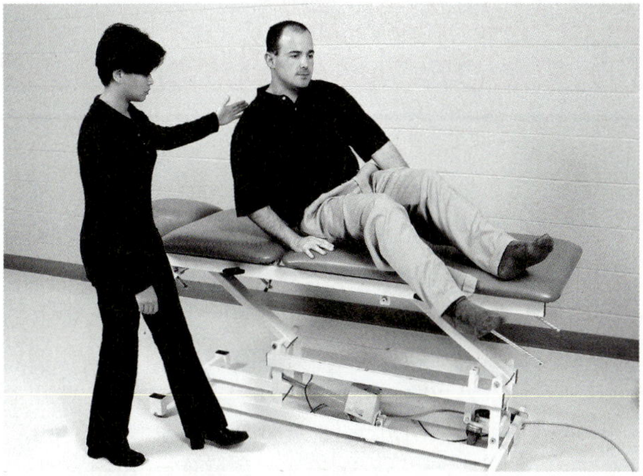

검사자 명령 "이제, 오른쪽으로 일어나 앉으시오."

환자 행동 환자는 왼팔을 몸통을 가로질러 가져가고, 오른쪽 팔꿉관절을 굽힘하고, 윗몸을 오른쪽으로 돌림한다. 양쪽 엉덩이와 양쪽 팔에 체중이 균등하게 재분배되면 검사 동작을 멈춘다(그림 5-68).

그림 5-68 환자는 왼쪽으로 몸을 돌려 똑바른 앉은 자세를 취한다.

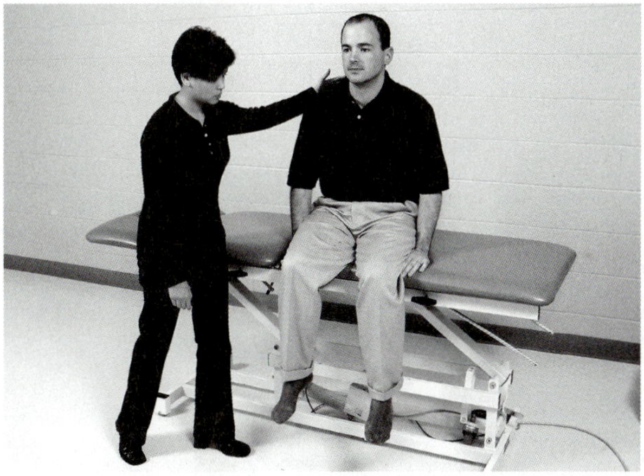

환자는 왼쪽으로도 일어나 앉는 검사를 해야 한다.

추천 점수화 (SCORING RECOMMEMDATIONS)

등급 5 환자는 과제를 5회 반복한다.

등급 4 환자는 과제를 3회 반복한다.

등급 3 환자는 과제를 1회 반복한다.

등급 2 환자는 중력을 이기고 절반 미만으로만 움직일 수 있다.

등급 1 근수축을 관찰하거나 촉진할 수 있지만, 환자는 구르기를 시작할 수 없다.

등급 0 움직임이나 근수축이 일어나지 않는다; 환자는 누운 자세로 가만히 있는다.

기능적 근육검사의 심화 검사 (ADVANCED FUNCTIONAL MUSCLE TESTING)

기능적 근육검사는 다리를 평가하는데 자주 이용된다. 다리를 위한 일상 기능의 평가는 8자 뛰기 검사와 셔틀 달리기 검사와 같은 두 발 기능 검사를 포함하고 있다. "근력/안정성"의 기능을 검사하기 위해, 한 발 뛰기 검사를 이용할 수 있다. 한 발 뛰기 검사(hop test)는 두 발 기능 검사 보다 더 강한 근력과 역동성을 필요로 한다. 그리고 한 발 뛰기 검사는 높은 수준의 두 발 뛰기 활동에서 나오는 효과과 비교될 만한 효과를 가지고 있다. Borsa 등은 뛰기 검사가 다리의 신경근조절, 근력 및 자신감을 나타내는 기준이라고 제시했다(주: 본 장은 "hop test"는 한 발로 뛰는 검사를 의미하고, "jump test"는 두 발로 뛰는 검사를 의미한다). 본 장은 한발 뛰기 검사를 강조할 것이다(그림 5-69에서 그림 5-92 까지 참고)

팔과 척추의 기능적 근력과 지구력을 평가하는 검사들은 많이 사용되는 편이 아니다. 한 검사는 팔의 기능적 요소를 평가하고 있고(그림 5-93에서 5-94 참고), 나머지 3개 검사는 척추의 기능적 근력을 검사하고 있다(그림 5-95에서 그림 5-101까지 참고).

다리 (LOWER EXTREMITY)

한 발 높이 뛰기 (VERTICAL HOP)

장비 초크, 줄자

초기 측정 대상자의 가운데손가락에 초크를 배치한다. 대상자는 벽 옆에 서서 왼팔이나 오른팔을 위로 뻗는다(그림 5-69).

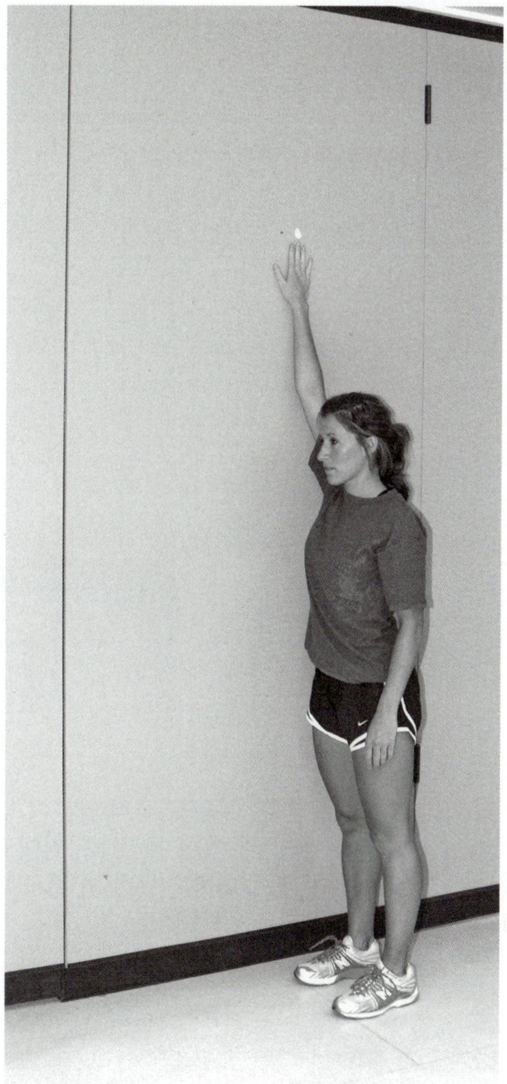

그림 5-69 벽 옆에서 서서, 팔 뻗는 지점에 표시를 한다.

대상자 자세

대상자는 검사할 쪽을 다리로 한 발 서기를 한다(그림 5-70).

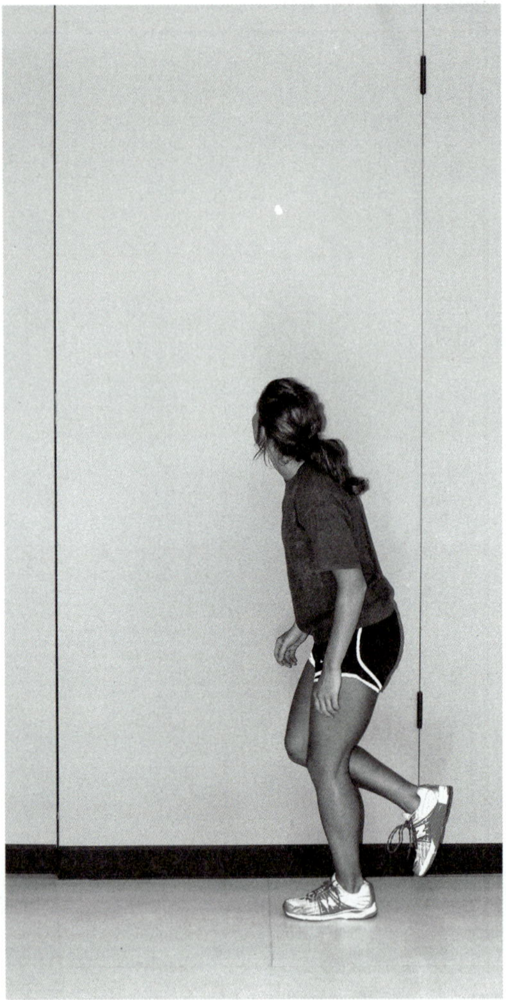

그림 5-70 벽 옆에서 서서, 팔 뻗는 지점에 표시를 한다.

검사자 명령

한 발로 선 후, 무릎을 굽혀 당신이 할 수 있는 만큼 높이 뛰시오. 당신은 팔을 이용할 수 있습니다. 가운데손가락으로 최대로 높게 벽을 짚은 후, 같은 다리로 착지하시오." 검사하기 전에 대상자가 한 번 정도 미리 과제를 수행할 수 있도록 하시오.

대상자 행동

대상자는 왼발로 할 수 있는 만큼 높이 뛴다(그림 5-71). 그 다음, 오른발로 이 검사를 반복한다.

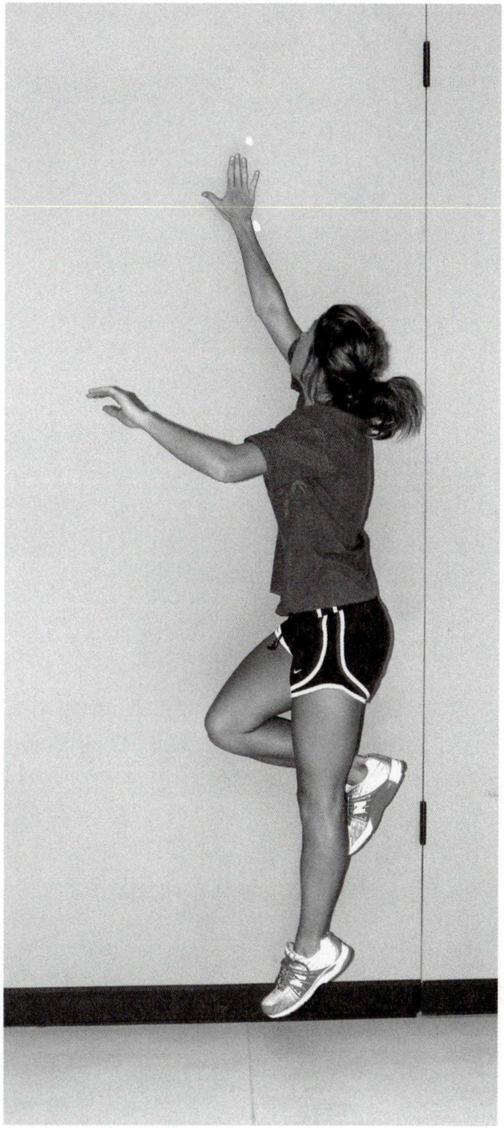

그림 5-71 대상자는 높이 뛸 수 있는 만큼 높이 뛴다.

기록

선 자세에서의 팔뻗기 지점과 최대로 높게 뛴 지점 사이의 간격을 줄자로 측정하고, 기록한다. 그리고 왼쪽 다리와 오른쪽 다리를 비교한다.

한 발 멀리뛰기 (HORIZONTAL HOP)

장비

줄자, 테이프나 원뿔형 표적

대상자 자세

대상자는 검사할 쪽을 다리로 한 발 서기를 한다; 발가락끝을 출발지점에 놓는다 (그림 5-72).

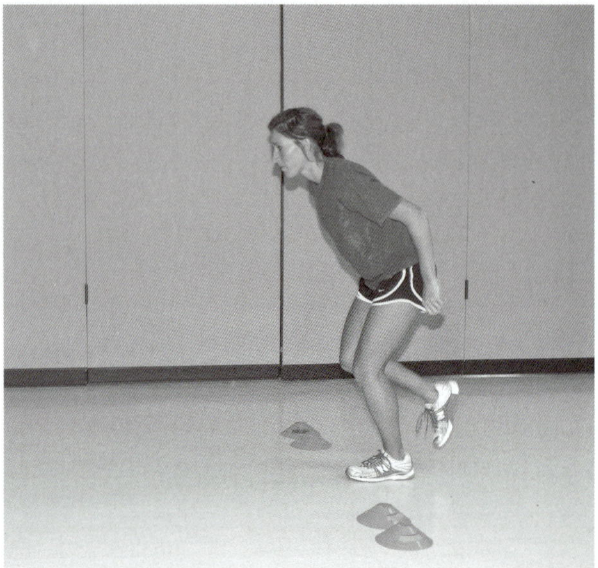

그림 5-72 대상자는 검사할 쪽을 다리로 한 발 서기를 한다; 발가락끝을 출발지점에 놓는다.

검사자 명령

"한 발로 선 후, 무릎을 굽혀 당신이 할 수 있는 만큼 최대한 멀리 뛰시오. 그리고 같은 발로 착지하시오. 당신의 팔을 이용할 수 있습니다." 여러분이 대상자에게 과제를 설명할 때, 검사하기 전에 대상자가 한 번 정도 미리 과제를 수행할 수 있도록 하시오.

대상자 행동

대상자는 왼발로 할 수 있는 만큼 최대한 멀리뛰기를 한다(그림 5-73). 그 다음, 오른발로 이 검사를 반복한다.

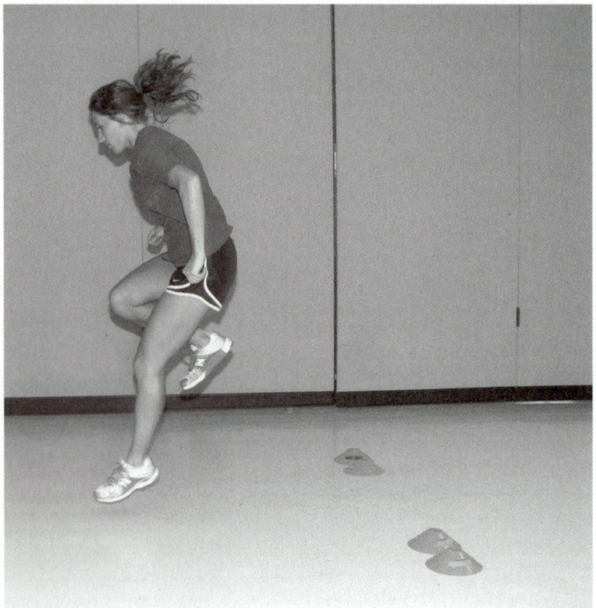

그림 5-73 대상자는 한 발로 가능한 최대로 멀리뛰기를 한다.

기록

대상자가 멀리뛰기를 한 후, 착지된 발꿈치와 출발 지점 사이의 거리를 줄자로 측정하고, 기록한다. 그리고 왼쪽 다리와 오른쪽 다리를 비교한다.

한 발 세단뛰기 (TRIPLE HOP)

장비 줄자, 테이프나 원뿔형 표적

대상자 자세 대상자는 검사할 쪽을 다리로 한 발 서기를 한다; 발가락끝을 출발지점에 놓는다(그림 5-74).

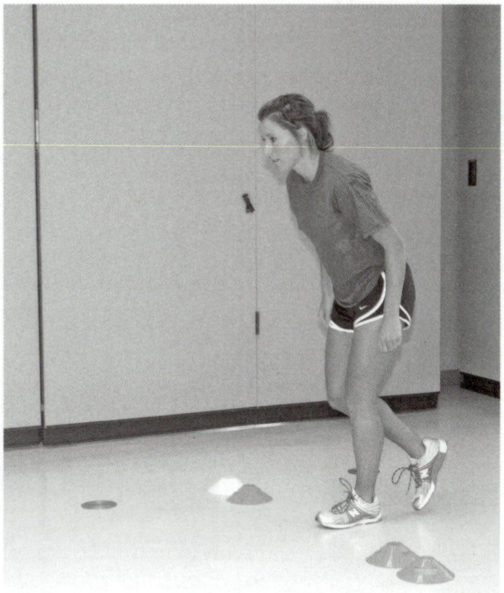

그림 5-74 대상자는 검사할 쪽을 다리로 한 발 서기를 한다; 발가락끝을 출발지점에 놓는다.

검사자 명령 "한 발로 선 후, 무릎을 굽혀 당신이 할 수 있는 만큼 최대한 멀리 3번 연속으로 뛰시오. 매번 같은 발로 착지하시오. 당신의 팔을 이용할 수 있습니다." 여러분이 대상자에게 과제를 설명할 때, 검사하기 전에 대상자가 한 번 정도 미리 과제를 수행할 수 있도록 하시오.

대상자 행동 대상자는 왼발로 할 수 있는 만큼 최대한 멀리뛰기를 한다(그림 5-75과 그림 7-56). 그 다음, 오른발로 이 검사를 반복한다.

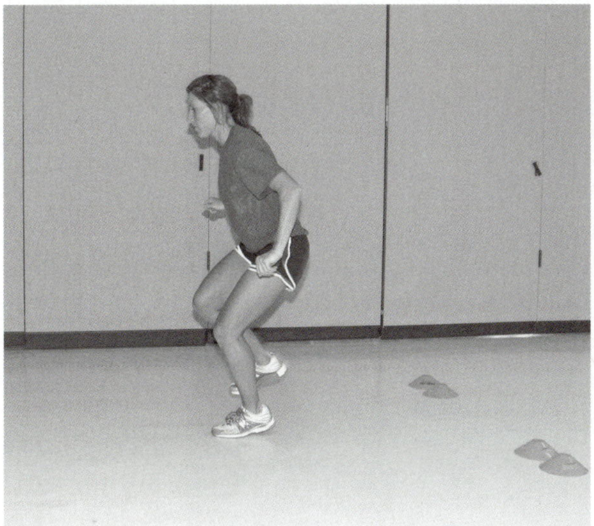

그림 5-75 대상자는 한 발로 3번 연속으로 멀리뛰기를 한다.

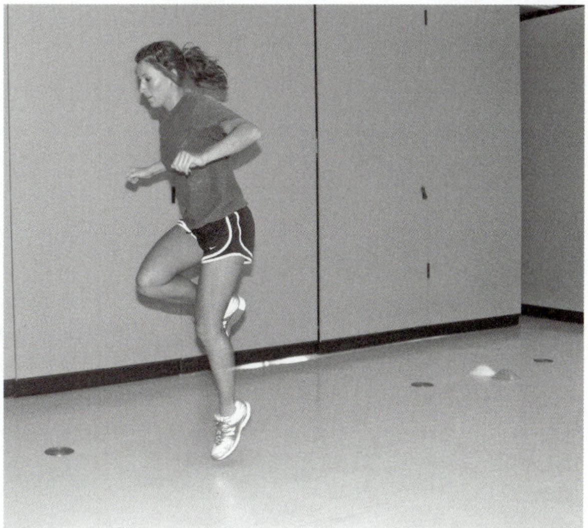

그림 5-76 대상자는 한 발로 3번 연속으로 멀리뛰기를 한다.

기록 대상자가 3번 멀리뛰기를 한 후, 착지된 발꿈치와 출발지점 사이의 거리를 줄자로 측정하고, 기록한다. 그리고 왼쪽 다리와 오른쪽 다리를 비교한다.

20 피트 한 발 뛰기 (TIMED HORIZONTAL HOP)

장비

줄자, 초시계, 테이프나 원뿔형 표적. 줄자를 이용해, 20 피트 거리를 표시하고, 거리의 양쪽 끝에 원뿔꼴 표적을 설치하거나 테이프로 표시한다.

대상자 자세

대상자는 검사할 쪽을 다리로 한 발 서기를 한다; 발가락끝을 출발지점에 놓는다(그림 5-77).

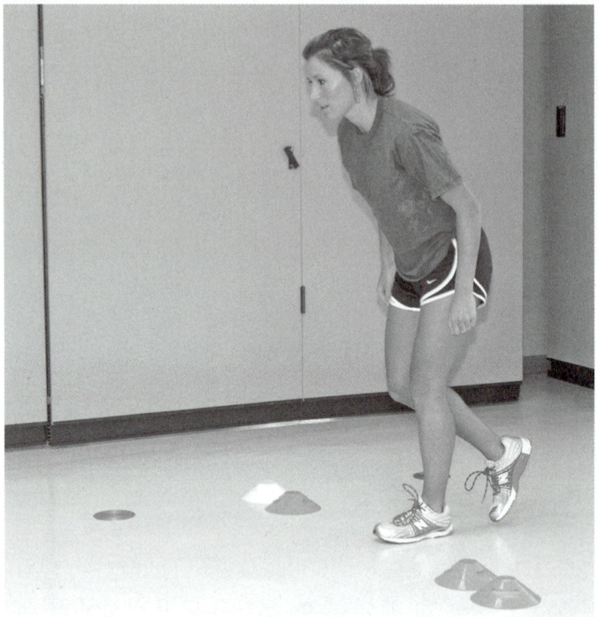

그림 5-77 대상자는 검사할 쪽을 다리로 한 발 서기를 한다; 발가락끝을 출발지점에 놓는다.

검사자 명령

"한 발로 선 후, 무릎을 굽혀 20 피트의 거리를 최대한 빠르게 연속 뛰기를 수행하시오(매번 같은 발이 착지한다). 당신은 팔을 사용해 과제를 수행할 수 있다." 여러분이 대상자에게 과제를 설명할 때, 검사하기 전에 대상자가 한 번 정도 미리 과제를 수행할 수 있도록 하시오.

대상자 행동

대상자는 20 피트의 거리를 가능한 빠르게 왼발로 뛰기를 한다. 그 다음, 오른발로 이 검사를 반복한다(그림 5-78).

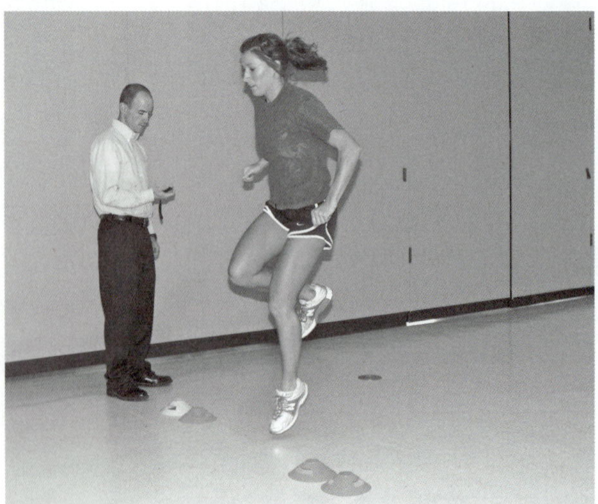

그림 5-78 대상자는 20 피트의 거리를 가능한 빠르게 한 발로 뛴다.

기록

대상자가 20 피트 뛰는데 걸린 시간을 초시계로 측정하고, 기록한다. 그리고 왼쪽 다리와 오른쪽 다리를 비교한다.

한 발 옆으로 뛰기 (SIDE HOP)

장비 줄자, 테이프나 원뿔형 표적, 초시계. 10인치 간격마다 테이프나 원뿔꼴 표적으로 표시한다.

대상자 자세 대상자는 검사할 쪽을 다리로 한 발 서기를 한다(그림 5-79).

그림 5-79 대상자는 검사할 쪽을 다리로 한 발 서기를 한다.

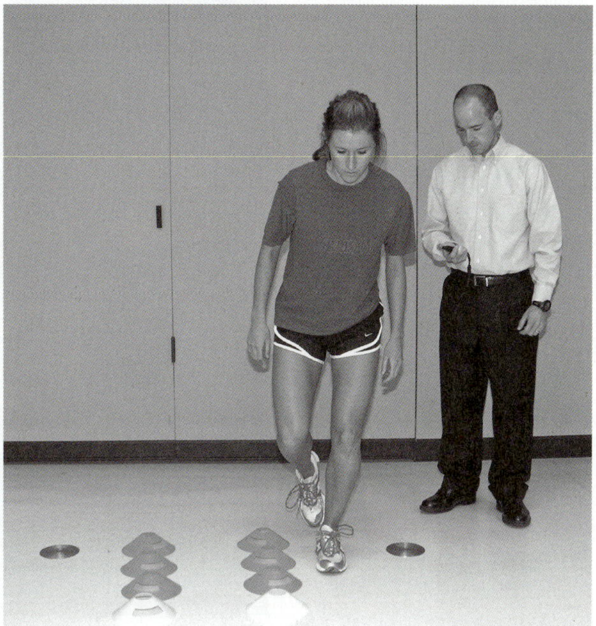

검사자 명령 "왼발부터 시작해, 10 인치 간격마다 설치된 표적을 가능한 빠르게 옆으로 뛰어넘기를 하시오." 여러분이 대상자에게 과제를 설명할 때, 검사하기 전에 미리 대상자가 한 번 정도 미리 과제를 수행할 수 있도록 하시오.

대상자 행동 대상자는 30초 동안 10 인치 간격을 가능하면 빠르게 왼발로 옆으로 뛰어넘는다(그림 5-80). 그 다음, 오른발로 이 검사를 반복한다.

그림 5-80 *대상자는 20 피트의 거리를 가능한 빠르게 한 발로 뛴다.*

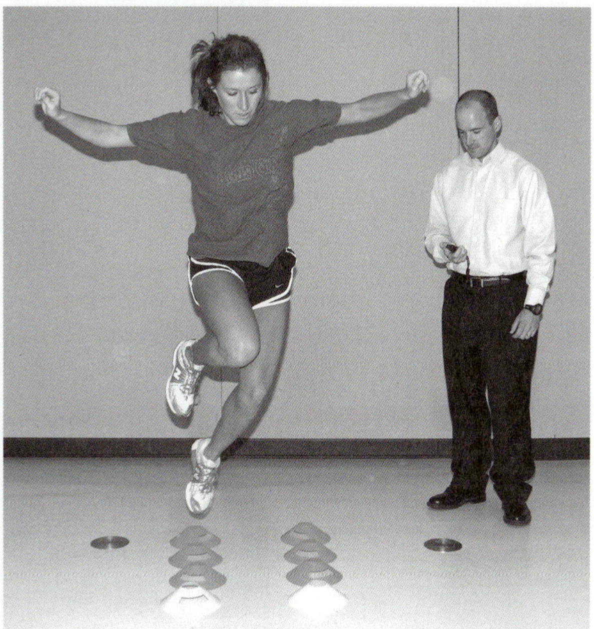

기록 대상자가 한 발로 뛰어넘는 횟수를 측정하고, 기록한다. 그리고 왼쪽 다리와 오른쪽 다리를 비교한다.

한 발 위-아래 뛰기 (UP-DOWN HOP)

장비

초시계, 8㎝ 높이의 상자/디딤판

대상자 자세

대상자는 상자 앞에서 검사할 쪽을 다리로 한 발 서기를 한다(그림 5-81).

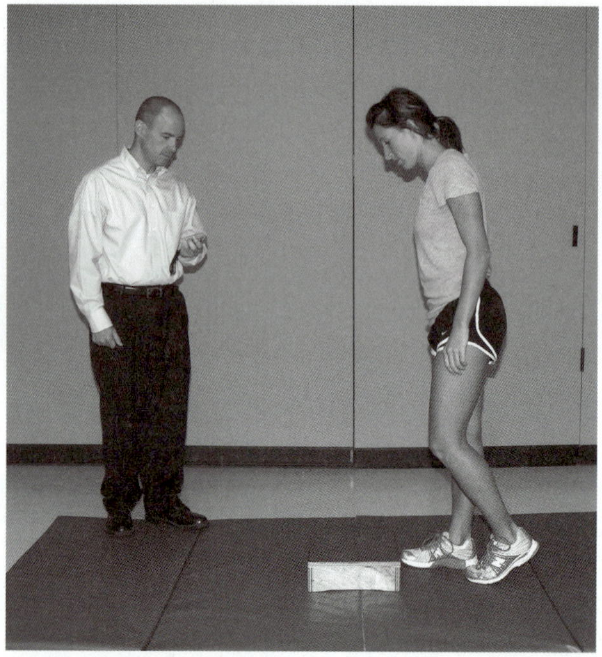

그림 5-81 대상자는 상자 앞에서 검사할 쪽을 다리로 한 발 서기를 한다.

검사자 명령

"한 발로 서서, 앞에 놓인 상자 위로 뛰어 오른 후, 그 발을 이용해 다시 뒤쪽으로 뛰어 내리시오. 가능하면 빠르게 이런 과제를 10회 반복합니다." 여러분이 대상자에게 과제를 설명할 때, 검사하기 전에 대상자가 한 번 정도 미리 과제를 수행할 수 있도록 하시오.

대상자 행동

대상자는 오른발로 디딤판/상자 위로 뛰어 오른 후, 다시 뒤쪽으로 내려간다. 같은 다리를 이용해 가능한 빠르게 과제를 10회 반복한다(그림 5-82). 그 다음, 왼발로 이 검사를 반복한다.

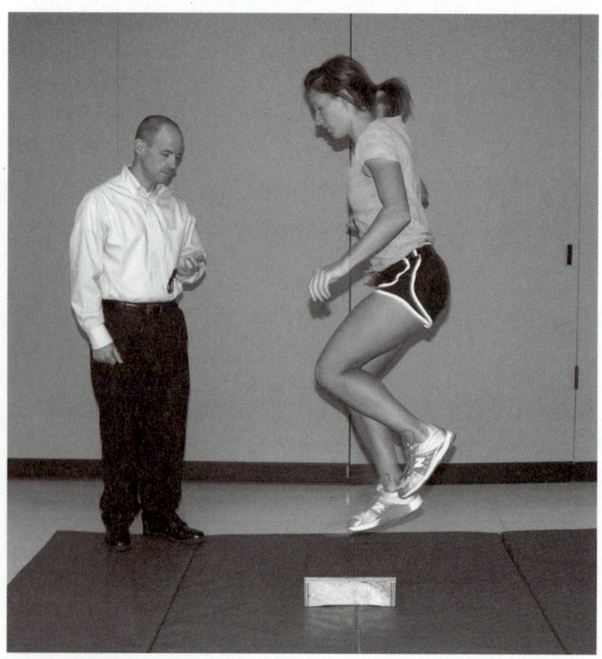

그림 5-82 대상자는 가능한 빠르게 오른발을 이용해 디딤판/상자 위로 뛰어 올라간다. 그리고 같은 발로 착지한다.

기록

대상자가 디딤판/상자 위로 10회 뛰기하는데 걸리는 시간을 측정하고, 기록한다. 그리고 왼쪽 다리와 오른쪽 다리를 비교한다.

한발 반동-멀리뛰기 (DROP STEP, FOLLOWED BY DOUBLE HOP FOR DISTANCE)

장비

줄자, 10㎝ 높이의 디딤판/상자, 테이프. 상자 바닥으로부터 15 인치 앞쪽에 테이프로 선을 표시하거나 원뿔형 표적으로 선을 표시하여, 이 선을 출발선으로 한다.

대상자 자세

대상자는 상자 위에서 한 발 서기를 한다(그림 5-83).

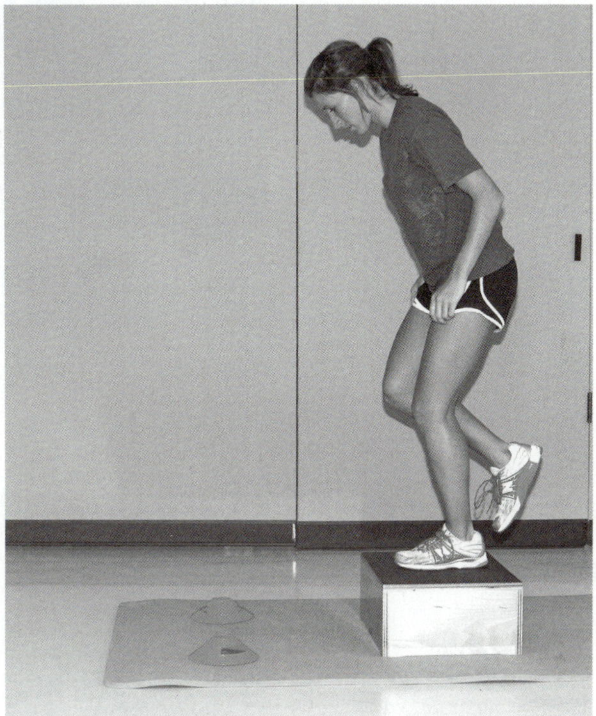

그림 5-83 대상자는 상자 위에서 한 발 서기를 한다.

검사자 명령

"디딤판/상자 위에 한 발로 선 후, 뛰어 내려오는데, 테이프나 원뿔꼴 표적으로 표시해 놓은 출발선에 닿지도 않아야 하고, 또 출발선을 넘지도 않아야 한다. 같은 다리로 착지를 한 직후, 가능한 멀리 앞으로 뜀뛰기를 하고, 다시 그 발로 착지한다." 여러분이 대상자에게 과제를 설명할 때, 검사하기 전에 대상자가 한 번 정도 미리 과제를 수행할 수 있도록 하시오.

대상자 행동

대상자는 출발선에 못 미치게 왼발로 상자 위에서 뛰어내려온 직후(그림 5-84), 같은 다리를 이용해 최대한 멀리뛰기를 한다(그림 5-85). 오른발로 이 검사를 반복한다(주: 대상자가 출발선을 넘거나 닿게 되면, 그 결과는 인정되지 않는다).

그림 5-84 대상자는 원뿔꼴 표적(출발선)에 못 미치게 상자 위에서 뛰어내린다.

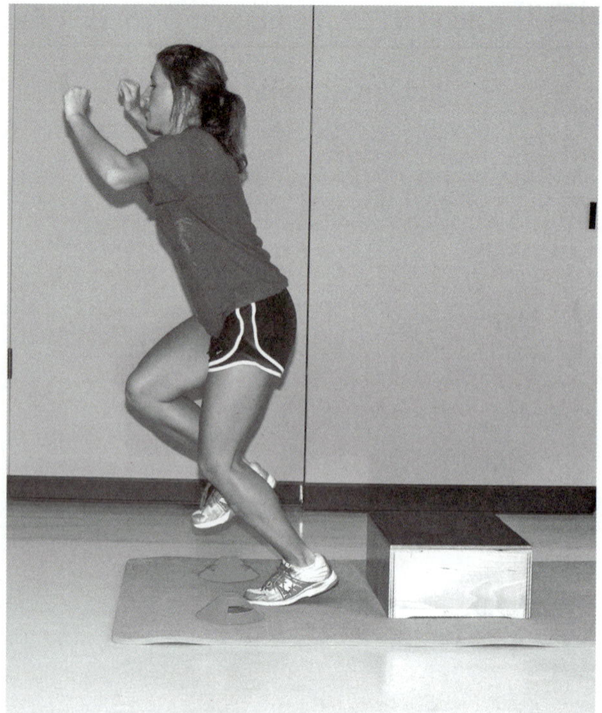

그림 5-85 대상자는 상자 위에서 뛰어내린 후, 같은 발을 이용해 최대한 멀리뛰기를 한다.

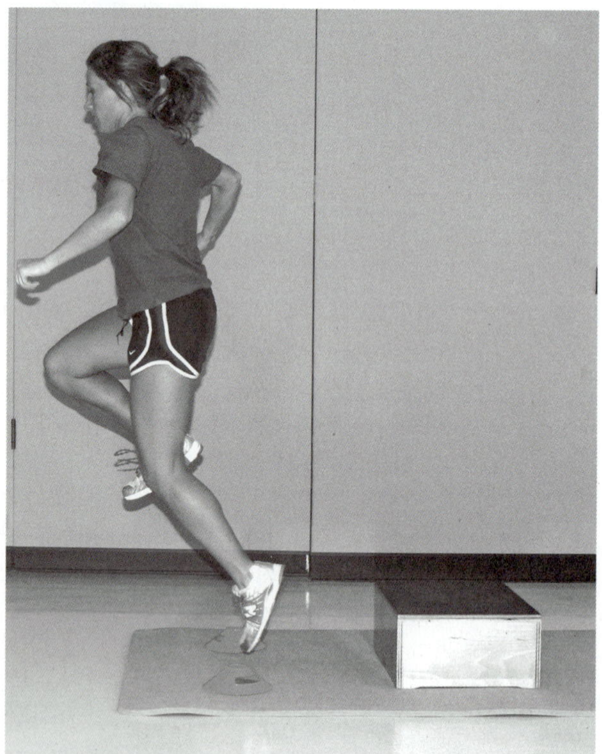

기록

대상자가 한 발로 착지한 발꿈치와 출발선 사이의 거리를 측정하고, 기록한다. 그리고 왼쪽 다리와 오른쪽 다리를 비교한다.

한 발 교차뛰기 (CROSSOVER HOP)

장비

줄자, 테이프. 바닥에 두 줄을 긋는데, 길이는 20 피트이고, 두 줄 사이의 폭은 6인치이다.

대상자 자세

대상자는 표시된 선의 오른쪽에 한 발로 서고, 발가락끝을 출발지점에 맞춘다(그림 5-86).

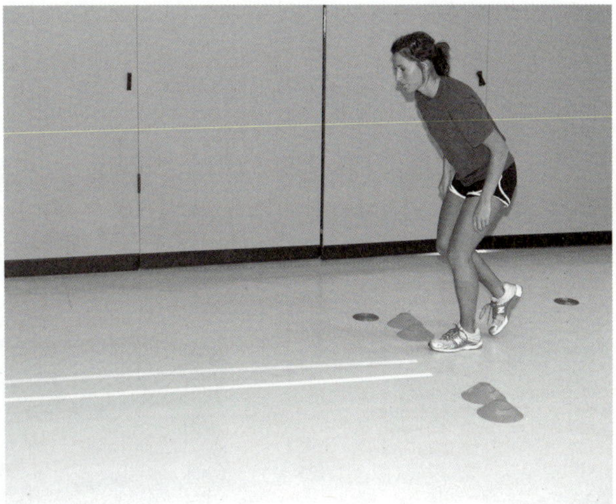

그림 5-86 대상자는 표시된 선의 오른쪽에 한 발로 서고, 발가락끝을 출발지점에 맞춘다.

검사자 명령

"표시된 선의 오른쪽에서 왼쪽으로 뛰어 넘으시오. 가능한 앞쪽으로 뛰고, 같은 발로 착지하시오. 그 다음에는 왼쪽에서 오른쪽으로, 다시 오른쪽에서 왼쪽으로, 이렇게 교대로 선을 넘어서 뛰시오." 여러분이 대상자에게 과제를 설명할 때, 검사하기 전에 대상자가 한 번 정도 미리 과제를 수행할 수 있도록 하시오.

대상자 행동

대상자는 선을 교차뛰기 하면서 왼발로 3번 앞으로 뛴다(그림 5-87에서 그림 5-89까지). 그 다음, 오른발로 이 검사를 반복한다.

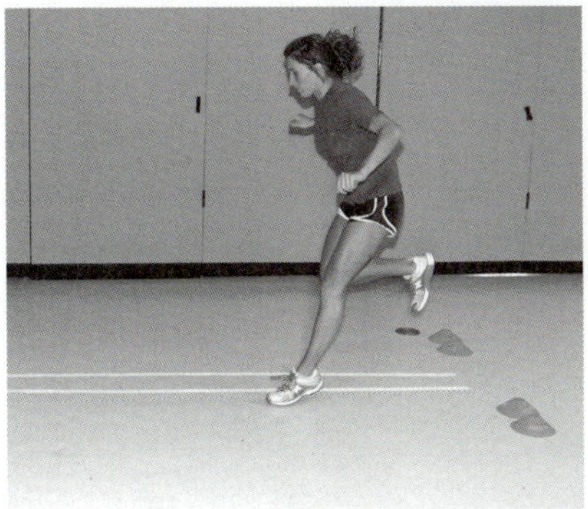

그림 5-87 대상자는 한 발로 선을 교차하면서 앞쪽으로 처음 뛰기를 한다.

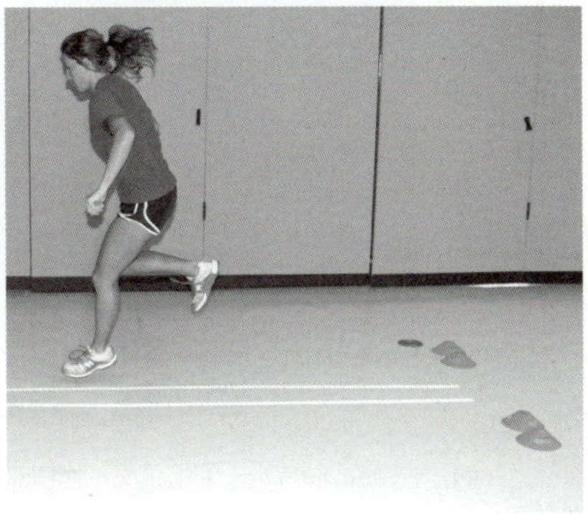

그림 5-88 대상자는 선을 교차하면서 두 번째 뛰기를 한다.

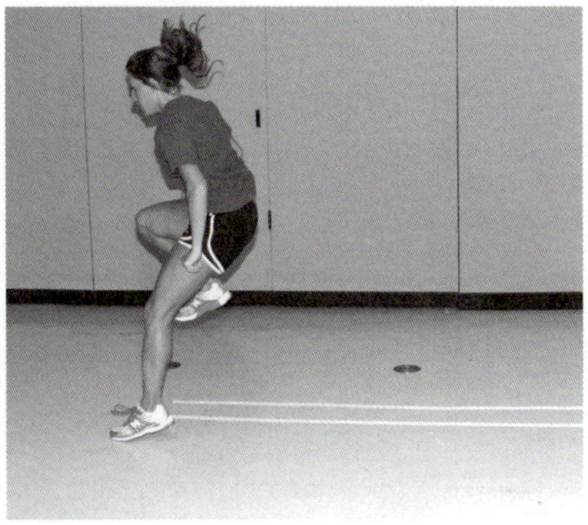

그림 5-89 대상자는 선을 교차하면서 세 번째 뛰기를 한다.

기록

3번 뛰기 한 후, 착지된 발꿈치와 출발선 사이의 거리를 줄자로 측정하고, 기록한다. 대상자가 한 발로 뛰어넘는 횟수를 측정하고, 기록한다. 그리고 왼쪽 다리와 오른쪽 다리를 비교한다.

8자 뛰기 (FIGURE-OF-EIGHT HOP)

장비

초시계, 줄자, 2개의 원뿔형 표적. 초시계. 1개의 원뿔꼴 표적으로 출발선을 표시하고, 20 피트 떨어진 곳에 다른 1개의 원뿔꼴 표적을 설치하여 종료지점으로 표시한다.

대상자 자세

대상자는 검사할 쪽을 다리로 한 발 서기를 한다.

검사자 명령

"한 발을 이용해, 출발선에서 종료지점을 돌아 다시 출발선으로 8자를 그리면서 한 발로 뛰시오. 이런 과제를 2번 수행합니다." 여러분이 대상자에게 과제를 설명할 때, 검사하기 전에 대상자가 한 번 정도 미리 과제를 수행할 수 있도록 하시오.

대상자 행동

대상자는 출발선에서 종료지점을 돌아 출발선으로 되돌아올 때, 8자를 그리면서 뛴다. 이런 과제를 2번 수행한다(그림 5-90에서 그림 5-92 까지).

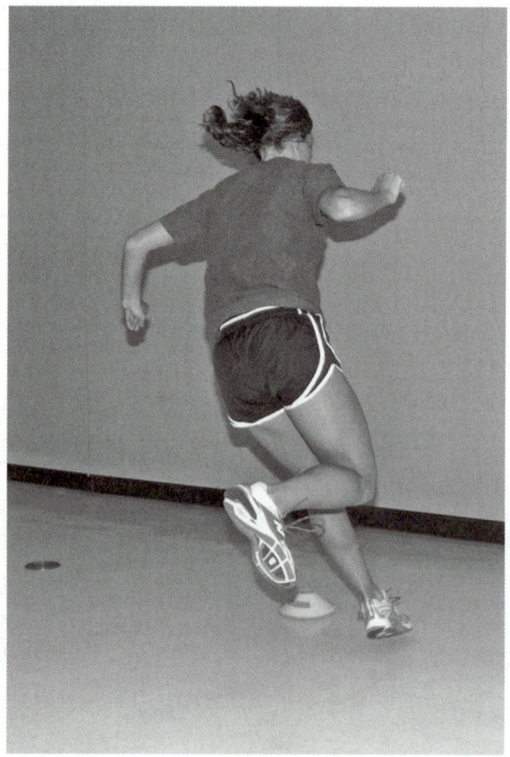

그림 5-90 대상자는 원뿔꼴 표적을 돌고 있다.

그림 5-91 대상자는 원뿔꼴 표적을 돌고 있다.

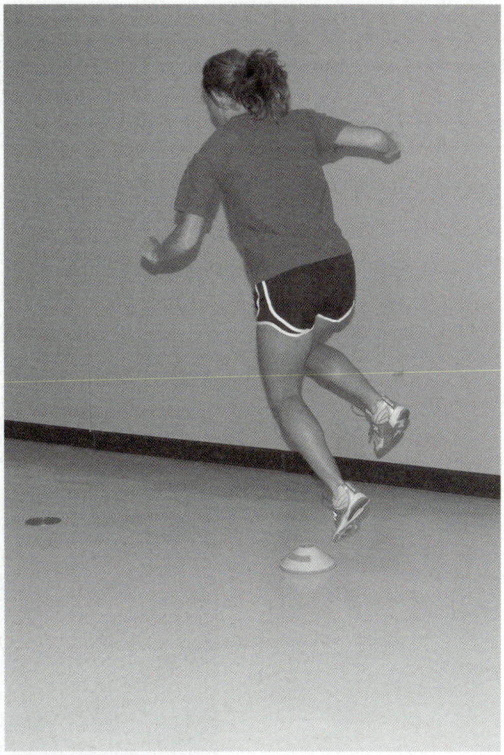

그림 5-92 대상자는 원뿔꼴 표적을 돌고 출발선으로 되돌아오고 있다.

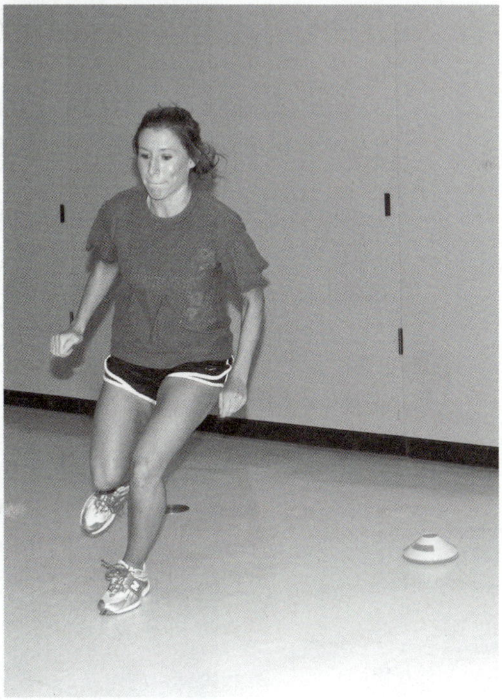

기록

2 바퀴 뛰는데 걸리는 시간을 초시계로 측정하고, 기록한다. 그리고 왼쪽 다리와 오른쪽 다리를 비교한다.

팔 (UPPER EXTREMITY)

닫힌운동사슬 - 팔 안정성 검사 (CLOSED KINETIC CHAIN UPPER EXTEMITY STABILITY TEST)

장비 줄자, 초시계, 2개의 원뿔형 표적.

초기 측정 2개의 원뿔꼴 표적을 바닥에 놓고 36인치 떨어지게 배치한다.

대상자 자세 대상자는 양 팔을 각각의 원뿔꼴 표적에 위치시키고, 팔 굽혀 펴기 자세를 취한다. 팔꿈치를 펴고 몸통을 바닥과 평행하게 만든다(그림 5-93).

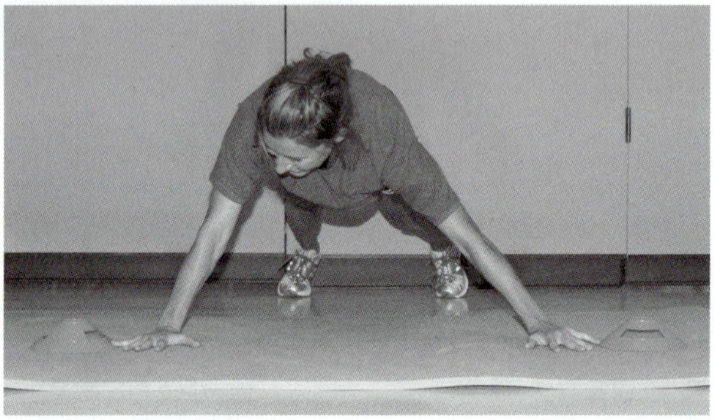

그림 5-93 원래 자세 - 팔 굽혀 펴기 자세

검사자 행동 검사자는 아래에 설명된 과제를 환자에게 어떻게 수행하는 지를 시범해 보여준다. 검사자는 15초 동안 검사할 시간을 준비한다.

대상자 행동 검사자가 시작이라고 했을 때, 대상자는 오른손을 들어 올려 왼손에 닿은 후(그림 5-94), 다시 오른손을 원래 자세로 되돌린다(그림 5-93). 그 다음 대상자는 손을 바꾸어, 왼손을 들어 올려 오른손에 닿은 후, 다시 원래 자세를 취한다. 단일 검사는 15초 동안 이런 과제를 교대로 수행한다.

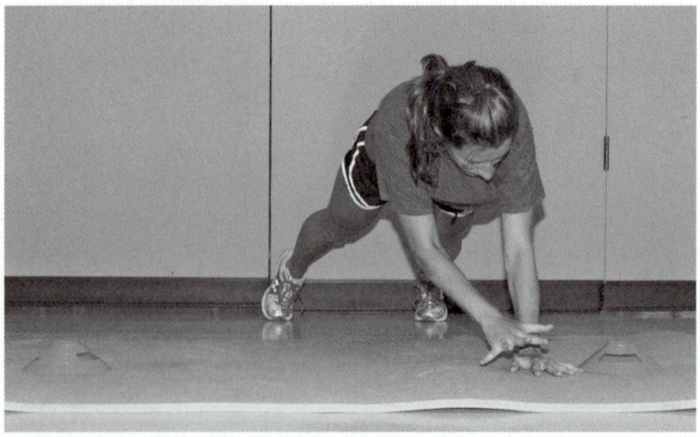

그림 5-94 대상자는 오른손을 들어 올려, 왼손에 닿게 한다.

기록 검사자는 15초 동안 이루어지는 양 손의 접촉 횟수를 측정하고, 기록한다.

척추 (SPINE)

엎드린 자세에서의 교각 (PRONE BRIDGE, PLANK)

장비

초시계

대상자 자세

대상자는 팔꿈치로 엎드린 자세를 취한다. 이때, 팔꿈치는 어깨넓이 정도로 벌린다. 양 발은 지지면을 좁게 하기 위해 거의 접촉되듯이 배치하지만, 접촉되어서는 안 된다(그림 5-95).

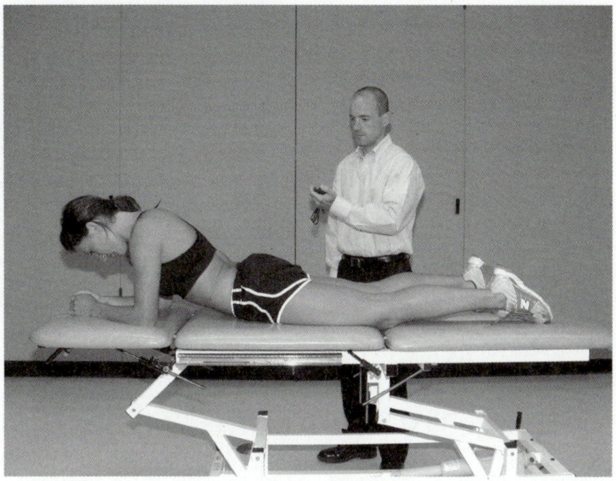

그림 5-95 대상자는 팔꿈치로 엎드린 자세를 취한다.

검사자 명령

"바닥으로부터 골반을 들어 올리시오. 단지 아래팔과 발가락만 바닥에 접촉시키시오. 이때 양쪽의 어깨관절, 엉덩관절, 무릎관절, 발목관절 등이 일자를 유지한다." 여러분이 대상자에게 과제를 설명할 때, 검사하기 전에 대상자가 한 번 정도 미리 과제를 수행할 수 있도록 하시오(그림 5-96).

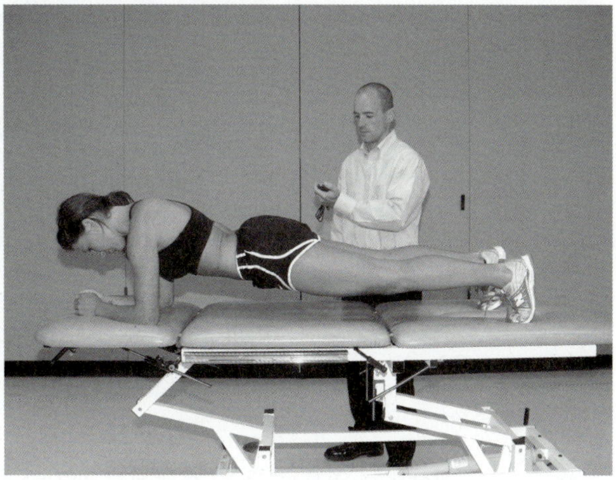

그림 5-96 엎드린 자세에서 교각 자세를 취한다.

대상자 행동

대상자는 엎드린 자세에서 교각자세를 취한 후, 골반이 바닥으로 떨어지기 전까지 가능한 오랫동안 이 자세를 유지한다.

기록

교각자세를 유지하는 시간을 초시계로 측정하고, 기록한다.

옆으로 누운 자세에서의 교각 (SIDEBRIDGE, PLANK)

장비

초시계

대상자 자세

대상자는 팔꿈치로 옆으로 누운 자세를 취한다. 이때, 다리는 완전히 쭉 뻗는다. 위쪽 발을 아래쪽 발 위에 올려놓는다(그림 5–97).

그림 5–97 대상자는 팔꿈치를 이용해 옆으로 누운 자세를 취한다.

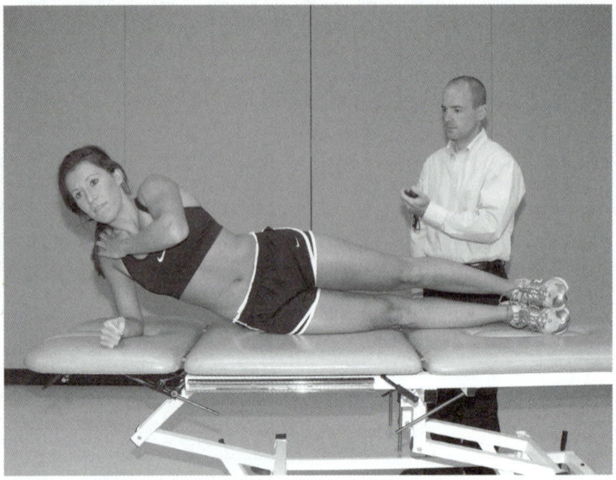

검사자 명령

"바닥으로부터 골반을 들어 올리시오. 단지 아래팔과 발의 가쪽면만 바닥에 접촉시키시오. 이때 몸 전체가 일자를 유지하시오. 그리고 위쪽 팔을 가슴 앞쪽으로 교차시켜 아래쪽 어깨 위에 올려놓으시오." 여러분이 대상자에게 과제를 설명할 때, 검사하기 전에 대상자가 한 번 정도 미리 과제를 수행할 수 있도록 하시오(그림 5–98).

그림 5–98 옆으로 누운 자세의 교각 자세

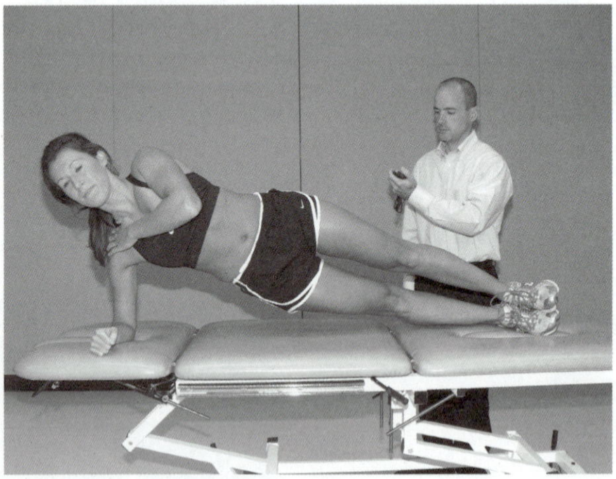

대상자 행동

대상자는 옆으로 누운 자세에서 교각자세를 취한 후, 골반이 바닥으로 떨어지기 전까지 가능한 오랫동안 이 자세를 유지한다.

기록

교각자세를 유지하는 시간을 초시계로 측정하고, 기록한다.

반대쪽 팔도 이 검사를 실시한다.

누운 자세에서의 교각 (SUPINE BRIDGE)

장비

초시계

대상자 자세

대상자는 누운 자세에서 무릎관절을 90°로 굽힘하고, 발바닥 전체를 바닥에 접촉시킨다. 양 발은 지지면을 좁게 하기 위해 거의 접촉되듯이 배치하지만, 접촉되어서는 안 된다. 그리고 양 팔로 팔짱을 낀다(그림 5-99).

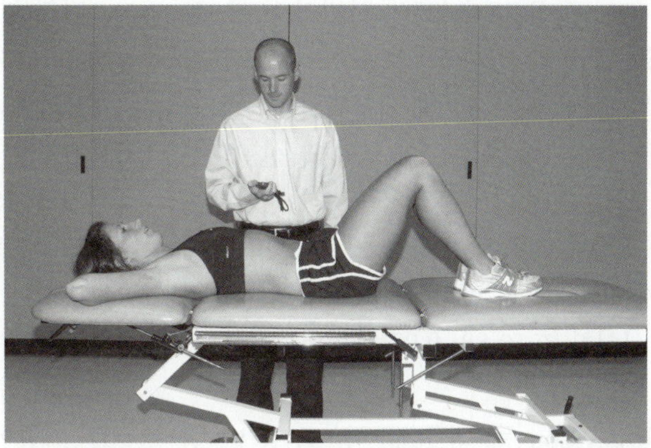

그림 5-99 대상자는 무릎관절을 90°로 굽힘하고 누운 자세를 취한다.

검사자 명령

"어깨관절, 엉덩관절, 무릎관절이 "일자"가 되도록, 바닥으로부터 골반을 들어 올리시오." 여러분이 대상자에게 과제를 설명할 때, 검사하기 전에 대상자가 한 번 정도 미리 과제를 수행할 수 있도록 하시오(그림 5-100).

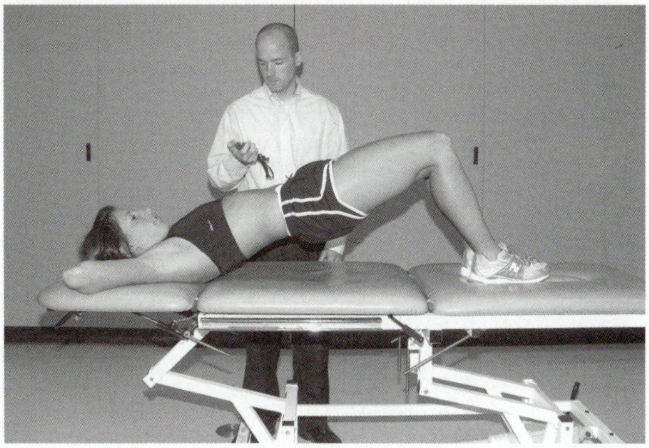

그림 5-100 누운 자세에서 교각 자세를 취한다.

대상자 행동

대상자는 누운 자세의 교각자세를 취한 후, 골반이 바닥으로 떨어지기 전까지 가능한 오랫동안 이 자세를 유지한다. 만약 대상자가 2분 동안 교각자세를 유지할 수 있다면, 교각자세를 더 어렵게 만들기 위해, 우성 다리를 쭉 뻗는다(그림 5-101).

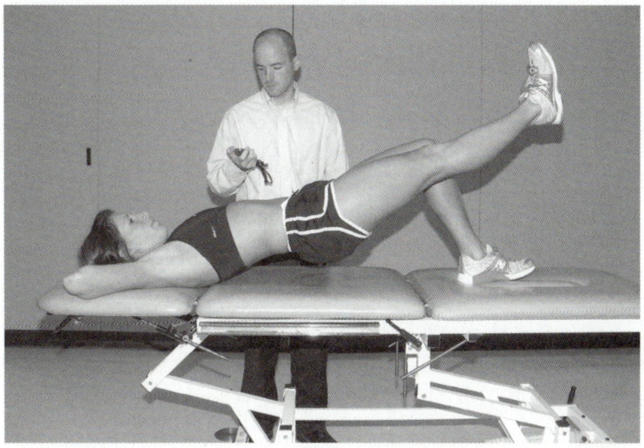

그림 5-101 누운 자세에서 교각 자세를 취한다. 한다리를 쭉 뻗는다.

기록

교각자세를 유지하는 시간을 초시계로 측정하고, 기록한다.

신뢰도 (Reliability)

다리 (Lower extremity)

가장 많이 이용되는 한 발 뛰기 검사를 연구했던 5개의 연구를 조사한 결과, 검사간 신뢰도가 매우 좋게 나타났다(표 5-1). Bendy 등은 18세-25세 사이의 16명-22명을 대상으로 5개 기능적 검사(한 발 교차뛰기, 한 발 멀리뛰기, 20 피트 한 발 뛰기, 한 발 세단뛰기, 한 발 높이뛰기)의 자료를 수집했다. 이들 5개 검사의 신뢰도는 모두 0.85 이상이었다. 비슷한 수준의 신뢰도가 Brosky 등[8]에 의해 보고되었다. 그들은 평균 26세의 15명을 대상으로 한 발 높이뛰기, 한 발 멀리뛰기, 20피트 한발 뛰기 등의 검사를 실시한 후, 0.88-0.97 사이의 신뢰도를 얻었다.

부가적으로, Gustavsson 등[17]과 Reid 등[34]도 한 발 뛰기의 타당도와 신뢰도를 검사했다. Gustavsson 등은 15명을 대상으로 한 발 반동-멀리뛰기, 한 발 옆으로 뛰기, 한 발 높이뛰기 등을 검사한 결과, 1-2회 검사(10일 간격)의 신뢰도는0.85-0.89였고, 3-4회 검사(10일 간격)의 신뢰도는 0.93-0.97이었다. Reid 등은 42명(평균 연령 25.6세)을 대상으로 한 발 멀리뛰기, 20 피트 한 발 뛰기, 한 발 세단뛰기, 한 발 교차뛰기 등을 검사했고, 0.84-09.92의 신뢰도를 얻었다.

단지 한 연구만이 한 발 뛰기 검사의 신뢰도가 0.84 이하로 나타났다. Bolga와 Keskula[6]는 20명(평균 연령; 2.5세)을 대상으로 4가지 기능적 검사를 수행한 결과, 20 피트 한 발 뛰기에서만 상관계수가 0.66으로 나타났고, 나머지 3개의 기능적 검사인, 한 발 멀리뛰기, 한 발 교차뛰기, 한 발 세단뛰기에서는 신뢰도가 0.95 이상으로 나타났다.

요약하면, 다리의 기능적 검사에 대한 검사간 신뢰도는 연구들 통해 매우 높은 편이었음을 알 수 있다(표 5-1). 나중에는 여러 검사자들에 의해 이루어지는 측정의 정확도를 조사하는 검사자간 신뢰도를 연구해야 한다.

표 5-1. 한 발 뛰기 검사의 검사간 신뢰도(검사간상관계수[ICCS])

연구	검사	대상자수	연령(세)	신뢰도
Bendy 등[2]	한 발 교차뛰기	22	18.10° ±2.35	0.90
	한 발 멀리뛰기	18	25.16 ± 3.56	0.93
	20 피트 한 발 뛰기	18	24.50° ± 3.23	0.92
	한 발 세단뛰기	22	18.10° ± 2.35	0.94
	한 발 높이뛰기	16	25.16 ± 3.56	0.85
Bolga & Keskula[6]	한 발 교차뛰기	20	24.5 ± 4.2	0.96
	한 발 멀리뛰기	20	24.5 ± 4.2	0.96
	20 피트 한 발 뛰기	20	24.5 ± 4.2	0.96
	한 발 세단뛰기	20	24.5 ± 4.2	0.95
Brosky 등[8]	한 발 멀리뛰기	15	26.0° ± 7.3	0.88 - 0.97
	20 피트 한 발 뛰기	15	26.0° ± 7.3	0.88 - 0.97
	한 발 높이뛰기	15	26.0° ± 7.3	0.88 - 0.97
Gustavsson 등[17]	한 발 반동-멀리뛰기	15	28.0° ± 4.0	0.85*, 0.93**
	한 발 옆으로 뛰기	15	28.0° ± 4.0	0.87*, 0.93**
	한 발 높이뛰기	15	28.0° ± 4.0	0.89*, 0.97**
Reid 등[34]	한 발 교차뛰기	42	25.6 ± 9.2	0.84
	한 발 멀리뛰기	42	25.6 ± 9.2	0.92
	20 피트 한 발 뛰기	42	25.6 ± 9.2	0.82
	한 발 세단뛰기	42	25.6 ± 9.2	0.88

* 검사 1-2

** 검사 3-4

팔과 척추 (Upper extremity and spine)

팔과 척추의 기능적 검사에 대한 신뢰도는 다리에 비해 상대적으로 드문 편이다. Goldbeck과 Davies[15]는 닫힌운동사슬 자세에서 팔의 안정성 검사를 실시하고, 신뢰도를 구했다. 그들은 남성 25명의 대학생을 대상으로 15초간 양 손의 접촉 횟수를 측정했고, 검사간 신뢰도는 0.93으로 나타났다. 그들은 이 기능적 검사가 임상적으로 매우 가치가 있고, 또 쉽게 이용될 수 있고, 검사의 비용도 거의 들지 않다고 했다.

2개의 연구가 3 가지 척추 기능적 검사의 신뢰도를 검사했다. Schellenberg 등[37]은 엎드린 자세에서의 교각 자세 검사와 누운 자세에서의 교각 자세 검사를 수행했다. 그들은 43명(남성 23명, 여성 21명; 평균 연령 34세)으로 검사를 수행했다. 엎드린 자세와 누운 자세에서의 신뢰도는 각각 0.78과 0.84로 나타났다. McGill 등[28]은 5명(남성 31명과 여성 44명[평균 연령 23±2.9세] 중의 5명)을 대상으로 옆으로 누운 자세의 교각 자세 검사를 수행하고, 신뢰도를 측정한 후, 비슷한 결과를 보고했다. 이들 5명은 5일 연속으로 왼쪽 옆으로 누운 자세와 오른쪽 옆으로 누운 자세의 교각 자세가 측정되었다. 신뢰는 왼쪽과 오른쪽 모두 0.99였다. 이들 3 연구에 따르면, 3가지 교각 자세 방법은 척추의 기능적 검사로서 신뢰성이 높고, 매우 기능적이었다.

타당도 (Validity)

다리 (Lower extremity)

몇몇 연구들이 무릎관절의 불안정과 재손상의 위험을 알아보기 위해 한 발 뛰기 검사를 실시했고, 타당도를 구했다. 비록 한 발 뛰기 검사를 실시한 대다수 연구들의 검사간 신뢰도가 "좋음"에서 "매우 좋음"인 것으로 나타났지만, 타당도에 대한 연구 결과는 명확하지 않다.

Reid 등[34]은 무릎관절의 앞십자인대(ACL) 재건술을 받은 42명[여성 19명, 남성 23명; 평균 연령 25.6세(±9.2)]의 환자를 대상으로 검사했다. 검사된 한 발 뛰기로는, 한 발 멀리뛰기, 6 m 한 발 뛰기, 한 발 세단 뛰기, 한 발 교차뛰기 등이다. Reid 등은 수술 22주 후, 수술한 다리의 한 발 뛰기 검사의 점수 변화가 수술하지 않은 다리쪽 보다 큰 편이었음을 알아냈다. 이것은 결론적으로, 한 발 뛰기 검사가 ACL 재건술 이후 재활을 받는 환자에게 꼭 필요함을 보여 준다. Borsa 등은 ACL 문제(손상후 41.7±11.7개월)를 가진 29명(여성 14명, 남성 15명; 평균 연령 28.7±1.7세)을 대상으로 검사했다. Borsa 등[7]은 Lysholm의 무릎 척도, Cincinnati의 무릎 척도, 균형 검사, 넙다리네갈래근의 근력, 한 발 멀리뛰기 등을 이용했다. Borsa 등[7]은 환측 다리와 비환측 다리의 대칭성이 10% 이라는 결론을 내렸고, 이것은 한 발 뛰기에 대한 만족도가 비정상이었고, 불안정과 손상의 재발 위험이 증가된다는 것을 의미한다.

반대로, 동일 연구로부터 데이터를 수집한 2개의 연구들은 몇 가지 한 발 뛰기 검사(세단 뛰기, 교차뛰기, 멀리뛰기 및 20 피트 한발 뛰기)의 타당도와 관련하여 다른 결과를 얻어냈다. Barber 등[3]은 35명의 ACL 문제를 가진 환자들을 대상으로 이들 네 가지 한 발 뛰기 검사를 실시했다. 이들 환자의 50%만이 환측 한 발 뛰기 검사에서 비정상이 나타났다. 한편, ACL 문제를 가진 나머지 50%는 환측 다리로 한 발 뛰기 검사를 했을 때, 특별한 문제를 갖지 않았다. 즉, 타당도로 기능적 제한을 결정할 수 없었다. 67명(여성 27, 남성 40명; 평균 연령 26.7세)의 다른 대상자를 검사한 Noyes의 두 번째 연구에서 결론이 내려졌다. 이들 대상자는 달릴 때와 회전할 때, 제한을 호소했다. 두 번째 연구의 결과는 단지 50%만이 한 발 뛰기 검사에서 점수의 편향이 컸다.

다른 2가지 연구는 기능적 능력을 결정하는 한 발 뛰기 검사의 타당도를 검사할 때 약간 다르게 이루어졌다. 이들 연구는 불안정 무릎을 가진 환자에 있어, 하나의 한 발 뛰기 검사만 한 것이 아니라, 여러 개의 한 발 뛰기를 적용하였다. Itoh 등[19]은 만성 ACL 문제(Lachman 징후와 차축 이동 검사의 양성 징후)를 가진 평균 연령 23.1세의 50명(남성 27명, 여성 23명)을 대상으로 한 발 뛰기 검사를 했고, 대상자들은 평균 손상후 38개월 되었다. Itoh 등은 4가지 한 발 뛰기 검사(8자 뛰기, 위-아래 뛰기, 옆으로 뛰기, 멀리뛰기)로 검사했다. 연구자들은 한 개의 한 발 뛰기 검사가 기능적 상태를 결정하는 타당도를 제공하지 못한다고 언급했지만, 50명 중 41명(82%)이 적어도 한 개 이상의 검사에서 손상측과 비손상측 사이의 비대칭성(20% 이상)을 보였다. 연구자들은 여러 종류의 한 발 뛰기 검사가 기능적 불안정을 결정하는데 중요한 역할을 한다고 결론을 내렸다.

Gustavsson 등[17]은 기능적 불안정을 결정하기 위해 여러 종류의 한 발 뛰기 검사를 이용하여 비슷한 결과를 얻었다. 그들은 건강한 사람 15명(남성 9명, 여성 6명; 평균 연령 28.0±4.0세); ACL 손상 병력을 가진 30명(남성 18명, 여성 12명; 평균 연령 31.0±9.0세; 손상후 11개월쯤); 그리고 ACL 재건술을 받은 35명(남성 25명, 여성 10명; 평균 연령 27.0±7.0세; 손상후 6개월쯤)을 대상으로 평가했다. 수행된 한 발 뛰기 검사로는, 높이뛰기, 멀리뛰기, 반동-멀리뛰기, 옆으로 뛰기 등이다. 결과에 따르면, 건강한 사람의 경우 15명 중 0명(0%)이 비정상(환측-비환측의 차이가 10% 이상되는 경우)이 없었고, ACL 손상 대상자의 경우는 30명 26명(87%)이 네 가지 한 발 뛰기 검사 중에서 적어도 하나의 검사에서 비정상이었고, ACL 재건술을 받은 35명 중 32명(91%)이 네 가지 한 발 뛰기 검사 중에서 적어도 하나의 검사에서 비정상이었다. 연구자들은 한 발 뛰기 검사가 ACL 손상 환자와 ACL 재건술환자에게서 환측과 비환측을 제대로 구분할 수 있다는 결론을 내렸다.

팔과 척추 (Upper extremity and spine)

오늘날 까지, 팔의 기능적 근육검사를 시도한 연구는 거의 없었고, 단지 한 연구만이 교각 자세와 손상의 상관관계를 시도했다. Schellenberg 등[37]은 요통을 가진 32명(남성 14명, 여성 18명; 평균 연령 45세)을 검사했다. 그들에 따르면, 엎드린 자세의 교각 자세와 시각유추척도 사이에서 −0.63의 상관관계(통증이 증가함에 따라, 교각 자세를 유지하는 시간이 감소된다)가 나타났고, 엎드린 자세의 교각 자세와 Oswestry 장애 질문 척도 사이에서는 −0.56의 상관관계(통증이 증가함에 따라, 척도가 감소된다)가 나타났다. 비슷한 상관관계가 누운 자세의 교각 자세와 시각유추척도(−0.62)와 Oswestry(−0.36)에 보고되었다. 교각 자세와 손상 사이의 상관관계 뿐만 아니라, 팔과 손상 사이의 상관관계를 조사하는 연구들이 더 많이 필요하다.

요약 (Summary)

본 장은 노인의 평가에서부터 높은 수준 활동에 참여하는 사람의 평가에 이르기까지 자주 이용되는 기능적 근육검사를 설명하고 있다. 그리고 본 장은 이들 기능적 근육검사의 신뢰도를 다루었다. 그리고, 손상이 없는 사람과 근력 부족, 손상 및 불안정을 가진 사람을 구분하는 이들 검사의 능력에 대해 설명하였다. 임상가들이 본 장을 읽으면, 환자/클라이언트를 검사하는 기능적 근육검사에 대해 폭넓은 식견을 가지게 될 것이다. 기능적 근육검사를 다룬 문헌들 사이의 간격들이 더욱 좁아지기를 원하고, 또 이들 검사의 적절한 신뢰도와 타당도를 설정할 수 있기 위해 더 많은 연구들이 수행되길 원한다.

참고문헌(References)

1. Amundsen LR. *Muscle Strength Testing. Instrumented and Non-instrumented Systems*. New York: Churchill Livingstone; 1990.
2. Bandy WD, Rusche KR, Tekulve FY. Reliability and limb symmetry for five unilateral functional tests of the lower extremities. *Isokinet Exerc Sci*. 1994;4:108-111.
3. Barber SD, Noyes FR, Mangine RE, et al. Quantitative assessment of functional limitations in normal and anterior cruciate ligament-deficient knees. *Clin Orthop Relat Res*. 1990;255:204-214.
4. Bohannon RW. Sit to stand test for measuring performance of lower extremity muscles. *Percept Mot Skills*. 1995;80:163-166.
5. Bohannon RW. Alternatives for measuring knee extension strength of the elderly at home. *Clin Rehabil*. 1998;12:434-440.
6. Bolga LA, Keskula DR. Reliability of lower extremity functional performance tests. *J Orthop Sports Phys Ther*. 1997;26:138-142.
7. Borsa PA, Lephart SM, Irrgang JJ. Comparison of performance-based and patient-reported measures of function in anterior-cruciate-ligament-deficient individuals. *J Orthop Sports Phys Ther*. 1998;28:392-399.
8. Brosky JA, Nitz AJ, Malone TR, et al. Intrarater reliability of selected clinical outcome measures following anterior cruciate ligament reconstruction. *J Orthop Sports Phys Ther*. 1999;29:39-48.
9. Brown M, Sinacore DR, Host HH. The relationship of strength to function in the older adult. *J Gerontol A Biol Sci Med Sci*. 1995;50A:55-59.
10. Csuka M, McCarty DJ. Simple method for measurement of lower extremity muscle strength. *Am J Med*. 1985;78-81.
11. Dancewicz TM, Krebs DE, McGibbon CA. Lower-limb extensor power and lifting characteristics in disabled elders. *J Rehab Res Dev*. 2003;40:337-347.
12. Eriksrud O, Bohannon RW. Relationship of knee extension force to independence in sit-to-stand performance in patients receiving acute rehabilitation. *Phys Ther*. 2003;83:544.
13. Fisher AG. The assessment of IADL motor skills: an application of the many faceted Rasch analysis. *Am J Occup Ther*. 1993;47:319-329.
14. Frontera WR, Hughes VA, Lutz KJ, et al. A cross-sectional study of muscle strength and mass in 45- to 78-yr-old men and women. *J Appl Physiol*. 1991;71:644-650.
15. Goldbeck TG, Davies GJ. Test-retest reliability of the closed kinetic chain upper extremity stability test: a clinical field test. *J Sports Rehabil*. 2000;9:35-45.
16. Guralnik JM, Ferrucci L, Pieper CF, et al. Lower extremity function and subsequent disability: consistency across studies, predictive models, and value of gait speed alone compared with the short physical performance battery. *J Gerontol A Biol Sci Med Sci*. 2000;55A:M221-M231.
17. Gustavsson A, Neeter C, Thomeé P, et al. A test battery for evaluating hop performance in patients with an ACL injury and patients who have undergone ACL reconstruction. *Knee Surg Sports Traumatol Arthrosc*. 2006;14:778-788.
18. Hyatt RH, Whitelaw MN, Bhat A, et al. Association of muscle strength with functional status of elderly people. *Age Ageing*. 1990;19:330-336.
19. Itoh H, Kurosaka M, Yoshiya S, et al. Evaluation of functional deficits determined by four different hop tests in patients with anterior cruciate ligament deficiency. *Knee Surg Sports Traumatol Arthrosc*. 1998;6:241-245.
20. Järvelä T, Kannus P, Latvala K, et al. Simple measurements in assessing muscle performance after an ACL reconstruction. *Int J Sports Med*. 2002;23:196-201.
21. Jones CJ, Rikli RE. Development and validation of a functional fitness test for community-residing older adults. *Res Q Exer Sport*. 1999;

7:129-161.
22. Jones CJ, Rikli RE, Bean WC. A 30-s chair stand test as a measure of lower body strength in community-residing older adults. *Res Q Exer Sport*. 1999;70:113-119.
23. Katz S, et al. Studies of illness in the aged: the index of ADL—a standard measure of biologic and psychosocial function. *JAMA*. 1963;185:914-919.
24. Knutzen KM, Brilla L, Caine D, et al. Absolute vs. relative machine strength as predictors of function in older adults. *J Strength Cond Res*. 2002;16:628-640.
25. Landers KA, Hunter GR, Wetzstein CJ, et al. The interrelationship among muscle mass, strength, and the ability to perform physical tasks of daily living in younger and older women. *J Gerontol A Biol Sci Med Sci*. 2001;56A:B443-B448.
26. Lawton MP. The functional assessment of elderly people. *J Am Geriatr Soc*. 1971;19:465-481.
27. Mahoney FI, Barthel DW. Functional evaluation: the Barthel Index. *Md State Med J*. 1965;14:61-65.
28. McGill SM, Childs A, Liebenson C. Endurance times for low back stabilization exercises: clinical targets for testing and training from a normal database. *Arch Phys Med Rehabil*. 1999;80:941-944.
29. Newcomer KL, Krag HE, Mahowalk ML. Validity and reliability of the timed-stands test for patients with rheumatoid arthritis and other chronic diseases. *J Rheumatol*. 1993;20:21-27.
30. Noyes FR, Barber SD, Mangine RE. Abnormal lower limb symmetry determined by function hop tests after anterior cruciate ligament rupture. *Am J Sports Med*. 1991;19:513-518.
31. Petschnig R, Baron R, Albrecht M. The relationship between isokinetic quadriceps strength test and hop tests for distance and one-legged vertical jump test following anterior cruciate ligament reconstruction. *J Orthop Sports Phys Ther*. 1998;28:23-31.
32. Portney LG, Watkins MP. *Foundations of Clinical Research: Applications to Practice*. 3rd ed. Upper Saddle River, NJ: Prentice Hall; 2008.
33. Rantanen T, Guralnik JM, Izmirlian G, et al. Association of muscle strength with maximum walking speed in disabled older women. *Am J Phys Med Rehabil*. 1999;77:299-305.
34. Reid A, Birmingham TB, Stratford PW, et al. Hop testing provides a reliable and valid outcome measure during rehabilitation after anterior cruciate ligament reconstruction. *Phys Ther*. 2007;87:337-349.
35. Rikli RE, Jones CJ. Functional fitness normative scores for community-residing older adults ages 60-94. *J Aging Phys Act*. 1999;7:162-181.
36. Risberg MA, Ekeland A. Assessment of functional tests after anterior cruciate ligament surgery. *J Orthop Sports Phys Ther*. 1994;19: 212-217.
37. Schellenberg KL, Lang JM, Chan KM, et al. A clinical tool for office assessment of lumbar spine stabilization endurance. *Am J Phys Med Rehabil*. 2007;86:1-7.
38. Schiller BC, Casas YG, DeSouza CA, et al. Age-related declines in knee extensor strength and physical performance in healthy Hispanic and Caucasian women. *J Gerontol A Biol Sci Med Sci*. 2000;55A: B563-BB570.
39. Schot PK, Knutzen KM, Poole SM, et al. Sit-to-stand performance of older adults following strength training. *Res Q Exer Sport*. 2003; 74:1-8.
40. Shumway-Cook A, Woollacott MH. *Motor Control: Translating Research into Clinical Practice*. Hagerstown, MD: Lippincott Williams & Wilkins; 2006.
41. Spirduso WW, Francis K, MacRae P. *Physical Dimension of Aging*. 2nd ed. Champaign, IL: Human Kinetics; 2004.
42. Stockmeyer SA. An interpretation of the approach of Rood to the treatment of neuromuscular dysfunction. *Am J Phys Med*. 1967;46: 900-956.
43. Suzuki T, Bean JF, Fielding RA. Muscle power of the ankle flexors predicts functional performance in community-dwelling older women. *J Am Geriatr Soc*. 2001;49:1161-1167.
44. Wilk KE, Romaniello WT, Soscia SM, et al. The relationship between subjective knee scores, isokinetic testing, and functional testing in the ACL-reconstructed knee. *J Orthop Sports Phys Ther*. 1994;20: 60-73.

6

아동 근육검사의 기법

Techniques of Pediatric Muscle Testing

Johnson[22]은 근육 약증이 의심되는 유아나 아동을 검사하는 임상가들을 돕기 위해 논문을 발표했다. 그는 비교적으로 간단하게 검사할 수 있는 방법들을 제시할 필요성을 언급했고, 적절한 방법으로서 촉진, 근육 타이트니스의 검진, 그리고 근육 기능의 실증 등 3가지 단계를 제공했다. Johnson[22]은 검사자의 유일한 필수조건으로 기능해부학과 아동의 운동발달에 대한 지식을 명시했다. 그는 해부학 교재를 통해 기능해부학에 대한 지식을 쉽게 얻을 수 있고, 또 아동의 운동발달에 대한 지식은 아동의 관찰과 아동과의 친밀함을 통해 얻을 수 있다고 했다. 비록 검사방법들이 문헌으로 명확하게 이용될 수 없는 것을 Johnson이 교정했지만, 그는 유아나 아동들의 근육 힘의 질적 면과 양적 면을 평가하는 정상 발달의 원칙과 기능해부학에 관련된 지식과 기술을 과소평가했다.

1960년, Johnson과 Tomberlin은 물리치료과 학생들에게 근력 검사를 가르칠 교재로서 "Hints for Manual Muscle Testing of Infants"라는 책을 저술했다. 이 책은 신생아에서부터 5세 아동까지 개별 근육이나 근육군의 근력을 평가하는 기법들을 제시했다. 신생아에서부터 6-7 개월까지의 아동의 반응을 이끌어내기 위해 반사기법을 이용했다. 6-7개월에서부터 약 1년 까지는, 특별히 중력을 고려하지 않고, 수의적 운동을 자극하여 아동의 근력을 평가했다. 1세에서 5세 아동의 경우는, 중력을 이겨내는 수의적 운동을 자극하여 아동의 근력을 평가했다. 저자들은 수의적 활동이나 놀이 활동이 성인 검사의 기준에 따른 바람직한 근수축을 이끌어내지 못할 때만, 힌트를 이용하도록 했다. 힌트는 신뢰도와 타당도의 검사에는 해당되지 않았다. Donohoe와 Bleakney[11]는 촉진, 움직임 관찰 및 대단위 운동기능이 아동의 근력을 추론하는데 이용될 수 있다고 말했다.

Connolly[9]는 Peabody의 발달운동척도와 Folio와 Fewell의 활동카드에 기재된 발달적 활동을 주로 이용하여 기능적 움직임의 근육검사 지침을 준비했다.[14] Connolly[9]는 아동의 정상 움직임과 운동 이정표에 대한 지식과, 근력검사를 수행하는 기능적 활동의 수행에 대한 지식을 치료사가 가지고 있어야 한다고 언급했다. Turman과 Van Vranken[43]은 여러 발달 평가에 적합할 수 있도록 설계된 유아와 아동에 대한 지침을 제공했다. 그런 발달적 활동과 평가는 모든 아동 집단을 만족시킬 수는 없을 것이다. Smith, Danoff 및 Parks[39]는 사람면역결핍바이러스(HIV)에 감염된 143명 아동의 대단위 운동 기술과 소단위 운동 기술을 평가하기 위해 Peabody의 발달운동척도를 사용했다. 그들은 5세 보다 더 어렸을 때 HIV에 감염된 아동은 감염되지 않는 아동보다 낮은 운동발달 수준을 보였다는 것을 밝혀냈다. HIV에 1.5년 동안 감염된 아동 그룹은 건강한 평균 아동보다 1-1.5 낮은 표준편차를 보였다.

다른 연구자들은 다른 근력 검사 방법 뿐 만 아니라, 기능적 활동을 이용하여 비전형적으로 발달하는 아동의 근력이나 근력 변화를 연구했다. Blundell 등은 뇌성마비아동을 대상으로, 동력계와 옆으로 계단오르기 검사(lateral step-up test)를 이용하여 다리의 근력을 측정했다. 운동평가척도(앉은 자세에서 일어서기), 최소 의자높이 검사, 10 미터 보행(timed 10 m)검사, 2분 걷기 검사 등을 이용해 기능적 수행을 측정했다. 연구자들은 4세-8세의 아동이 이들 방법의 근력과 기능 수행을 할 수 있다는 것을 발견했다. Darrah 등은 지역사회 피트니스 프로그램을 평가하는 연구에서, 휴대용 동력계를 이용해 뇌성마비 아동의 근력을 측정했다.

Pitetti와 Yarmer[34]는 정신지체의 유무에 관계없이 8세 - 18세 아동을 대상으로 무릎관절의 굽힘과 폄의 등척성 근력과 다리와 등의 등척성 근력을 비교했다. 정신지체가 없는 아동은 같은 성별의 또래보다 모든 근력 측정에서 더 강한 힘을 발휘했다. Stemmons, Mercer와 Lewis[40]는

7세–17세의 다운증후군 아동 17명을 같은 또래 집단과 비교했다. 엉덩관절 벌림근과 무릎관절 폄근의 근력을 측정하기 위해 휴대용 동력계를 이용했다. 다운증후군 아동은 대조군 보다 낮은 최대값을 가졌다. 연구자들은 신체 활동과 인체계측 특성이 최대 토크 생산의 예측요소로 작용할 수 있다고 결론을 내렸다.

Svien[41]은 7세–10세의 조산 아동(5주–10주 빠른)과 대조군을 비교한 결과, 학령기 때 조산 아동이 대조군에 비해 근력과 근지구력이 떨어짐을 발견했다. 그러나 근력과 근지구력이 떨어져도, 신체 활동이나 스포츠 활동에는 큰 문제가 없었다. Bartlett와 Kneale Fanning[4]은 조산아동이 엎드린 자세의 활동 보다는 앉은 자세와 누운 자세의 활동을 더 선호한다는 것을 밝혀냈다. 연구자들은 앉은 자세와 누운 자세에서 많은 시간을 보내는 아동들은 대단위 운동의 경험을 덜 갖게 된다고 결론을 내렸다.

Lieberman과 McHugh[26]은 시각 손상 아동보다는 시각 문제가 없는 아동이 훨씬 좋은 피트니스 활동을 했음을 알아냈다. Chapman[7]은 척추갈림증 유아와 또래 유아의 자발적 다리 움직임의 빈도와 질에 대한 효과를 연구했다. 특별히 디자인된 유아 좌석은 양쪽 그룹 모두에게서 보다 많은 움직임을 이끌어냈다.

Knutson 등[23]과 Krefting[24]은 문화적 환경이 행동에 영향을 준다고 보고했다. Abbott 등[1]은 가정환경과 유아의 운동발달 사이에 통계적으로 유의한 상관관계가 있는지를 찾는데 실패했지만, 관찰을 통해 가정환경의 자극이 유아 운동발달의 높은 점수와 연관되는 것을 알아냈다.

본 장은 근력을 결정하기 위해 발달적 활동을 이용하지만, 검사자는 임상 결정을 내릴 때 손상이나 병리를 고려해야 한다. 근육검사의 목적에 맞게, 검사자는 누운 자세에서의 근력 발달과 엎드린 자세에서의 근력 발달을 모두 고려해야 한다. 그러나, 엎드린 자세로 자다가 갑자기 유아가 사망하는 경우를 줄이기 위해 누운 자세에 대한 의학적 정보를 고려해야 한다. 검사자는 유아의 운동경험을 알아내기 위해, 부모/도우미와 면담하고, 이를 통해 문화나 가정환경을 알아낸다.

생후 1년 동안, 유아는 중력을 이겨내는 운동 조절 능력을 얻기 위해 많은 노력을 한다. 이 기간 동안, 유아는 다양한 반사활동과 기능적 움직임을 보일 것이다. 1세 – 5세 아동은 중력을 이겨내면서 여러 가지 방법으로 이들 움직임을 계속 사용할 것이다. 5세 미만의 아동에게 근육 검사하기는 매우 어려운 일이고, 신뢰성이 크게 떨어질 수 있다.[9,11,15] 몇몇 연구자들은 약 6세 이후의 아동에게만 근력을 정량화할 수 있다고 했고,[9,15,17] 대부분의 연구들은 5세 이상의 아동을 대상으로 근력검사를 수행했다. 유아나 어린 아동을 대상으로 도수근력검사를 적용했던 몇몇 연구자들은 완전(full), 약화(weak), 없음(absent) 등을 이용한 간결한 등급척도의 사용을 주장했다.[29,32] 5세 미만의 아동을 대상으로 근력을 평가한 0–5점 척도의 MMT 연구들을 재조명해 보면, 근력 측정에 이용된 근육검사 기법에 대해 특별한 설명이 존재하지 않는다.[8,28,33,37]

Romero은 어린 아동(3세 – 6세)을 대상으로 임상에서 반복적으로 수행될 수 있는 신뢰성이 높은 방법으로 연구를 했고, 그녀는 몸통 굽힘근의 근력 발달에 대해 설명했다. 그녀는 연령이 증가함에 따라 평균 근력등급이 높아지는 것을 알아냈고, 가장 큰 이득은 4세와 5세에서 나타났다고 했다. 비록 평균 근력등급이 각 연령에서 유의하게 달랐지만, 그녀는 다음과 같은 가설을 내렸다: 근육의 힘을 발휘하는 아동의 능력보다는 협응의 향상이 평균 근력등급의 향상에 더 많은 영향을 주었고, 이것은 아동의 근력을 평가하기가 어렵다는 개념을 지지한다고 했다.

근육의 크기가 성장과 관련되는 변화이기 때문에, Barrett와 Harrison은 아동에서 청소년기로 넘어갈 때의 근육 기능의 변화를 알아보기 위해 6세 아동과 22세 성인을 비교했다. 그들은 특별한 척도 기법을 사용했고, 그들의 결과에 따르면, 아동과 성인의 근육 체적이 근 파워에 큰 영향을 주었다고 한다. 이들 소견은 6세 이후에서 청소년기(논문에서는 22세를 대상으로 함) 까지는 근육 기능이 상대적으로 변하지 않는다는 개념을 지지했다.

Gajdosik과 Gajdosik는 등속성 장비에 체구가 맞는 아동이나, 등속성 장비를 아동의 체구에 맞게 조절할 수 있는 경우에는 등속성 장비를 이용할 수 있다고 제안했다. 또한 그들은 휴대용 동력계를 이용해 아동의 근력을 보다 정밀하게 측정할 수 있음을 제안했고, Hinderer와 Hinderer은 동력계와 도수근력검사와 함께 사용했다. 비록 3.5세 미만에는 동력계의 사용이 문헌적으로 보고되지 않았지만, 아동을 대상으로 한 휴대용 동력계의 사용이 점차 증가되고 있다. 본 교재의 7장은 아동을 대상으로 한 휴대용 동력계의 사용에 대해 전반적으로 다루고 있고, 6–12세 아동의 주요 팔다리 근육군의 표준 토크값을 제시하고 있다. 휴대용 동력계를 이용한 근육 검사 수행의 사진과 지시사항은 동봉된 DVD에 수록되어 있으며, 몇몇 팔다리 근육군을 대상으로 하고 있다. 사용된 방법에 상관없이, Gajdosik과 Gajdosik은 아동의 근력 검사 절차 표준화는 물론, 근력 검사의 신뢰도를 향상시키는 요소들을 제대로 알아야 한다는 것에 주의를 주고 있다.

6세 이하의 아동을 평가할 때, Connolly는 조작적 정의를 최소한으로 변화시키거나, 혹은 근육의 약증을 최소(minimal), 약간(mild), 중등도(moderate) 및 심함(severe) 등으로 나누었다. Hinderer 등은 아동(특히, 척수형성이상증 아동)에 대한 도수근력검사의 문헌을 재조명했고, 아동의 연령에 관계없이 완전한 도수근력검사 등급의 사용을 권장했다. 그들은 유아의 도수근력검사가 예후와 치료계획에 유용한 정보를 제공한다고 결론을 내렸다. 그러나 도수근력검사는 시간의 경과에 따른 근력의 변화를 평가하는 방법이 아니다. 대개 손 문제를 교정하는 연령대가 취학전 연령이기 때문에, 검사자는 취학전 아동의 손 근력을 측정할 필요가 있다. 독자들은 손 악력을 검사한 Innes의 논문과 다양한 참고문헌을 참조하기 바란다. Lee-Volkov 등은 3세 - 5세 아동의 파악력(grip)과 집기(pinch) 근력의 표준 데이터를 설정하였고, 4세 - 12세의 남아와 여아의 손 악력 향상 도표를 개발했다. 그러나 손 조작력과 파악력 및 집기 근력사이의 보고된 상관관계는 반드시 소단위 운동조절로 전이되지 않는다.

비록 1세 - 5세 아동을 위한 정교한 근육검사에 대한 연구가 계속되고 있지만, 본 장은 근육군에 대한 정보를 제공하는 개별 근육검사와 발달적 활동을 위한 힌트를 사용하여, 생후 1년 동안의 근력 발달(중력에 대항하는)에 초점을 맞추고 있다. 기능적 움직임을 위해 1개 이상의 검사 자세가 제공된다. 다른 활동이 움직임의 관찰을 허용할 때, 주(note)를 제공한다. 본 교재 다른 장들에 기재된 성인의 도수근력검사에서 설명된 기법들을 이용하여 촉진을 달성할 수 있다. 신체 좌우측 등급의 비대칭성이 생후 1년 동안에 주된 관심사이다. 생후 1년 동안에는 우성 손과 열성 손의 구분이 부적절한데, 그 이유는 팔과 다리 사이의 근력과 몸쪽과 먼쪽 사이의 근력에 차이가 있기 때문이다. 섭취 장애는 약증의 징후일 수 있고, 얼굴과 눈의 움직임이 정상적으로 일어나는지를 검사해야 한다.

검사자는 검사간(intratester) 신뢰도를 설정해야 하고, 또 본 장의 제안이나 다른 자료를 이용할 때, 필요하다면 검사자(intertester) 신뢰도를 설정해야 한다. 부모는 문화적 관점과 환경적 관점 뿐 만 아니라 동기적 전략을 공유해야 하지만, 신뢰도를 분석할 때 부모의 이용을 고려해야 한다.

유아의 정신 상태는 매우 중요하고, 그래서 유아는 울거나 명료한 정신을 가져야 한다. 행복하지 못한 유아는 더 많이 움직이는 것 같은데, 검사자는 이를 통해 도수근력검사를 수행할 수 있다. 유아를 통제하면 자발적 움직임이 억제될 수 있고, 유아를 불편한 자세로 만들거나 간지럼을 태우면, 유아의 자발적 움직임을 이끌어낼 수 있다. 그러나 본 장의 성인의 도수근력검사에서 설명했듯이, 유아를 수동으로 움직여, 유아의 가동범위를 알아본다.

검사자는 유아의 근력을 정확하게 검사할 수 있는 방법들을 계속 찾아야 한다. 검사자는 유아의 반응 양상을 체크할 수 있고, 또 해당 유아의 연령에 맞는 움직임이 질적으로나 양적으로 어떤 문제를 갖는지를 체크할 수 있다. "0"에서 "정상(N)" 사이의 등급으로 아동의 근력을 평가할 때, 촉진과 기능적 움직임의 관찰과 함께, 경직, 인지, 집중력 및 문화적 경험과 같은 요소들도 임상적 판단의 도구로 작용할 수 있다.

머리 움직임 (HEAD MOVEMENTS)

목의 폄 (NECK EXTENSION)

중력-저항 검사 (등급 3, 4, 5) [Gravity-Resisted Tests (Grades 5, 4, and 3)]

엎드린 자세 (PRONE)

유아 자세 아래팔로 지지하여 엎드린 자세를 취한다.

검사자 행동 유아의 이름을 부르거나 음악 장난감을 이용하여, 청각 혹은 시각 자극을 제공한다.

유아 행동 출생 - 3개월: 유아는 머리를 든다. 신생아는 머리를 돌리지 못하거나 머리를 홱홱 움직인다(그림 6-1). 팔 아래에 작은 롤을 받쳐 지지를 제공한다(그림 6-2). 3개월 쯤, 유아는 능동적으로 머리를 45° 이상 들어올린다.[14]

그림 6-1

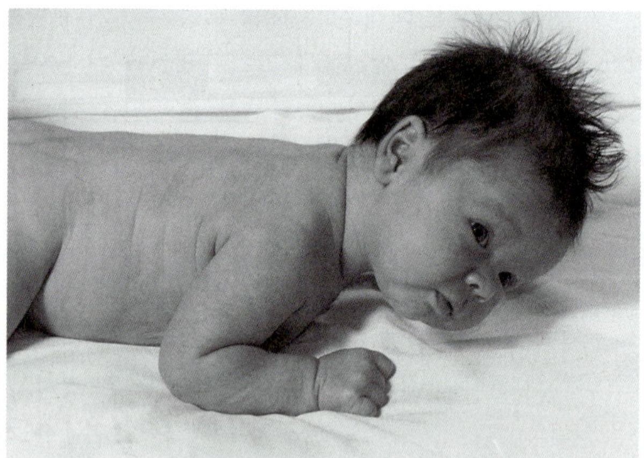

그림 6-2

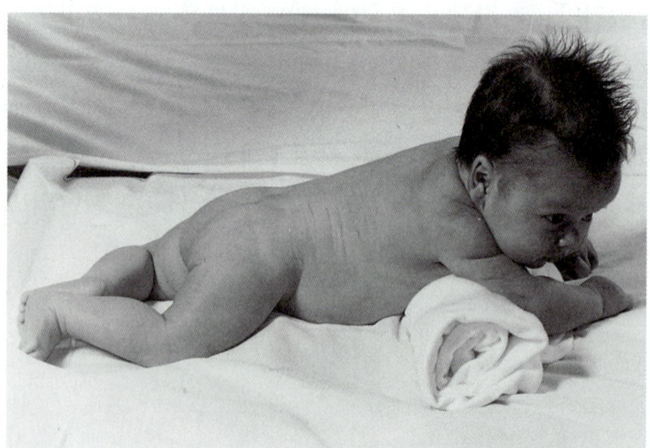

4개월 - 6개월: 유아는 머리를 적어도 90° 까지 들어올리고, 그 자세를 유지한다.

7개월 - 9개월: 유아는 머리를 90° 이상 들어올린다.

저항 등급 4와 등급 5를 검사하기 위해, 유아의 뒤통수를 부드럽게 아래쪽으로 압박한다. 이때 청각이나 시각적 자극을 계속 제공한다.

가로 들기 자세 (HORIOZONTAL SUSPENSION)

유아 자세 검사자는 유아의 가슴과 배 밑에 손을 넣고 유아를 공중으로 들어올린다. 이때 유아의 몸통은 수평을 이루어야 한다.

검사자 행동 유아의 이름을 부르거나 음악 장난감을 이용하여, 청각 혹은 시각 자극을 제공한다.

유아 행동 출생 – 3개월: 유아는 몸통과 일직선되게 머리를 들 수 있다. 신생아는 머리를 순간적으로 머리를 유지하거나,머리를 홱홱 움직인다(그림 6-3).
3개월: 유아는 머리를 유지할 수 있고, 또 몸통을 지나서 까지 들어 올릴 수 있다.

4개월 – 6개월: 유아는 머리를 90° 이상까지 들어 올리고, 또 그 자세를 유지한다(그림 6-3).

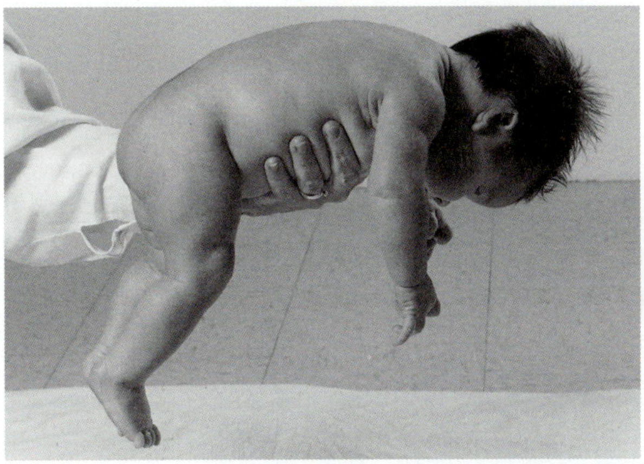

그림 6-3

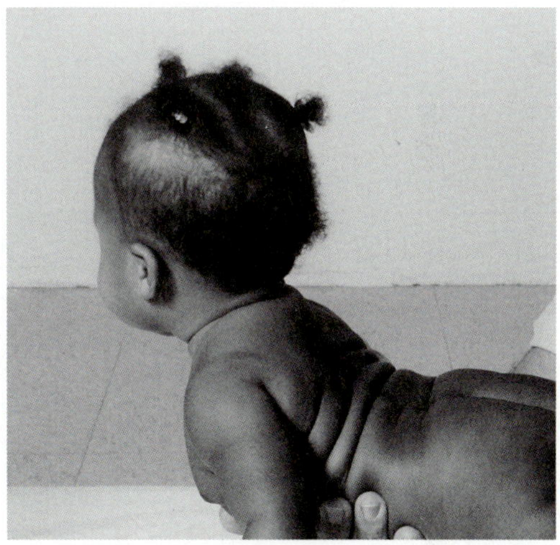

그림 6-4

저항 등급 4와 등급 5를 검사하기 위해, 유아의 뒤통수를 부드럽게 아래쪽으로 압박한다. 이때 청각이나 시각적 자극을 계속 제공한다.

등급 3 미만 (Grades Below 3)

등급 2 유아는 머리를 부분 가동범위로 폄한다. 검사자는 예상되는 유아의 연령을 고려해야 한다.

등급 1과 등급 0 유아를 엎드려 눕히고, 목 뒤 근육을 쓰다듬고 근수축이 일어나는지를 관찰하거나, 혹은 검사자의 손 안으로 유아의 머리를 5° 정도 떨어뜨린 후, 유아가 머리를 약간 들어 올리는지를 관찰하고, 목 뒤 근육이 수축하는지를 촉진한다.

목의 굽힘(앞쪽 방향) [NECK FLEXION (FORWARD)]

중력-저항 검사 (등급 3, 4, 5) [Gravity-Resisted Tests (Grades 5, 4, and 3)]

유아 자세

검사자는 유아를 눕히고, 유아의 손목과 손을 잡는다.

검사자 행동

검사자는 유아를 앉은 자세로 당긴다. 이때 유아의 이름을 부르는 것처럼 청각 혹은 시각 자극을 제공한다.

유아 행동

출생 – 3개월: 유아는 앉은 자세를 취할 때까지 머리를 제대로 들지 못한다(머리가 뒤로 처진다)(그림 6–5). 유아는 앉은 자세를 취할 때, 머리를 순간적으로 똑바로 유지한다.

그림 6–5

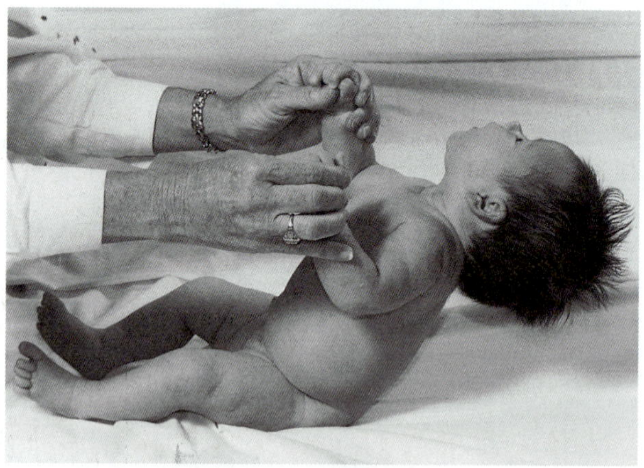

그림 6–6

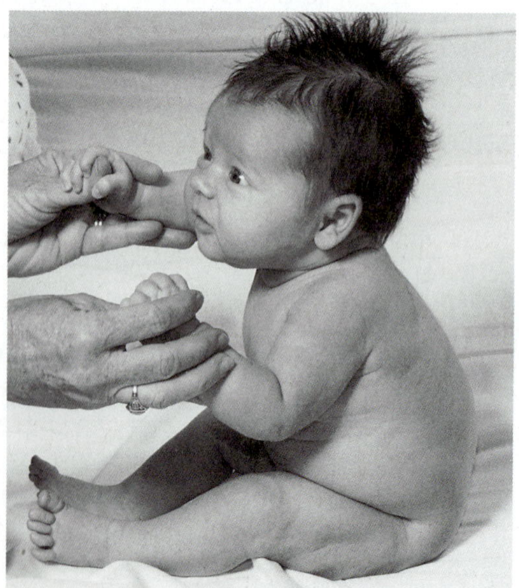

4개월 – 5개월: 유아는 턱을 당기고 몸통과 일직선되게 유지한다. 6개월 – 7개월: 유아는 머리를 몸통보다 앞쪽으로 가져간다.

그림 6-7

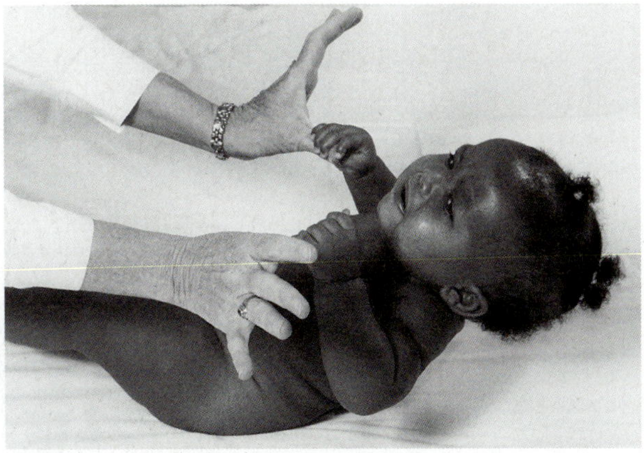

주: 4개월쯤에 유아를 경사지게 앉으면, 유아는 머리를 앞쪽으로 가져갈 수 있다. 유아를 눕힌 후 유아의 손목과 손을 당기는 자극을 주지 않아도, 6개월쯤에는 유아가 머리를 지면으로부터 들어 올릴 수 있다.

저항

등급 4와 등급 5를 검사하기 위해, 유아의 이마를 부드럽게 아래쪽으로 압박한다. 이때 청각이나 시각적 자극을 계속 제공한다. 검사자는 유아의 양 팔을 한 손으로 잡고, 다른 손으로 저항을 적용하거나, 보조 검사자가 저항을 적용하기도 한다.

등급 3 미만 (Grades Below 3)

등급 2

유아는 머리를 부분 가동범위로 굽힌한다. 완전 가동범위가 기대되는 6개월 이전에는 이 등급을 결정할 수 없다.

등급 1과 등급 0

유아를 눕힌 상태에서 바닥으로부터 유아의 머리를 약간 들어 올린 후, 유아의 머리를 검사자의 손 안으로 5° 정도 떨어뜨리고, 목 앞 근육의 수축을 촉진한다.

목의 굽힘(가쪽 방향) [NECK FLEXION (LATERAL)]

중력-저항 검사 (등급 3, 4, 5) [Gravity-Resisted Tests (Grades 5, 4, and 3)]

그림 6-8에서처럼, 수직 자세는 유아를 앞쪽이나 뒤쪽으로 기울임으로써 목의 굽힘이나 목의 폄을 검사하는데 이용되고, 또 목의 굽힘근과 폄근의 공동 수축을 평가하는데 이용된다.

그림 6-8

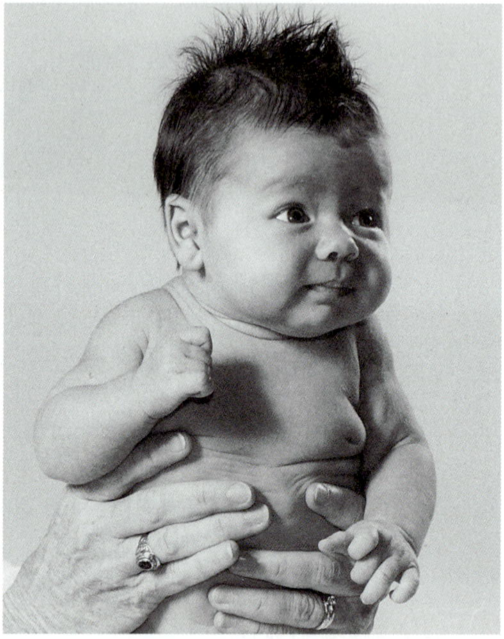

유아 자세

검사자는 손으로 유아의 몸을 감싼 후, 유아를 똑바로 세운다. 이때 머리를 지지하지 않는다.

검사자 행동

검사자는 유아를 가쪽으로 5-10° 씩 기울인다(혹은 생후 개월의 수가 많은 유아의 경우는 기울이는 각도를 높인다). 이때 유아의 이름을 부르거나 음악 장난감을 이용해 청각이나 시각적 자극을 제공한다.

유아 행동

출생 – 3개월: 유아의 머리는 몸통을 기울인 쪽으로 넘어간다(그림 6-9).

그림 6-9

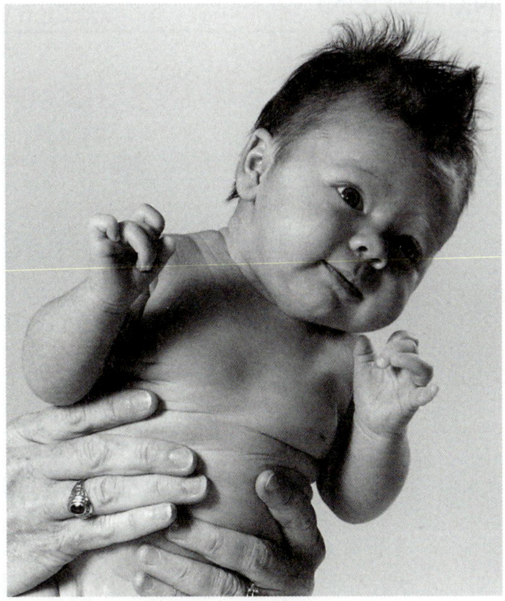

4개월: 얼굴을 수직으로 하고 머리를 똑바로 세운다.

저항

등급 4와 등급 5: 머리의 측면에 기울인 방향으로 저항을 준다. 검사자가 유아의 몸통을 잡고 있는 동안, 보조 검사자가 저항을 적용한다.

등급 3 미만 (Grades Below 3)

등급 2

유아는 머리를 부분 가동범위로 옆굽힘한다. 완전 가동범위가 기대되는 4개월 이전에는 이 등급을 결정할 수 없다.

등급 1과 등급 0

유아를 옆으로 눕힌 후, 바닥으로부터 머리를 약간 들어 올린 후, 검사자의 손 안으로 유아의 머리를 5° 정도 떨어뜨리고, 목 옆굽힘근의 수축을 촉진한다.

몸통 움직임 (TRUNK MOVEMENTS)

몸통의 굽힘 (TRUNK FLEXION)

중력-저항 검사 (등급 3, 4, 5) [Gravity-Resisted Tests (Grades 5, 4, and 3)]

당겨 앉히기 (PULLED-TO-SIT)

유아 자세

검사자는 유아를 눕히고, 유아의 손목과 손을 잡는다.

검사자 행동

검사자는 유아를 앉은 자세로 당긴다. 이때 유아의 이름을 부르는 것처럼 청각 혹은 시각 자극을 제공한다.

유아 행동

출생 - 3개월: 생후 2개월 동안에는, 배근육이 작용하지 않는다. 약 생후 3개월쯤에 배근육과 엉덩관절 굽힘근이 작용하고, 몸통의 안정성을 제공한다.[6]

4개월 - 6개월: 배근육이 몸을 앞으로 가져가는데 도움을 준다. 만약 목뼈 고정근과 배근육이 작용하면, 목빗근이 머리를 굽힘시킬 것이다. 만약 목뼈 고정근과 배근육이 작용하지 않으면, 유아를 당겨 앉을 때, 목빗근이 머리를 폄시킬 것이다. 엉덩관절과 무릎관절이 굽힘할 것이다(그림 6-10).[6]

그림 6-10

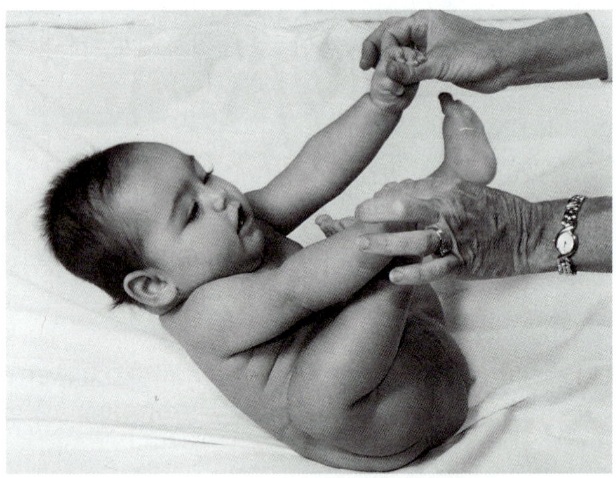

7개월-12개월: 배근육이 수축하여 몸통을 앞으로 가져갈 것이다. 엉덩관절이 굽힘되고 무릎관절이 폄되어 뒤넙다리근이 신장된다. 그리고 유아는 앉은 자세를 취할 것이다 (그림 6-11).[6]

그림 6-11

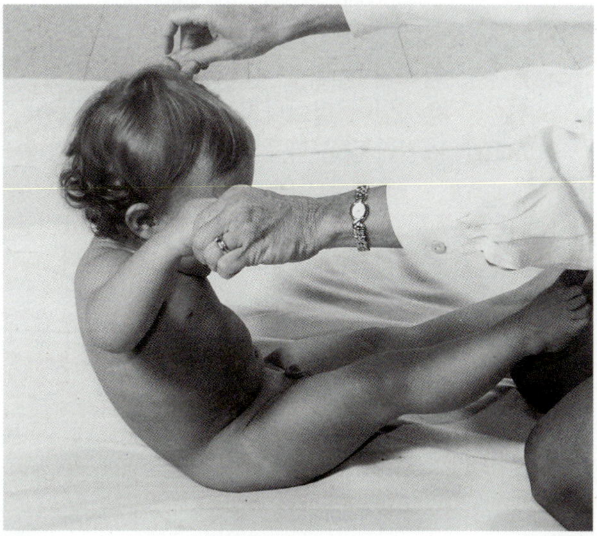

저항

등급 4와 등급 5: 유아의 가슴을 부드럽게 뒤로 밀어 준다. 이때 청각이나 시각적 자극을 계속 제공한다. 검사자가 유아의 손목과 손을 잡고 있는 동안, 보조 검사자가 저항을 적용할 수도 있다.

등급 3 미만 *(Grades Below 3)*

당겨 앉히기 (PULLED-TO-SIT)

등급 2

유아는 머리를 부분 가동범위로 굽힘한다. 유아가 누운 자세에서 완전 가동범위로 움직일 수 있는 6개월이 되기 전 까지는 이 등급을 결정할 수 없다.

등급 1과 등급 0

검사자는 유아를 눕힌 후 한 손으로 유아의 양쪽 손목을 잡는다. 검사자가 유아를 당겨 앉힐 때, 다른 손으로 배근육의 수축을 촉진하거나, 유아의 머리와 어깨를 바닥으로부터 들어 올린 후, 검사자의 팔 안으로 유아의 몸통을 5-10° 떨어뜨리고, 배근육의 수축을 촉진한다.

중력-저항 검사 (등급 3, 4, 5) [Gravity-Resisted Tests (Grades 5, 4, and 3)]

누운 자세 (SUPINE)

유아 자세
누운 자세

검사자 행동
검사자는 자발적으로 유아가 엉덩관절과 발을 들어 올리는지를 관찰한다. 만약 움직임이 일어나지 않는다면, 아동의 무릎관절을 굽혀 발을 머리 쪽으로 가져간다. 나이가 많은 아동의 경우는, "발을 입 쪽으로 가져가도록" 구두 지시를 제공한다.

유아 행동
3개월 까지: 유아는 자발적으로 다리를 바닥으로부터 들어올린다. 유아는 엉덩관절과 무릎관절을 교대로 굽힘하고 폄한다.

4개월 – 6개월: 유아는 골반을 들어 올리고 발을 입으로 가져간다(그림 6-12).[14]

그림 6-12

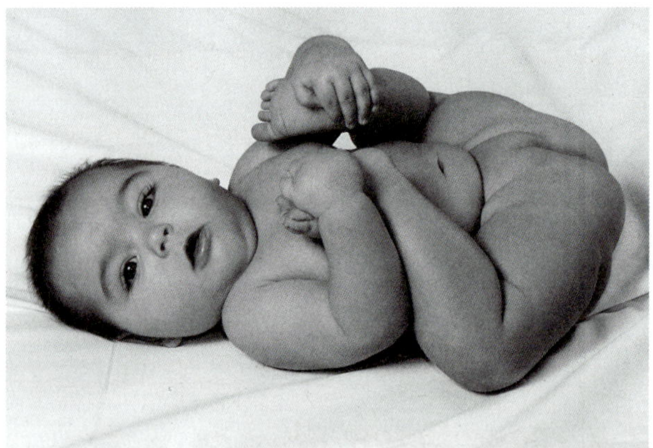

7개월 – 9개월: 유아는 골반을 들어 올리고, 다리를 쭉 편다. 그리고 팔을 발 쪽으로 가져간다. 배근육은 크게 작용하지만, 척추 근육은 최소로 일어난다.[6]

저항
등급 4와 등급 5: 유아의 다리를 부드럽게 아래쪽으로 밀어준다.

등급 3 미만 (Grades Below 3)

누운 자세 (SUPINE)

등급 2
유아는 다리와 골반을 완전 가동범위로 움직일 수 없다. 그리고 검사자가 유아의 다리를 굽힘했을 때, 다리와 골반을 유지할 수 없다.

등급 1과 등급 0
유아의 다리를 위쪽으로 잡은 후, 검사자의 팔 안으로 10° 떨어뜨리고, 아래쪽 배근육의 수축을 촉진한다.

몸통의 폄 (TRUNK EXTENSION)

중력-저항 검사 (등급 3, 4, 5) [Gravity-Resisted Tests (Grades 5, 4, and 3)]

유아 자세

검사자는 유아의 몸이 가로로 "일자"가 되도록 유아의 가슴과 배 아래에 손을 받쳐 유아를 공중으로 들어올린다.

검사자 행동

검사자는 유아의 이름을 부르는 것과 같은 청각적 자극이나 엄마의 얼굴을 보여 주는 시각적 자극을 제공한다.

유아 행동

4개월–6개월: 유아는 머리와 윗몸통을 펴하고, 다리는 몸과 일자되게 만든다(그림 6–13).

그림 6–13

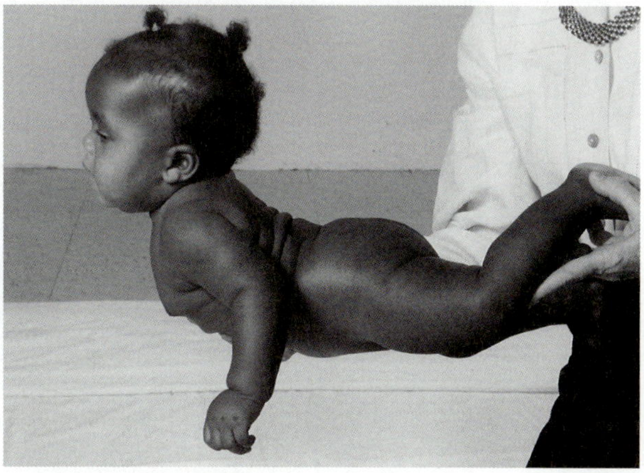

주: 몸통의 폄은 배로 균형을 잡고 흔들거릴 수 있는 5개월쯤에 나타난다(그림 6–14).

그림 6–14

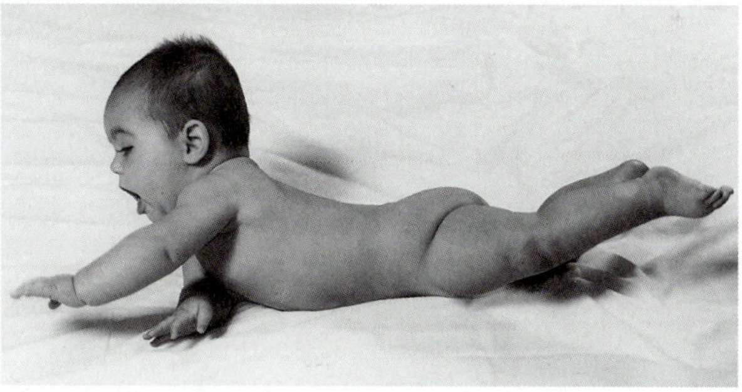

7개월–9개월: 유아는 전체 몸통을 폄하여 들어 올릴 수 있고, 다리를 수평면과 일자되게 한다.

저항

배를 지지하고, 유아의 윗몸통과 아랫몸통을 부드럽게 아래쪽으로 압박한다. 이때 청각 자극과 시각 자극을 계속 제공한다.

등급 3 미만 (Grades Below 3)

등급 2

유아는 몸통을 부분 가동범위로 폄한다.

등급 1과 등급 0

유아를 엎드리게 하고 윗몸통을 문지른 후, 근수축이 일어나는지를 관찰한다. 바닥으로부터 다리와 골반을 들어올린 후, 다리를 아래쪽으로 내렸을 때, 궁둥이 근육이 수축하는지를 관찰한다.

몸통의 폄과 굽힘 (TRUNK EXTENSION AND FLEXION)

중력-저항 검사 (등급 3, 4, 5) [Gravity-Resisted Tests (Grades 5, 4, and 3)]

앉은 자세 (SITTING)

유아 자세 앉은 자세

검사자 행동 유아의 이름을 부르거나 음악 장난감을 이용하여, 청각 혹은 시각 자극을 제공한다.

유아 행동 6개월: 6개월쯤, 유아는 시상면 활동(굽힘과 폄)을 적어도 1분 동안 할 수 있는 충분한 배근육(등 근육)을 가진다. 유아는 가로면과 이마면의 몸통 활동이 부족해서, 이들 방향으로 체중을 이동할 때, 자주 넘어진다(그림 6-15).[6]

그림 6-15

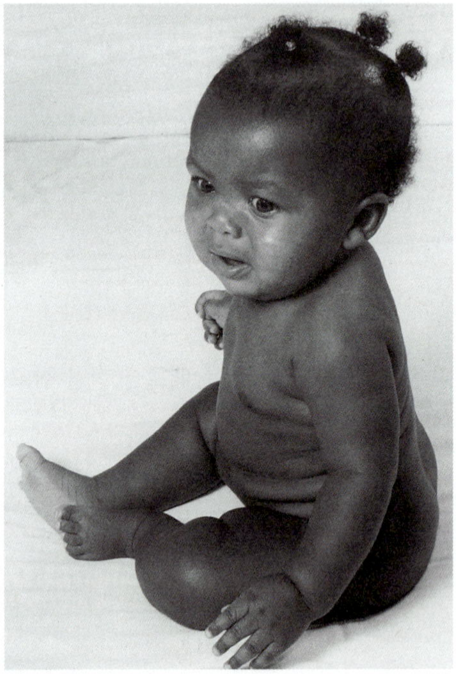

7개월–9개월: 유아는 배(그리고 골반)의 굽힘/폄 조절을 매우 활발하게 한다. 유아는 혼자서 앉을 수 있고, 머리와 팔의 움직임을 통해 체중이동을 조절할 수 있다. 골반을 중립위로 유지할 수 있다.

저항 등급 4와 등급 5: 6개월쯤, 유아를 앞뒤로 부드럽게 민다. 7개월 이후, 유아는 모든 운동면에서 저항에 반응을 할 수 있다. 7개월 때는 저항을 최소로 주고, 완전 조절이 이루어지는 9개월 때는 저항을 증가시킬 수 있다.[9]

등급 3 미만 (Grades Below 3)

등급 2 유아는 골반을 뒤쪽경사하고 앉는다.

등급 1과 등급 0 유아를 앉은 자세로 지지한 후, 배근육과 등 근육의 수축을 촉진한다.

중력-저항 검사 (등급 3, 4, 5) [Gravity-Resisted Tests (Grades 5, 4, and 3)]

네발 자세 (QUADRUPED)

유아 자세
네발 기기 자세(손과 무릎)

검사자 행동
흥미를 유지하기 위해 청각과 시각 자극을 제공한다.

유아 행동
6개월: 유아는 네발기기 자세를 유지할 만큼 충분한 근력을 가지고 있다. 그러나 약간의 척추앞굽음(lordosis)이 일어날 수 있다.

7개월 – 9 개월: 유아는 장시간 동안 이 자세를 유지할 수 있고, 허리뼈의 앞굽음 없이 네발 기기를 할 수 있다(그림 6–16).[14]

그림 6–16

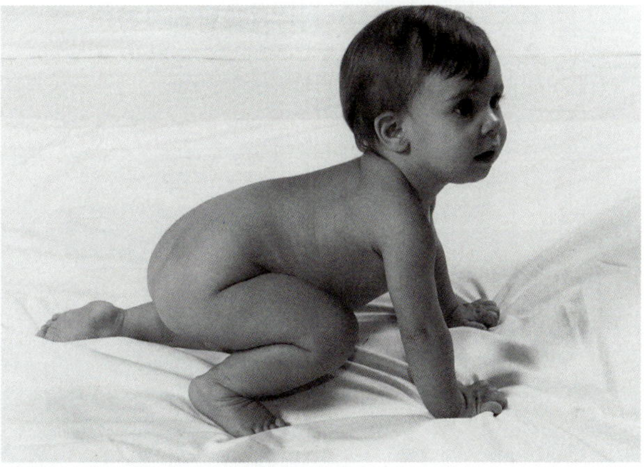

저항
등급 4와 등급 5: 몸통을 부드럽게 위쪽이나 아래쪽으로 민다.

등급 3 미만 (Grades Below 3)

네발 자세 (QUADRUPED)

등급 2
유아는 네발 기기 자세를 유지할 수 있지만, 과도한 앞굽음이 발생한다.

등급 1
유아는 척추앞굽음을 가진 채, 매우 짧은 시간 동안에만 네발 기기 자세를 유지할 수 있다.

몸통의 돌림 (TRUNK ROTATION)

중력-저항 검사 (등급 3, 4, 5) [Gravity-Resisted Tests (Grades 5, 4, and 3)]

누운 자세 (SUPINE)

유아 자세

누운 자세

검사자 행동

유아 머리의 위쪽이나 옆쪽에서 청각 자극이나 시각 자극을 제공한다.

유아 행동

4개월: 유아는 엉덩관절과 무릎관절을 굽힘하여, 누운 자세에서 옆으로 누운 자세로 구르기를 한다(어떤 유아는 머리와 목의 과도한 폄을 이용하여 옆으로 누운 자세로 구른다).[6]

5개월: 유아는 누운 자세에서 옆으로 누운 자세로 구르기를 한다. 이때 몸통과 다리를 분리하여 돌림한다(그림 6-17).[9]

그림 6-17

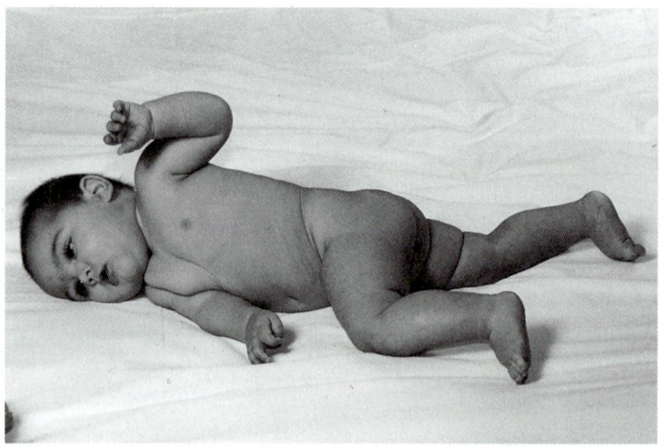

6개월: 유아는 몸통 돌림을 이용하여 누운 자세에서 엎드린 자세로 구르기를 한다(그림 6-18).[6]

그림 6-18

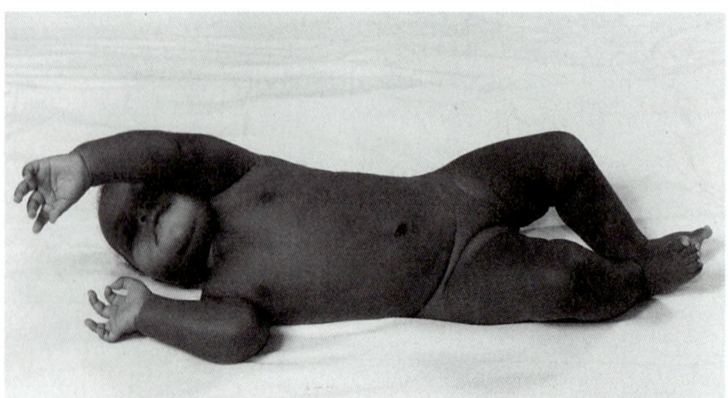

8개월 - 9개월: 유아는 반대 돌림(어깨와 엉덩관절의 돌림 방향이 서로 반대되는 방향으로)을 이용하여, 누운 자세에서 엎드린 자세로 구르기를 한다.

주: 유아는 옆으로 누운 자세에서 엎드린 자세로 바꿀 때, 머리와 몸통을 옆굽힘한다 (그림 6-19).

그림 6-19

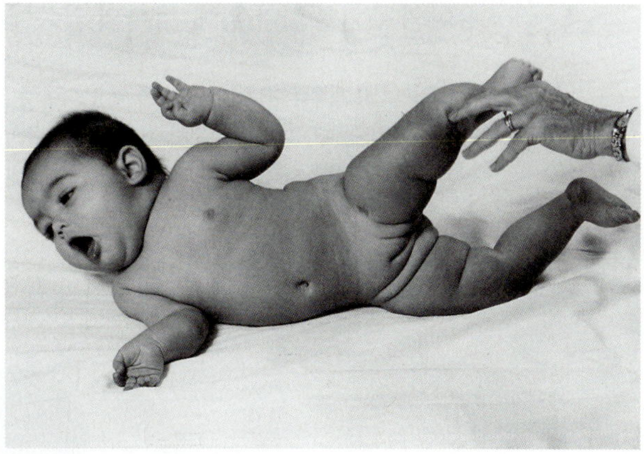

저항

등급 4와 등급 5: 누운 자세를 만들기 위해 어깨나 골반에 힘을 가하면서 유아를 뒤쪽으로 부드럽게 민다.

등급 3 미만 (Grades Below 3)

누운 자세 (SUPINE)

등급 2

유아를 옆으로 누운 자세를 만들었을 때, 유아는 그 자세를 유지할 수 있다.

등급 1

유아를 옆으로 누운 자세를 유지하려고 시도한다.

중력-저항 검사 (등급 3, 4, 5) [Gravity-Resisted Tests (Grades 5, 4, and 3)]

돌림하여 앉기 (ROTATION INTO SITTING)

유아 자세 엎드린 자세

검사자 행동 유아의 주의를 걸기 위해, 유아의 옆쪽에서 장난감을 이용한다.

유아 행동 7개월 – 9개월: 유아는 가쪽으로 체중을 이동하여, 비체중부하쪽 다리의 엉덩관절을 굽힘, 벌림 및 가쪽돌림하여 바닥에 내려앉힌다. 머리와 몸통은 옆굽힘한다. 유아는 골반과 몸통을 뒤쪽을 당겨 앉기 위해, 체중부하쪽 다리의 엉덩관절을 능동적으로 가쪽돌림한다(그림 6-20).

그림 6-20

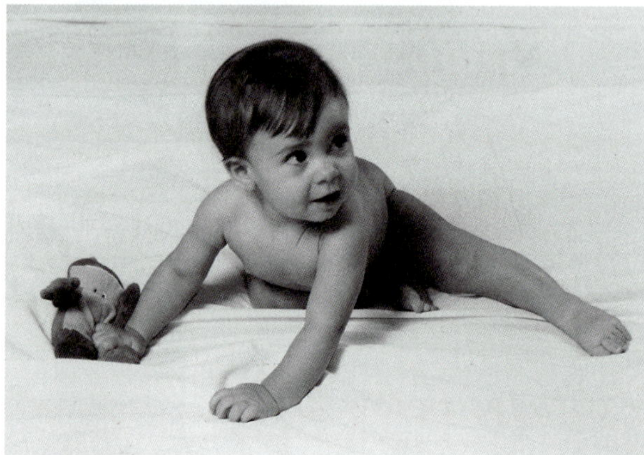

저항 등급 4와 등급 5: 엎드린 자세 쪽으로 유아를 부드럽게 민다.

등급 3 미만 (Grades Below 3)

등급 2 유아는 앉은 자세를 취하기 위해 부분 가동범위로 움직인다.

등급 1 유아는 엎드린 자세에서 몸통을 돌리는 시도를 한다.

팔의 움직임 (UPPER EXTREMITY MOVEMENTS)

어깨관절의 굽힘 (SHOULDER FLEXION)

중력-저항 검사 (등급 3, 4, 5) [Gravity-Resisted Tests (Grades 5, 4, and 3)]

누운 자세: 선택 I (SUPINE: OPTION I)

유아 자세 유아를 눕히고, 머리 위쪽에 장난감을 제공한다.

검사자 행동 장난감을 잡도록 유아를 촉진시킨다.

유아 행동 6개월: 유아는 어깨관절의 굽힘과 팔꿉관절의 폄을 이용해 머리 위쪽으로 팔을 뻗는다 (그림 6-21).

그림 6-21

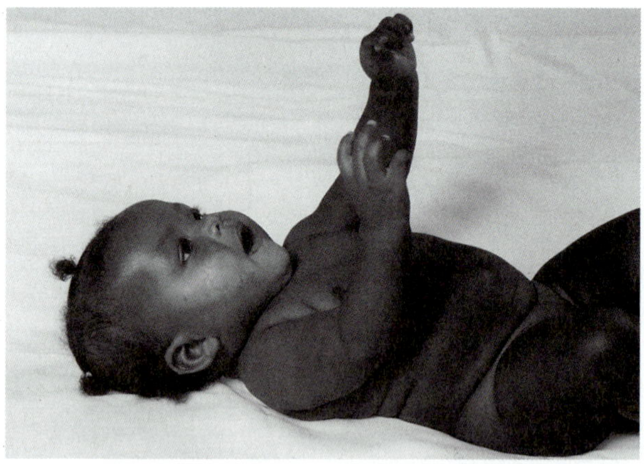

저항 등급 4와 등급 5: 바닥쪽 즉, 어깨관절을 펴하는 쪽으로 유아의 양 팔을 부드럽게 민다.

등급 3 미만 (Grades Below 3)

등급 2 유아는 어깨관절을 90° 굽힘할 수 없다.

등급 1 팔 들어올리는 유아의 시도를 관찰한다.

중력-저항 검사 (등급 3, 4, 5) [Gravity-Resisted Tests (Grades 5, 4, and 3)]

누운 자세: 선택 Ⅱ (SUPINE: OPTION II)

유아 자세 유아를 눕히고, 유아에게 검사자의 손을 제공한다.

검사자 행동 유아가 검사자의 손을 잡아당겨 앉도록 촉진시킨다.

유아 행동 6개월: 유아는 어깨관절의 굽힘과 모음, 팔꿉관절의 폄을 이용해 검사자의 손으로 뻗는다. 그 다음, 어깨관절과 팔꿉관절의 굽힘을 이용하여 앉은 자세를 취한다(그림 6-7 참고).

저항 등급 4와 등급 5: 유아가 검사자의 손을 잡기 위해 팔을 뻗을 때, 보조 검사자는 저항을 아래쪽으로 적용한다.

등급 3 미만 (Grades Below 3)

등급 2 유아는 어깨관절을 90° 굽힘할 수 없다.

등급 1 유아가 팔을 굽힘하려 할 때, 근수축을 촉진한다.

중력-저항 검사 (등급 3, 4, 5) [Gravity-Resisted Tests (Grades 5, 4, and 3)]

앉은 자세 (SITTING)

유아 자세 앉은 자세

검사자 행동 유아의 머리 위쪽에 물체를 위치시킨다.

유아 행동 6개월: 유아는 어깨관절의 굽힘과 팔꿉관절의 폄을 이용하여 장난감을 잡기 위해 팔을 뻗는다(그림 6-22).

그림 6-22

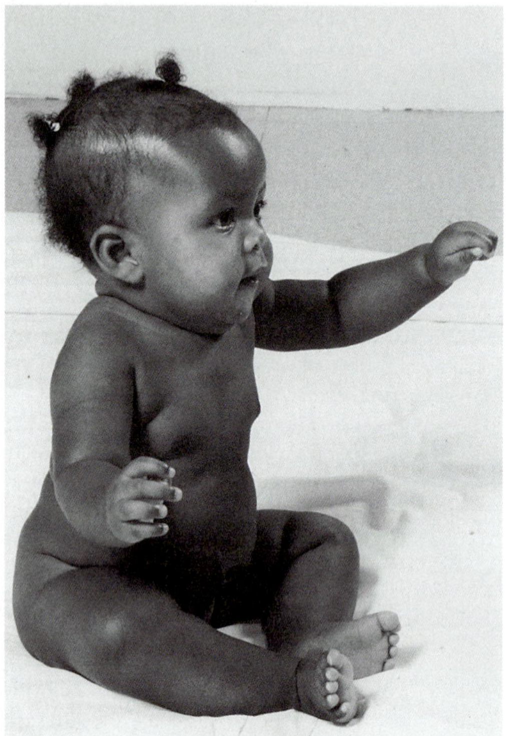

11개월: 어깨관절 굽힘의 마지막 20° 까지, 머리 위쪽으로 팔을 뻗을 수 있다.[9]

저항 등급 4와 등급 5: 유아가 장난감을 잡기 위해 팔을 뻗을 때, 유아의 팔을 아래쪽으로 부드럽게 민다.

등급 3 미만 (Grades Below 3)

등급 2 유아는 어깨관절을 90° 까지 굽힘할 수 없을 것이다.

등급 1 유아가 팔을 굽힘하려 애쓸 때, 검사자는 근수축이 일어나는 지를 촉진한다.

팔꿉관절의 폄 (ELBOW EXTENSION)

중력-저항 검사 (등급 3, 4, 5) [Gravity-Resisted Tests (Grades 5, 4, and 3)]

엎드린 자세 (PRONE)

유아 자세 유아는 팔로 지지하고 엎드린 자세를 취한다.

검사자 행동 유아의 이름을 부르거나 장난감을 이용하여, 청각적 자극이나 시각적 자극을 제공한다.

유아 행동 출생 – 3개월: 유아는 팔꿈치 펴기 능력의 증가를 보이거나 팔꿈치를 뻗어 버티는 능력의 증가를 보인다(그림 6–1 참고).

6개월: 유아는 팔을 완전히 뻗어 팔꿈치 펴기를 한다(그림 6–23).

그림 6–23

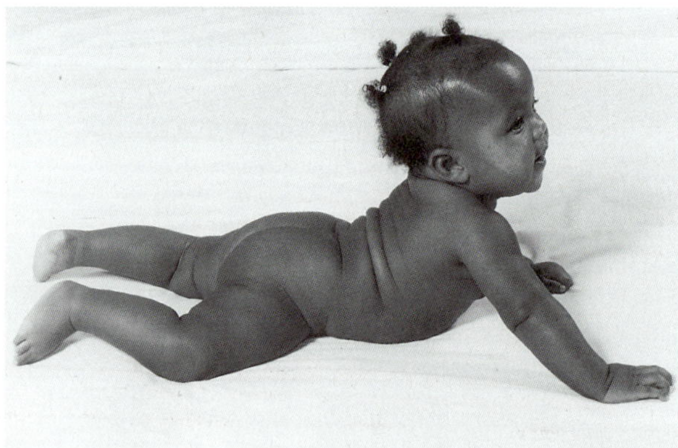

저항 등급 4와 등급 5: 팔꿉관절의 폄이 상당히 강함을 고려하여, 팔이음뼈를 부드럽게 민다. 또한 팔꿉관절을 굽힘하는 쪽으로 부드럽게 팔을 밀 수 있다.

등급 3 미만 (Grades Below 3)

등급 2 유아는 팔꿉관절 폄의 예상 범위 만큼 움직일 수 없다. 유아가 순간적으로 자세를 유지할 수 있는지를 알아보기 위해, 유아의 양 팔로 버팀시킨다.

등급 1 검사자는 폄근의 수축을 촉진해야 한다.

중력-저항 검사 (등급 3, 4, 5) [Gravity-Resisted Tests (Grades 5, 4, and 3)]

앉은 자세 (SITTING)

유아 자세 앉은 자세

검사자 행동: 선택 I 유아의 팔꿈치를 편 상태로 유지하는 동안, 버팀 자세로 유아의 팔을 앞쪽으로 배치한다. 그리고 순간적으로 팔꿈치의 지지를 제거한다.

유아 행동 4개월: 유아는 순간적으로 팔꿈치를 펴서 버틸 수 있다.

검사자 행동: 선택 II 유아를 옆쪽(7개월)이나 뒤쪽(9개월 – 12개월)으로 부드럽게 민다.

유아 행동 7개월: 유아는 팔꿉관절을 펴고 어깨관절을 벌려, 보호 작용을 한다(그림 6-24).

9개월 – 12개월: 유아는 팔(한쪽 혹은 양쪽)을 뒤쪽으로 집는 보호 작용을 한다(그림 6-25).

주: 팔꿉관절의 폄을 얻기 위해 아랫방향의 낙하산 반응을 이용할 수 있다. 손목, 손가락, 머리 및 윗몸통이 폄할 것이다(그림 6-26).

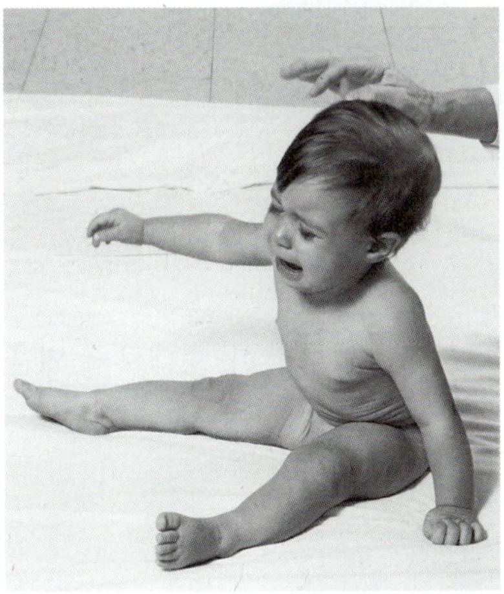

그림 6-24

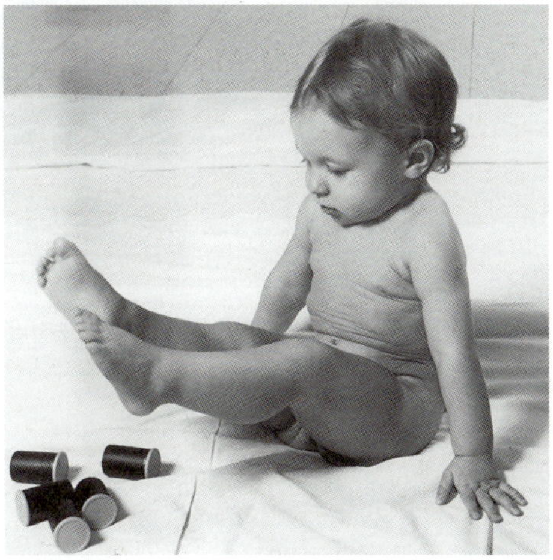

그림 6-25

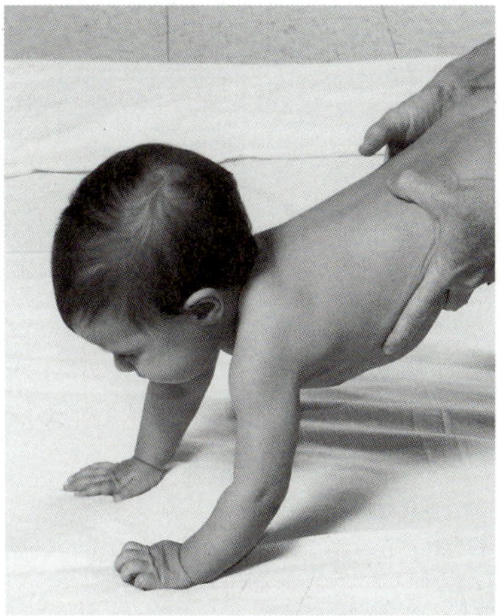

그림 6-26

저항 보호 작용을 유발하기 위해 이들 움직임을 빠르게 하고, 저항이 어색하게 주어진다. 옆쪽, 뒤쪽, 아래쪽의 저항 속도를 빠르게 적용하면, 유아가 과제를 수행하기 어려워진다.

등급 3 미만 (Grades Below 3)

등급 2 유아는 보호 자세를 유지할 수 없거나, 부분 가동범위로만 움직이게 된다.

등급 1 검사자는 유아가 보호 작용을 할 때, 근수축을 촉진하거나 관찰한다.

다리의 움직임 (LOWER EXTREMITY MOVEMENTS)

엉덩관절과 무릎관절의 굽힘 (HIP AND KNEE FLEXION)

중력-저항 검사 (등급 3, 4, 5) [Gravity-Resisted Tests (Grades 5, 4, and 3)]

누운 자세 (SUPINE)

유아 자세 누운 자세

검사자 행동 자발적 움직임을 관찰한다. 움직임을 촉진하기 위해 발을 간지럽히거나 문지른다.

유아 행동 출생 – 3개월: 신생아는 발을 지면바닥에 붙인 상태에서 엉덩관절과 무릎관절의 굽힘을 유지하고, 또 공중에 무릎과 허벅지를 유지한다.[6] 3개월쯤에는 능동적이고 대칭적인 상호 발차기 동작이 일어난다(생후 6개월의 유아에서 나타나는; 그림 6-27)

그림 6-27

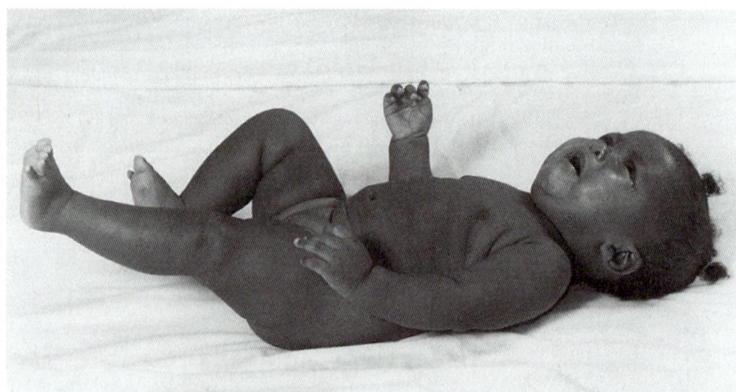

4개월 – 6개월: 유아는 엉덩관절과 무릎관절을 굽힘하고, 놀이의 한 형태로써 발을 입으로 가져간다(그림 6-28).[14]

그림 6-28

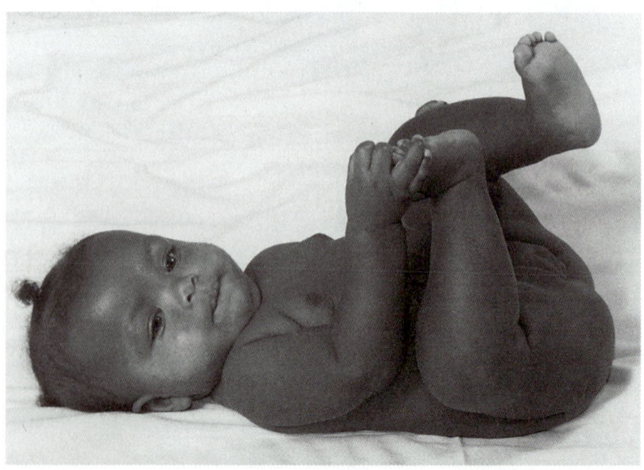

7개월 – 9개월: 유아는 엎드린 자세에서 앉은 자세로 움직이거나 앉은 자세에서 엎드린 자세로 움직일 때, 엉덩관절을 안팎으로 움직이고, 무릎관절을 굽힌다(그림 6–29).

그림 6–29

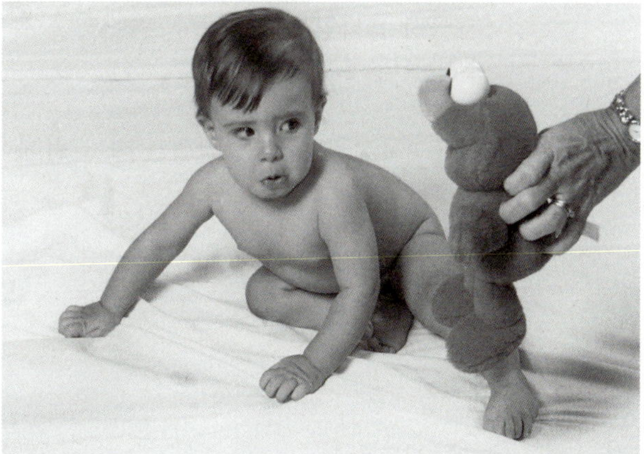

12개월: 유아는 엉덩관절과 무릎관절을 굽힘하고, 엉덩관절을 어깨관절과 일직선으로 만드는 무릎꿇기(낮은 무릎꿇기)를 한다(그림 6–30).

그림 6–30

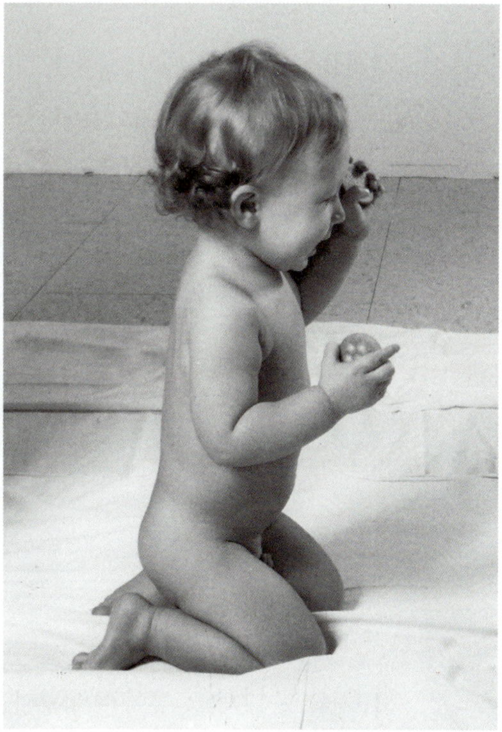

엎드린 자세 (PRONE)

유아 자세 엎드린 자세

검사자 행동 자발적 움직임을 관찰한다. 움직임을 촉진하기 위해 발을 간지럽히거나 문지른다. 혹은 골반을 들어 올린다.

유아 행동 출생 – 3개월: 유아는 굽힘을 하기 위해 엉덩관절과 무릎관절을 당긴다(그림 6–31).

그림 6–31

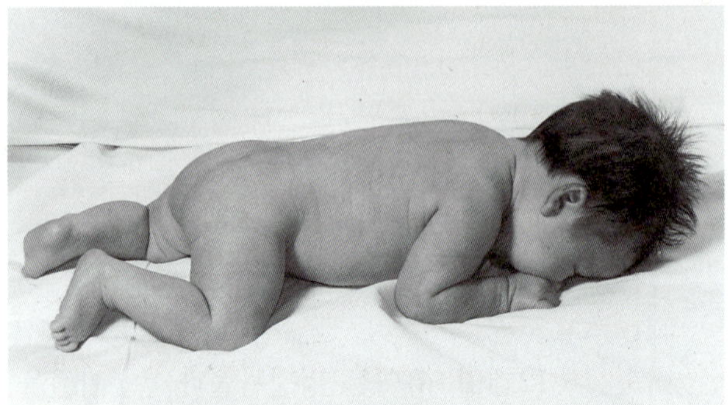

4개월 – 6개월: 유아는 네발 기기 자세를 유지한다.

7개월 – 10개월: 유아는 네발 기기를 하고, 무릎을 세워 발바닥을 지면 바닥에 닿게 한다(그림 6–32).

그림 6–32

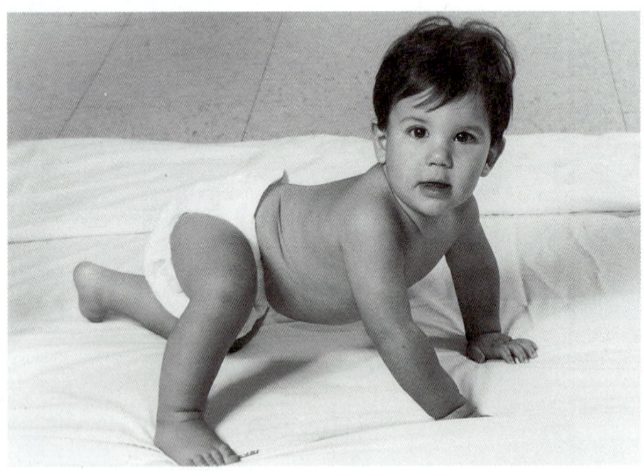

10개월 – 12개월: 유아는 엉덩관절과 무릎관절을 굽힘함으로서 서기 자세로 당기고, 고정된 다리를 벌림한다(그림 6–33과 그림 6–34).

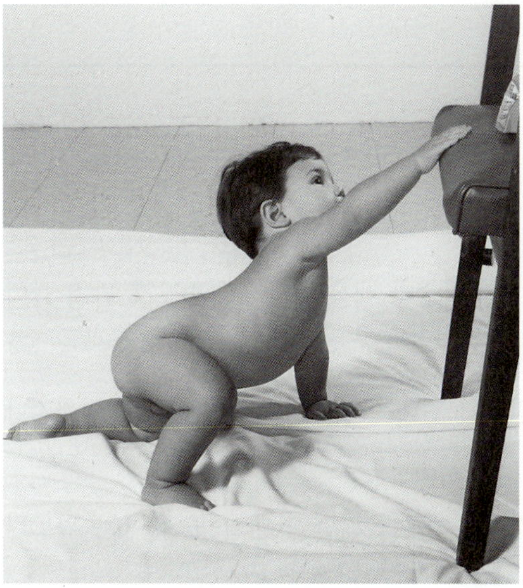

그림 6-33

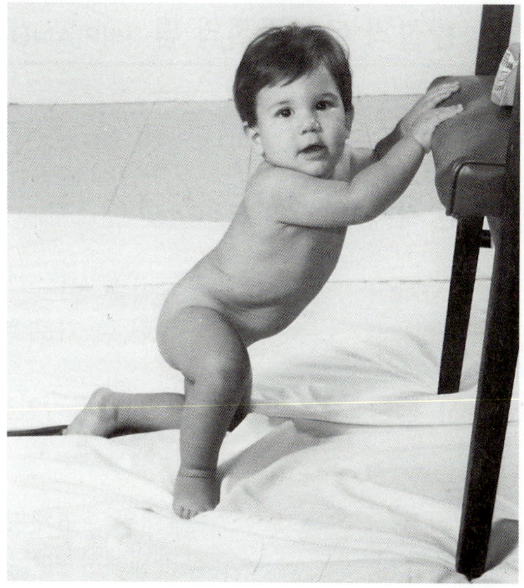

그림 6-34

12개월: 유아는 비체중부하쪽 다리를 내딛기 위해 그쪽 다리의 엉덩관절과 무릎관절을 굽힘하는 한편, 체중부하쪽 다리의 엉덩관절과 무릎관절의 폄을 유지한다(그림 6-35).

그림 6-35

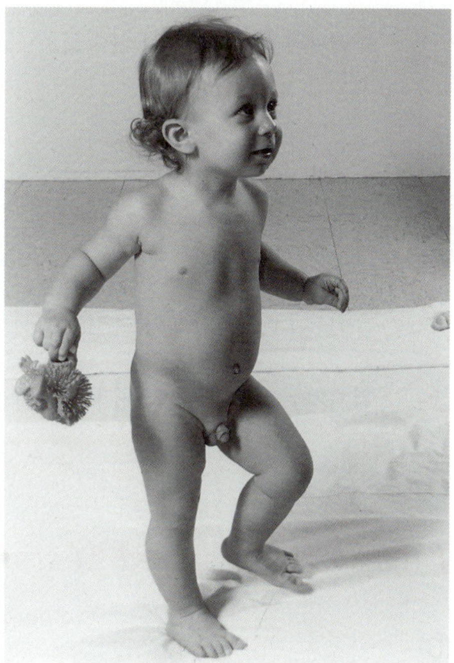

저항

등급 4와 5 유아의 개월수(연령)에 맞는 다양한 자세와 움직임에서 엉덩관절과 무릎관절의 굽힘에 저항을 적용한다.

등급 3 미만 (Grades Below 3)

등급 2 유아는 다양한 자세와 움직임에서 부분 가동범위로 엉덩관절과 무릎관절을 굽힘한다.

등급 1 검사자는 엉덩관절 굽힘근과 무릎관절 굽힘근의 수축을 촉진하거나 관찰한다.

엉덩관절과 무릎관절의 폄 (HIP AND KNEE EXTENSION)

중력-저항 검사 (등급 3, 4, 5) [Gravity-Resisted Tests (Grades 5, 4, and 3)]

엎드린 자세 (PRONE)

유아 자세 유아를 엎드린 자세로 취하게 하거나, 유아의 가슴과 배를 검사자의 손으로 받쳐 들어 올린 후, 가로 현수 자세를 취하게 한다.

검사자 행동 자발적 움직임을 관찰한다. 움직임을 촉진하기 위해 아랫등이나 다리를 간지럽히거나 문지른다.

유아 행동 4개월 – 6개월: 유아는 바닥으로부터 다리를 들어올린다. 5개월쯤, 유아는 엎드린 자세에서 위아래로 흔들거린다(그림 6–19 참고).[6]

7개월 – 9개월: 유아는 가로 현수 자세 동안 다리를 편한다.

12개월: 유아는 엉덩관절을 폄하고 무릎관절을 굽힘하여 무릎꿇기(높은 무릎꿇기)를 한다. 이때 엉덩관절을 어깨관절과 수직 일직선으로 만든다.

저항 등급 4와 등급 5: 폄된 다리를 부드럽게 아래쪽으로 밀거나, 다리를 굽힘시킨다.

등급 3 미만 (Grades Below 3)

엎드린 자세 (PRONE)

등급 2 유아는 다양한 자세와 움직임에서 부분 가동범위로 엉덩관절과 무릎관절을 폄한다.

등급 1 검사자는 엉덩관절 폄근과 무릎관절 폄근의 수축을 촉진하거나 관찰한다.

중력-저항 검사 (Gravity-Resisted Tests)

서기 자세 (STANDING)

유아 자세 독립적으로 선 자세를 취한다.

검사자 행동 바닥에 물체를 놓고, 그 물체 쪽에 유아의 시선을 집중시킨다.

유아 행동

12개월: 유아는 물체를 집기 위해 쪼그려 앉은 후, 넘어지지 않고 다시 선 자세를 취한다(그림 6–36).

그림 6–36

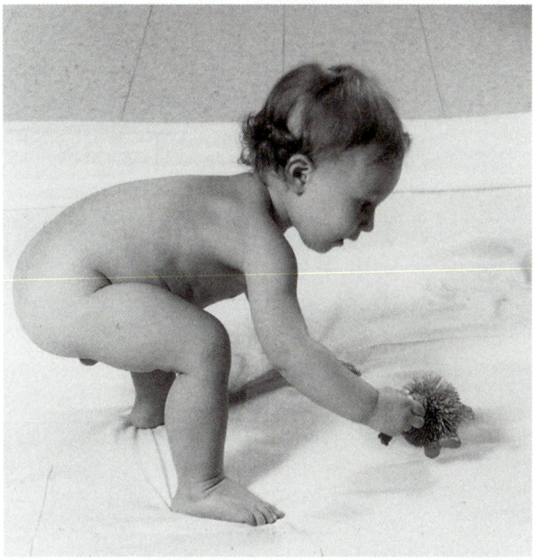

주: 유아는 곰 서기 자세를 취하는 동안, 엉덩관절과 무릎관절의 굽힘과 폄의 복합 동작을 보인다. 유아는 무릎을 편 상태에서 양 손과 발을 이용해 걸을 수 있거나(그림 6–37), 골반을 낮추고 무릎관절을 굽힘하여 양 손과 발을 이용해 걸을 수 있다(그림 6–38).

그림 6–37

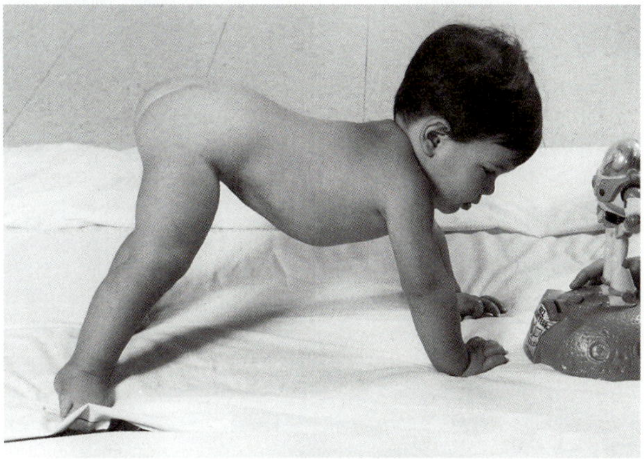

그림 6–38

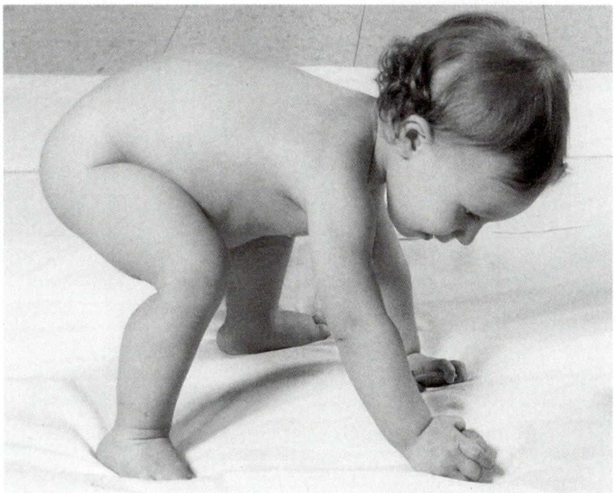

중력-저항 검사 (등급 3, 4, 5) [Gravity-Resisted Tests (Grades 5, 4, and 3)]

독립적인 서기 자세 (INDIPENDENT STANDING)

유아 자세 잡고 선 자세에서 독립적인 서기 자세로 진행한다.

검사자 행동 서기 자세를 잡고 있거나, 혼자서 서기 자세를 취하는 유아를 보호해 준다.

유아 행동 출생 – 3개월: 유아는 다리에 체중을 어느 정도 줄 수 있고, 그 다리를 쭉 펌한다. 굽힘근 긴장이 무릎을 절반쯤 펴게 만들며, 엉덩관절은 여전히 굽힘되어 어깨관절 뒤쪽에 위치한다. 양 발은 함께 붙지만, 무릎관절은 약간 벌어진다(그림 6–39).

그림 6–39

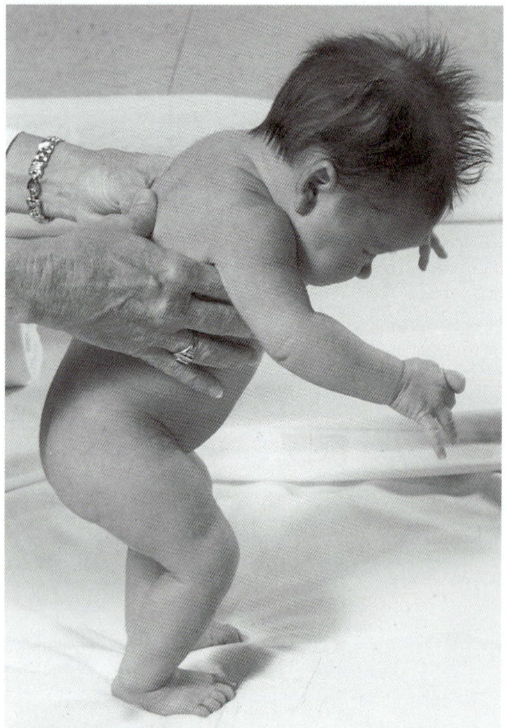

4개월 – 5 개월: 주: 유아는 강한 무릎관절의 폄을 통해 완전한 체중부하를 하지만, 무릎이 굽힘된다. 종종 무릎관절의 굽힘을 시도할 때 완전히 주저앉게 된다.

6개월: 유아는 양 다리로 완전한 체중부하를 할 수 있고, 순간적으로 지지 없이 설 수 있다. 엉덩관절 폄근은 여전히 완전하게 작용하지 못한다(그림 6-40).[6]

그림 6-40

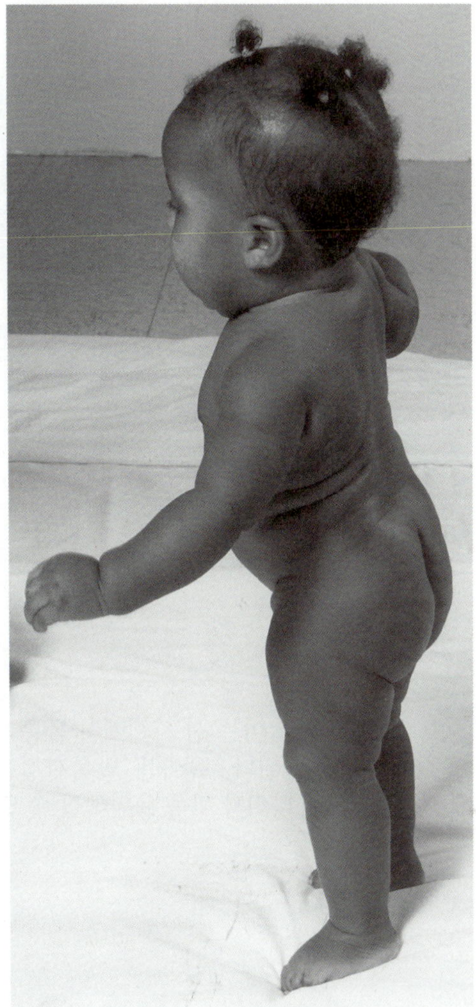

9개월: 유아는 완전한 체중부하를 하지만, 안정성을 위해 가구 등을 양 손으로 잡는다. 짧은 시간 동안 혼자서 설 수 있는 유아들도 종종 강한 발바닥굽힘을 보인다(그림 6–41).

그림 6–41

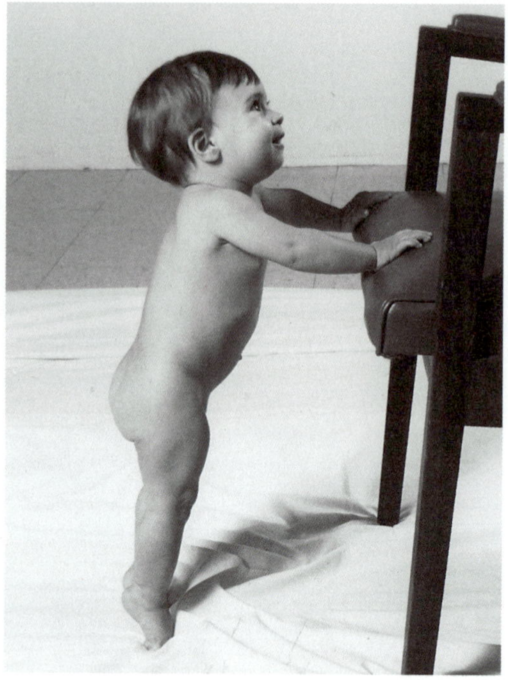

10개월: 유아는 선 자세에서 몸통과 골반을 돌림할 수 있고, 얼굴을 바라본 쪽의 다리가 가쪽돌림된다. 유아는 발목관절을 발바닥굽힘하고서도 여전히 선 자세를 취할 수 있지만, 다리가 더욱 유연해질 수 있다(그림 6–42).

그림 6–42

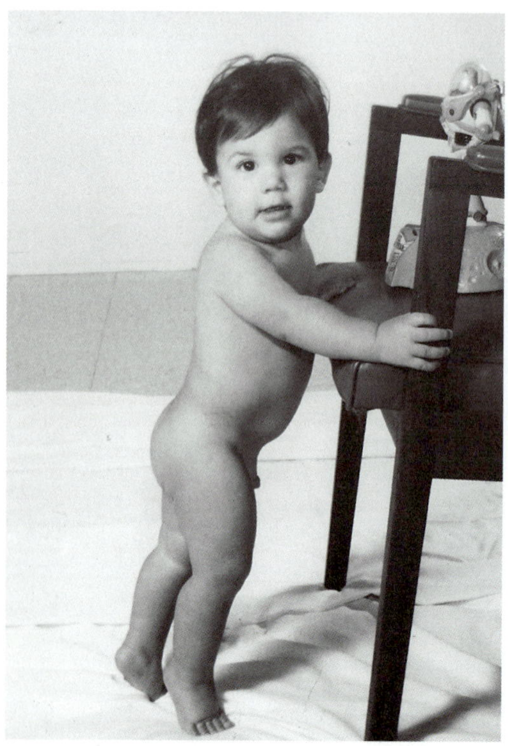

12개월: 유아는 어떤 것도 잡지 않고 서기 자세를 취할 수 있지만, 안정된 기저면을 확보하기 위해 다리를 넓게 벌린다.[6] 윗몸통의 안정성을 위해 종종 팔을 어깨뼈 벌림 한다. 양 발은 바닥면에 밀착한다(그림 6-43).

그림 6-43

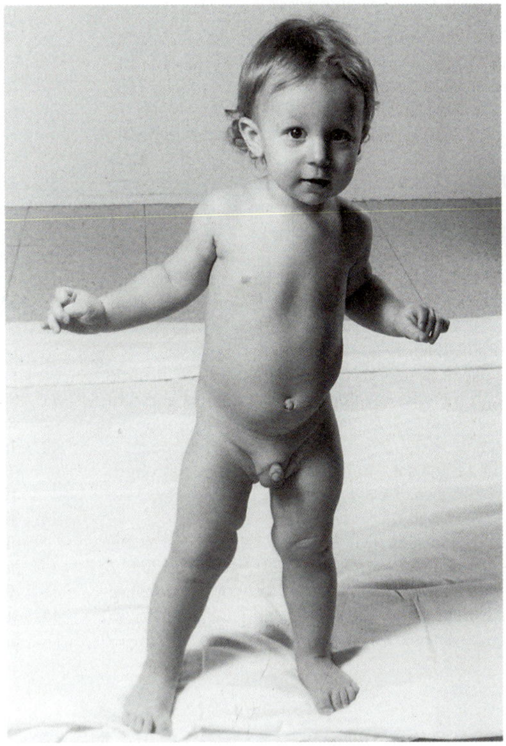

참고문헌(References)

1. Abbott AL, Bartlett DJ, Kneale Fanning JE, et al. Infant motor development and aspects of the home environment. *Pediatr Phys Ther.* 2000;12:62-67.
2. Backman E, Odenrick P, Henriksson KG, et al. Isometric muscle force and anthropometric values in normal children aged between 3.5 and 15 years. *Scand J Rehab Med.* 1989;21:105-114.
3. Barrett U, Harrison D. Comparing muscle function of children and adults: effects of scaling for muscle size. *Pediatr Exerc Sci.* 2002; 14:369-376.
4. Bartlett DJ, Kneale Fanning JE. Relationships of equipment use and play positions to motor development at eight months corrected age of infants born preterm. *Pediatr Phys Ther.* 2003;15:8-15.
5. Blundell SW, Shepherd RB, Dean CM, et al. Functional strength training in cerebral palsy: a pilot study of a group circuit training class for children aged 4-8 years. *Clin Rehab.* 2003;17:48-57.
6. Bly L. *Motor Skills Acquisition in the First Year: An Illustrated Guide to Normal Development.* Tucson, AZ: Therapy Skill Builders; 1994.
7. Chapman D. Context effects on the spontaneous leg movements of infants with spina bifida. *Pediatr Phys Ther.* 2002;14:62-73.
8. Cintas HL, Siegel KL, Furst GP, Gerber LH. Brief Assessment of Motor Function: Reliability and concurrent validity of the Gross Motor Scale. *Am J Phys Med Rehabil.* 2003;82:33-41.
9. Connolly B. Testing in infants and children. In: Hislop HJ, Montgomery J, eds. *Daniels and Worthingham's Muscle Testing: Techniques of Manual Examination.* 6th ed. Philadelphia: WB Saunders; 1995: 235-260.
10. Darrah J, Wessel J, Nearingberg P, et al. Evaluation of a community fitness program for adolescents with cerebral palsy. *Pediatr Phys Ther.* 1999;11:18-23.
11. Donohoe M, Bleakney DA. Arthrogryposis multiplex congenital. In: Campbell SK, ed. *Physical Therapy in Children.* 2nd ed. Philadelphia: WB Saunders; 2000:261-277.
12. Escolar DM, Henricson EK, Mayhew J, et al. Clinical evaluator reliability for quantitative and manual muscle testing measures of strength in children. *Muscle Nerve.* 2001;24:787-793.
13. Florence JM, Pandya S, King WM, et al. Intrarater reliability of manual muscle test (Medical Research Council Scale) grades in Duchenne's muscular dystrophy. *Phys Ther.* 1992;72:115-126.
14. Folio M, Fewell RR. *Peabody Developmental Motor Scales and Activity Cards.* Allen, TX: DLM Teachings Resources; 1983.
15. Gajdosik CG, Gajdosik RL. Musculoskeletal development adaptation. In: Campbell SK, ed. *Physical Therapy in Children.* 2nd ed. Philadelphia: WB Saunders; 2000:105-126.
16. Hinderer KA, Hinderer SR. Muscle strength development and assessment in children and adolescents. In: Harms-Ringdahl K, ed. *International Perspectives in Physical Therapy. Vol. 6.* Muscle Strength. London: Churchill Livingstone; 1993:93-140.
17. Hinderer KA, Hinderer SR, Shurtleff DB. Myelodysplasia. In: Campbell SK, ed. *Physical Therapy in Children.* 2nd ed. Philadelphia: WB Saunders; 2000;571-619.
18. Iannaccone ST, Hynan LS. Reliability of 4 outcome measures in pediatric spinal muscular atrophy. *Arch Neurol.* 2003;60:1130-1136.
19. Innes E. Handgrip strength testing: a review of the literature. *Aust Occup Ther J.* 1999;46:120-140.
20. Jacobson RD. Approach to the child with weakness or clumsiness. *Pediatr Clin North Am.* 1998;45:145-168.
21. Jain M, Smith M, Cintas H, et al. Intra-rater and inter-rater reliability of the 10-point manual muscle test (MMT) of strength in children with juvenile idiopathic inflammatory myopathies (JIIM). *Phys Occup Ther Pediatr.* 2006;26:5-17.

22. Johnson EW. Examination for muscle weakness in infants and small children. *JAMA*. 1958;8:1306-1313.
23. Knutson LM, Leavitt RL, Sarton KR. Race, ethnicity and other factors influencing children's health and disability: implications for pediatric physical therapists. *Pediatr Phys Ther*. 1995;7:175-183.
24. Krefting L. The culture concept in the everyday practice of occupational and physical therapy. *Phys Occup Ther Pediatr*. 1991;11: 1-16
25. Lee-Volkov PM, Aaron DH, Eladoumikdachi F, et al. Measuring normal hand dexterity values in normal 3-, 4-, and 5-year-old children and their relationship with grip and pinch strength. *J Hand Ther*. 2003;16:22-28.
26. Lieberman LJ, McHugh E. Health-related fitness of children who are visually impaired. *J Visual Impair Blind*. 2001;95:272-287.
27. Mahony K, Hunt A, Daley D, et al. Inter-tester reliability and precision of manual muscle testing and hand-held dynamometry in lower limb muscles of children with spina bifida. *Phys Occup Ther Pediatr*. 2009;29:44-59.
28. McCann LJ, Juggins AD, Maillard SM, et al. The Juvenile Dermatomyositis National Registry and Repository (UK and Ireland)—clinical characteristics of children recruited within the first 5 yr. *Rheumatology*. 2006;45:1255-1260.
29. McDonald CM, Jaffe KM, Shurtleff DB. Assessment of muscle strength in children with meningomyelocele: accuracy and stability of measurements over time. *Arch Phys Med Rehabil*. 1986;67: 855-861.
30. Merlini L, Dell'Accio D, Granata C. Reliability of dynamic strength knee muscle testing in children. *J Orthop Sports Phys Ther*. 1995;22: 73-76.
31. Molenaar HM, Selles RW, Zuidam JM, et al. Growth diagrams for grip strength in children. *Clin Orthop Relat Res*. 2010;468:217-223.
32. Murdoch A. How valuable is muscle charting? Study of relationship between neonatal assessment of muscle power and later mobility in children with spina bifida defects. *Physiotherapy*. 1980;66:221-223.
33. Noetzel MJ, Park TS, Robinson S, Kaufman B. Prospective study of recovery following neonatal brachial plexus injury. *J Child Neurol*. 2001;16:488-492.
34. Pitetti KH, Yarmer DA. Lower body strength of children and adolescents with and without mild mental retardation: a comparison. *Adapted Phys Act Q*. 2002;19:68-81.
35. Romero PW. Trunk flexor muscle strength in healthy children 3 to 6 years old. *Pediatr Phys Ther*. 1990;2:3-9.
36. Schneider JW, Gabriel KL. Congenital spinal cord injury. In: Humphrey DA, ed. *Neurological Rehabilitation*. 2nd ed. St. Louis: CV Mosby; 1990:397-389.
37. Schopler SA, Menelaus MB. Significance of the strength of the quadriceps muscles in children with myelomeningocele. *J Pediatr Orthop*. 1987;7:507-512.
38. Siegel KL, Hicks JE, Koziol DE, et al. Walking ability and its relationship to lower-extremity muscle strength in children with idiopathic inflammatory myopathies. *Arch Phys Med Rehabil*. 2004;85:767-771.
39. Smith MR, Danoff JV, Parks RA. Motor skill development of children with HIV infection measured with the Peabody Developmental Motor Scales. *Pediatr Phys Ther*. 2002;14:74-84.
40. Stemmons Mercer V, Lewis CL. Hip abductor and knee extensor muscle strength of children with and without Down syndrome. *Pediatr Phys Ther*. 2001;13:18-26.
41. Svien LR. Health-related fitness of seven- to 10-year-old children with histories of preterm birth. *Pediatr Phys Ther*. 2003;15:74-83.
42. Tabin GC, Gregg JR, Bonci T. Predictive leg strength values in immediately prepubescent and postpubescent athletes. *Am J Sports Med*. 1985;13:387-389.
43. Turman JE, Van Vranken T. Testing of infants, toddlers, and preschool children. In: Hislop HJ, Montgomery J, eds. *Daniels and Worthingham's Muscle Testing: Techniques of Manual Examination*. 7th ed. Philadelphia: WB Saunders; 2002, 253-288.
44. Weltman A, Tippet S. Measurements of isokinetic strength in prepuberal males. *J Orthop Sports Phys Ther*. 1998;9:345-351.

7

휴대용 동력계를 이용한 근육검사

Handheld Dynamometry for Muscle Testing

도수기법의 나쁜 재생산성을 해결하고 객관적 수행 측정의 필요성을 충족시킬 수 있는 기술의 출현은 주로 신체 분절의 등척성 수축력을 측정하는 여러 장비들의 개발을 이끌어냈다. 힘을 측정할 수 있는 장비들의 크기는 소형에서 중형까지 다양하고, 또 적절한 표준과 다른 기술적 사항을 고려할 때, 비교적 큰 힘을 정확하게 측정할 수 있다. 본 장은 휴대용 동력계(HHD) 개발의 역사를 간단히 소개하고, 또 측정의 임상 이용, 장점 및 제한점을 설명할 것이다. 그리고 신뢰도와 타당도에 관련된 고려사항과 힘 측정을 토크값으로 대체하는 것에 대해 설명할 것이다. 본 장은 이용가능한 데이터로써 모든 연령대의 정상인 표본과 환자 표본의 대표값을 제시하고 있다.

역사 (History)

동력계를 사용하여 사람의 근력을 평가한 초기 논문 2개를 재조명한 후, Pearn는 최초의 동력계가 1763년에 Graham과 Desaguliers[155]에 의해 개발되었다고 했다. 휴대용 동력계의 이용을 보고한 첫 번째 논문은 1916년에 발표되었고, Lovett와 Martin[125]이 스프링 밸런스 시스템을 이용하여 근육검사를 실시했다. 그들은 진전과 후퇴를 측정하기 위해, 근력을 양적 값으로 할당해야 한다는 것을 강조했다. 이들 시스템은 22개의 팔 근육을 검사할 때, 1 온스에서 100 파운드 까지 측정했다. 그들은 오늘날 break test로 알려진 방법을 최초로 사용한 사람들이다.[125] 33년 후, 근력측정기(myometer)가 개발되었는데, 이 장비는 "배터리, 전기 앰프, 혹은 작동을 위해 다른 전기 연결이나 기계적 연결이 필요하지 않는 장비였다. 힘의 측정을 위해, 0–5 파운드, 0–15 파운드, 혹은 0–60 파운드를 기록할 수 있는 3개의 동력계(dynamometer)가 개발되었다. 그리고 Newman[147]은 게이지로 60 파운드 이상의 근력을 측정할 필요가 없다고 주장했다. 그런데, 1950년대 중반에 아동의 근력 측정을 다룬 2개의 논문이 발표되었다.[2,161]

휴대용 동력계 사용의 진전은 느리게 진행되었다. 1960[63, 102]년대에는 2개의 논문만, 그리고 1970[82,99,144,155]년대에는 4개의 논문만 발표되었고, 이중 한 개의 논문은 초기 2개 동력계에 대한 고찰 논문이었다. 그러나 1980년대에는, 어떤 휴대용 동력계의 종류가 정상인과 환자의 수행을 측정하는데 이용되었는지를 연구한 많은 논문들이 발표되었다. 16편의 논문은 편마비환자를 대상으로 했다. 이 기간 동안, 여러 논문들이 임상 시설에서의 이용에 대해 연구했다. 표준 스프링식 동력계와 전자기계식 동력계 말고도, 혈압계를 이용해 유사한 측정을 했다. 이들 장비 사용과 관련된 많은 제한이 있었기 때문에, 최근에는 거의 사용하지 않는다.

많은 연구들은 장비와 검사자의 신뢰도에 초점을 맞추어 왔다. 특히 상대적으로 어린 연령대의 특정 근육군을 측정할 때 더욱 그러했다. 1998년[58]과 2001년[60]에 Bohannon에 의해 보고된 것처럼, 1990년대에는 연구가 매우 활발하게 이루어졌다. 2001년의 보고에 따르면, 2000년 12월까지 동력계에 대한 논문이 347편이었다고 그는 주장했다. 21세기에 들어와서도, 장비와 검사자에 대한 신뢰도 연구가 계속 이루어져 왔지만, 어린 연령대와 여러 질병 환자의 검사가 강조되어 왔다. 논문들은 본 장에서 제시된 여러 논문집에서 발표되었다. 고찰 논문도 있지만, 어디에 있는지 찾기가 쉽지 않다.[47,183] 임상가들은 휴대용 동력계의 사용을 계속하고 있는데, 그 이유는 임상에서 수치를 기록하고 토크 전환 방법을 좋아할 때, 도수근력검사보다 동력계를 이용한 검사를 더 많이 이용하기 때문이다. 그러나 휴대용 동력계의 객관성은 휴대용 동력계와 관련된 단점을 훨씬 뛰어넘어야 한다.

일반적 효용 (General utility)

장점 (Advantages)

휴대용 동력계는 많은 이유 때문에 임상 시설에서 유용

하게 사용되고 있다. 단지 쉽게 사용할 수 있는 장비 개발의 기술적 발전 뿐만 아니라, 폭넓은 적용 범위가 임상에서의 유용성을 좋게 하고 있다. 예를 들어, 휴대용 동력계는 근이영양증, 근육위축가쪽경화증,[13,19] 척수성 근위축증,[75,143] 관절염,[93,194] 신경병리성 약증,[90,91,108,109,122] 갑상샘 기능장애,[80] 다운증후군,[142,146] 척추갈림증,[131,177] 뇌성마비,[77,204] 척수손상,[139,151] 외상성 뇌손상,[105,145] 콩팥이식 예정자,[54] 악성종양(암),[112] 만성 폐쇄성 폐질환,[152,153] 고령층,[52,104] 근육뼈대의 변이, 운동신경세포 증후군,[76,116] 뇌졸중[154] 등 다양한 환자에게 적용되고 있다. 그리고 경직,[62,73,108] 반사 변화,[120,133] 근육긴장도, 및 석고고정에 따른 종아리 근육의 수동 순응성을 평가하는데도 휴대용 동력계가 이용되고 있다. 일반적으로, 이들 연구가 힘이나 토크를 측정할 때, 휴대용 동력계의 특별한 적용은 높은 신뢰도를 보였다.[62,120,132]

고려되어야 할 것은 도수근력검사(MMT)의 이용과 관련된 측정의 한계이다. 예를 들어, MMT의 가장 높은 2개 등급은 토크를 발생하는 능력의 차이를 제대로 구분할 수 없다. 보고된 한 사례에 따르면, MMT가 25% 차이까지 구분할 수 없다는 것이다. 소아마비 아동의 근력이 50% 결손을 가졌지만, 의 등급은 5/5였다.[12] 일반적으로, 환자가 발생할 수 있는 토크가 높으면 높을수록, MMT로 근력의 차이를 구분하기가 어려워진다. 게다가, 어떤 연구자들은 MMT의 다른 등급 간에 겹쳐지는 부분을 설정했다. 대개 높은 MMT 등급에서 나쁜 신뢰도가 초래될 수 있다.[2,24,86,206] Noreau와 Vachon[151]은 MMT가 근력의 민감성을 평가하는데 충분하지 않다고 했다. 특히, 4등급 이상에 가장 민감성이 떨어지고, 재활 과정을 거쳐 근력이 조금씩 좋아지는 것을 확인할 수 없었다고 언급했다. Duyff 등도 휴대용 동력계가 근육의 약증을 감지하는데 더 효과적임을 언급했다. 그러나 Hayes와 Falconer[93]는 만성 관절염 환자 43명을 검사한 결과, 휴대용 동력계와 MMT에서 어느 정도 차이가 있었지만, 근육 약증 환자에게 휴대용 동력계의 사용이 유용한지에 대해 의문을 가졌다. MMT의 신뢰도와 타당도에 대한 1993년도 토의는 Hinderer와 Hinderer의 업적을 포함했다.[96]

Bohannon[24]은 무릎 폄근에 대한 MMT 값은 정상인의 69%였고, 휴대용 동력계로 검사했을 때는 정상인의 48%였다고 보고했다. 이것은 두 검사 방법 사이에 큰 차이가 있음을 보여주고 있다. 부가적으로, 1981년 Resnick 등[164]이 지적했듯이(Beasley가 1961년 미국 재활의학협회에서 발표한 것 인용), 다른 근육들은 중력을 이기고 신체분절을 움직일 수 있는 최대 수용능력의 다른 백분율을 가진다는 것이다. 예를 들어, 팔꿉관절 굽힘근이 중력을 이기고 팔꿉관절을 굽힘할 때 최대 수행능력의 2%만 이용하고, 엉덩관절 벌림근은 24%를 이용하고, 무릎관절은 10% 미만만 이용한다. 그래서, 신체분절이 중력을 이겨내고 가동범위로 움직일 수 없을 때, 3/5의 등급을 적용하는 것은 비논리적이고 적절하지 못하다. MMT에 사용된 순서 척도에는 이런 많은 제한점들이 내포되어 있기 때문에, 휴대용 동력계의 데이터와 같은 양적 측정을 더 권장하는 것이다.

제한점 (Limitations)

비록 HHD가 편리하고, 휴대가능하고, 비침습적이고, 비교적 빠르고, 쉽게, 그리고 근력을 측정하는데 많은 경험이 필요없다 하더라도, 기술적인 면과 직무적인 면에서 전혀 제한점이 없는 것은 아니다. 몇 가지 기술적인 제한점은 시스템의 디자인에 있다. 예를 들어, 개조된 혈압계에서 나타나는 제한점은 약 30 kgf인 측정의 상한값과 높은 척도 값에서 나타나는 비선형성(nonlinearity)이다.[50]

스프링 게이지 형태의 동력계의 제한점은 힘 수치의 상위 범위에서 나타난다. 이런 범위는 동력계의 특별한 특성에 의해 결정되고, 측정범위의 상한값과 선형성을 결정할 때 주의를 해야 한다.[41] 일반적으로, 가장 신뢰성이 높은 HHD의 종류는 전자기계적 HHD이다. 이런 종류의 HHD는 선형성을 유지하면서 높은 수치의 힘을 기록할 수 있다. 임상가들이 갖는 제한점은 전원공급을 확보해야 하고, 또 장비를 조작하는데 많은 경험이 필요하다.[41,187,188]

HHD 검사의 직무적 제한점은 모든 검사에 다 적용할 수 없다는 것이다. 건강한 사람과 환자는 임상가의 지시사항을 제대로 이해해야 한다. 비록 Surberg 등이 지능지수가 36–69의 사람을 대상으로 HHD 검사를 성공적으로 수행했다하지만, 과다행동하는 사람이나 지적 장애가 있는 사람에게는 HHD 검사를 제대로 적용할 수 없다.[195] 예를 들어, 뇌성마비 환자 처럼, 최대 힘을 쉽게 발휘하지 못하는 사람이나 힘을 일정하게 발휘하지 못하는 사람들도 HHD 사용에 제한된다. 힘의 결과를 해석할 때, 임상가가 그 힘이 최대 토크가 아닐 수 있음을 고려해야 하지만, 기록된 힘의 수치는 특정 시간의 최대 노력인 것이 확실하다. 통증이나 손상 위험 때문에 최대 힘을 발휘하지 못할 때는 최대 검사를 배제하고, 기록된 수치를 환자의 힘으로 반영한다. 그러나 질병으로부터 회복되었거나 회복중인 환자의 몇몇 경우는 휴대용 동력계를 측정한다. 5세 미만의 매우 어린 아동은 휴대용 동력계로 측정하기가 어렵다.[75] 그러나 몇몇 데이터는 휴대용 동력계를 3.5세 아동에게 적용할 수 있다고 한다.[9]

HHD의 가장 큰 제한점은 임상가가 적절한 저항을 제대로 적용하지 못하는 것이다: 그래서, 등척성 수축이 일어나지 않고, 수치 확인도 제대로 되지 않는다. 저항의 상한값은 연령, 근력, 경험 그리고 임상가의 고정 능력에 좌우된다. 그러나 연구들에 따르면, 경험은 중요한 요소가 아니고, 검사자의 근력이 중요한 요소가 된다고 한다.[51,126,212] Beck 등[13]은 HHD가 20 kgf 까지의 최대 수의적 등척성 수축(MVIC)을 제공할 수 있다고 말했다. 그러나 본 장의 저자들은 적절한 검사 절차(나중에 자세히 설명될 것임)를 제대로 적용하면, 환자 근력의 상한선이 없다고 믿는다. 구심성 수축이나 원심성 수축이 일어나지 않고 환자가 수행을 최대로 할 수 있도록, 그리고 검사될 근육이나 근육군을 분리하여 검사할 수 있도록, 임상가는 검사의 타당도를 확보해야 한다. 이들 모두는 1장에서 설명된 MMT의 원리와 비슷하다. 다음 2개의 사례를 살펴보자:

1. 환자는 누운 자세에서 검사쪽 어깨관절을 90° 벌림한다(그림 7-1). 환자는 이 자세로 팔을 그대로 유지한다. 검사자는 환자의 힘과 동일한 크기의 힘으로 환자의 팔을 모음하는 방향으로 저항을 가한다. 벌림근(어깨뼈 근육도 함께)이 원심성 수축하는 쪽으로 팔이 움직이면, 등척성 수축 검사가 아니다. 검사자가 큰 역학적 이득(어깨관절과 같은, 그 이유는 위팔뼈가 길기 때문)을 가지는 특정 관절을 검사할 때 원심성 수축이 일어나는지에 주의해야 하고, 그리고 저항을 적용하기 위해, 제한된 가동범위가 수동 장력을 허용할 때도 원심성 수축이 일어날 수 있다. 지나치게 발등굽힘되어 있는 발목의 발바닥굽힘 토크를 검사할 때도 이것이 일어나고, 또 장딴지근/가자미근의 능동 장력보다는 수동 장력을 검사해야 한다.
2. 무릎관절 폄의 힘을 측정한다. 검사자는 환자의 자세를 완전한 폄 자세에서 45° 굽힘되는 자세로 만든다. 이 자세로 검사를 할 때, 임상가의 저항이 무릎을 폄하는 넙다리네갈래근의 힘과 일치하지 않으면, 검사자의 힘에 의해 환자는 밀리게 된다. 다음과 같은 몇 가지 방법이 선택될 수 있다: (a) 근육의 길이가 짧아질 수 있도록(45° 굽힘에서 조금 더 폄되도록) 환자의 자세를 바꾼다. 그렇게 되면 힘의 크기가 감소된다; (b) 케이블 장력계를 다시 분류하거나 등속성 장비의 속도를 "0"으로 맞춘다; (c) 정확한 힘을 측정하는 HHD가 제대로 고정되도록 테이블과 환자의 자세를 다시 맞춘다. 예를 들어, 2번째 테이블을 검사받은 대상자 앞에 배치한다. 즉, 검사할 다리와 2번째 테이블 사이에 HHD를 끼워 넣는다. 검사자는 수축이 이루어질 때까지 2번째 테이블 위에 앉아 있는다(그림 7-2). 이 문제에 대한 다른 방법은 테이블 다리에 강한 끈을 묶고, 동력계를 고정하는 것이다(그림 7-3).

자원 (Resources)

휴대용 동력계(HHD)의 이용은 최근 몇 년 동안 드라마틱하게 향상되었다. HHD 제품, 가격 및 회사 주소의 목록이 표 7-1에 수록되어 있다. 임상가들이 다양한 선

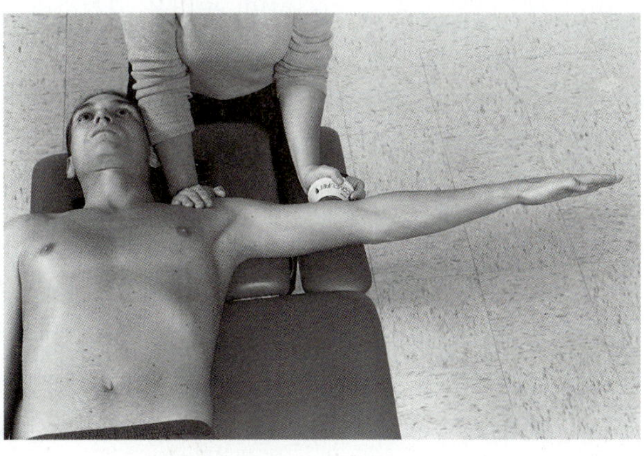

그림 7-1 어깨관절의 벌림. 치료사가 긴 지렛팔로 저항을 적용하면, 등척성 수축보다 원심성 수축의 가능성이 더 증가한다. 주: 지렛팔은 동력계를 손목 쪽으로 더 많이 이동시킬수록, 증가될 것이다(그림에는 없음).

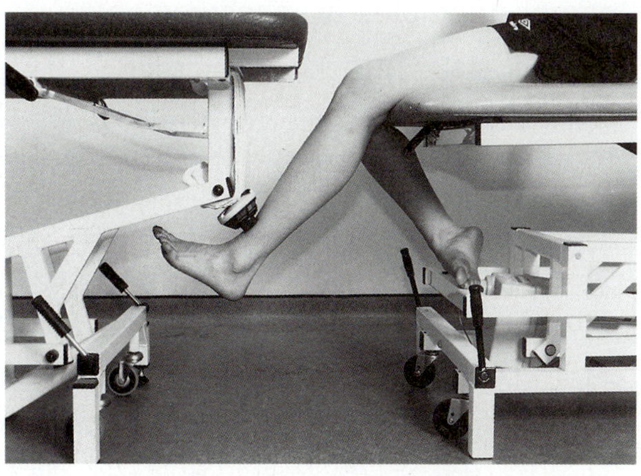

그림 7-2 무릎관절의 폄. 검사자가 충분한 저항을 줄 수 없기 때문에, 검사자 없이 검사한다. 이런 방법은 구심성 수축을 예방할 수 있다.

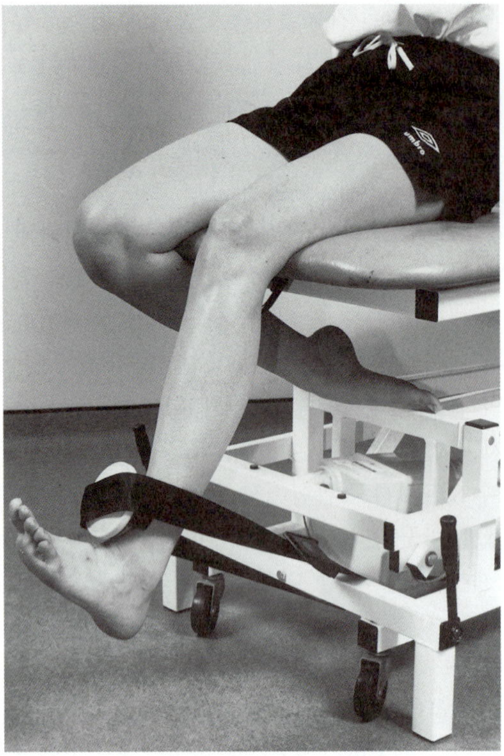

그림 7-3 무릎관절의 폄. 검사자가 충분한 저항을 줄 수 없기 때문에, 검사자 없이 검사한다. 이런 방법은 구심성 수축을 예방할 수 있다.

택을 할 수 있도록, 더 많은 기술적 진전이 기대된다. 부가적인 신뢰도나 다른 연구들이 발표되고 있고, HHD의 폭넓은 사용이 기대된다.

임상적 효용 (Clinical utility)

측정의 일반적 원칙 (General principles of measurement)

22 적용의 원칙이 HHD가 사용되는 상황에도 적용될 수 있다. MMT 적용의 원칙은 1장에 수록되어 있지만, 다음과 같은 HHD의 적용을 고려할 때 주된 열쇠가 된다:

- 한 검사에서 다른 검사까지 검사 사세를 그대로 유지한다.[43] 몇몇 사례의 경우, 지침은 HHD의 제조사에서 제공된다. 몇몇 지침들은 정당화되지 않았기 때문에, 물리치료사는 좋은 임상적 판단을 해야 한다. 몇몇 지침들은 특정 집단에 대한 권장사항을 제공해 왔다.[74,96,114] 그림 7-17에서부터 그림 7-42에 제공된 표준 검사 자세를 여러분의 임상시설에서 사용하도록 권장한다.
- 검사할 때마다 똑같은 관절자세를 취하도록 권장한다. 작은 자세 변화는 근육 길이의 변화 때문에 커다란 힘의 결과 변화를 초래할 수 있다.
- 연령, 성별, 훈련 상태, 체질량, 그리고 토크에 영향을 줄 수 있는 다른 요소 등에 변화가 있는지를 고려하고 설명한다.[106]
- 최상의 신뢰도를 확보할 수 있도록 최대의 고정을 제공한다.
- 임상 시설에서 검사자간 신뢰도가 정립되지 않은 한, 한 명의 검사자가 모든 검사를 수행해야 한다.
- 환자를 검사하기 전에, 경험을 얻고, 검사간 신뢰도를 설정한다. 필요한 절차와 신뢰도의 설정을 위해 부수적인 통계처리를 수행한다. 만약 여러분의 임상 시설에서 모든 검사가 신뢰성을 갖길 원한다면, 여러분은 데이터를 수집하고 통계를 처리해야 한다.
- 여러분의 신뢰성에 따라 한 번 혹은 두 번 검사를 수행한다.[49] 변동성이 최소이거나 거의 없으면, 하나의 측정으로도 충분하다. 만약 임상가가 경험이 적거나 환자가 수행을 제대로 이해하지 못하면, 2번 혹은 3번 검사를 수행한 후 평균값을 구한다. 주: 하나의 연구에 따르면, 3번 측정의 평균값과 3번 측정의 최고값을 비교했을 때, HHD의 초보 사용자 그룹 내의 변동성이 가장 낮았다.[211]
- 중력-제거 검사는 언제든지 가능하다(그림 7-4). 중력 효과를 제거하지 않았다면, 생각하지도 못한 힘(대상자의 신체분절 무게와 같은)이 존재할 수 있고, 이것은 여러분의 기록 수치에 영향을 줄 수 있다. 중력-제거 자세를 이용하여 이와 같은 힘들이 여러분의 측정에 영향을 주지 않도록 주의를 해야 한다.[188] 만약 여러분이 다른 자세로 검사하면, 중력을 고려하지 않는 것에 대한 의미를 인식한다.
- 동력계를 잘 알려진 위치에 적용한다(그림 7-5). HHD는 그 위치에서의 힘을 기록한다. 만약 위치가 바뀌면, 같은 힘을 발휘하는 대상자라 하더라도, 여러분은 다른 수치를 얻게 될 것이다. 이런 이유는 환자가 그 관절에서 토크를 발생하기 때문이지만, 여러분은 힘을 측정하고 있다. 대상자를 비교하기 위해, 여러분이 토크(토크 = 힘×수직거리)를 구하는 방법으로써 HHD의 수치와 거리를 곱할 수 있도록, 측정 거리를 알 필요가 있다(그림 7-6). 한 연구에 따르면, 관절의 돌림축으로부터 HHD가 멀리 배치될수록, 측정의 신뢰도가 높아지는 경향을 띤다고 했다. 토크의 계산은 대상자를 비교하는 측정의 한 방법이다.[188]

표 7-1. 휴대용 동력계의 자원

dynamometer name	company address	approximate cost
Accuforce/Ametek	Ametek Mansfi eld and Green Division 8600 Somerset Dr. Largo, FL 33543	$695 and up
Baseline Push-Pull Plus Dynamometers (various others)	Best Priced Products Inc. P.O. Box 1174 White Plains, NY 10602 (800) 824-2939 www.best-pricedproducts.com	$59 and up
C.I.T. Hand Held Dynamometer	C.I.T. Technics BV Rijksstraatweg 384 9752 CR HAREN The Netherlands + 31-50-406 17 54	Unknown
Chatillon CSD 300 or 400	Chatillon Medical Products P.O. Box 35668 Greensboro, NC 27425-5668	$1,200-$1,400
Compufet, Microfet, Ergofet	Hoggan Health Industries P.O. Box 957 12411 S. 265 W Draper, UT 84020-0957 (800) 678-7888 www.hogganhealth.com	$995-$1,095
Jamar Grip and Pinch Gauges	Pro-Med Products 6445 Powers Ferry Rd., #199 Atlanta, GA 30339 (800) 542-9297 www.promedproducts.com	$199-$449
Lafayette Electronic Manual Muscle Tester	Pro-Med Products 6445 Powers Ferry Rd., #199 Atlanta, GA 30339 (800) 542-9297 www.promedproducts.com	$795
Muscle Examination and Exercise Dosimeter 3000	SPARK Instruments and Academics Inc. P.O. Box 5123 Coralville, IA 52241	$445 and up
Penny and Giles Electronic Myometer	Penny & Giles Inc. 2716 Ocean Park Blvd., Suite 1005 Santa Monica, CA 90405 (213) 393-0014	$500

- 동력계를 환자 분절에 수직으로 적용한다(그림 7-7). 만약 여러분이 그렇게 하지 않았다면, 그 힘은 실제 값이 아니다. 부가적으로, 수직으로 동력계를 적용하지 않는다면, 여러분은 더 힘들어질 것이다(즉, 치료사는 더 큰 저항력을 적용해야 할 것이다). 동력계를 수직으로 수행하지 않으면, 여러분의 측정이 잘 못된 것이다. 이것은 토크를 계산할 때만큼 중요하다.
- HHD를 가능하면 관절로부터 멀리 배치한다. 관절의 돌림축으로부터 배치 거리가 증가하면, 치료사의 저항력이 감소하기 때문이다.[38,44,161]
- 검사는 등척성 수축으로 일어나야한다. 만약 등척성 수축이 일어나지 않으면, 본 장의 앞부분에서 언급되

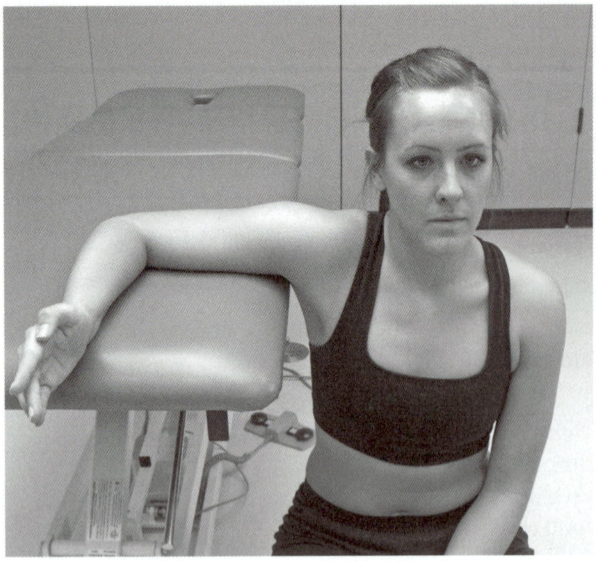

그림 7-4 중력-제거 자세를 보여준다 - 이번 사례는 위팔두갈래근이다. 기록 수치에 영향을 줄 수 있는 중력의 효과를 제거하고자 할 때는 언제든지, 그런 자세로 HHD를 적용해야 한다.

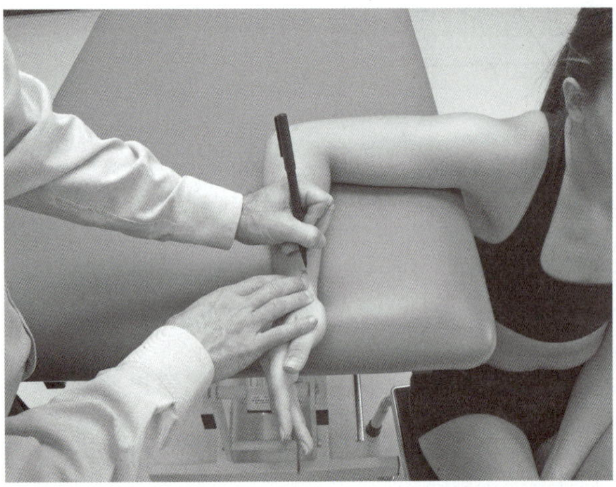

그림 7-5 피부 표시로 동력계의 배치 위치를 표시한다. HHD는 각 검사 때마다 결과의 변동성을 피하기 위해 동일 위치에 적용되어야 한다.

었듯이 수치가 올바르지 않을 것이다.

- 비록 실제 저항의 적용 시간이 어느 정도 자유재량이라 하더라도, 3-5초간 적용한다. 이 기간은 클라이언트가 힘을 발휘하고 최대 장력에 도달하는 시간이다. 휴식시간은 특별히 정해지지 않았지만, 일반적으로 10-30초가 적당하다.

신뢰도와 타당도에 대한 응용
(Applicability relative to issues of reliability and vilidity)

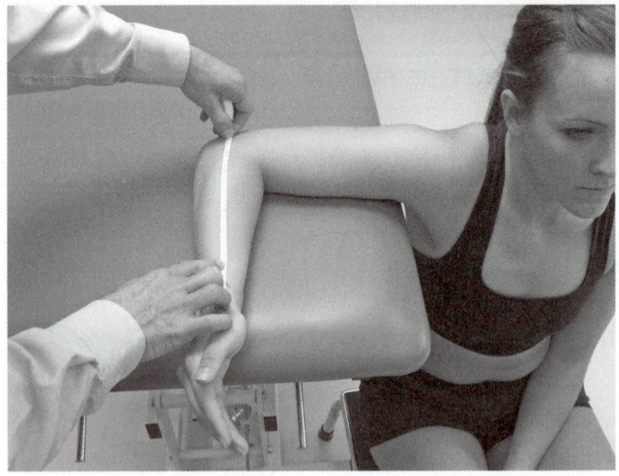

그림 7-6 관절의 돌림축으로부터 HHD의 적용 거리를 측정한다. 검사자가 토크(힘×거리)를 계산하는 방법이 대상자를 비교할 수 있는 유일한 측정방법이다.

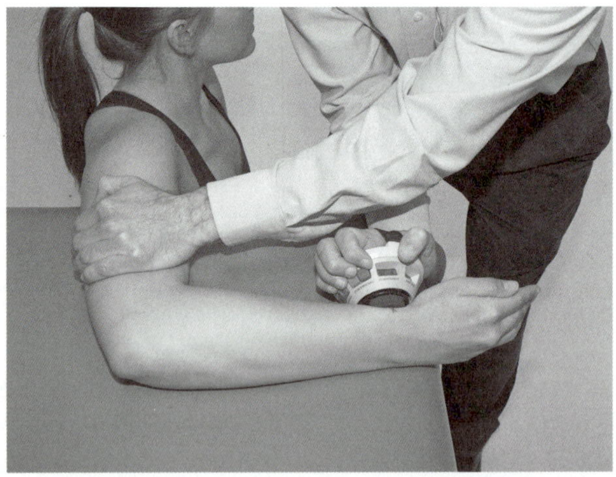

그림 7-7 검사 분절에 수직으로 적용되는 HHD의 그림(이 경우는 먼쪽 아래쪽에 적용하고 있음). 힘 측정이 타당하려면, 힘을 수직으로 적용해야 한다.

새로운 측정 시스템이 개발되면, 기술의 평가는 측정의 신뢰도에 초점을 맞추어야 한다.[196] 수 많은 장비를 평가해 왔던 많은 연구들이 다양한 조건 아래에서 이루어졌다는 점에서, 이것은 HHD의 신뢰도에 대한 사례이었다. 논문들의 차이점이 장비의 신뢰도를 일반화하기 어렵다는 것을 보여준다.

여러 종류의 신뢰도는 중요하다: 검사간 신뢰도, 검사자간 신뢰도, 회기간 비교 등. 첫 번째는 검사들을 서로 비교하는 방법이고, 검사자간의 비교는 평가자나 임상가 사이에서 이루어지는 신뢰도이다. 우리는 검사간 신뢰도 혹은 재생산성이 더 좋을 것으로 기대한다. 그 이유는 치료사의 특성이나 경험과 같은 검사자간의 차이가 측정에

표 7-2. 휴대용 동력계를 이용한 검사간 신뢰도 연구

참고문헌	샘플	통계	검사 부위	결과
Adult Healthy Subjects				
Byl et al. (1988)[70]	27 healthy	r	Deltoid and biceps	0.83-0.94 deltoid 0.93-0.96 biceps
Rheault et al. (1989)[165]	20 healthy	r	Wrist ext, flex	0.91 ext 0.85 flex
Bohannon (1990)[43]	24 healthy	ICC	Elbow ext	0.98
Bohannon (1990)[46]		ICC	Knee ext	0.95
Hsieh and Phillips (1990)[100]	30 healthy	r	Iliopsoas, pectoralis major, hip ext rot	0.55-0.76 method 1 0.96-0.99 method 2
Wilkolm and Bohannon (1991)[212]	27 healthy	ICC	Shoulder ext rot, elbow flex, knee ext	0.64-0.98 intersession; above 0.78 intrasession (except 2)
Bohannon and Wikholm (1992)[51]	24 healthy	ICC	Knee ext	0.96 experienced 0.95 inexperienced
McMahon et al. (1992)[140]	30 healthy young	ICC	Multiple joints	0.88 shoulder abd 0.88 hip flex 0.80 wrist ext 0.86 ankle dorsi
Sexton (1994)[181]	52 healthy	ICC	Hip flex	0.71-0.83
Andrews et al. (1996)[4]	156 healthy	ICC[82]	13 upper and lower extremities	0.93-0.98
Leggin et al. (1996)[121]	17 healthy	ICC	Shoulder abd, int, ext rot	0.84-0.96 abd 0.94-0.97 internal 0.89-0.95 external
Reinking et al. (1996)[163]	10 healthy	ICC	Knee ext	0.92
Bohannon (1997) 56	231 healthy	ICC	Multiple joints, dominant and nondominant	all 〉 0.94
Richardson et al. (1997)[168]	6 healthy	ICC	Elbow ext	0.89-0.98 make 0.68-0.98 break
Richardson et al. (1998)[167]	20 healthy older	ICC	Elbow and knee ext	0.88 elbow make, 0.94 break 0.89 knee make, 0.95 break
Young Healthy Subjects				
Bäckman et al. (1989)[9]	10 healthy children	CV	Elbow flex, ankle dorsi	12% elbow flex, 6% dorsi
Hsieh and Phillips (1990)[100]	30 healthy young	r	Pectoralis major, hip flex, ext rot	0.90-0.97 pectoralis major 0.89-0.96 hip flex 0.84-0.95 hip ext rot
Balogun et al. (1998)[10]	20 healthy young	ICC	Shoulder flex, abd, elbow flex, ext	0.87-0.94 shoulder flex 0.86-0.93 shoulder abd 0.80-0.85 elbow flex 0.75-0.84 elbow ext
Burns et al. (2005) 67	44 healthy young	ICC	Foot inv, ever Ankle dorsi, plant	0.88-0.95
Lu et al. (2007)[126]	25 healthy	ICC	Knee flex, ext	0.79-0.93 traditional 0.91-0.94 resistance enhanced
Krause et al. (2007)[117]	21 healthy young	ICC	Hip abd, add	0.79-0.93
Rose et al. (2008) 171	60 aged 2-4 yr	ICC	Foot inv, ever Ankle dorsi, plant	0.85-0.94
Macfarlane et al. (2008)[129]	17 with mean aged 7.5 yr	ICC	Hip flex-ext Knee flex-ext Hip add-abd	0.83-0.91
Spink et al. (2009)[190]	36 young 36 old	ICC	Ankle dorsi, plant, foot inv, ever Hallux plantar flex	0.78-0.94

(계속)

표 7-2. 휴대용 동력계를 이용한 검사간 신뢰도 연구 *(계속)*

참고문헌	샘플	통계	검사 부위	결과
Patient Subjects or Healthy and Patient Subjects				
Scott et al. (1982)[180]	61 muscular dystrophy	Unspecified r	Knee ext	0.91
Hyde et al. (1983)[101]	12 muscular dystrophy	CV	6 muscle groups	4.6 hip flex to 15.7 hip abd
Wadsworth et al. (1987)[206]	11 patients	r	5 muscle groups	0.69-0.90
Stuberg and Metcalf (1988)[192]	14 healthy, 14 muscular dystrophy	r	Knee ext, hip ext, elbow flex, shoulder abd	0.74-0.99 healthy 0.83-0.99 patients
Bohannon (1989)[40]	Post stroke	r	Knee ext	0.99 paretic and nonparetic
Riddle et al. (1989)[169]	15 brain damage	ICC	Knee ext	0.88-0.98 paretic and nonparetic
Mendell and Florence (1990)[141]	30 muscular dystrophy	r	4 muscle groups	0.71-0.95 aged 5-9 yr 0.84-0.97 aged 9-12 yr 0.91-1.0 aged 12-16 yr
Bohannon (1990)[48]	30 neurological disorders	r	18 muscle groups	0.84-0.99 except shoulder and hip abd
Surberg et al.(1992)[195]	10 mild-moderate mental retardation	ICC	Knee ext, elbow flex	0.97-0.99
Hayes and Falconer (1992)[93]	43 osteoarthritis	ICC	Knee ext	0.89-0.98
Schwartz et al. (1992)[179]	122 quadriplegia	Spearman	Biceps and extensor carpi radialis (ECR)	0.80-0.86 biceps 1 wk 0.92-0.94 ECR
Deones et al. (1994)[78]	21 knee injury	ICC	Knee ext	0.95 at 0° 0.93 at 60°
Horvat et al. (1994)[98]	17 moderate mental retardation	ICC	Elbow ext, flex	0.83-0.86 ext 0.83-0.85 flex
Goonetilleke et al. (1994)[90]	19 motor neuron disease	r	Multiple joints	〉0.95 for all conditions
Bohannon et al. (1995)[54]	110 renal transplant candidates	ICC	Knee ext	0.98-0.99
Bohannon (1996)[55]	13 elderly, mixed pathologies	ICC	Knee ext	0.87-0.98
May et al. (1997)[139]	25 spinal cord injury	ICC	Shoulder int, ext rot	0.89-0.96 int 0.89-0.94 ext
Kilmer et al. (1997)[110]	11 healthy, 10 patients with neuropathy	ICC	Multiple joints	0.89-0.97 upper extremity 0.63 ankle dorsi 0.82-0.89 knee ext
Karner et al. (1998)[104]	15 older nursing home residents	ICC	Ankle	0.86-0.92, two motions combined
Nollet and Beelen (1999)[150]	76 post-polio, mean age 45-49 yr	ICC	Knee ext-flex Hip flex-abd Ankle dorsi	0.75-0.96
Mercer and Lewis (2001)[142]	17 healthy and 17 Down syndrome	ICC	Hip abd, knee ext	0.94 Down hip abd 0.94 healthy Down syndrome 0.89 Down knee ext 0.95 healthy
Merlini et al. (2002)[143]	33 spinal muscular atrophy	ICC	Elbow flex, knee flex, ext, ankle dorsi	0.98 elbow 0.97 knee flex 0.93 knee ext 0.91 ankle dorsi
Visser et al. (2003)[205]	19 with nonhereditary lower motor neuron syndrome	ICC	12 upper and lower, bilateral	0.92-0.99
Burns et al. (2005)[68]	19 with tetraplegia	ICC	Elbow flex-ext	〉0.90
Van den Beld et al. (2006)[201]	61 with suggested myopathy aged 4-11 yr	ICC	11 muscle groups	0.73-0.91
Schreuders et al. (2006)[178]	27 median and ulnar nerve injuries	ICC	Intrinsic hand muscles	〉0.94

(계속)

표 7-2. 휴대용 동력계를 이용한 검사간 신뢰도 연구 *(계속)*

참고문헌	샘플	통계	검사 부위	결과	
Kelln et al. (2008)[107]	20 elderly and physically impaired	ICC	11 lower extremity	0.77-0.97	
Busse et al. (2008)[69]	20 with Huntington's disease	ICC	6 lower ext groups	0.86-0.98	
Knols et al. (2009)[113]	24 with hematologic malignancies, mean age 50.1 yr	ICC	Knee ext	0.94 aver of three 0.86 highest	
Knutson et al. (2010)	60 children	ICC	KE, KF, AD, AP	Based on single/mean values	
	Ctrl 14			KE	
	CP 22			Ctrl	0.92/0.98
	MMC 13			CP	0.94/0.99
	JCA 11			MMC	0.74/0.94
				JCA	0.94/0.99
				KF	
				Ctrl	0.95/0.99
				CP	0.94/0.99
				MMC	0.94/0.97
				JCA	0.96/0.99
				AD	
				Ctrl	0.90/0.98
				CP	0.91/0.98
				MMC	0.91/0.98
				JCA	0.92/0.98
				AP	
				Ctrl	0.81/0.96
				CP	0.85/0.97
				MMC	0.97/0.99
				JCA	0.88/0.97

표 7-3. 휴대용 동력계를 이용한 검사자간 신뢰도 연구

참고문헌	샘플	통계	검사 부위	결과
Adult Healthy Subjects				
Agre (1987) 1	8 adults/3	r	8 upper and lower extremity	0.85-0.99 upper 0.20-0.96 lower
Byl et al. (1988)[70]	27 healthy	r	Deltoid and biceps	0.84 deltoid 0.66 biceps
Rheault et al. (1989)[165]	20 healthy adults/3	r	Wrist ext, flex	0.89-0.95 ext 0.90-0.93 flex
Wilkolm and Bohannon (1991)[212]	27 healthy	ICC	Shoulder ext rot, elbow flex, knee ext	0.93 shoulder ext rot 0.78 elbow flex 0.23 knee ext
Bohannon and Wikholm (1992)[51]	24 healthy	ICC	Knee ext	0.95
Puharic and Bohannon (1993)[159]	24 healthy	ICC	Pronation, supination of dominant, nondominant	0.90-0.95 pronation 0.97-0.98 supination
Sexton (1994)[181]	52 healthy/2	ICC	Hip flexion	0.35-0.42
Andrews et al. (1996)[4]	9 healthy adults/3	ICC	8 upper & lower extremity	0.51-0.95
Hseih and Phillips (1990)[100]	30 healthy	r	Iliopsoas, pec major, hip ext rot	0.59-0.77 method 1 0.95-0.96 method 2
Kimura et al. (1996)[111]	12 healthy			
Leggin et al. (1996)[121]	17 healthy	ICC	Shoulder abd, int/ext rot	0.79 abd 0.90 int, 0.94 ext
Richardson et al. (1997)[168]	6 healthy	ICC	Elbow ext	0.67 make 0.69 break

(계속)

표 7-3. 휴대용 동력계를 이용한 검사자간 신뢰도 연구 *(계속)*

참고문헌	샘플	통계	검사 부위	결과
Kilmer et al. (1997)[110]	11 control, age 55; 10 hereditary motor and sensory neuropathy	ICC	10 joint motions	Control 0.82-0.95, except shoulder flexion, 0.67 Patients 0.90-0.96
Richardson et al. (1998)[167]	20 healthy older	ICC	Elbow and knee ext	0.87 elbow make, 0.87 break 0.67 knee make, 0.74 break
Phillips et al. (2000)[157]	20M, 20F, each decade 20-69	ICC	Shoulder abd, ext rot Elbow flex, ext Wrist ext Hip flex, abd Ankle dorsi	Intrasession: All 〉 0.95 except ankle 0.87-0.88 Intersession: All 〉 0.79 except ankle 0.53-0.68
Kolber et al. (2007)[115]	30 adults 18-63, mean 35.6	ICC	Shoulder int and ext rot	0.97
Spink et al. (2009)[190]	36 mean age 23, 36 mean age 77	ICC	Ankle dorsi and plant Foot inv, ever Hallux plant	0.77-0.88
Lindstrom-Hazel et al. (2009)[123]	73 healthy	ICC	Hand grip and pinch	0.99 grip 0.94-0.99 pinch
Lu et al. (2007)[126]	25 healthy, mean age 22.5	ICC	Knee flex, ext	0.11-0.28 traditional 0.98 resistance enhanced
Schaubert and Bohannon (2005)[175]	10 elderly, mean age 75.5	ICC	Knee ext	0.81-0.98
Krause et al. (2007)[117]	21 healthy aged 22-31	ICC	Hip abd, add	0.62-0.82
Young Healthy Subjects				
Hyde et al. (1983)[101]	14 children/3	ANOVA	Knee ext, shoulder abd	no signifi cant difference
Bäckman et al. (1989)[9]	11 children/4	CV	Elbow and 3 lower extremity	8%-11%
Surberg et al. (1992)[195]	10 mild to moderate mental retardation	ICC	Knee ext, elbow flex	0.97-0.98 for both
McMahon et al. (1992)[140]	30 healthy young	ICC	Multiple joints	0.83 shoulder abd 0.76 hip flex 0.31 wrist ext 0.55 ankle dorsi
Balogun et al. (1998)[10]	20 healthy young	ICC	Shoulder abd, flex elbow flex and ext	0.95 shoulder abd 0.96 shoulder flex 0.83 elbow flex 0.86 elbow ext
Gajdosik (2005)[87]	15 aged 2, 3, and 4 yr	ICC	Shoulder flex Knee flex, ext Elbow flex, ext	Shoulder 0.76-0.91 for 2s 0.85-0.92 for 3s 0.54-0.94 for 4s Knee ext 0.54 Elbow flex 0.76 All others ≥ 0.82
Berry et al. (2004)[16]	15 spastic diplegic or quadriplegic, mean age 11.7	ICC	Bilateral flex Knee ext, flex Hip abd	≥ 0.84 except for left knee
Rose et al. (2008)[171]	60 healthy aged 2-4	ICC	Ankle plant, dorsi Foot inv, ever	0.88-0.96
Patient Subjects or Healthy and Patient Subjects				
Bohannon and Andrews (1987)[34]	30 patients with neurological conditions/2	r	Multiple upper and lower extremity	0.84-0.94; means significant different for 2
Bohannon et al. (1995)[54]	110 renal transplant candidates	ICC	Knee ext	0.95-0.96

(계속)

표 7-3. 휴대용 동력계를 이용한 검사자간 신뢰도 연구 *(계속)*

참고문헌	샘플	통계	검사 부위	결과
Kwoh et al. (1997)[118]	44 total hip or knee arthroplasty	Kappa	Knee ext	0.94
Kilmer et al. (1997)[110]	11 healthy, 10 patients with neuropathy	ICC	Multiple joints	0.72-0.96 upper extremity 0.38 ankle dorsi 0.53-0.84 knee ext
Escolar et al. (2001)[84]	12 ambulatory children with neuromuscular disease	ICC	Knee ext, ankle dorsi elbow flexion	0.84-0.97 knee ext 0.56-0.88 ankle dorsi 0.93-0.98 elbow flex
Merlini et al. (2002)[143]	33 spinal muscular atrophy	ICC	Elbow flex, knee flex/ext, ankle dorsi	0.98 elbow 0.95 knee flex 0.88 knee ext 0.69 ankle dorsi
Visser et al. (2003)[205]	19 with nonhereditary lower motor neuron syn	ICC	12 upper and lower extremity bilateral	0.86-0.99
Nollet and Beelen (1999)[150]	76 post-polio syndrome mean age 45-49	ICC	Knee ext, flex Hip flex, abd Ankle dorsi	0.81-0.98
Taylor (2004)[197]	10 spastic diplegic, mean age 13.5 yr	ICC	Hip abd, flex and ext Knee ext Ankle plant	All 〉 0.81
Knols et al. (2009)[112]	24 with hematologic malignancies	ICC	Knee ext	0.77-0.95 for three values
Mahony et al. (2009)[131]	20 with spina bifi da, mean age 9.8 yr	ICC	Hip flex, abd Knee ext	0.75 hip abd 0.37-0.4 others
Verschuren et al. (2008)[204]	25 with cerebral palsy, aged 7-17 yr	ICC	Lower limb	0.42-0.73 break method 0.49-0.82 make method 0.91-0.96 30-sec rep max
Kelln et al. (2008)[107]	Elderly and physically impaired	ICC	11 lower extremity	0.65-0.87
O' Shea et al. (2007)[153]	12 with moderately severe COPD, mean age 71.4 yr	ICC	4 muscle groups	〉 0.79 for all
Roy and Doherty (2004)[173]	16 post hip fracture, aged 79 yr	ICC	Knee ext	0.91 fractured 0.90 unfractured
Crompton et al. (2007)[77]	23 with spastic diplegia, mean age 9.5 yr	ICC	Hip flex, ext Knee flex, ext Ankle plant, dorsi	〉 0.79 intrasession for all groups 〉 0.7 for all but ankle plant
Mercer and Lewis (2001)[142]	17 aged 7-15 yr with Down syndrome, 17 " typical "	ICC	Hip abd Knee ext	0.89-0.95
Burns et al. (2005)[67]	19 of various ages with tetraplegia	ICC	Elbow flex, ext	〉 0.9

영향을 주지 않기 때문이다. 표 7-2와 표 7-3의 평가는 HHD의 신뢰도를 연구한 많은 연구들을 보여주고 있다. 전반적으로, 각 연구의 검사간 신뢰도의 값은 상대적으로 높은 편이고, 이것은 대부분의 사람들에 의해 수용되는 내용이다. 비록 통계 처리 방식 때문에 수치의 차이가 있다 하더라도, 결과의 일반화는 검사간 신뢰도가 임상 시설에서의 사용 수준에 도달한다는 것을 의미한다.

검사자간 신뢰도를 평가한 연구들에 따르면, 검사자간 신뢰도는 검사간 신뢰도에 비해 수치가 낮은 편이었고, 몇몇 경우에서는 통계 수치가 수용할 수 없을 정도라고 결론을 내렸다. Bohannon은 부분적인 연구 목록을 발표했다.[59] 그러나 검사자의 경험이 신뢰도의 한 요소이기 때문에, 낮은 수치가 경험만으로도 발생될 수 있다. 그리고 검사할 근육이나 운동, 혹은 대상자의 작은 인원수도 수치에 영향을 준다. 일반적으로, 검사할 치료사의 숫자는 수치에 영향을 주지 않는 것 같지만, 검사할 대상, 임상가의 근력과 경험, 그리고 기타 요소들은 수치에 영향을 줄 수 있다. 만약 데이터가 목적에 맞게 유용할 수 있다면(보험회사용이나 문헌용으로), 치료사간 신뢰도를 설정하는 것은 최상이다.

표 7-4의 회기간 데이터는 같은 검사자를 이용한 프로토콜에서 나온 것이다. 그래서 수치는 높고, 표 7-2의 검사간 신뢰도의 수치와 비슷하다. 그 이유는 동일 검사자가 평가에 참여했기 때문이다. 그러나 대부분의 연구들은 적은 대상자 명수로 단지 몇 개의 근육만을 평가한 것이다.

힘이나 힘의 수치를 토크로 전환하여 측정하는 다른 장비나 도수근력검사의 데이터와 HHD의 데이터를 비교했을 때, 또 다른 흥미로운 것이 발생한다. 더 많은 논문들이 이런 아레나에서 완성되었다.* 단지 몇몇 연구만이 동력계 수치를 기능과 관련시켜 연구했다.[48,127,154,172,204] 연구들 사이에 사용 장비, 검사 변수 및 실제 측정에 따라 상당한 차이가 존재한다. Bohannon[46]은 건강한 여성 20명을 대상으로 무릎관절의 폄근을 검사한 결과, HHD와 Cybex Ⅱ 간의 상관계수가 0.80이었다고 했다. Sullivan 등[193]은 건강한 남성을 대상으로 어깨관절의 가쪽돌림을 검사한 결과, 비슷한 결과를 얻었다. HHD와 Lido 등속성 장비를 사용한 다른 연구 그룹은 팔꿉관절과 무릎관절의 굽힘/폄 근력 사이에 0.72 − 0.85의 Pearson 상관계수를 얻었다. 다른 연구자들은 뼈관절염 환자를 대상으로 무릎관절의 폄근을 검사한 결과, 도수근력검사에서는 "우(good)" 등급이었지만, HHD 검사에서는 "약함(weak)"으로 나타났다. 이들 두 장비사이의 Kendall tau 상관계수는 0.24였다.[93]

Deones 등[78]도 Pearson 상관계수로 판단했을 때 HHD의 데이터와 등속성 장비의 데이터 사이에 유의한 상관관계가 있음을 밝혀냈다. 그러나 HHD의 데이터로는 손

표 7-4. 휴대용 동력계를 이용한 회기간 신뢰도 연구

참고문헌	샘플	통계	검사 부위	결과
Bäckman et al. (1989)[7]	24 children	CV	10 upper and lower extremity muscles	6%-16%
Bohannon (1986)[23]	30 neurologic patients	*r*	18 upper and lower extremity	0.97-0.98
Riddle et al. (1989)[169]	15 brain damaged	ICC	Numerous muscle groups	0.90-0.98 paretic 0.31-0.93 nonparetic
Stuberg and Metcalf (1988)[192]	14 healthy, 14 muscular dystrophy	*r* ANOVA	Eight muscle groups	0.83-0.99 patients 0.74-0.89 healthy no signifi cant differences
Sullivan et al. (1988)[193]	14 healthy	*r*	Shoulder external rotation	0.99
Wiles and Karni (1983)[211]	20 neuromuscular patients	Median error	Knee extension	%
Boiteau et al. (1995)[62]	10 children with cerebral palsy	ICC	Passive ankle dorsiflexion	0.79 low velocity 0.90 high velocity
Hsieh and Phillips (1990)[100]	30 healthy young	r	Pectoralis major, hip flexion and external rotators	0.91-0.96 pectoralis major 0.86-0.95 hip flexion 0.89-0.94 hip external rotators
Balogun et al. (1998)[10]	20 healthy young	ICC	Shoulder abductors and flexors, elbow flexors and extensors	0.91-.097 shoulder abductors 0.95-0.97 shoulder flexors 0.86-0.94 elbow flexors 0.72-0.90 elbow extensors
Lu et al. (2007)[126]	25 healthy, mean age 22.5 yr	ICC	Knee flex-ext	0.91-0.92
Morris et al. (2008)[145]	10 adults with traumatic brain injury	ICC	Quads, plantar flex, triceps, hip flex	0.79-0.99, except hip flex 0.67-0.95
Berry et al. (2004)[16]	15 spastic di or quad cerebral palsy, mean age 11.7 yr	ICC		

상 다리와 비손상 다리를 구분할 수 없었지만, 등속성 장비의 데이터로는 구분할 수 있었다. 검사자의 근력, 고정, 중력 효과의 부재 및 통증 등이 모두 효과를 가지는 것으로 간주되었다. 이들 요소는 HHD의 작동 원칙과 검사를 다룬 본 장의 앞부분에서 거론되었다. 다른 연구들도 HHD와 등척성 모드로 작동된 등속성 장비의 수치를 비교했다. HHD의 한 장비는 다른 HHD 장비보다 유의한 낮은 점수(평균값 kgf, 12.5 : 7.5)를 가졌고, 이것은 HHD와 등속성 장비의 가장 낮은 수치 사이에 차이가 있음을 보여준 것이다. 그러나 이 연구는 데이터를 수집하기 전에, HHD 장비를 보정하지 않았다. 그래서 이들 결과는 측정 장비가 보정되어야 함을 반영하고 있다. 만약 장비가 보정되지 않으면, 비교 목적을 가지는 검사가 타당하지 못할 것이다.

앞의 두 단락을 근거로 했을 때, HHD는 일반적으로 타당성을 가지는 것 같다(즉, 다른 검사 절차와 점수를 비교한다). 게다가, 기계적 효과를 생성하는 근수축의 결과로써 HHD가 힘을 측정할 수 있기 때문에, 장비는 표면적 타당성(face validity)을 가지는 것으로 간주된다. 예측 타당도는 아직 덜 설정되었지만, 몇몇 연구들은 예측 타당도의 존재를 지지하고 있다.[30,32,39]

수치(값) (Values)

기준값 (Normative)

임상가가 건강한 사람을 비교하기 위해서는 기준값을 가져야 할 것이다. 이용될 수 있는 많은 기준값들은 등속성 장비, 고정용 동력계, 악력계 등에서 나온 것이다. 그러나 HHD의 데이터 값들은 단지 몇몇 논문에서만 발표되었다. 그리고 이들 논문은 데이터 수집의 샘플과 절차에 제한이 있었다. 예를 들어, Backman 등은 3.5–15세의 아동과 17–70세의 성인을 대상으로 힘을 측정했고, 다른 데이터로서 20–40세 여성의 데이터를 얻었다.[22] Van der Ploeg 등은 20–60세의 남성 50명과 여성 50명의 데이터를 얻었다.[202] 그러나 많은 사례에서, 대상자들은 연구에 사용된 동력계의 기록 능력을 초과했다. 1996년, Andrews 등[4]은 50–79세의 남성 77명과 여성 70명의 기준값을 발표했다. 평균값과 회귀 방정식은 13개의 관절과 8개의 팔 근육, 5개의 다리 근육을 대상으로 했다.

본 장의 앞부분에서 언급했듯이, 동력계의 위치는 기록 수치에 중요한 역할을 한다. 모든 예에서, 동력계는 신체분절과 수직으로 배치되어야 한다. 더 중요한 사항은 관절의 돌림축으로부터 HHD가 얼마나 떨어진 위치에 있는가이다. 앞 단락의 논문들은 일반화된 형태에 맞게 HHD의 위치 정보를 제시하고 있다. 예를 들어, 관절융기나 돌기와 같은 특정 해부학적 위치를 기준으로 "바로 몸쪽"에 배치한다는 표현을 하고 있다. 비록 이런 절차의 이용이 수치의 적절함을 증명하지만, 힘의 수치(값)만으로 측정을 비교할 수 있는 것은 아니다. 사실 Andrews 등[4]과 Van der Ploeg 등이 사용한 해부학적 이정표가 이상적인 것이었지만, Andrews 등의 데이터 분석과 Van der Ploeg 등[202]의 데이터 분석에서 수치상 상당한 모순이 있었다. 예를 들어, Van der Ploeg 등의 데이터는 평균 34.4세를 대상으로 한 것이고, 5번째 백분위수의 남성은 팔꿉관절의 폄근에서 156 N을 가졌다.[202] Andrews 등[4]의 데이터는 50대 그룹에서 우성 팔이 178 N이고, 열성 팔이 188 N이었다. 일반적으로, 연령, 체질량 및 다른 요소들이 고려되었지만, 차이가 크게 났고, 특히 남성 그룹에서 더 심했다. 만약 대상자의 신체 분절 길이가 달랐다면, 만약 HHD가 약간 다른 위치에 배치되었다면, 혹은 만약 검사 자세가 달랐다면, 힘의 결과는 달라질 것이다. 이런 이유 때문에 비교의 어려움이 있다.

동력계의 배치 위치를 정확하게 설명하지 않은 논문들은 Bohannon,[55,61] Merlini 등[143], Reinking 등[163], Mascal 등[136]의 논문이었다. 이것은 안타까운 일이다. 정확한 위치를 제시하지 않았기 때문에, 토크로 전환하여 측정할 수 없다. 환자, 관절 및 연구들의 비교가 타당한지를 판단하는 유일한 방법은 토크이고,[189] 다른 단위로의 전환은 쉽게 이루어진다.[188]

요약하면, 힘과 같은 기존 기준 데이터가 여러 수치로 되어 있지만, 힘에다 HHD의 수직거리를 곱하여 토크값을 구할 필요가 있을 것이다. 이렇게 수치를 토크값으로 하면, 거리에 따라 힘의 크기가 달라지기 때문에 HHD의 위치는 별 문제가 되지 않는다. 그래서 결과 측정은 토크 단위에 주어진다.

임상적 적절성 (Clinical relevance)

환자의 토크 생산 능력에 대한 정보는 임상가의 귀중한 직무 자산이다. 객관적이고 반복가능한 HHD 측정은 질적 직무의 시금석이고, 본 장에서 설명한 정보들은 그런 것에 임상가들이 관심을 갖도록 도와주어야 한다. 초기 환자 평가의 데이터는 반복 평가 동안에 얻어진 데이터와 비교될 수 있고, 이것은 지속적 환자 관리의 필요성이나 가정 프로그램의 필요성에 대한 정보를 제공할 것이다. 건강한 사람을 대상으로 한 토크 값의 비교는 지속적 관리의 지표로 작용할 수 있다. 환자의 토크 발생 능력에 대한 기록 변화는 제3지불자에게 제출되어서 지속적 환자 관리가 정당함을 알려주어야 한다. 관절의 수, 운동의 수, 관절각도의 수에 대한 제한은 없지만, 환자 기능의 포괄적 분석을 위해 제공되어야 한다.

HHD를 사용했던 단지 몇몇 논문만이 데이터로써 토크를 이용했다. 그러나 본 장의 앞부분에서 설명했듯이, 역사적으로 대부분의 논문들이 힘만을 기록했던 사실에도 불구하고, 토크를 이용하는 것이 선호되는 직무이다. 다음과 같은 전자기계식 장비들이 데이터로서 토크를 이용하고 있다: Biodex(Biodex Medical Systems, Shirley, NY), Kin-Com(Chattanooga Corporation, Chattanooga, TN), Cybex(Cybex Corporation, Ronkonkoma, NY)과 Lido(Loredan Biomedical Inc., Davis, CA). 힘만 기록한 논문들은 난감하다. 만약 논문이 HHD의 거리를 제공하면, 토크가 계산될 수 있지만, 만약 HHD의 위치가 "복사뼈 몸쪽"이라고 제시되면, 그 데이터로 토크를 얻을 수 없을 것이다. HHD의 데이터가 토크로 보고된 연구들은 표 7-5에 제시되어 있다. 몇몇 경우는, 하나의 샘플만이 포함되어 있다.

소아를 위한 특별한 고려사항 (Special consideration in pediatrics)

HHD 적용의 역사 (History of application)

HHD는 건강한 아동과 아동 환자를 대상으로 광범위하게 사용되어 왔다. 높은 신뢰도가 아동과 성인 모두에게서 얻어졌다(표 7-2와 표 7-3 참고).

절차 (Produres)

아동을 검사할 때, 몇 가지 특별한 고려사항이 제공되어야 한다. 아동의 최대 등척성 수축을 이끌어내는 검사자의 능력은 중요한 능력이다. 아동의 연령과 인지 수준도 타당한 결과를 이끌어내는데 중요한 요소이다. 놀랍게도, HHD가 3세 - 4세 아동에게도 성공적으로 사용되어 왔다. 아동의 이해를 촉진하기 위해, 간단하고 명확한 지시를 제공해야 한다. 수치를 기록하기에 앞서, 아동에게 재미를 주면서 검사하면, 타당한 측정을 얻을 수 있다. 검사자는 3번 검사의 평균값이나 최고값을 얻을 수 있다. 똑같은 방법으로 미래의 검사가 이루어질 수 있도록 환자의 임상 보고서에는 선택된 절차를 기재해야 한다. 아동의 검사 자세와 아동을 안정화시키는 능력이 고려되어야 한다. 일반적으로 근력검사에는 장비와 상관없이 고정이 중요한 요소로 여겨지지만, Crompton 등은 뇌성마비 아동의 신뢰도가 엉덩관절과 무릎관절의 폄근 강화에 의해 증가되지 않음을 발견했다. Knutson은 마루 매트에서 아동을 검사했다. 학교의 체육관에서는 검사 테이블 보다 운동 매트를 더 많이 볼 수 있을 것이다. 부가적으로 임상 시설에서도 넓은 지지면을 제공하기 위해 아동을 매트 위에 눕히는데, 이것은 아동 뿐만 아니라 치료사에게도 좋은 안정성을 제공한다. 이것은 관절 운동에 집중할 수 있도록 만든다. 게다가, 누운 자세는 중력을 제거하는 자세이고, 중력-제거가 힘 생산의 요소로 작용한다. 이들 자세는 인터넷의 온라인 북을 통해 이미 언급되었다. 그림 7-8에서 그림 7-11이 보여주는 HHD의 이용방법은 아동을 매트 위에 눕힌 상태에서 이루어지고 있다.

토크에 영향을 주는 요소 (Factors affecting torque)

본 장의 앞부분에서 설명했듯이, 아동의 연령과 이해수준, 검사 자세, 측정 신뢰도 등의 요소 이외에, 다른 요소들이 토크에 영향을 줄 수 있다. 아동에게 특별히 고려되어야 할 요소들로는, 성별, 인종, 검사 관절각도, 신체활동 수준, 건강한지 혹은 장애가 있는지 등이다. 이들 요소들이 토크에 어떤 영향을 주는지는 아직 알려지지 않았지만, 연령, 신장 및 몸무게와 같은 데이터는 12세 이하 아동의 토크에 영향을 줄 것이다. 검사 각도도 토크에 영향을 주는데, 이것은 팔꿉관절의 굽힘/폄을 연구한 Knutson에 의해 밝혀졌다. 22명(여아 12명, 남아 10명)의 아동을 검사했을 때, 관절 각도에 대한 토크의 결과는 높은 유의한 차이를 보였다. Post-hoc 분석에 따르면, 검사된 5개의 관절각도 중에서, 굽힘/폄 토크의 차이는 다른 관절각도(10°, 45°, 70°, 90°)보다는 0°에서 크게 나타났다. 또한 팔꿉관절의 굽힘 토크는 큰 각도보다 45°에서 차이가 작게 나타났다. 평균 토크값이 양쪽 90°의 운동에서 가장 컸다(그림 7-12).

팔다리 관절의 기준값 (Normative values for selected upper and lower extremity joints)

아동에 대한 토크의 기준 도표 개발은 계속 되고 있고, 데이터의 수집은 이런 관심에 도움을 준다. 다양한 검사

표 7-5. 휴대용 동력계를 이용한 연구에서 나온 토크값

참고문헌	성별	연령(세)	명수	움직임	검사부위	토크 최대값/평균값
Magnussen et al. (1994)[130]	M	24	26	Shoulder internal rotation	Forearm prone, shoulder abducted 90°, elbow 90°	48
				Shoulder external rotation	Same	44
				Shoulder abduction	Sit, shoulder in "scaption" internal rotation	79
Sullivan et al. (1988)[193]	M	18	26	Shoulder external rotation	Supine, shoulder abducted 90°	47
Askew et al. (1987)[7]	M/F	41/45	50/50	Elbow flexion	Shoulder abducted, elbow 90°, forearm "0"	71/33
				Elbow extension	Same	41/21
				Pronation	Same	7/4
				Supination	Same	9/4
Mathiowetz et al. (1985)[138]	M/F	20-24	29/26	Grip	Shoulder abducted 0°, elbow 90°	121/70
		35-39	25/24	Tip pinch	Same	18/12
		55-59	21/24	Key pinch	Same	24/16
		75+	25/25	Palmar pinch	Same	19/12
Kramer et al. (1991)[116]	F	24	20	Hip abduction	Supine, hip abducted 10°	49
	F	68	20	Hip abduction		77
Mercer et al. (2001)[142]	M/F	7-15	17 healthy, 17 Down syndrome	Hip abduction, knee extension	Hip-supine, knee-sitting	40 hip, 46 knee for Down syndrome; 70 hip, 98 knee for healthy
Kilmer et al. (1997)[110]	M/F	55 47-59	5/6 healthy 3/7 hereditary neuropathy	Multiple joints	Supine: shoulder flexors and abductors, elbow motions, ankle dorsiflexion seated: wrist motions and knee extensors and flexors prone: shoulder extensors	M / Ctrl / HN SF 62 40 SE 42 24 SIR 32 27 SER 25 20 SA 76 52 EF 52 36 EE 37 26 WF 14 8 WE 11 5 KF 77 40 KE 128 73 AD 24 6
Bohannon (1990)[45]	M/F	69	13/13 post stroke	Knee extension	Seated	50 paretic 108 nonparetic
Suomi and Collier (2003)[194]	M/F	64-68	22 osteoarthritis 8 rheumatoid	Shoulder abduction, hip abduction	Referenced to previous work	ctrl = 31 shoulder abduction, 69 hip abduction
Hedengren et al. (2001)[94]	M/F	5-15 JCA 4-11 Ctrl	11 JCA 14 Ctrl	Knee extension and flexion, ankle dorsi and plantar flexion	Side lying for knee, supine lying for ankle	M / Ctrl / JCA KE 21 21 KF 21 28 AD 8 8 AP 12 11

M, Motion; *Ctrl*, control; *HN*, hereditary neuropathy; SF, shoulder flexion; *SE*, shoulder extension; *SIR* and *SER*, shoulder internal and external rotation; *SA*, shoulder abduction; *EF* and *EE*, elbow flexion and extension; *WF* and *WE*, wrist flexion and extension; *KF* and *KE*, knee extension and flexion; *JCA*, juvenile chronic arthritis; *AD*, ankle dorsiflexion; *AP*, ankle plantar flexion.

Note: Grip, tip, key and palmar pinch values are given in kilograms force (kgf).

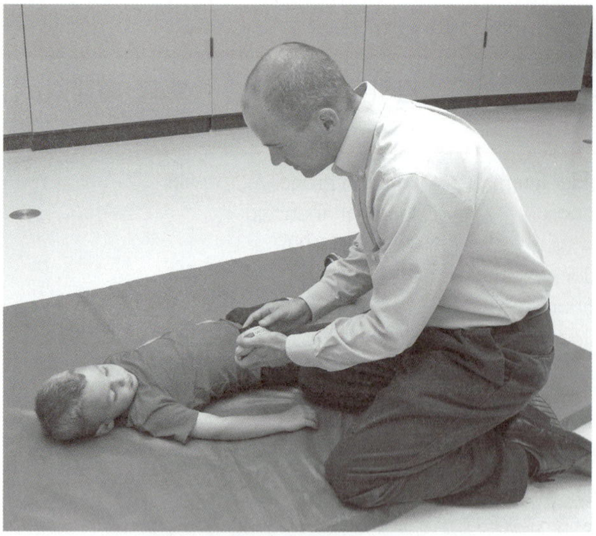

그림 7-8 아동을 대상으로 HHD 검사를 준비한다. 최대 안정성과 중력-제거 자세를 만들어 주기 위해 아동을 매트 위에 눕힌다. 검사하기 전에, 간단한 지시사항을 아동에게 제공한다.

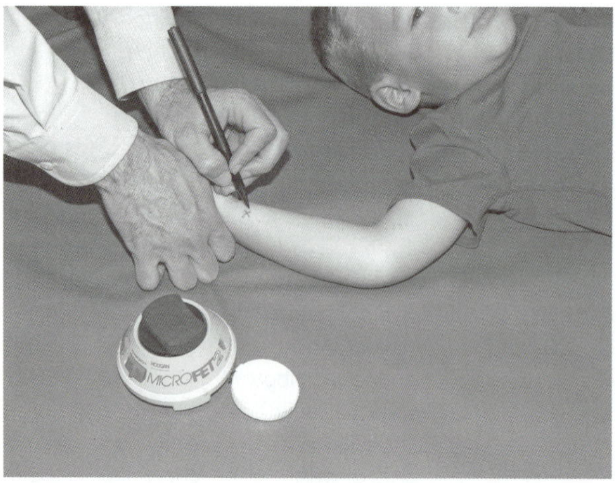

그림 7-9 성인에서처럼, 피부 위에 HHD 배치 위치를 표시한다. 결과의 신뢰도를 얻기 위해, 검사 때마다 항상 같은 위치에 HHD를 배치해야 한다.

자세와 데이터(힘 혹은 토크)의 이용 때문에, 연구들을 비교하기가 어렵다. 본 장의 앞부분에서 설명했듯이, 토크의 계산과 보고는 연구를 비교할 수 있는 중요한 요소이다. Knutson이 6세 - 12세 아동을 두 집단으로 나누어 연구한 표 7-6, 표 7-5, 그림 7-13과 그림 7-14를 통해 알 수 있듯이, 다리의 관절 토크 능력은 연령에 따라 증가한다. Wiggin 등도 동의했듯이, 이들 두 집단 간에는 성별에서 큰 차이가 없었다. 그러나 십대 이후에, 남성과 여성의 차이가 모든 검사 관절에서 크게 나타났다. 팔의 데이터는 Arkansa에 거주하는 학생 174명(여아 87명과

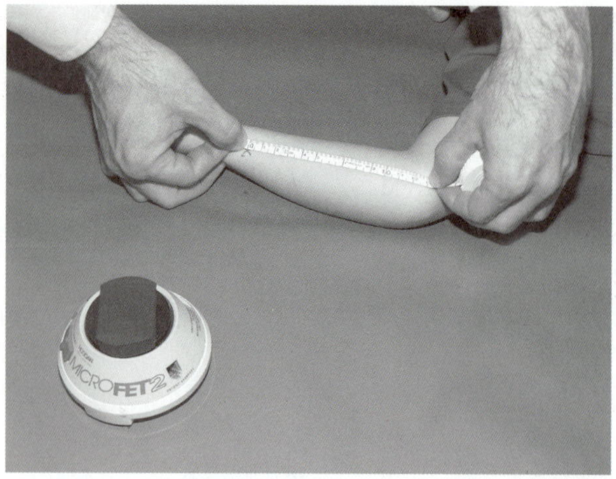

그림 7-10 관절 돌림축으로부터 HHD의 배치 거리를 측정한다. 이런 측정으로 검사자는 토크(힘×수직거리)를 구할 수 있다. 이를 통해 대상자를 제대로 비교할 수 있다.

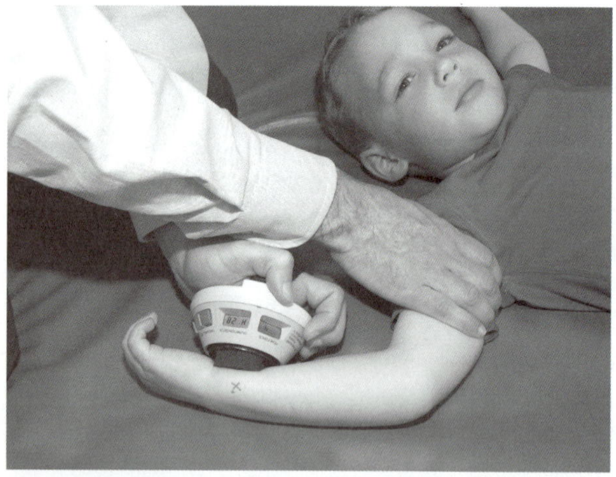

그림 7-11 아동의 위팔두갈래근에 HHD 검사를 수행한다. 중력-제거 검사 자세에서 먼쪽 아래팔에 수직으로 힘을 적용한다. 측정이 타당하려면 신체 분절에 힘을 수직으로 적용해야 한다.

남아 87명)으로부터 얻어졌고, 관절 토크는 11세 될 때까지 뚜렷한 연령 효과를 보였다(그림 7-14). 검사받은 아동의 80%는 백인이고, 18%은 흑인이고, 2%는 라틴아메리칸이었다. 남성-여성의 성별 차이는 연령보다 뚜렷하지 않았다. 넙다리네갈래근-뒤넙다리근(Q/H)의 비율은 주로 성인에서 구해졌고, 무릎관절의 근육에 대한 정보를 제공하고 있다. Knutson의 다리 근육 데이터에 따르면, 아동의 Q/H 비율은 거의 1.0에 가깝다고 했다(성인 보다 일반적으로 낮게 나타났다). 표 7-7에서 알 수 있듯이, 6세 - 12세 아동 153명의 평균 비율은 0.95이고, 6세 아동과 12세 아동의 비율이 가장 낮았다. 이것은 뒤넙다리근이 넙다리네갈래근 보다 근력이 더 높다는

것을 의미한다. 폄근 조절 이전에 굽힘근 조절이 먼저 이루어지는 운동발달적 설명이 6세 아동에 적용되는 것 같다. 12세의 사춘기 아동은 성인 비율이 설정되기 전에 일어나는 역류현상을 보이는 것 같다. Knutson도 11세 – 12세 아동의 보행속도가 약간 떨어지는 것을 발견했다. 명확하게 나타나는 것은 아동기에서 성인기로 넘어갈 때 넙다리네갈래근이 뒤넙다리근보다 더 강해지는 것이다. 병리도 Q/H 비율에 영향을 줄 수 있다. Hedengren 등에 따르면, 정상 아동의 Q/H 비율은 1.0에 가깝고, 관절염 아동의 Q/H 비율은 0.76이었다(그림 7-15). 관절을 펼 때 통증의 발생은 G/H 비율이 바뀌었음을 의미하고, 물리치료사가 무릎관절에 스트레스를 주지 않고 넙다리네갈래근을 운동시킬 수 있는 운동 계획(예, 넙다리네갈래근의 등척성 운동)이 필요함을 의미한다. 토크 생산에 대한 다른 병리의 효과는 아동에게 훨씬 뚜렷해진다.

또한 데이터는 발목 근육의 기능 장애 정도를 명확하게 밝힐 것이다. 장래에는, 여러 장애에 맞는 기준이 임상가에게 가치가 있을 것이다. 많은 데이터베이스의 확립은 연령과 장애 수준에 근거한 아동의 치료를 이끌어낼 것이다. Knutson은 장애가 있는 아동과 장애가 없는 아동을 대상으로 큰 연구를 한 결과, 그림 7-16의 다리에 대한 결과를 얻었다. 신경학적 병변을 가진 아동(뇌성마비와 MMC)은 정형외과적 병변(관절염)을 가진 아동에 비해 토크 생산이 크게 감소되었다. 척수형성이상증 아동에게는 토크의 감소가 놀라운 일이 아니지만, 허리엉치 질환을 가진 아동에게는 토크의 감소가 놀라운 일이다. 이런 정형외과적 질환 아동에게는 넙다리네갈래근과 뒤넙다리근의 약증이 거의 없거나 매우 적게 일어나는 것으로 생각된다. 또한 데이터는 발목 근육의 기능 장애 정도를 명확하게 밝힐 것이다. 장래에는, 여러 장애에 맞는 기준이 임상가에게 가치가 있을 것이다. 많은 데이터베이스의 확립은 연령과 장애 수준에 근거한 아동의 치료를 이끌어낼 것이다.

요약 (Summary)

HHD는 응용과학의 중요한 한 부분으로써 발전하고

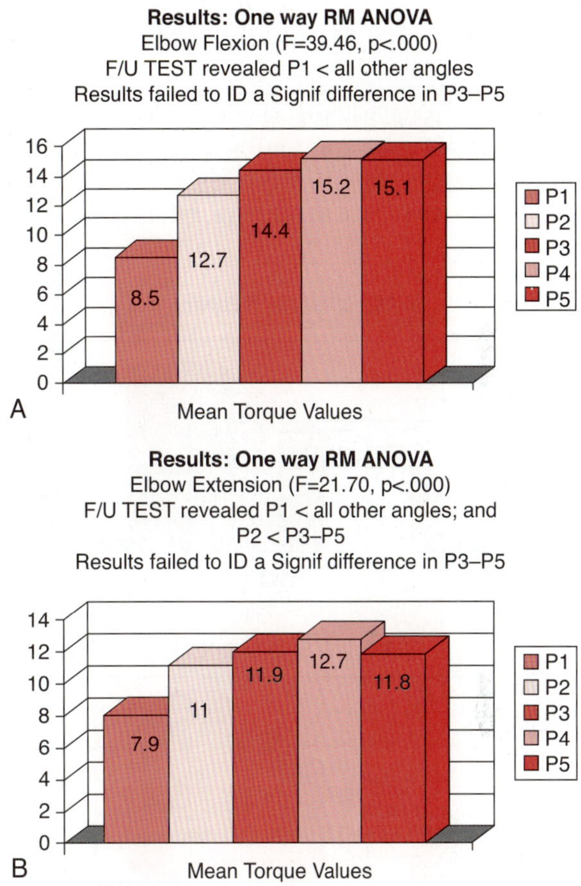

그림 7-12

표 7-6. 팔 근육의 평균 토크값

연령(세)	명수	어깨관절의 벌림 토크 (Nm)	팔꿉관절의 굽힘 토크 (Nm)	팔꿉관절의 폄 토크 (Nm)	손목의 폄 토크 (Nm)
6	11	9.2 (±2.2)	11.0 (±2.5)	9.6 (±2.1)	2.2 (±0.6)
7	32	11.7 (±2.7)	14.5 (±3.0)	12.0 (±3.2)	3.0 (±0.7)
8	40	14.0 (±4.3)	17.0 (±5.5)	13.6 (±4.1)	3.1 (±1.0)
9	37	15.0 (±4.0)	19.0 (±4.6)	14.5 (±4.2)	3.7 (±0.9)
10	19	18.4 (±3.2)	22.3 (±3.5)	16.0 (±3.4)	4.1 (±0.7)
11	23	22.4 (±4.1)	28.0 (±4.4)	19.6 (±4.4)	5.0 (±1.1)
12	12	22.0 (±6.5)	26.7 (±4.1)	18.6 (±3.6)	5.0 (±1.2)

N = 건강한 아동 174명(여아 87명, 남아 87명). 평균 연령: 9.4 ±1.7세, 신장: 138.9±11.8 ㎝, 몸무게: 35.4±10.6 ㎏.

표 7-7. 다리 근육의 평균 토크값

연령(세)	명수	엉덩관절의 벌림 토크 (Nm)	무릎관절의 폄 토크 (Nm)	무릎관절의 굽힘 토크 (Nm)	발목의 발바닥굽힘 토크(Nm)	발목의 발등굽힘 토크(Nm)
6	10	20.2 (±3.6)	20.2 (±3.1)	23.1 (±4.8)	21.1 (±3.8)	11.1 (±2.8)
7	38	20.7 (±4.6)	23.8 (±6.1)	24.4 (±4.7)	19.5 (±6.3)	11.4 (±2.6)
8	27	25.5 (±5.0)	30.3 (±7.6)	29.2 (±5.9)	20.6 (±6.6)	11.0 (±3.3)
9	36	31.4 (±7.4)	33.3 (±6.8)	35.5 (±8.5)	26.2 (±5.9)	13.7 (±2.9)
10	23	36.7 (±6.9)	42.0 (±7.6)	42.5 (±9.5)	27.1 (±6.8)	14.0 (±3.2)
11	10	35.0 (±7.7)	46.7 (±8.1)	46.2 (±12.3)	37.0 (±10.4)	16.7 (±3.7)
12	9	39.9 (±6.3)	47.7 (±6.5)	59.5 (±14.1)	39.3 (±7.3)	20.1 (±4.0)

N = 건강한 아동 153명(여아 83명, 남아 72명). 평균 연령: 9.0±1.5세, 신장: 137.4±11.2 ㎝, 몸무게: 34.5±10.0 ㎏. 11세와 10세의 엉덩관절 벌림 근력의 하한값이 흥미로운데, 그 이유는 이 연구와 Knutson[114]의 다른 연구에서 수행된 보행속도 검사가 이들 연령에서 가장 느리게 나타났기 때문이다. 다른 근력들은 점차 증가했다. 넙다리네갈래근-뒤넙다리근의 비율이 평균 0.95로 나타났지만, 6세 - 12세에서 가장 낮았다(6세: 0.88, 7세: 0.98, 8세: 1.04, 9세: 0.94, 10세: 0.99, 11세: 1.01, 12세: 0.80).

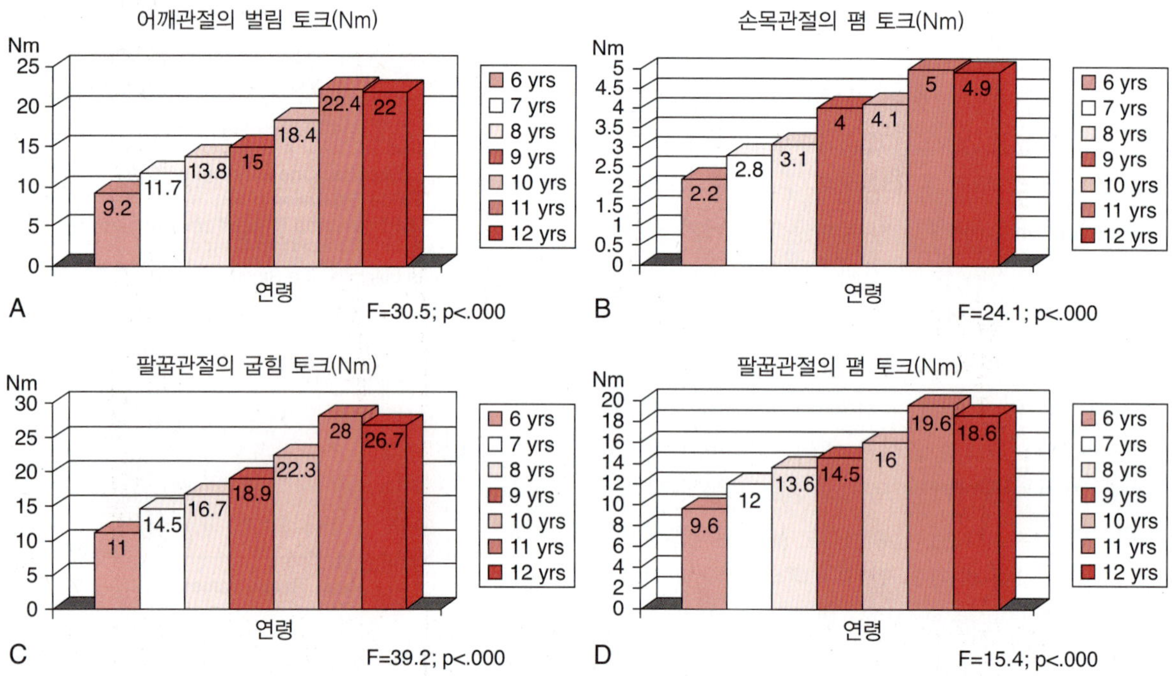

그림 7-13

있다. 중재 이전, 중재 도중, 혹은 중재 이후의 HHD의 데이터는 환자 기능을 결정할 수 있는 적절성을 가지고 있다. 관절 토크가 산출될 때, 등척성 힘을 객관적으로 측정하도록 개발되었다. 대개 신체 분절의 먼쪽 끝에 도수 저항을 제공하여 얻어진 수치를 기록한다. 힘의 값을 사용할 수 있지만, 이런 힘의 값을 통해 토크의 값을 계산해야 한다. 검사자내와 회기내의 신뢰도가 연구에서 높게 나타났다. 검사간 평가와 검사자간 평가는 검사 관절, 검사자의 경험과 기타 다른 요소들 때문에, "나쁨(poor)"에서 "좋음(strong)"까지 다양하게 나타났다. 다양한 대상자(건강한 사람과 환자)의 HHD 적용과 기존 연구에 관련된 검사간 신뢰도와 검사자간 신뢰도에 있어서 몇 가지 제한사항이 있는데, 그것은 임상가들이 객관적 근력검사를 반드시 수행해야 한다는 것을 의미한다. 가치있는 토크값을 통해서만이 대상자들을 제대로 비교할 수 있을 것이고, 이것은 환자가 치료사를 믿게 도움을 줄 것이다. 토크의 기준값은 약증과 효율적인 치료에 의한 향상을 명료하게 설명해 줄 것이다.

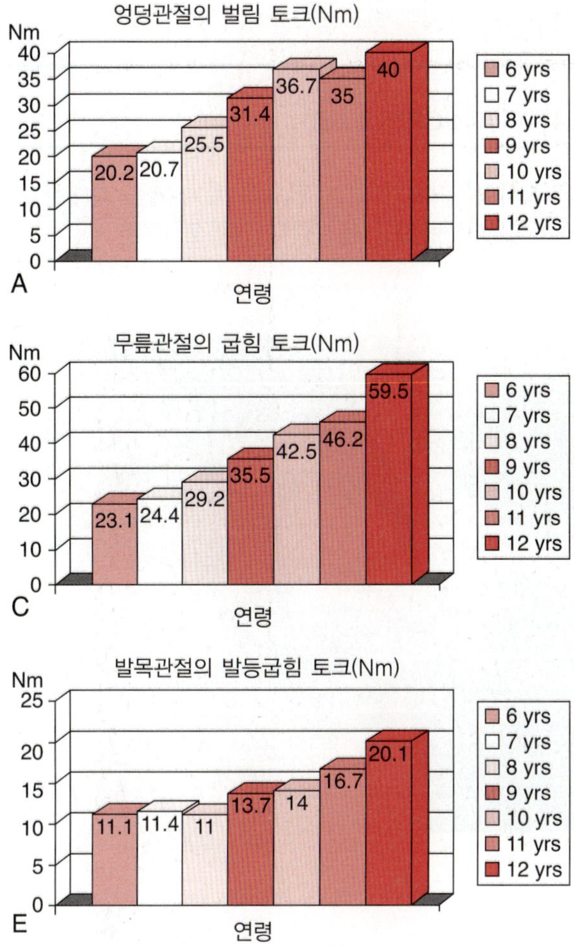

그림 7-14

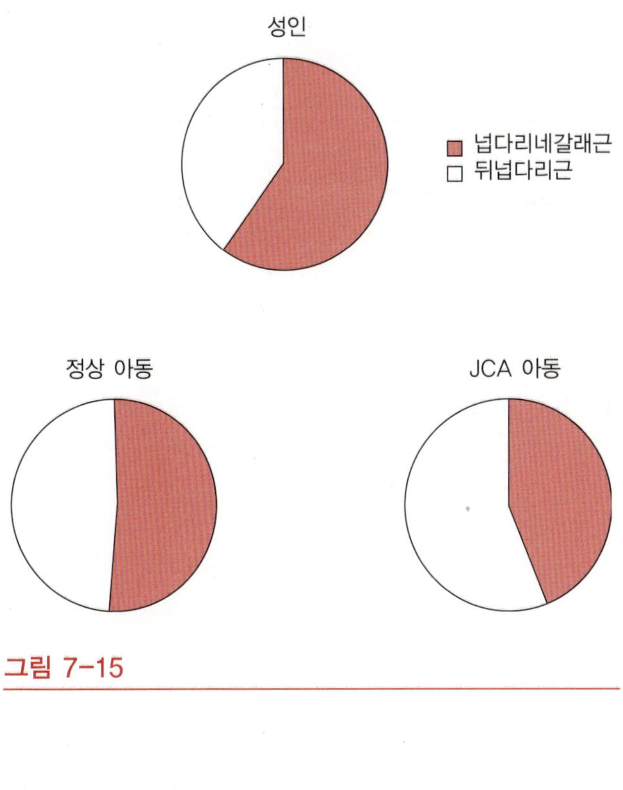

그림 7-15

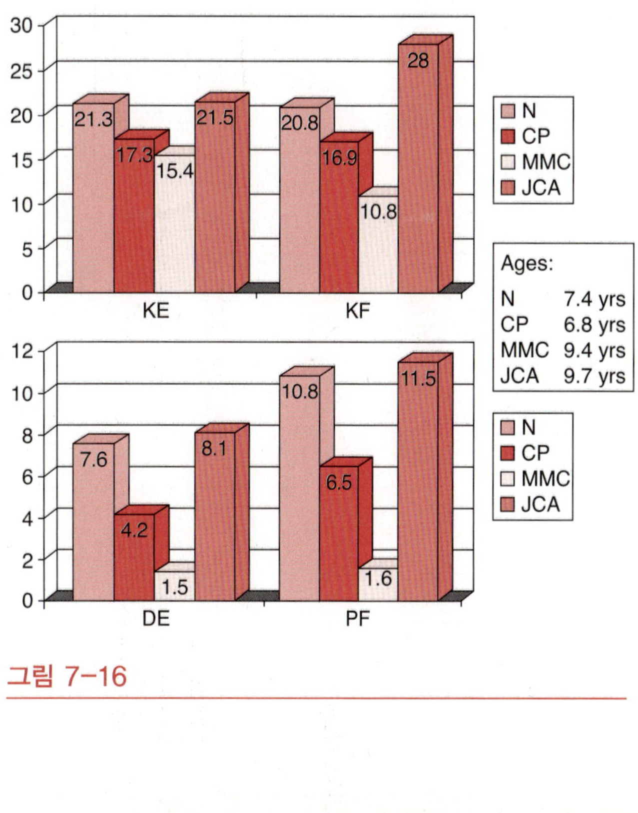

그림 7-16

어깨뼈의 올림 (SCAPULAR ELEVATION)

윗등세모근, 어깨올림근 (UPPER TRAPEZIUS, LEVATOR SCAPULAE)

환자 자세

엎드린 자세를 취하고 양 팔을 몸에 붙인다. 그리고 검사할 쪽 어깨를 최대한 올림한다. 머리를 어느 한 쪽으로 돌림하지 않고 중립위를 유지한다(그림 7–17).

그림 7–17

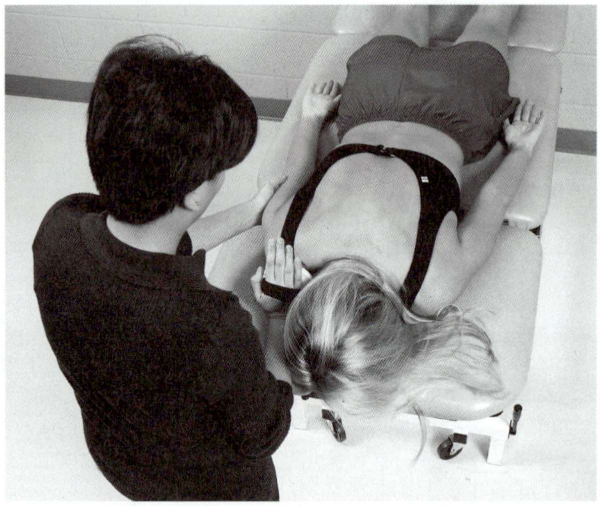

고정

고정은 필요하지 않다.

검사자 명령

"어깨를 그 자세로 유지하시오. 그리고 내가 힘을 줄 테니까 버텨 보시오."

동력계 배치/저항

동력계를 어깨뼈의 봉우리돌기 위에 배치한다. 검사의 일관성을 유지하기 위해 검사할 때마다 같은 동력계를 사용해야 한다. 어깨뼈를 내림하는 방향으로 저항을 봉우리돌기에 수직으로 적용하고, 3–5초간 저항을 유지한다(그림 7–17).

어깨뼈의 모음 (SCAPULAR ADDUCTION)

중간등세모근 (MIDDLE TRAPEZIUS)

환자 자세

앉은 자세를 취하고 어깨관절의 90° 벌림과 팔꿉관절의 굽힘을 한 후, 어깨뼈를 모음한다. 이때 환자의 팔을 부드럽고 단단한 표면 위에 올려놓아야 한다(그림 7-18).

그림 7-18

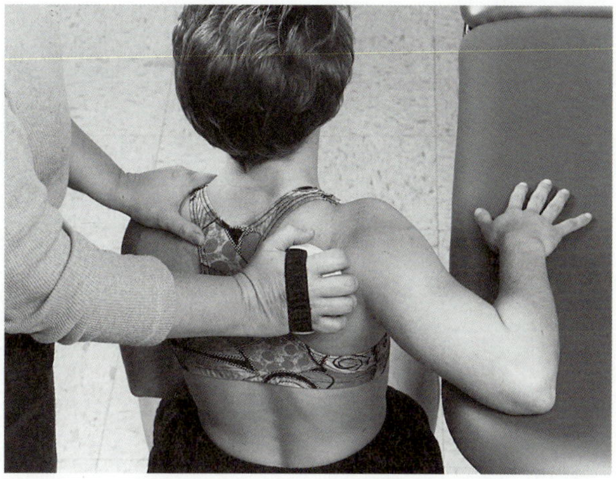

고정

몸통의 돌림을 막기 위해 반대쪽 어깨 위를 고정한다(그림 7-18).

검사자 명령

"어깨를 그 자세로 유지하시오. 그리고 내가 힘을 줄 테니까 버텨 보시오."

동력계 배치/저항

동력계를 어깨뼈의 가쪽 가장자리에 배치한다(검사의 일관성을 유지하기 위해, 이 위치를 피부 위에다 표시하고, 등뼈의 가시돌기로부터 거리를 측정하고 기록해야 한다). 어깨뼈를 벌림하는 방향으로 저항을 어깨뼈에 수직으로 적용하고, 3-5초간 저항을 유지한다(그림 7-18).

어깨관절의 굽힘 (SHOULDER FLEXION)

앞어깨세모근, 부리위팔근 (ANTERIOR DELTOID, CORACOBRACHIALIS)

환자 자세

검사할 쪽 팔을 위쪽으로 하고 옆으로 누운 자세를 취한다. 검사할 쪽 팔의 어깨관절을 90° 굽힘하고 팔꿉관절을 폄한다. 검사할 쪽 팔을 부드럽고 평편한 표면 위에 올려놓아야 한다(예, 파우더 보드, 혹은 옆에 있는 치료 테이블)(그림 7-19).

그림 7-19

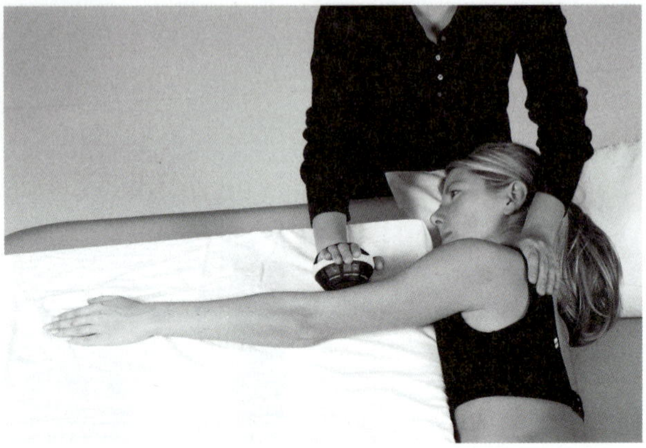

고정

동측 어깨를 고정한다. 이때 앞어깨세모근을 압박해서는 안 된다(그림 7-19).

검사자 명령

"팔을 그 자세로 유지하시오. 그리고 내가 힘을 줄 테니까 버텨 보시오."

동력계 배치/저항

동력계를 먼쪽 위팔뼈(팔꿈치의 바로 몸쪽)의 앞쪽에 배치한다(검사의 일관성을 유지하기 위해, 그 위치를 피부 위에다 표시하고, 봉우리돌기로부터 거리를 측정하고 기록해야 한다). 어깨관절을 폄하는 방향으로 저항을 위팔뼈에 수직으로 적용하고, 3-5초간 저항을 유지한다(그림 7-19).

어깨관절의 폄 (SHOULDER EXTENSION)

넓은등근, 큰원근, 뒤어깨세모근 (LATISSIMUS DORSI, TERES MAJOR, POSTERIOR DELTOID)

환자 자세

검사할 쪽 팔을 위쪽으로 하고 옆으로 누운 자세를 취한다. 검사할 쪽 팔의 어깨관절을 완전히 안쪽돌림하고 45° 폄하고, 팔꿉관절을 폄한다. 검사할 쪽 팔을 부드럽고 평편한 표면 위에 올려놓아야 한다(예, 파우더 보드, 혹은 옆에 있는 치료 테이블)(그림 7-20).

그림 7-20

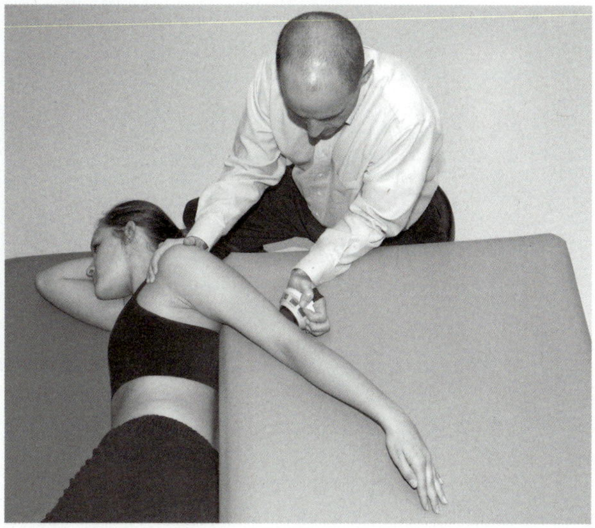

고정

동측 어깨를 고정한다(그림 7-20).

검사자 명령

"팔을 그 자세로 유지하시오. 그리고 내가 힘을 줄 테니까 버텨 보시오."

동력계 배치/저항

동력계를 먼쪽 위팔뼈(팔꿈치의 바로 몸쪽)의 등쪽에 배치한다(검사의 일관성을 유지하기 위해, 그 위치를 피부 위에다 표시하고, 봉우리돌기로부터 거리를 측정하고 기록해야 한다). 어깨관절을 굽힘하는 방향으로 저항을 위팔뼈에 수직으로 적용하고, 3-5초간 저항을 유지한다(그림 7-20).

어깨관절의 벌림 (SHOULDER ABDUCTION)

중간어깨세모근, 가시위근 (MIDDLE DELTOID, SUPRASPINATUS)

환자 자세

누운 자세에서 어깨관절을 90° 벌림과 중립 돌림을 하고, 팔꿉관절을 편한다(그림 7-21).

그림 7-21

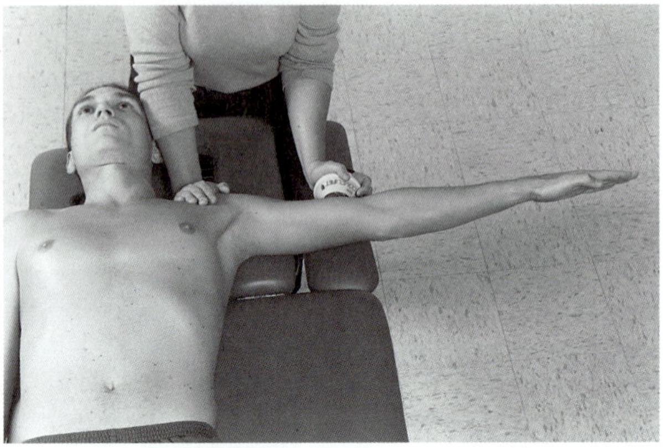

고정

동측 어깨 위를 고정한다. 이때 중간어깨세모근을 압박해서는 안 된다(그림 7-21).

검사자 명령

"팔을 그 자세로 유지하시오. 그리고 내가 힘을 줄 테니까 버텨 보시오."

동력계 배치/저항

동력계를 먼쪽 위팔뼈(팔꿈치의 바로 몸쪽)의 가쪽에 배치한다(검사의 일관성을 유지하기 위해, 그 위치를 피부 위에다 표시하고, 봉우리돌기로부터 거리를 측정하고 기록해야 한다). 어깨관절을 모음하는 방향으로 저항을 위팔뼈에 수직으로 적용하고, 3-5초간 저항을 유지한다(그림 7-21).

어깨관절의 가로 벌림 (SHOULDER HORIZONTAL ABDUCTION)

뒤어깨세모근 (POSTERIOR DELTOID)

환자 자세

앉은 자세에서 어깨관절을 90° 벌림, 완전 가로벌림과 중립 돌림을 하고, 팔꿉관절을 90° 굽힌다. 이 팔을 부드럽고 견고한 표면 위에 올려놓아야 한다(그림 7-22).

그림 7-22

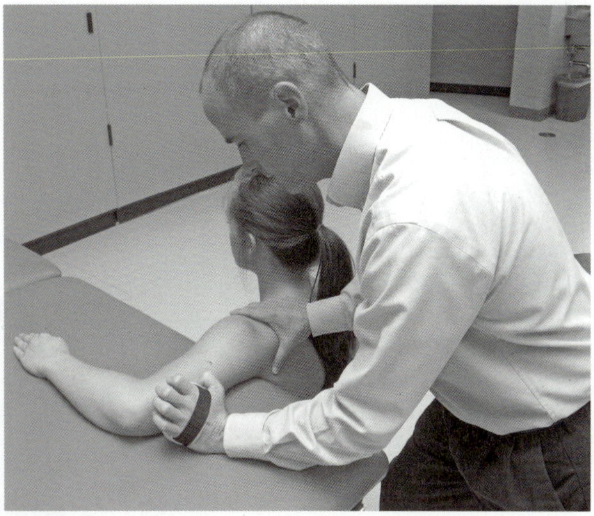

고정

몸통 돌림을 막기 위해, 동측 어깨 위를 고정한다(그림 7-22).

검사자 명령

"팔을 그 자세로 유지하시오. 그리고 내가 힘을 줄 테니까 버텨 보시오."

동력계 배치/저항

동력계를 먼쪽 위팔뼈(팔꿈치의 바로 몸쪽)의 뒤쪽에 배치한다(검사의 일관성을 유지하기 위해, 그 위치를 피부 위에다 표시하고, 봉우리돌기로부터 거리를 측정하고 기록해야 한다). 어깨관절을 가로모음하는 방향으로 저항을 위팔뼈에 수직으로 적용하고, 3-5초간 저항을 유지한다(그림 7-22).

어깨관절의 가로 모음 (SHOULDER HORIZONTAL ADDUCTION)

큰가슴근 (PECTORALIS MAJOR)

환자 자세

테이블을 절반쯤 바라볼 수 있는 앉은 자세를 취한다(테이블과 몸통이 45°를 이룬다). 검사할 쪽 팔을 테이블 위에 올려놓고, 그 팔의 어깨관절을 90° 벌림과 가로모음하고, 팔꿉관절을 90° 굽힌다(그림 7–23).

그림 7–23

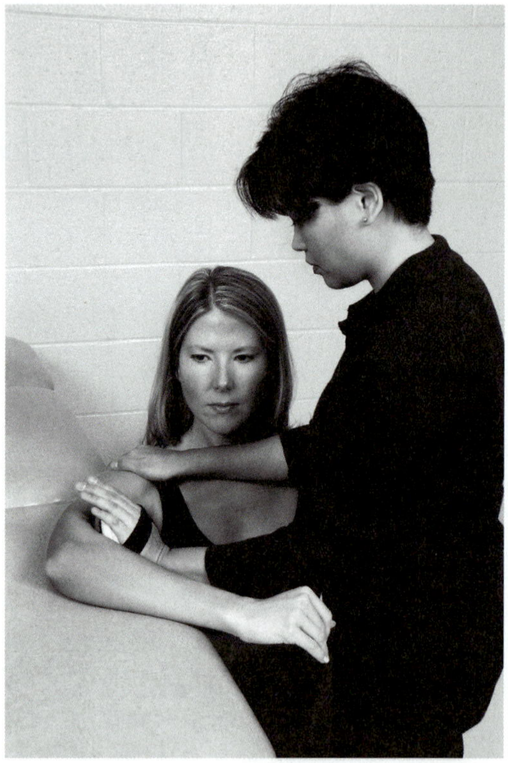

고정

동측 어깨 위를 고정한다(그림 7–23).

검사자 명령

"팔을 그 자세로 유지하시오. 그리고 내가 힘을 줄 테니까 버텨 보시오."

동력계 배치/저항

동력계를 먼쪽 위팔뼈(팔꿈치의 바로 몸쪽)의 가쪽에 배치한다(검사의 일관성을 유지하기 위해, 그 위치를 피부 위에다 표시하고, 봉우리돌기로부터 거리를 측정하고 기록해야 한다). 어깨관절을 가로벌림하는 방향으로 저항을 위팔뼈에 수직으로 적용하고, 3–5초간 저항을 유지한다(그림 7–23).

어깨관절의 안쪽돌림 (SHOULDER MEDIAL ROTATION)

어깨밑근, 큰가슴근, 넓은등근, 큰원근
(SUBSCAPULARIS, PECTORALIS MAJOR, LATISSIMUS DORSI, TERES MAJOR)

환자 자세

앉은 자세에서 어깨관절을 모음과 중립 돌림하고, 팔꿉관절을 90° 굽힌한다(그림 7-24).

그림 7-24

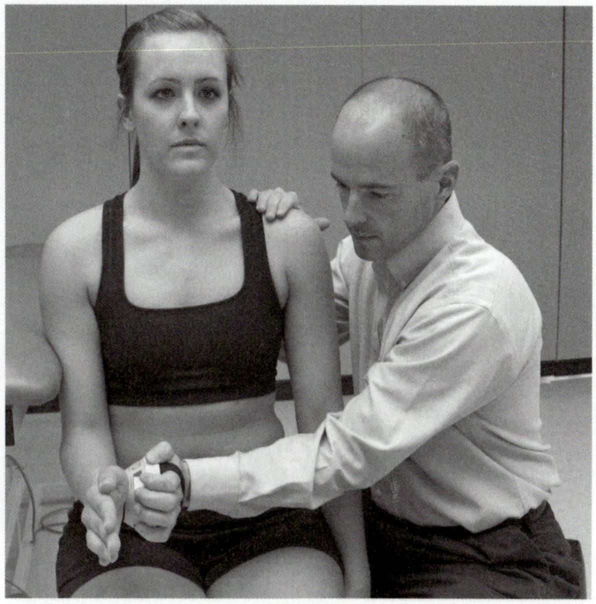

고정

그림에서 보듯이, 동측 어깨 위를 고정하거나, 환자의 팔을 치료 테이블과 환자의 몸통 사이에 끼워 넣는다(그림 7-24).

검사자 명령

"팔을 그 자세로 유지하시오. 그리고 내가 힘을 줄 테니까 버텨 보시오."

동력계 배치/저항

동력계를 먼쪽 아래팔(손목의 바로 몸쪽)의 앞쪽에 배치한다(검사의 일관성을 유지하기 위해, 그 위치를 피부 위에다 표시하고, 노뼈 붓돌기로부터 수직거리를 측정하고 기록해야 한다). 어깨관절을 가쪽돌림하는 방향으로 저항을 아래팔에 수직으로 적용하고, 3-5초간 저항을 유지한다(그림 7-24).

어깨관절의 가쪽돌림 (SHOULDER LATERAL ROTATION)

가시아래근, 작은원근 (INFRASPINATUS, TERES MINOR)

환자 자세 앉은 자세에서 어깨관절을 모음과 중립 돌림하고, 팔꿉관절을 90° 굽힌다(그림 7-25).

그림 7-25

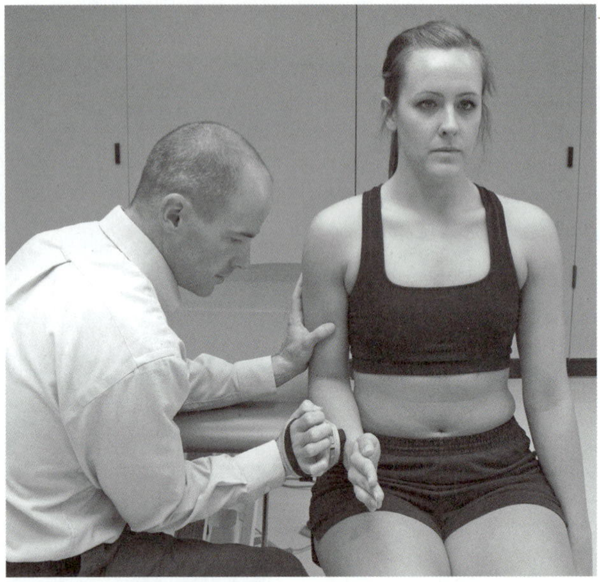

고정 동측 팔의 가쪽면을 고정한다(그림 7-25).

검사자 명령 "팔을 그 자세로 유지하시오. 그리고 내가 힘을 줄 테니까 버텨 보시오."

동력계 배치/저항 동력계를 먼쪽 아래팔(손목의 바로 몸쪽)의 등쪽에 배치한다(검사의 일관성을 유지하기 위해, 그 위치를 피부 위에다 표시하고, 팔꿈치돌기로부터 수직거리를 측정하고 기록해야 한다). 어깨관절을 안쪽돌림하는 방향으로 저항을 아래팔에 수직으로 적용하고, 3-5초간 저항을 유지한다(그림 7-25).

팔꿉관절의 굽힘 (ELBOW FLEXION)

위팔두갈래근 (BICEPS BRACHII)

환자 자세

테이블에 팔을 올려놓고 앉은 자세를 취한다. 이때 어깨관절을 90° 벌림하고, 팔꿉관절을 90° 굽힘하고, 아래팔을 완전히 뒤침한다(그림 7-26).

그림 7-26

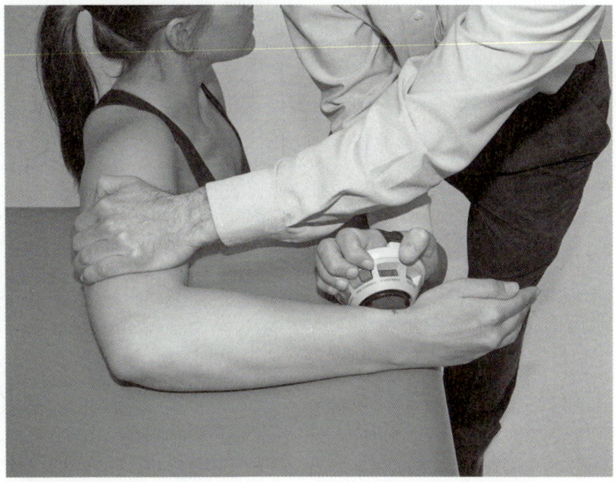

고정

동측 팔의 가쪽면을 고정한다. 이때 위팔두갈래근을 직접적으로 압박해서는 안 된다(그림 7-26).

검사자 명령

"팔을 그 자세로 유지하시오. 그리고 내가 힘을 줄 테니까 버텨 보시오."

동력계 배치/저항

동력계를 먼쪽 아래팔(손목의 바로 몸쪽)의 앞쪽면에 배치한다(검사의 일관성을 유지하기 위해, 그 위치를 피부 위에다 표시하고, 위팔뼈 가쪽관절융기로부터 수직거리를 측정하고 기록해야 한다). 팔꿉관절을 펴하는 방향으로 저항을 아래팔에 수직으로 적용하고, 3-5초간 저항을 유지한다(그림 7-26).

팔꿉관절의 굽힘 (ELBOW FLEXION)

위팔근/위팔노근 (BRACHIALIS / BRACHIORADIALIS)

환자 자세 테이블에 팔을 올려놓고 앉은 자세를 취한다. 이때 어깨관절을 90° 벌림하고, 팔꿉관절을 90° 굽힘하고, 아래팔을 완전히 엎침한다(그림 7-27).

그림 7-27

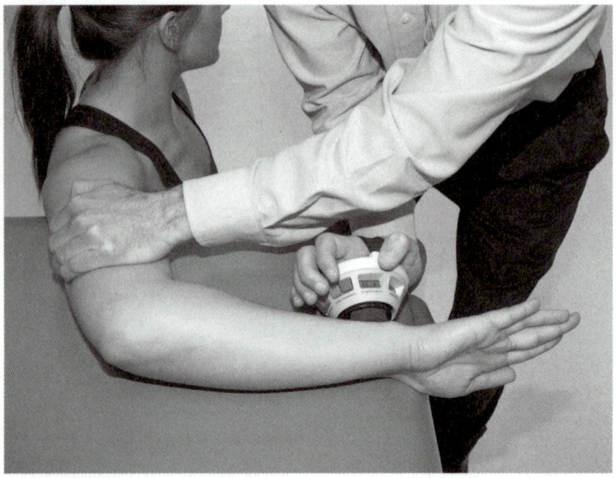

고정 동측 팔의 가쪽면을 고정한다(그림 7-27).

검사자 명령 "팔을 그 자세로 유지하시오. 그리고 내가 힘을 줄 테니까 버텨 보시오."

동력계 배치/저항 동력계를 먼쪽 아래팔(손목의 바로 몸쪽)의 등쪽면에 배치한다(검사의 일관성을 유지하기 위해, 그 위치를 피부 위에다 표시하고, 위팔뼈 가쪽관절융기로부터 수직거리를 측정하고 기록해야 한다). 팔꿉관절을 펴하는 방향으로 저항을 아래팔에 수직으로 적용하고, 3-5초간 저항을 유지한다(그림 7-27).

팔꿉관절의 폄 (ELBOW EXTENSION)

위팔세갈래근, 팔꿈치근 (TRICEPS BRACHII, ANCONEUS)

환자 자세

테이블에 팔을 올려놓고 앉은 자세를 취한다. 이때 어깨관절을 90° 벌림하고, 팔꿉관절을 약 45° 굽힘하고, 아래팔을 뒤침한다(그림 7-28).

그림 7-28

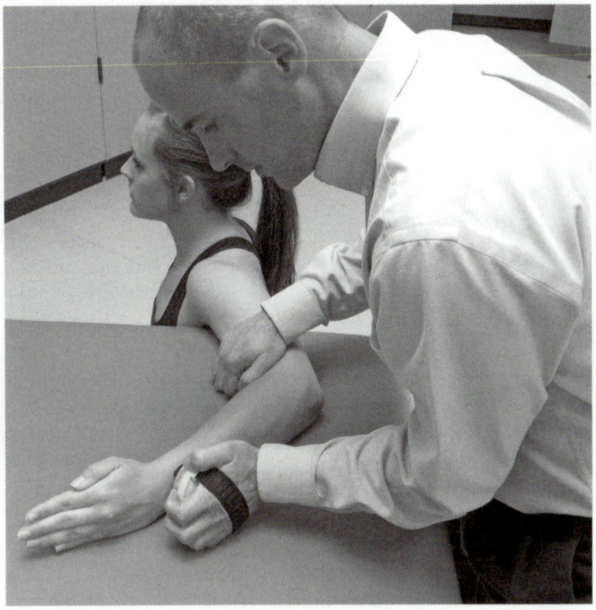

고정

동측 팔의 앞쪽면을 고정한다. 이때 위팔세갈래근을 압박해서는 안 된다(그림 7-28).

검사자 명령

“팔을 그 자세로 유지하시오. 그리고 내가 힘을 줄 테니까 버텨 보시오.”

동력계 배치/저항

동력계를 먼쪽 아래팔(손목의 바로 몸쪽)의 등쪽면에 배치한다(검사의 일관성을 유지하기 위해, 그 위치를 피부 위에다 표시하고, 팔꿈치돌기로부터 수직거리를 측정하고 기록해야 한다). 팔꿉관절을 굽힘하는 방향으로 저항을 아래팔에 수직으로 적용하고, 3-5초간 저항을 유지한다(그림 7-28).

손목관절의 굽힘 (WRIST FLEXION)

노쪽손목굽힘근, 자쪽손목굽힘근 (FLEXOR CARPI RADIALIS, FLEXOR CARPI ULNARIS)

환자 자세

앉은 자세에서 아래팔을 평편한 표면 위에 올려놓는다. 그리고 아래팔을 중립 돌림하고, 손목을 굽힘한다(그림 7–29).

그림 7–29

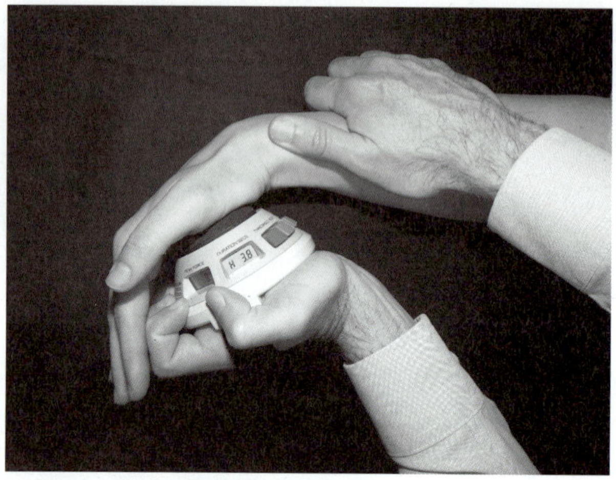

고정

아래팔의 노쪽면을 고정한다(그림 7–29).

검사자 명령

"손목을 그 자세로 유지하시오. 그리고 내가 힘을 줄 테니까 버텨 보시오."

동력계 배치/저항

동력계를 손바닥(손목의 바로 먼쪽)에 배치한다(검사의 일관성을 유지하기 위해, 그 위치를 피부 위에다 표시하고, 노뼈 붓돌기로부터 수직거리를 측정하고 기록해야 한다). 손목을 펌하는 방향으로 저항을 손에 수직으로 적용하고, 3–5초간 저항을 유지한다(그림 7–29).

손목관절의 폄 (WRIST EXTENSION)

긴노쪽손목폄근, 짧은노쪽손목폄근, 자쪽손목폄근
(EXTENSOR CARPI RADIALIS LONGUS AND BREVIS, EXTENSOR CARPI ULNARIS)

환자 자세

앉은 자세에서 아래팔을 평편한 표면 위에 올려놓는다. 그리고 아래팔을 중립 돌림하고, 손목을 폄한다(그림 7-30).

그림 7-30

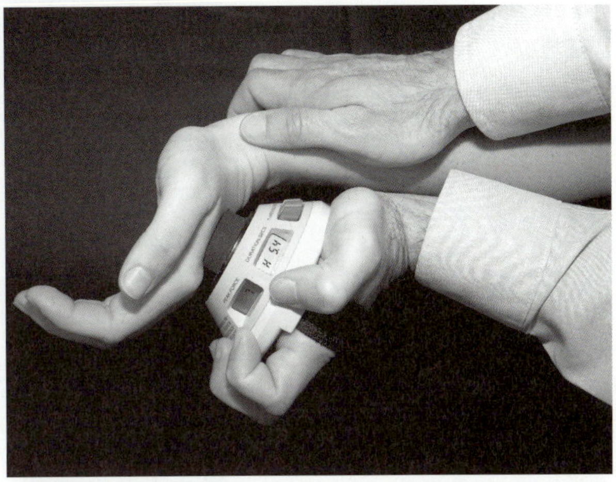

고정

아래팔의 노쪽면을 고정한다(그림 7-30).

검사자 명령

"손목을 그 자세로 유지하시오. 그리고 내가 힘을 줄 테니까 버텨 보시오."

동력계 배치/저항

동력계를 손등(손목의 바로 먼쪽)에 배치한다(검사의 일관성을 유지하기 위해, 그 위치를 피부 위에다 표시하고, 노뼈 붓돌기로부터 수직거리를 측정하고 기록해야 한다). 손목을 굽힘하는 방향으로 저항을 손에 수직으로 적용하고, 3-5초간 저항을 유지한다(그림 7-30).

엉덩관절의 굽힘 (HIP FLEXION)

엉덩근, 큰허리근 (ILIACUS, PSOAS MAJOR)

환자 자세

검사할 쪽 다리를 아래쪽에 배치하고, 옆으로 누운 자세를 취한다. 검사할 쪽 엉덩관절과 무릎관절을 90° 굽힘한다(그림 7-31).

그림 7-31

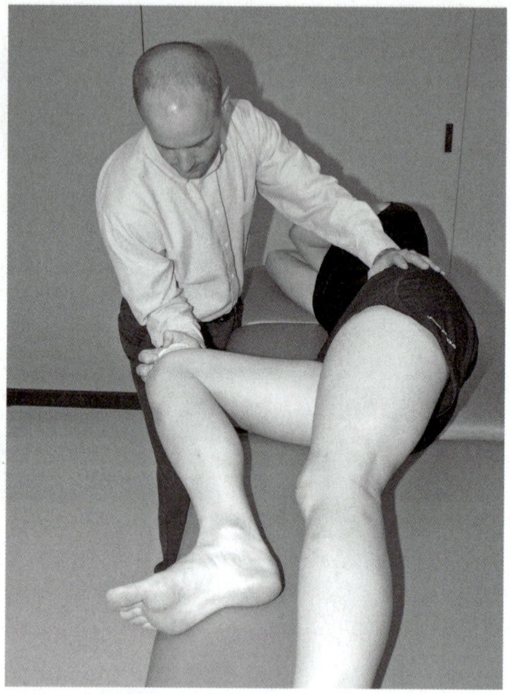

고정

검사자는 한 손으로 골반을 고정한다(그림 7-31).

검사자 명령

"다리를 그 자세로 유지하시오. 그리고 내가 힘을 줄 테니까 버텨 보시오."

동력계 배치/저항

동력계를 먼쪽 허벅지(무릎의 바로 몸쪽)의 앞쪽면에 배치한다(검사의 일관성을 유지하기 위해, 그 위치를 피부 위에다 표시하고, 큰뼈돌기로부터 수직거리를 측정하고 기록해야 한다). 엉덩관절을 펴하는 방향으로 저항을 허벅지에 수직으로 적용하고, 3-5초간 저항을 유지한다(그림 7-31).

엉덩관절의 폄 (HIP EXTENSION)

큰볼기근 (GLUTEUS MAXIMUS)

환자 자세

검사할 쪽 다리를 아래쪽에 배치하고, 옆으로 누운 자세를 취한다. 검사할 쪽 엉덩관절은 폄하고, 무릎관절은 90° 굽힘한다(뒤넙다리근을 짧게 만들어, 뒤넙다리근의 작용을 감소시킨다). 고정을 위해 환자의 골반을 검사자의 몸통에 밀착시켜야 한다(그림 7-32).

그림 7-32

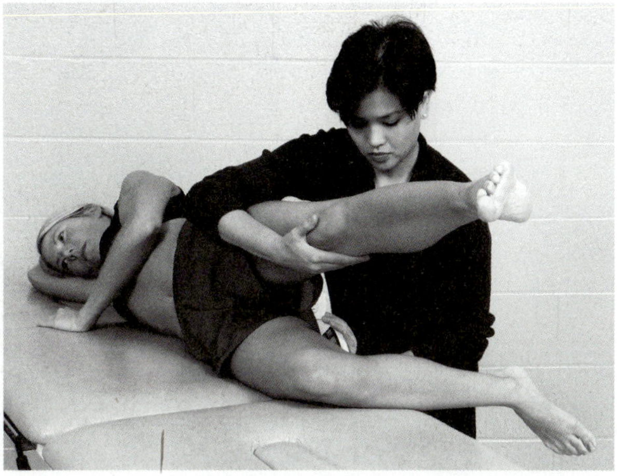

고정

검사자는 환자의 골반 뒤쪽에 서서 골반을 고정하고, 한 손으로 위쪽 다리를 지지해 준다(그림 7-32).

검사자 명령

"다리를 그 자세로 유지하시오. 그리고 내가 힘을 줄 테니까 버텨 보시오."

동력계 배치/저항

동력계를 먼쪽 허벅지(무릎의 바로 몸쪽)의 뒤쪽면에 배치한다(검사의 일관성을 유지하기 위해, 그 위치를 피부 위에다 표시하고, 큰뼈돌기로부터 수직거리를 측정하고 기록해야 한다). 엉덩관절을 굽힘하는 방향으로 저항을 허벅지에 수직으로 적용하고, 3-5초간 저항을 유지한다(그림 7-32).

엉덩관절의 벌림 (HIP ABDUCTION)

중간볼기근, 작은볼기근 (GLUTEUS MEDIUS AND MINIMUS)

환자 자세 누운 자세에서 검사할 쪽 엉덩관절을 벌림과 중립 돌림한다. 이때 무릎관절을 편한다(그림 7-33).

그림 7-33

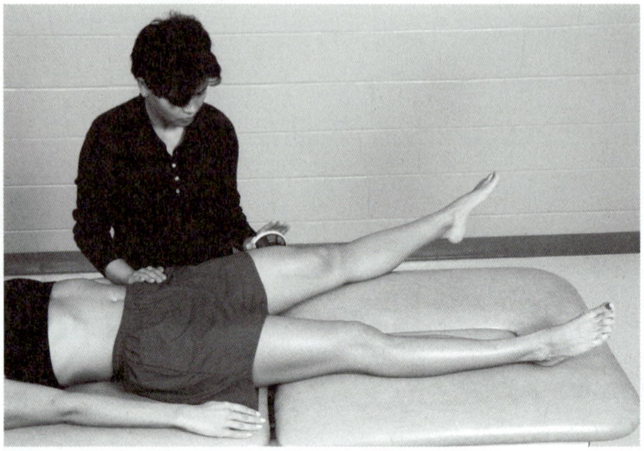

고정 동측 골반의 앞가쪽면을 고정한다(그림 7-33).

검사자 명령 "다리를 그 자세로 유지하시오. 그리고 내가 힘을 줄 테니까 버텨 보시오."

동력계 배치/저항 동력계를 먼쪽 허벅지(무릎의 바로 몸쪽)의 가쪽면에 배치한다(검사의 일관성을 유지하기 위해, 그 위치를 피부 위에다 표시하고, 큰뼈돌기로부터 수직거리를 측정하고 기록해야 한다). 엉덩관절을 모음하는 방향으로 저항을 허벅지에 수직으로 적용하고, 3-5초간 저항을 유지한다(그림 7-33).

엉덩관절의 모음 (HIP ADDUCTION)

큰모음근, 긴모음근, 짧은모음근, 두덩근, 두덩정강근
(ADDUCTOR MAGNUS LONGUS AND BREVIS, PECTINEUS, GRACILIS)

환자 자세

누운 자세에서 검사하지 않을 쪽 엉덩관절을 벌림하고, 검사할 쪽 엉덩관절을 모음한다. 이때 골반은 수평으로 이루고 무릎관절은 펴되어야 한다(그림 7–34).

그림 7–34

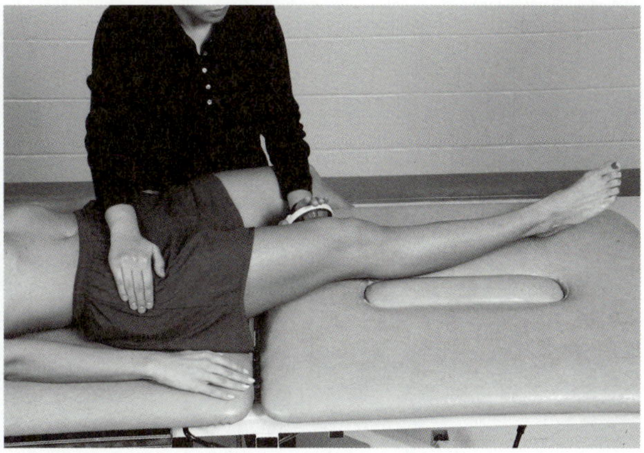

고정

동측 골반의 앞가쪽면을 고정한다(그림 7–34).

검사자 명령

"다리를 그 자세로 유지하시오. 그리고 내가 힘을 줄 테니까 버텨 보시오."

동력계 배치/저항

동력계를 먼쪽 허벅지(무릎의 바로 몸쪽)의 안쪽면에 배치한다(검사의 일관성을 유지하기 위해, 그 위치를 피부 위에다 표시하고, 큰뼈돌기로부터 수직거리를 측정하고 기록해야 한다). 엉덩관절을 벌림하는 방향으로 저항을 허벅지에 수직으로 적용하고, 3–5초간 저항을 유지한다(그림 7–34).

엉덩관절의 안쪽돌림 (HIP MEDIAL ROTATION)

넙다리근막긴장근, 작은볼기근, 중간볼기근
(TENSOR FASCIA LATA, GLUTEUS MINIMUS AND MEDIUS)

환자 자세

누운 자세에서 엉덩관절과 무릎관절을 90° 굽힘하고, 검사쪽 엉덩관절을 중립 돌림한다(그림 7-35).

그림 7-35

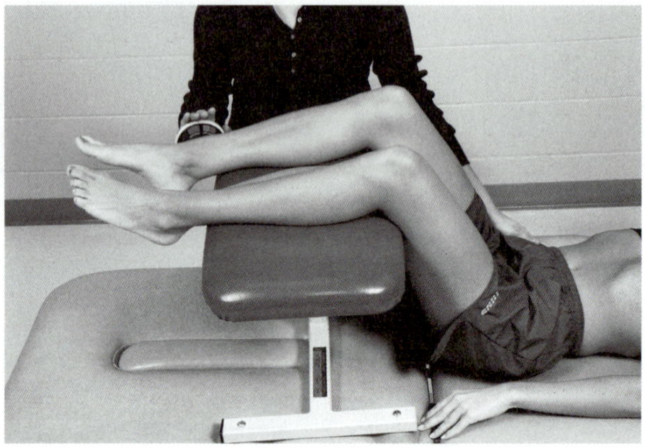

고정

동측 골반의 앞가쪽면을 고정한다(그림 7-35).

검사자 명령

"다리를 그 자세로 유지하시오. 그리고 내가 힘을 줄 테니까 버텨 보시오."

동력계 배치/저항

동력계를 먼쪽 종아리(발목의 바로 몸쪽)의 가쪽면에 배치한다(검사의 일관성을 유지하기 위해, 그 위치를 피부 위에다 표시하고, 넙다리뼈의 가쪽위관절융기로부터 수직거리를 측정하고 기록해야 한다). 엉덩관절을 가쪽돌림하는 방향으로 저항을 종아리에 수직으로 적용하고, 3-5초간 저항을 유지한다(그림 7-35).

엉덩관절의 가쪽돌림 (HIP LATERAL ROTATION)

궁둥구멍근, 위쌍둥근, 아래쌍둥근, 속폐쇄근, 바깥폐쇄근, 넙다리네모근

(PIRIFORMIS, GEMELLUS SUPERIOR AND INFERIOR, OBTURATOR INTERNUS AND EXTERNUS, QUADRATUS FEMORIS)

환자 자세 누운 자세에서 엉덩관절과 무릎관절을 90° 굽힘하고, 검사쪽 엉덩관절을 중립 돌림한다(그림 7-36).

그림 7-36

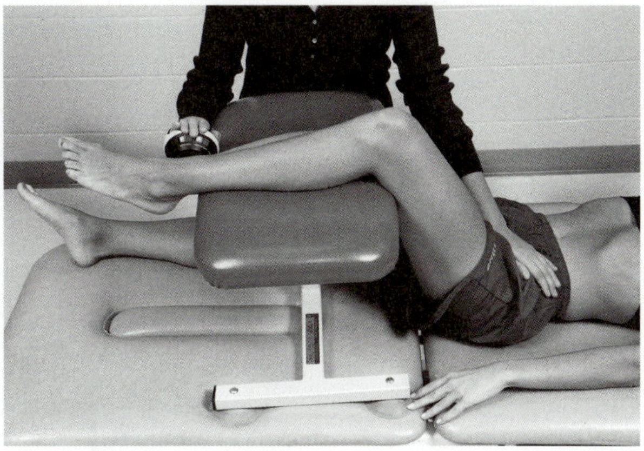

고정 동측 골반의 앞가쪽면을 고정한다(그림 7-36).

검사자 명령 "다리를 그 자세로 유지하시오. 그리고 내가 힘을 줄 테니까 버텨 보시오."

동력계 배치/저항 동력계를 먼쪽 종아리(발목의 바로 몸쪽)의 안쪽면에 배치한다(검사의 일관성을 유지하기 위해, 그 위치를 피부 위에다 표시하고, 넙다리뼈의 안쪽위관절융기로부터 수직거리를 측정하고 기록해야 한다). 엉덩관절을 안쪽돌림하는 방향으로 저항을 종아리에 수직으로 적용하고, 3-5초간 저항을 유지한다(그림 7-36).

무릎관절의 폄 (KNEE EXTENSION)

넙다리네갈래근 (QUADRICEPS FEMORIS)

환자 자세

검사할 쪽 다리를 아래쪽에 배치하고 옆으로 누운 자세를 취한다. 검사할 쪽 엉덩관절을 폄하고, 무릎관절을 약 10° 굽힘한다(그림 7-37). 주: 많은 환자들은 검사자의 저항을 충분히 이겨낼 수 있는 넙다리네갈래근의 힘을 발휘할 수 있는데, 이런 경우에는 제한사항에서 설명했듯이, 환자를 앉은 자세로 취하게 하고 검사를 한다(그림 7-2와 그림 7-3).

그림 7-37

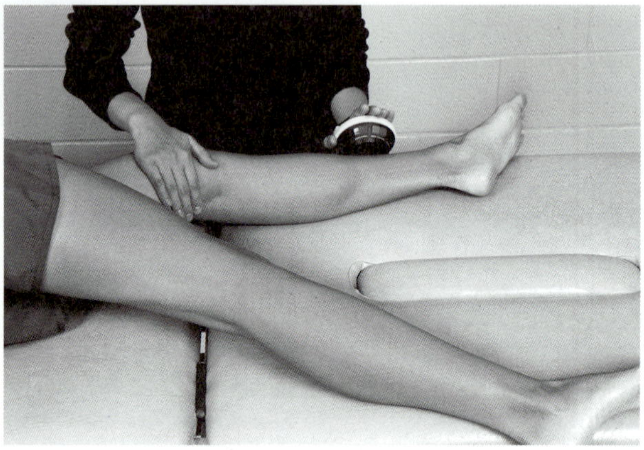

고정

넙다리뼈의 안쪽면을 고정한다(그림 7-37).

검사자 명령

"다리를 그 자세로 유지하시오. 그리고 내가 힘을 줄 테니까 버텨 보시오."

동력계 배치/저항

동력계를 먼쪽 종아리(발목의 바로 몸쪽)의 앞쪽면에 배치한다(검사의 일관성을 유지하기 위해, 그 위치를 피부 위에다 표시하고, 넙다리뼈의 가쪽위관절융기로부터 수직거리를 측정하고 기록해야 한다). 무릎관절을 굽힘하는 방향으로 저항을 종아리에 수직으로 적용하고, 3-5초간 저항을 유지한다(그림 7-37).

무릎관절의 굽힘 (KNEE FLEXION)

반힘줄모양근, 반막모양근, 넙다리두갈래근
(SEMITENDINOSUS, SEMIMEMBRANOSUS, BICEPS FEMORIS)

환자 자세 검사할 쪽 다리를 아래쪽에 배치하고 옆으로 누운 자세를 취한다. 검사할 쪽 엉덩관절을 펌하고, 무릎관절을 90° 굽힘한다(그림 7-38).

그림 7-38

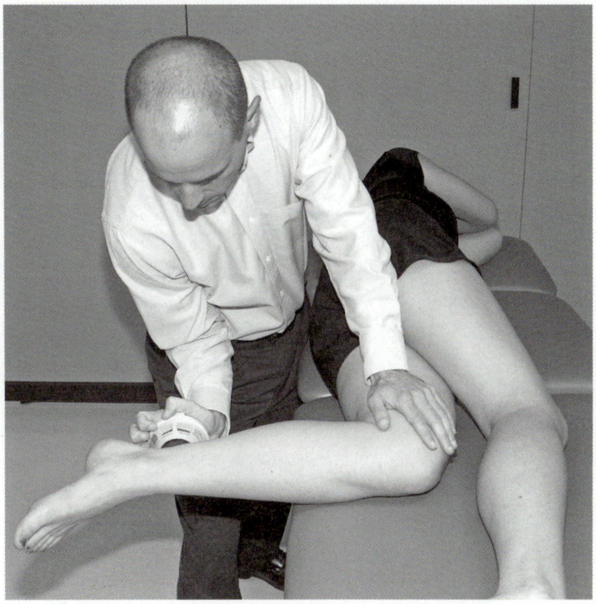

고정 먼쪽 넙다리뼈의 안쪽면을 고정한다(그림 7-38).

검사자 명령 "다리를 그 자세로 유지하시오. 그리고 내가 힘을 줄 테니까 버텨 보시오."

동력계 배치/저항 동력계를 먼쪽 종아리(발목의 바로 몸쪽)의 뒤쪽면에 배치한다(검사의 일관성을 유지하기 위해, 그 위치를 피부 위에다 표시하고, 넙다리뼈의 안쪽위관절융기로부터 수직거리를 측정하고 기록해야 한다). 무릎관절을 펌하는 방향으로 저항을 종아리에 수직으로 적용하고, 3-5초간 저항을 유지한다(그림 7-38).

발목관절의 발바닥굽힘 (ANKLE PLANTAR FLEXION)

장딴지근, 가자미근 (GASTROCNEMIUS, SOLEUS)

환자 자세

검사할 쪽 다리를 아래쪽에 배치하고 옆으로 누운 자세를 취한다. 검사할 쪽 발목관절을 발바닥굽힘한다(그림 7-39).

그림 7-39

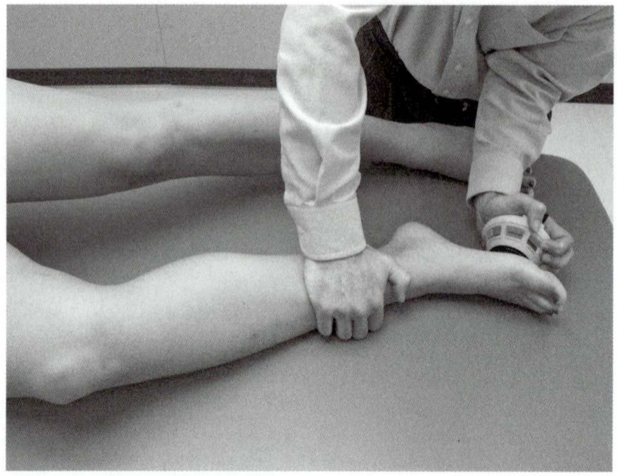

고정

먼쪽 종아리의 안쪽면을 고정한다. 이때 장딴지근/가자미근을 직접적으로 압박해서는 안 된다(그림 7-39).

검사자 명령

"발을 그 자세로 유지하시오. 그리고 내가 힘을 줄 테니까 버텨 보시오."

동력계 배치/저항

동력계를 발바닥(발허리뼈머리 근처)에 배치한다(검사의 일관성을 유지하기 위해, 그 위치를 피부 위에다 표시하고, 안쪽복사뼈로부터 수직거리를 측정하고 기록해야 한다). 발목관절을 발등굽힘하는 방향으로 저항을 발바닥에 수직으로 적용하고, 3-5초간 저항을 유지한다(그림 7-39).

발목관절의 발등굽힘 (ANKLE DORSIFLEXION)

앞정강근 (TIBIALIS ANTERIOR)

환자 자세

검사할 쪽 다리를 아래쪽에 배치하고 옆으로 누운 자세를 취한다. 검사할 쪽 발목관절을 발등굽힘한다(그림 7–40).

그림 7–40

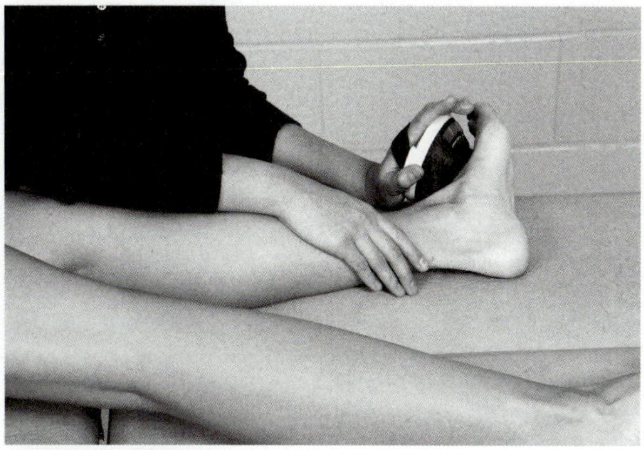

고정

먼쪽 종아리의 안쪽면을 고정한다. 이때 앞정강근을 압박해서는 안 된다(그림 7–40).

검사자 명령

"발을 그 자세로 유지하시오. 그리고 내가 힘을 줄 테니까 버텨 보시오."

동력계 배치/저항

동력계를 발등(발허리뼈머리 근처)에 배치한다(검사의 일관성을 유지하기 위해, 그 위치를 피부 위에다 표시하고, 안쪽복사뼈로부터 수직거리를 측정하고 기록해야 한다). 발목관절을 발바닥굽힘하는 방향으로 저항을 발등에 수직으로 적용하고, 3–5초간 저항을 유지한다(그림 7–40).

목말밑관절의 안쪽번짐 (SUBTALAR INVERSION)

뒤정강근 (TIBIALIS POSTERIOR)

환자 자세

다리를 쭉 펴고 누운 자세를 취한다. 검사할 쪽 발목관절을 약간 발바닥굽힘시키고, 목말밑관절을 안쪽번짐시킨다(그림 7–41).

그림 7–41

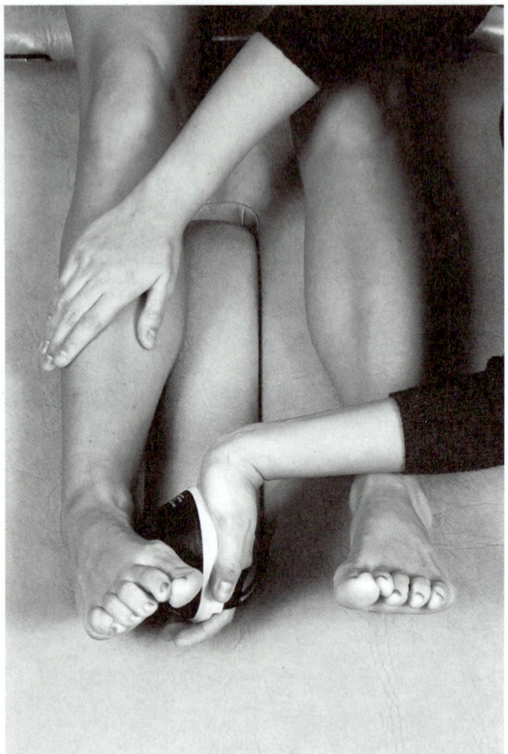

고정

정강뼈의 앞안쪽면을 고정한다(그림 7–41).

검사자 명령

"발을 그 자세로 유지하시오. 그리고 내가 힘을 줄 테니까 버텨 보시오."

동력계 배치/저항

동력계를 발의 안쪽면(첫번째 발허리뼈바닥 근처)에 배치한다(검사의 일관성을 유지하기 위해, 그 위치를 피부 위에다 표시하고, 안쪽복사뼈로부터 수직거리를 측정하고 기록해야 한다). 목말밑관절을 가쪽번짐하는 방향으로 저항을 발의 안쪽면에 수직으로 적용하고, 3–5초간 저항을 유지한다(그림 7–41).

목말밑관절의 가쪽번짐 (SUBTALAR EVERSION)

뒤정강근 (PERONEUS LONGUS AND BREVIS)

환자 자세

다리를 쭉 펴고 누운 자세를 취한다. 검사할 쪽 발목관절을 중립위로 하고, 목말밑관절을 가쪽번짐시킨다(그림 7-42).

그림 7-42

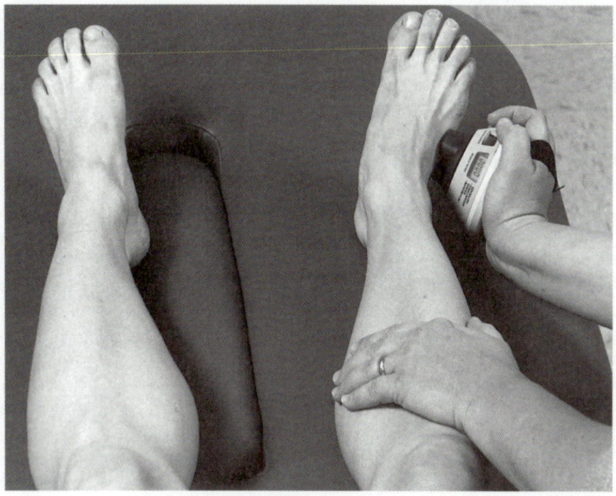

고정

정강뼈의 안쪽면을 고정한다(그림 7-42).

검사자 명령

"발을 그 자세로 유지하시오. 그리고 내가 힘을 줄 테니까 버텨 보시오."

동력계 배치/저항

동력계를 발의 가쪽면(다섯 번째 발허리뼈바닥의 바로 먼쪽)에 배치한다(검사의 일관성을 유지하기 위해, 그 위치를 피부 위에다 표시하고, 가쪽복사뼈로부터 수직거리를 측정하고 기록해야 한다). 목말밑관절을 안쪽번짐하는 방향으로 저항을 발의 가쪽면에 수직으로 적용하고, 3–5초간 저항을 유지한다(그림 7-42).

참고문헌(References)

1. Agre JC, Magness JL, Hull SZ, et al. Strength testing with a portable dynamometer: Reliability for upper and lower extremities. *Arch Phys Med Rehabil*. 1987;68:454-458.
2. Aitkens S, Lord J, Bernauer E, et al. Relationship of manual muscle testing to objective strength measurements. *Muscle Nerve*. 1989;12: 173-177.
3. Andrews AW. Hand-held dynamometry for measuring muscle strength. *J Hum Muscle Perform*. 1991;1:35-50.
4. Andrews AW, Thomas MW, Bohannon RW. Normative values for isometric muscle force measurements obtained with hand-held dynamometers. *Phys Ther*. 1996;76:248-259.
5. Appleton RE, Sykanda AM. Objective assessment of muscle strength in chronic relapsing dysimmune polyradiculoneuropathy. *Dev Med Child Neurol*. 1988;30:365-369.
6. Arnold CM, Warkentin KD, Chilibeck PD, et al. The reliability and validity of handheld dynamometry for the measurement of lower-extremity muscle strength in older adults. *J Strength Cond Res*. 2009;23.
7. Askew LJ, An K-N, Morrey BF, et al. Isometric elbow strength in normal individuals. *Clin Orthop*. 1987;222:261-266.
8. Bäckman E, Johansson V, Häger B, et al. Isometric muscle strength and muscle endurance in normal persons aged between 17 and 70 years. *Scand J Rehabil Med*. 1995;27:109-117.
9. Bäckman E, Odenrick P, Henriksson KG, et al. Isometric muscle force and anthropometric values in normal children aged between 3.5 and 15 years. *Scand J Rehabil Med*. 1989;21:105-114.
10. Balogun JA, Powell, Trullender B, et al. Intra- and inter-tester reliability of Nicholas hand-held dynamometer during evaluation of upper extremity isometric muscle strength. *Eur J Phys Med Rehabil*. 1998;8:48-53.
11. Bayramoğlu M, Sözay S, Karata M, Kilinç S. Relationships between muscle strength and bone mineral density of three body regions in sedentary postmenopausal women. *Rheumatol Int*. 2005;25: 513-517.
12. Beasley WC. Influence of method on estimates of normal knee extensor force among normal and postpolio children. *Phys Ther Rev*. 1956;36:21-41.
13. Beck M, Giess R, Wurffel W, et al. Comparison of maximal voluntary isometric contraction and Drachman's hand-held dynamometry in evaluating patients with amyotrophic lateral sclerosis. *Muscle Nerve*. 1999;22:1265-1270.
14. Beenakker EA, Maurits NM, Fock JM, et al. Functional ability and muscle force in healthy children and ambulant Duchenne muscular dystrophy patients. *Eur J Paediatr Neurol*. 2005;9:387-393.
15. Beenakker EAC, van der Hoeven JH, Fock JM, et al. Reference values of maximum isometric muscle force obtained in 270 children aged 4-16 years by hand-held dynamometry. *Neuromusc Dis*. 2001; 11:441-446.
16. Berry ET, Guiliani CA, Damiano DL. Intrasession and intersession reliability of handheld dynamometry in children with cerebral palsy. *Pediatr Phys Ther*. 2004;16:191-198.
17. Bohannon RW. Discriminant construct validity of hand-held dynamometry and manual muscle testing in a home care setting. *J Phys Ther Sci*. 1997;9:57-61.
18. Bohannon RW. Hand-held dynamometry: adoption 1900-2005. *Percept Mot Skills*. 2006;103:3-4.
19. Bohannon RW. Results of resistance exercise on a patient with amyotrophic lateral sclerosis: a case report. *Phys Ther*. 1983;63: 965-968.
20. Bohannon RW. Manual muscle testing: does it meet the standards of an adequate screening test? *Clin Rehabil*. 2005;19:662-667.
21. Bohannon RW, Dubuc WE. Documentation of resolution of weakness in a patient with Guillain-Barre syndrome: A clinical report. *Phys Ther*. 1984;64:388-389.
22. Bohannon RW. Upper extremity strength and strength relationships among young women. *J Ortho Sports Phys Ther*. 1986;8:128-133.
23. Bohannon RW. Test-retest reliability of hand-held dynamometry during a single session of strength assessment. *Phys Ther*. 1986; 66:206-209.
24. Bohannon RW. Manual muscle test scores and dynamometer test scores for knee extension strength. *Arch Phys Med Rehabil*. 1986; 67:390-392.
25. Bohannon RW. Strength of lower limb related to gait velocity and cadence in stroke patients. *Physiother Can*. 1986;38:204-206.
26. Bohannon RW, Jones PL. Results of manual resistance exercise on a manifesting carrier of Duchenne muscular dystrophy: A case report. *Phys Ther*. 1986;66:973-975.
27. Bohannon RW, Larkin PA, Smith MB, et al. Shoulder pain in hemiplegia: statistical relationship with five variables. *Arch Phys Med Rehabil*. 1986;67:514-516.
28. Bohannon RW. Hand-held dynamometry: stability of muscle strength over multiple measurements. *Clin Biomech*. 1987;2:74-77.
29. Bohannon RW. Relationship between static standing capacity and lower limb strength in hemiparetic stroke patients. *Clin Rehabil*. 1987;1:287-291.
30. Bohannon RW. Relationship between static strength and various other measures in hemiparetic stroke patients. *Int J Rehabil Med*. 1987;8:125-128.
31. Bohannon RW. Differentiation of maximal from submaximal static elbow flexor efforts by measurement variability. *Am J Phys Med*. 1987;66:213-218.
32. Bohannon RW. Relationship between strength and movement in plegic lower limb following cerebrovascular accidents. *Int J Rehabil Res*. 1987;10:420-422.
33. Bohannon RW. Gait performance of hemiparetic stroke patients: Selected variables. *Arch Phys Med Rehabil*. 1987;68:777-781.
34. Bohannon RW, Andrews AW. Interrater reliability of hand-held dynamometry. *Phys Ther*. 1987;67:931-933.
35. Bohannon RW, Andrews AW. Relative strength of seven upper extremity muscle groups in hemiparetic stroke patients. *J Neurol Rehabil*. 1987;1:161-165.
36. Bohannon RW, Larkin RA, Smith MB, et al. Relationship between static muscle strength deficits and spasticity in stroke patients with hemiparesis. *Phys Ther*. 1987;67:1068-1071.
37. Bohannon RW, Smith MB. Upper extremity strength deficits in hemiplegic stroke patients: relationship between admission and discharge assessment and time since onset. *Arch Phys Med Rehabil*. 1987;68:155-157.
38. Bohannon RW. Make tests and break tests of elbow flexor muscle strength. *Phys Ther*. 1988;68:193-194.
39. Bohannon RW. Determinants of transfer capacity in patients with hemiparesis. *Physiother Can*. 1988;40:236-238.
40. Bohannon RW. Knee extension force measurements are reliable and indicative of walking speed in stroke patients. *Int J Rehabil Res*. 1989;12:193-194.
41. Bohannon RW, Andrews AW. Accuracy of spring and strain gauge hand-held dynamometers. *J Orthop Sports Phys Ther*. 1989;11: 323-325.
42. Bohannon RW, Andrews AW. Influence of head-neck rotation on static elbow flexion force of paretic side in patients with hemiparesis. *Phys Ther*. 1989;69:135-137.
43. Bohannon RW. Shoulder position influences elbow extension force in healthy individuals. *J Orthop Sports Phys Ther*. 1990;12:111-114.
44. Bohannon RW. Make versus break tests for measuring elbow flexor muscle force with a hand-held dynamometer in patients with stroke. *Physiother Can*. 1990;42:247-251.
45. Bohannon RW. Knee extension torque in stroke patients: Comparison of measurements obtained with a hand-held and a Cybex dynamometer. *Physiother Can*. 1990;42:284-287.
46. Bohannon RW. Hand-held compared with isokinetic dynamometry for measurement of static knee extension torque (parallel reliability of dynamometers). *Clin Phys Physiol Meas*. 1990;11:217-222.
47. Bohannon RW. Muscle strength testing with hand-held dynamometers. In: Amundsen LR, ed. *Muscle Strength Testing*. New York: Churchill Livingstone; 1990:69-88.
48. Bohannon RW. Consistency of muscle strength measurements in patient with stroke: examination from a different perspective. *J Phys Ther Sci*. 1990;2:1-7.
49. Bohannon RW, Saunders N. Hand-held dynamometry: a single trial may be adequate for measuring muscle strength in healthy individuals. *Physiother Can*. 1990;42:6-9.
50. Bohannon RW. Relationship between movement deficits and muscle strength and tone at elbow in patients with hemiparesis. *Clin Rehabil*. 1991;2:110-113.
51. Bohannon RW, Wikholm J. Measurements of knee extension force obtained by two examiners of substantially different experience with a hand-held dynamometer. *Isokinetic Exerc Sci*. 1992;2:5-8.
52. Bohannon RW. Comparability of force measurements obtained with different hand-held dynamometers from older adults. *Isokinet Exerc Sci*. 1993;3:148-151.

53. Bohannon RW. Comparability of force measurements obtained with different strain gauge hand-held dynamometers. *J Orthop Sports Phys Ther*. 1993;18:564-567.
54. Bohannon RW, Smith J, Hull D, et al. Deficits in lower extremity muscle and gait performance among renal transplant candidates. *Arch Phys Med Rehabil*. 1995;76:547-551.
55. Bohannon RW. Hand-held dynamometer measurements obtained in a home environment are reliable but not correlated strongly with function. *Int J Rehabil Res*. 1996;19:345-347.
56. Bohannon RW. Reference values for extremity muscle strength obtained by hand-held dynamometry from adults aged 20 to 79 years. *Arch Phys Med Rehabil*. 1997;78:26-32.
57. Bohannon RW. Alternatives for measuring knee extension strength of elderly at home. *Clin Rehabil*. 1998;12:434-440.
58. Bohannon RW. Research incorporating hand-held dynamometry publication trends since 1948. *Percept Mot Skills*. 1998;86:1177-1178.
59. Bohannon RW. Intertester reliability of hand-held dynamometry: A concise summary of published research. *Percept Mot Skills*. 1999; 88:899-902.
60. Bohannon RW. Adoption of hand-held dynamometry. *Percept Mot Skills*. 2001;92:150.
61. Bohannon RW. Measuring knee extensor muscle strength. *Am J Phys Med Rehabil*. 2001;80:13-18.
62. Boiteau M, Malouin F, Richards CL. Use of a hand-held dynamometer and a Kin-com dynamometer for evaluating spastic hypertonia in children: a reliability study. *Phys Ther*. 1995;74:796-802.
63. Borden R, Colachis SC. Quantitative measurement of good and normal ranges in muscle testing. *Phys Ther*. 1968;48:839-843.
64. Brinkman JR. Comparison of a hand-held and fixed dynamometer in measuring strength of patients with neuromuscular disease. *J Orthop Sports Phys Ther*. 1994;19:100-104.
65. Buchman AS, Boyle PA, Leurgans SE, et al. Pulmonary function, muscle strength, and incident mobility disability in elders. *Proc Am Thorac Soc*. 2009 1;6:581-587.
66. Burns J, Bray P, Cross LA, et al. Hand involvement in children with Charcot-Marie-Tooth disease type 1A. *Neuromuscul Disord*. 2008;18: 970-973.
67. Burns J, Redmond A, Ouvrier R, Crosbie J. Quantification of muscle strength and imbalance in neurogenic pes cavus, compared to healthy controls, using hand-held dynamometry. *Foot Ankle Int*. 2005;26:540-544.
68. Burns SP, Breuninger A, Kaplan C, Marin H. Hand-held dynamometry in persons with tetraplegia: comparison of make- versus break-testing techniques. *Am J Phys Med Rehabil*. 2005;84:22-29.
69. Busse ME, Hughes G, Wiles CM, Rosser AE. Use of hand-held dynamometry in the evaluation of lower limb muscle strength in people with Huntington's disease. *J Neurol*. 2008;255:1534-1540.
70. Byl NN, Richards S, Asturias J. Intrarater and interrater reliability of strength measurements of biceps and deltoid using a hand-held dynamometer. *J Orthop Sports Phys Ther*. 1988;9:399-405.
71. Clarkson HM, Gilewich GB. *Musculoskeletal Assessment: Joint Range of Motion and Manual Muscle Strength*. Baltimore: Williams & Wilkins; 1999.
72. Clarys JP, Provyn S, Cattrysse E, et al. The role of the axillary arch (of Langer) in the management and the kinesiology of the overhead shoulder mobility. *J Sports Med Phys Fitness*. 2008;48: 455-465.
73. Clause S, Malouin F, Richards CI. Utilisation de la dynamométrie manuelle pour mesurer la spasticité des muscles adducteurs do la hanche. *Ann Réadapt Méd Phys*. 1992;35:17-26.
74. CompuFET. *Instruction Manual*. Draper, UT: Hogan Health; 1995.
75. Cook JD, Iannaccone ST, Russman BS, et al. Cooperative study for assessment of therapeutic trials for spinal muscular atrophies: a methodology to measure strength of SMA patients. *Muscle Nerve*. 1990;13:S7-S10.
76. Coote S, Garrett M, Hogan N, et al. Getting the balance right: a randomised controlled trial of physiotherapy and exercise interventions for ambulatory people with multiple sclerosis. *BMC Neurol*. 2009;9:34.
77. Crompton J, Galea MP, Phillips B. Hand-held dynamometry for muscle strength measurement in children with cerebral palsy. *Dev Med Child Neurol*. 2007;49:106-111.
78. Deones VL, Wiley SC, Worrell T. Assessment of quadriceps muscle performance by a hand-held dynamometer and an isokinetic dynamometer. *J Orthop Sports Phys Ther*. 1994;20:296-301.
79. Dunn JC, Iversen MD. Interrater reliability of knee muscle forces obtained by hand-held dynamometer from elderly subjects with degenerative back pain. *J Ger Phys Ther*. 2003:26:23-29.
80. Duyff RF, Van den Bosch J, Laman DM, et al. Neuromuscular findings in thyroid dysfunction: A prospective clinical and electrodiagnostic study. *J Neurol Neurosurg Psychiatry*. 2000;68:750-755.
81. Dvir Z, Arbel N, Bar-Haim S. Use of hand-held dynamometry for measuring effect of short-leg tone reducing casts on passive compliance of calf muscles in children with cerebral palsy. *J Neurol Rehabil*. 1991;5:229-234.
82. Edwards RH, McDonnell M. Hand-held dynamometer for evaluating voluntary muscle function. *Lancet*. 1974;2:757-758.
83. Emery AE, Skinner R, Howden LC, et al. Verapamil in Duchenne muscular dystrophy. *Lancet*. 1982;1:559.
84. Escolar DM, Henricson EK, Mayhew J, et al. Clinical evaluator reliability for quantitative and manual muscle testing measures of strength in children. *Muscle Nerve*. 2001;24:787-793.
85. Finucane SD, Walker ML, Rothstein JM, et al. Reliability of isometric muscle testing of knee flexor and extensor muscles in patients with connective tissue diseases. *Phys Ther*. 1988;68:338-343.
86. Frese E, Brown M, Norton BJ. Clinical reliability of manual muscle testing: middle trapezius and gluteus medius muscles. *Phys Ther*. 1987;67:1072-1076.
87. Gajdosik CG. Ability of very young children to produce reliable isometric force measurements. *Pediatr Phys Ther*. 2005;17:251-257.
88. Geere J, Chester R, Kale S, Jerosch-Herold C. Power grip, pinch grip, manual muscle testing or thenar atrophy: which should be assessed as a motor outcome after carpal tunnel decompression? A systematic review. *BMC Musculoskelet Disord*. 2007;8:114.
89. Giles C. Modified sphygmomanometer: an instrument to objectively assess muscle strength. *Physiother Can*. 1984;36:36-37.
90. Goonetilleke A, Modarres-Sadeghi H, Guiloff RJ. Accuracy, reproducibility, and variability of hand-held dynamometry in motor neuron disease. *J Neurol Neurosurg Psychiatry*. 1994;57: 326-332.
91. Griffin JW, McClure MH, Bertorini TE. Sequential isokinetic and manual muscle testing in patients with neuromuscular disease. *Phys Ther*. 1986;66:32-35.
92. Harlaar J, Roebroeck ME, Lankhorst. Computer-assisted hand-held dynamometer: Low-cost instrument for muscle function assessment in rehabilitation medicine. *Med Biol Eng Comp*. 1996; 34:329-335.
93. Hayes KW, Falconer J. Reliability of hand-held dynamometry and its relationship with manual muscle testing in patients with osteoarthritis in knee. *J Orthop Sports Phys Ther*. 1992;16:145-149.
94. Hedengren E, Knutson LM, Håglund-Akerlind Y, et al. Lower extremity isometric joint torque in children with juvenile chronic arthritis. *Scand J Rheumatol*. 2001;30:69-76.
95. Helewa A, Goldsmith C, Smythe H, et al. An evaluation of four different measures of abdominal muscle strength: Patient order and instrument variation. *J Rheumatol*. 1990:17:965-969.
96. Hinderer KA, Hinderer SR. Muscle strength development and assessment in children and adolescents. In: Ringdahl K, ed. *International Perspectives in Physical Therapy: Muscle Strength*. Edinburgh, UK: Churchill Livingstone; 1993:93-140.
97. Hoogerwaard EM, Bakker E, Ipel PF, et al. Signs and symptoms of Duchenne muscular dystrophy and Becker muscular dystrophy among carriers in Netherlands: a cohort study. *Lancet*. 1999;353: 2116-2119.
98. Horvat M, Croce R, Roswal G. Intratester reliability of Nicholas manual muscle tester on individuals with intellectual disabilities by a tester having minimal experience. *Arch Phys Med Rehabil*. 1994;75: 808-811.
99. Hosking GP, Bhat US, Dubowitz V, et al. Measurements of muscle strength and performance in children with normal and diseased muscle. *Arch Dis Child*. 1976;51:957-963.
100. Hsieh C, Phillips RB. Reliability of manual muscle testing with a computerized dynamometer. *J Manip Physiol Ther*. 1990;13: 72-82.
101. Hyde SA, Goddard C, Scott O. Myometer: development of a clinical tool. *Physiother*. 1983;69:424-427.
102. Iddings DM, Smith LK, Spencer WA. Muscle testing, II: Reliability in clinical use. *Phys Ther Rev*. 1961;41:249-256.
103. Kaegi C, Thibault MC, Girous F, et al. Interrater reliability of force measurements using a modified sphygmomanometer in elderly subjects. *Phys Ther*. 1998;78:1095-1103.

104. Karner PM, Thompson AL, Connelly DM, et al. Strength testing in elderly women using a portable dynamometer. *Physiother Can.* 1998;50:35-39.
105. Katz-Leurer M, Rottem H, Meyer S. Hand-held dynamometry in children with traumatic brain injury: Within-session reliability. *Pediatr Phys Ther.* 2008 Fall;20:259-263.
106. Keating JL, Matyas TA. Influence of subject and test design on dynamometric measurements of extremity muscles. *Phys Ther.* 1996;76:866-889.
107. Kelln BM, McKeon PO, Gontkof LM, Hertel J. Hand-held dynamometry: reliability of lower extremity muscle testing in healthy, physically active, young adults. *J Sport Rehabil.* 2008;17:160-170.
108. Kilmer DD, Aitkens SG, Wright NC, et al. Simulated work performance tasks in persons with neuropathic and myopathic weakness. *Arch Phys Med Rehabil.* 2000;81:938-943.
109. Kilmer DD, McCrory MA, Wright NC. Strength measurement using hand-held dynamometry. NMDinfo.net.
110. Kilmer DD, McCrory MA, Wright NC, et al. Hand-held dynamometry reliability in persons with neuropathic weakness. *Arch Phys Med Rehabil.* 1997;78:1364-1368.
111. Kimura IF, Jefferson LM, Gulick DT, et al. Intra- and intertester reliability of Chatillon and MicroFet hand-held dynamometers in measuring force production. *J Sport Rehabil.* 1996;5:197-205.
112. Knols RH, Aufdemkampe G, de Bruin ED, et al. Hand-held dynamometry in patients with haematological malignancies: measurement error in the clinical assessment of knee extension strength. *BMC Musculoskelet Disord.* 2009;10:31.
113. Knols RH, Kolber MJ, Beekhuizen K, et al. The reliability of hand-held dynamometry in measuring isometric strength of the shoulder internal and external rotator musculature using a stabilization device. *Physiother Theory Pract.* 2007;23:119-124.
114. Knutson LM. Personal communication, 2010.
115. Kolber MJ, Cleland JA. Strength testing using hand-held dynamometry. *Phys Ther Rev.* 2005;10:99-112.
116. Kramer JF, Vaz MD, Vandervoort AA. Reliability of isometric hip abductor torques during examiner and belt-resisted tests. *J Gerontol.* 1991;46:M47-M51.
117. Krause DA, Schlagel SJ, Stember BM, et al. Influence of lever arm and stabilization on measures of hip abduction and adduction torque obtained by hand-held dynamometry. *Arch Phys Med Rehabil.* 2007;88:37-42.
118. Kwoh CK, Petrick MA, Munin MC. Inter-rater reliability for function and strength measurements in acute care hospital after elective hip and knee arthroplasty. *Arthritis Care Res.* 1997;10:128-134.
119. Ladeira CE, Hess LW, Galin BM, et al. Validation of an abdominal muscle strength test with dynamometry. *J Strength Cond Res.* 2005;19:925-930.
120. Lamontagne A, Malouin F, Richards CL, et al. Evaluation of reflex- and nonreflex-induced muscle resistance to stretch in adults with spinal cord injury using hand-held and isokinetic dynamometry. *Phys Ther.* 1998;78:964-978.
121. Leggin BO, Neuman RM, Iannotti JP, et al. Intrarater and interrater reliability of three isometric dynamometers in assessing shoulder strength. *J Shoulder Elbow Surg.* 1996;5:18-24.
122. Lennon SM, Ashburn A. Use of myometry in assessments of neuropathic weakness: testing for reliability in clinical practice. *Clin Rehabil.* 1993;7:125-133.
123. Lindstrom-Hazel D, Kratt A, Bix L. Interrater reliability of students using hand and pinch dynamometers. *Am J Occup Ther.* 2009;63:193-197.
124. Links TP, Zwarts MJ, Oosterhuis HJ. Improvement in muscle strength in familial hypokalaemic periodic paralysis with acetazolamide. *J Neurol Neurosurg Psychiatry.* 1988;51:1142-1145.
125. Lovett RW, Martin EG. Spring balance muscle test. *Am J Orthop Surg.* 1916;14:415-425.
126. Lu TW, Hsu HC, Chang LY, Chen HL. Enhancing the examiner's resisting force improves the reliability of manual muscle strength measurements: comparison of a new device with hand-held dynamometry. *J Rehabil Med.* 2007;39:679-684.
127. MacDermid JC, Ghobrial M, Quirion KB, et al. Validation of a new test that assesses functional performance of the upper extremity and neck (FIT-HaNSA) in patients with shoulder pathology. *BMC Musculoskelet Disord.* 2007;8:42.
128. MacDermid JC, Michlovitz SL. Examination of the elbow: linking diagnosis, prognosis, and outcomes as a framework for maximizing therapy interventions. *J Hand Ther.* 2006;19:82-97.
129. Macfarlane TS, Larson CA, Stiller C. Lower extremity muscle strength in 6 to 8 year old children using hand-held dynamometry. *Pediatr Phys Ther.* 2008;20:128-136.
130. Magnussen SP, Gleim GW, Nicholas JA. Shoulder weakness in professional baseball players. *Med Sci Sports Exerc.* 1994;26:5-9.
131. Mahony K, Hunt A, Daley D, et al. Inter-tester reliability and precision of manual muscle testing and hand-held dynamometry in lower limb muscles of children with spina bifida. *Phys Occup Ther Pediatr.* 2009;29:44-59.
132. Malouin F, Boiteau M, Bonneau C, et al. Use of a hand-held dynamometer for evaluation of spasticity in a clinical setting: a reliability study. *Physiother Can.* 1989;41:126-134.
133. Malouin F, Bonneau C, Pichard L, et al. Non-reflex mediated changes in plantarflexor muscles early after stroke. *Scand J Rehabil Med.* 1997;29:147-153.
134. Marino M, Nicholas JA, Gleim GW, et al. Efficacy of manual assessment of muscle strength using a new device. *Am J Sports Med.* 1982;10:360-364.
135. Martin HJ, Yule V, Syddall HE, et al. Is hand-held dynamometry useful for the measurement of quadriceps strength in older people? A comparison with the gold standard Bodex dynamometry. *Gerontology.* 2006;52:154-159.
136. Mascal CL, Landel R, Powers C. Management of patellofemoral pain targeting hip, pelvis, and trunk muscle function: 2 case reports. *J Orthop Sports Phys Ther.* 2003;33:642-660.
137. Mastaglia FL, Knezevic W, Thompson PD. Weakness of head turning in hemiplegia: a quantitative study. *J Neurol Neurosurg Psychiatry.* 1986;49:195-197.
138. Mathiowetz V, Kashman N, Volland G, et al. Grip and pinch strength: normative data for adults. *Arch Phys Med Rehabil.* 1985;66:69-74.
139. May LA, Burnham RS, Steadward RD. Assessment of isokinetic and hand-held dynamometer measures of shoulder rotator strength among individuals with spinal cord injury. *Arch Phys Med Rehabil.* 1997;78:251-255.
140. McMahon LM, Burdett RG, Whitney SL. Effects of muscle group and placement site on reliability of hand-held dynamometry strength measurements. *J Orthop Sports Phys Ther.* 1992;15:236-242.
141. Mendell JR, Florence J. Manual muscle testing. *Muscle Nerve.* 1990;13:S16-S20.
142. Mercer VS, Lewis CL. Hip abductor and knee extensor muscle strength of children with and without Down syndrome. *Pediatr Phys Ther.* 2001;13:18-26.
143. Merlini L, Mazzone ES, Solari AS, et al. Reliability of hand-held dynamometry in spinal muscular atrophy. *Muscle Nerve.* 2002;26:64-70.
144. Molnar GE, Alexander J. Objective, quantitative muscle testing in children: a pilot study. *Arch Phys Med Rehabil.* 1973;54:224-228.
145. Morris SL, Dodd KJ, Morris ME. Reliability of dynamometry to quantify isometric strength following traumatic brain injury. *Brain Inj.* 2008;22(13-14):1030-1037.
146. Morris AF, Vaughan SE, Vaccaro P. Measurements of neuromuscular tone and strength in Down's syndrome children. *J Ment Defic Res.* 1982;26:41-46.
147. Newman LB. A new device for measuring muscle strength. *Arch Phys Med Rehabil.* 1949;30:234-237.
148. Nicholas J, Sapega A, Kraus H, et al. Factors influencing manual muscle tests in physical therapy. *J Bone Joint Surg.* 1978;60A:186-190.
149. Nicklin J, Karni Y, Wiles CM. Shoulder abduction fatiguability. *J Neurol Neurosurg Psychiatry.* 1987;50:423-427.
150. Nollet F, Beelen A. Strength assessment in postpolio syndrome: validity of a hand-held dynamometer in detecting change. *Arch Phys Med Rehabil.* 1999;80:1316-1323.
151. Noreau L, Vachon J. Comparison of three methods to assess muscular strength in individuals with spinal cord injury. *Spinal Cord.* 1998;36:716-723.
152. O'Shea SD, Taylor NF, Paratz JD. A predominantly home-based progressive resistance exercise program increases knee extensor strength in the short-term in people with chronic obstructive pulmonary disease: a randomised controlled trial. *Aust J Physiother.* 2007;53:229-237.
153. O'Shea SD, Taylor NF, Paratz JD. Measuring muscle strength for people with chronic obstructive pulmonary disease: retest reliability of hand-held dynamometry. *Arch Phys Med Rehabil.* 2007;88:32-36.

154. Pang MY, Harris JE, Eng JJ. A community-based upper-extremity group exercise program improves motor function and performance of functional activities in chronic stroke: a randomized controlled trial. *Arch Phys Med Rehabil*. 2006;87:1-9.
155. Pearn J. Two early dynamometers: an historical account of earliest measurements to study human muscular strength. *J Neurosci*. 1978;37:127-134.
156. Pestronk A, Lopate G, Kornberg AJ, et al. Distal lower motor neuron syndrome with high-titer serum IgM anti-GM1 antibodies. *Neurology*. 1994;44:2027-2031.
157. Phillips BA, Sing KL. Mastaglia. Muscle force measured using break testing with a hand-held myometer in normal subjects aged 20-68 years. *Arch Phys Med Rehab*. 2000;81:653-661.
158. Pierson LM, Miller LE, Pierson ME, et al. Validity of hand-held dynamometry for strength assessment in cardiac rehabilitation. *J Cardiopulm Rehabil*. 2005;25:266-269.
159. Puharic T, Bohannon RW. Measurement of forearm pronation and supination strength with a hand-held dynamometer for wrist flexion and extension. *Isokinet Exerc Sci*. 1993;3:202-206.
160. Rabin SI, Post M. A comparative study of clinical muscle testing and Cybex evaluation after shoulder operations. *Clin Orthop*. 1990;258: 147-156.
161. Rarick L, Gross K, Mohns MJ. Comparison of two methods of measuring strength of selected muscle groups in children. *Res Q*. 1955;26:74-79.
162. Reed RL, Den Hartog R, Yochum K, et al. A comparison of hand-held isometric strength measurement with isokinetic muscle strength measurement in elderly. *J Am Geriatr Soc*. 1993;41:53-56.
163. Reinking MF, Bockrath-Pugliese K, Worrell T, et al. Assessment of quadriceps muscle performance by hand-held, isometric, and isokinetic dynamometry in patients with knee dysfunction. *J Orthop Sports Phys Ther*. 1996;24:154-159.
164. Resnick JS, Mammel M, Mundale MO, et al. Muscular strength as an index of response to therapy in childhood dermatomyositis. *Arch Phys Med Rehabil*. 1981;62:12-19.
165. Rheault W, Beal JL, Kubik DR, et al. Intertester reliability of hand-held dynamometer for wrist flexion and extension. *Arch Phys Med Rehabil*. 1989;70:907-910.
166. Rice CL, Cunningham DA, Paterson DH, et al. Strength in an elderly population. *Arch Phys Med Rehabil*. 1989;70:391-397.
167. Richardson J, Stratford P, Cripps D. Assessment of reliability of hand-held dynamometer for measuring strength in healthy older adults. *Physiol Theory Pract*. 1998;14:49-54.
168. Richardson J, Stratford P, DePaul V, et al. A multirater reliability study of isometric elbow strength in healthy adults. *Physiother Can*. 1997;49:178-183.
169. Riddle DL, Finucane SC, Rothstein JL, et al. Intrasession and intersession reliability of hand-held dynamometer measurements taken on brain-damaged patients. *Phys Ther*. 1989;69:182-189.
170. Roebroeck ME, Harlaar J, Lankhorst GJ. Reliability assessment of isometric knee extension measurements with a computer-assisted hand-held dynamometer. *Arch Phys Med Rehabil*. 1998; 79:442-448.
171. Rose KJ, Burns J, North KN. Relationship between foot strength and motor function in preschool-age children. *Neuromuscul Disord*. 2009;19:104-107.
172. Rose KJ, Burns J, Ryan MM, Ouvrier RA, North KN. Reliability of quantifying foot and ankle muscle strength in very young children. *Muscle Nerve*. 2008;37:626-631.
173. Roy MA, Doherty TJ. Reliability of hand-held dynamometry in assessment of knee extensor strength after hip fracture. *Am J Phys Med Rehabil*. 2004;83:813-818.
174. Saraniti AJ, Gleim GW, Melvin M, et al. Relationship between subjective and objective measurements of strength. *J Orthop Sports Phys Ther*. 1980;2:15-19.
175. Schaubert KL, Bohannon RW. Reliability and validity of three strength measures obtained from community-dwelling elderly persons. *J Strength Cond Res*. 2005;19:717-720.
176. Schneider-Gold C, Beck M, Wessig C, et al. Creatine monohydrate in DM2/PROMM. *Neurology*. 2003;60:500-502.
177. Schoenmakers MA, de Groot JF, Gorter JW, et al. Muscle strength, aerobic capacity and physical activity in independent ambulating children with lumbosacral spina bifida. *Disabil Rehabil*. 2009;31: 259-266.
178. Schreuders TA, Selles RW, Roebroeck ME, Stam HJ. Strength measurements of the intrinsic hand muscles: A review of the development and evaluation of the Rotterdam intrinsic hand myometer. *J Hand Ther*. 2006;19:393-401; quiz 402.
179. Schwartz S, Cohen ME, Berbison GJ, et al. Relationship between two measures of upper extremity strength: manual muscle test compared to hand-held myometry. *Arch Phys Med Rehabil*. 1992; 73:1063-1068.
180. Scott OM, Hyde SA, Goddard C, et al. Quantitation of muscle function in children: a prospective study in Duchenne muscular dystrophy. *Muscle Nerve*. 1982;5:291-301.
181. Sexton TC. *Interrater Versus Intrarater Reliability of Microfet Manual Muscle Testing System in Assessment of Hip Flexion [master's thesis]*. Buffalo, NY: D'Youville College; 1994.
182. Shrout PE, Fleiss JL. Intraclass correlations: uses in assessing rater reliability. *Psychol Bull*. 1979;86:420-428.
183. Simmonds MJ. Muscle strength. In: Van Deusen J, Brunt D, eds. *Assessment in Occupational Therapy and Physical Therapy*. Philadelphia: WB Saunders; 1996:27-48.
184. Smidt GL. Serial assessment and treatment of a humeral fracture. *J Orthop Sports Phys Ther*. 1980;2:25-34.
185. Smidt GL, Albright JP, Deusinger RH. Pre- and postoperative functional changes in total knee patients. *J Orthop Sports Phys Ther*. 1984;6:25-29.
186. Smidt GL, Rodgers MW. Factors contributing to regulation and clinical assessment of muscular strength. *Phys Ther*. 1982;62: 1283-1290.
187. Smidt WR, Clark CR, Smidt GL. Short-term strength and pain changes in total hip arthroplasty patients. *J Orthop Sports Phys Ther*. 1990;12:16-23.
188. Soderberg GL. *Kinesiology: Application to Pathological Motion*. 2nd ed. Baltimore: Williams & Wilkins; 1997:1-27.
189. Soderberg GL, Robinson S. Letter to editor. *Phys Ther*. 2000;80: 528.
190. Spink MJ, Fotoohabadi MR, Menz HB. Foot and ankle strength assessment using hand-held dynamometry: Reliability and age-related differences. *Gerontology*. 2009.
191. Stratford DW, Balsor BE. A comparison of make and break tests using a hand-held dynamometer and Kin-Com. *J Orthop Sports Phys Ther*. 1993;19:28-32.
192. Stuberg WA, Metcalf WK. Reliability of quantitative muscle testing in healthy children and in children with Duchenne muscular dystrophy using a hand-held dynamometer. *Phys Ther*. 1988;68: 977-982.
193. Sullivan SJ, Chesley A, Hebert G, et al. Validity and reliability of hand-held dynamometry in assessing isometric external rotator performance. *J Orthop Sports Phys Ther*. 1988;10:213-217.
194. Suomi R, Collier D. Effects of arthritis exercise programs on functional fitness and perceived activities of daily living measures in older adults with arthritis. *Arch Phys Med Rehabil*. 2003;84: 1589-1594.
195. Surberg PR, Suomi R, Poppy WK. Validity and reliability of a hand-held dynamometer applied to adults with mental retardation. *Arch Phys Med Rehabil*. 1992;73:535-539.
196. Task Force on Standards for Measurement in Physical Therapy. Standards for tests and measurements in physical therapy practice. *Phys Ther*. 1991;71:589-622.
197. Taylor NF. Test retest reliability in cerebral palsy. *Arch Phys Med Rehabil*. 2004;85:77-80.
198. Thuer U, Ingervall B. Pressure from lips on teeth and malocclusion. *Am J Orthod Dentofac Orthop*. 1986;90:234-242.
199. Trudelle-Jackson E, Jackson AW, Frankowski CM, et al. Interdevice reliability and validity assessment of Nicholas hand-held dynamometer. *J Orthop Sports Phys Ther*. 1994;20:302-306.
200. Tung-Wu L, Horng-Chaung H, Ling-Ying C, et al. Enhancing the examiner's resisting force improves the reliability of manual muscle strength measurement: comparison of a new device with hand-held dynamometry. *J Rehabil Med*. 2007;39:679-684.
201. Van den Beld WA, van der Sanden GA, Sengers RC, et al. Validity and reproducibility of hand-held dynamometry in children aged 4-11 years. *J Rehabil Med*. 2006;38:57-64.
202. Van der Ploeg RJO, Fidler V, Oosterhuis HJ. Hand-held myometry: reference values. *J Neurol Neurosurg Psychiatry*. 1991;54: 248-251.
203. Van der Ploeg RJO, Oosterhuis HJ, Reuvekamp J. Measuring muscle strength. *J Neurol*. 1984;231:200-203.
204. Verschuren O, Ketelaar M, Takken T, et al. Reliability of hand-held dynamometry and functional strength tests for the lower

extremity in children with cerebral palsy. *Disabil Rehabil*. 2008;30: 1358-1366.

205. Visser J, Mans E, de Visser D, et al. Comparison of maximal voluntary isometric contraction and hand-held dynamometry in measuring muscle strength of patients with progressive lower motor neuron syndrome. *Neuromuscul Disord*. 2003;13;744-750.
206. Wadsworth CT, Krishnan R, Sear M, et al. Intrarater reliability of manual muscle testing and hand-held dynametric muscle testing. *Phys Ther*. 1987;67:1342-1347.
207. Wadsworth CT, Nielsen DH, Corcoran DS, et al. Interrater reliability of hand-held dynamometry: effects of rater gender, body weight and grip strength. *J Orthop Phys Ther*. 1992;16:74-81.
208. Wang CY, Olson SL, Protas EJ. Test-retest strength reliability: hand-held dynamometry in community-dwelling elderly fallers. *Arch Phys Med Rehabil*. 2002;83:811-815.
209. Whittaker RG, Ferenczi E, Hilton-Jones D. Myotonic dystrophy: practical issues relating to assessment of strength. *J Neurol Neurosurg Psychiatry*. 2006;77:1282-1283.
210. Wiggin M, Wilkinson K, Habetz S, et al. Percentile values of isokinetic peak torque in children six through thirteen years old. *Pediatr Phys Ther*. 2006;18:3-18.
211. Wiles CM, Karni Y. Measurement of muscle strength in patients with peripheral neuromuscular disorders. *J Neurol Neurosurg Psychiatry*. 1983;46:1006-1013.
212. Wilkolm JB, Bohannon RW. Hand-held dynamometer measurements: tester strength makes a difference. *J Orthop Sports Phys Ther*. 1991;13:191-198.
213. Willeke A, Gitty AC, Rob CA, et al. Validity and reproducibility of hand-held dynamometry in children aged 4-11 years. *J Rehabil Med*. 2006;38:57-64.

8

감각검사의 기법

Techniques of the Sensory Examination

감각검사 (Sensory testing)

우리는 신경계에 영향을 받는 여러 다른 신체 기관과 말초감각에 문제가 있는 손상이나 근육 약증을 가진 사람을 자주 만날 수 있다. 본 장은 신체 전반의 감각 검사 뿐만 아니라 깊은 힘줄반사 검사나 근육 감각 검사에 대한 기본적인 기법을 보여준다. 9장은 8장의 연장선으로서, 기타 신경학적 선별검사에 대한 기법을 설명한다.

감각검사는 환자의 병력을 토대로 이루어진다. 전신에 대한 감각검사는 필요하지도 않고, 효과도 거의 없다(척수손상과 같은 경우는 예외). 오히려, 검사자는 병력 체크 동안의 환자 반응이나 신체검진 동안의 징후와 증상을 통해 어떤 신체 부위를 검사해야 할 것인지를 판단한다. 만약 환자가 감각소실, "둔감", "찌르는 듯한 느낌", "저림" 혹은 특정 부위의 감각소실과 관련된 기타 주관적 느낌을 이야기하면, 검사자는 그 부위를 검사해야 한다. 심지어 환자가 감각 변화에 대해 어떤 언급을 하지 않아도, 임상가는 운동소실과 같은 다른 검사의 소견을 통해 감각결핍을 의심하기도 한다. 그래서 감각검사를 하기 전에, 먼저 병력 체크와 신체검진을 먼저 해야 한다.

본 장의 기법들은 임상 감각검사 방법으로 구성되어 있고, 총체적인 감각이상을 찾는 방법을 제공하고 있다. 일반적으로, 감각 결핍은 신체 좌우의 감각을 비교하거나 같은 쪽 신체 부위의 몸쪽과 먼쪽을 비교함으로써 찾을 수 있다. 신체 부위에 감각 지각 능력의 차이가 있거나, 자극을 제대로 인지하지 못하면, 감각이상이 있는 것이다. 임상 감각검사로는 환자의 감각역치를 알 수 없고 또, 환자의 반응을 기준값과 비교할 수도 없다. 만약 정량적인 감각수치를 알고 싶으면, 본 교재에서 다루어지지 않지만, 정량적 검각검사를 실시해야 한다. 독자들이 정량적 감각검사에 대해 자세히 알고 싶으면, 본 장의 끝부분에 제시된 참고문헌을 참고하기 바란다.

감각검사의 일반적 원칙 (General principles of sensory testing)

본 장의 임상 감각검사 기법은 말초신경(peripheral nerve)이든, 신경뿌리(nerve root)이든, 혹은 뇌신경(cranial nerve)이든 간에 신체 전반에 걸쳐 이용될 수 있다. 아래의 몇 가지 일반적인 원칙은 임상가들이 모든 감각검사를 할 때 도움을 줄 수 있다.

1. 모든 검사 부위가 접근되기 쉽도록 환자는 편안한 자세를 취해야 한다. 본 장은 거의 대부분 누운 자세를 선택하고 있는데, 그 이유는 최소의 자세 변화로서 모든 검사 부위에 쉽게 접근할 수 있기 때문이고, 또 말초신경뿌리 차트나 피부절 차트와 가장 쉽게 비교할 수 있기 때문이다. 그러나 누운 자세를 선택하지 않았을 때는, 엎드린 자세나 옆으로 누운 자세가 접근하기 용이한 자세이다. 옷을 입은 채 감각검사를 하면, 좋은 결과를 얻을 수 없기 때문에 검사할 부위를 노출시켜야 한다. 그러나 환자가 부끄러움을 느끼지 않도록 조심해야 한다. 검사 동안 환자의 자세 변화는 최소로 이루어져야 한다.
2. 검사를 하기 전에 환자에게 검사 절차에 대해 설명을 해 주어야 한다. 검사하기 전에, 검사 동안에 어떤 일이 일어나는지, 그리고 검사자가 환자에게 무엇을 기대하는 지를 알려주는 것은 꼭 필요하다. 사전 설명으로서, 감각이 정상인 피부에 어떤 검사 도구를 사용한 것인지는 물론, 자극에 환자가 어떻게 반응해야 하는지에 대한 특별한 지시사항도 포함시켜야 한다.
3. 감각검사 절차 동안에 환자의 시야를 차단해야 한다. 검사에 대한 설명이 충분히 이루어졌으면, 환자가 검사 과정을 보지 않도록 한다. 만약 환자가 눈을 뜨게 되면, 결과가 잘못될 수 있다.

4. 검사자는 감각 손상 부위나 감각 부재 부위부터 먼저 검사를 시작하고, 그 다음에 정상 부위를 검사해야 한다. 이런 방법이 손상 감각과 정상 감각 사이의 경계선을 명확하게 하는데 더 유리하다.
5. 감각이 정상인 피부영역을 기준값으로 사용할 수 있다. 검사자는 정상 감각 부위를 확인한 후, 감각 손상 부위와 대조시킨다. 척수손상으로 인한 감각 소실의 경우에는 신체의 몸쪽과 먼쪽을 비교하거나, 신체 좌우측을 비교하기도 한다.
6. 검사자는 감각결핍을 주의 깊게 체크해야 한다. 도표나 작성지에 기호로 표시한 후, 결과를 해석하기 위해, 피부절 차트나 말초신경 차트와 비교해 본다(그림 8-1과 그림 8-2).
7. 통증 검사에 이용되는 도구는 한 사람에게만 사용해야 하며, 재활용해서는 안 된다. 사용된 도구는 적절한 용기에 폐기처분되어야 한다.

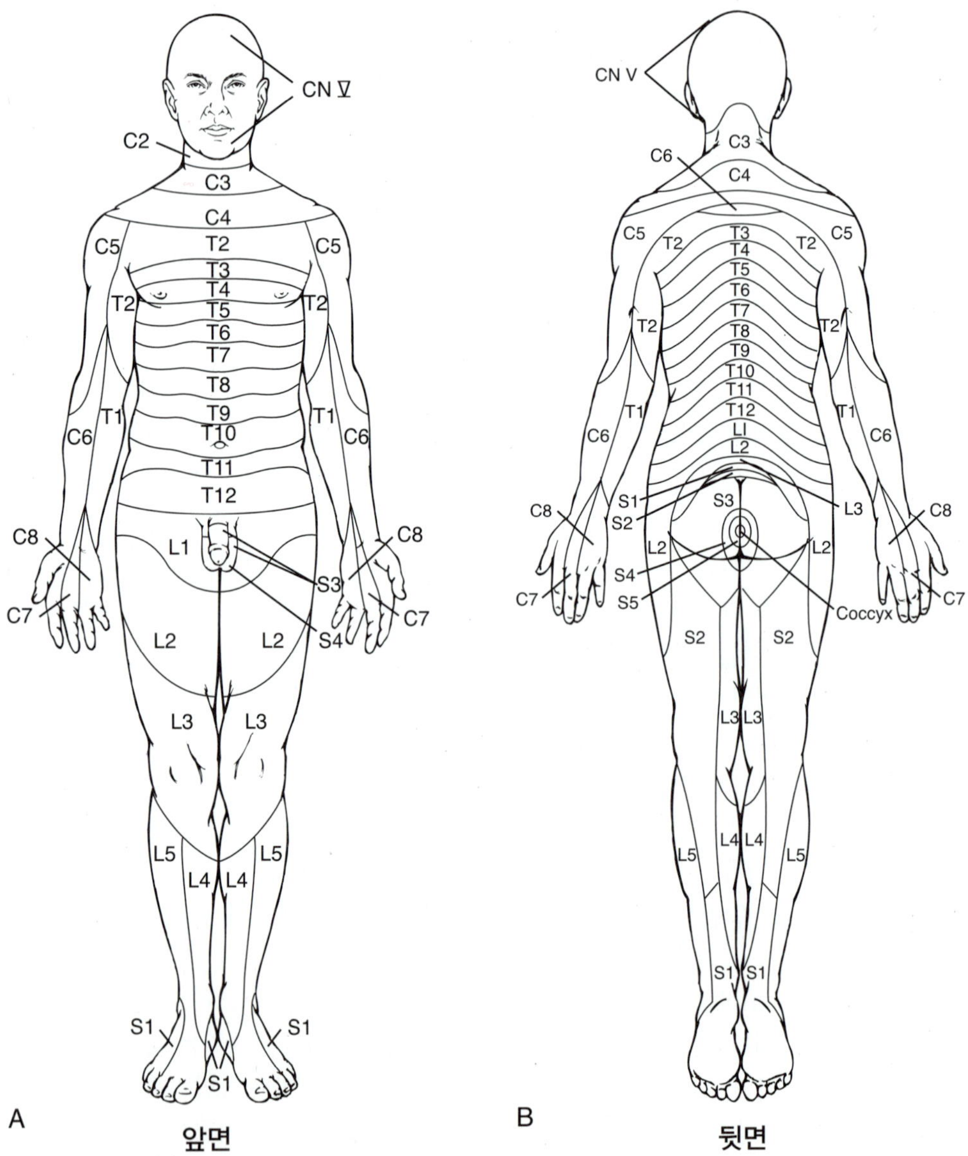

그림 8-1 감각 피부절. **A:** 앞면, **B:** 뒷면.

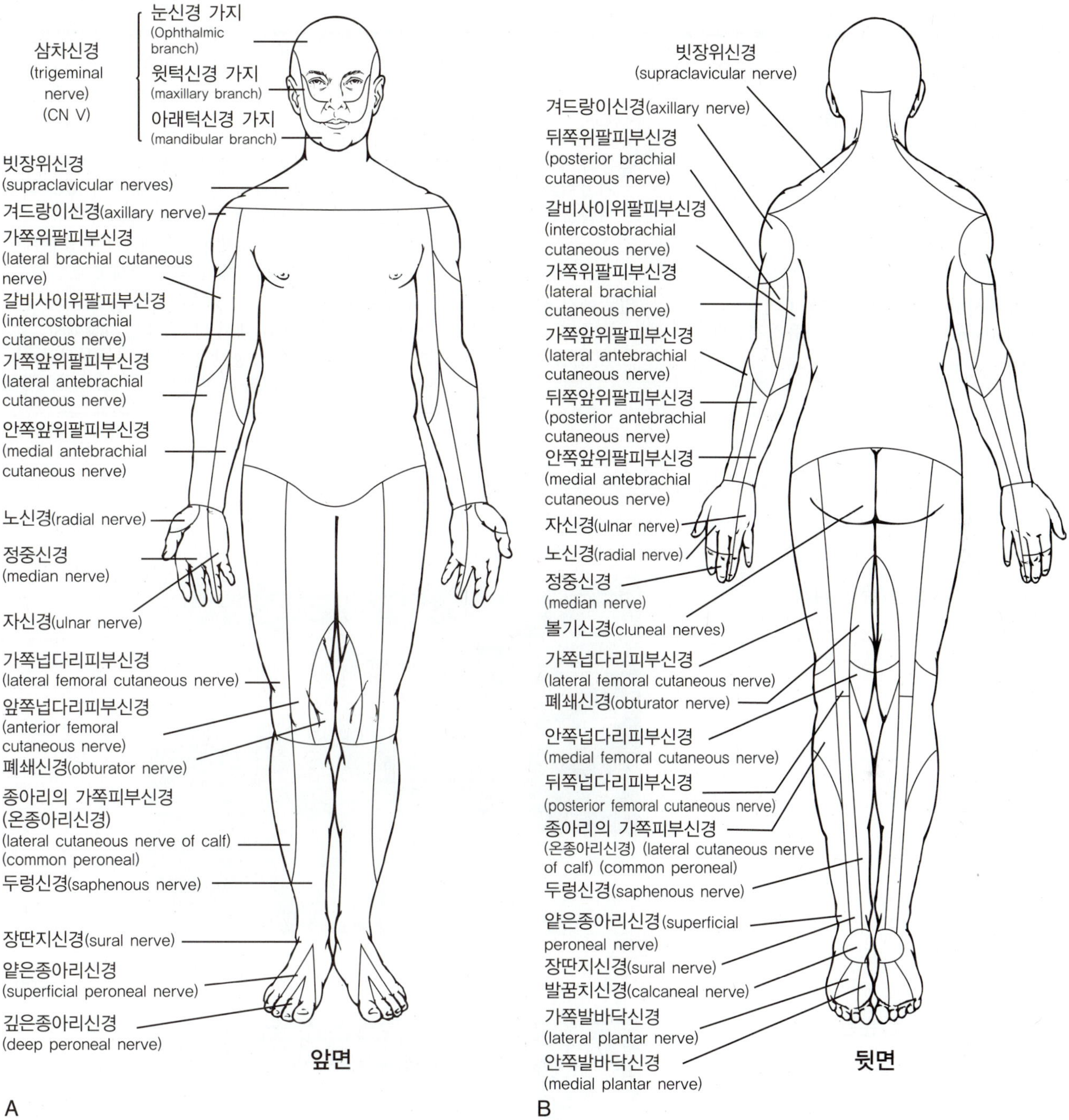

그림 8–2 말초감각신경의 분포. A: 앞면, B: 뒷면.

통증 (PAIN)

척수 통로	말초수용기	기능	해부학
앞가쪽통로 (anterolateral system)	Aδ와 C의 자유신경종말	몸통과 팔다리에서 시작되는 통증을 전달한다.	하나 혹은 두 개의 척수분절에서 반대쪽으로 교차한 후, 반대쪽의 가앞쪽 섬유단을 따라 위로 올라간다. 시상의 앞뒤가쪽핵(VPL)에서 종지한다. 시상에서 대뇌겉질의 1차 몸통감각 영역(뒤중심이랑)으로 정보를 중계한다.
앞쪽삼차시상통로 (ventral trigeminothalamic tract)	Aδ와 C의 자유신경종말	얼굴에서 시작되는 통증(그리고 다른 감각)을 전달한다.	숨뇌에서 반대쪽으로 교차한 후, 시상의 앞뒤안쪽핵(VPM)에서 종지한다. 시상에서 대뇌겉질의 1차 몸통감각 영역 (뒤중심이랑)의 얼굴 부위로 정보를 중계한다.

검사 (Testing) (그림 8-3과 8-4)

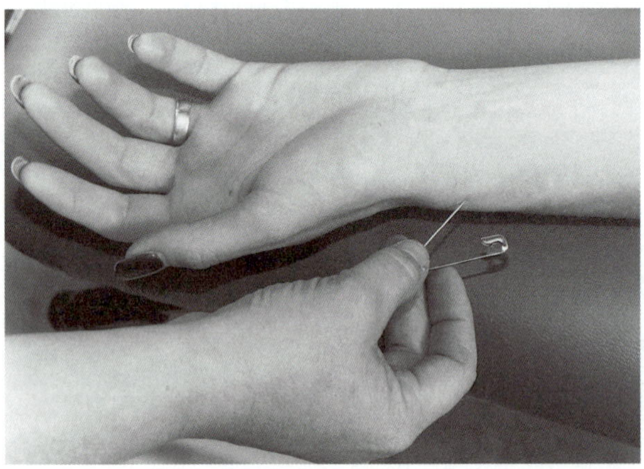

그림 8-3 날카로운/둔한 감각 구별 검사.

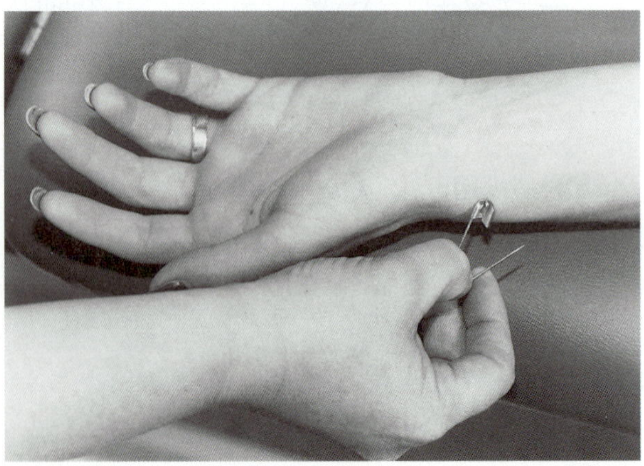

그림 8-4 날카로운/둔한 감각 구별 검사.

필요한 도구

한 번도 사용하지 않은 깨끗하고 안전한 뉴로팁(neurotip)이나 살균된 나무 면봉을 사용한다(사용 후 적절한 용기 안에 폐기처리한다).

환자 자세

검사할 부위를 노출하고 누운 자세를 취한다.

절차

검사 전에, 검사자는 절차를 환자에게 설명해야 한다. 즉, 감각이 정상인 부위에 검사 도구의 끝을 대고 느낌이 어떠한지를 알아본다. 대개 뺨과 목에는 감각신경이 분포하지 않지만, 실증하는 목적으로 이용될 수 있다.

검사를 시작하면, 환자는 눈을 감아야 한다. 검사자는 검사 도구의 날카로운 부분과 둔한 부분을 환자의 피부에 무작위 순서로 교대 자극한다(만약 나무 도구를 사용할 때에는, 자루를 절단하여 "날카로운" 자극용으로 하고, 면봉의 끝은 "둔한" 자극용으로 한다). 날카로운 끝부분으로 피부를 자극할 때, 피부가 움푹 들어갈 정도로 힘을 가한다. 이때 피부가 손상되어서는 안 된다(일정한 힘을 적용하기 위해 옷핀 대신에 펜을 사용한다). 환자에게 자극했을 때, 느낌이 "날카로운" 것인지 아니면 "둔한" 것인지를 검사자에게 말하도록 교육한다. 검사자는 환자에게 자극을 적용하는 동안에 어떤 지시(구두 지시)도 제공해서는 안 된다.

자극을 적용할 때, 검사자는 감각이 손상된 부위를 먼저 자극한 후, 정상 부위를 자극해야 한다. 신체 좌우측 중 한쪽의 피부 감각검사는 그 부위에 해당하는 반대쪽 피부 영역을 검사하여 서로 비교해야 한다. 피부가 손상된 것으로 밝혀지면, 정상 부위를 찾을 때까지 손상 부위의 몸쪽이나 먼쪽 부위를 검사해야 한다. 정상 부위의 감각(목이나 얼굴 부위와 같은)을 손상 부위의 감각과 비교해 본다. 검사자는 주의깊게 감각을 부재, 손상 및 정상 등으로 표시해야 하고, 또 검사 결과를 해석하기 위해, 감각 소실 패턴을 피부절 차트나 말초신경 차트와 비교해야 한다(그림 8-1과 그림 8-2 참고). 미국척수손상협회는 가벼운 접촉 감각과 찌르는 감각에 대해 아래와 같은 3점 척도의 사용을 권장하고 있다:

0 = 부재
1 = 손상
2 = 정상

만약 환자의 반응이 검사 동안에 부적절하거나 혼동되면, 검사자는 감각이 손상되지 않는 피부 영역에 자극을 다시 한 번 해 봐야 한다. 이 방법을 통해 환자의 반응을 정확하게 체크할 수 있다.

통증 검사를 끝낸 후에는 자극 도구를 적절한 용기 안에 폐기해야 한다. 사용한 도구는 절대로 다른 환자에게 재사용해서는 안 된다.

글상자 8-1. 임상 코멘트: 연관통

환자는 병변 부위로부터 멀리 떨어진 곳에서 통증을 느끼게 되는데, 이것을 *연관통*이라 한다. 많은 경우, 통증은 내장기관(심장, 콩팥 및 담낭 등)에서 가층 구조물(피부, 근육) 쪽으로 전이된다. 예를 들어, 심장이 원인일 때, 대부분의 환자들은 왼쪽 팔과 어깨의 통증을 느끼게 된다. 검사자는 연관통의 패턴에 익숙해야 하는데, 그 이유는 그런 지식이 정확한 진단에 중요한 역할을 하기 때문이다.

가벼운 접촉 (LIGHT TOUCH)

척수 통로	말초수용기	기능	해부학
앞가쪽 통로 (anterolateral system)	Merkel 원반, Ruffini 종말, 모낭수용기, 자유신경종말 (Aβ와 Aδ)	몸통과 팔다리에서 오는 비식별감각을 전달한다.	하나 혹은 두 개의 척수분절에서 반대쪽으로 교차한 후, 반대쪽의 가앞쪽 섬유단을 따라 위로 올라간다. 시상의 앞뒤가쪽핵(VPL)에서 종지한다. 시상에서 대뇌겉질의 1차 몸통감각 영역(뒤중심이랑)으로 정보를 중계한다.
등쪽기둥/안쪽 섬유띠통로 (dorsal column/medial lemniscus pathway)	Merkel 원반, Ruffini 종말, 모낭수용기, 자유신경종말 (Aβ와 Aδ)	몸통과 팔다리에서 오는 식별감각 (그리고 기타)을 전달한다.	척수의 쐐기다발(cuneatus)과 널판다발(gracilis)을 통해 올라간다. 1차 축삭은 숨뇌의 쐐기핵과 널판핵에서 종지한다. 2차 섬유는 숨뇌의 안쪽활섬유에서 교차하여, 반대쪽 안쪽 섬유띠를 따라 뇌줄기로 올라간 후, 시상의 VPM에서 종지한다. 시상에서 대뇌겉질의 1차 몸통감각 영역(뒤중심이랑)의 얼굴 부위로 정보를 중계한다.
삼차섬유띠 (trigeminal lemniscus)	Merkel 원반, Ruffini 종말, 모낭수용기, 자유신경종말 (Aβ와 Aδ)	얼굴에서 오는 식별감각(그리고 기타)을 전달한다.	거의 대부분이 반대쪽. 시상의 앞뒤안쪽핵(VPM)에서 종지한다. 시상에서 대뇌겉질의 1차 몸통감각 영역(뒤중심이랑)의 얼굴 부위로 정보를 중계한다.

검사 (Testing) (그림 8-5)

그림 8-5 가벼운 접촉 감각검사.

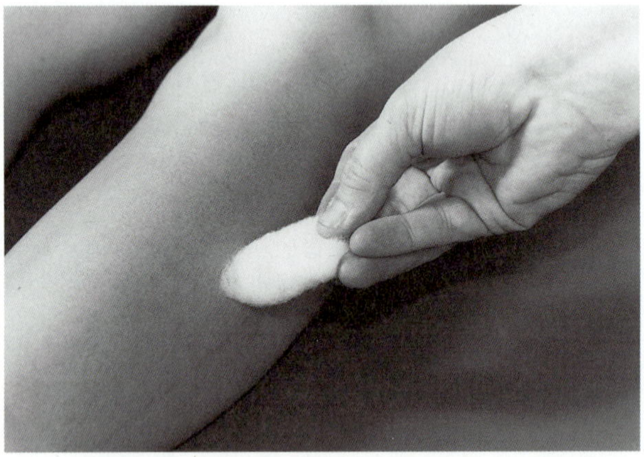

필요한 도구

솜 뭉치.

환자 자세

검사할 부위를 노출하고 누운 자세를 취한다.

절차

검사 전에, 검사자는 환자에게 절차를 설명해야 한다. 즉, 감각이 정상인 부위에 솜 뭉치를 대고 느낌이 어떠한지를 알아본다.

검사를 시작하면, 환자의 시야를 차단해야 한다. 검사자는 환자에게 자극이 느껴지기 시작할 때나 자극이 느껴질 때마다 "예"라고 대답하도록 지시한다. 어떤 자극을 적용하기 전에, 반드시 지시사항을 제공해야 한다. 솜 뭉치로 피부를 자극할 때, 검사자는 솜 뭉치만 피부에 닿아야 하고, 솜 뭉치를 활주시켜서는 안 된다. 만약 솜 뭉치로 피부를 문지르면, 환자가 간지럼을 탈 수 있는데, 이것은 가벼운 접촉이 아니라 통증에 더 가깝게 된다.

자극을 적용할 때, 검사자는 감각이 손상된 부위를 먼저 자극한 후, 정상 부위를 자극해야 한다. 검사자는 검사 동안 강력한 선택 반응 기법을 사용해야 한다. 이 기법을 사용할 때, 한 번에 한 지점만 자극해야 한다. 즉, A 지점을 자극할 때는 A 지점만 자극해야지, B 지점을 자극해서는 안 된다. 자극 순서는 무작위로 이루어지며, 어느 시기는 A 지점, 다른 시기는 B 지점에 적용한다. 자극을 제공할 때마다, 환자에게 "A 지점에서 혹은 B 지점에서 압박이 느껴지는지?"를 질문해야 한다.

신체 좌우측 중 한쪽의 피부 감각검사는 그 부위에 해당하는 반대쪽 피부 영역을 검사하여 서로 비교해야 한다. 피부가 손상된 것으로 밝혀지면, 정상 부위를 찾을 때까지 손상 부위의 몸쪽이나 먼쪽 부위를 검사해야 한다. 정상 부위의 감각(목이나 얼굴 부위와 같은)을 손상 부위의 감각과 비교해 본다. 검사자는 주의깊게 감각을 부재, 손상 및 정상 등으로 표시해야 하고, 또 검사 결과를 해석하기 위해, 감각 소실 패턴을 피부절 차트나 말초신경 차트와 비교해야 한다(그림 8-1과 그림 8-2 참고). 미국척수손상협회는 가벼운 접촉 감각과 찌르는 감각에 대해 아래와 같은 3점 척도의 사용을 권장하고 있다:

0 = 부재
1 = 손상
2 = 정상

만약 환자의 반응이 검사 동안에 부적절하거나 혼동되면, 검사자는 감각이 손상되지 않는 피부 영역에 자극을 다시 한 번 해 봐야 한다. 이 방법을 통해 환자의 반응을 정확하게 체크할 수 있다.

모노필라멘트 검사 (MONOFILAMENT TESTING)

비록 Semmes-Weinstein 모노필라멘트의 포괄적 검사가 교재의 범위를 넘어서지만, 보호감각의 결핍을 확인하는 선별검사로 5.07(10g) 모노필라멘트가 유용하게 이용될 수 있다. Semmes-Weinstein 모노필라멘트의 촉각검사에 대한 포괄적 지시사항은 모노필라멘트 검사도구 상자 안에 동봉되어 있다.

검사 (Testing) (그림 8-6에서 그림 8-10까지)

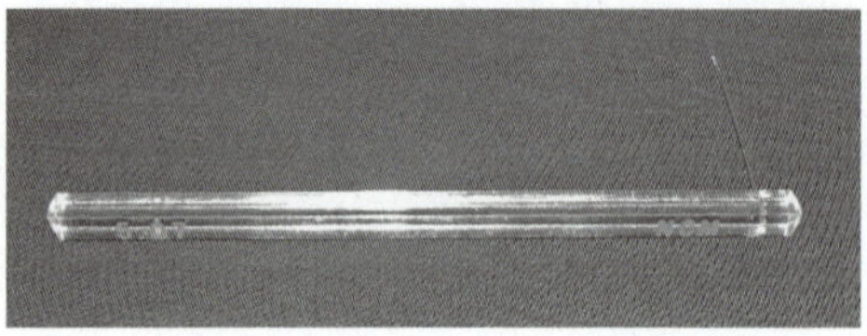

그림 8-6 보호감각의 선별검사 도구인 5.07(10g) 모노필라멘트.

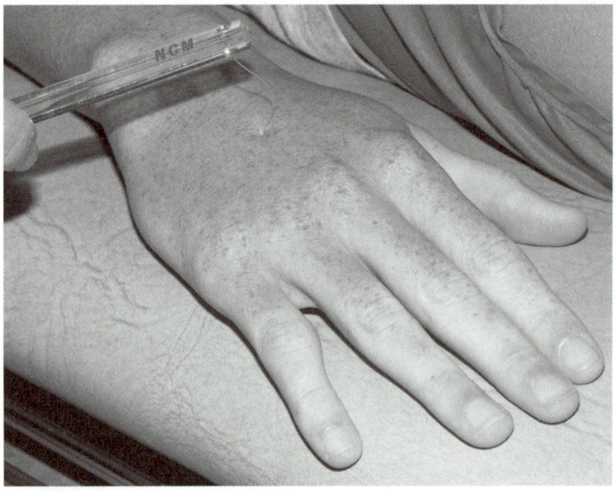

그림 8-7 피부에 모노필라멘트를 적용한다. 필라멘트가 휘어지는 지를 확인한다.

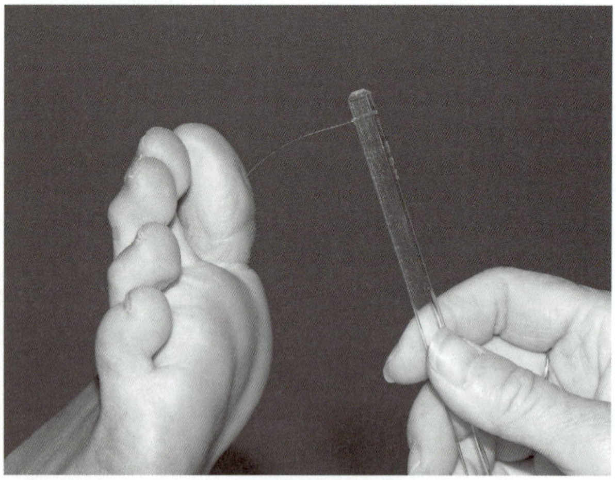

그림 8-8 5.07(10g) 모노필라멘트를 이용해 보호감각을 검사한다: 엄지발가락.

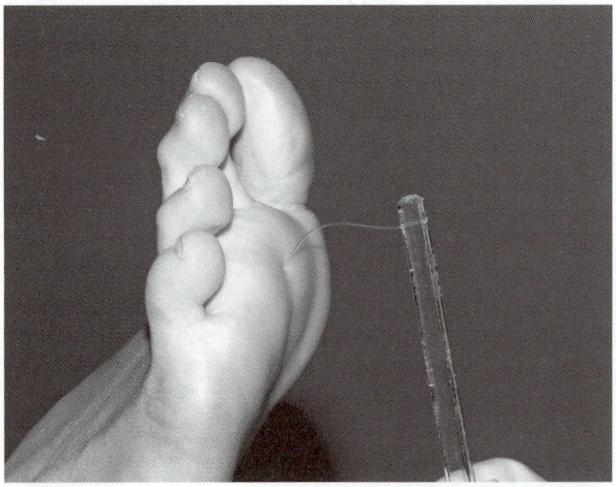

그림 8-9 5.07(10g) 모노필라멘트를 이용해 보호감각을 검사한다: 3번째 발가락허리뼈머리.

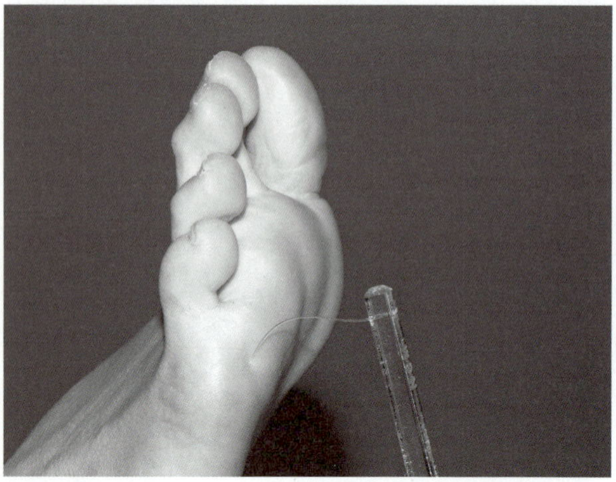

그림 8-10 5.07(10g) 모노필라멘트를 이용해 보호감각을 검사한다: 5번째 발가락허리뼈머리.

필요한 도구

5.07 (10 g) 모노필라멘트(그림 8-6)

환자 자세

검사할 부위를 노출하고 누운 자세를 취한다.

절차

검사 전에, 검사자는 환자에게 절차를 설명해야 한다. 즉, 감각이 정상인 부위에 모노필라멘트를 적용하고 느낌이 어떠한지를 알아본다.

검사를 시작하면, 환자의 시야를 차단해야 한다. 검사자는 검사하는 동안 강력한 선택 반응 기법을 사용해야 한다. 이 기법을 사용할 때, 한 번에 한 지점만 자극해야 한다. 즉, A 지점을 자극할 때는 A 지점만 자극해야지, B 지점을 자극해서는 안 된다. 자극 순서는 무작위로 이루어지며, 어느 시기는 A 지점, 다른 시기는 B 지점에 적용한다. 자극을 제공할 때마다, 환자에게 "A 지점에서 혹은 B 지점에서 압박이 느껴지는지"를 질문해야 한다. 자극을 적용하기에 앞서, 지시사항을 제공해야 한다. 모노필라멘트로 피부를 자극할 때, 검사자는 모노필라멘트가 휘어질 때까지 피부에 수직으로 적용해야 한다. 그리고 1.5초간 피부에 적용한 후, 필라멘트를 피부로부터 떼어낸다 (그림 8-7).

말초신경병리를 선별검사하고자 할 때, 적어도 검사자는 엄지발가락, 3번째 발허리뼈머리와 5번째 발허리뼈머리[14]의 발바닥쪽에 모노필라멘트를 적용해야 한다 (그림 8-8에서 그림 8-10까지). 환자가 자극을 감지하지 못하면, 감각 손상을 의미할 수 있고, 특히 당뇨병 환자가 감각을 느끼지 못하면, 발바닥 궤양의 위험이 증가한다.[1,5,23,33,34]

검사법에 대한 근거

모노필라멘트를 이용한 감각 선별검사는 당뇨병 환자에게 있어 수년 동안 이루어져 왔고, 발 궤양이나 말초신경병리 환자를 확인하는 임상 선별 기법의 하나로써 인식되어 왔다.* 그러나 문헌상으로 선별 검사 혹은 신경 병리나 발 궤양의 위험을 찾는 방법으로써 일관성이 떨어지는 것 같다. 선별검사는 멀티필라멘트로 발에 10개 지점을 자극하는 것에서부터 10 g (5.07)의 모노필라멘트로 발에 한 번에 1 지점씩 자극하는 것까지 다양하게 이루어진다.†

비록 몇몇 연구자들이 정상 감각도 올바른 반응이 약간 낮게 나올 수 있다 하더라도,[19,28] 일반적인 문헌상 등급 기준에 따르면, 발의 여러 지점을 자극하는 선별검사할 때 보다 점수가 떨어진다고 한다. 그래서 당뇨병 환자의 발 궤양 위험 증가를 예측하려면, 여러 지점 자극 방법을 이용해야 한다.‡ Perkins 등의 말초신경병리의 진단에 대한 모노필라멘트의 효과를 다룬 논문에 따르면, 8번 시도(발에 4번의 같은 지점 자극)에서 5번 이상 올바른 반응을 보인 환자는 4년간 신경병리 발생의 위험이 가장 낮았다고 한다.[31] 논문을 재조명한 최근의 한 연구에 따르면, 3번째와 5번째 발허리뼈머리의 검사가 당뇨성 말초신경병리의 진단에 있어 가장 높은 민감도를 보였다고 한다.[14]

* 참고문헌: 1, 5, 8, 14, 19, 23, 25, 29-31, 33, 34.

† 참고문헌: 1, 5, 14, 19, 23, 29-31, 33, 34.

‡ 참고문헌: 1, 5, 8, 14, 23, 25, 33, 34.

온각 (TEMPERATURE)

척수 통로	말초수용기	기능	해부학
앞가쪽통로 (anterolateral system)	열수용기(Aδ와 C)	몸통과 팔다리에서 시작되는 온각(통증)을 전달한다.	하나 혹은 두 개의 척수분절에서 반대쪽으로 교차한 후, 반대쪽의 가앞쪽 섬유단을 따라 위로 올라간다. 시상의 앞뒤가쪽핵(VPL)에서 종지한다. 시상에서 대뇌겉질의 1차 몸통감각 영역(뒤중심이랑)으로 정보를 중계한다.
앞쪽삼차시상통로 (ventral trigeminothalamic tract)	열수용기(Aδ와 C)	얼굴에서 시작되는 온각(그리고 다른 감각)을 전달한다.	숨뇌에서 반대쪽으로 교차한 후, 삼차시상통로는 주로 시상의 앞뒤안쪽핵(VPM)에서 종지한다. 시상에서 대뇌겉질의 1차 몸통감각 영역(뒤중심이랑)의 얼굴 부위로 정보를 중계한다.

글상자 8-2. 임상 코멘트: 감각과민증

비록 감각계 병리가 감각 소실이나 감각 감소를 일으킬 수 있지만, 몇몇 경우의 환자에게는 감각 자극의 민감성이 증가될 수 있다. 특히, 감각신경이나 수용기가 자극될 때 그러하다. 감각입력에 대한 반응 증가를 감각과민증이라 하고, 이것은 통각과민(극심한 통증), 신경통(피부절이나 말초신경 분포을 따라 일어나는 통증), 이상감각〔둔감, 저림, 그리고 자극이 없을 때도 나타나는 화끈거림; 종종 이런 것은 감각이상(paresthesia)이라고 함〕으로 나타난다.

검사 (Testing) (그림 8-11)

그림 8-11 온도 식별 검사.

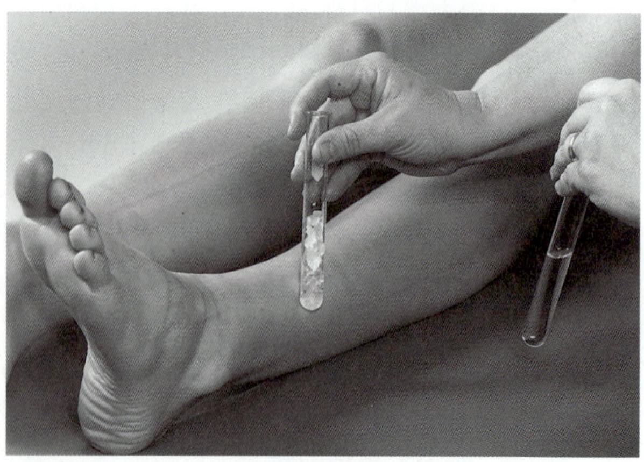

필요한 도구

2개의 유리관. 하나는 얼음조각과 물이 들어 있고, 다른 하나는 뜨거운 물이 들어 있다. 뜨거운 물은 45℃을 넘지 않아야 한다. 물의 온도가 너무 높으면, 열수용기가 자극되는 것이 아니라 통증수용기가 자극되고, 화상의 위험이 발생한다. 유리관의 바깥 표면에는 물기가 없어야 한다.

환자 자세

검사할 부위를 노출하고 누운 자세를 취한다.

절차

비록 통각 소실이 일반적으로 온각 소실과 함께 일어나지만 (통증과 온도 감각이 같은 척수통로로 운반되기 때문에), 그것이 반드시 그러하지는 않다. 경우에 따라서는, 온각의 소실이 통각의 소실 보다 먼저 일어나기도 한다. 온각 검사가 모든 환자에게 적용되는 것은 아니지만, 어떤 환자에게는 꼭 필요하다.

검사하기 전에, 검사자는 환자에게 검사 절차를 설명해야 한다. 즉, 감각이 정상인 부위에 2개의 유리관을 한 번씩 대고, 환자가 적절하게 반응을 하는지를 알아본다. 목은 대개 감각신경이 분포하지 않지만, 실증하는 목적으로 이용될 수 있다.

검사를 시작하면, 환자의 시야를 차단해야 한다. 검사자는 유리관의 접촉 반응으로서 환자에게 "뜨겁다" 혹은 "차다"는 말을 하도록 교육해야 한다. 이런 교육은 검사를 하기 전에 이루어져야 한다. 유리관으로 피부를 자극할 때, 검사자는 불규칙한 순서로 유리관을 적용해야 한다. 이때 유리관의 피부 접촉은 환자가 자극을 충분히 지각할 수 있도록 최소 2초 이상 이루어져야 한다.

자극을 적용할 때, 검사자는 감각이 손상된 부위를 먼저 자극한 후, 정상 부위를 자극해야 한다. 신체 좌우측 중 한쪽의 피부 감각검사는 그 부위에 해당하는 반대쪽 피부 영역을 검사하여 서로 비교해야 한다. 피부가 손상된 것으로 밝혀지면, 정상 부위를 찾을 때까지 손상 부위의 몸쪽이나 먼쪽 부위를 검사해야 한다. 정상 부위의 감각(목이나 얼굴 부위와 같은)을 손상 부위의 감각과 비교해 본다. 검사하는 동안, 검사자는 여전히 온도감별이 있는지를 알아보기 위해 빈번하게 정상 감각 부위에 2개의 유리관을 접촉시켜 본다. 검사자는 주의깊게 감각을 부재, 손상 및 정상 등으로 표시해야 하고, 또 검사 결과를 해석하기 위해, 감각 소실 패턴을 피부절 차트나 말초신경 차트와 비교해야 한다(그림 8-1과 그림 8-2 참고).

진동 감각(튜닝 포크)〔VIBRATORY SENSATION (COMMON TUNING FORK)〕

척수 통로	말초수용기	기능	해부학
등쪽기둥/안쪽 섬유띠통로 (dorsal column/medial lemniscus pathway)	Meissner 소체와 Pacinian 소체(Aβ)	몸통과 팔다리에서 오는 진동감각 (그리고 기타)을 전달한다.	척수의 쐐기다발(cuneatus)과 널판다발(gracilis)을 통해 올라간다. 1차 축삭은 숨뇌의 쐐기핵과 널판핵에서 종지한다. 2차 섬유는 숨뇌의 안쪽활섬유에서 교차하여, 반대쪽 안쪽 섬유띠를 따라 뇌줄기로 올라간 후, 시상의 VPM에서 종지한다. 시상에서 대뇌겉질의 1차 몸통감각 영역(뒤중심이랑)의 얼굴 부위로 정보를 중계한다.
삼차섬유띠 (trigeminal lemniscus)	Meissner 소체와 Pacinian 소체(Aβ)	얼굴에서 오는 진동감각(그리고 기타)을 전달한다.	거의 대부분이 반대쪽. 시상의 앞뒤안쪽핵(VPM)에서 종지한다. 시상에서 대뇌겉질의 1차 몸통감각 영역(뒤중심이랑)의 얼굴 부위로 정보를 중계한다.

검사 (Testing) (그림 8-12와 그림 8-13)

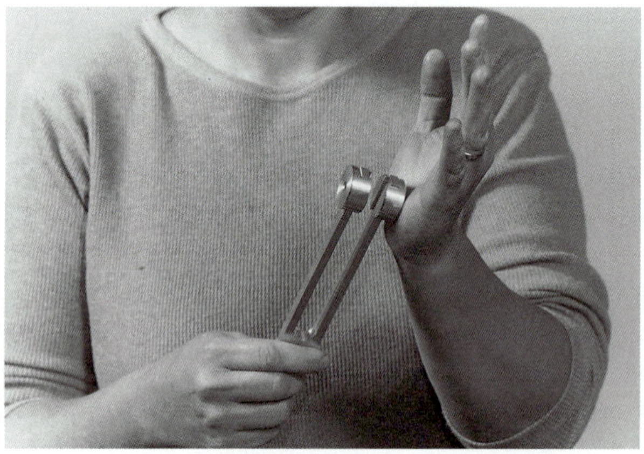

그림 8-12 튜닝 포크 사용.

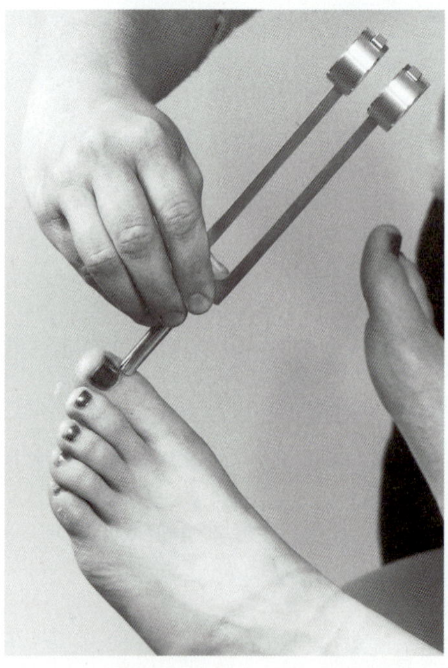

그림 8-13 진동 감각 검사: 엄지 발가락.

필요한 도구

128 Hz 튜닝 포크 ("검사법에 대한 근거" 상자 참고).

환자 자세

검사할 뼈 돌출 부위를 노출하고 누운 자세를 취한다.

절차

검사하기 전에, 검사자는 환자에게 검사 절차를 설명해야 한다. 정상 감각 부위의 뼈에 진동 튜닝 포크를 배치한다(대개 복장뼈나 아래턱에 주로 적용된다). 진동이 멈추는 순간에, 진동이 "금방 멈추었다" 혹은 "이미 멈추어져 있었다"고 말하도록 환자에게 교육한다. 환자의 복장뼈나 아래턱에 진동하는 포크와 진동하지 않는 포크를 둘 다 적용함으로써, 검사자는 튜닝 포크의 압박에 환자가 반응하는 것이 아니라, 튜닝 포크의 진동에 반응하고 있음을 확신할 수 있다.

환자가 검사자의 지시사항을 완전히 이해하면, 검사를 시작한다. 검사자는 한 손으로 튜닝 포크의 자루를 잡은 후, 다른 손으로 튜닝 포크의 가지를 때려 진동을 일으킨다(그림 8-12). 그런 다음, 튜닝 포크의 자루를 검사하고자 하는 뼈 부위에 수직 으로 배치하고, 일정 시간 유지한다. 이때 진동하고 있는 튜닝 포크의 가지를 잡거나 건드려서는 안 된다(그림 8-13). 환자에게 진동이 느껴지는 시점(시도 1)과 멈추는 시점(시도 2)을 말하도록 주문한다. 이런 방법을 on-off 방법이라 한다. 검사하는 동안, 튜닝 포크를 무작위로 여러 번 완충시켜야 한다. 하나의 뼈 부위에 적어도 4번의 시도가 이루어져야 하고, 전체 시도 횟수 중 올바르게 반응하는 횟수로 환자의 점수를 설정한다. 말초신경병리를 검사할 때, 양쪽 엄지 발가락에 각각 4번씩 검사하여, 전체 8회 중 올바른 반응의 횟수를 점수로 한다. 만약 환자의 점수가 3/8 이하면, 말초신경병리가 존재하는 것으로 간주하고, 점수가 7/8 이상이면, 말초신경 병리가 없음을 의미한다.[29,30]

진동 감각을 검사할 때, 검사자는 먼저 먼쪽 뼈 부위부터 시작하고, 필요하다면 몸쪽의 뼈 부위로 진행한다. 다리의 경우, 검사 순서는 엄지 발가락의 발가락사이관절에서부터 시작하여 점차 위쪽으로 안쪽복사뼈, 무릎, ASIS, 그리고 허리뼈 가시돌기 등으로 이루어진다. 팔의 경우, 검사 순서는 집게손가락의 먼쪽손가락마디뼈에서 시작하여, 점차 위쪽으로 자뼈 붓돌기, 팔꿈치돌기, 봉우리돌기 및 목뼈의 가시돌기 등으로 이루어진다.

검사법에 대한 근거

미국당뇨협회(ADA)는 발 합병증의 위험을 찾는 방법으로써 발의 진동 검사를 권장하고 있다.[2] ADA는 128 Hz 튜닝 포크의 사용을 권장하고 있다.[2,4] 비눈금형 튜닝 포크를 이용한 진동 감각 검사 방법은 앞에서 이미 설명했다. 비눈금형 튜닝 포크를 이용할 때, 검사 결과는 ON-OFF 방법의 이용 횟수로 정량화되고, 점수는 전체 시도 횟수 중 올바른 반응 횟수이다. 미확인 신경병리 환자 478명을 대상으로 한 연구에서, ON-OFF 방법의 진동 감각 검사를 했을 때 점수가 3/8 이하였고, 신뢰도가 99%로 나타났다.[30] 부가적으로, 진동 감각 검사의 ON-OFF 방법은 신경전도속도 검사와 유의한 양성 관계를 이루고 있는 것으로 밝혀졌다.[29]

진동 감각(눈금형 튜닝 포크)
[VIBRATORY SENSATION (QUANTITATIVE TUNING FORK)]

검사 (Testing) (그림 8-14에서 그림 8-16까지)

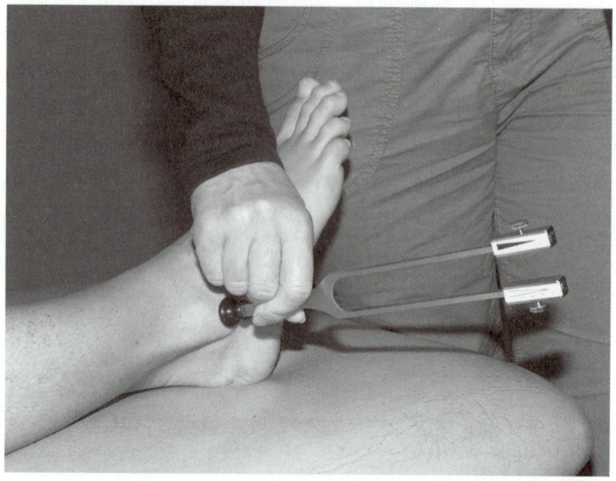

그림 8-14 눈금형(정량적) 튜닝 포크를 이용한 진동 감각 검사.

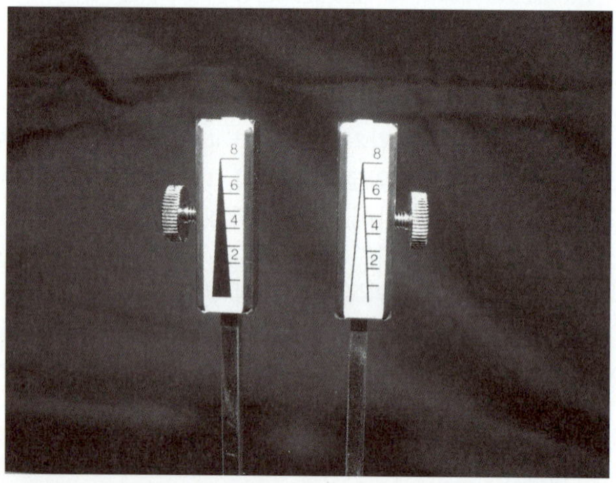

그림 8-15 Rydel-Seiffer 64/128 Hz의 눈금형 튜닝 포크: 가만히 있는 상태.

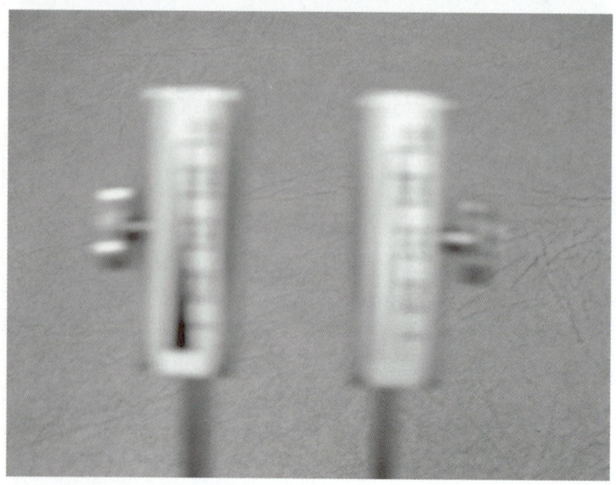

그림 8-16 Rydel-Seiffer 64/128 Hz의 눈금현 튜닝 포크: 진동 상태.

필요한 도구

진동 강도를 측정할 수 있는 눈금형 튜닝 포크인 64/128 Hz 튜닝 포크("검사법에 대한 근거" 상자 참고).

환자 자세

검사할 뼈 돌출 부위를 노출하고 누운 자세를 취한다.

절차

검사하기 전에, 검사자는 환자에게 검사 절차를 설명해야 한다. 정상 감각 부위의 뼈에 진동 튜닝 포크를 배치한다(대개 복장뼈나 아래턱에 주로 적용된다). 진동이 멈추는 순간에, 진동이 "금방 멈추었다" 혹은 "이미 멈추어져 있었다"고 말하도록 환자에게 교육한다. 환자의 복장뼈나 아래턱에 진동하는 포크와 진동하지 않는 포크를 둘 다 적용함으로써, 검사자는 튜닝 포크의 압박에 환자가 반응하는 것이 아니라, 튜닝 포크의 진동에 반응하고 있음을 확신할 수 있다.

환자가 검사자의 지시사항을 완전히 이해하면, 검사를 시작한다. 검사자는 한 손으로 튜닝 포크의 자루를 잡은 후, 다른 손으로 튜닝 포크의 가지를 때려 진동을 일으킨다. 그런 다음, 튜닝 포크의 자루를 검사하고자 하는 뼈 부위에 수직으로 배치하고, 일정 시간 유지한다. 이때 진동하고 있는 튜닝 포크의 가지를 잡거나 건드려서는 안 된다(그림 8-14). 검사자는 환자에게 진동의 느낌이 어떠한지에 대해 말하도록 주문하고, 그 다음 진동의 느낌이 멈추는 시점을 이야기하도록 주문한다. 검사자가 진동을 멈추는 것이 아니라 더 이상 진동이 일어나지 않는다고 환자가 말할 때까지 기다린다. 환자가 진동이 멈추었다고 말하면, 검사자는 즉시 튜닝 포크의 눈금을 읽고, 그 눈금을 기록 해야 한다.

튜닝 포크의 눈금 읽기 방법은 다음과 같다: 정량적 튜닝 포크의 양쪽 가지에는 삼각형(하나는 검은색이고, 다른 것은 흰색이다; 그림 8-15)으로 표시된 것이 있다. 검사 절차 동안 각각의 삼각형을 읽는다. 튜닝 포크의 가지가 진동을 하면, 각각의 삼각형은 2개의 삼각형 으로 보인다(그림 8-16). 1개의 삼각형이 2개로 보이는 현상은 진동이 멈출 때까지 계속된다. 진동이 일어나는 동안, 검사자는 2개의 삼각형이 교차되는 지점을 체크한다. 진동의 강도가 감소할 때, 교차지점은 눈금 위쪽으로 올라간다(눈금 0은 최대진동이고, 8은 진동이 멈추는 지점이다). 진동의 느낌이 멈추는 순간에, 삼각형 교차 지점의 반대쪽에 있는 숫자를 읽어 눈금을 체크한다. 눈금의 숫자는 그 검사 위치에서의 진동 역치를 의미한다. 환자의 진동 감각 상태를 결정하기 위해, 진동의 기준값과 환자의 진동 역치값을 서로 비교한다.

진동 감각을 검사할 때, 검사자는 먼저 먼쪽 뼈 부위부터 시작하고, 필요하다면 몸쪽의 뼈 부위로 진행한다. 다리의 경우, 검사 순서는 엄지 발가락의 발가락사이관절에서부터 시작하여 점차 위쪽으로 안쪽복사뼈, 무릎, ASIS, 그리고 허리뼈 가시돌기 등으로 이루어진다. 팔의 경우, 검사 순서는 집게손가락의 먼쪽손가락마디뼈에서 시작하여, 점차 위쪽으로 자뼈 붓돌기, 팔꿈치돌기, 봉우리돌기 및 목뼈의 가시돌기 등으로 이루어진다.

검사법에 대한 근거

Rydel-Seiffer 눈금형 튜닝 포크는 진동 감각을 간단하고 빠르게 정량적으로 측정할 수 있는 도구로써, 비교적 가격이 낮은 편이지만, 신뢰성이 높은 도구이다.[26] 진동 감각의 기준값은 이미 설정되어 있다. 진동 감각의 역치는 손 보다 발에서 더 높게 나타났고, 연령의 증가에 비례한다.[18,24] 눈금형 튜닝 포크와 진동측정기에서 얻어지는 진동 감각 역치들의 사이에는 유의한 상관관계가 있음을 보여주는 근거들이 있다.[24]눈금형 튜닝 포크의 이용은 일반 튜닝 포크로 검사할 때 보다 연구자들로 하여금 힘줄 반사 결핍 환자와 비정상 전기생리 검사 결과를 더 잘 구분할 수 있게 만든다.[32] 눈금형 튜닝 포크로 얻어진 진동 역치는 경질막바깥마취[37]로부터의 회복을 평가할 때, 당뇨성 발 궤양[21,38,42]의 위험 환자를 확인할 때, 그리고 노인의 보행과 균형을 평가함에 있어 더 신뢰성이 있는 것으로 밝혀졌다.[6]

고유수용성 감각 (PROPRIOCEPTION)

척수 통로	말초수용기	기능	해부학
등쪽기둥/안쪽 섬유띠통로 (dorsal column/medial lemniscus pathway)	Meissner 소체와 Pacinian 소체 (Aβ)	몸통과 팔다리에서 오는 진동감각 (그리고 기타)을 전달한다.	척수의 쐐기다발(cuneatus)과 널판다발(gracilis)을 통해 올라간다. 1차 축삭은 숨뇌의 쐐기핵과 널판핵에서 종지한다. 2차 섬유는 숨뇌의 안쪽활섬유에서 교차하여, 반대쪽 안쪽 섬유띠를 따라 뇌줄기로 올라간 후, 시상의 VPM에서 종지한다. 시상에서 대뇌겉질의 1차 몸통감각 영역(뒤중심이랑)의 얼굴 부위로 정보를 중계한다.
삼차섬유띠 (trigeminal lemniscus)	Meissner 소체와 Pacinian 소체 (Aβ)	얼굴에서 오는 진동감각(그리고 기타)을 전달한다.	거의 대부분이 반대쪽. 시상의 앞뒤안쪽핵(VPM)에서 종지한다. 시상에서 대뇌겉질의 1차 몸통감각 영역(뒤중심이랑)의 얼굴 부위로 정보를 중계한다.

검사 (Testing) (그림 8-17)

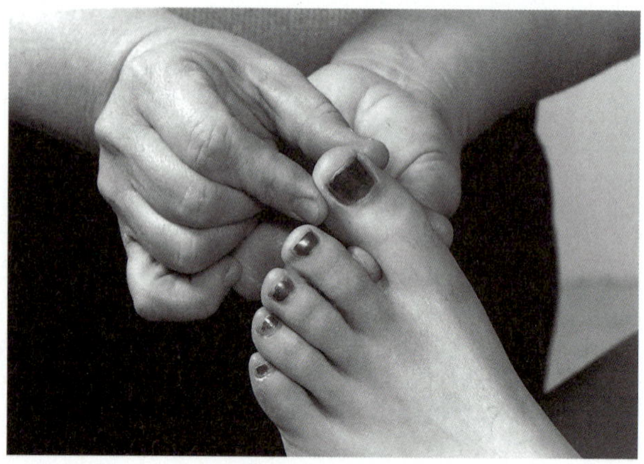

그림 8-17 고유수용성 감각 검사: 첫 번째 발허리발가락관절.

필요한 도구 필요없음.

환자 자세 검사할 관절을 노출하고 누운 자세를 취한다.

절차 검사하기 전에, 검사자는 환자에게 검사 절차를 설명해야 한다. 설명하는 동안, 환자는 검사 절차를 완전히 이해할 때까지 검사자의 움직임을 관찰해야 한다. 검사가 시작되면, 환자의 시야를 차단해야 한다. 검사는 팔다리의 먼쪽 관절(발가락이나 손가락)부터 먼저 시작하고, 몸쪽 관절로 진행한다.

설명하는 동안, 검사자는 한 손으로 검사할 발가락의 먼쪽마디뼈 양측을 잡고, 다른 손으로 몸쪽마디뼈 양측을 잡고 시작해야 한다. 먼쪽마디뼈가 약간씩 움직여 느리게 굽힘과 폄되는 동안, 몸쪽마디뼈는 고정되어야 한다. 이 시기 동안에는 환자의 눈을 차단시키지 않고, 움직임을 관찰하도록 한다. 검사자는 발가락이 폄될 때는 "위쪽", 굽힘될 때는 "아래쪽", 그리고 발가락이 중립위에 있을 때는 "중간"이라고 말하도록 환자에게 교육한다. 환자가 반응을 정확하게 말할 수 없는 가능성에 대비해 3가지 다른 대답을 제공하는 것이다.[12]

검사를 시작하면, 환자의 시야를 차단한다. 그런 다음, 검사자는 발가락의 먼쪽마디뼈를 굽힘과 폄되도록 약간씩 움직이고, 환자의 반응을 기다린다. 검사자는 검사할 발가락 양측만을 잡아야 하고, 피부수용기의 자극이 움직임을 초래할 수 있기 때문에 다른 부위에 손이 닿아서는 안 된다.[15] 그런 다음, 굽힘과 폄을 무작위 순서로 반복 움직인 후, 환자의 반응을 체크한다. 검사는 여러 번 시도되어야 하고("검사법에 대한 근거" 상자 참고), 점수는 시도된 전체 횟수 중 올바르게 반응한 횟수로 결정된다. 한쪽만 침범된 경우에는 반대측 다리도 검사를 수행하여, 양쪽 다리의 반응을 비교한다. 비록 다리의 고유수용성 감각 검사로서 엄지발가락을 맨 먼저 권장하지만(그림 8-17), 몇몇 연구자들은 4번째 발가락이 가장 먼저 고유수용성 감각을 소실할 수 있다고 말한다.[12] 만약 고유수용성 감각이 정상이라면, 환자의 반응은 100% 정확해야 한다.[12] 고유수용성 감각 결핍이 의심되면, 완전한 고유수용성 감각이 발견될 때까지 점차 몸쪽 관절 쪽으로 검사를 반복 진행해야 한다. 일반적으로, 정상의 고유수용성 감각을 가진 사람이라면, 팔다리 먼쪽 관절의 1°~ 2° 굽힘이나 폄을 감지할 수 있어야 한다.

검사법에 대한 근거

고유수용성 감각검사의 권장 시도 횟수는 3~10회로 문헌에 따라 다양하다.[20,35,43] 뇌졸중 환자의 경우, 각 관절당 10회 미만으로 검사를 시도하면, 고유수용성 감각 결핍을 찾는데 실패할 수 있다는 근거가 있다.[36]

비록 노화 때문에 고유수용성 감각이 약간 감소하는 것처럼 보일지라도, 노인은 높은 고유수용성 감각 감별 능력을 가지고 있다. 연구에 따르면, 노인들(60대 중반에서 70대 중반)은 체중부하 상태에서 1° 미만의 발목 움직임을 감지할 수 있다고 한다.[13,16,41] 비체중부하 상태에서 환자의 고유수용성 감각을 평가할 때, 움직임 감지의 역치는 체중부하 상태보다 약간 높아지는 것 같다.[16] 고유수용성 감각을 정량화하는 여러 방법이 개발되었지만, 이들 방법은 임상에서 정규적인 방법으로 사용되는 것이 아니라 선별검사로만 이용되고 있다.[7,39,40]

Romberg 검사 (ROMBERG TEST) (그림 8-18과 그림 8-19)

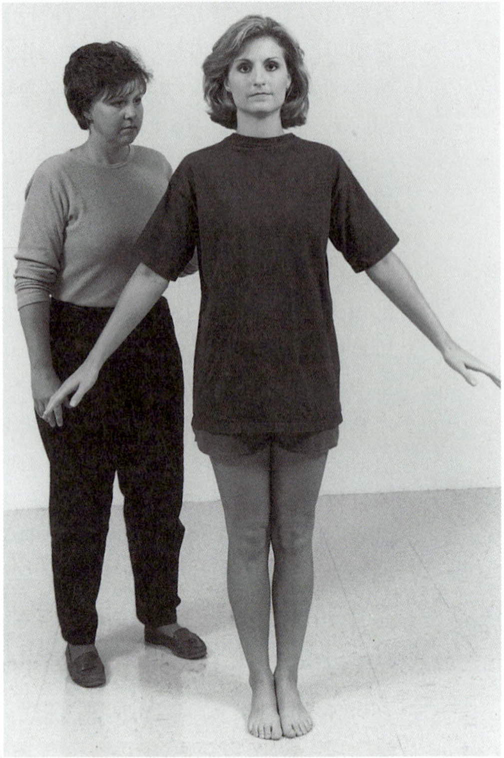

그림 8-18 Romberg 검사: 눈을 뜬 상태.

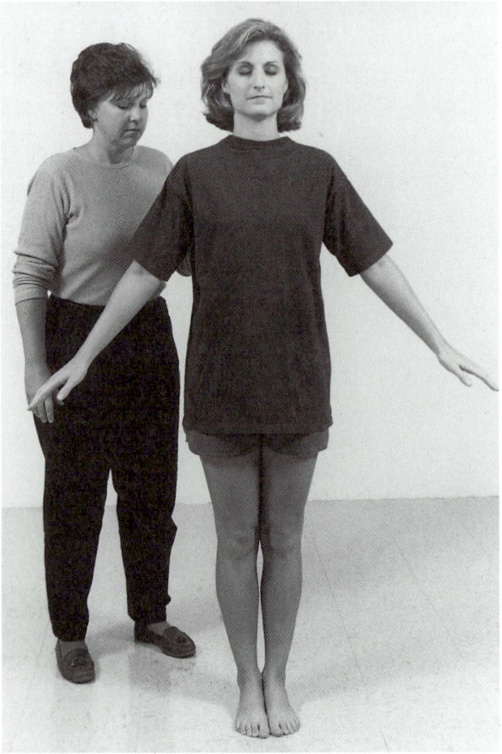

그림 8-19 Romberg 검사: 눈을 감은 상태.

필요한 도구 필요없음.

환자 자세 검사할 관절을 노출하고 누운 자세를 취한다.

절차 환자는 양 발을 붙이고 선 자세를 취하고, 검사자는 환자의 뒤쪽이나 측면에서 선 자세를 취한다. 이때 검사자는 환자에게 균형을 유지하도록 주문한다. 먼저 눈을 뜬 상태에서 검사를 수행하고, 그 다음 눈을 감은 상태에서 검사를 수행한다.

정상 반응 환자는 눈을 뜬 상태와 눈을 감은 상태에서 균형을 유지할 수 있어야 한다. 눈을 감았을 때는 어느 정도의 흔들림도 정상이지만, 절대로 넘어져서는 안 된다.

결과 해석 Romberg 검사는 말초신경병리나 등쪽기둥통로 병리로 인한 고유수용성 감각결핍의 증거를 찾기 위해 설계된 방법이다. 환자가 눈을 뜨면, 시각계가 고유수용성 감각결핍을 보상하여 똑바른 자세를 취할 수 있다. 눈을 감으면, 시각계(visual system) 입력이 제거되어, 고유수용성 감각결핍 환자는 과도하게 흔들리거나 넘어진다. 편측 급성 안뜰계(vestibular) 병리 환자는 Romberg 검사를 할 때 병리가 있는 쪽으로 흔들리게 된다.[12]

글상자 8-3. 임상 코멘트: Romberg 검사

Romberg 검사는 등쪽기둥계의 기능 검사이다. 눈을 뜨고 Romberg 검사를 수행할 때, 균형을 잡을 수 없으면 소뇌 병리가 의심된다(9장 참고). 그러나 고유수용계 질환이 있으면, 눈을 뜨고 검사했을 때 균형을 잡을 수 있고, 눈을 감고 검사했을 때 균형을 잡을 수 없다.

감각검사의 이상 반응 (Abnormal responses to sensory testing)

환자의 감각결핍을 올바르게 해석하는 것이 까다로운 과제처럼 보일 수 있지만, 만약 검사자가 문제 해결에 꼭 필요한 도구를 가지고 있다면, 그 과정은 아주 간단할 수 있다. 감각결핍을 해석하는데 도움을 줄 수 있는 도구 목록과 사용 방법의 예는 다음과 같다:

1. 검사자는 신경계의 해부학, 생리학, 및 병태생리학에 대한 지식을 가지고 있어야 한다. 이런 지식은 환자의 신경학적 징후와 증상을 정확하게 해석할 수 있는 토대를 형성한다.
2. 환자의 감각결핍을 개념적이나 기록적으로 이해해야 한다. 이런 이해는 환자의 병력 체크와 감각검사의 결과로 얻어지고, 그림이나 기록으로 표현되어야 한다.
3. 환자의 감각결핍은 패턴을 찾는 식으로 분석되어야 한다. 패턴 찾기를 할 때, 검사자는 다음과 같은 질문을 해야 한다. "감각소실이 한쪽 팔(혹은 다리)에만 있습니까?, 신체 한쪽에만 있습니까?, 한쪽 팔(혹은 다리)의 어느 한 부분에만 있습니까?"
4. 패턴이 설정되면, 검사자는 신경계에 대한 지식을 동원해 패턴을 분석해야 한다. 예를 들어, 병변이 말초신경에 있는지 아니면 신경뿌리에 있는지를 알아내기 위해, 검사자는 환자의 감각소실 패턴을 기존의 피부절 차트나 말초신경계 차트와 비교해야 한다.
5. 신경계의 해부학 지식과 환자의 감각결핍 패턴을 비교한 후, 검사자는 병변의 위치에 대한 여러 가능성을 이끌어내야 한다.
6. 신경계 병리의 다른 증후도 고려해야 한다. 환자가 운동약증, 뇌신경 손상, 운동조절 문제, 혹은 신경학적 병변의 다른 징후를 가질 수 있기 때문에, 이들 증상도 고려해야 한다.
7. 병변의 위치에 대한 설명이 이루어져야 한다. 비감각성 징후의 관점에서 병변 위치를 고려해 봄으로서, 검사자는 환자의 신경학적 징후와 증상을 일으키는 병변의 위치를 보다 정확하게 알아낼 수 있을 것이다.

신경계 병변에 의한 감각결핍은 병변의 위치에 좌우된다. 다음과 같은 지침들이 어느 정도 단순화되었고 또 신경계의 해부학과 생리학의 충분한 지식을 대신할 수 없지만, 그들은 신경학적 병변의 위치를 토대로 감각결핍 패턴에 대한 기본적 지식을 제공한다

말초신경 (Peripheral nerve)

모든 종류의 감각소실은 손상된 말초신경의 분포를 따라 일어난다. 만약 한 개 이상의 신경이 손상되면, 감각소실은 손상된 신경이 지배하는 모든 영역으로 확장될 것이다. 여러 신경병증(polyneuropathy)를 제외하고는, 일반적으로 감각소실은 편측으로 일어난다. 여러신경병증(다발신경병리)은 팔다리의 먼쪽 부위에서 장갑이나 스타킹의 모양으로된 감각소실 패턴을 보일 것이다. 말초신경의 자극성 병변은 신경 분포를 따라 감각이상의 유무와 관계없이 통증을 초래할 수 있다.

신경뿌리 (Nerve root)

모든 종류의 감각소실은 침범된 신경뿌리의 피부절에서 일어난다. 일반적으로 감각결핍은 편측으로 일어난다. 말초신경과 마찬가지로, 자극성 병변은 피부절을 따라 감각이상의 유무와 관계없이 통증을 초래할 수 있다.

척수 (Spinal cord)

척수손상으로 인한 감각소실은 침범된 척수 범위에 따라 관찰될 것이다. 만약 척수의 일부에 병변이 있으면, 손상된 신경통로로 전달되는 감각이 소실될 것이다. 예를 들어, 양측 뒤쪽기둥(등쪽기둥/안쪽섬유띠)의 병변은 병변 수준의 아래쪽에서 양측의 고유수용성 감각, 진동감각, 2점 식별감각 등의 소실을 초래하는 반면, 가쪽기둥(앞가쪽통로)의 병변은 병변 수준의 아래쪽에서 반대쪽 팔다리의 통증감각과 온도감각의 소실을 초래할 것이다. 척수가 완전 손상이 되면, 감각소실이 신체 양쪽에 나타난다.

뇌줄기 (Brain stem)

뇌줄기를 통과하는 감각통로의 병변은 일반적으로 신체 반대쪽의 감각소실을 초래하지만, 뇌신경의 손상은 같은 쪽의 감각소실을 초래한다. 그 이유는 몸통과 팔다리에서 오는 1차 신경섬유는 척수(앞가쪽통로)나 숨뇌(등쪽기둥/안쪽섬유띠)에서 교차하기 때문이다.

대뇌겉질 (Cerebral cortex)

감각결핍은 반대쪽 팔다리에서 일어날 것이다. 환자는 자극의 위치를 확인할 수 없는(위치감각결여, atopognosia) 감각인지 능력의 감소를 경험하게 될 것이다.

글상자 8-4. 임상 코멘트: 인식불능증

마루겉질의 병변은 자극의 지식이나 기억과 관련된 감각 결핍을 산출한다. 예를 들어, 청각성 인지불능 환자는 벨소리를 들을 수 있지만, 벨소리의 의미를 알지 못한다.

다른 종류의 인식불능증은 다음과 같다:

- 촉각성 인식불능증—접촉을 통해 물체를 인지할 수 없음
- 쓰기인식불능증—피부에 쓰는 글씨를 인지할 수 없음
- 얼굴인식불능증—얼굴을 인식할 수 없음; 이마엽 병변 때문.

근육 신장반사(깊은 힘줄) 검사 [Muscle stretch (deep tendon) reflex testing]

근육신장반사의 해부학 (Anatomy of the muscle stretch reflex)

근육신장반사(깊은힘줄반사 혹은 근육감각반사)는 단일시냅스(monosynaptic) 반사이다. 이와 같은, 단일시냅스는 척수의 앞뿔에서 들신경(감각)과 날신경(운동)으로 구성되어 있다(그림 8-20). 반사의 들신경은 근육의 신장을 빠르게 감지하는 근육방추의 Ia 들신경으로 구성되어 있다. 근육을 빠르게 신장시킬 때(반사 망치로 힘줄을 가볍게 때리면), 많은 Ia 들신경이 활성화된다. 이들 섬유는 근육을 지배하는 운동신경(반사의 날신경)과 시냅스하여, 근수축을 일으킨다. 그러므로 근육신장반사(MSR)를 검사하는 것은 척수신경의 들신경과 날신경을 모두 검사하는 것이다.

근육신장반사의 검사에 대하여 (About testing muscle stretch reflexes)

근육신장반사를 검사할 때 다음과 같은 지침을 따르면, 환자의 반사를 쉽게 이끌어낼 수 있을 뿐만 아니라, 검사를 보다 단순화시킬 수 있다. 근육신장반사를 검사할 때마다 이들 지침을 따라야 한다.

1. 환자를 이완시켜야 한다. 만약 환자가 긴장되어 있거나 불편해 하거나, 혹은 주동근과 길항근이 수축되어 있으면, 정확한 반응을 얻을 수 없다.[44] 검사할 부분을

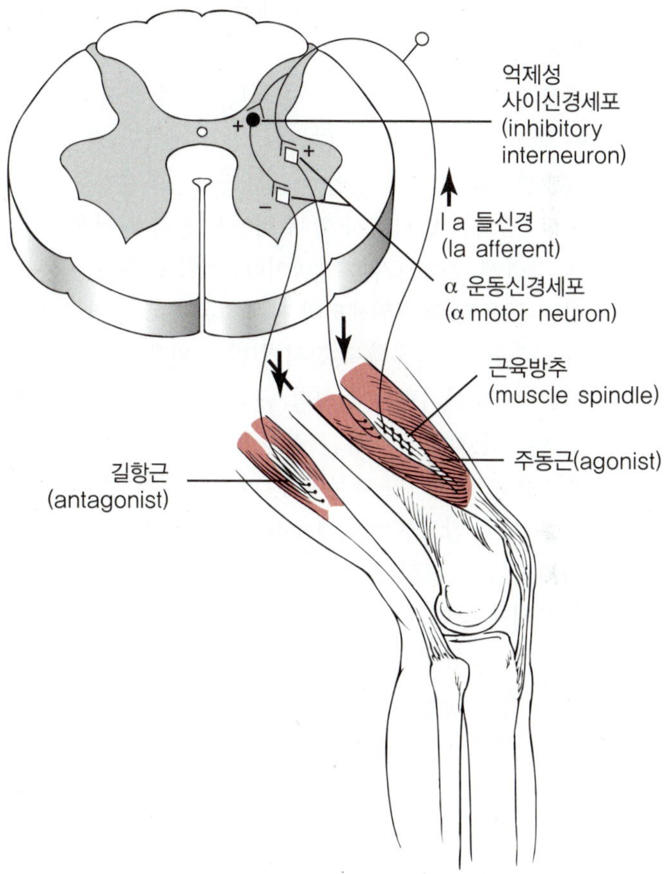

그림 8-20 깊은힘줄반사의 그림.

반사	척수분절	자극 부위	반응
위팔두갈래근(biceps)	C5, C6	위팔두갈래근 힘줄(팔꿈치오목)	팔꿉관절의 굽힘
위팔노근(brachioradialis)	C5, C6	위팔노근 힘줄(노뼈 붓돌기의 몸쪽)	팔꿉관절의 굽힘
위팔세갈래근(triceps)	C6, C7	위팔세갈래근 힘줄(팔꿈치돌기의 몸쪽)	팔꿉관절의 폄
넙다리네갈래근(quadriceps)	L2–L4	무릎뼈힘줄(무릎뼈와 정강뼈거친면 사이)	무릎관절의 폄
아킬레스힘줄(achilles)	S1, S2	발꿈치힘줄(다리 뒤쪽 발꿈치의 몸쪽)	발목관절의 발바닥굽힘

적절하게 지지해 주는 것도 환자를 이완시키는 방법의 하나이다. 환자가 근수축을 하여 검사 자세를 유지하지 않도록 검사자는 검사할 팔다리를 완벽하게 지지해야 한다. 만약 여전히 환자가 이완하지 못하면, 검사를 하는 동안 검사자는 "팔에 힘을 빼세요"와 같은 구두지시나 환자의 신경을 다른 쪽으로 돌리는 기법(distraction technique)을 사용한다.

2. 반사 망치를 숙달하게 사용해야 한다. 적절한 힘으로 반사 망치를 정확하게 사용하려면, 많은 연습이 요구된다. 반사 망치를 느슨하게 잡고 스윙 동작이 잘 일어나도록 한다. 반사 망치의 적용은 다른 주변 뼈까지 자극하는 것이 아니라 힘줄에만 견고하고 정확하게 적용되어야 한다.
3. 필요하다면 강화기법을 사용한다. 어떤 환자의 경우는 반사가 잘 일어나지 않는다. 만약 자극이 적절하고 정확한데도 반응을 얻을 수 없으면, 강화기법을 사용한다. 강화는 반사검사 할 부위에서 멀리 떨어진 근육을 강하게 수축시키는 방법이다. 이런 근수축은 수축하는 근육과 척수위센터와 내림섬유통로의 영향으로 Ia 섬유와 Ⅱ 섬유를 촉진시켜 반사 반응을 뚜렷하게 만든다. 강화기법은 검사할 근육의 수축을 일으켜서는 안 되는데, 그 이유는 검사할 근육의 수축이 반사 효과를 감소시키기 때문이다. 다리 반사의 경우, 손가락을 서로 잡고 당기는 Jendrassik 방법이 유용한 강화기법이다(그림 8-21). 강화를 사용하고자 할 때, 환자에게 강화기법을 수행하도록 주문한 후, 즉시 검사자는 반사 망치로 힘줄을 때린다. 즉, 양손을 서로 잡고 힘껏 당기라고 주문한 후, 반사 망치로 힘줄을 가볍게 때린다.

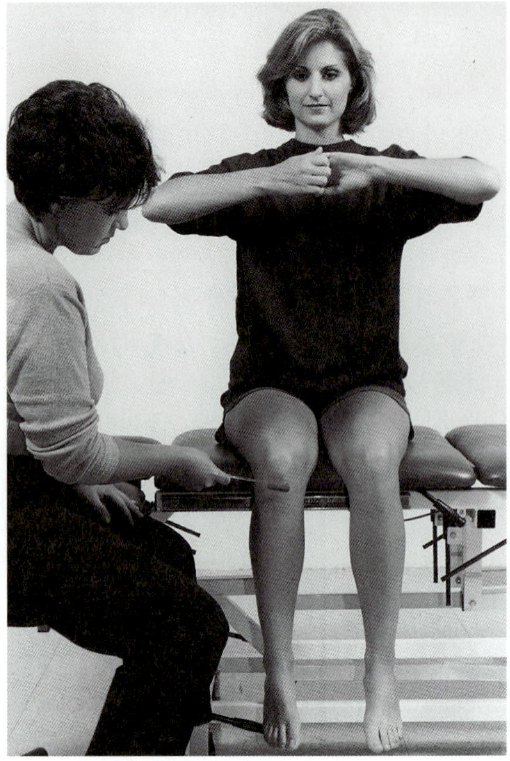

그림 8-21 Jendrassik 방법을 이용한 무릎반사 검사.

반사반응의 등급화
(Grading the reflex response)

근육신장반사는 일반적으로 관찰된 반응의 질을 토대로 0-4의 등급으로 나누어진다.[17,22] + 기호는 0를 제외한 모든 숫자의 오른쪽에 표기된다. 여러 등급의 정의는 아래와 같다:

0 = 무반응; 근수축이 촉진되지 않거나 눈으로 관찰되지 않는다.
1+ = 최소반응; 일반적으로 약간의 근수축이 일어나지만 관절 움직임은 없다. 강화는 근수축을 산출하는데 필요하다.
2+ = 정상 반응; 약간의 근수축과 관절 움직임이 일어난다.
3+ = 강한 반응; 중등도의 근수축과 뚜렷한 관절 움직임이 일어난다.
4+ = 과도한 반사; 매우 강한 근수축과 과도한 관절 움직임이 일어난다. 일반적으로 간대성 경련과 관련된다.

등급 0과 등급 4는 병리를 의미한다. 등급 1+과 등급 3+은 관련된 다른 이상이나 비대칭성이 없으면, 정상으로 간주된다.

위팔두갈래근 반사 (BICEPS REFLEX)

검사 (Testing) (그림 8-22)

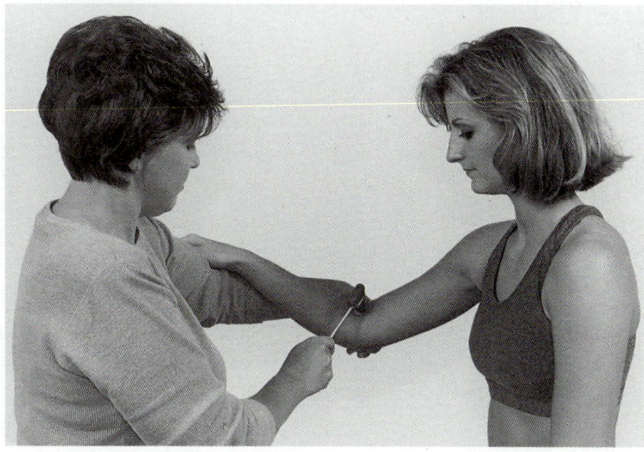

그림 8-22 위팔두갈래근 반사 (C5, C6).

필요한 도구 반사 망치.

환자 자세 아래팔을 검사자의 팔 위에 올려놓고, 선 자세나 앉은 자세를 취한다. 환자는 아래팔을 뒤침한 채로 팔꿉관절을 굽힘시킨다.

절차 검사자는 자신의 엄지를 환자의 위팔두갈래근 힘줄 위에 배치하고, 반사 망치의 뾰족한 부분으로 자신의 엄지 손톱을 가볍게 때린다.

정상 반응 팔꿉관절의 굽힘이 정상 반응이다.

위팔노근 반사 (BRACHIORADIALIS REFLEX)

검사 (Testing) (그림 8-23)

그림 8-23 위팔노근 반사 (C5, C6).

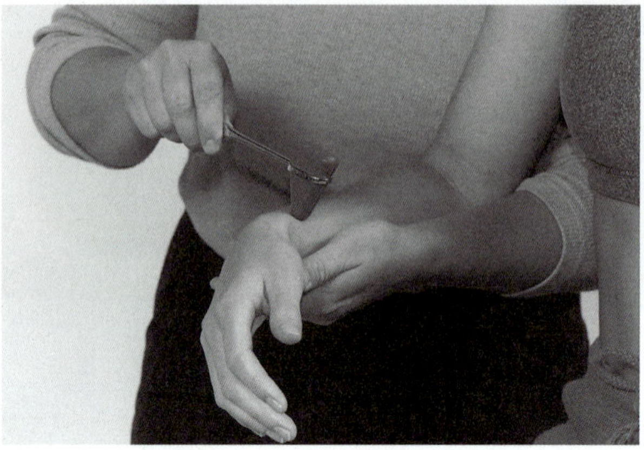

필요한 도구 반사 망치.

환자 자세 아래팔을 검사자의 아래팔에 올려놓고, 선 자세나 앉은 자세를 취한다. 환자는 아래팔을 중립 돌림하고 팔꿉관절을 굽힘시킨다.

절차 검사자는 반사 망치의 머리 부분으로 환자의 아래팔 노쪽면에 있는 노뼈 붓돌기의 몸쪽을 가볍게 때린다.

정상 반응 팔꿉관절의 굽힘이 정상 반응이다.

위팔세갈래근 반사 (TRICEPS REFLEX)

검사 (Testing) (그림 8-24)

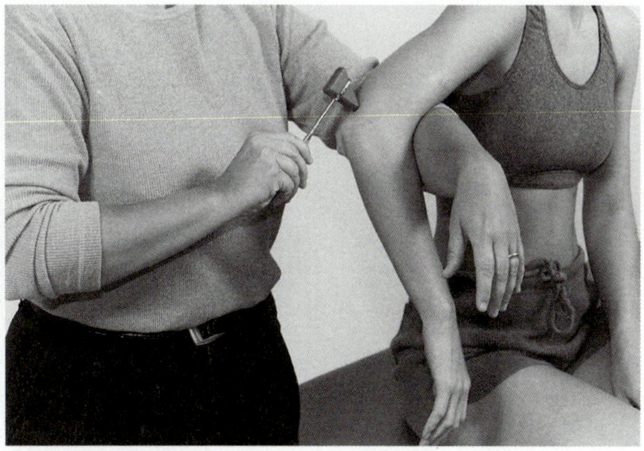

그림 8-24 위팔세갈래근 반사 (C6, C7).

필요한 도구 반사 망치.

환자 자세 환자는 앉거나 선 자세를 취하고, 검사자는 환자의 팔을 지지해 준다. 이때 환자의 어깨관절을 벌림과 안쪽돌림시키고, 팔꿉관절을 90° 굽힘시킨다.

절차 검사자는 반사 망치의 머리 부분으로 위팔세갈래근 힘줄(팔꿈치돌기의 바로 몸쪽)을 가볍게 때린다.

정상 반응 팔꿉관절의 폄이 정상 반응이다.

넙다리네갈래근 반사 (QUADRICEPS REFLEX)

검사 (Testing) (그림 8-25)

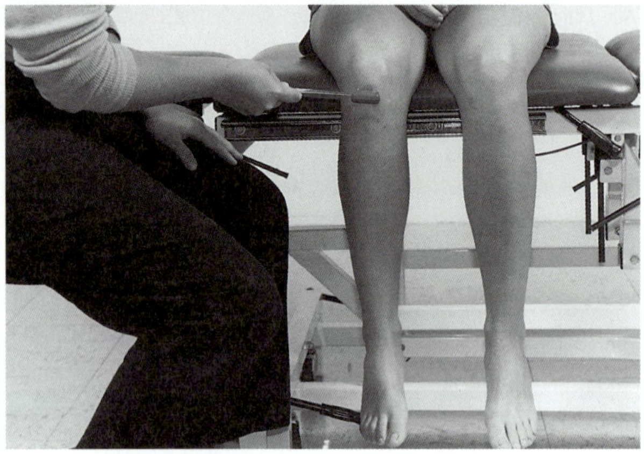

그림 8-25
넙다리네갈래근(무릎) 반사
(L2-L4).

필요한 도구 반사 망치.

환자 자세 환자는 무릎관절을 90° 굽힘하여 높은 테이블 끝에 걸쳐 앉는다. 이때 발이 지면에 닿아서는 안 된다.

절차 검사자는 반사 망치의 머리 부분으로 무릎뼈와 정강뼈거친면 사이의 무릎 힘줄을 가볍게 때린다.

정상 반응 무릎관절의 폄이 정상 반응이다.

아킬레스힘줄 반사 (ACHILLES REFLEX)

검사 (Testing) (그림 8-26)

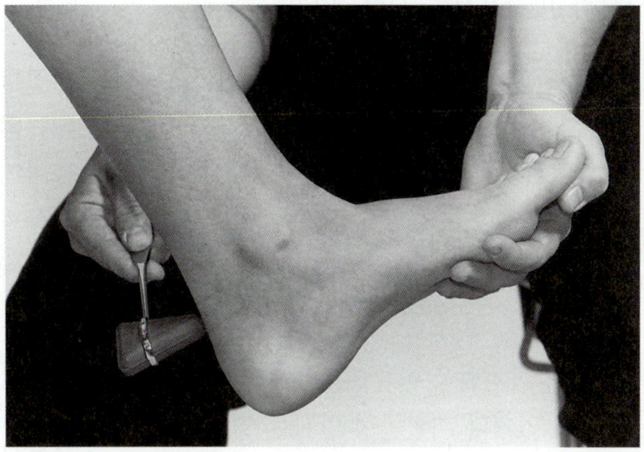

그림 8-26 아킬레스힘줄 반사 (S1-S2).

필요한 도구 반사 망치.

환자 자세 환자는 높은 테이블 끝에 걸쳐 앉는다. 이때 발이 지면에 닿아서는 안 된다(다른 자세로서, 무릎꿇기 자세나 엎드린 자세가 이용될 수 있다).

절차 검사자는 한 손을 환자의 발허리뼈머리 밑에 배치한 후, 발목을 중립위로 만들어 준다. 그 다음, 검사자는 환자의 발을 중립위 유지하면서, 반사 망치의 머리 부분으로 아킬레스 힘줄을 가볍게 때린다.

정상 반응 발목관절의 발바닥굽힘이 정상 반응이다.

근육신장반사의 이상 반응 (Abnormal responses to muscle stretch reflex testing)

일반 사람은 근육신장반사 검사에서 폭넓은 정상 반응을 보인다. 특히, 다른 신경학적 징후와 증상을 보이지 않을 경우, 등급 1+의 반응을 보이는 사람도 등급 3+의 반응을 보이는 사람과 마찬가지로 정상 범위에 해당한다. 초보 검사자는 반사 도출이 어려워 환자가 등급 0(예, 위팔노근)을 가진 것으로 나타났을 때 지나치게 불안해서는 안 된다. 기법의 변화나 경험 많은 검사자의 검사는 일반적으로 보다 좋은 결과를 산출한다.

그러나 반사 검사의 결과로 병리를 의심할 수 있는 다음과 같은 몇 가지 예가 있다:

1. 경험 많은 검사자가 강화기법을 이용했을 때도 등급 0을 가진 환자. 반사가 없거나 저활동성 반사는 일반적으로 아래운동신경세포의 질환임을 의미한다. 이것은 척수의 앞뿔세포에서 근육신경 이음부에 이르는 부위 중에서 병변이 발생한다. 신경 쇼크(신경손상 후 1시간에서 며칠 내)로 고생하는 환자도 근육신장반사의 부재나 큰 감소를 보인다.
2. 등급 4+인 환자. 일반적으로 과활동성 반사는 척수의 운동신경을 조절하는 척수위통로를 포함한 위운동신경세포의 병변을 의미한다. 이런 병변은 신경계의 다른 영역을 검사함으로써 국지화될 수 있다(9장 참고).
3. 좌우 비대칭 반사 등급을 가진 환자. 환자가 오른쪽 위팔두갈래근의 반사 등급은 1+ 이고, 왼쪽 위팔두갈래근의 반사 등급은 3+일 때는, 다른 신경학적 검사를 수행해야 한다.
4. 몸쪽과 먼쪽의 반사가 다른 환자. 환자의 무릎힘줄반사가 2+이고, 아킬레스 힘줄반사가 무반응이라면, 다른 신경학적 검사를 수행해야 한다.
5. 진자 반사를 가진 환자. 정상 근수축은 반사 검사 후에 한 번만 수축한다. 반사 검사 직후, 팔다리가 진자운동하는 것처럼 지속적으로 움직이는 경우가 있는데, 이를 진자 반사라고 한다. 이것은 소뇌 병변과 일반적으로 관련된다.

사례 8-1 척수손상(2장의 사례 2-1에서 계속)

질문 1에서 6번까지는 2장과 4장의 사례에서 답을 했다. 여러분의 환자 검사에 관한 7번에서 10번까지의 질문에 답하시오.

17세 소년은 자동차사고로 목뼈 6번의 골절을 당했다. 골절 파편이 척수를 압박해서, C7 레벨의 불완전 척수손상을 당했다. 골절 부위는 완전하게 고정되었고, 여러 가지 의학적 합병증 때문에 재활센터로의 이전이 지연되어, 손상 후 3개월 때 재활센터에 입원하게 되었다. 장기간의 입원 때문에, 똑바른 자세를 오랫동안 취할 수 없다. 여러분은 환자의 운동 능력과 감각 레벨을 검사하기 위해, 초기 검진을 계획하고 있다.

1. 이 환자의 손상 레벨이 C7이라면, 여러분은 운동 약증이 일어나지 않는 근육로써 어떤 근육이 있을 것이라고 기대하는가?
2. 똑바른 자세를 유지할 수 없는 환자의 능력을 조정하기 위해, 다음 근육검사를 어떻게 바꾸어야 하는가?
   a. 위팔두갈래근의 중력—저항 검사
   b. 중간어깨세모근의 중력—저항 검사
   c. 긴노쪽손목폄근과 짧은노쪽손목폄근의 중력—저항 검사
   d. 윗등세모근의 중력—저항 검사
   e. 큰가슴근의 중력—제거 검사
3. 질문 2에 대한 여러분의 답에 기술된 환자 자세의 변화를 조정하기 위해, 여러분의 기록을 어떻게 바꾸어야 하는가?

환자의 다리 기능을 선별검사하는 동안, 여러분은 어떤 근육군이 중력을 이기고 충분히 능동운동을 할 수 있는지를 관찰한다.

4. 여러분은 똑바른 자세를 유지하지 못하는 환자를 위해, 다음의 다리 근육 검사를 어떻게 변화시킬 것인가?
   a. 넙다리곧은근의 중력—저항 검사
   b. 앞정강근의 중력—저항 검사
   c. 장딴지근/가자미근의 중력—저항 검사
   d. 엉덩관절 안쪽돌림근의 중력—저항 검사
5. 질문 4에 대한 여러분의 답에 기술된 환자 자세의 변화를 조정하기 위해, 여러분의 기록을 어떻게 바꾸어야 하는가?
6. 여러분은 환자 자세의 변화를 최소화하기 위해 근육 검사를 어떻게 구성할 것인가?

감각검사:

7. 이 환자에게 검사해야 할 감각과 그 감각을 전달하는 척수통로를 목록한다. 각 척수통로의 해부학을 간단하게 설명한다.
8. 질문 7의 답에 목록된 각 감각들을 어떻게 검사할 것인가?
9. 환자의 척수손상 수준을 제공한 후, 모든 감각이 정상이어야 하는 피부영역을 설명한다.
10. 환자의 깊은힘줄반사가 무엇처럼 일어날 것으로 기대하는가? 위팔두갈래근 힘줄반사, 위팔세갈래근 힘줄반사, 위팔노근 힘줄반사, 무릎반사 및 아킬레스 반사를 고려한다. 여러분의 답에 이론적 근거를 제공한다.

사례 8-2 말초신경 손상 (2장의 사례 2-2에서 계속)

질문 1번에서 4번까지는 2장의 사례에서 답을 했다. 여러분의 환자 검사에 관한 5번에서 9번까지의 질문에 답하시오.

52세의 치과의사는 5일 전에 오토바이 사고로 위팔뼈 중간 몸통이 골절되었다. 골절 후, 노신경의 손상이 뚜렷했고, 골절 지점은 외적 고정으로 고정되었다. 현재 환자는 재활 클리닉에 다니고 있고, 일상생활활동(ADL)도 도움을 받고 있다. 그는 골절 지점에 대한 정확한 정보를 가지고 있지 않고, 노신경 손상의 정도를 알아보는 전기진단검사를 받지 않았다. 여러분은 이 환자의 기능적 제한이 무엇인지를 확실하게 알 수 없는 상태이지만, 노신경과 그에 관련된 구조물에 대한 해부학적 지식은 좋은 편이다.

1. 노신경의 해부학을 근거로 해서 이 환자의 노신경 손상에 대한 이론적 설명을 제공한다.
2. 노신경 손상의 정도와 수준을 결정하기 위해 여러분은 어떤 근육을 검사해야 하는가?
3. 만약 이 환자의 노신경이 팔꿈치 위쪽에서는 기능적으로 작용하고 있다면, 어떤 근육들이 약해질 것인가? 무엇이 비기능적으로 될 것인가?
4. 근육의 약증/마비 때문에 환자가 수행할 수 없는 움직임은 무엇인가?

감각검사:

5. 만약 팔꿉관절 위에서 노신경이 기능적으로 작용한다면, 환자는 어떤 감각소실로 고생할 것인가?
6. 이 환자의 감각소실을 어떻게 검사할 것인가?
7. 팔에 있는 노신경의 피부가지는 무엇인가?
8. 질문 7의 피부가지가 손상되면, 어떤 감각소실이 일어나는가?
9. 이 환자에게서, 노신경의 어떤 피부가지가 손상될 것으로 예상하는가? 이런 손상의 결과로 어떤 감각소실 패턴이 일어날 것으로 예상하는가?

사례 8-3 말초신경 손상 (4장의 사례 4-2에서 계속)

질문 1번에서 7번까지는 4장의 사례에서 답을 했다. 여러분의 환자 검사에 관한 8번에서 10번까지의 질문에 답하시오.

19세 대학교 풋볼선수 H는 토요일 저녁 경기 때 수비선수의 헬멧에 오른쪽 무릎의 가쪽이 부딪혀서 말초신경손상을 당했다. 환자는 발목이 축 처졌고, 다리의 감각 상실이 발생했다. 골절이 발생하지 않았지만, 무릎의 가쪽과 몸쪽 종아리에 심한 타박상과 부종이 발생했다.

1. 온종아리신경의 해부학과 경로를 설명한다.
2. 본 사고의 결과로, 왜 종아리신경이 손상되었는가?
3. 허벅지의 어떤 근육이 온종아리신경에 의해 지배되고 있는가?
4. 종아리에 있는 온종아리신경의 운동신경 가지는 무엇인가?
   각 운동신경 가지가 지배하는 근육은?
5. 여러분은 질문 4에 대한 여러분의 답에 목록된 각 근육의 근력을 어떻게 검사할 것인가?
6. 이 환자의 발목 처짐 기전을 설명한다.
7. 발이 떨어지는 것 이외에, 이 환자에게서 어떤 근육의 약증이 나타나는가? 이런 약증의 결과로 어떤 기능적 소실이 예상되는가?

감각검사:

8. 다리의 감각신경을 가지고 있는 온종아리신경의 가지 이름은 무엇인가? 이들 가지 중 어떤 것이 순수한 감각신경인가?
9. 질문 8의 답에 목록된 각 신경가지에 의해 지배되는 피부 영역을 설명한다.
10. 이 환자에게서 발 떨어짐(foot drop)이 나타난다면, 어떤 감각소실이 일어날 것으로 예상되는가? 당신이 볼 수 있는 다른 감각소실은 무엇인가?

참고문헌(References)

1. Abbott CA, Carrington AL, Ashe S, et al. The North-West Diabetes Foot Care Study: incidence of, and risk factors for, new diabetic foot ulceration in a community-based patient cohort. *Diabet Med*. 2002; 19:377-384.
2. American Diabetes Association. Standards of medical care in diabetes–2010. *Diabetes Care*. 2010;33:S11-S61.
3. American Spinal Injury Association. *International Standards for Neurological Classification of Spinal Cord Injury*. Atlanta, GA: American Spinal Injury; revised 2000.
4. Boulton AJM, Vinik AI, Arezzo JC, et al. Diabetic neuropathies: A statement by the American Diabetes Association. *Diabetes Care*. 2005;28:956-962.
5. Boyko EJ, Ahroni JH, Stensel V, et al. A prospective study of risk factors for diabetic foot ulcer. *Diabetes Care*. 1999;22:1036-1042.
6. Buchman AS, Wilson RS, Leurgans S, Bennett DA. Vibratory thresholds and mobility in older persons. *Muscle Nerve*. 2009;39:754-760.
7. Carey LM, Oke LE, Matyas TA. Impaired limb position sense after stroke: A quantitative test for clinical use. *Arch Phys Med Rehabil*. 1996;77:1271-1278.
8. Crawford F, Inkster M, Kleijnen J, Fahey T. Predicting foot ulcers in patients with diabetes: A systematic review and meta-analysis. *Q J Med*. 2007;100:65-86.
9. Delwaide PJ, Toulouse P. Facilitation of monosynaptic reflexes by voluntary contraction of muscles in remote parts of the body. *Brain*. 1981;104:701-719.
10. Delwaide PJ, Toulouse P. Jendrassik maneuver vs controlled contractions conditioning the excitability of soleus monosynaptic reflexes. *Arch Phys Med Rehabil*. 1980;61:505-510.
11. Delwaide PJ, Toulouse P. The Jendrassik maneuver: Quantitative analysis of reflex reinforcement by remote involuntary muscle contraction. In: Desmedt JE, ed. *Motor Control Mechanisms in Health and Disease*. New York: Raven Press; 1983:661-669.
12. DeMeyer WE. *Technique of the Neurologic Examination*. 5th ed. New York: McGraw-Hill; 2004.
13. Deshpande N, Connelly DM, Culham EG, Costigan PA. Reliability and validity of ankle proprioceptive measures. *Arch Phys Med Rehabil*. 2003;84:883-889.
14. Feng Y, Schlösser FJ, Sumpio BE. The Semmes Weinstein monofilament examination as a screening tool for diabetic peripheral neuropathy. *J Vasc Surg*. 2009;50:675-682.
15. Gilman S. Joint position sense and vibration sense: Anatomical organization and assessment. *J Neurol Neurosurg Psychiatry*. 2002;73: 473-477.
16. Gilsing MG, Van den Bosch CG, Lee S-G, et al. Association of age with the threshold for detecting ankle inversion and eversion in upright stance. *Age Ageing*. 1995;24:58-66.
17. Hallett M. NINDS myotatic reflex scale. *Neurology*. 1993;43:27-33.
18. Hilz MJ, Axelrod FB, Hermann K, et al. Normative values of vibratory perception in 530 children, juveniles and adults aged 3-79 years. *J Neurol Sci*. 1998;159:219-225.
19. Holewski JJ, Stess RM, Graf PM, Grunfeld C. Aesthesiometry: Quantification of cutaneous pressure sensation in diabetic peripheral neuropathy. *J Rehabil Res Dev*. 1988;25:1-10.
20. Lincoln NB, Crow JL, Jackson JM, et al. The unreliability of sensory assessments. *Clin Rehabil*. 1991;5:273-282.
21. Liniger C, Albeanu A, Bloise D, Assal J. The tuning fork revisited. *Diabet Med*. 1990;7:859-864.
22. Litvan I, Mangone CA, Werden W, et al. Reliability of the NINDS myotatic reflex scale. *Neurology*. 1996;47:969-972.
23. Litzelman D, Marriott DJ, Vinicor F. Independent physiological predictors of foot lesions in patients with NIDDM. *Diabetes Care*. 1997;20:1273-1278.
24. Martina ISJ, van Koningsveld R, Schmitz PIM, et al. Measuring vibration threshold with a graduated tuning fork in normal aging and in patients with polyneuropathy. *J Neurol Neurosurg Psychiatry*. 1998; 65:743-747.
25. McNeely MJ, Boyko EJ, Ahroni JH, et al. The independent contributions of diabetic neuropathy and vasculopathy in foot ulceration. *Diabetes Care*. 1995;18:216-219.
26. Merkies ISJ, Schmitz PIM, van der Meché FGA, van Doorn PA. Reliability and responsiveness of a graduated tuning fork in immune mediated polyneuropathies. *J Neurol Neurosurg Psych*. 2000;68: 669-671.
27. Miyahara T, Hagiya N, Ohyama T, Nakamura Y. Modulation of human soleus H reflex in association with voluntary clenching of the teeth. *J Neurophysiol*. 1996;76:2033-2041.
28. Mueller MJ, Diamond JE, Delitto A, Sinacore DR. Insensitivity, limited joint mobility, and plantar ulcers in patients with diabetes mellitus. *Phys Ther*. 1989;69:453-459.
29. Olaleye D, Perkins BA, Bril V. Evaluation of three screening tests and a risk assessment model for diagnosing peripheral neuropathy in the diabetes clinic. *Diab Res Clin Pract*. 2001;54:115-128.
30. Perkins BA, Olaleye D, Zinman B, Bril V. Simple screening tests for peripheral neuropathy in the diabetes clinic. *Diabetes Care*. 2001;24: 250-256.
31. Perkins BA, Orszag A, Ngo M, et al. Prediction of incident diabetic neuropathy using the monofilament examination. *Diabetes Care*. 2010;33:1549-1554.
32. Pestronk A, Florence J, Levine T, et al. Sensory exam with a quantitative tuning fork: Rapid, sensitive and predictive of SNAP amplitude. *Neurology*. 2004;62:461-464.
33. Peters EJG, Lavery LA. Effectiveness of the diabetic foot risk classification system of the International Working Group on the Diabetic Foot. *Diabetes Care*. 2001;24:1442-1447.
34. Pham H, Armstrong DG, Harvey C, et al. Screening techniques to identify people at high risk for diabetic foot ulceration. *Diabetes Care*. 2000;23:606-611.
35. Piriyaprasarth P, Morris ME, Winter A, Paratz J. Physiotherapy assessment of knee proprioception following stroke. *Int J Ther Rehabil*. 2006;13:449-456.
36. Piriyaprasarth P, Morris ME, Delany C, et al. Trials needed to assess knee proprioception following stroke. *Physiother Res Int*. 2009;14: 6-16.
37. Schulz-Stübner S, Zingel E, Rossaint R. Vibration sense testing with a 128-Hz tuning fork as a tool to determine recovery from epidural neuraxial block. *Reg Anesth Pain Med*. 2001;26:518-522.
38. Shin JB, Seong YJ, Lee HJ, et al. Foot screening technique in a diabetic population. *J Korean Med Sci*. 2000;15:78-82.
39. Simoneau GG, Derr JA, Ulbrecht JS, et al. Diabetic sensory neuropathy effect on ankle joint movement perception. *Arch Phys Med Rehabil*. 1996;77:453-460.
40. Taimela S, Kankaanpaa M, Luoto S. The effect of lumbar fatigue on the ability to sense a change in lumbar position: A controlled study. *Spine*. 1999;24:1322-1327.
41. Thelen DG, Brockmiller C, Ashton-Miller JA, et al. Thresholds for sensing foot dorsi- and plantarflexion during upright stance: Effects of age and velocity. *J Gerontol*. 1998;53A:M33-M38.
42. Thivolet C, Farkh JE, Petiot A, et al. Measuring vibration sensations with graduated tuning fork. *Diabetes Care*. 1990;13:1077-1080.
43. Trueblood PR, Walker JM, Perry J, Gronley JK. Pelvic exercise and gait in hemiplegia. *Phys Ther*. 1989;69:18-26.
44. Voerman GE, Gregoric M, Hermens HJ. Neurophysiological methods for the assessment of spasticity: The Hoffman reflex, the tendon reflex, and the stretch reflex. *Disabil Rehabil*. 2005;27:33-68.

참고도서(Bibliogrphy)

Bassetti C, Bogousslavsky J, Regli F. Sensory syndromes in parietal stroke. *Neurology*. 1993;43:1042-1049.

Bell-Krotoski J, Weinstein S, Weinstein C. Testing sensibility, including touch-pressure, two-point discrimination, point localization, and vibration. *J Hand Ther*. 1993;6:114-123.

Brown AC. Somatic sensation: Peripheral aspects. In: Patton HD, Fuchs AF, Hille B, et al., eds. *Textbook of Physiology*. 21st ed. Philadelphia: WB Saunders; 1989:298-313.

Burgess PR, Wei JY, Clark FJ, et al. Signaling of kinesthetic information by peripheral sensory receptors. *Annu Rev Neurosci*. 1982;5:171-187.

Carpenter MB. *Core Text of Neuroanatomy*. 4th ed. Baltimore: Williams & Wilkins; 1991.

Carpenter RHS. *Neurophysiology*. Rockville, MD: Aspen Publishers; 1984.

Deibert E, Kraut M, Kremen S, et al. Neural pathways in tactile object recognition. *Neurology*. 1999;52:1413-1417.

Duus P. *Topical Diagnosis in Neurology*. 3rd ed. New York: Thieme; 1998.

Dyck PJ, Karnes J, O'Brien PC, et al. Detection thresholds of cutaneous sensation in humans. In: Dyck PI, Thomas PK, eds. *Peripheral Neuropathy*. 3rd ed. Philadelphia: WB Saunders; 1993;706-728.

Dyck PJ, O'Brien PC, Bushek W, et al. Clinical versus quantitative evaluation of cutaneous sensation. *Arch Neurol*. 1976;33:651-655.

Fischer A. Pressure threshold meter: Its use for quantification of tender spots. *Arch Phys Med Rehabil.* 1986;67:836-838.

Fischer A. Tissue compliance meter for objective quantitative assessment of soft tissue consistency and pathology. *Arch Phys Med Rehabil.* 1987;68:122-125.

Fruhstorfer H, Lindblum U, Schmidt WG. Method for quantitative estimation of thermal thresholds in patients. *J Neurol Neurosurg Psychiatry.* 1976;39:1071-1075.

Gilman S, Newman SW. *Manter and Gatz's Essentials of Clinical Neuroanatomy and Neurophysiology.* 10th ed. Philadelphia: FA Davis; 2003.

Glick TH. *Neurologic Skills: Examination and Diagnosis.* Boston: Blackwell Scientific; 1993.

Goldberg JM, Lindblum U. Standardized method of determining vibratory perception thresholds for diagnosis and screening in neurological investigation. *J Neurol Neurosurg Psychiatry.* 1979;42:793-803.

Grigg P, Greenspan BJ. Response of primate joint afferent neurons to mechanical stimulation of knee joint. *J Neurophysiol.* 1977;40:1-8.

Haerer AJ. *DeJong's: The Neurological Examination.* 5th ed. Philadelphia: JB Lippincott; 1992.

Haines DE. *Fundamental Neuroscience.* New York: Churchill Livingstone; 1997.

Haines DE. *Neuroanatomy: An Atlas of Structures, Sections, and Systems.* 6th ed. Philadelphia: Lippincott Williams & Wilkins; 2004.

Hansen M, Sindrup SH, Christensen PB, et al. Interobserver variation in the evaluation of neurological signs: Observer dependent factors. *Acta Neurol Scand.* 1994;90:145-149.

Hansson P, Lindblum U, Lindstrom P. Graded assessment and classification of impaired temperature sensibility in patients with diabetic polyneuropathy. *J Neurol Neurosurg Psychiatry.* 1991;54:527-530.

Hensel H, Andres KH, von Duering M. Structure and function of cold receptors. *Pflugers Arch.* 1974;329:1-8.

Hunt CC. Mammalian muscle spindle: peripheral mechanisms. *Physiol Rev.* 1990;70:643-663.

Iggo A. Sensory receptors in the skin of mammals and their sensory function. *Rev Neurol.* 1985;141:599-613.

Kandel ER, Schwartz JH, Jessell TM. *Principles of Neural Science.* 4th ed. New York: McGraw-Hill; 2000.

Kaplan FS, Nixon JE, Reitz M, et al. Age-related changes in proprioception and sensation of joint position. *Acta Orthop Scand.* 1985;56:72-74.

Kiernan JA. *Barr's the Human Nervous System: An Anatomical Viewpoint.* 7th ed. Philadelphia: Lippincott Williams & Wilkins; 1998.

Lanska DJ, Goetz CG. Romberg's sign: Development, adoption, and adaptation in the 19th century. *Neurology.* 2000;55:1201-1206.

Lindblum U, Ochoa J. Somatosensory function and dysfunction. In: Asbury AK, McKhann GM, McDonald WI, eds. *Diseases of the Nervous System.* Philadelphia: WB Saunders; 1992:213-228.

Lindblum U, Tegner R. Quantification of sensibility in mononeuropathy, polyneuropathy, and central lesions. In: Munsat T, ed. *Quantification of Neurological Deficit.* London: Butterworth; 1989:171-185.

Litvan I, Mangone CA, Werden W, et al. Reliability of the NINDS myotatic reflex scale. *Neurology.* 1996;47:969-972.

Lundy-Ekman L. *Neuroscience: Fundamentals for Rehabilitation.* 2nd ed. Philadelphia: WB Saunders; 2002.

Matthews PCB. Where does Sherrington's "muscular sense" originate? Muscles, joints, corollary discharges? *Annu Rev Neurosci.* 1982;5: 189-218.

Nathan PW, Smith MC, Cook AN. Sensory effects in man of lesions of the posterior columns and of some other afferent pathways. *Brain.* 1986; 109:1003-1041.

Nolan MF. *Introduction to the Neurologic Examination.* Philadelphia: FA Davis; 1996.

Peripheral Neuropathy Association. Quantitative sensory testing. *Neurology.* 1993;43:1050-1052.

Perkins BA, Olaleye D, Zinman B, et al. Simple screening tests for peripheral neuropathy in the diabetes clinic. *Diabetes Care.* 2001;24: 250-256.

Pressman EK, Zeidman SM, Summers L. Primary care for women: Comprehensive assessment of the neurologic system. *J Nurse Midwifery.* 1995;40:163-171.

Ross RT. *How to Examine the Nervous System.* 2nd ed. New York: Medical Examination Publishing; 1985.

Schwartzman RJ, Bogdonaff MD. Proprioception and vibration sensibility discrimination in the absence of the posterior columns. *Arch Neurol.* 1969;20:349-354.

Sekular R, Nash D, Armstrong R. Sensitive objective procedure for evaluating response to light touch. *Neurology.* 1973;23:1282-1291.

Sturmann K. The neurologic examination. *Emerg Med Clin North Am.* 1997;15:491-506.

Waxman SG, deGroot J. *Correlative Neuroanatomy.* 22nd ed. Norwalk, CT: Appleton Lange; 1995.

Wolf JK. *Segmental Neurology.* Baltimore: University Park Press; 1981.

9

기타 신경학 검사 기법: 협응력, 정신상태, 뇌신경 및 피부 반사

Techniques of the Remainder of the Neurologic Examination: Coordination, Mental Status, Cranial Nerves, and Superficial Reflexes

철저한 신경계의 선별 검사는 몸통과 팔다리의 말초신경이나 피부절 검사로 끝나지 않고, 고위 신경계의 기능도 검사되어야 한다. 따라서 본 장은 근육검사와 감각검사 단락에서 다루지 않았던 전반적인 신경학 검사를 다룰 것이다.

본 장은 나머지 신경학적 선별 검사에 대한 내용을 다룰 것이다. 대뇌겉질(cerebral cortex), 소뇌(cerebellum) 및 뇌신경(cranial nerve)에 대한 기능 검사 기법을 피부반사 검사의 절차와 같이 제시할 것이다. 검사 과정에 친숙한 학생과 임상가들은 많은 연습을 통해 중추신경계 검사를 완벽하게 수행할 수 있어야 한다.

어떤 문제로 건강관리시스템에서 들어온 모든 환자들에게 신경학 검사를 적용해야 한다. 부가적으로 말초신경계나 중추신경계 병리의 증상을 가진 모든 환자는 철저하게 체계적인 신경학 검사를 받아야 한다. 본 교재가 다루지는 않지만, 병력과 증상 목록을 제대로 체크하는 것은 신경학 검사의 중요한 일부이다. 즉, 환자 병력의 포괄적 체크는 신경학 검사를 가이드하고 방향을 결정하는데 있어 중요한 역할을 한다.

본 교재는 신경학 선별 검사를 강조하고 있다. 신경계 질환이 의심되는 환자를 배제하기 위해 보다 심도 깊은 검사를 환자에게 수행해야 한다. 이런 검사 절차에 대한 참고문헌은 해당 선별검사 아래에 제시되어 있거나 각 장의 끝부분에 제시되어 있다. 약 10분 간의 예행 연습을 통해 여러분은 완벽한 신경학 선별검사를 수행할 수 있을 것이다.

신경학 검사의 모든 부분이 모든 환자에게 적용될 필요는 없다. 검사자는 환자의 병력을 바탕으로 환자를 관찰하거나 검사할 필요가 있고, 또 검사에 이용될 신경학 검사를 명확하게 파악한다. 임상가는 클리닉으로 들어오는 환자의 움직임과 보행의 양상(10장 참고), 임상가의 질문에 대답하는 환자의 반응, 얼굴과 몸의 비대칭, 그리고 환자의 행동을 통해 특별한 부가적 검사를 하지 않고도 신경계에 관련된 정보를 얻을 수 있다. 그런 다음, 관찰만으로 분석할 수 없는 환자의 기능을 선별 검사하는 쪽으로 방향을 잡는다.

신경학 검사는 신경계의 기능에 대한 지식을 바탕으로 이루어져야 한다. 대부분의 임상가들은 임상병리실험을 하지 않고도, 환자의 병력체크와 신체검진만으로도 모든 신경병리의 85%~90%가 진단될 수 있다는 것에 동의할 것이다. 임상가의 이런 진단 능력은 신경계의 구조물과 기능에 대한 지식에서 나온다. 이런 지식은 신경학 검사 소견을 정확하게 해석하는데 매우 중요한 역할을 한다. 신경계의 해부학과 생리학을 다시 공부하고 싶으면, "*Principles of Neural Science*"와 같은 교재를 참고하길 바란다.[41]

대뇌 기능 (그림 9-1) (Cerebral function) (Fig. 9-1)

신경학 검사를 제대로 하려면 대뇌 기능의 검사를 포함해야 한다. 주위 환경을 제대로 알고 있는 사람; 병력체크 동안 질문에 지적이고 분명하게 잘 대답하는 사람; 검사 동안 지시를 잘 따르는 사람; 이상한 분위기나 행동

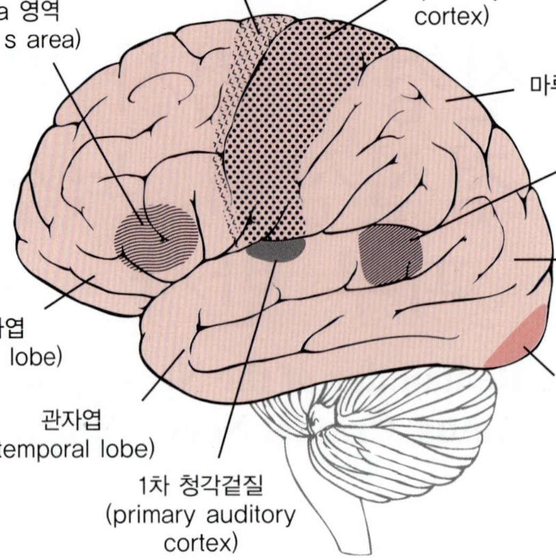

그림 9-1 대뇌겉질은 엽과 선택된 기능 영역을 나타낸다.

을 보이지 않고 정상적인 대뇌 기능을 가진 것으로 보이는 사람 등은 본 장의 신경학 검사를 적용하지 않아도 된다. 그러나 반응이 없고, 혼란스러워 하고, 당신이나 가족을 기억하지 못하는 사람들은 정밀하게 신경학 검사를 받아야 한다. 신경학 검사는 많은 영역의 인지 기능(cognitive function) 검사를 포함해야 한다. 이들 인지 영역과 각 선별 검사 기법에 대한 설명은 아래에 제공할 것이다. 임상시설에서 간단하게 적용할 수 있는 몇 종류의 표준 인지 기능 평가가 있다. 인지 기능 검사에 대해 자세한 내용을 알고 싶으면, 본 단락의 "검사법에 대한 근거" 상자를 참고하기 바란다.

인지 기능 검사의 종류는 "MR CLOCK"이라는 약자로 기억하면 쉽다. 이들 영역에 대한 검사는 다음과 같다:

*M*emory (기억)
*R*easoning (추론)
*C*onsciousness (의식)
*L*anguage (언어)
*O*rientation (지남력)
*C*alculation (계산력)
*K*nowledge (지식)

기억 (Memory)

단기 기억과 장기 기억을 모두 평가해야 한다. 단기 기억은 몇 초에서 몇 분 이전에 알던 정보를 기억하는 능력이고, 장기 기억은 며칠, 몇 달, 몇 년 전의 사건들을 기억하는 능력이다. 환자는 단기 기억이나 장기 기억을 잃어버릴 수 있다.

검사 (TESTING)

단기 기억 (SHORT-TERM MEMORY)

필요한 도구 없음.

환자 자세 환자는 편안하게 앉은 자세를 취한다.

절차 검사자는 환자에게 대답할 수 있는 3개 혹은 4개의 단어를 제공한다. 환자에게 몇 분 동안 이들 단어를 기억하도록 지시한다. "책", "자동차", "코끼리"와 같은 단어들을 결부시키지 않아야 한다. 검사의 다른 부분이 끝나면, 환자에게 앞의 단어들을 기억해 보도록 주문한다.

정상 반응 약 5분 후에 환자는 모든 단어를 기억할 수 있어야 한다.

장기 기억 (LONG-TERM MEMORY)

필요한 도구 없음.

환자 자세 환자는 편안하게 앉은 자세를 취한다.

절차 검사자는 환자가 기억할 수 있을 것 같은 과거의 경험이나 사건들을 환자에게 물어본다. 다음과 같은 질문들이 포함될 수 있다: "언제 어디서 태어났습니까?", "부모님의 성함은 무엇입니까?", "현재 대통령의 이름은 무엇입니까?" 등등.

정상 반응 환자는 정확하고 올바른 대답을 할 수 있어야 한다.

추론 (Reasoning)

추론은 이마엽(frontal lobe)의 기능이고, 추론 능력의 문제는 치매가 시작됨을 의미할 수 있다. 일반적으로 추론의 평가는 속담풀이의 형태를 취하고, 검사자는 환자가 속담을 문자적으로 해석하는것을 보는 것이 어떻게 추론하는 지를 살펴보아야 한다.

검사 (TESTING)

필요한 도구 없음.

환자 자세 편안한 자세.

절차 검사자는 환자에게 다음과 같은 속담의 의미를 물어본다: "구슬도 꿰어야 보배", "일찍 일어나는 새가 벌레를 잡는다."

정상 반응

환자는 속담의 의미를 제대로 해석할 수 있다. 예를 들어, "일찍 일어나는 새가 벌레를 잡는다"의 속담에서 환자는 "첫 번째 새만이 벌레를 잡을 수 있다는 의미 보다는 시간의 중요성을 설명할 수 있어야 한다".

의식 (Consciousness)

의식 수준의 평가는 주위 환경에 좌우된다. 비록 의식 평가가 장기간 의식불명된 환자를 다루는데 중요하지 않지만, 건강한 사람이 갑자기 의식을 잃었을 때는 즉시 실시되어야 한다. 응급 시의 경우, 검사자는 응급처리기법(심폐소생술 등)을 먼저 시행해야 한다. 일반적으로 환자의 반응을 명료(alert), 기면(lethargic/drowsy), 둔간(obtunded), 혼미(stuporous, 가벼운 혼수), 깊은 혼수(deep coma) 등으로 나눈다. 환자를 각성시키는 검사자의 능력은 의식불명(자극을 주어도 각성되지 않음) 상태 쪽으로 갈수록 더욱 어려워진다. 둔감 상태의 환자는 반복 자극에 의해 각성될 수 있지만, 혼미 상태 환자의 반응을 보려면, 통증 자극을 적용해야 한다.

검사법에 대한 근거: Glasgow 의식 척도

환자가 의식이 없는 경우, Glasgow 의식 척도(GCS)[70]와 같은 숫자 척도로 의식 수준을 평가할 수 있다(표 9-1). 이 척도는 3 영역(운동 반응, 구두 반응, 눈 반응)의 검사를 통해, 총 15 점으로 환자의 의식을 점수로 환산한다. 초기의 연구에서는 이 검사의 신뢰도가 높은 것으로 나타났지만,[71] 후속 연구에 따르면, 검사자 훈련 수준에 따라 환자의 GCS 점수 신뢰도가 다양하게 나타나고 있다고 한다.[28,64,78] 비록 GCS의 운동 반응 점수가 환자의 예후 가치를 잘 나타난다는 연구들이 있지만, GCS의 점수는 뇌손상 환자의[49,80] 결과를 예측하는데 많이 이용되어 왔다.[32,49] 어떤 경우는 GCS 점수를 보고할 때, 총 점수 뿐만 아니라, 3 영역의 개별 점수를 기록해야 한다.[72]

표 9-1. Glasgow 의식 척도

	최상의 반응	점수*
Ⅰ. 운동 반응	지시에 잘 따름	6
	국소반응	5
	통증으로 인한 움츠림 반응	4
	비정상적인 굽힘	3
	비정상적인 폄(제뇌자세)	2
	없음	1
Ⅱ. 구두 반응	시간, 장소, 인물 등을 인지함	5
	혼동된 대화를 함	4
	부적절한 단어를 사용함	3
	이해할 수 없는 소리를 냄	2
	없음	1
Ⅲ. 눈 반응	자발적 반응	4
	말에 의한	3
	통증에 의한	2
	무반응	1

*의식 점수 = Ⅰ + Ⅱ + Ⅲ:
13 – 15 점 = 경미
9 – 13 점 = 중등도
<8 = 혼수
5 – 8 점 = 심한 혼수

검사 (TESTING)

필요한 도구

없음.

절차

환자의 의식 수준은 질문에 대한 환자의 반응을 관찰함으로써 병력을 체크하는 동안에 평가될 수 있다. 만약 환자가 구두 반응을 잘하지 못하면, 검사자는 환자에게 신체 자극을 적용하여 환자의 각성을 이끌어낼 수 있다. 의식 수준 판단은 환자를 각성하는데 필요한 자극의 정도를 근거로 한다.

정상 반응

환자는 신체적 자극이나 검사자의 반복 질문 없이도 검사자의 질문에 즉각적으로 반응한다.

언어 (Language)

비록 환자의 언어에 대한 포괄적 평가가 언어치료사에 의해 이루어지고 있지만, 대략적인 언어 평가가 신경학 검사에서 이루어질 수 있다. 검사자가 병력을 체크하는 동안 언어 장애가 의심되면, 보다 정밀한 언어 검사를 실시한다. 말하기나 언어 쓰기를 할 수 없는 경우를 언어상실증(실어증, aphasia)이라고 하는데. 이것은 소뇌질환으로 인한 조음장애(dysarthria)와 뇌신경 X의 문제로 인한 발성장애(dysphonia)와는 다르다. 언어상실증에는 여러 종류가 있으며, 장애의 정도와 특성에 따라 달라진다.
본 교재에서는 가장 기본적인 3 종류의 언어상실증에 대해서만 설명하겠다: 인지성(Wernike) 언어상실증, 표현성(Broca) 언어상실증 및 전반성(global) 언어상실증. 언어상실증에 대해 더 많이 알고 싶으면, 신경학 교재를 참고하길 바란다.

인지성 언어상실증은 유창한 언어를 생산하지만 말을 잘 이해하지 못한다. 이런 언어상실증을 초래하는 병변은 우성 대뇌반구 관자엽의 뒤위쪽 영역에서 주로 나타난다. 표현성 언어상실증 환자는 대개 말을 이해하는 데는 문제가 없지만, 언어로 표현하기가 어렵다. 표현성 언어상실증의 경우에는 병변은 주로 우성 대뇌반구 이마엽의 아래쪽(1차 운동영역 바로 앞쪽)에 위치한다. 전반성 언어상실증은 말을 생산하지 못하고 말을 이해할 수 없는 인지성 언어상실증과 표현성 언어상실증이 복합적으로 일어나는 것이다.

검사(TESTING)

필요한 도구

종이, 연필, 여러 가지 물건.

환자 자세

편안한 자세를 취한다.

절차

검사자는 병력을 체크하는 동안 환자의 말을 듣고, 말이 유창하고 적절한 반응을 하는지, 또 말의 질이 좋은 지를 체크해야 한다. 만약 환자가 말하기를 어려워한다면, 간단하게 문구를 여러 번 반복하여 말하도록, 물건의 이름을 말하도록, 문구를 큰 소리로 읽어 보도록 주문한다. 환자에게 간단한 지시사항을 주거나, 물건을 가르켜 그것이 무엇인지를 환자에게 물어 보고, 환자의 언어 이해력을 검사한다.

정상 반응

환자는 모든 질문에 적절하게 반응하고, 검사자의 지시(환자의 운동 능력 범위 내)를 잘 따라야 한다.

병변 환자가 언어 장애를 가진 것으로 의심되면, 보다 정밀한 검사를 위해 언어치료사에게 의뢰한다.

지남력 (Orientation)

지남력은 현재 주변 환경, 장소 및 시간 등에 대한 환자의 지적 능력을 묻는 것이다. 지남력은 사람, 장소, 시간으로 나누어진다. 환자의 지남력을 알기 위해 가장 많이 이용되는 질문들의 대부분은 환자의 병력 체크와 신체검사를 할 때 조심스럽게 이루어진다.

검사 (TESTING)

필요한 도구 없음.

환자 자세 편안한 자세를 취한다.

절차 검사자는 환자에게 다음과 같은 질문을 한다:

"당신의 이름은 무엇입니까?"
"당신은 어디에 살고 있습니까?"
"당신이 살고 있는 집 주소를 말해 주세요!"
"오늘은 몇 월 몇 일 입니까?"
"시계가 없다면, 지금이 대략 몇 시쯤 되었을까요?"

정상 반응 환자는 모든 질문에 올바르게 대답해야 한다. 그리고 실제 시간에서 크게 벗어난 시간을 이야기해서는 안 된다(1 시간 이내로).

계산력 (Calculation)

수학적 계산 능력은 대뇌겉질의 기능이고, 대뇌 기능의 장애가 의심되는 모든 환자들은 계산력 검사를 받아야 한다.

검사 (TESTING)

필요한 도구 없음.

환자 자세 편안한 자세를 취한다.

절차 검사자는 환자에게 몇가지 간단한 계산 문제를 물어본다. 그리고 다음 문제로 넘어가기 전에, 환자의 답을 기다려야 한다. 환자가 계산할 수 없을 정도로 계산 문제가 너무 어려워서는 안 된다. 적절한 문제는 다음과 같다:

"30 ÷ 6 = ?"
"9 × 12 = ?"
"90 − 13 = ?"
"67 + 18 = ?"

정상 반응 환자는 계산 문제를 모두 정확하게 맞추어야 한다. 반응이 느려도 되지만 계산이 틀려서는 안 된다.

지식 (Knowledge)

환자는 평생에 걸쳐 지식을 습득하지만, 환자의 지적 능력과 교육 수준에 따라 환자의 지식 수준은 크게 달라질 수 있다. 환자의 지적 수준을 검사하는 이상적인 질문은 환자가 병을 얻기 전에 습득한 지식을 물어야 한다. 환자의 개인 경험으로 얻어진 질문을 지식 검사때 물어서는 안 되는데, 그 이유는 그것이 장기 기억에 해당하기 때문이다. 환자가 질병을 얻기 전에 배웠던 것(정규 교육이나 직업 훈련 등에서 배웠던)을 물어야 한다.

검사 (TESTING)

필요한 도구

없음.

환자 자세

편안한 자세를 취한다.

절차

검사자는 환자의 현재 지적 수준을 알아내기 위해 다음과 같은 몇 가지 질문을 해야 한다:

"세계 2 차 대전은 언제 종결되었습니까?"
"에펠탑은 어느 나라에 있습니까?"
"로미오와 줄리엣은 누구의 작품입니까?"
"물의 구성 화학요소는 무엇입니까?"
"식물을 녹색으로 만드는 물질의 이름은 무엇입니까?"

정상 반응

환자가 아프기 이전에 습득했던 질문에 대해서는 거의 정확하게 대답할 수 있어야 한다.

검사법에 대한 근거: 인지 기능의 선별

검사로 간단하게 적용될 수 있는 몇 가지 표준 평가 도구들이 있다. Mini-Mental State Examination (MMSE)가 가장 많이 이용되는 검사이고, 잘 연구되어 있다(www.minimental.com에서 이용할 수 있음). 1975년[26]에 Folstein 등에 의해 개발된 MMSE는 인지 기능의 선별 검사로 사용되어 왔다. 이 검사는 전체 11개 항목과 총점이 30점[25]으로 이루어졌고, 일반적으로 점수가 24점 미만이면 인지 장애가 있는 것으로 간주한다.[1,47] 1996년 "Alzheimer 병과 관련 치매의 인식과 초기 평가"에 대한 임상 지침에서, Costa 등[17]은 의학적, 정신학적, 신경학적 중복 질환을 가진 환자를 검사할 때 치매 환자와 비치매 환자를 구분할 수 있는 4개 검사 중의 1개 검사로써 MMSE을 인정했다.[10,44] 문헌 고찰에 따르면, MMSE의 검사-검사 신뢰도는 0.83–0.90으로 높은 편이었다.[3,26,50,59] MMSE의 민감도와 특이도는 각각 56%~96%와 71%~92% 였다. 그러나 MMSE의 적용 시간은 5~10 분 정도이고, 점수는 연령, 교육수준, 문화적 배경에 따라 다양했다.*

인지 기능 검사에 이용되는 다른 선별 검사는 MMSE와 비슷하거나 그 이상으로 높은 민감도와 특이도, 그리고 신뢰도를 가지고 있는데, 다음과 같다: General Practitioner Assessment of Cognition (GPCOG; 민감도, 82%~85%; 특이도, 83%~86%, 검사-검사 신뢰도, 0.87; 검사시간, 4~5 분), the Seven-Minute Screen(7MS; 민감도, 89%~93%; 특이도, 93.5%, 검사-검사 신뢰도, 0.87–0.91; 검사 시간, 7 분), the Mini-Cog(민감도, 76%~99%; 특이도, 89%~96%, 검사-검사 신뢰도, 0.93 ~ 0.95; 검사시간, 2%~4 분).[7,8,11,12,51] 이들 검사의 대부분은 무료이고, 훈련이 거의 필요없다. 목록된 검사는 다음과 같다:

GPCOG: www.gpcog.com.au

7MS: www.nejm.org/doi/pdf/10.1056/ NEJMra 041071 혹은 본 장의 참고문헌인 Budson and Price[12] 참고.

Mini-Cog: 이용 가능한 다양한 웹사이트. www.hospitalmedicine.org/geriresource/toolbox/mini_cog.htm

* 참고문헌: 24, 43, 48, 54, 74, 78.

소뇌: 균형과 협응력 (그림 9-2) (Cerebellum: balance and coordination) (Fig. 9-2)

소뇌는 전통적으로 대뇌겉질에서 시작되는 움직임의 조절이나 협응, 특히 숙련된 움직임을 담당하는 것으로 알려져 있다. 이런 움직임 조절은 바닥핵과 연결되어 수행되고 있다. 소뇌는 빠른 움직임의 설계를 담당한다. 즉, 빠른 반복적인 손 움직임이나 빠른 경련성 눈 움직임 같은, 매우 빠른 움직임은 감각피드백에 의해 조절될 수 없을 만큼 너무 빠르게 움직이기 때문에 대뇌 대신에 소뇌가 담당하게 된다. 소뇌의 다른 기능은 자세, 근육긴장도 및 균형을 조절하는 것이다.

소뇌와 관련된 병리로는 수의적 움직임 장애, 협응력 장애, 보행 장애, 근육 긴장도 이상 및 균형 장애 등이 있다. 그리고 소뇌 병리의 징후와 증상으로는, 저긴장증, 근육 피로, 협동운동불능증(움직임의 범위, 방향 및 힘의 변화를 일으키는 여러 근육을 지배하는 신경 조절의 불능), 눈떨림, 실조성 보행, 조음장애, 의도성 떨림, 상반운동반복장애(빠르고 교대적인 움직임 장애), 그리고 균형 장애 등이 있다.

소뇌 기능을 검사할 수 있는 방법이 여러 가지이다. 서기 자세와 보행 뿐만 아니라, 팔과 다리를 검사할 때도 주의가 필요하다. 소뇌 병리 환자에게서 볼 수 있는 운동장애는 근육 약증 없이도 운동 협응력이 떨어지는 것이다.

그림 9-2 소뇌(색칠한 부위).

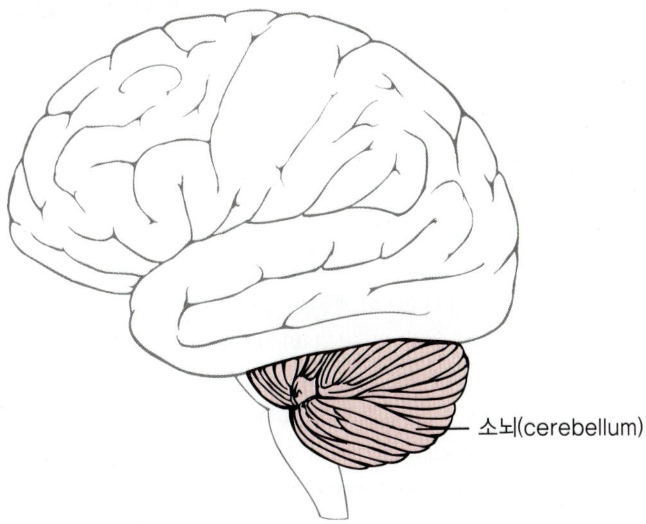

검사: 팔다리의 협응력 (Testing: Limb Coordination)

손가락-코 검사 (FINGER-TO-NOSE TEST) (그림 9-3)

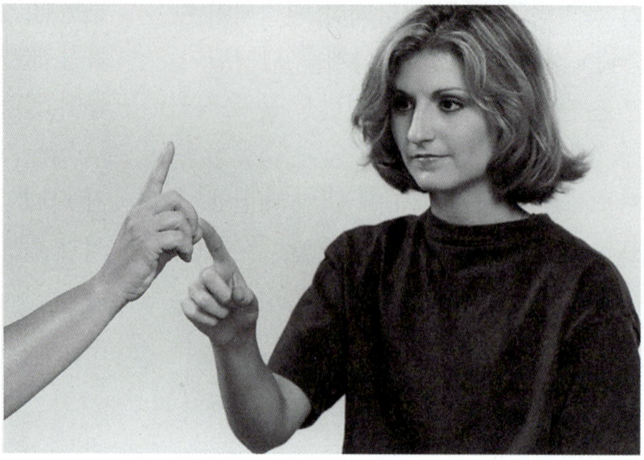

그림 9-3 손가락-코 검사.

필요한 도구

초시계.

환자 자세

앉은 자세에서 양팔을 몸 옆에 붙인다.

절차

검사자는 환자의 어깨높이에서, 팔 길이만큼 멀어진 거리에서 자신의 집게손가락을 수직으로 세운다. 그리고 환자에게 다음과 같이 주문한다: 먼저 자신(환자)의 코에 집게손가락을 닿은 다음, 검사자의 집게손가락을 닿도록 하고, 이런 동작을 가능한 빠르게 여러 번 반복하도록 주문한다. 움직임이 5회 반복되는데 걸리는 시간을 초시계로 측정해야 한다. 여기에서 1회 반복이라 함은 환자의 집게손가락이 자신(환자)의 코에 닿고 검사자의 집게손가락에 닿은 후, 다시 자신의 코에 닿는 것을 의미한다.

정상 반응

팔은 부드럽고 정확하게 움직여야 한다. 환자는 자신의 집게손가락이 쉽고 정확하게 자신의 코와 검사자의 집게손가락에 교대로 닿을 수 있어야 한다.

병변

팔의 움직임이 정상보다 부정확하고 느리면 병변이 있는 것으로 간주할 수 있다. 환자는 자신의 집게손가락이 자신의 코와 검사자의 집게손가락을 지나치거나 도달하지 못할 수도 있고, 정확하게 닿지 않을 수도 있다(겨상이상증). 그리고 특히 손가락이 표적에 접근할 때, 떨림과 같은 움직임이 나타날 수도 있다(의도성 떨림). 움직임이 어지럽게 흔들리거나 정상 움직임이 일어나지 않는다.

검사법에 대한 근거: 손가락-코 검사

손가락-코 검사(finger-to-nose; FTN)에는 몇 가지 버전이 있고, 신경학 선별 검사에 이용되고 있다. FTN 검사는 전형적으로 2가지가 있다. (1) 팔을 펴서 먼저 코에 닿고 그 다음 다시 팔을 펌하는 방식이고, (2) 먼저 코에 손가락을 닿은 후, 앞에 있는 표적물(검사자의 집게손가락과 같은)에 손가락을 닿게 한다. 다른 FTN 검사들도 존재하는데, 이들 방법의 대부분은 초기 팔 위치(어깨관절의 90° 벌림이나 90° 굽힘)나 환자의 자세에 따라 다르다. 불행하게도, 모든 검사 프로토콜이 동일하지 않았기 때문에, 일반화된 검사결과를 얻을 수 없다. Swaine과 Sullivan[60]에 따르면, 어깨관절을 90° 굽힘하고 팔꿉관절을 폄한 상태에서 시작해서 손가락이 코에 먼저 닿은 후, 원래 자세로 되돌아오는 방식으로 과제를 5회 반복하는데 걸리는 총 시간을 측정한 결과, 높은 검사간 신뢰도(급내 상관관계 [ICCs] sms 0.913~0.986가 나타났지만, 떨림(tremor)이나 겨낭이상(dysmetria)의 점수에서는 낮은 신뢰도(각각 0.26~0.27, 0.36~0.40)가 나타났다. 나중에 발표된 다른 논문들도 위와 같은 프로토콜을 이용하여 5회 반복 수행하는데 걸리는 시간을 측정한 결과, 높은 검사간 신뢰도를 얻었다.[68] 다른 연구자들은 비율 척도를 이용하여 떨림과 겨냥이상에서도 높은 신뢰도를 얻었다. Swaine과 Sullivan[69]은 15세~40세 사람을 대상으로 FTN 검사를 5회 반복하는데 걸리는 시간의 기준값을 얻었고, 그 기준값은 2.9 ± 1.1 초였다.[66]

타당도는 먼저 코에 닿은 후, 어깨높이의 표적물에 닿는 여러 종류의 FTN 검사를 통해 이루어졌다.[27] FTN 검사는 손가락 민첩성 검사, 팔 수행 검사, 그리고 기능적 독립검사에 비해 중등도 이상의 타당도를 보였다.[68] 이런 형태의 FTN 검사는 높은 검사간 신뢰도를 보였다. 60~79세의 남성과 여성을 대상으로 20초 동안 이루어진 반복횟수의 기준값을 얻었다(표 9-2).[21]

표 9-2. 손가락-코 검사

	20초간 수행된 운동 횟수	
연령/성별	오른손	왼손
여성		
60-69	24.1 (±3.5)	23.2 (±3.6)
70-79	21.1 (±4.4)	20.6 (±4.3)
80+	19.0 (±3.3)	18.5 (±3.3)
남성		
60-69	24.3 (±3.8)	24.2 (±4.1)
70-79	22.8 (±3.8)	22.6 (±3.7)
80+	19.6 (±4.0)	19.1 (±4.1)

출처: desrosiers J, Hebert R, Bravo G, et al. Upper-extremity motor co-ordination of healthy elderly people. Age Ageing. 1995;24:108-112.[21]

발꿈치-정강이 검사 (HEEL-SHIN TEST) (그림 9-4)

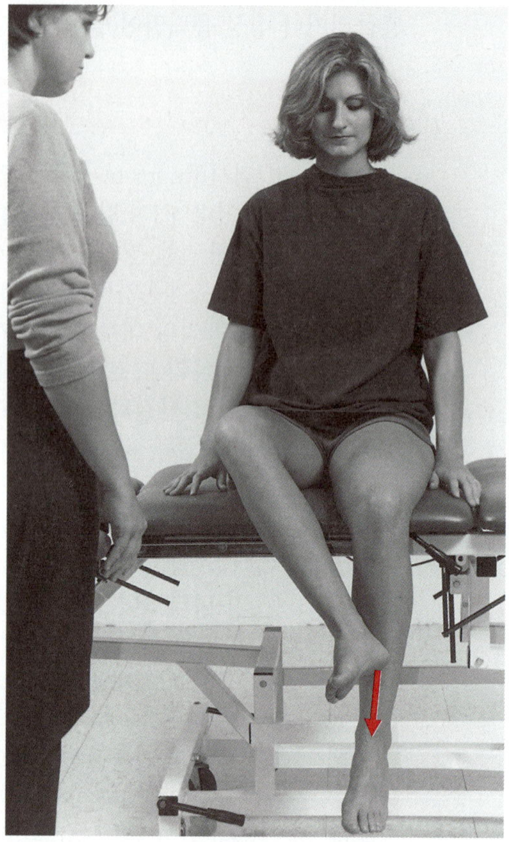

그림 9-4 발꿈치-정강이 검사 (*화살표*는 움직임 방향을 의미한다).

필요한 도구

없음.

환자 자세

환자는 눈을 뜬 채, 신발을 벗고 치료 테이블에 앉은 자세나 누운 자세를 취한다.

절차

검사자는 환자에게 발꿈치를 반대쪽 무릎 밑에서 엄지 발가락 쪽으로 쓸어내리도록 주문한다. 이 검사를 반대쪽 다리에도 실시한다.

정상 반응

환자는 반대쪽 다리의 정강이를 따라 부드럽게 활주한다. 이때 발꿈치와 반대쪽 다리는 항상 접촉되어야 한다.

병변

발꿈치와 반대쪽 다리의 접촉이 이루어지지 않고, 움직임이 일정한 속도로 일어나지 않는다.

상반운동반복 검사 (DIADOCHOKINESIA) (그림 9-5에서 그림 9-8까지)

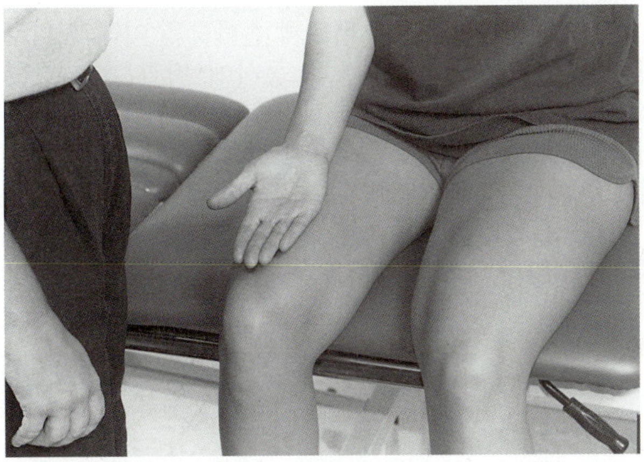

그림 9-5 상반운동반복 검사: 빠른 손 움직임 - 손바닥 위쪽으로.

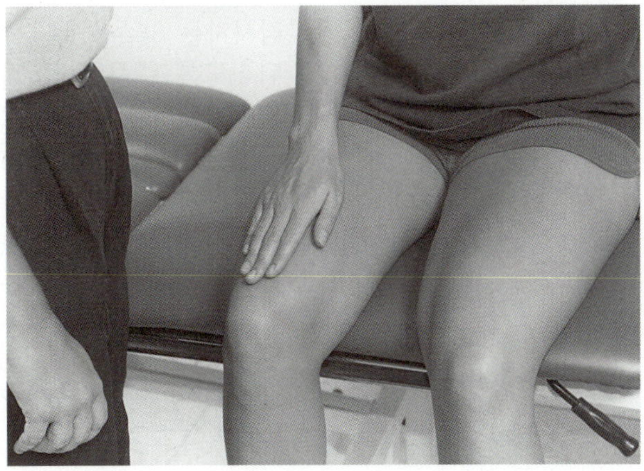

그림 9-6 상반운동반복 검사: 빠른 손 움직임 - 손바닥 아래쪽으로.

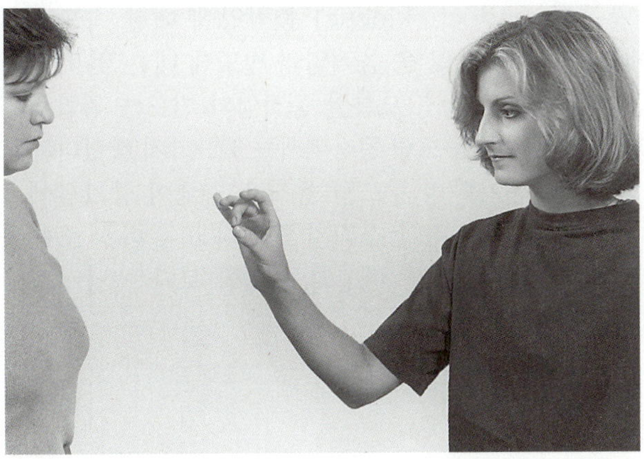

그림 9-7 상반운동반복 검사: 빠른 손 움직임 - 빠른 손가락 움직임.

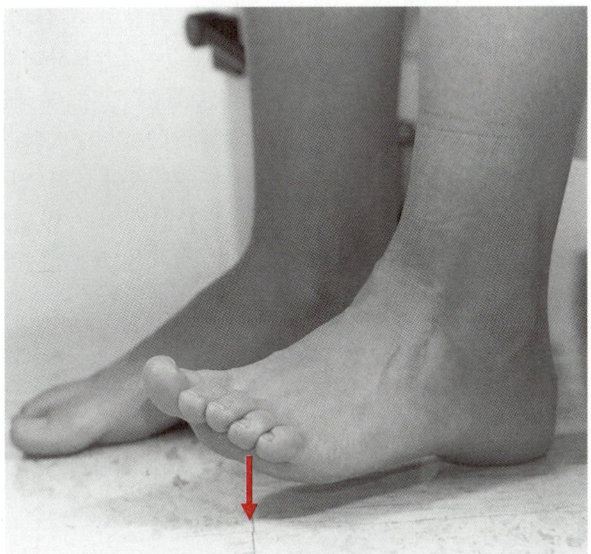

그림 9-8 상반운동반복 검사: 빠른 발가락 두드리기 (*화살표*는 움직임 방향을 의미한다).

필요한 도구

없음.

환자 자세

앉은 자세에서 양손을 무릎 위에 올려놓는다.

절차

검사자는 양손을 무릎 위에 올려놓은 상태에서, 가능한 빠르게 손바닥을 아래와 위로 뒤집도록 주문한다. 각 손을 하나하나씩 뒤집거나 양손을 동시에 뒤집는다. 다른 동작으로서, 환자에게 가능한 빠르게 엄지를 각 손가락에 닿도록 하거나, 집게손가락이나 손을 반복적으로 두드리거나, 주먹을 반복적으로 폈다줬다 하도록 주문한다. 발로 지면을 빠르게 두드리도록 환자에게 주문하여 다리의 상반운동반복도 검사할 수 있다.

정상 반응

움직임은 빠르게 율동적으로 수행되어야 한다.

병변

환자가 팔다리의 교대 움직임을 빠르게 수행할 수 없을 때, 이것을 "상반운동반복 장애"라고 한다. 이런 문제를 가진 환자는 리듬이 없는 교대 움직임이나 느린 속도의 교대 움직임을 보일 것이다.

검사법에 대한 근거: 상반운동반복 검사(diadochokinesia)

비록 건강한 사람의 상반운동반복성(diadochokinetic) 움직임에 대한 속도의 기준값이 없다 하더라도, 문헌에는 연령, 성별 및 손 움직임의 빈도에 대한 몇 가지 정보들이 있다. 아래팔의 상반운동반복에 있어서, 오른팔 움직임의 빈도는 왼팔의 움직임 보다 52% 빨랐고, 또 손가락이나 손의 두드림 동작에서는 32%까지 빨랐다는 보고가 있다.[34] 한 연구에 따르면, 손과 손가락의 두드림 동작은 연령이 증가함에 따라 감소되는 반면, 아래팔의 상반운동반복은 감소되지 않았다고 한다.[34] 모든 연구들이 그렇지는 않지만,[34,58,65] 많은 연구자들은 여성의 움직임 보다는 남성의 움직임이 더 빠르게 일어났다고 보고했다.[60]

리바운드 검사 (REBOUND) (그림 9-9)

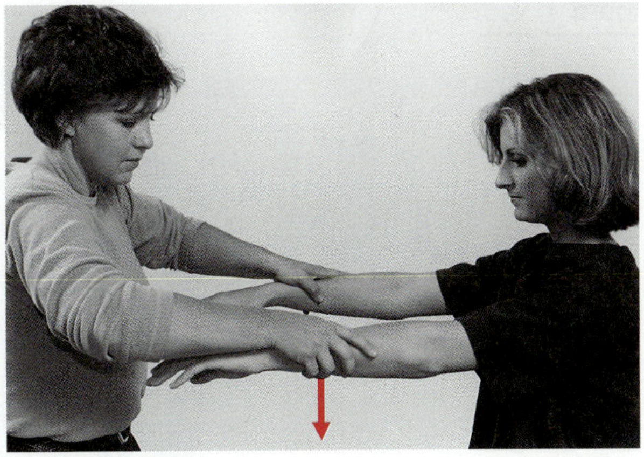

그림 9-9 리바운드 검사 (*화살표*는 검사자가 제공하는 저항의 방향이다).

필요한 도구 없음.

환자 자세 환자는 편안하게 앉거나 선 자세에서 양팔을 앞으로 쭉 뻗는다.

절차 검사자는 환자에게 가능한 양팔의 자세를 그대로 유지하도록 주문한 후, 환자의 양팔을 아래쪽으로 빠르게 힘껏 내린다.

정상 반응 환자의 팔은 아래쪽으로 약간 움직인 다음, 원래 위치(수평 위치)를 지나치지 않고, 원래 위치로 되돌아올 것이다.

병변 소뇌 병리 환자는 팔이 리바운딩되는 모습을 보이는데, 그 이유는 팔의 움직임을 빠르게 스스로 멈추지 못하기 때문이다. 그래서 검사자가 환자의 팔을 아래쪽으로 내릴 때, 환자의 팔이 아래쪽으로 내려간 후, 원래 자세에서 멈추지 않고 더 위쪽으로 올라가게 되고, 그 다음 다시 아래쪽으로 내려가는 동작이 나타난다. 이런 진동 움직임은 환자가 원래 자세를 만들 수 있을 때까지 계속 일어날 것이다.

검사: 서기 자세와 보행 (Testing: Stance and Gait)

Romberg 검사, 일자 서기 Romberg 검사, 일자 보행 검사 등이 서기 자세와 보행을 평가하거나 균형 장애를 평가하는데 이용된다. 균형 장애가 있다면 더 포괄적인 검사가 필요하고, 다양한 평가 도구와 기법이 이용될 수 있다. 균형 평가에 대한 자세한 내용을 알고 싶으면, Berg와 Norman,[5] Horak,[35] Horak과 Nashner,[36] Nashner,[56] Nashner와 Peters,[57] 그리 Shumway-Cook과 Wollacott 등[67]을 참고하길 바란다.

Romberg 검사 (ROMBERG) (그림 9-10)

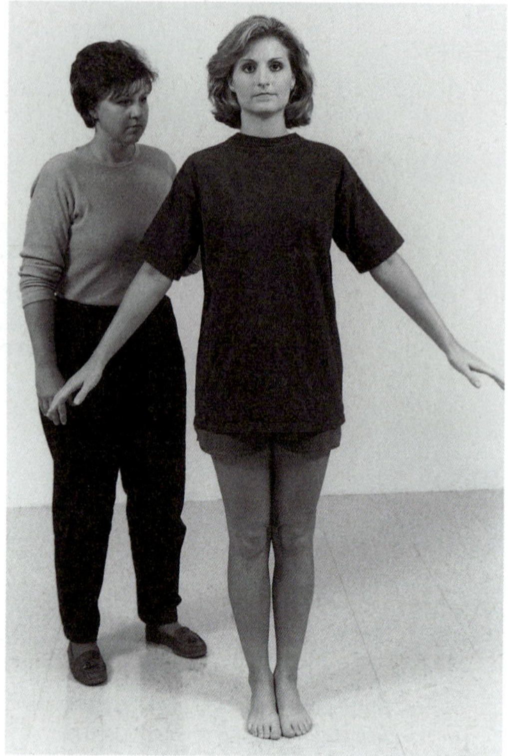

그림 9-10 Romberg 검사.

필요한 도구 없음.

환자 자세 가능하면 환자는 선 자세에서 양 발을 붙인다.

절차 검사자는 환자의 뒤쪽이나 옆쪽에서 선 자세를 취한다. 환자에게 서기 자세의 균형을 유지하도록 주문한다. 그리고 서기 자세를 눈을 감은 상태에서도 검사한다.

정상 반응 환자는 눈을 뜨거나 눈을 감은 상태에서 적어도 30초 간 균형을 유지할 수 있어야 한다.

병변 이 검사를 수행하지 못하는 환자는 소뇌 병리나 몸통감각 병리에 대한 추가적인 검사를 받아야 한다 (“임상 코멘트: Romberg 검사” 참고).

글상자 9-1. 임상 코멘트: Romberg 검사

원래 Romberg 검사는 척수의 등쪽기둥에 침범하는 삼기 매독의 한 종류인 척수매독을 검사하기 위해 고안된 것이다. 환자가 눈을 뜬 상태에서 이 검사를 수행할 수 있고 눈을 감은 상태에서 수행하지 못하면, 척수매독인 것으로 진단되었다.[45] Romberg 이후, 임상가들은 다른 질환(말초신경병리, 안뜰계 질환, 그리고 소뇌실조증)들도 양성 Romberg 징후를 보였다고 했다.[46] 양성 징후를 보인 환자는 더 심도 깊은 균형 시스템의 검사를 받아야 한다.

일자 보행 검사 (TANDEM GAIT) (그림 9-11)

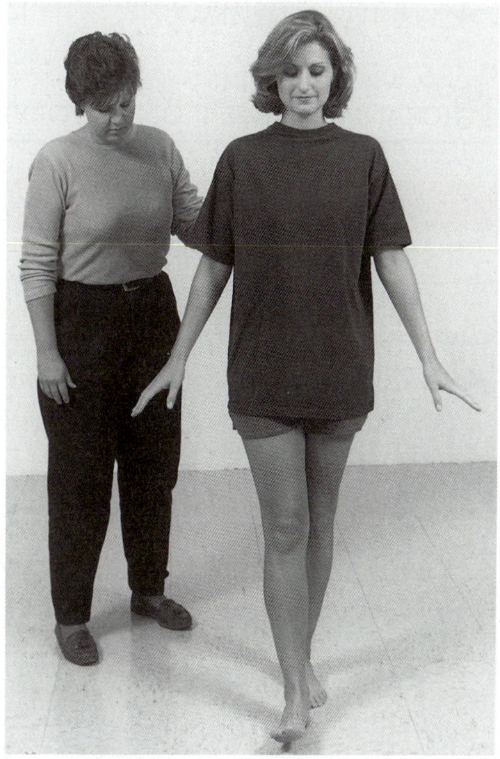

그림 9-11 일자 보행 검사.

필요한 도구

없음.

환자 자세

환자는 양팔을 몸에 붙이고, 한 발의 발꿈치가 다른 발의 발가락 바로 앞에 놓이는 일자 서기 자세를 취한다.

절차

검사자는 환자에게 한 발의 발꿈치가 다른 발의 발가락 앞에 놓이는 일자 형태의 보행을 하도록 주문한다.

정상 반응

60세 까지의 사람은 균형을 잃지 않고 20 보를 걸을 수 있어야 한다.

병변

소뇌 병리 환자는 일자 보행을 하는 동안, 균형을 잃거나 팔과 몸통을 과도하게 움직일 것이다.

뇌신경 검사
(Cranial nerves)

뇌신경 기능에 대한 문헌적 고찰은 신경학 검사의 필수 사항이다. 일반적으로 뇌신경을 1번에서 12번까지 순차적으로 검사한다. 모든 뇌신경의 모든 기능을 검사할 필요는 없고, 많은 경우 몇몇 뇌신경을 검사하지 않는다. 그러나 뇌신경의 검사를 배울 때는, 필요할 때 적용할 수 있도록 12개의 뇌신경 검사를 모두 연습하고 익혀야 한다.

뇌신경 Ⅰ: 후각신경(CRANIAL NERVE I: OLFACTORY)

뇌신경 Ⅰ: 후각신경		
성분	관련된 신경핵	기능
N/A	코의 상피 조직에 있는 신경세포핵	후각 (냄새)

중요한 해부학적 요점: 후각신경의 축삭은 후각망울(이마엽의 앞쪽 표면)에서 시냅스하기 위해 벌집뼈의 체판을 지나간다.

검사 (Testing) (그림 9-12)

그림 9-12 후각신경 (뇌신경 Ⅰ) 검사

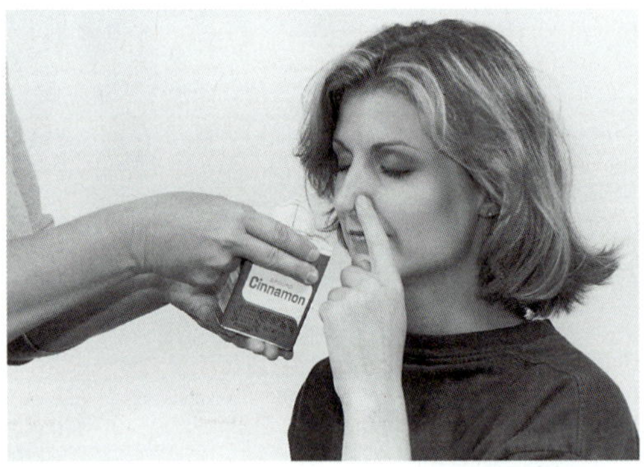

필요한 도구 육계(cinnamon), 바닐라, 오렌지, 커피와 같은 방향제를 이용한다. 알콜이나 암모니아와 같은 유해한 자극제들은 코 점막에 있는 삼차감각수용기들을 한꺼번에 흥분시키기 때문에, 피해야 한다. 그러나 후각 기능에 대한 알콜 기반성 선별검사가 개발되었다.

환자 자세 편안하게 앉은 자세에서 눈을 감거나 눈가리개로 시야를 차단한다. 그리고 환자는 한쪽 콧구멍을 손가락으로 막는다.

절차 검사자는 방향제(아로마 물질)를 열려 있는 한쪽 콧구멍에 갖다 대고, 어떤 종류의 냄새 인지를 환자에게 물어 본다. 다른 콧구멍도 검사한다.

정상 반응 환자는 코로 방향제의 종류를 정확하게 인식할 수 있어야 한다.

병변 후각 소실은 대개 편측으로 발생하고, 외상(머리뼈 골절, 폐쇄성 머리 손상), 신생물 (종양), 감염, 독소 노출, 치매 및 기타 등에 의해 발생될 수 있다. 부가적으로, 65세 이상의 많은 노인들은 후각 기능의 감소를 경험한다.

글상자 9-2. 임상 코멘트: 후각 검사

환자가 후각이나 미각의 문제를 호소하지 않는 한, 후각신경의 검사는 신경학 검사에서 자주 생략된다. 선별검사에서 후각 기능장애를 확인하면, 냄새확인 검사(SIT)로 알려진 the University of Pennsylvania Smell Identification Test(UPSIT)와 같은 보다 철저한 검사를 수행해야 한다. 이 검사는 자가 검사이고, 쉽게 점수를 부여하고, 또 타당도와 신뢰도가 높은 편이다. www.sensonics.com에서 이용할 수 있다.[21]

뇌신경 II: 시각신경 (CRANIAL NERVE II: OPTIC)

뇌신경 II: 시각신경		
성분	관련된 신경핵	기능
N/A	망막에 있는 신경세포몸통	시각

중요한 해부학적 요점: 시각신경은 눈의 뒤쪽 면에 있는 시각신경원반에서 시작하여, 시각교차(optic chiasm)에서 일부 교차한 후, 뒤쪽에 있는 시각로(optic tract)로 연결된다. 시각로의 축삭은 시상의 가쪽무릎체에서 시냅스한 후, 무릎새발톱섬유를 형성하여 뒤통수엽의 1차 시각겉질에서 종지한다. 이런 뒤쪽 경로 동안, 섬유의 일부는 뒤통수겉질에 도달하기 전에, 관자엽 고리(Meyer' s loop)를 형성한다.

검사 (Testing)

시력검사 (VISUAL ACUITY) (그림 9-13)

그림 9-13 Snellen 시력 검사 차트를 이용한 시력 검사 (뇌신경 II)

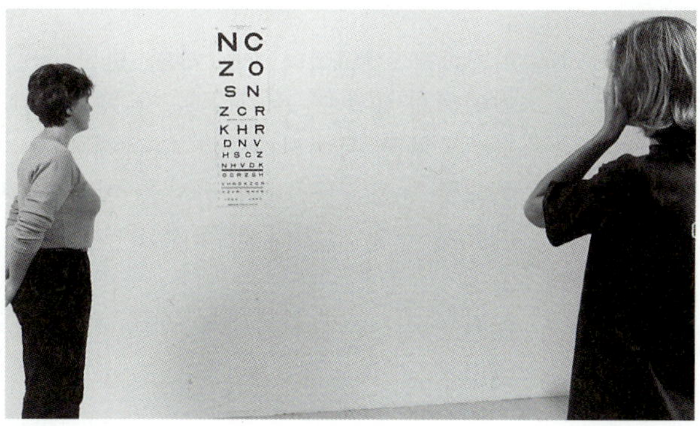

필요한 도구 Snellen 시력 검사 차트.

환자 자세 환자는 선 자세에서 한쪽 눈을 가린다.

절차 만약 안경이나 콘택트 렌즈를 착용하고 있다면, 그대로 착용시키고 시력검사를 한다. 검사자는 시력 차트로부터 적절한 거리에 환자를 배치시키고, 환자가 볼 수 있는 가장 작은 글씨부터 환자에게 물어본다. 반대쪽 눈도 같은 방법으로 실시한다. 주: 만약 차트가 없으면, 신문지와 같은 인쇄물을 이용해 환자의 시력을 검사한다.

정상 반응 환자는 20피트 떨어진 시력검사 차트의 "40피트" 선의 글씨를 읽을 수 있어야 한다 (시력 점수 20/40).

글상자 9-3. 임상 코멘트: 시력

환자가 "50"에서 "100" 선의 글씨만을 읽을 때 시력 손상이 있다고 말할 수 있고, 반면 "200" 선의 글씨만을 읽을 수 있을 때, 법적으로 맹인이라고 부른다. 시력 손상이 반드시 뇌신경의 문제만은 아니다. 미국의 건강영양검사조사에 따르면, 60세 이상의 미국인 중 8.8%가 시력 손상 문제를 가지고 있다고 했다.

시야 검사 (VISUAL FIELDS) (그림 9-14)

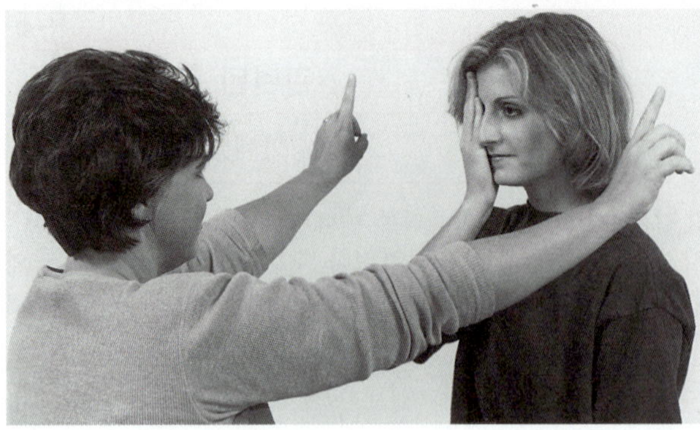

그림 9-14 시야 검사 (뇌신경 II). 검사자는 환자의 위쪽 시야 영역에서 양손의 손가락 하나씩을 펴서 들고 있다. 환자에게 손가락이 몇 개인지를 물은 후, 환자가 "2개"라고 답하면 정상이다.

필요한 도구

없음.

환자 자세

환자는 편안하게 앉은 후, 한쪽 눈을 가리고 검사자를 쳐다본다.

절차

환자에게 정면이나 검사자의 코를 쳐다보도록 주문한다. 검사자는 환자의 위쪽 시야 영역에서 양손의 손가락을 몇 개씩 펴서 손을 든다. 환자에게 손가락이 모두 몇 개가 보이는지를 물어본다. 그 다음에는 환자의 아래쪽 시야 영역에서 손가락 펴서 든다. 반대쪽 눈도 동일하게 검사를 한다. 검사를 시도할 때마다 검사자는 손가락의 개수를 다르게 한다. 그러나 한쪽 손의 손가락을 3개 이상 펴지 않는다.

정상 반응

환자는 각 눈의 위쪽과 아래쪽 시야 영역에서 검사자의 손가락 개수를 정확하게 알고 있어야 한다.

병변

541쪽에 있는 시각로의 병변을 참고한다.

검사법에 대한 근거: 시야 검사

본 교재의 시야 검사는 환자의 시야 문제를 대략적으로 확인할 수 있는 빠르고 간단한 방법이다. 이 검사는 100%의 특이도를 가지고 있는 반면, 민감도는 35%~40% 밖에 안 된다.[2,61] 그래서 보다 민감도가 좋은 검사법이 필요하다. 검사자는 적색 표적을 이용한 중앙 시야 검사도 하는데,[16] 이것은 100%의 특이도와 73%의 민감도를 가진다.[61]

동공 반사 검사 (뇌신경 II와 III)
〔PUPILLARY LIGHT REFLEX (CRANIAL NERVES II AND III)〕 (그림 9-15)

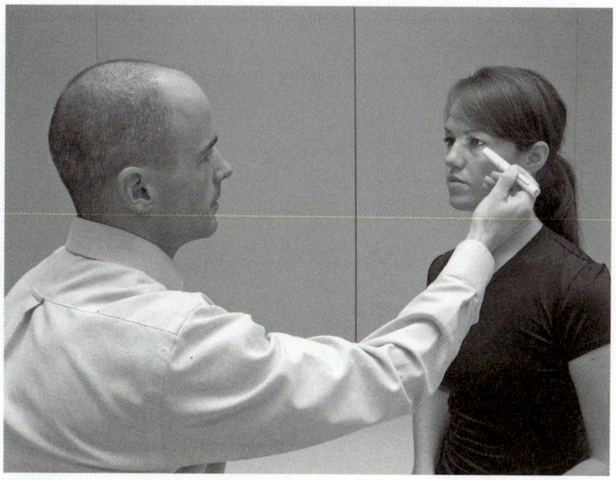

그림 9-15 동공 반사 (뇌신경 Ⅱ와 Ⅲ). 검사자는 검사할 쪽 눈의 가쪽 눈꼬리에서 전등을 비춘다.

필요한 도구

만년필형 전등.

환자 자세

환자는 어두운 공간에서 편안하게 앉은 후, 일정 거리의 물체를 응시한다.

절차

검사자는 한쪽 눈의 가쪽에서 전등을 비춘다. 필요하다면 검사자는 빛이 반대쪽 눈에 도달하지 않도록 하기 위해 손을 이용해 부분적으로 그 빛을 차단한다(그림 9-15에는 없음). 양쪽 눈의 빛 반응을 관찰한다. 즉, 양쪽 눈이 수축된 후 다시 확장되는지를 관찰한다. 반대쪽 눈도 똑같이 검사한다.

정상 반응

두 눈의 동공이 즉각적이고 동시적으로 수축한다: 자극된 눈은 직접 반사이고, 자극되지 않는 눈은 교감성 빛 반사이다.

병변

비정상적인 동공 반사는 다음과 같은 여러 가지 문제에 의해 일어날 수 있다: 눈돌림신경 손상, Adie 동공, 고혈중 알콜증, 항콜린제 복용(예: atropine, scopolamine), 머리안 병변, 눈확 편두통(orbital migraines) 등.[29,52,53,79]

글상자 9-4. 임상 코멘트: 동공 반사

동공 반사를 검사할 때, 전등을 한쪽 눈에 두 번씩 비추어야 한다. 한 번은 직접 반사(동측 눈)를 보이는 것이고, 두 번째는 교감성 빛 반사(반대쪽 눈)를 보이는 것이다.

조절 반응 검사 (뇌신경 II와 III)
〔ACCOMMODATION REACTION (CRANIAL NERVES II AND III)〕 (그림 9-16)

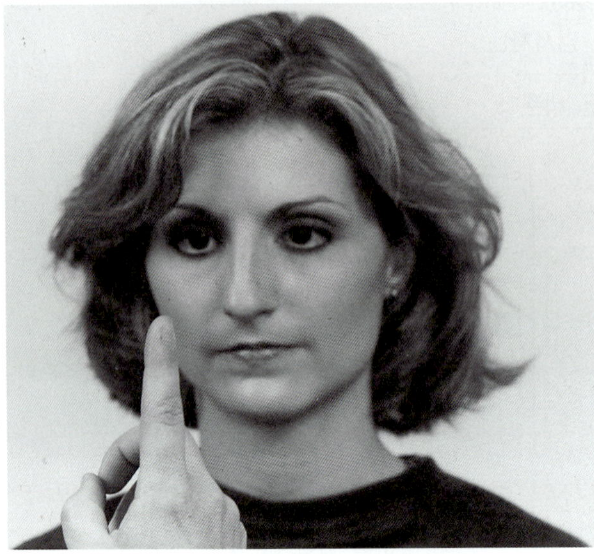

그림 9-16 조절 반응 검사 (뇌신경 II와 III).

필요한 도구 없음.

환자 자세 환자는 편안하게 앉은 후, 일정 거리의 물체를 응시한다.

절차 검사자는 손가락을 환자의 코로부터 8인치 정도 떨어진 위치에 배치한다. 그런 다음, 환자에게 멀리 있는 물체와 가까이 있는 물체(검사자의 손가락)를 교대로 여러 번 응시하도록 주문한다.

정상 반응 가까이 있는 물체의 응시는 양쪽 눈동자를 안쪽으로 모으고 동공을 수축한다.

시각 통로의 병변 (Lesions of the visual pathway)

시각 통로의 병변으로 인한 시각 소실은 손상의 부위와 범위에 좌우된다(그림 9-17).

시각교차 앞쪽 부위의 시각신경 병변이나 망막 병변(그림 9-17, A)은 편측 시각 소실을 초래하는데, 동공의 직접 반사가 일어나지 않는 눈에서 시각 소실이 발생한다. 교감성 빛 반사는 동측에서 나타나지만, 반대쪽 눈에는 나타나지 않는다.

시각교차의 안쪽면 병변(뇌하수체 종양)은 관자뼈쪽 양측 반맹증을 초래한다(양쪽 눈의 관자쪽 시각이 소실됨)(그림 9-17, B). 시각교차의 가쪽면 병변(일반적으로 동맥류에 의해 많이 발생)은 코쪽 양측 반맹증을 초래한다.

시각로, 시상의 가쪽무릎체, 1차 시각겉질의 병변(그림 9-17, C)은 일반적으로 동측 반맹증을 초래한다(양쪽 눈의 반대쪽 시야 소실).

Meyer 고리(관자엽 섬유)의 병변(그림 9-17, D)은 동측 위쪽 사분맹(quadrantanopia)을 초래한다.

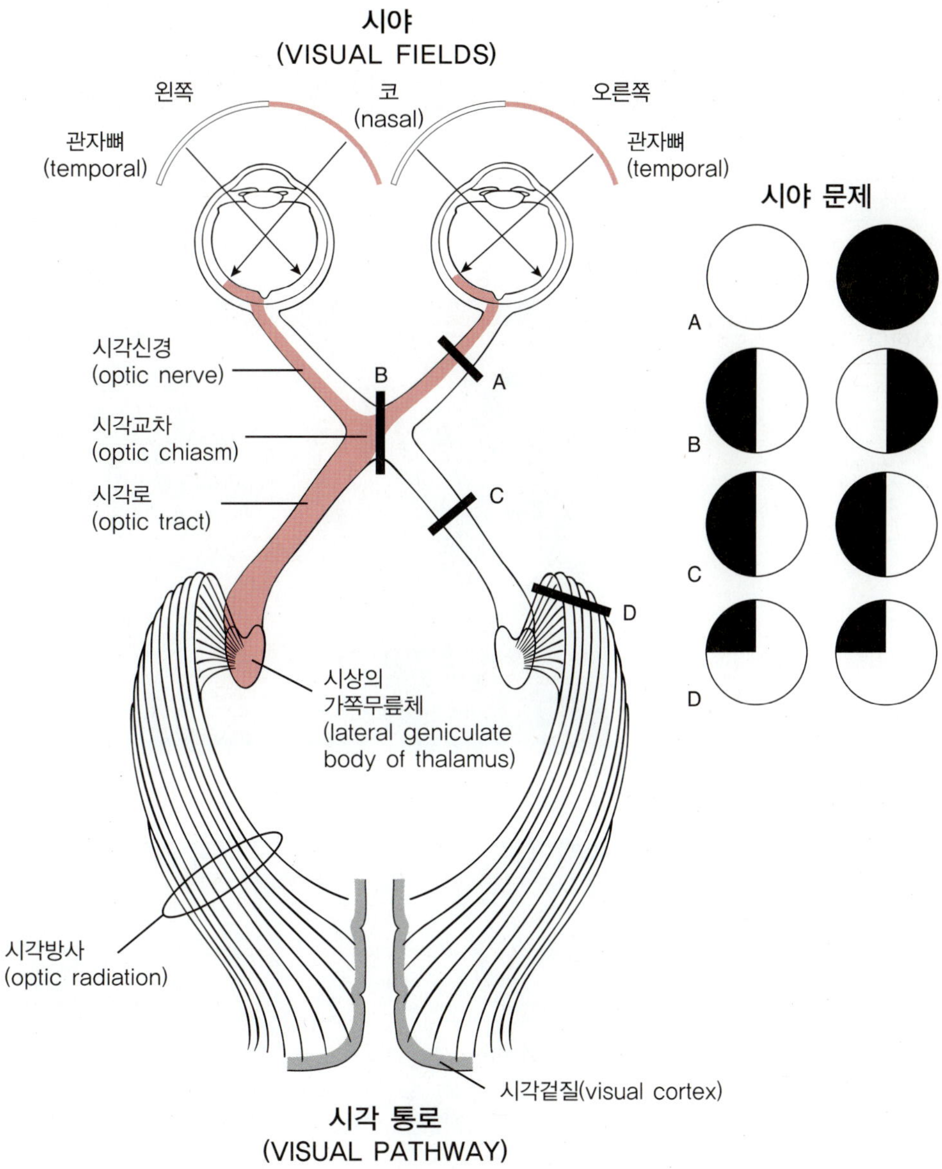

그림 9-17 시각로의 병변(A-D)과 관련된 시야 문제.

뇌신경 III, IV와 VI (CRANIAL NERVES III, IV, AND VI) (그림 9-18과 그림 9-19)

뇌신경 III: 눈돌림신경

성분	관련된 신경핵	기능
몸통 운동(somatic motor)	눈돌림신경핵(oculomotor nucleeus)	눈동자의 아래곧은근, 안쪽곧은근, 위곧은근, 아래빗근과 눈꺼풀올림근을 수축시킨다.
내장 운동(visceral motor)	Edinger－Westphal 신경핵	눈의 동공수축과 섬모근을 지배하는 부교감신경

뇌신경 IV: 삼차신경

몸통 운동	삼차신경(trochlear)	눈의 위빗근을 수축시킨다.

뇌신경 VI: 갓돌림신경

몸통 운동	갓돌림신경(abducens)	눈의 가쪽곧은근을 수축시킨다.

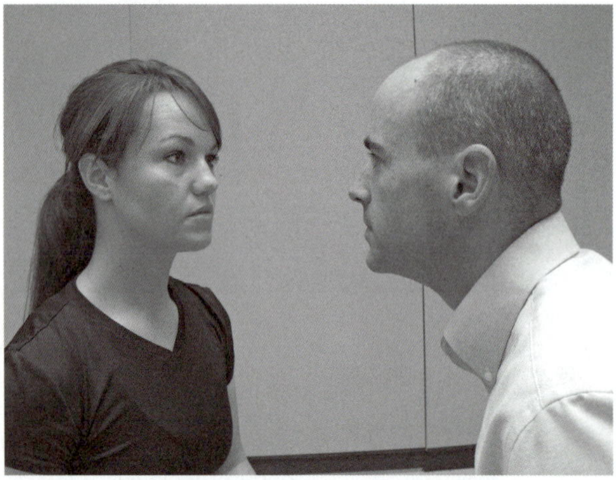

그림 9-18 눈의 정렬과 눈꺼풀 처짐을 검사한다.

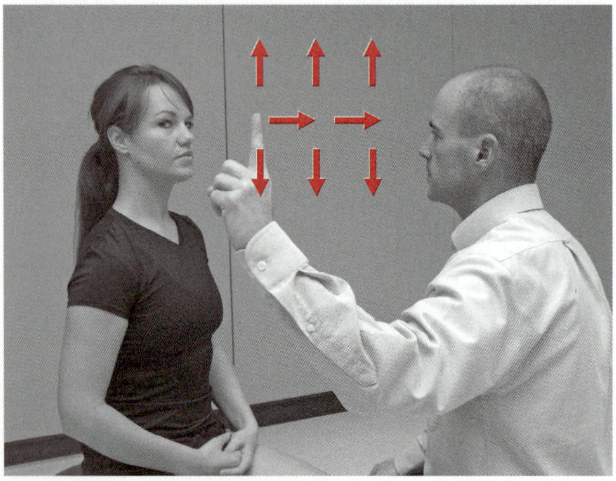

그림 9-19 눈동자 움직임 궤적을 검사한다: 눈바깥 근육(뇌신경 Ⅲ, Ⅳ와 Ⅵ). 개별 눈 검사(*화살표*는 연필 움직임을 보여 준다).

검사 (Testing)

필요한 도구

검사자의 손가락, 연필이나 볼펜.

환자 자세

환자는 편안하게 앉은 후, 앞을 응시한다.

절차

검사자는 눈의 정렬과 눈꺼풀 처짐을 먼저 관찰한다. 양쪽 동공이 정면을 향해야 하고, 양쪽 눈꺼풀틈새의 간격이 동일해야 하고, 또 양쪽 위쪽 눈꺼풀이 양쪽 눈의 홍채를 동등하게 덮어야 한다(그림 9-18 참고).

처음에는 양쪽 눈을 다 뜨고, 눈바깥 근육의 검사를 실시할 수 있다(그림 9-19 참고). 검사 시 환자에게 절대로 머리를 돌리지 않도록 주문한다. 검사자는 손가락이나 볼펜/연필을 팔 길이 정도로 띄우고 환자의 앞에 배치한다. 검사자의 손가락이 모든 방향으로 움직이는 동안, 환자는 양쪽 눈으로 그 손가락을 따라가도록 주문한다. 검사자의 손가락은 수직, 수평, 대각선으로 움직여야 하고, 환자의 눈은 모든 방향으로 손가락의 움직임을 따라가야 한다.

눈바깥 근육의 약증이 의심된다면, 한 번에 한쪽 눈씩 반복 검사를 해야 한다(그림에는 없음). 환자는 검사쪽 눈을 뜨고, 반대쪽 눈을 가린다. 검사자는 검사하는 동안 환자에게 머리를 돌리지 않도록 주문하고, 앞에서 설명되었듯이 모든 방향으로 손가락을 움직이면서 환자의 눈이 손가락을 따라오도록 주문한다. 반대쪽 눈도 검사한다.

정상 반응

환자는 눈으로 검사자의 손가락 움직임을 따라갈 수 있다.

주의점

뇌신경 Ⅲ 검사에는 동공 반사 검사와 조절 반사 검사가 포함되어야 하고, 이들 검사는 뇌신경 Ⅱ 검사와 결합된다. 뇌신경 Ⅲ에 병변이 있는 경우, 동측 눈은 직접 동공 반사와 교감성 빛 반사가 사라지지만, 반대쪽 눈에는 이들 반사가 존재한다.

글상자 9-5. 임상 코멘트: 눈꺼풀 처짐(ptosis)

뇌신경 Ⅲ(눈돌림신경)의 병변은 눈꺼풀올림근을 신경지배하지 못해 눈꺼풀 처짐을 초래한다. 눈꺼풀 처짐은 Horner 증후군, 중증근무력증, Bell 마비, 급성 뇌혈관 사고 등과 같은 신경계 손상과 질환으로도 나타난다.

뇌신경 V: 삼차신경 (CRANIAL NERVE V: TRIGEMINAL) (그림 9-20)

그림 9-20

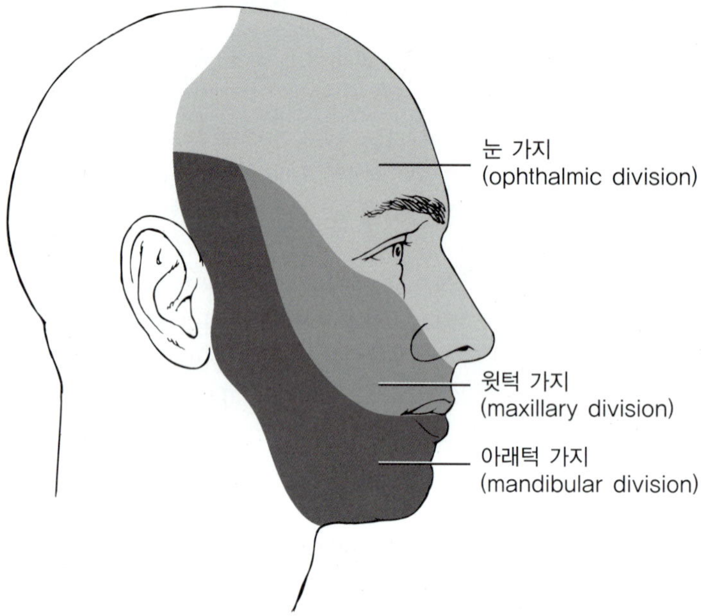

뇌신경 V의 감각 분포

뇌신경 V: 삼차신경

성분	관련된 신경핵	기능
인두 운동(branchial motor)	뇌신경 V의 운동신경핵(motor nucleus of cranial nerve V)	씹기 근육(깨물근, 안쪽날개근, 가쪽날개근, 관자근)과 턱목뿔근, 두힘살근의 앞쪽 힘살, 고막긴장근, 입천장긴장근 등의 근육을 수축시킨다.
일반 감각(general sensory)	중뇌 핵(mesencephalic)	씹기 근육, 치아 및 턱관절 등에 있는 고유수용성 감각을 담당한다.
일반 감각(general sensory)	뇌신경 V의 주요 핵(principal nucleus of cranial nerve V)	얼굴, 입, 눈과 관련 구조물, 코안(비강), 이마굴(전두동), 머리 측면 및 두피 등의 촉각을 담당한다.
일반 감각(general sensory)	뇌신경 V의 척수핵(spinal nucleus of cranial nerve V)	얼굴, 입, 눈과 관련 구조물, 코안(비강), 이마굴(전두동), 머리 측면 및 두피 등의 통증과 온도 감각을 담당한다.

중요한 해부학적 요점: 삼차신경은 뇌줄기(다리뇌의 앞쪽)에서 시작하고, 삼차신경절의 바로 먼쪽에서 분지하여 3개 가지를 낸다: 눈 가지, 윗턱 가지, 아래턱 가지.

검사 (Testing)

얼굴의 감각 (SENSATION TO THE FACE) (그림 9-12에서 그림 9-23까지)

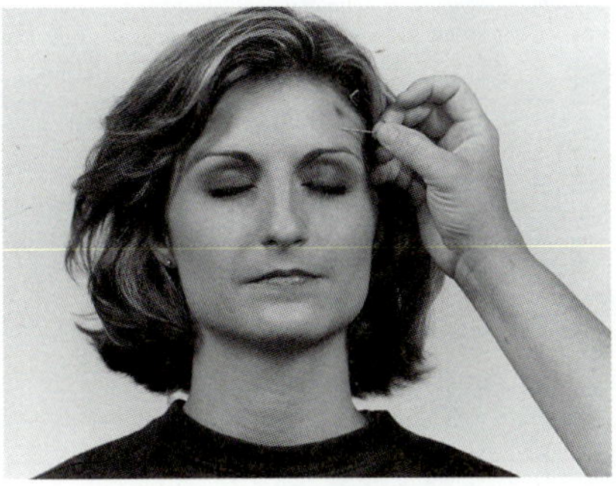

그림 9-21 날카로운 느낌/둔한 느낌 검사: 뇌신경 V의 눈 가지.

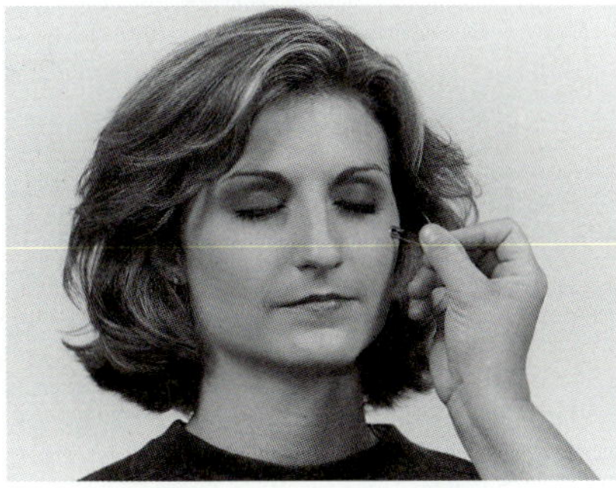

그림 9-22 날카로운 느낌/둔한 느낌 검사: 뇌신경 V의 윗턱 가지.

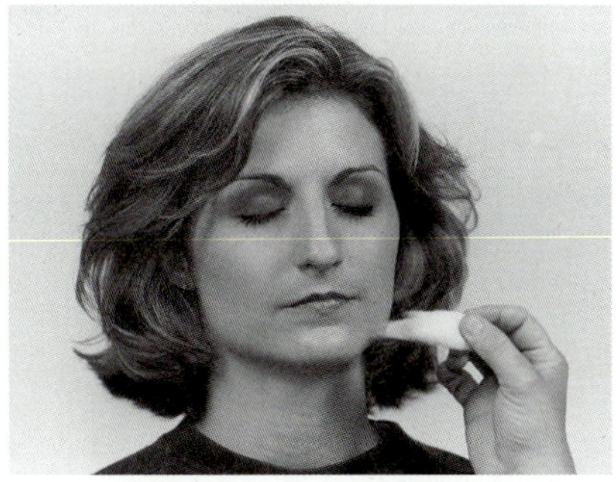

그림 9-23 날카로운 느낌/둔한 느낌 검사: 뇌신경 V의 아래턱 가지.

필요한 도구

깨끗하고 안전한 핀, 살균된 면봉 혹은 뉴로팁(neurotip).

환자 자세

환자는 편안하게 앉는다.

절차

검사를 하기 전에, 검사자는 환자에게 검사의 절차를 설명해야 하고, 또 감각 손상이 없는 부위를 통해 검사하고자 하는 여러 감각의 느낌을 알려주어야 한다.

일단 검사를 시작하면, 환자는 눈을 감거나 눈을 차단해야 한다. 검사자는 깨끗한 핀이나 면봉을 얼굴의 여러 부위에 무작위(날카로운 부위나 둔한 부위)로 접촉시킨다(만약 면봉을 사용할 때는, 면봉의 막대를 부러뜨려 날카로운 느낌을 제공하거나, 솜 부위가 있는 면봉 끝을 적용하여 둔한 느낌을 제공한다). 그리고 환자에게 자극의 느낌이 "날카로운 느낌"인지 혹은 "둔한 느낌"인지를 말하도록 주문한다. 그리고 검사자가 환자에게 자극을 적용하는 동안, 가급적 다른 지시사항이나 구두명령을 제공하지 않아야 한다.

검사 자극은 얼굴 양쪽은 물론, 뇌신경 V의 3 가지(눈 가지, 윗턱 가지, 아래턱 가지)에 모두 적용되어야 한다. 얼굴의 중앙 부위가 이들 3 신경가지의 중첩이 가장 적게 이루어지는 부위이기 때문에, 이 부위에 한정하여 검사를 실시하는 것이 가장 좋다.

통증 검사가 끝나면, 자극에 이용된 도구는 적절한 용기 안에 폐기처분되어야 하고, 절대로 다른 사람에게 재사용되어서는 안 된다.

앞의 절차대로 솜을 이용하여 가벼운 접촉 감각 검사를 실시해야 한다. 솜으로 얼굴을 자극할 때, 검사자는 솜만 얼굴에 닿도록 해야지, 솜으로 얼굴을 문질러서는 안 된다. 만약 솜으로 얼굴을 문지르면, 환자가 간지럼을 느낄 수 있는데, 이것은 가벼운 접촉 감각 검사라기 보다는 통증 감각 검사에 더 가까워진다.

각막 반사 (뇌신경 V와 뇌신경 VII)
〔CORNEAL REFLEX (CRANIAL NERVES V AND VII)〕 (그림 9-24)

그림 9-24 각막 반사 검사 (뇌신경 V와 VII).

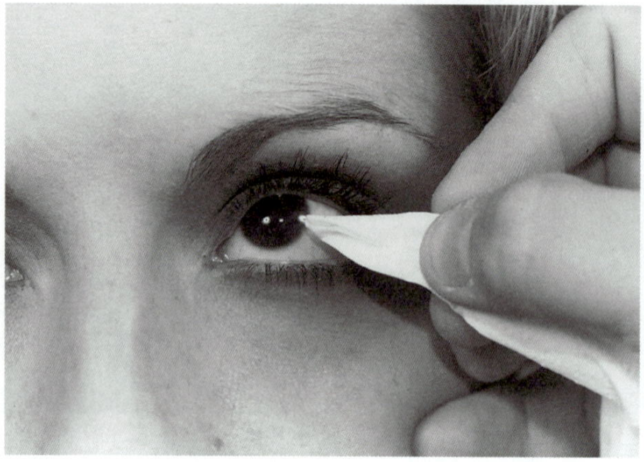

필요한 도구 티슈를 접어 뾰족하게 만든다.

환자 자세 환자는 편안하게 앉거나 누운 자세를 취한다.

절차 검사자는 환자에게 위쪽과 먼쪽을 쳐다보도록 주문한다. 검사자는 환자의 각막에 티슈를 접어서 접촉시킨다. 검사자가 티슈를 접촉시킬 때, 눈의 가쪽에서 접근해야 하고, 환자에게 반대 방향을 쳐다보도록 주문한다. 이런 이유는 눈의 깜박임을 일으키지 않고 또 언제 티슈가 닿는지를 환자가 예상하지 못하도록 하기 위해서다.

정상 반응 각막에 티슈가 닿으면 환자는 양쪽 눈을 빠르게 깜박인다.

씹기 근육 (MUSCLES OF MASTICATION)

필요한 도구 없음.

환자 자세 환자는 편안하게 앉은 자세를 취한다.

절차 *날개근*: 오른쪽 날개근을 검사하기 위해서는(사진), 환자에게 입을 벌릴 때 턱을 왼쪽으로 치우치도록 주문하고, 저항을 적용하는 동안 그 자세를 그대로 유지하도록 환자에게 주문한다(그림 9-25). 이번에는 같은 방법으로 왼쪽 날개근을 검사해야 한다. 환자는 움직임을 할 수 있어야 하고, 또 저항에 대해 그 자세를 유지할 수 있어야 한다.

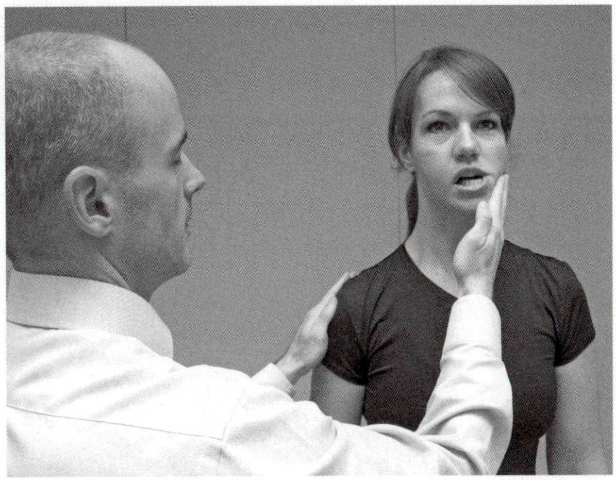

그림 9-25 오른쪽 날개근 검사. 오른쪽 가쪽치우침의 방향으로 저항을 아래턱 왼쪽에 적용한다.

깨물근과 관자근: 좌우측 광대활과 아래턱가지 사이에 있는 깨물근을 동시에 촉진한다. 그리고 환자에게 턱을 꽉 깨물도록 주문한 후, 양쪽 근육의 크기와 근력을 비교한다. 관자근도 깨물근과 비슷한 방법으로 검사되어야 하고, 관자오목 부위를 촉진한다(그림 9-26과 그림 9-27).

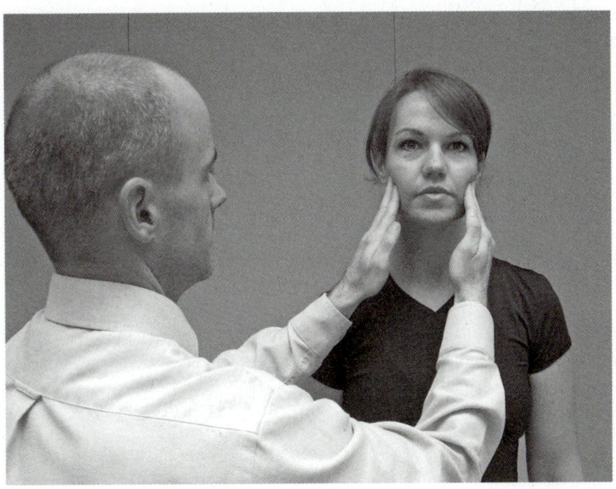

그림 9-26 깨물근의 촉진.

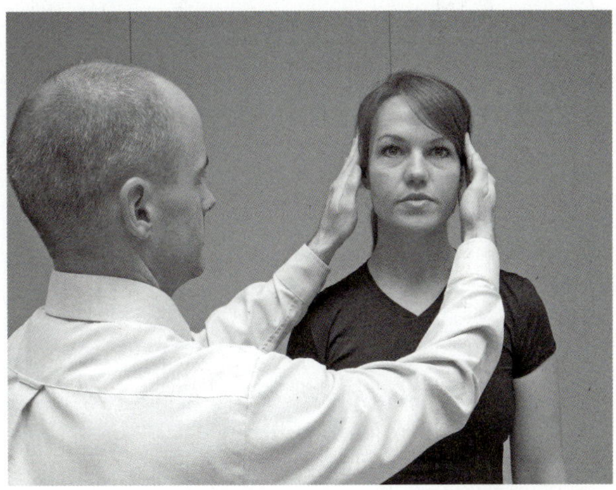

그림 9-27 관자근의 촉진.

정상 반응 입을 벌리고 있을 때 아래턱은 정중앙에 위치해야 한다. 좌우 깨물근과 관자근의 크기와 근력을 확인해야 한다.

턱 움찔 반사 (JAW JERK REFLEX) (그림 9-28)

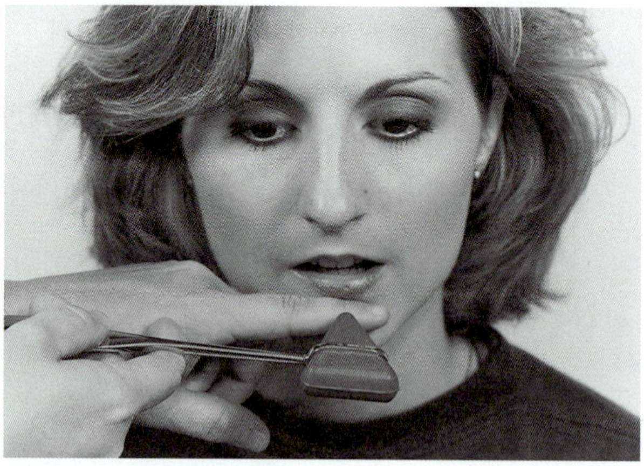

그림 9-28 턱 움찔 반사 (뇌신경 V).

필요한 도구 반사 망치.

환자 자세 환자는 입을 약간 벌리고 편안한 자세를 취한다.

절차 검사자는 환자의 턱에 손가락 하나를 수평으로 배치하고, 그 손가락을 반사 망치로 때린다.

정상 반응

정상 반응은 턱을 약간 닫는 것인데, 이런 움직임은 정상인에게 있어서도 종종 일어나지 않는다.

병변

비록 반사 감소나 반사 부재로 병변의 유무를 판단하는데 신뢰성이 낮다하더라도, 무반응은 삼차신경핵이나 삼차신경의 병변을 의미할 수도 있다. 그런 경우, 삼차신경 병리의 부가적인 증상(얼굴 감각 소실과 씹기 근육 약증)이 나타날 것이다. 아래턱의 과도한 움직임은 위운동신경세포 병변을 의미할 수도 있다.

글상자 9-6. 임상 코멘트: 아래턱 움직임

아래턱 움직임을 평가할 때, 역학적 원인에 의한 턱 치우침과 혼동되어서는 안 된다. 턱관절(TMJ)의 구조적 변화(내부 장애, 관절원반 변위, 연골 리모델링 등)가 턱이 움직일 때 아래턱 치우침을 일으킬 수 있다.

뇌신경 VII: 얼굴신경 (CRANIAL NERVE VII: FACIAL)

뇌신경 VII: 얼굴신경		
성분	**관련된 신경핵**	**기능**
인두 운동(branchial motor)	얼굴신경의 운동신경핵	얼굴 표정근, 두힘살근의 뒤쪽 힘살, 등자근, 붓목뿔근 등의 근육을 수축시킨다.
특수 감각(special sensory)	홑핵(입쪽)(nucleus solitarius)	혀의 앞쪽 2/3의 미각을 담당한다.
내장 운동(visceral motor)*	위침핵(superior salivatory nucleus)	눈물샘, 혀밑샘, 아래턱밑샘 등을 지배하는 부교감신경.
일반 감각(general sensory)*	뇌신경 V의 척수핵	귀와 귀 뒤쪽의 작은 피부 감각을 담당한다.

*이 성분은 임상적으로 검사되지 않는다.

중요한 해부학적 요점: 뇌신경 VII은 뇌신경 VI의 핵(다리뇌)과 뇌신경 VIII(다리뇌소뇌의 각)의 핵과 해부학적으로 밀접한 관계를 가지고 있다. 만약 뇌신경 VI이나 뇌신경 VIII의 기능장애 증상이 뇌신경 VII 소실과 함께 있으면, 그런 증상은 병변의 위치를 찾는데 도움을 줄 수 있다.

검사 (Testing)

얼굴 표정 근육 (MUSCLES OF FACIAL EXPRESSION) (그림 9-29에서 그림 9-33까지)

그림 9-29 근육검사: 이마근 (뇌신경 VII).

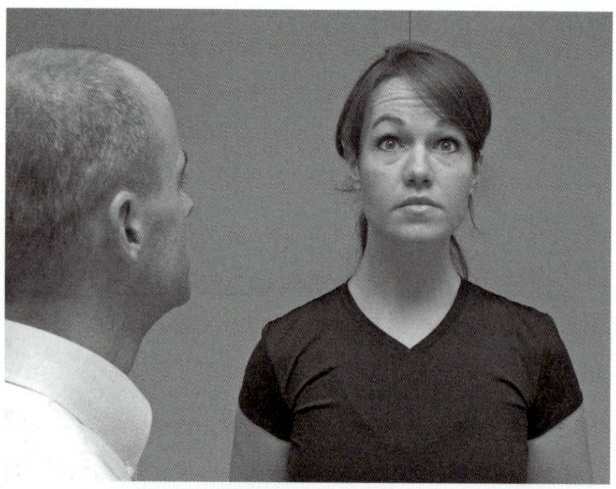

그림 9-30 근육검사: 눈둘레근 (뇌신경 VII).

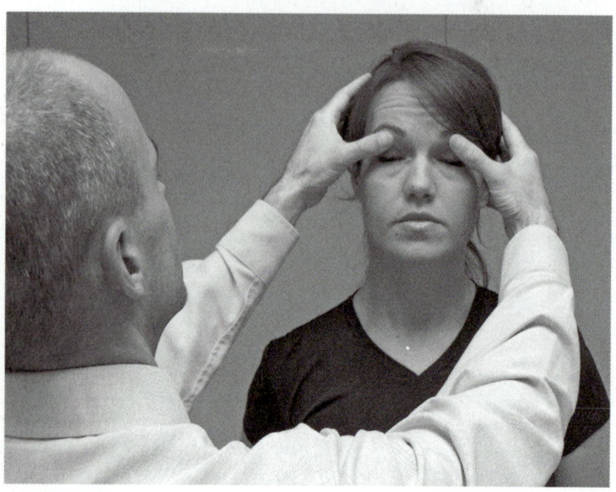

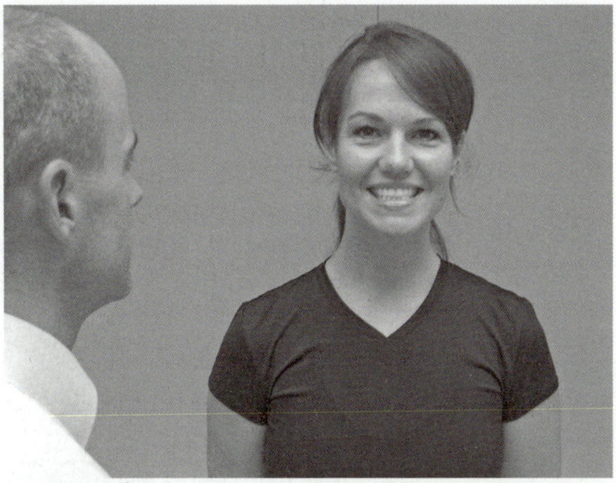

그림 9-31 근육검사: 큰광대근(뇌신경 VII).

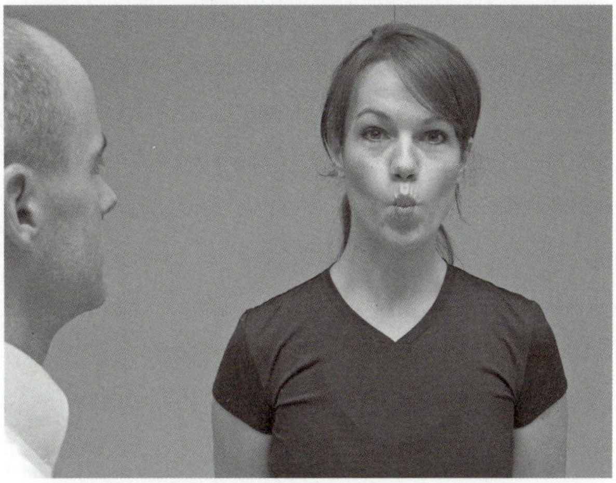

그림 9-32 근육검사: 입둘레근(뇌신경 VII).

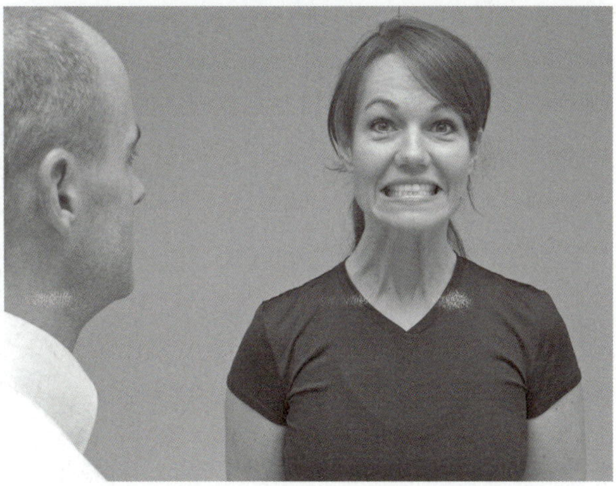

그림 9-33 근육검사: 넓은목근(뇌신경 VII).

필요한 도구

없음.

환자 자세

환자는 편안하게 앉은 자세를 취한다.

절차

검사자는 얼굴 표정 근육의 도수근육검사를 수행해야 한다(3장 참고). 일반적으로, 얼굴신경 병변의 가능성을 찾기 위해, 얼굴 표정근을 모두 검사할 필요는 없다. 표정 근육의 검사는 다음 근육과 같이 최소로 이루어져야 한다: 이마근, 눈둘레근, 큰광대근, 입둘레근 및 넓은목근 등.

정상 반응

환자는 검사자가 보여 주는 얼굴 표정을 모두 흉내낼 수 있어야 한다. 눈둘레근을 검사할 때, 검사자는 환자의 눈을 강제로 뜨게 하는 시도를 해야 한다. 환자는 검사자의 저항에 대항해 눈을 꼭 감을 수 있어야 한다.

병변

뇌신경 Ⅶ의 운동신경 병변은 신경핵이나 신경 자체의 손상으로 초래될 수 있고(아래운동신경세포 병변, LMNL), 또 얼굴신경의 운동신경핵을 지배하는 겉질망울로의 손상으로도 초래될 수 있다(위운동신경세포 병변, UMNL). 이들 병변은 임상적으로 매우 다른 특징을 가진다(그림 9–34).

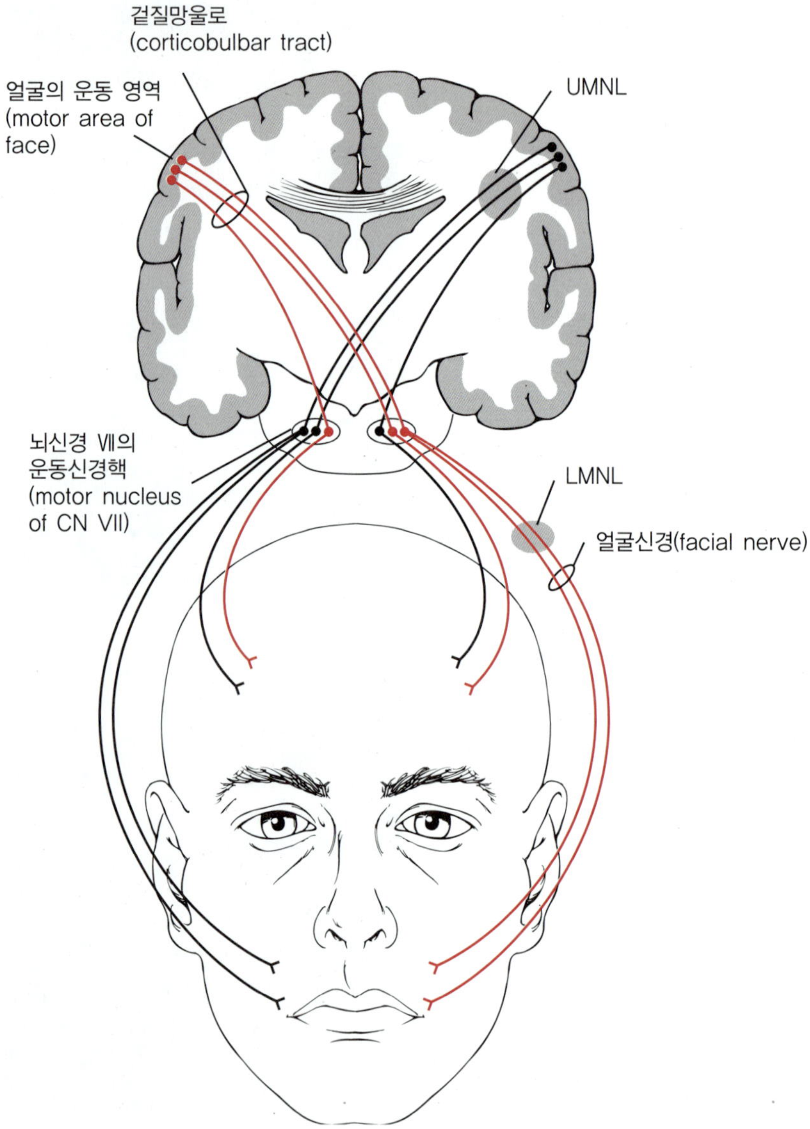

그림 9–34 얼굴신경핵의 겉질 조절. 얼굴 표정에 참여하는 위쪽 근육은 양쪽 겉질조절을 받고, 아래쪽 근육은 반대쪽 겉질 조절만 받는다. *UMNL*은 위운동신경세포 병변이고, *LMNL*은 아래운동신경세포 병변이다.

LMNL: 얼굴신경의 운동신경핵이나 얼굴신경 자체의 병변은 동측 얼굴 표정 근육 전체의 약증을 초래한다.
UMNL: 얼굴신경의 운동신경핵을 지배하는 겉질망울섬유의 병변은 반대쪽 얼굴의 절반 아래쪽 표정 근육의 약증을 초래한다. 얼굴의 위쪽 절반이 잘 침범되지 않는 이유는, 얼굴의 위쪽 절반이 양쪽 대뇌반구에서 오는 2개의 겉질망울로가 신경지배하고 있기 때문이다.

글상자 9-7. 임상 코멘트: 얼굴 약증

얼굴 약증 환자를 검사할 때, 이마 근육의 기능을 자세히 검사해야 한다. LMNL 환자(예: Bell 마비)는 침범된 눈썹을 위쪽으로 올릴 수 있거나, 그 쪽 눈을 꼭 감을 수 없다. UMNL 환자는 이마근을 수축시킬 수 있다(눈썹을 위쪽으로 올릴 수 있다). 그러나 눈을 꼭 감는 능력은 사람에 따라 달라질 수 있는데, 그 이유는 눈둘레근을 지배하는 동측 겉질망물섬유의 숫자가 사람마다 큰 차이를 보이기 때문이다.

검사법에 대한 근거: 얼굴 근력 등급 시스템

얼굴의 움직임과 기능에 대한 몇 가지 등급 시스템이 개발되어 왔고, 얼굴 마비의 결과를 측정하는데 이용될 수 있다. 가장 많이 이용되는 등급 시스템은 Sunnybrook (혹은 Toronto) 얼굴 등급 시스템[63]과 House-Brackmann 얼굴신경 등급척도이다.[37] 비록 House-Brackmann 얼굴신경 등급척도가 미국에서 가장 많이 이용되고 있다하더라도, 신뢰도에 대한 몇 가지 문제가 제기되고 있다.[18,42,62]

미각: 혀의 앞쪽 2/3 (TASTE: ANTERIOR TWO THIRDS OF THE TONGUE) (그림 9-35)

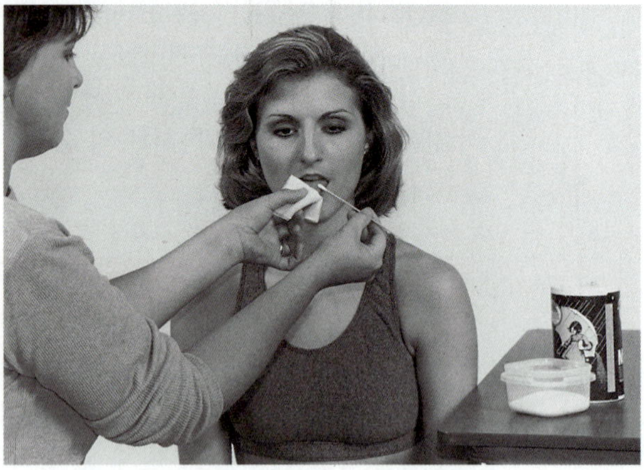

그림 9-35 혀 앞쪽 (뇌신경 Ⅶ)의 미각 검사.

필요한 도구 살균된 면봉, 소금, 설탕, 물, 살균 거즈, 카드("달다"와 "짜다"고 쓰여진).

환자 자세 환자는 카드를 들고, 편안한 앉은 자세를 취한다.

절차 검사자는 면봉을 촉촉하게 만들고 소금이나 설탕을 묻힌다. 검사자는 거즈로 환자의 내민 혀를 잡은 후, 혀의 한쪽 부위에 물질이 묻은 면봉을 적용한다. 환자가 해당 맛의 카드를 내밀 때까지 검사자는 계속 혀를 잡고 있는다. 혀의 다른 부위도 반복 검사한다. 필요하다면, 환자의 입을 다시 헹군 후, 검사를 반복한다.

정상 반응 환자는 혀에 놓인 물질을 정확하게 알 수 있다.

각막 반사(뇌신경 V 와 뇌신경 VI) 〔CORNEAL REFLEX (CRANIAL NERVES V AND VII)〕

이 반사는 뇌신경 V에서 설명되었다.

뇌신경 VIII: 속귀신경 (CRANIAL NERVE VIII: VESTIBULOCOCHLEAR)

뇌신경 VIII: 속귀신경		
성분	관련된 신경핵	기능
특수 감각(special sensory)	등쪽과 앞쪽 달팽이핵(dorsal and ventral cochlear nuclei)	듣기(hearing)
특수 감각(special sensory)	안뜰신경핵 복합체(vestibular nuclear complex)	균형(balance)

중요한 해부학적 요점: 뇌신경 VIII의 안뜰 성분과 달팽이 성분은 속귀의 각각 미로뼈와 달팽이뼈에서 시작한다. 속귀신경의 2개 성분의 신경몸통은 속귀에 있는 신경절에 위치하고, 표에 기재된 뇌줄기의 핵과 시냅스하기 위해 중심돌기를 보낸다.

검사: 달팽이관 성분 (Testing: Cochlear Component)

청각 검사 (GROSS HEARING EXAMINATION) (그림 9-36)

그림 9-36 청각 검사 (뇌신경 VIII). 검사자는 양팔을 벌린 후, 한쪽 귀에 한 번씩 교대로 검사하며, 엄지와 손가락을 비벼 강한 소리를 낸다.

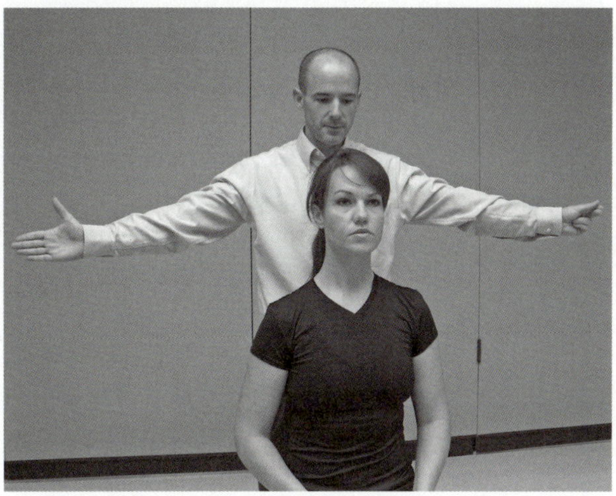

필요한 도구 없음.

환자 자세 환자는 조용한 공간에서 앞쪽을 응시하고 앉는다.

절차 검사자는 환자 뒤쪽에 위치하여 양팔을 완전히 벌림한 후, 한쪽 손만 엄지와 손가락을 비벼 강하게 소리를 낸다. 환자에게 소리가 들리는 쪽을 가르키도록 주문한다. 반대쪽 귀도 이 검사를 실시한다. 만약 환자의 반응이 정확하면, 검사자만 들을 수 있는 작은 소리를 이용하여 환자의 귀를 검사한다.

정상 반응 환자가 강한 소리나 약한 소리를 모두 들을 수 있으면, 청각 장애가 없는 것으로 간주된다(이 검사의 민감도와 음성 예측 수치는 99%이다).

병변 환자가 강한 소리를 들을 수 없으면, 보다 심도 깊은 청각 검사를 실시해야 한다 (이 검사는 100%의 민감도와 양성 예측 수치를 갖는다).

Rinne 검사 (RINNE TEST) (그림 9-37과 그림 9-38)

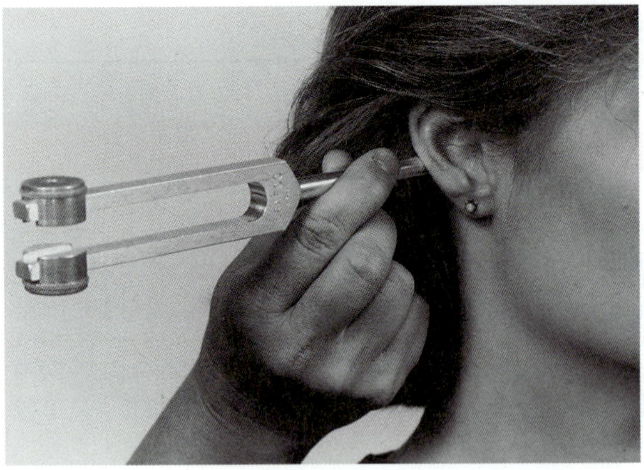

그림 9-37 Rinne 검사: 꼭지돌기에 튜닝 포크를 배치한다(뼈 전도; 뇌신경 Ⅷ).

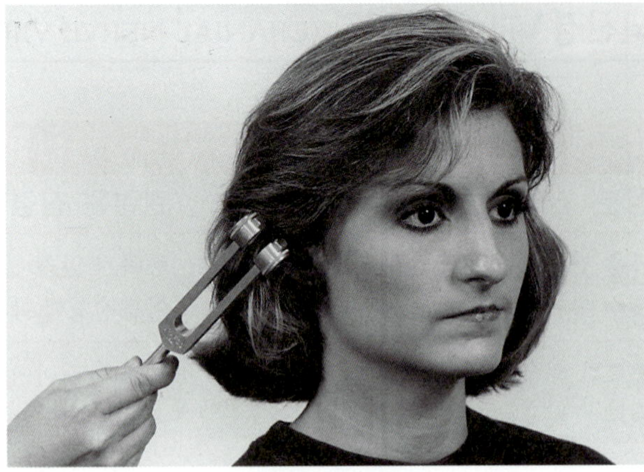

그림 9-38 Rinne 검사: 귀 근처에 튜닝 포크를 배치한다(공기 전도; 뇌신경 Ⅷ).

필요한 도구 512 Hz의 튜닝 포크.[13,14,31]

환자 자세 환자는 조용한 공간에서 앉은 자세를 취한다.

절차 검사자는 진동을 일으키기 위해 튜닝 포크의 가지를 때린다. 튜닝 포크의 손잡이 부분을 꼭지돌기에 견고하게 부착한다(시도 1). 그런 다음, 검사자는 튜닝 포크를 환자의 귀와 함께 배치하여 흔들어 준다(시도 2). 환자에게 시도 1(뼈 전도)과 시도 2(공기 전도) 중 어느 쪽이 더 크게 들리는지를 물어본다. 반대쪽 귀도 같은 검사를 실시한다.

정상 반응 튜닝 포크의 가지가 환자의 귀와 나란하게 배치되었을 때, 환자는 시도 2(공기 전도)에서 더 큰 튜닝 포크의 소리를 들어야 한다.

병변 뼈 전도를 통해 더 큰 소리를 듣는 환자(음성 Rinne 검사)나, 양쪽 소리가 동등하게 들리는 환자는 전도성 청각 소실 평가를 받도록 의뢰해야 한다(“검사법에 대한 근거: Rinne 검사” 참고).

검사법에 대한 근거: Rinne 검사

Rinne 검사는 Adolf Rinne에 의해 1955년에 개발되었고, 청각 선별검사로 널리 이용되어 왔다.[19] 그러나 이 검사의 민감도와 신뢰도에 대한 이견이 제시되어 왔다.[4,14] Rinne 검사의 민감도는 높은 편이고, 뼈 전도와 공기 전도 사이에 30~40 dB[19,77]의 간격이 있었고, 동등하게 들리는 환자도 음성으로 간주했을 때 민감도가 증가했다.[13]

검사: 안뜰 성분 (Testing: Vestibular Component)

눈떨림 검사(NYSTAGMUS) (그림 9-39)

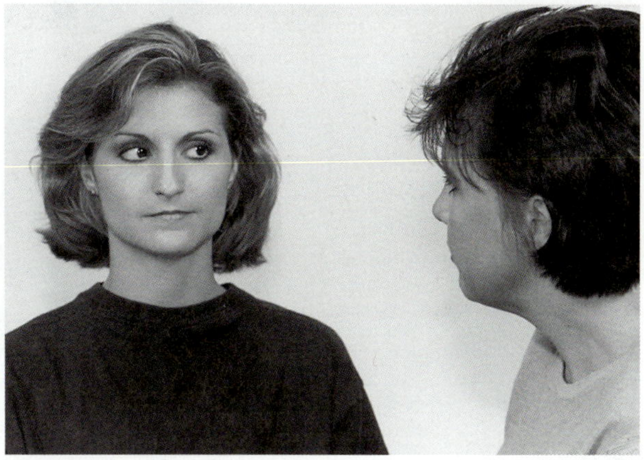

그림 9-39 눈떨림이 있는지를 확인하기 위한 눈의 가쪽움직임 검사(뇌신경).

필요한 도구 없음.

환자 자세 환자는 편안하게 앉은 자세를 취한다.

절차 검사자는 환자에게 앞쪽, 오른쪽, 그 다음 왼쪽을 쳐다보도록 주문한다. 환자가 이렇게 눈을 움직일 때, 눈떨림이 발생하는지를 검사한다.

주: 현기증을 가진 환자는 양성 눈떨림을 가질 수 있는데, 현기증과 눈떨림이 특정 위치에서만 나타난다. Hallpike-Dix 기법은 이런 상황을 평가하는데 유용하다.[33]

정상 반응 눈은 눈확 안에서 일정하게 유지되고, 반복적인 가로, 세로 및 돌림의 움직임이 일어나지 않는다.

병변 검사 때, 눈떨림(안구의 불수의적 진동)이 발견된다.

글상자 9-8. 임상 코멘트: 현기증

현기증은 일반적인 안뜰계의 병리 증상이다. 그러나 환자의 현기증 호소를 명확하게 인지해야 한다. 진성 현기증은 주위 환경이 회전할 때 일어나는 특별한 감각이다. 현기증을 호소하는 사람은 어지러움, 지남력 장애, 기타 비안뜰계의 병리 증상을 가질 수 있다.

지시 검사 (PAST POINTING) (그림 9-40과 그림 9-41)

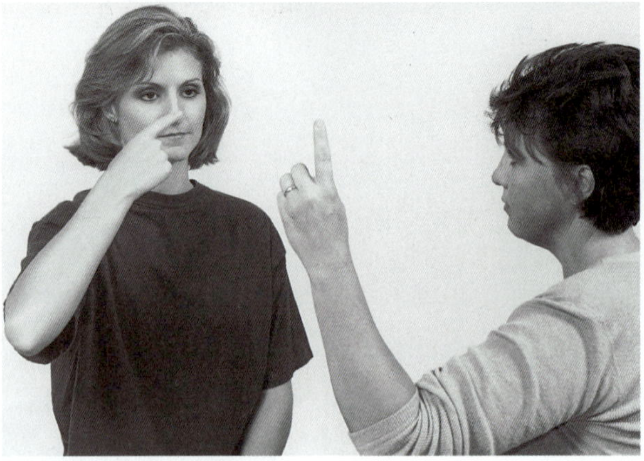

그림 9-40 지시 검사 (손가락을 코에 배치함): 눈을 뜬 상태(뇌신경 Ⅷ).

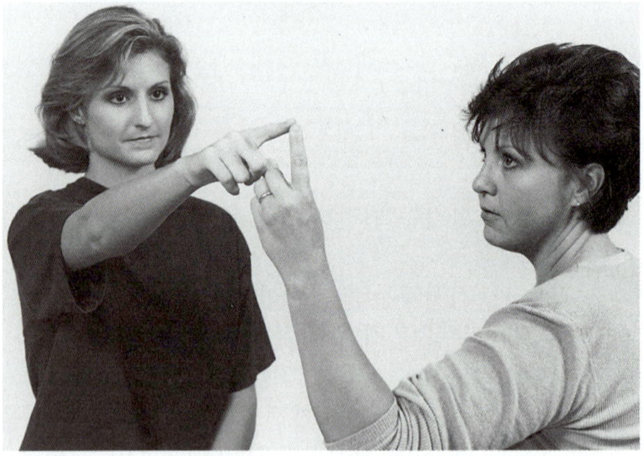

그림 9-41 지시 검사 (손가락을 검사자 손가락 쪽으로 이동): 눈을 뜬 상태 (뇌신경 Ⅷ).

필요한 도구

없음.

환자 자세

환자는 편안하게 앉은 자세를 취한다.

절차

검사자는 환자의 팔 길이보다 손가락 길이 만큼 더 떨어진 지점에 위치하고, 환자에게 자신의 코와 검사자의 손가락에 교대로 환자의 손가락을 닿게 한다. 처음에는 눈을 뜨고 이런 동작을 3회~4회 반복 실시하고, 그 다음 눈을 감고 이 동작을 실시한다.

정상 반응

환자는 눈을 감고도 자신의 코에 닿은 후, 검사자의 손가락 근처까지 손가락을 이동시킬 수 있어야 한다. 이때 반드시 검사자의 손가락에 환자의 손가락이 닿을 필요는 없다.

병변

안뜰계 병변을 가진 환자는 검사자의 손가락 근처에 가지 못하고 엉뚱한 곳으로 간다. 편측 안뜰계 병변이 있으면, 환자의 손가락은 병변 쪽으로 표류하게 된다.

주: 지시 검사는 몇 가지를 제외하고는 손가락-코 검사(그림 9-13 참고)와 매우 비슷하다. 지시 검사는 안뜰계 병변 검사이고, 손가락-코 검사는 소뇌 병변이라는 점이 가장 큰 차이점이다.

글상자 9-9. 임상 코멘트: 온수눈떨림 검사 (caloric test)

온수눈떨림 검사는 안뜰계 병변 검사이지만, 일반적으로 의사들에 의해 이루어진다. 이 검사는 따뜻한 물이나 찬 물을 귓속에 넣어, 동측 안뜰계를 자극하는 방법이다. 이런 자극은 적용된 물의 온도(따뜻한 물과 찬 물) 따라 눈떨림의 방향을 결정한다. 기억하기 쉽도록 눈떨림의 방향을 COWS(cold opposite, warm same)로 표기한다. 온수눈떨림 검사에 대해 더 많은 것을 알고 싶으면, 신경학 교재를 참고하기 바란다.

뇌신경 IX : 혀인두신경 (CRANIAL NERVE IX: GLOSSOPHARYNGEAL)

뇌신경 IX: 혀인두신경		
성분	관련된 신경핵	기능
일반 감각(general sensory)	뇌신경 V의 척수핵(spinal nucleus of cranial nerve V)	혀의 뒤쪽 1/3, 고막의 안쪽면, 바깥귀의 피부의 일반 감각을 담당한다.
특수 감각(special sensory)*	홑핵(nucleus solitarius)	혀 뒤쪽 1/3의 미각을 담당한다.
인두 운동(branchial motor)*	겹핵(n ambiguous)	붓인두근을 수축한다.
내장 감각(visceral sensory)*	홑핵(nucleus solitarius)	목동맥토리와 목동맥팽대의 감각을 담당한다.
내장 운동(visceral motor)*	아래침핵(inferior salivatory nucleus)	귀밑샘을 신경지배하는 부교감신경

*이 성분은 임상적으로 검사되지 않는다.

검사 (Testing)

구역반사 (뇌신경 IX와 뇌신경 X) 〔GAG REFLEX (CRANIAL NERVES IX AND X)〕 (그림 9-42)

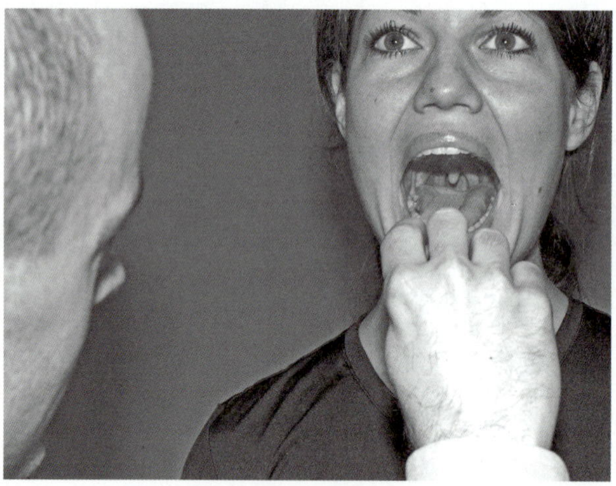

그림 9-42 구역반사(뇌신경 IX와 뇌신경 X).

필요한 도구 살균된 압설자 혹은 살균된 면봉.

환자 자세 환자는 편안한 앉은 자세를 취한다.

절차 검사자는 압설자나 면봉을 인두의 한쪽에 접촉시킨다. 몇 초간 환자를 휴식시킨 후, 인두의 반대쪽도 검사한다.

정상 반응 압설자나 면봉이 인두에 닿으면, 환자는 운동 반응을 보인다(머리를 움츠리거나, 눈물을 흘리거나, 기침을 하거나 구역질을 한다). 어떤 사람은 한 번의 구역반사 검사로는 구역 반사가 일어나지 않을 수도 있다. 만약 이런 경우라면, 구역 반사 검사를 여러 번 실시 한다. 신경계 질환이 없는 모든 사람은 인두의 접촉을 느낄 수 있어야 한다.[38]

병변 검사를 반복해도 인두 감각의 부족이나 운동반응의 부족이 있으면, 뇌신경 IX의 병변을 의심할 수 있다.[38]

뇌신경 X: 미주신경 (CRANIAL NERVE X: VAGUS)

뇌신경 X: 미주신경

성분	관련된 신경핵	기능
인두 운동(branchial motor)	겹핵(nucleus ambiguus)	입천장혀근과 인두 및 후두의 평활근〔붓인두근(뇌신경 IX)과 입천장긴장근(뇌신경 V)은 제외〕을 수축한다.
일반 감각(general sensory)*	뇌신경 V의 척수핵(spinal nucleus of cranial nerve V)	귀, 주위 피부, 고막 바깥면, 그리고 인두 등의 일반 감각을 지배한다.
내장 운동(visceral motor)*	미주신경의 등쪽운동핵(dorsal motor nucleus of the vagus nerve)	인두, 식도, 기관, 기관지, 위, 간, 심장, 이자(췌장), 작은창자, 큰창자(왼쪽 큰굽이) 등을 포함한 소화관을 지배하는 부교감신경.
내장 감각(visceral sensory)*	홑핵(nucleus solitarius)	소화관, 대동맥활의 신장수용기, 대동맥토리의 화학수용기에서 오는 내장 감각을 지배한다.

* 이 성분은 임상적으로 검사되지 않는다.

검사 (Testing)

입천장올림 반사 (뇌신경 X) 〔PALATAL ELEVATION (CRANIAL NERVE X)〕 (그림 9-43)

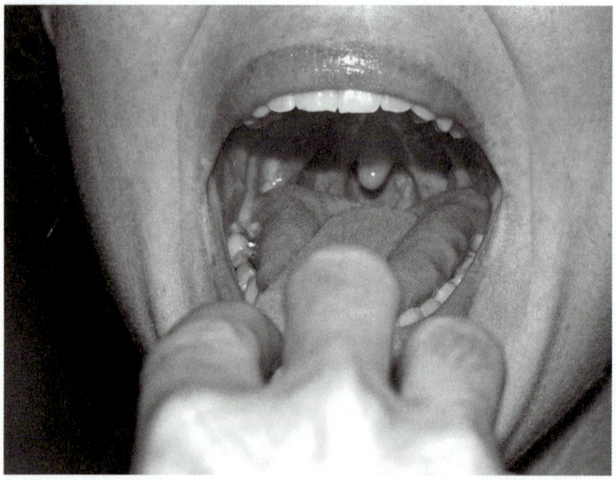

그림 9-43 물렁입천장과 목젖의 움직임을 검사한다 (뇌신경 X).

필요한 도구 살균된 압설자.

환자 자세 환자는 편안한 앉은 자세를 취한다.

절차 검사자는 환자에게 "아" 소리를 내도록 주문하고, 압설자로 환자의 혀를 누른다. 환자가 소리를 내는 동안, 물렁입천장이 올라가고 목젖이 움직이는지를 관찰한다.

정상 반응 물렁입천장은 대칭적으로 올라가야 한다.

병변 물렁입천장은 미주신경의 편측 병변으로 인해 병변 쪽으로 올라가지 못하고, 목젖은 반대쪽으로 움직인다.

글상자 9-10. 임상 코멘트: 삼키기

뇌신경 IX과 뇌신경 X (뇌신경 V, VII, XII와 함께)의 정상 기능은 삼키기 작용에 중요한 역할을 한다. 음식물이 혀에 의해 물렁입천장에 도달하게 되면(뇌신경 VII), 입천장의 감각 섬유(뇌신경 IX)가 음식을 탐지하고, 입천장인두근의 반사적 수축을 일으켜(뇌신경 X), 음식물을 삼키게 만든다. 이런 과정 동안 턱과 입술이 각각 뇌신경 V과 뇌신경 VII에 의해 닫히게 된다. 삼키기의 평가나 혹은 삼키기 장애에 대한 질문은 뇌신경(특히, 뇌신경 IX와 뇌신경 X)에 대한 귀중한 정보를 제공할 수 있다. 삼키기 기능장애는 삼킴곤란(dysphagia)으로 알려졌다.

뇌신경 XI: 더부신경 (CRANIAL NERVE XI: ACCESSORY)

뇌신경 XI: 더부신경		
성분	관련된 신경핵	기능
인두 운동(branchial motor)	결핵(nucleus ambiguus)	목빗근과 등세모근을 수축시킨다.

검사 (Testing)

등세모근 (위등세모근) 〔TRAPEZIUS MUSCLE (UPPER TRAPEZIUS)〕 (그림 9-44)

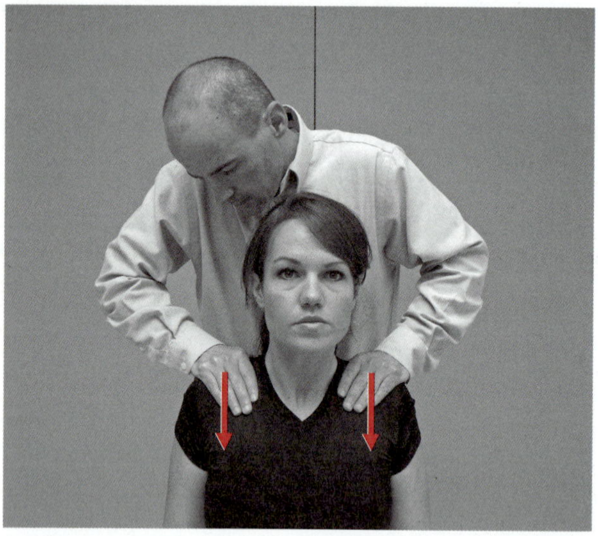

그림 9-44 근육검사: 위등세모근(뇌신경 XI; *화살표*는 저항의 방향을 의미한다).

필요한 도구 없음.

환자 자세 환자는 편안한 앉은 자세에서 양팔을 몸 옆으로 내린다.

절차 검사자는 환자에게 어깨를 으쓱하도록 주문하고, 검사자의 저항에 대항해 그 자세를 유지하도록 주문한다. 검사자는 어깨를 내림하는 방향으로 환자에게 저항을 적용한다.

정상 반응 환자는 검사자의 최대 저항에 대항해 양쪽 어깨를 올림된 자세로 유지할 수 있어야 한다.

병변 환자는 어깨를 으쓱할 수 없거나 검사자의 저항에 그 자세를 유지할 수 없을 것이다.

목빗근 (STERNOCLEIDOMASTOID) (그림 9-45)

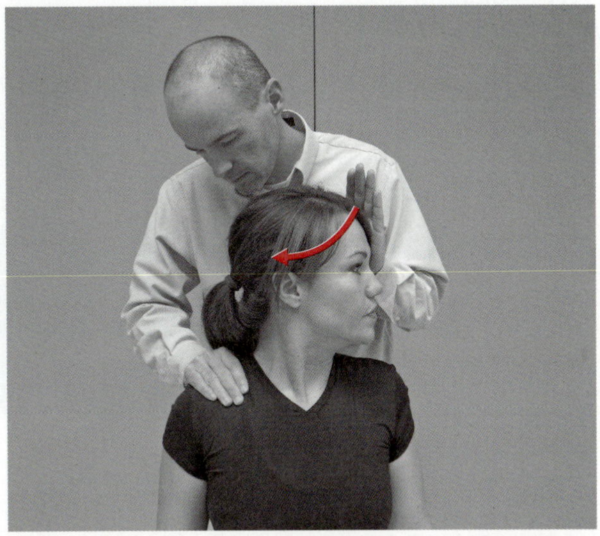

그림 9-45 근육검사: 목빗근 (뇌신경 XI; *화살표*는 저항의 방향을 의미한다).

필요한 도구

없음.

환자 자세

환자는 편안한 앉은 자세를 취한다.

절차

검사자는 환자에게 머리를 왼쪽으로 돌림하도록 주문한다(오른쪽 목빗근을 검사하기 위해서). 검사자는 환자의 머리뼈 왼쪽(귀 바로 위쪽)에 손을 대고 저항을 적용한다. 검사자는 환자의 머리를 다시 오른쪽으로 되돌리려는 시도를 한다. 이때 환자는 검사자의 저항에 대항한다(그림 9-45). 검사자는 근력을 평가하는 동시에 목빗근을 관찰한다. 이 검사를 반대쪽 목빗근에도 적용해 본다.

정상 반응

환자는 검사자의 저항에 대항해 돌림된 머리를 그대로 유지할 수 있어야 한다.

병변

환자는 검사자의 저항으로 인해 머리의 돌림을 그대로 유지할 수 없다.

주

목빗근에 대한 검사는 3장에서 설명되었다. 여기에서 설명되는 검사는 선별 검사로만 쓰인다.

뇌신경 XII: 혀밑신경 (CRANIAL NERVE XII: HYPOGLOSSAL) (그림 9-46)

그림 9-46 근육검사: 목빗근 (뇌신경 XII; *화살표*는 저항의 방향을 의미한다).

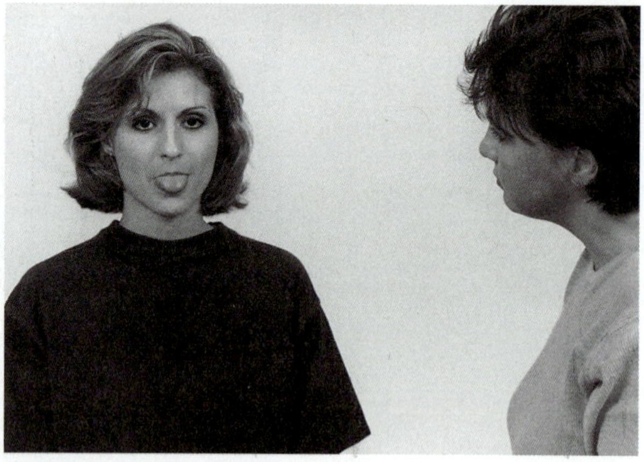

뇌신경 XII: 혀밑신경		
성분	**관련된 신경핵**	**기능**
몸통 운동(somatic motor)	혀밑신경핵(hypoglossal nucleus)	혀 근육을 수축한다(입천장혀근은 제외)

필요한 도구 없음.

환자 자세 환자는 편안한 앉은 자세를 취한다.

절차 검사자는 환자에게 혀를 앞으로 내밀도록 주문한다.

정상 반응 혀를 앞으로 내밀 때 혀가 정중앙에 위치해야 하고, 어느 쪽으로도 치우침되어서는 안 된다. 혀는 대칭적이고 수의적으로 움직여야 한다.

병변 혀가 약증이 있는 쪽으로 치우침된다. 만약 약증이 LMNL 때문이라면, 침범된 쪽의 혀가 위축되고, 근섬유다발수축(fasciculation)이 발생할 것이다. 그리고 그쪽에 약증이 발생할 것이다(병변은 약증과 같은 쪽이다). 만약 병변이 UMNL 때문이라면, 위축이 발생하지 않을 것이고, LMNL의 경우에서처럼 혀의 약증도 편측으로 나타나지 않을 것이다.

글상자 9-11. 임상 코멘트: 근섬유다발수축 (fasciculation)

근섬유다발수축은 개별 운동단위의 수축으로서 몇 개의 근육 섬유에서 수백 개의 근섬유가 수축하게 된다. 단일 운동신경세포의 흥분은 그 신경이 지배하는 모든 근섬유를 수축시키는데, 이것을 근섬유다발 수축이라 한다. 근섬유다발수축은 눈으로 확인될 수 있으며, 건강한 사람에게도 일어나지만(예: 눈꺼풀 수축), 주로 LMNL 병변으로도 일어난다. 근섬유다발수축은 탈신경된 근섬유가 자발적으로 수축하는 잔떨림과는 다르다. 잔떨림은 눈으로 확인할 수 없고, 병리적 현상이다.

글상자 9-12. 임상 코멘트: 뇌신경 운동 선별검사

뇌신경의 운동 기능은 1 분 미만으로 선별검사되어, 그 기능을 빠르게 평가해야 한다. 아래에 기록된 검사 순서대로 파트너와 검사를 수행해 보자, 1분 이내로 선별검사를 할 수 있도록 많은 연습을 해야 한다.

뇌신경 Ⅲ, Ⅳ, Ⅵ — 환자에게 여러분의 손가락이나 볼펜을 따라 눈을 움직여 보도록 하여 눈바깥 근육을 검사한다. 환자가 위쪽을 쳐다볼 때, 이마를 찌푸리거나 눈썹을 올림하는지를 관찰한다(p.542~543).
뇌신경 Ⅶ — 이마근, 눈둘레근, 큰광대근, 입둘레근, 넓은목근 등을 검사한다(p.550~551).
뇌신경 Ⅴ — 씹기 근육을 검사한다(p.547).
뇌신경 XII — 혀의 움직임을 검사한다. 약증, 위축, 비대칭 및 근육섬유다발 수축이 있는지를 관찰한다(p.566).
뇌신경 Ⅹ — 환자에게 "아" 소리를 내도록 주문하고, 입천장이 올라가는지를 관찰한다(p.562). 비대칭이 있는지를 관찰한다. 그리고 말 장애가 있으면, 구역반사를 실시한다(p.560).
뇌신경 XI — 목빗근과 등세모근을 검사한다(p.564~565).

피부 반사 (CUTANEOUS REFLEXES)

다음은 8장에서 다루지 않는 피부 반사에 대해 설명할 것이다. 피부 반사 혹은 가층 반사의 반사활이 8장에서 설명된 힘줄반사의 반사활 보다 복잡하기 때문에, 신경병리를 결정하는데 유용하게 이용된다. 사실, Babinski 반응이 나타나면 중추신경계에 문제가 있음을 의미한다.

검사 (Testing)

배 반사 (ABDOMINAL REFLEXES) (그림 9-47)

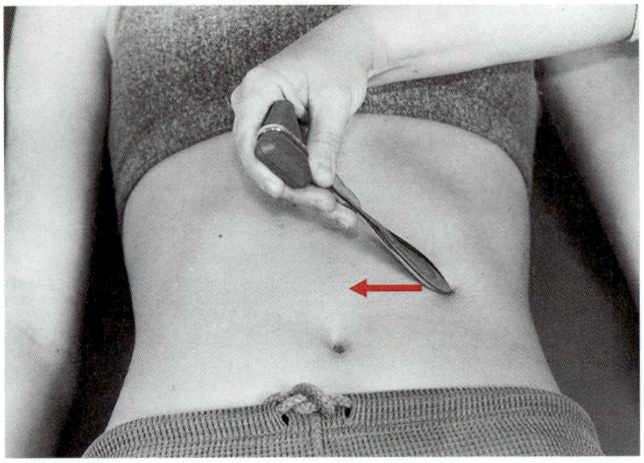

그림 9-47 배 반사 검사 (*화살표*는 반사 망치가 활주하는 방향이다).

필요한 도구 반사 망치의 뾰족한 부분과 같은, 날카로운 물건

환자 자세 환자는 배 근육을 이완하고 누운 자세를 취한다.

절차 배를 4등분하여 한 번에 한 부위씩 배의 피부를 가쪽에서 안쪽으로 활주시킨다. 반사를 일으키기 위해, 활주하는 속도를 빠르게 한다.

정상 반응 배 근육의 수축이 활주된 피부 밑에서 일어나고, 배꼽이 자극된 쪽으로 이동한다.

병변 반응의 부족은 척수 수준이나 척수위 수준에서 척수반사활이 간섭받았다는 것을 의미할 수 있다. 유아나 노인, 비만환자, 배 수술을 받은 사람, 그리고 임신 말기에게는 배 반사가 일어나지 않을 수도 있다.

고환올림근 반사 (CREMSTERIC REFLEX)

필요한 도구 반사 망치의 뾰족한 부분과 같은, 날카로운 물건

환자 자세 환자는 누운 자세를 취한다.

절차 검사자는 허벅지 위쪽의 안쪽을 반사 망치의 뾰족한 부분으로 활주시킨다.

정상 반응 고환이 활주한 쪽으로 올라간다.

병변 이 반사는 척수 L1과 L2에서 중계된다. 반응의 부족은 척수반사활의 차단이나 척수위분절에 병리가 있음을 의미할 수 있다. 고환올림근 반사는 물음낭종 환자, 고환염 환자, 덩굴정맥류 환자, 부고환염 환자, 혹은 노인 등에서 나타나지 않을 수도 있다.

발바닥 반사 (CREMASTERIC REFLEX) (그림 9-48)

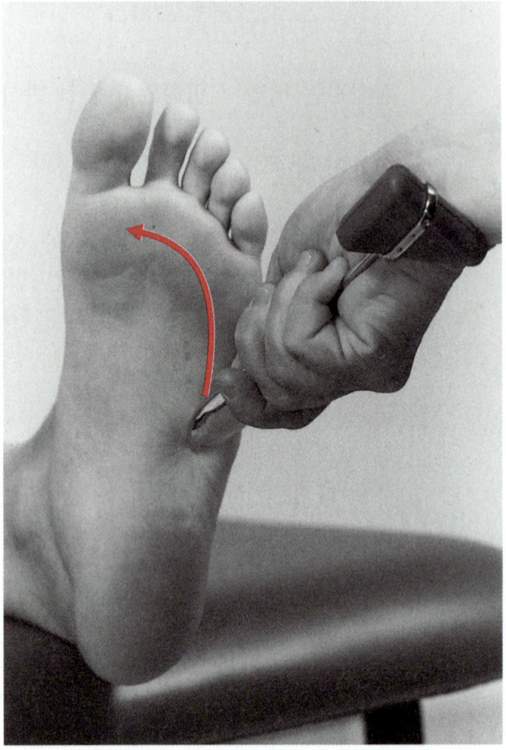

그림 9-48 Babinski 반사 검사(*화살표*는 반사 망치가 활주하는 방향이다).

필요한 도구

반사 망치의 뾰족한 부분과 같은, 날카로운 물건

환자 자세

환자는 누운 자세를 취한다.

절차

검사자는 반사 망치의 뾰족한 부위를 발바닥에 활주시킨다. 활주는 발꿈치에서 시작하여, 발바닥의 가쪽을 따라 엄지발가락바닥 쪽으로 향한다. 이때 적용하는 압력은 강해야 하지만, 통증이 발생해서는 안 된다.

정상 반응

정상 반응은 발가락의 굽힘과 모음이고, 종종 무릎관절과 엉덩관절의 굽힘이 함께 일어난다.

병변

겉질척수로의 병변은 Babinski 반사로 알려진 비정상적인 발바닥반사를 일으킨다. Babinski 반사는 대개 무릎관절과 엉덩관절의 굽힘과 함께 엄지 발가락을 폄(발등굽힘) 시킨다. 나머지 발가락은 벌림되고 엄지발가락이 폄되는 현상이 중요한 Babinski 징후이다. Babinski 징후는 유아에서 정상적으로 나타날 수 있고, 또 수면의 특정 단계에서도 나타날 수 있다.

사례 9-1 얼굴 약증(3장의 3-2 사례에서 계속)

질문 1에서 4까지는 3장의 사례에서 답을 했다. 여러분의 환자 검사에 관한 5번에서 9번까지의 질문에 답하시오

64세의 이웃 사람은 어느 날 아침에 얼굴의 오른쪽이 약하고 축 처진 채로 일어났다. 그의 아내는 무엇을 어떻게 해야 할지 모르고, 왜 이런 일이 남편에게서 일어났는지를 알아보기 위해 당신을 방문했다. 그녀에 따르면 남편이 입을 오른쪽으로 움직일 수 없는 것 이외에, 전화 통화를 할 수 없다고 한다. 당신이 알고 있는 것을 토대로 해서, 당신은 그녀의 남편이 어떤 질환으로 인해 얼굴신경이 마비되었거나, 아니면 얼굴신경핵을 조절하는 대뇌에 문제가 있다고 판단할 것이다.

1. 머리뼈 안에서 얼굴신경이 어디로 지나가는가? 얼굴신경이 머리뼈 밖으로 나오는 출구는 어디인가?
2. 얼굴신경이 귀밑샘 안으로 들어간 후, 5개 가지로 나누어진다. 이들 가지의 이름과 분포 영역에 대해 설명해 보시오.
3. 만약 머리뼈 안의 얼굴신경 경로에서 전체 얼굴신경이 손상되었다면, 환자의 얼굴 약증은 얼마나 크게 발생하겠는가?
4. 질문 3에서 설명하는 질환은 일반적으로 무엇이라고 불리는가?

본 사례에 대한 다음 질문에 답할 때, 본 장의 얼굴신경 검사 단락을 참고하길 바란다:

5. 대뇌겉질에서 시작하고 얼굴신경핵의 조절을 제공하는 섬유의 이름을 말하시오.
6. 질문 5의 답인 섬유 병변과 얼굴신경 병변을 어떻게 구분할 수 있는가?
7. 위의 구분을 위해 당신은 어떤 근육을 검사해야 하는가?
8. 질문 5번의 답인 섬유에 병변이 있을 때, 환자의 얼굴 움직임 기능에 대해 설명하시오.
9. 이들 섬유(질문 5)의 병변을 가진 환자는 어떤 종류의 징후와 증상을 가질 것인가?

사례 9-2 어지러움과 편측 약증

발목삠 재활을 위해 당신을 만나려 했던 24세 여성이 어지러움과 오른쪽 팔다리의 무거움과 약증을 호소했고, 증상이 지난 주 동안 더 악화되었다고 말했다. 그녀는 자신이 감기에 걸렸다고 믿고 있다. 증상의 비대칭 때문에, 당신은 환자의 자가진단에 의심을 갖게 될 것이고, 환자의 문제를 제대로 확인하기 위해 몇 가지 검사를 수행해야 할 것이다. 당신의 검사 결과에 따르면, 오른쪽에 전반적인 약증이 있었고, 다리보다는 팔에서 더 큰 약증이 있었다. 그녀는 오른발에 양성 발바닥반사를 보였고, 왼쪽 다리보다 오른쪽 다리에서 더 과도한 깊은힘줄반사가 나타났다. 그녀의 팔은 지시검사할 때 오른쪽으로 향했고, 보행 시 오른쪽으로 넘어지려는 경향을 보였다.

이 환자에 대한 다음 질문에 답하시오:

1. 발바닥반사가 무엇인가? 그리고 그것의 의미는 무엇인가?
2. 지시검사는 무엇인가?
3. 팔의 표류 방향과 보행시의 균형 소실은 환자의 병변이 어디에 있는지를 의미하는가?
4. 이 환자를 관리하는 당신의 다음 단계는 무엇인가?

참고문헌(References)

1. Adelman AM, Daly MP. Initial evaluation of the patient with suspected dementia. *Am Fam Physician*. 2005;71:1745-1750.
2. Anderson AJ, Shuey NH, Wall M. Rapid confrontation screening for peripheral visual field defects and extinction. *Clin Exp Optom*. 2009;92:45-48.
3. Anthony JC, LeResche L, Niaz U, et al. Limits of the 'Mini-Mental State' as a screening test for dementia and delirium among hospital patients. *Psychol Med*. 1982;12:397-408.
4. Behn A, Westerberg BD, Zhang H, et al. Accuracy of the Weber and Rinne tuning fork tests in evaluation of children with otitis media with effusion. *J Otolaryngol*. 2007;36:197-202.
5. Berg K, Norman KE. Functional assessment of balance and gait. *Clin Geriatr Med*. 1996;12:705-723.
6. Bohannon RW, Larkin PA, Cook AC, et al. Decrease in timed balance test scores with aging. *Phys Ther*. 1984;64:1067-1070.
7. Borson S, Scanlan JM, Brush M, et al. The Mini-Cog: a cognitive 'vital signs' measure for dementia screening in multi-lingual elderly. *Int J Geriatr Psychiatry*. 2000;15:1021-1027.
8. Borson S, Scanlan JM, Wantanabe J, et al. Improving identification of cognitive impairment in primary care. *Int J Geriatr Psychiatry*. 2006;21:349-355.
9. Boustani M, Peterson B, Hanson L, et al. Screening for dementia in primary care: A summary of the evidence for the U.S. Preventive Services Task Force. *Ann Intern Med*. 2003;138:927-937.

10. Braekhus A, Laake K, Engedal K. A low, 'normal' score on the Mini-Mental State Examination predicts development of dementia after three years. *J Am Geriatr Soc*. 1995;43:656-661.
11. Brodaty H, Pond D, Kemp NM, et al. The GPCOG: A new screening test for dementia designed for general practice. *J Am Geriatr Soc*. 2002;50:530-534.
12. Budson AE, Price BH. Memory dysfunction. *N Engl J Med* 2005;352: 692-699.
13. Burkey JM, Lippy WH, Schuring AG, et al. Clinical utility of the 512-Hz Rinne tuning fork test. *Am J Otol*. 1998;19:59-62.
14. Chole RA, Cook GB. The Rinne test for conductive deafness: A critical reappraisal. *Arch Otolaryngol Head Neck Surg*. 1988;14: 399-403.
15. Chou R, Dana T, Bougatsos C. Screening older adults for impaired visual acuity: A review of the evidence for the U.S. Preventive Services Task Force. *Ann Intern Med*. 2009;151:44-58, W11-W20.
16. Cooper SA, Metcalfe RA. Assess and interpret the visual fields at the bedside. *Pract Neurol*. 2009;9:324-334.
17. Costa Jr PT, Williams TF, Albert MS, et al., eds. *Recognition and Initial Assessment of Alzheimer's Disease and Related Dementias*. Clinical Practice Guideline No. 19. Rockville, MD: Department of Health and Human Services; 1996.
18. Coulson SE, Croxson GR, Adams RD, O'Dwyer NJ. Reliability of the "Syndey," "Sunnybrook," and "House Brackmann" facial grading systems to assess voluntary movement and synkinesis after facial nerve paralysis. *Otolaryngol Head Neck Surg*. 2005;132:543-549.
19. Crowley H, Kaufman RS. The Rinne tuning fork test. *Arch Otolaryngol*. 1966;84:406-408.
20. Davidson TM, Murphy C. Rapid clinical evaluation of anosmia. The alcohol sniff test. *Arch Otolaryngol Head Neck Surg*. 1997;123: 591-594.
21. Desrosiers J, Hebert R, Bravo G, et al. Upper-extremity motor co-ordination of healthy elderly people. *Age Ageing*. 1995;24: 108-112.
22. Doty RL. Office procedures for quantitative assessment of olfactory function. *Am J Rhinol*. 2007;21:460-473.
23. Eibenstein A, Fioretti AB, Simaskou MN, et al. Olfactory screening test in mild cognitive impairment. *Neurol Sci*. 2005;26:156-160.
24. Escobar JI, Burnam A, Karno M, et al. Use of Mini-Mental State Examination (MMSE) in a community population of mixed ethnicity. Cultural and linguistic artifacts. *J Nerv Ment Dis*. 1986;174:607-614.
25. Feys PG, Davies-Smith A, Jones R, et al. Intention tremor rated according to different finger-to-nose test protocols: A survey. *Arch Phys Med Rehabil*. 2003;84:79-82.
26. Folstein MF, Folstein SE, McHugh Pr. "Mini-Mental State". A practical method for grading the cognitive state of patients for the clinician. *J Psychiat Res*. 1975;12:189-198.
27. Gagnon C, Mathieu J, Desrosiers J. Standardized finger-nose test validity for coordination assessment in an ataxic disorder. *Can J Neurol Sci*. 2004;31:484-489.
28. Gill MR, Reiley DG, Green SM. Interrater reliability of Glasgow Coma Scale scores in the emergency department. *Ann Emerg Med*. 2004;43:215-223.
29. Girkin CA. Evaluation of the pupillary light response as an objective measure of visual function. *Ophthalmol Clin North Am*. 2003;16: 143-153.
30. Harris R, Davidson TM, Murphy C, et al. Clinical evaluation and symptoms of chemosensory impairment: One thousand consecutive cases from the Nasal Dysfunction Clinic in San Diego. *Am J Rhinol*. 2006;20:101-108.
31. Haughton PM, Pearce JMS. Observations on the Rinne test. *Lancet*. 1982;829-830.
32. Healey C, Osler TM, Rogers FB, et al. Improving the Glasgow Coma Scale score: Motor score alone is a better predictor. *J Trauma*. 2003;54:671-680.
33. Herdman SJ. Treatment of benign paroxysmal positional vertigo. *Phys Ther*. 1990;70:381-388.
34. Hermsdorfer J, Marquardt C, Wack S, et al. Comparative analysis of diadochokinetic movements. *J Electromyogr Kinesiol*. 1999;9: 283-295.
35. Horak FB. Clinical measurement of postural control in adults. *Phys Ther*. 1987;67:1881-1885.
36. Horak FB, Nashner LM. Central programming of postural movements: Adaptation to altered support surface configurations. *J Neurophysiol*. 1986;55:1369-1381.
37. House JW, Brackmann DE. Facial nerve grading system. *Otolaryngol Head Neck Surg*. 1985;93:146-147.
38. Hughes TAT, Wiles CM. Palatal and pharyngeal reflexes in health and in motor neuron disease. *J Neurol Neurosurg Psychiatry*. 1996;61: 96-98.
39. Jääskeläinen SK. Clinical neurophysiology and quantitative sensory testing in the investigation of orofacial pain and sensory function. *J Orofac Pain*. 2004;18:85-107.
40. Kalinowski MA. "Eye"dentifying vision impairment in the geriatric patient. *Geriatr Nurs*. 2008;29:125-132.
41. Kandel ER, Schwartz JH, Jessell TM. *Principles of Neural Science*. 4th ed. New York: McGraw-Hill; 2000.
42. Kang TS, Vrabec JT, Giddings N, Terris DJ. Facial nerve grading systems (1985-2002): Beyond the House-Brackmann scale. *Otol Neurotol*. 2002;23:767-771.
43. Kirk A. Target symptoms and outcome measures: Cognition. *Can J Neurol Sci*. 2007;34(suppl 1):S42-S46.
44. Kuslansky G, Katz M, Verghese J, et al. Detecting dementia with the Hopkins Verbal Learning Test and the Mini-Mental State Examination. *Arch Clin Neuropsychol*. 2004;19:89-104.
45. Longridge NS, Mallinson AI. Clinical Romberg testing does not detect vestibular disease. *Otol Neurol*. 2010;31:803-806.
46. Lanska DJ, Goetz CG. Romberg's sign: Development, adoption, and adaptation in the 19th century. *Neurology*. 2000;55:1201-1206.
47. Lorentz WJ, Scanlan BA, Borson S. Brief screening tests for dementia. *Can J Psychiatry*. 2002;47:723-733.
48. Magaziner J, Bassett SS, Hebel JR. Predicting performance on the Mini-Mental State Examination. *J Am Geriatr Soc*. 1987;35:996-1000.
49. Marmarou A, Lu J, Butcher I, et al. Prognostic value of the Glasgow Coma Scale and pupil reactivity in traumatic brain injury assessed pre-hospital and on enrollment: An IMPACT analysis. *J Neurotrauma*. 2007;24:270-280.
50. McDowell I, Kristjansson B, Hill GB, et al. Community screening for dementia: The Mini Mental State Exam (MMSE) and Modified Mini-Mental State Exam (3MS) compared. *J Clin Epidemiol*. 1997; 50:377-383.
51. Meulen EFJ, Schmand B, van Campen JP, et al. The seven minute screen: A neurocognitive screening test highly sensitive to various types of dementia. *J Neurol Neurosurg Psychiatry*. 2004;75: 700-705.
52. Meyer S, Gibb T, Jurkovich GJ. Evaluation and significance of the pupillary light reflex in trauma patients. *Ann Emerg Med*. 1993;22: 1052-1057.
53. Moeller JJ, Maxner CE. The dilated pupil: An update. *Curr Neurol Neuroschi Rep*. 2007;7:417-422.
54. Mungas D, Marshall SC, Weldon M, et al. Age and education correction of Mini-Mental State Examination for English and Spanish-speaking elderly. *Neurology*. 1996;46:700-706.
55. Murphy C, Schubert C, Cruickshanks KJ, et al. Prevalence of olfactory impairment in older adults. *JAMA*. 2002;288:2307-2312.
56. Nashner LM. Analysis of movement control in man using the movable platform. In: Desmedt JE, ed. *Motor Control Mechanisms in Health and Disease*. New York: Raven Press; 1983.
57. Nashner LM, Peters JF. Dynamic posturography in the diagnosis and management of dizziness and balance disorders. *Neurol Clin*. 1990;8:331-349.
58. Nicholson KG, Kimura D. Sex differences for speech and manual skill. *Percept Mot Skills*. 1996;83:3-13.
59. O'Connor DW, Pollitt PA, Hyde JB, et al. The reliability and validity of the Mini-Mental State in a British community survey. *J Psychiat Res*. 1989;23:87-96.
60. Okada M, Okada M. A method for quantification of alternate pronation and supination of forearms. *Comput Biomed Res*. 1983;16: 59-78.
61. Pandit RJ, Gales K, Griffiths PG. Effectiveness of testing visual fields by confrontation. *Lancet*. 2001;358:1339-1340.
62. Reitzen SD, Babb JS, Lalwani AK. Significance and reliability of the House-Brackmann grading system for regional facial nerve function. *Otolaryngol Head Neck Surg*. 2009;140:154-158.
63. Ross BG, Fradet G, Nedzelski JM. Development of a sensitive clinical facial grading system. *Otolaryngol Head Neck Surg*. 1996; 114:380-386.
64. Rowley G, Fielding K. Reliability and accuracy of the Glasgow Coma Scale with experienced and inexperienced users. *Lancet*. 1991;337: 535-538.

65. Ruff RM, Parker SB. Gender- and age-specific changes in motor speed and eye-hand coordination in adults: Normative values for the finger tapping and grooved pegboard tests. *Percept Mot Skills*. 1993;76:1219-1230.
66. Schneiders AG, Sullivan SJ, Gray AR, et al. Normative values for three clinical measures of motor performance use in the neurological assessment of sports concussion. *J Sci Med Sport*. 2009;13:196-201.
67. Shumway-Cook A, Woollacott M. *Motor Control: Theory and Practical Applications*. 2nd ed. Philadelphia: Lippincott Williams & Wilkins; 2001.
68. Swaine BR, Lortie E, Gravel D. The reliabilty of the time to execute various forms of the finger-to-nose test in healthy subjects. *Physiother Theory Pract*. 2005;21:271-279.
69. Swaine BR, Sullivan SJ. Reliability of the scores for the finger-to-nose test in adults with traumatic brain injury. *Phys Ther*. 1993;73: 71-78.
70. Teasdale G, Jennett B. Assessment and prognosis of coma after head injury. *Acta Neurochir*. 1976;34:45-55.
71. Teasdale G, Knill-Jones R, Van Der Sande J. Observer variability in assessing impaired consciousness and coma. *J Neurol Neurosurg Psychiatry*. 1978;41:603-610.
72. Teoh LSG, Gowardman JR, Larsen PD, et al. Glasgow Coma Scale: Variation in mortality among permutations of specific total scores. *Intensive Care Med*. 2000;26:157-161.
73. Torres-Russotto D, Landau WM, Harding GW, et al. Calibrated Finger Rub Auditory Screening Test (CALFRAST). *Neurology*. 2009; 72:1595-1600.
74. Uhlman RF, Larson EB. Effect of education on the Mini-Mental State Examination as a screening test for dementia. *J Am Geriatr Soc*. 1991; 39:876-880.
75. Vereeck L, Wuyts F, Truijen S, et al. Clinical assessment of balance: Normative data, and gender and age effects. *Int J Audiol*. 2008;47: 67-75.
76. Vitale S, Cotch MF, Sperduto RD. Prevalence of visual impairment in the United States. *JAMA*. 2006;295:2158-2163.
77. Wilson WR, Woods LA. Accuracy of the Bing and Rinne tuning fork tests. *Arch Otolaryngol*. 1975;101:81-85.
78. Wind AW, Schellevis FG, Van Staveren G, et al. Limitations of the Mini-Mental State Examination in diagnosing dementia in general practice. *Int J Geriatr Psychiatry*. 1997;12:101-108.
79. Woodruff MW, Edlow JA. Evaluation of third nerve palsy in the emergency department. *J Emerg Med*. 2008;35:239-246.
80. Zuercher M, Ummenhofer W, Baltussen A, et al. The use of Glasgow Coma Scale in injury assessment: A critical review. *Brain Injury*. 2009;23:371-384.

참고도서(Bibliogrphy)

Averbuch-Heller L, Leigh RJ, Mermelstein V, et al. Ptosis in patients with hemispheric stroke. *Neurology*. 2002;59:620-624.

Bennett DA, Wilson RS, Schneider JA, et al. Natural history of mild cognitive impairment in older persons. *Neurology*. 2002;59:198-205.

Beuttner UW, Zee DS. Vestibular testing in comatose patients. *Arch Neurol*. 1989;46:531-563.

Bixenman WW. Diagnosis of superior oblique palsy. *J Clin Neuro-ophthalmol*. 1981;1:199-208.

Blain H, Carriere I, Sourial N, et al. Balance and walking speed predict subsequent 8-year mortality independently of current and intermediate events in well-functioning women aged 75 years and older. *J Nutr Health Aging*. 2010;14:595-600.

Briggs RC, Gossman MR, Birch R, et al. Balance performance among noninstitutionalized elderly women. *Phys Ther*. 1989;69:748-756.

Brodate H, Low LF, Gibson L, et al. What is the best dementia screening instrument for general practitioners to use? *Am J Geriatr Psychiatry*. 2006;14:391-400.

Corbett JJ. The bedside and office neuro-ophthalmology examination. *Semin Neurol*. 2003;23:63-76.

Darovic G. Assessing pupillary responses. *Nursing*. 1997;27:49.

Davidson TM, Freed C, Healy MP, et al. Rapid clinical evaluation of anosmia in children: The alcohol sniff test. *Ann N Y Acad Sci*. 1998; 30:787-792.

DeMyer WE. *Technique of the Neurologic Examination*. 5th ed. New York: McGraw-Hill; 2004.

Diener HC, Horak FB, Nashner LM. Influence of stimulus parameters on human postural responses. *J Neurophysiol*. 1988;59:1888-1905.

Downey DL, Leigh RJ. Eye movements: Pathophysiology, examination and clinical importance. *J Neurosci Nurs*. 1998;30:15-22; quiz 23-24.

Dubois B, Feldman HH, Jacova C, et al. Research criteria for the diagnosis of Alzheimer's disease: Revising the NINCDS-ADRDA criteria. *Lancet Neurol*. 2007;6:734-746.

Duus P. *Topical Diagnosis in Neurology*. 3rd ed. New York: Thieme; 1998.

Edwards SL. Using the Glasgow Coma Scale: Analysis and limitations. *Br J Nurs*. 2001;19:92-101.

Fife TD, Tusa RJ, Furman JM, et al. Assessment: Vestibular testing techniques in adults and children: Report of the therapeutics and technology assessment subcommittee of the American Academy of Neurology. *Neurology* 2000;55:1431-1441.

Glick TH. *Neurologic Skills: Examination and Diagnosis*. Boston: Blackwell Scientific; 1993.

Gonzalez EA, Dieter JN, Natale RA, et al. Neuropsychological evaluation of higher functioning homeless persons: A comparison of an abbreviated test battery to the mini-mental state examination. *J Nerv Ment Dis*. 2001;189:176-181.

Haerer AJ. *DeJong's: The Neurologic Examination*. 5th ed. Philadelphia: JB Lippincott; 1992.

Haines DE. *Neuroanatomy: An Atlas of Structures, Sections, and Systems*. 6th ed. Philadelphia: Lippincott Williams & Wilkins; 2004.

Haines DE. *Fundamental Neuroscience*. New York: Churchill Livingstone; 1997.

Hansen M, Sindrup SH, Christensen PB, et al. Interobserver variation in the evaluation of neurological signs: Observer dependent factors. *Acta Neurol Scand*. 1994;90:145-149.

Harvan JR, Cotter VT. An evaluation of dementia screening in the primary care setting. *J Am Acad Nurse Pract*. 2006;18:351-360.

Hawkes C. Smart handles and red flags in neurological diagnosis. *Hosp Med*. 2002;63:732-742.

Holsinger T, Deveau J, Boustani M, et al. Does this patient have dementia? *JAMA*. 2007;297:2391-2404.

Hotson JR, Baloh RW. Acute vestibular syndrome. *N Engl J Med*. 1998; 339:680-685.

Jennett B, Bond M. Assessment of outcome after severe brain damage: A practical scale. *Lancet*. 1975;1:480-484.

Lance JW. The Babinski sign. *J Neurol Neurosurg Psychiatry*. 2002;73: 360-362.

Lundy-Ekman L. *Neuroscience: Fundamentals for Rehabilitation*. 2nd ed. Philadelphia: WB Saunders; 2002.

MacGregor DL. Vertigo. *Pediatr Rev* 2002;23:10-16.

Malik K, Hess DC. Evaluating the comatose patient: Rapid neurologic assessment is key to appropriate management. *Postgrad Med*. 2002;111: 38-40, 43-46, 49-50.

McCrea M. Standardized mental status assessment of sports concussion. *Clin J Sport Med*. 2001;11:176-181.

Milne A, Culverwell A, Guss R, et al. Screening for dementia in primary care: A review of the use, efficacy and quality of measures. *Int Psychogeriatr*. 2008;20:911-926.

Neal L. Is anybody home? Basic neurologic assessment of the home care client. *Home Healthc Nurse*. 1997;15:156-169.

Nolan MF. *Introduction to the Neurologic Examination*. Philadelphia: FA Davis; 1996.

Ohkawa S, Yamasaki H, Osumi Y, et al. Eyebrow lifting test: A novel bedside test for narrowing of the palpebral fissure associated with peripheral facial nerve palsy. *J Neurol Neurosurg Psychiatry*. 1997; 63:256-257.

Ongerboer de Visser BW. Anatomical and functional organization of reflexes involving the trigeminal system in man: Jaw reflex, blink reflex, corneal reflex, and exteroceptive suppression. *Adv Neurol*. 1983;39:727-738.

Palmer JB, Drennan JC, Baba M. Evaluation and treatment of swallowing impairments. *Am Fam Physician*. 2000;61:2453-2462.

Pressman EK, Zeidman SM, Summers L. Primary care for women: Comprehensive assessment of the neurologic system. *J Nurse Midwif*. 1995;40:163-171.

Rakel RE. *Saunders Manual of Medical Practice*. Philadelphia: WB Saunders; 1996.

Ross RT. *How to Examine the Nervous System*. 2nd ed. New York: Medical Examination Publishing; 1985.

Smith DV, Margolskee RF. Making sense of taste. *Sci Am*. 2001; March:32-39.

Rucker JC. Oculomotor disorders. *Semin Neurol* 2007;3:244-256.

Stolze H, Klebe S, Petersen G, et al. Typical features of cerebellar ataxic gait. *J Neurol Neurosurg Psychiatry*. 2002;73:310-312.

Sturmann K. The neurologic examination. *Emerg Med Clin North Am*. 1997;15:491-506.

Walshe FMR. The Babinski plantar response, its forms and its physiological and pathological significance. *Brain*. 1956;79:529-556.

Waxman SG, deGroot J. *Correlative Neuroanatomy*. 22nd ed. Norwalk, CT: Appleton Lange; 1995.

Wijdicks EFM, Kokmen E, O'Brien PC. Measurement of impaired consciousness in the neurological intensive care unit. *J Neurol Neurosurg Psychiatry*. 1999;64:117-119.

Wilson-Pauwels L, Akesson Ej, Stewart PA, et al. *Cranial Nerves in Health and Disease*. Philadelphia: BC Decker; 2002.

Zald DH, Pardo JV. The functional neuroanatomy of swallowing. *Ann Neurol*. 1999;46:281-286.

10

선별도구로써의 관찰적 보행분석

Observational Gait Analysis as a Screening Tool

관찰적 보행분석은 근육약증, 관절가동성 제한, 통증, 신경계 병변에 의한 운동조절장애 등에 의한 이상보행을 찾는 도구로써 작용한다. 시각적 관찰을 통한 보행분석 능력은 근육약증, 특히 다리의 근육약증을 선별할 수 있다. 관찰적 보행분석은 상당한 직무능력과 정상 보행주기에 대한 지식을 필요로 한다. 환자의 보행을 비디오로 촬영하는 것도 보행분석에 큰 도움을 준다. 비디오테이프를 통해 환자의 보행을 반복적으로 관찰할 수 있다. 비디오테이프를 통해 검사자는 한 번에 한 관절씩 반복적으로 관찰할 수 있다.

본 장은 정상 보행주기와 흔히 발생하는 보행 편위는 물론, 그 보행 편위의 원인에 대해 설명할 것이다. 근육 약증이 원인이면, 적절한 근력검사가 필요하다. 엉덩관절을 제외하고는, 각 관절의 보행 편위는 시상면에서 일어난다.

정상 보행주기 (Normal gait cycle)

편리를 위해, 단일 보행주기는 기준 발의 초기접지기에서 다음 초기접지기까지이다. 각 보행주기의 약 60%는 다리가 지면에 닿아 있는 입각기이다. 보행주기의 나머지 40%는 다리에 체중이 부하되지 않는 시기인데, 이를 유각기라 한다. 보행의 입각기와 유각기는 아래의 표와 같이 다시 세분화된다. 보행주기의 단계는 전통적인 용어와 Rancho Los Amigos 재활센터에서 제시한 용어들로 설명된다. 본 교재는 Rancho Los Amigos 용어로 보행주기를 설명하고 있다.

다음은 보행주기의 각 단계를 사진을 통해 설명하고 있다. 각 보행 단계를 설명한 후, 각 단계 동안 흔하게 나타나는 보행편위를 표로 제시하고 있다. 표에 목록된 보행편위는 이상 보행의 모든 것을 다룬 것이 아니라, 검사자가 이상 보행의 원인을 추론하는 출발점을 제공할 뿐이다.

초기접지기 (Initial contact)

초기접지기는 다리가 지면에 닿는 시기이다(그림 10-1). 초기접지기는 보행주기에서 일어나는 기간이 아니라 시점이다. 정상 보행에서, 초기접지기는 기준 다리의 발꿈치가 지면에 닿는 시기이다.

부하반응기 (Loading response)

부하반응기는 기준 다리의 초기접지기에서부터 반대쪽 다리가 지면으로부터 떨어지는 시점까지이다(그림 10-2). 기준 다리가 머리, 몸통, 다리 등의 무게를 수용하는 이 기간 동안, 충격을 흡수하는 기전으로써 무릎관절과 발목관절이 굽힘(발목에서는 발바닥굽힘)을 통제한다. 넙다리네갈래근과 발등굽힘근의 작용이 무릎 굽힘과 발목 발바닥굽힘을 통제한다.

중간입각기 (Mid-stance)

중간입각기는 반대쪽 다리가 지지면으로부터 떨어질

입각기(stance)		유각기(swing)	
Rancho Los Amigos 용어	**전통적인 용어**	**Rancho Los Amigos 용어**	**전통적인 용어**
초기접지기(initial contact)	발꿈치닿기(heel strike)	초기유각기(initial swing)	가속기(acceleration)
부하반응기(loading response)	발바닥닿기(foot flat)	중간유각기(mid-swing)	중간유각기(mid-swing)
중간입각기(mid-stance)	중간입각기(mid-stance)	종말유각기(terminal swing)	감속기(deceleration)
종말입각기(terminal stance)	발꿈치들기(heel off)	전유각기(pre-swing)	발가락떼기(toe off)

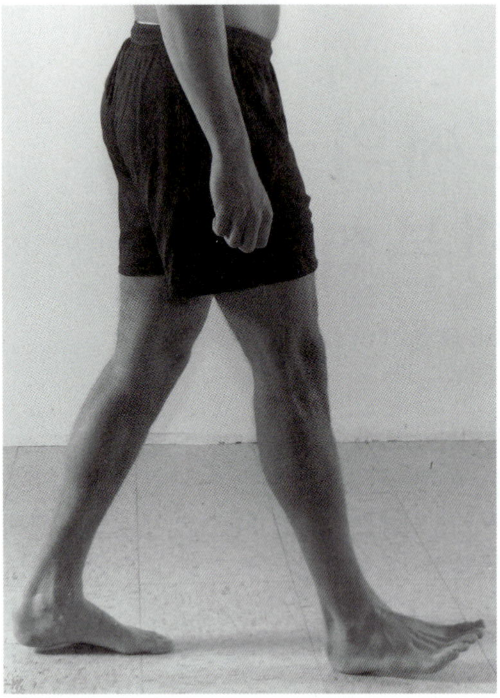

그림 10-1 초기접지기(initial contact).

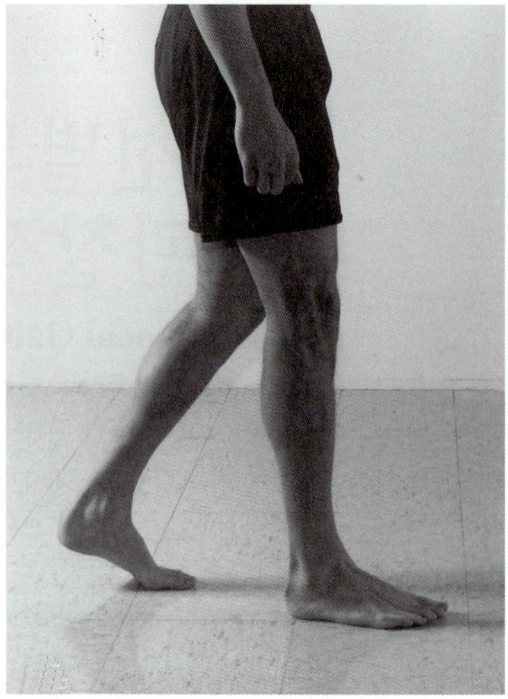

그림 10-2 부하반응기(loading response).

초기접지기/부하반응기

관절	작용근육	흔한 보행 편위	근육 원인	다른 원인
엉덩관절	큰볼기근/뒤넙다리근/큰모음근: 엉덩관절의 굽힘 토크 조절	골반 앞쪽경사	약한 엉덩관절 폄근: 큰볼기근/뒤넙다리근의 MMT 수행.	엉덩관절 굽힘 구축; 엉덩관절 굽힘근 경직
	중간볼기근/넙다리근막긴장근: 엉덩관절 모음 토크와 반대 작용	몸통 뒤로 젖혀짐	약한 엉덩관절 폄근: 큰볼기근/뒤넙다리근의 MMT 수행.	엉덩관절 굽힘 구축
무릎관절	넙다리네갈래근: 무릎 굽힘 조절	불충분한 무릎관절 굽힘, 무릎관절의 젖힘	약한 무릎관절 폄근: 넙다리네갈래근의 MMT 수행	과도한 발바닥굽힘 (경직이나 구축으로 인한); 무릎 통증; 넙다리네갈래근 경직; 무릎관절 폄 구축
		과도한 무릎관절의 굽힘	초기접지기/부하반응기 동안 나타나면, 근육 약증이 원인이 아니다.	무릎관절 굽힘 구축; 뒤넙다리근 경직
발목관절	정강뼈 앞쪽 근육 (앞정강근, 긴발가락폄근): 발바닥굽힘 조절	과도한 (너무 빠른) 발바닥굽힘	약한 발등굽힘근: 앞정강근과 긴발가락 폄근의 MMT 수행	발바닥굽힘근 경직; 발바닥굽힘 구축

때 시작하여 체중이 입각기 다리의 발앞부(forefoot)에 떨어질 때까지이다(그림 10-3). 이 기간 동안, 즉 체중이 입각기 다리 위로 옮겨질 때까지는 일반적으로 근육 활동이 감소한다. 무게중심이 엉덩관절의 안쪽으로 지나가서 큰 엉덩관절 모음 토크를 발생시킬 때는, 엉덩관절 벌림근이 작용한다. 엉덩관절 벌림근은 중간입각기 동안에 작용하여 엉덩관절의 모음 토크를 조절한다.

종말입각기 (Terminal stance)

종말입각기는 입각기 다리의 발꿈치가 지지면으로부터 들어올려질 때부터 시작하여, 반대쪽 다리가 초기접지기를 할 때 끝난다(그림 10-4). 이 기간 동안, 양쪽의

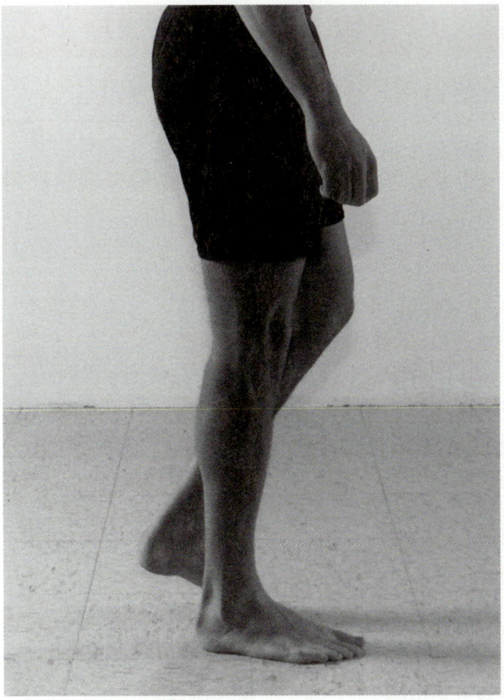

그림 10-3 중간입각기(mid-stance).

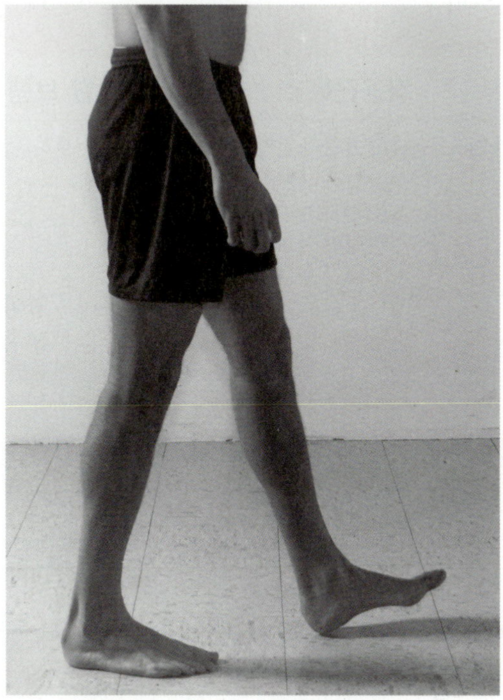

그림 10-4 종말입각기(terminal stance).

중간입각기

관절	작용근육	흔한 보행 편위	근육 원인	다른 원인
엉덩관절	중간볼기근/넙다리근막긴장근: 엉덩관절의 모음 토크에 반대로 작용한다.	반대쪽 골반의 떨어짐이나 몸통의 동측 옆굽힘	약한 엉덩관절 벌림근: 중간볼기근/작은볼기근과 넙다리근막긴장근의 MMT 수행.	엉덩관절 통증(통증성 보행); 동측 엉덩관절 벌림 구축(몸통의 동측 옆굽힘을 일으킴)
		과도한 엉덩관절 굽힘	일반적으로 근육약증은 보행편위를 일으키지 않는다.	엉덩관절 굽힘이나 엉덩정강띠의 구축; 엉덩관절 굽힘근의 경직; 엉덩관절 통증
		몸통의 뒤쪽 젖혀짐	약한 엉덩관절 폄근: 큰볼기근/뒤넙다리근의 MMT 수행	엉덩관절 굽힘 구축
무릎관절	넙다리네갈래근: 중간입각기 초기에서만 무릎관절의 굽힘을 조절한다.	무릎관절의 젖힘	약한 무릎관절 폄근: 넙다리네갈래근의 MMT 수행	과도한 발바닥굽힘(경직이나 구축으로 인해)
		불충분한 무릎관절의 폄	가자미근 약증(정강뼈의 앞쪽 추진을 통제하지 못함): 가자미근의 MMT 수행	무릎관절 굽힘 구축;뒤넙다리근의 경직
발목관절	가자미근(후반부에는 장딴지근): 정강뼈의 앞쪽 추진을 조절한다.	불충분한 발등굽힘	이 단계 동안, 근육약증으로 보행편위가 발생하지 않음.	발바닥구힘 구축; 발바닥굽힘근의 경직
		과도한 발등굽힘	약한 가자미근: 가자미근의 MMT 수행	무릎 굽힘 보행(무릎관절 굽힘 구축, 뒤넙다리근 경직으로 인해)

무릎관절과 엉덩관절이 펴되고, 발목관절이 발등굽힘하여 큰 발등굽힘 토크를 발생시킨다. 발목의 발바닥굽힘근은 정강뼈의 앞쪽 진행과 발등굽힘 토크를 조절한다.

말기입각기				
관절	**작용근육**	**흔한 보행 편위**	**근육 원인**	**다른 원인**
엉덩관절	넙다리근막긴장근의 앞섬유: 엉덩관절의 폄 조절과 나머지 엉덩관절 모음 토크의 반대작용	불충분한 엉덩관절 폄	일반적으로 근육 약증으로는 발생하지 않음.	엉덩관절 굽힘 구축; 엉덩관절 굽힘근 경직
		반대쪽 골반 떨어짐 혹은 동측으로 몸통 옆굽힘	약한 엉덩관절 벌림근: 중간볼기근/작은볼기근 및 넙다리근막긴장근의 MMT 수행.	엉덩관절 통증(통증성 보행); 동측 엉덩관절 벌림근 구축(몸통의 동측 옆굽힘 초래)
무릎관절	오금근: 비교적으로 낮은 수준으로 무릎의 젖힘을 방지함.	무릎관절의 젖힘	약한 무릎관절 폄근: 넙다리네갈래근의 MMT 수행	과도한 발바닥굽힘 (경직이나 구축으로 인한)
		불충분한 무릎관절의 폄	가자미근 약증: 가자미근의 MMT 수행	무릎관절 굽힘 구축; 뒤넙다리근 경직
발목관절	장딴지근/가자미근: 발목의 발등굽힘 토크의 조절	과도한 발바닥굽힘	이 단계 동안, 근육 약증으로 보행편위가 발생하지 않음.	발바닥굽힘 구축; 발바닥굽힘근의 경직
		과도한 발등굽힘	약한 가자미근: 가자미근의 MMT 수행	무릎 굽힘 보행(무릎 굽힘 구축이나 뒤넙다리근 경직으로 인해)

전유각기 (Pre-swing)

전유각기는 반대쪽 다리의 초기접지기에서부터 동측 발이 지면으로부터 떨어지는 시점까지이다(그림 10-5). 이 기간 동안에는 동측 다리의 유각기를 준비하기 위해, 체중이 반대쪽 다리에 실리지 않는다. 이 기간의 근육들은 엉덩관절과 무릎관절의 굽힘과 발등굽힘을 일으킨다.

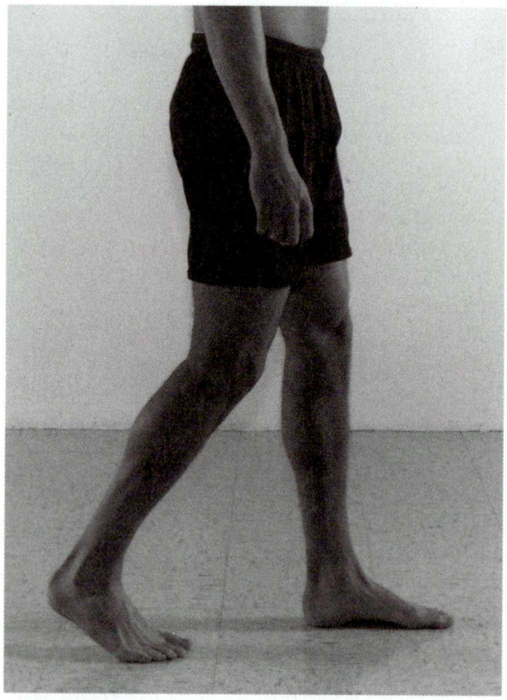

그림 10-5 전유각기(pre-swing).

초기유각기 (Initial swing)

초기유각기는 동측 발이 지면으로부터 떨어지는 시점에서 시작해, 스윙하는 다리가 반대쪽 다리에 도달할 때까지이다(그림 10-6). 이것은 유각기 다리의 가속 단계이다. 대부분의 근육활동은 앞쪽 모멘텀을 일으킨다.

중간유각기 (Mid-swing)

중간유각기는 유각기 다리가 반대쪽 입각기 다리에 도달한 시점부터 유각기 다리의 정강뼈가 지면과 수직을 이루는 시점까지이다(그림 10-7). 이 기간 동안, 유각기 다리는 초기유각기에서 발생한 모멘텀을 통해 앞쪽으로 추진된다. 발등굽힘근은 유각기 동안 발목의 중립위를 유지하기 위해 계속 작용하고 있다.

전유각기

관절	작용근육	흔한 보행 편위	근육 원인	다른 원인
엉덩관절	긴모음근: 엉덩관절 굽힘을 시작하고, 반대 다리로 체중을 이동함으로써 엉덩관절의 벌림을 통제한다. 엉덩관절의 굽힘을 시작하고 무릎관절의 굽힘 속도를 통제한다.	과도한 엉덩관절 굽힘	일반적으로 근육약증으로는 보행편위가 발생하지 않는다.	엉덩관절 굽힘 구축이나 엉덩정강띠 구축; 엉덩관절 굽힘근 경직; 엉덩관절 통증
무릎관절	오금근/장딴지근: 무릎관절 굽힘을 시작한다. 넙다리곧은근: 필요시 과도한 무릎관절 굽힘을 제한한다.	불충분한 무릎 굽힘	약한 무릎 폄근: 넙다리네갈래근의 MMT 수행	무릎 통증; 무릎관절 폄 구축; 넙다리네갈래근의 경직
발목관절	장딴지근/가자미근: 정강뼈의 앞쪽 가속을 제공하기 위해 전유각기의 시작시점에서 작용	과도한 발등굽힘	약한 가자미근: 가자미근의 MMT 수행	강직 발목의 AFO; 무릎 굽힘 보행(무릎굽힘 구축, 뒤넙다리근 경직에 의한)

초기유각기

관절	작용근육	흔한 보행 편위	근육 원인	다른 원인
엉덩관절	엉덩근/긴모음근: 엉덩관절의 굽힘	불충분한 엉덩관절 굽힘	엉덩관절 굽힘근 약증: 엉덩허리근의 MMT 수행	중추신경계 병변으로 인한 엉덩관절 굽힘근의 정상 조절 실패
	두덩정강근/넙다리빗근: 엉덩관절과 무릎관절의 굽힘	엉덩관절의 휘돌림	약한 엉덩관절 굽힘근: 엉덩허리근의 MMT 수행	무릎관절 폄 구축; 발등굽힘근 약증; 과도한 발바닥굽힘
		몸통 반대쪽 옆굽힘	약한 엉덩관절 굽힘근: 엉덩허리근의 MMT 수행	약한 엉덩관절 벌림근(입각기 다리); 무릎관절 폄 구축(유각기 다리); 발등굽힘근 약증(유각기 다리)
무릎관절	넙다리두갈래근(짧은갈래): 무릎관절의 굽힘 두덩정강근/넙다리빗근: 무릎관절과 엉덩관절의 굽힘	불충분한 무릎 굽힘	엉덩관절 굽힘근의 약증: 엉덩허리근의 MMT 수행	넙다리네갈래근의 경직; 무릎 통증, 무릎관절 폄 구축
발목관절	앞정강근/긴발가락 폄근: 발목의 발등굽힘	과도한 발바닥굽힘	이 단계 동안 충분한 인지가 주어지면, 근육약증 보다 다른 요소에 의해 발생한다.	발바닥굽힘 구축

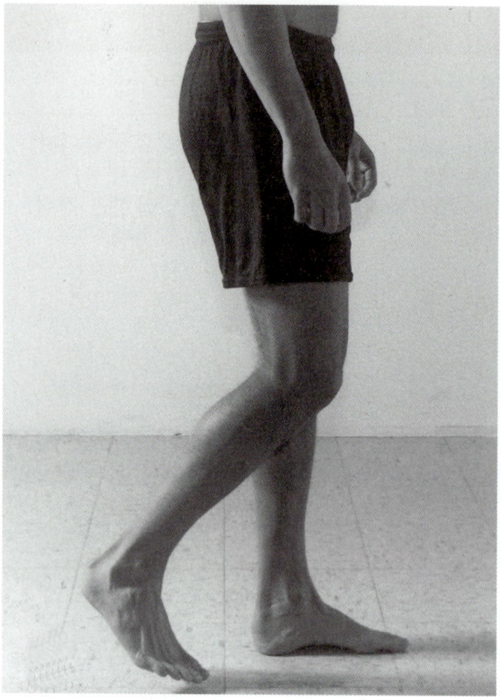

그림 10-6 초기유각기(initial swing).

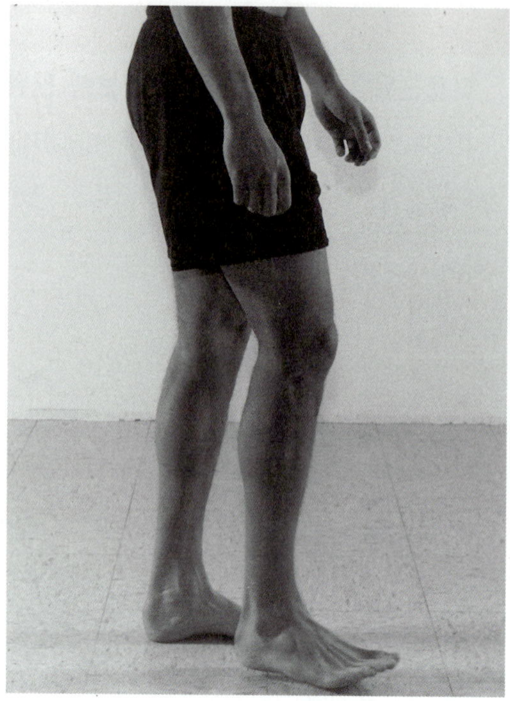

그림 10-7 중간유각기(mid-swing).

중간유각기				
관절	**작용근육**	**흔한 보행 편위**	**근육 원인**	**다른 원인**
엉덩관절	넙다리두갈래근(긴갈래), 반막모양근: 반힘줄모양근: 중간유각기의 후반부에서 시작해 넙다리를 감속한다.	과도한 엉덩관절 굽힘	약한 발등굽힘근(엉덩관절 굽힘이 발을 지면으로부터 들어 올림): 앞정강근과 긴발가락폄근의 MMT 수행	엉덩관절 굽힘 구축; 과도한 발바닥굽힘(발바닥굽힘 구축이나 발바닥굽힘근의 경직)
		불충분한 엉덩관절 굽힘	약한 엉덩관절 굽힘근: 엉덩허리근의 MMT 수행	중추신경계 병변으로 인한 엉덩관절 굽힘근의 운동조절 실패
		동측 골반 떨어짐 혹은 반대측 몸통으로 기울어짐	한 발 서기시 약한 엉덩관절 벌림근: 중간볼기근/작은볼기근 및 넙다리근막 긴장근의 MMT 수행	엉덩관절 통증(통증성 보행); 반대쪽 엉덩관절 벌림 구축(반대측 몸통 옆굽힘)
		과도한 엉덩관절 모음	약한 엉덩관절 굽힘근 (모음근의 보상작용): 엉덩허리근의 MMT 수행	엉덩관절 모음근 경직
		엉덩관절의 휘돌림	엉덩관절 굽힘근 약증: 엉덩허리근의 MMT 수행	무릎 폄 구축; 발등굽힘근 약증; 과도한 발바닥굽힘
무릎관절	넙다리두갈래근(짧은갈래): 필요 시 무릎 폄의 속도를 조절	불충분한 무릎의 굽힘	약한 엉덩관절 굽힘근: 엉덩허리근의 MMT 수행	넙다리두갈래근(긴갈래), 반막모양근, 반힘줄모양근: 무릎관절의 폄 구축
발목관절	앞정강근/긴발가락폄근: 발목을 발등굽힘한다	과도한 발바닥굽힘	약한 발등굽힘근: 앞정강근과 긴발가락폄근의 MMT 수행	발바닥굽힘근 경직; 발바닥굽힘 구축

말기유각기

관절	작용근육	흔한 보행 편위	근육 원인	다른 원인
엉덩관절	넙다리두갈래근(긴갈래), 반막모양근, 반힘줄모양근: 넙다리의 감속	불충분한 엉덩관절 굽힘	약한 엉덩관절 굽힘근: 엉덩허리근의 MMT 수행	중추신경계 병변으로 인한 엉덩관절 굽힘근의 정상 조절 실패
	큰볼기근: 넙다리의 감속	엉덩관절의 휘돌림	약한 엉덩관절 굽힘근: 엉덩허리근의 MMT 수행	무릎관절 폄 구축; 과도한 발바닥굽힘
		과도한 엉덩관절 모음	약한 엉덩관절 굽힘근 (모음근의 보상작용): 엉덩허리근의 MMT 수행	엉덩관절 모음근 경직
무릎관절	안쪽넓은근, 가쪽넓은근, 중간넓은근: 무릎의 폄 넙다리두갈래근(긴갈래), 반막모양근, 반힘줄모양근: 과도한 무릎의 폄을 통제함	불충분한 무릎 굽힘	약한 무릎 폄근: 넙다리네갈래근의 MMT 수행	뒤넙다리근 경직; 무릎 굽힘 구축
발목관절	앞정강근/긴발가락 폄근: 발목의 발등굽힘	과도한 발바닥굽힘	약한 발등굽힘근: 앞정강근과 긴발가락 폄근의 MMT 수행. 약한 무릎 폄근: 넙다리네갈래근의 MMT 수행	발바닥굽힘근의 경직; 발바닥굽힘 구축

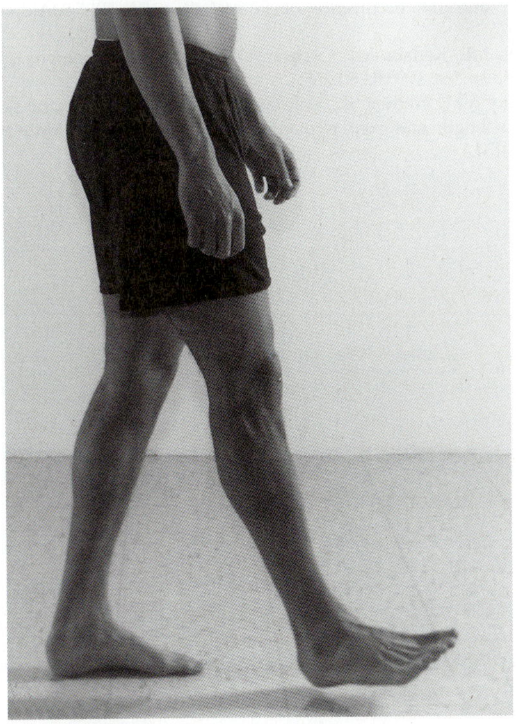

그림 10-8 말기유각기(terminal swing).

말기유각기 (Terminal swing)

보행주기의 끝 단계인 말기유각기는 스윙하는 다리의 정강뼈가 수직되는 지점에서부터 초기접지기 직전까지이다(그림 10-8). 이 단계의 근육 활동은 앞으로 추진되는 다리를 감속시키고, 다음의 입각기를 준비하기 위해 무릎을 완전히 펴하는 것이다.

참고도서(Bibliogrphy)

Alexander NB. Gait disorders in older adults. *J Am Geriatr Soc.* 1996; 44:434-451.

Andersson BA, Nilsson J, Thorstensson A. Intramuscular EMG from the hip exor muscles during human locomotion. *Acta Physiol Scand.* 1997;161:361-370.

Brandell BR. Functional roles of the calf and vastus muscles in locomotion. *Am J Phys Med.* 1977;56:59-74.

Brinkman JR, Perry J. Rate and range of knee motion during ambulation in healthy and arthritic subjects. *Phys Ther.* 1985;65:1055-1060.

Cappellini G, Ivanenko YP, Poppele RE, Lacquaniti F. Motor patterns in human walking and running. *J Neurophysiol.* 2006;95:3426-3437.

Carollo JJ, Mathews D. Strategies for clinical motion analysis based on functional decomposition of the gait cycle. *Phys Med Rehabil Clin N Am.* 2002;13:949-977.

Chambers HG, Sutherland DH. A practical guide to gait analysis. *J Am Acad Orthop Surg.* 2002;10:222-231.

Coutts F. Gait analysis in the therapeutic environment. *Manage Ther.* 1999;4:2-10.

Czernieck JM. Rehabilitation in limb de ciency: Gait and motion analysis. *Arch Phys Med Rehabil*. 1996;77:S3-S8.

Damiano DL, Kelly LE, Vaughn CL. Effects of quadriceps femoris muscle strengthening on crouch gait in children with spastic diplegia. *Phys Ther*. 1995;75:658-667.

den Otter AR, Geurts ACH, Mulder T, Duysens J. Speed related to changes in muscle activity from normal to very slow walking speeds. *Gait Posture*. 2004;19:270-278.

Dillingham TR, Lehmann JF, Price R. Effect of lower limb on body propulsion. *Arch Phys Med Rehabil*. 1992;73:647-651.

Fisher NM, White SC, Yack HJ, et al. Muscle function and gait in patients with knee osteoarthritis before and after muscle rehabilitation. *Disabil Rehabil*. 1997;19:47-55.

Gage JR. An overview of normal walking. *Instr Course Lect*. 1990;39: 291-303.

Gage JR. Gait analysis: An essential tool in the treatment of cerebral palsy. *Clin Orthop*. 1993;288:126-134.

Gyory AN, Chao EY, Stauffer RN. Functional evaluation of normal and pathological knees during gait. *Arch Phys Med Rehabil*. 1976;57: 571-577.

Harris GF, Wertsch JJ. Procedures for gait analysis. *Arch Phys Med Rehabil*. 1994;75:216-225.

Kameyama O, Ogawa R, Okamoto T, et al. Electric discharge patterns of ankle muscle during the normal gait cycle. *Arch Phys Med Rehabil*. 1990;71:969-974.

Kirtley C. *Clinical Gait Analysis: Theory and Practice*. Philadelphia: Elsevier Churchill Livingstone; 2006.

Krawetz P, Nance P. Gait analysis of spinal cord injured subjects: Effects of injury level and spasticity. *Arch Phys Med Rehabil*. 1996;77:635-638.

Locke M, Perry J, Campbell J, et al. Ankle and subtalar motion during gait in arthritic patients. *Phys Ther*. 1984;64:504-509.

Lovejoy CO. Evolution of human walking. *Sci Am*. 1988;259:118-125.

Lyons K, Perry J, Gronley JK, et al. Timing and relative intensity of hip extensor and abductor muscle action during level and stair ambulation. *Phys Ther*. 1983;63:1597-1605.

Messier SP. Osteoarthritis of the knee and associated factors of age and obesity: Effects on gait. *Med Sci Sports Exerc*. 1994;26:1446-1451.

Mueller MJ, Minor SD, Sahrmann SA, et al. Differences in the gait characteristics of patients with diabetes and peripheral neuropathy compared with age-matched controls. *Phys Ther*. 1994;74:299-308.

Murray MP, Kory RC, Sepic SB. Walking patterns of normal women. *Arch Phys Med Rehabil*. 1970;51:637-650.

Nene A, Byrne C, Hermens H. Is rectus femoris really a part of quadriceps? Assessment of rectur femoris function during gait in able-bodied adults. *Gait Posture*. 2004;20:1-13.

Ounpuu S. The biomechanics of walking and running. *Clin Sports Med*. 1994;13:843-863.

Pazza SJ, Delp SL. The in uence of muscles on knee exion during the swing phase of gait. *J Biomech*. 1996;29:723-733.

Perry J. *Gait Analysis: Normal and Pathological Function*. Thorofare, NJ: Slack; 1992.

Perry J. Pathological gait. *Instr Course Lect*. 1990;39:325-331.

Perry J, Mulroy SJ, Renwick SE. The relationship of lower extremity strength and gait parameters in patients with post-polio syndrome. *Arch Phys Med Rehabil*. 1993;74:165-169.

Powers CM, Perry J, Hsu A, et al. Are patellofemoral pain and quadriceps femoris muscle torque associated with locomotor function? *Phys Ther*. 1997;77:1063-1078.

Rancho Los Amigos Medical Center. *Observational Gait Analysis*. Downey, CA: Los Amigos Research and Education Institute; 2001.

Rose SA, Ounpuu S, DeLuca PA. Strategies for the assessment of pediatric gait in the clinical setting. *Phys Ther*. 1991;71:961-980.

Sadeghi H, Allard P, Prince F, et al. Symmetry and limb dominance in able-bodied gait: A review. *Gait Posture*. 2000;12:34-45.

Shiavi R. Electromyographic patterns in adult locomotion: A comprehensive review. *J Rehabil Res Devel*. 1985;22:85-98.

Simon SR, Mann RA, Hagy JL, et al. Role of the posterior calf muscles in normal gait. *J Bone Joint Surg*. 1978;60A:465-472.

Truckenbrodt H, Hafner R, von Altenbockum C. Functional joint analysis of the foot in juvenile chronic arthritis. *Clin Exp Rheumatol*. 1994;12(Suppl 10):S91-S96.

van Handel HJA, Tomatis L, M¸ller R. Modulation of leg muscle activity and gait kinematics by walking speed and bodyweight unloading. *Gait Posture*. 2006;24:35-45.

Vasudevan PN, Vaidyalingam KV, Bhaskaran Nair P. Can Trendelenburgís sign be positive if the hip is normal? *J Bone Joint Surg*. 1997; 79B:462-466.

Wheelwright EF, Minns RA, Law HT, et al. Temporal and spatial parameters of gait in children: Normal control data. *Dev Med Child Neurol*. 1993;35:102-113.

Whittle MW. *Gait Analysis: An Introduction*. 3rd ed. Boston: Butterworth-Heinemann; 2002.

Wolfson L, Judge J, Whipple R, et al. Strength is a major factor in balance, gait, and the occurrence of falls. *J Gerontol*. 1995;50A(Spec Iss): 64-67.

Wootten ME, Kadaba MP, Cochran GV. Dynamic electromyography, II. *J Orthop Res*. 1990;8:260-265.

Zatsiorky VM, Werner SL, Kaimin MA. Basic kinematics of walking: Step length and step frequencyóa review. *J Sports Med*. 1994;34: 109-134.

부 록

A

평균 관절가동범위

Average Joint Reanges of Motion

표 A-1. 성인 팔 관절의 정상 가동범위 값

관절	Reese & Bandy, 2002[4]	AAOS, 1965[1*]	AMA, 1993[3†]
어깨관절			
굽힘	0°-165°	0°-180°	0°-180°
폄	0°-60°	0°-60°	0°-50°
벌림	0°-165°	0°-180°	0°-180°
안쪽돌림	0°-70°	0°-70°	0°-90°
가쪽돌림	0°-90°	0°-90°	0°-90°
팔꿉관절			
굽힘	0°-140°	0°-150°	0°-140°
폄	0°	0°	0°
아래팔			
엎침	0°-80°	0°-80°	0°-80°
뒤침	0°-80°	0°-80°	0°-80°
손목			
굽힘	0°-80°	0°-80°	0°-60°
폄	0°-70°	0°-70°	0°-60°
벌림(노쪽 치우침)	0°-20°	0°-20°	0°-20°
모음(자쪽 치우침)	0°-30°	0°-30°	0°-30°
첫 번째 손목손허리관절			
굽힘	0°-15°	0°-15°	NA
폄	0°-20°	0°-20°	0°-50°
벌림	0°-70°	0°-70°	NA
손허리손가락관절			
굽힘	0°-50°	0°-50°	0°-60°
엄지	0°-90°	0°-90°	0°-90°
손가락			
폄			
엄지	0°	0°	0°
손가락	0°-20°	0°-45°	0°-20°
손가락사이관절			
굽힘			
IP 관절(엄지)	0°-65°	0°-80°	0°-80°
PIP 관절(손가락)	0°-100°	0°-100°	0°-100°
DIP 관절(손가락)	0°-70°	0°-90°	0°-70°
폄			
IP 관절(엄지)	0°-10° to 20°	0°-20°	0°-10°
PIP 관절(손가락)	0°	0°	0°
DIP 관절(손가락)	0°	0°	0°

* 미국정형외과협회

† 미국의학협회

ROM(가동범위), NA(적용 않음), IP(손가락사이), PIP(몸쪽손가락사이), DIP(먼쪽손가락사이).

표 A-2. 성인 팔 관절의 정상 가동범위 값			
관절	Reese & Bandy, 2002[4]	AAOS, 1965[1*]	AMA, 1993[3†]
엉덩관절			
굽힘	0°-120°	0°-120°	0°-100°
폄	0°-20°	0°-30°	0°-30°
벌림	0°-40° to 45°	0°-45°	0°-40°
모음	0°-25° to 30°	0°-30°	0°-20°
안쪽돌림	0°-35° to 40°	0°-45°	0°-50°
가쪽돌림	0°-35° to 40°	0°-45°	0°-40°
무릎관절			
굽힘	0°-140° to 145°	0°-135°	0°-150°
폄	0°	0°-10°	0°
발목/발			
발등굽힘‡	0°-15° to 20°	0°-20°	0°-20°
발바닥굽힘§	0°-40° to 50°	0°-50°	0°-40°
안쪽번짐§	0°-30° to 35°	0°-35°	0°-30°
가쪽번짐	0°-20°	0°-15°	0°-20°
1번째 발가락사이관절			
굽힘	0°-20°	0°-45°	0°-30°
폄	0°-80°	0°-70°	0°-50°

* 미국정형외과협회
† 미국의학협회
‡ 엎침의 구성
§ 뒤침의 구성
ROM(가동범위).

참고문헌(References)

1. American Academy of Orthopaedic Surgeons. *Joint Motion: Method of Measuring and Recording*. Chicago: author; 1965.
2. American Medical Association. *Guides to the Evaluation of Permanent Impairment*. 2nd ed. Chicago; author; 1984.
3. American Medical Association. *Guides to the Evaluation of Permanent Impairment*, 4th ed. Chicago; author; 1993.
4. Reese NB, Bandy WB. *Joint Range of Motion and Muscle Length Testing*. Philadelphia: WB Saunders; 2002.

부 록

B

척수레벨에 따른 근육 신경지배

Muscle Innervations by Spinal Cord Level

표 B-1. 척수레벨에 따른 근육 신경지배

목과 팔의 근육

척수레벨	근육	
C1	위등세모근 중간등세모근 아래등세모근 긴머리근 앞머리곧은근	위머리빗근 큰뒤머리곧은근 작은뒤머리곧은근 머리반가시근
C2	위등세모근 중간등세모근 아래등세모근 긴머리근	긴목근 앞머리곧은근 목빗근 머리반가시근
C3	위등세모근 중간등세모근 아래등세모근 긴머리근	긴목근 어깨올림근 목빗근 머리반가시근
C4	위등세모근 중간등세모근 아래등세모근 긴목근	목엉덩갈비근 어깨올림근 목빗근
C5	위등세모근 중간등세모근 아래등세모근 긴목근 목엉덩갈비근 어깨올림근 큰마름근 앞톱니근 큰원근 어깨세모근 가시위근	큰가슴근 어깨밑근 가시아래근 작은원근 위팔두갈래근 위팔근 위팔노근 앞목갈비근 머리반가시근 목반가시근
C6	앞톱니근 부리위팔근 넓은등근 어깨세모근 큰가슴근 어깨밑근 큰원근 가시아래근 위팔두갈래근 위팔근 위팔노근 뒤침근 원엎침근 노쪽손목굽힘근	긴노쪽손목폄근 짧은노쪽손목폄근 자쪽손목폄근 손가락폄근 집게폄근 새끼폄근 짧은엄지폄근 긴엄지폄근 긴엄지벌림근 긴목근 앞목갈비근 목엉덩갈비근 머리반가시근

(계속)

표 B-1. 척수레벨에 따른 근육 신경지배 - *계속*

목과 팔의 근육

척수레벨	근육	
C7	앞톱니근 부리위팔근 넓은등근 큰가슴근 위팔세갈래근 팔꿈치근 원엎침근 노쪽손목굽힘근 긴노쪽손목폄근 짧은노쪽손목폄근	자쪽손목폄근 손가락굽힘근 손가락폄근 집게폄근 새끼폄근 짧은엄지폄근 긴엄지폄근 긴엄지벌림근 목반가시근
C8	넓은등근 큰가슴근 위팔세갈래근 팔꿈치근 네모엎침근 자쪽손목굽힘근 자쪽손목폄근 벌레근 바닥쪽뼈사이근 등쪽뼈사이근 얕은손가락굽힘근 깊은손가락굽힘근	손가락폄근 집게폄근 새끼폄근 새끼벌림근 짧은엄지굽힘근 긴엄지굽힘근 긴엄지폄근 짧은엄지벌림근 엄지모음근 엄지맞섬근 목반가시근
T1	큰가슴근 네모엎침근 자쪽손목굽힘근 벌레근 바닥쪽뼈사이근 등쪽뼈사이근 얕은손가락굽힘근 깊은손가락굽힘근	새끼벌림근 짧은엄지굽힘근 긴엄지굽힘근 짧은엄지벌림근 엄지모음근 엄지맞섬근 새끼맞섬근

다리 근육

척수레벨	근육	
L2	넙다리빗근 큰모음근 긴모음근 짧은모음근 두덩근	두덩정강근 넙다리곧은근 가쪽넓은근 안쪽넓은근 중간넓은근
L3	넙다리빗근 큰모음근 긴모음근 짧은모음근 두덩근	두덩정강근 넙다리곧은근 가쪽넓은근 안쪽넓은근 중간넓은근
L4	중간볼기근 작은볼기근 넙다리근막긴장근 큰모음근 긴모음근 짧은모음근 두덩근 아래쌍둥근 바깥폐쇄근 넙다리네모근	넙다리곧은근 가쪽넓은근 안쪽넓은근 중간넓은근 앞정강근 긴종아리근 짧은종아리근 긴발가락폄근 긴엄지폄근

표 B-1. 척수레벨에 따른 근육 신경지배 - *계속*

목과 팔의 근육

척수레벨	근육	
L5	큰볼기근	앞정강근
	반힘줄모양근	뒤정강근
	반막모양근	긴종아리근
	넙다리두갈래근	짧은종아리근
	중간볼기근	1번째 벌레근
	작은볼기근	짧은엄지굽힘근
	넙다리근막긴장근	긴발가락굽힘근
	위쌍둥근	짧은발가락굽힘근
	속폐쇄근	긴엄지굽힘근
	아래쌍둥근	긴발가락폄근
	바깥폐쇄근	짧은발가락폄근
	넙다리네모근	긴엄지폄근
S1	큰볼기근	가자미근
	반힘줄모양근	앞정강근
	반막모양근	뒤정강근
	넙다리두갈래근	긴종아리근
	중간볼기근	짧은종아리근
	작은볼기근	1번째 벌레근
	넙다리근막긴장근	짧은엄지굽힘근
	궁둥구멍근	긴발가락굽힘근
	위쌍둥근	짧은발가락굽힘근
	속폐쇄근	긴엄지굽힘근
	아래쌍둥근	긴발가락폄근
	넙다리네모근	짧은발가락폄근
	장딴지근	긴엄지폄근
S2	큰볼기근	속폐쇄근
	반힘줄모양근	장딴지근
	반막모양근	가자미근
	넙다리두갈래근	벌레근(2–4)
	궁둥구멍근	긴엄지굽힘근
	위쌍둥근	
S3	벌레근(2–4)	

부 록

C

말초신경의 근육지배

Muscle Innervations by Peripheral Nerve

표 C-1. 말초신경의 근육지배

팔의 근육

말초신경	근육
등쪽어깨신경	어깨올림근 큰마름근 작은마름근
긴가슴신경	앞톱니근
어깨위신경	가시위근 가시아래근
안쪽 및 가쪽 가슴신경	큰가슴근
어깨밑신경	어깨밑근(위와 아래섬유) 큰원근(아래 섬유)
가슴등신경	넓은등근
겨드랑이신경	어깨세모근 작은원근
근육피부신경	부리위팔근 위팔두갈래근 위팔근
정중신경	원엎침근 네모엎침근 노쪽손목굽힘근 벌레근(1, 2) 얕은손가락굽힘근 깊은손가락굽힘근 짧은엄지굽힘근 긴엄지굽힘근 짧은엄지벌림근 엄지맞섬근
노신경	위팔노근 위팔세갈래근 팔꿈치근 뒤침근 긴노쪽손목폄근 짧은노쪽손목폄근 자쪽손목폄근 손가락폄근 집게폄근 새끼폄근 짧은엄지폄근 긴엄지폄근 긴엄지벌림근
자신경	자쪽손목굽힘근 벌레근(3, 4) 바닥쪽뼈사이근 등쪽뼈사이근

표 C-1. 말초신경의 근육지배 – *계속*

팔의 근육	
말초신경	**근육**
자신경	깊은손가락굽힘근 새끼벌림근 짧은엄지굽힘근 엄지모음근 새끼맞섬근

다리의 근육	
말초신경	**근육**
위볼기신경	중간볼기근 작은볼기근 넙다리근막긴장근
아래볼기신경	큰볼기근
속폐쇄근 신경	위쌍둥근 속폐쇄근
넙다리네모근 신경	넙다리네모근 아래쌍둥근
폐쇄신경	큰모음근 긴모음근 짧은모음근 두덩정강근 바깥폐쇄근
넙다리신경	엉덩근 넙다리빗근 두덩근 넙다리곧은근 안쪽넓은근 가쪽넓은근 중간넓은근
궁둥신경	반힘줄모양근(정강) 반막모양근(정강) 넙다리두갈래근 – 긴갈래(정강) 넙다리두갈래근 – 짧은갈래(종아리) 큰모음근(정강)
정강신경	오금근 장딴지근 가자미근 종아리빗근 뒤정강근 긴엄지굽힘근 긴발가락굽힘근
깊은종아리신경	앞정강근 긴엄지폄근 긴발가락폄근 짧은발가락폄근 얕은종아리근 긴종아리근 짧은종아리근
안쪽발바닥신경*	짧은엄지굽힘근 짧은발가락굽힘근 1번째 벌레근
가쪽발바닥신경*	벌레근(2, 3, 4)

* 발바닥의 깊은 층에 있는 몇몇 근육은 생략되었는데, 그 이유는 근력검사를 하지 않기 때문이다.

찾아보기

ㄴ

ㅈ